1 Kardiologie

2 Pneumologie

3 Gastrointestinaltrakt

4 Wasser- und Elektrolythaushalt

5 Niere

6 Rheumatologie

7 Endokrinologie

8 Hämatologie

9 Infektiologie

www.medzoom.de
Die medzoom-Datenbank ist eine medizinische Datenbank, die fortlaufend thematisch erweitert und ausgebaut wird. Ihr persönlicher Zugangscode erlaubt die kostenfreie und auf ein Jahr ab Registrierung befristete Nutzung. Ihr Zugangscode ☛

I9RngX6

U. Fetzner, G. Kraus, K.-J. Paquet, Chr. Pölcher, F. Vogeler (Hrsg.)

Facts Chirurgie
Facts Anästhesiologie und Schmerztherapie
Facts Gynäkologie und Geburtshilfe
Facts Notfallmedizin
Facts Neurologie
Facts Urologie
Facts Hals-Nasen-Ohren-Heilkunde
Facts Innere Medizin
Facts Orthopädie
Facts Kinderheilkunde
Facts Dermatologie
Facts Psychiatrie, Psychosomatik und Psychotherapie
Facts Pharmakologie
Facts Augenheilkunde
Facts Intensivmedizin

M. Crysandt, B. Hempfing, M. Wilms

Innere Medizin

Herausgegeben von F. Vogeler und D. Robinson

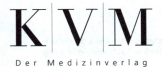

Der Medizinverlag

Bibliografische Information der Deutschen Nationalbibliothek

Die Deutsche Nationalbibliothek verzeichnet diese
Publikation in der Nationalbibliografie;
detaillierte bibliografische Daten sind im Internet
über http://dnb.d-nb.de abrufbar.

Wichtiger Hinweis:
Wie jede Wissenschaft ist die Medizin ständigen Entwicklungen unterworfen. Forschung und klinische Erfahrungen erweitern unsere Erkenntnisse, insbesondere was Behandlung und medikamentöse Therapie anbelangt. Die Autoren dieses Beitrags haben große Sorgfalt darauf verwendet, dass die therapeutischen Angaben, im Hinblick auf Indikationen, Dosierung und unerwünschte Nebenwirkungen, dem derzeitigen Wissensstand entsprechen.
Für Angaben über Dosierungsanweisungen und Applikationsformen kann vom Verlag jedoch keine Gewähr übernommen werden. Jeder Benutzer ist angehalten, durch sorgfältige Prüfung der Beipackzettel der verwendeten Präparate und gegebenenfalls nach Konsultation eines Spezialisten festzustellen, ob die dort gegebene Empfehlung für Dosierung oder die Beachtung von Kontraindikationen gegenüber der Angabe in diesem Buch abweicht. Jede Dosierung oder Applikation erfolgt auf eigene Gefahr der Benutzer. Autoren und Verlag appellieren an jeden Benutzer, etwaige Ungenauigkeiten dem Verlag mitzuteilen.
Geschützte Warennamen (Warenzeichen) werden nicht besonders kenntlich gemacht. Aus dem Fehlen eines solchen Hinweises kann also nicht geschlossen werden, dass es sich um einen freien Warennamen handelt.

Ansprache:
In diesem Buch stehen Verständnis und Lesbarkeit im Vordergrund. Daher wurde fast durchweg die männliche Ansprache (der Patient, der Arzt) verwendet, um Formulierungen wie PatientInnen/ÄrztInnen zu vermeiden. Selbstverständlich sprechen wir beide Geschlechter gleichermaßen an.

© KVM – Der Medizinverlag Dr. Kolster Verlags-GmbH, Marburg,
ein Unternehmen der Quintessenz Verlagsgruppe, 1. Aufl. 2010

Homepage: www.kvm-medizinverlag.de

ISBN 978-3-940698-27-8

Jeder Nachdruck, jede Wiedergabe, Vervielfältigung und Verbreitung, auch von Teilen des Werkes oder von Abbildungen, jede Abschrift, auch auf fotomechanischem Wege oder im Magnettonverfahren, in Vortrag, Funk, Fernsehsendungen, Telefonübertragung sowie Speicherung in Datenverarbeitungsanlagen, bedarf der ausdrücklichen Genehmigung des Verlages.

Umschlaggestaltung: David Kühn, Marburg
Gesamtproduktion: KVM-Verlag, Marburg
Projektkoordination und Lektorat: Dorina Benz, Marburg; Ursula Illig, Stockdorf
Satz und Layout: Fotosatz-Service Köhler GmbH – Reinhold Schöberl, Würzburg
Druck: Drukarnia Dimograf, Bielsko-Biala (Polen)

Geleitwort der Herausgeber der Facts-Reihe

Zeitmangel und höchste fachliche Anforderungen, mit diesen beiden Begriffen lässt sich der heutige klinische Arbeitsalltag in allen medizinischen Fachgebieten treffend beschreiben.

Mit der Facts-Reihe, einer Taschenbuchreihe zur gesamten klinischen Medizin, bieten wir effizient, hochkompakt und vollständig die Leitlinien- und Evidenz-gesicherten Fakten der klinischen Fachdisziplinen. Die konsequent konstante innere Gliederung der Bücher sorgt für Übersichtlichkeit und hohen Praxisnutzen. Durch die Verweise auf weiterführende Literatur und Weblinks können Inhalte schnell durch eigene Recherche vertieft werden.

Das Printmedium stellt nur eine Facette des Facts-Projektes dar. Sämtliche Inhalte sind auch elektronisch aufbereitet und gezielt abrufbar. Durch die ständige Aktualisierung bleibt das Gesamtwerk entsprechend den Erfordernissen einer Wissenschaft mit kurzer Halbwertszeit stets up to date.

Die Facts-Reihe richtet sich vornehmlich an junge Ärztinnen, Ärzte und Weiterbildungsassistentinnen- und -assistenten sowie – durch Kongruenz mit dem aktuellen Gegenstandskatalog der Approbationsordnung – an Medizinstudierende und Studierende des Praktischen Jahres. Von besonderem Interesse und Nutzen dürfte die Reihe aber auch für alle in den Gesundheitsberufen Tätige wie z. B. Physiotherapeuten, Kranken- und Gesundheitspflegende und medizinisches Assistenzpersonal sein.

Es gelang uns, in sehr kurzer Zeit – von der Idee bis zur Publikation – ein 14-bändiges hochkompaktes und hochaktuelles Werk vorzulegen. Dies wäre nicht möglich gewesen ohne das großartige persönliche Engagement aller Beteiligten und deren Bereitschaft, einen erheblichen Teil ihrer Freizeit für dieses Projekt zu opfern.

Vor diesem Hintergrund danken wir allen Autorinnen und Autoren, die sich in jedem Band mit einem eigenen Vorwort an den Leser richten werden. Wir danken insbesondere dem KVM-Verlag Marburg, hier insbesondere den Lektorinnen Frau Benz und Frau Illig sowie dem Verlagsleiter Herrn Dr. Bernard C. Kolster, die mit uns gemeinsam dieses Mammutprojekt stemmten.

Die Buchreihe möge weite Verbreitung finden und dem Lesenden, dem Anwender und letztlich dem Patienten von Nutzen sein.

Die Herausgeber
Bad Kissingen, Brisbane (Australien), Köln, München und Würzburg im Herbst 2009

Vorwort

Das Grundkonzept der Facts-Reihe war auch im vorliegenden Band zum Fachgebiet der Inneren Medizin die Richtschnur: prägnant, übersichtlich und mit maximaler Informationsdichte. Gerade weil dieses Fachgebiet so ausgedehnte Weiten und Tiefen aufweist und so heterogen ist wie kaum ein anderes Fachgebiet, stellte die Erstellung eines Extraktes für uns Autorinnen eine besondere Herausforderung dar. Wir hoffen, dass uns mit diesem Buch eine effiziente Umsetzung sowohl für den klinischen Arbeitsalltag als auch für das schnelle Nachschlagen und Rekapitulieren gelungen ist.

An dieser Stelle möchten wir uns ganz besonders für die Mitarbeit, Hilfestellung und die geopferte Zeit von Herrn Dr. med. Daniel Robinson bedanken. Ohne sein Engagement bei der konstruktiven Manuskriptdurchsicht wäre die Fertigstellung in dieser Form nicht möglich gewesen. Ebenfalls gilt unser Dank seiner Frau Constanze Robinson und seinen drei Kindern, die viel Geduld und Verständnis für dieses Projekt aufgebracht haben.

Des Weiteren gilt unser Dank dem KVM-Verlag Marburg, insbesondere Frau Benz und Frau Illig sowie Dr Kolster, für das entgegengebrachte Vertrauen und die gute Zusammenarbeit.

Die Autorinnen
Aachen, Brisbane (Australien), Köln
Herbst 2009

Adressenverzeichnis

Frau Friederike Vogeler (Bandherausgeberin)
Unit 140 Chasely Street
Auckenflower, QLD 4066
Australien

Dr. med. Daniel Robinson (Fachherausgeber)
Dr.-Wilhelm-Külz-Str. 11
18435 Stralsund

Miriam Wilms (Autorin)
Am Eulenberg 6a
40882 Ratingen

Martina Crysandt (Autorin)
Melatener-Str. 94
52074 Aachen

Berit Hempfing (Autorin)
Takustr. 11
50825 Köln

Inhaltsverzeichnis

1 Kardiologie und Angiologie 1
  1.1 Anatomie des Herzens 1
  1.2 Physiologie des Herzens 2
  1.3 Basisdiagnostik des Herzens 2
  1.4 Behandlungsprinzipien des Herzens 8
      1.4.1 Blutdrucksenkende Medikamente 8
      1.4.2 Herzglykoside 10
      1.4.3 Sympathomimetika 10
      1.4.4 Antiarrhythmika 11
      1.4.5 Antikoagulation 12
  1.5 Leitsymptome 13
  1.6 Erkrankungen des Herzens. 13
      1.6.1 Koronare Herzkrankheit (I-25.9) 13
      1.6.2 Myokardinfarkt (I-21.9) 19
      1.6.3 Herzinsuffizienz (I-50.9) 23
      1.6.4 Herzrhythmusstörungen (I-49) 30
      1.6.5 Arterielle Hypertonie (I-10) 48
      1.6.6 Hypotonie (I-95.9) 59
      1.6.7 Infektiöse Endokarditis (I33-0) 60
  1.7 Erkrankungen des Myokards 64
      1.7.1 Myokarditis (I-51.4) 64
      1.7.2 Kardiomyopathie (I-42) 67
      1.7.3 Perikarditis (I-31.9) 69
  1.8 Erworbene Herzklappenfehler 74
      1.8.1 Mitralklappenstenose (I-35.0) 74
      1.8.2 Mitralklappeninsuffizienz (I-34.0) 77
      1.8.3 Mitralklappenprolaps (I-34.1) 80
      1.8.4 Aortenklappenstenose (I-35.0) 82
      1.8.5 Aortenklappeninsuffizienz (I-35.1) 85
  1.9 Anatomie und Physiologie des Gefäßsystems 87
  1.10 Basisdiagnostik des Gefäßsystems 90
  1.11 Behandlungsprinzipien des Gefäßsystems 92
      1.11.1 Risikofaktoren-Management 92
  1.12 Leitsymptome 94
  1.13 Erkrankungen des arteriellen Gefäßsystems 94
      1.13.1 Periphere arterielle Verschlusskrankheit pAVK (I-73.9) 94
      1.13.2 Arterielle Aneurysmen (I-71, I-72) 98
      1.13.3 Aortendissektion (I-71.0) 100
      1.13.4 Lungenembolie (I-26.9) 102
      1.13.5 Akuter Extremitätenverschluss
             (Arme: I-74.2/Beine: I-74.3) 104
      1.13.6 Raynaud-Syndrom (I-73.0) 106
  1.14 Erkrankungen des venösen Gefäßsystems 107
      1.14.1 Varikose (I-83.9) 107
      1.14.2 Thrombophlebitis (I-80.0) 109
      1.14.3 Tiefe Venenthrombose (I-80.2). 111
      1.14.4 Chronisch-venöse Insuffizienz (I-87.2) 114

2 Pneumologie ... 117

- 2.1 Anatomie ... 117
- 2.2 Physiologie ... 117
- 2.3 Basisdiagnostik ... 117
- 2.4 Leitsymptome ... 118
- 2.5 Lungenfunktionsstörungen ... 118
  - 2.5.1 Schlafapnoe-Syndrom (G47.3) ... 118
  - 2.5.2 Hyperventilationssyndrom (F45.3) ... 120
  - 2.5.3 Akutes Lungenversagen (J80) ... 121
- 2.6 Akute Infektionen der unteren Atemwege ... 122
  - 2.6.1 Pneumonie (J18.9) ... 122
- 2.7 Chronische Krankheiten der unteren Atemwege ... 125
  - 2.7.1 Chronisch Bronchitis (J44.9, GK 98) ... 125
  - 2.7.2 Lungenemphysem (J43.9) ... 129
  - 2.7.3 Asthma bronchiale (J45.9) ... 130
  - 2.7.4 Bronchiektasen (J47) ... 134
  - 2.7.5 Tuberkulose (A16.9) ... 135
- 2.8 Systemerkrankungen der Lunge ... 138
  - 2.8.1 Idiopathische Lungenfibrosen (J84.9) ... 138
  - 2.8.2 Sarkoidose (D86.9) ... 139
  - 2.8.3 Histiozytose (D76.0) ... 142
  - 2.8.4 Silikose (J62.8) ... 143
- 2.9 Interstitielle Lungenerkrankungen ... 144
  - 2.9.1 Exogen-allergische Alveolitis (J67.9) ... 144
  - 2.9.2 Bronchialkarzinom (C34.9) ... 146
- 2.10 Erkrankungen der Pleura ... 152
  - 2.10.1 Pneumothorax (J93.9) ... 152
  - 2.10.2 Pleuraerguss (J90) ... 154

3 Gastrointestinaltrakt ... 157

- 3.1 Anatomie des Ösophagus ... 157
- 3.2 Physiologie des Ösophagus ... 157
- 3.3 Basisdiagnostik des Ösophagus ... 158
- 3.4 Basistherapie der Ösophaguserkrankungen ... 158
- 3.5 Leitsymptome der Ösophaguserkrankungen ... 159
- 3.6 Erkrankungen des Ösophagus ... 159
  - 3.6.1 Funktionelle Störungen (K22.0) ... 159
  - 3.6.2 Hiatushernie (K44) ... 162
  - 3.6.3 Ösophagusdivertikel (K22.5) ... 165
  - 3.6.4 Gastroösophageale Refluxkrankheit (K21.9) ... 168
  - 3.6.5 Ösophaguskarzinom (C15.9) ... 172
- 3.7 Anatomie des Magens ... 176
- 3.8 Physiologie des Magens ... 176
- 3.9 Basisdiagnostik des Magens ... 177
- 3.10 Basistherapie des Magens ... 178
- 3.11 Leitsymptome des Magens ... 180
- 3.12 Erkrankungen des Magens ... 180
  - 3.12.1 Akute Gastritis (K29.1) ... 180
  - 3.12.2 Chronische Gastritis (K29.5) ... 182
  - 3.12.3 Gastroduodenale Ulkuskrankheit (K27) ... 185
  - 3.12.4 Magenkarzinom (C16.9) ... 189
  - 3.12.5 Obere gastrointestinale Blutung (K92.2) ... 193

3.13 Anatomie des Dünn- und Dickdarms ... 197
3.14 Physiologie des Dünn- und Dickdarms ... 198
3.15 Basisdiagnostik des Dünn- und Dickdarms ... 199
3.16 Basistherapie des Dünn- und Dickdarms ... 200
3.16.1 Substitutionstherapie ... 200
3.16.2 Laxanzien ... 201
3.16.3 Krampflösende Medikamente ... 202
3.16.4 Antientzündliche Medikamente (zum Einsatz bei chronisch entzündlichen Darmerkrankungen) ... 202
3.16.5 Kortikoide ... 203
3.16.6 Immunsuppressiva (Ciclosporin A/Sandimmun, Immunosporin, Cicloral; Azathioprin/Imurek, Azafalk, Colinsan) ... 203
3.17 Leitsymptome des Dünn- und Dickdarms ... 204
3.18 Erkrankungen des Dünn- und Dickdarms ... 205
3.18.1 Malassimilationssyndrome ... 205
3.18.2 Glutensensitive Enteropathie (K90.0) ... 208
3.18.3 Nahrungsmittelallergie (T78.1) ... 210
3.18.4 Divertikel und Divertikulitis (K57.3) ... 213
3.18.5 Reizdarmsyndrom (K58.9 und F45.3) ... 216
3.18.6 Morbus Crohn (K50.9) ... 219
3.18.7 Colitis ulcerosa (K51.9) ... 223
3.18.8 Ischämische Darmerkrankungen ... 227
3.18.9 Kolonpolypen (K63.5) ... 230
3.18.10 Kolorektales Karzinom (C18.9) ... 233
3.18.11 Analkarzinom (C21.0) ... 238
3.19 Anatomie des Pankreas ... 242
3.20 Physiologie des Pankreas ... 242
3.21 Basisdiagnostik des Pankreas ... 243
3.22 Basistherapie des Pankreas ... 244
3.22.1 Endoskopisch-retrograde Cholangio-Pankreatikographie (ERCP) ... 244
3.22.2 Pankreasenzymsubstitution ... 244
3.22.3 Schmerztherapie ... 245
3.23 Leitsymptome des Pankreas ... 247
3.24 Erkrankungen des Pankreas ... 247
3.24.1 Akute Pankreatitis (K85) ... 247
3.24.2 Chronische Pankreatitis (K86.1) ... 251
3.24.3 Zystische Fibrose (E84.9) ... 255
3.24.4 Pankreaskarzinom (C25.9) ... 258
3.24.5 Neuroendokrine Tumoren (NET) ... 262
3.25 Anatomie der Leber ... 265
3.26 Physiologie der Leber ... 267
3.27 Basisdiagnostik der Leber ... 267
3.28 Basistherapie der Leber ... 270
3.29 Leitsymptome der Leber ... 271
3.30 Erkrankungen der Leber ... 273
3.30.1 Akute Virushepatitis ... 273
3.30.2 Chronische Hepatitis (K73.9) ... 277
3.30.3 Fettleber und Fettleberhepatitis (K76.0) ... 283
3.30.4 Leberzirrhose (K74.6) ... 286
3.30.5 Akutes Leberversagen (K72.0) ... 290
3.30.6 Portale Hypertension (K76.6) ... 294
3.30.7 Hepatische Enzephalopathie (K72.9) ... 298
3.30.8 Primär biliäre Zirrhose (K74.3) ... 301

3.30.9 Hämochromatose (E83.1) 304
3.30.10 Morbus Wilson (E83.0) 307
3.30.11 Hepatozelluläres Karzinom (C22.0) 310
3.31 Anatomie der Gallenblase und Gallenwege 314
3.32 Physiologie der Gallenblase und Gallenwege 314
3.33 Basisdiagnostik der Gallenblase und Gallenwege 315
3.34 Basistherapie der Gallenblase und Gallenwege 315
3.34.1 Endoskopisch-retrograden Cholangio-Pankreatikographie (ERCP) 315
3.34.2 Therapie der Cholestase 315
3.35 Leitsymptome der Gallenblase und Gallenwege 316
3.36 Erkrankungen der Gallenblase und der Gallenwege 317
3.36.1 Cholelithiasis (K80.2) 317
3.36.2 Primär sklerosierende Cholangitis (PSC) (K83.0) 321
3.36.3 Gallenblasen- (C23) und Gallengangskarzinom (C24.9) ... 323

4 Wasser- und Elektrolythaushalt 329
4.1 Physiologie 329
4.2 Basisdiagnostik 332
4.3 Basistherapie 332
4.3.1 Diuretika 332
4.4 Leitsymptome 336
4.4.1 Ödeme (R60.9) 336
4.5 Störungen des Wasser- und Elektrolythaushalts 337
4.5.1 Hydratationsstörungen 337
4.5.2 Hyponatriämie (E87.7) 337
4.5.3 Hypernatriämie (E87.0) 340
4.5.4 Hypokaliämie (E87.6) 342
4.5.5 Hyperkaliämie (E87.5) 345
4.5.6 Hypomagnesiämie (E83.4) 348
4.5.7 Hypermagnesiämie (E83.4) 351
4.5.8 Hypokalzämie (E83.5) 353
4.5.9 Hyperkalzämie (E83.5) 356
4.5.10 Azidose (E87.2) 360
4.5.11 Alkalose (E87.3) 363

5 Niere 367
5.1 Anatomie 367
5.2 Physiologie 368
5.3 Basisdiagnostik 370
5.4 Basistherapie 373
5.5 Leitsymptome 375
5.6 Erkrankungen der Niere 376
5.6.1 Akute Niereninsuffizienz (N17.9) 376
5.6.2 Chronische Niereninsuffizienz (N18.9) 380
5.6.3 Diabetische Nephropathie (E14.2) 385
5.6.4 Glomerulonephritiden (GN) 388
5.6.5 Harnwegsinfektionen (N39.0) 396
5.6.6 Abakterielle interstitielle Nephritiden 401
5.6.7 Angeborene tubuläre Funktionsstörungen 404
5.6.8 Urolithiasis (N20.0) 406
5.6.9 Nierenzysten (Q61.3) und Zystennieren (Q61.9) 411
5.6.10 Nierenzellkarzinom (C64) 416

6 Rheumatologie ... 422
- 6.1 Physiologie ... 422
- 6.2 Basisdiagnostik ... 424
- 6.3 Basistherapie ... 426
  - 6.3.1 Nichtsteroidale Antirheumatika (NSAR) ... 426
  - 6.3.2 Kortisontherapie: Glukokortikoide ... 426
  - 6.3.3 Basistherapeutika: DMARD ... 426
- 6.4 Leitsymptome ... 429
- 6.5 Erkrankungen des rheumatischen Formenkreis ... 429
  - 6.5.1 Rheumatisches Fieber (I00) ... 429
  - 6.5.2 Rheumatoide Arthritis (RA) (M06.9) ... 431
- 6.6 Seronegative Arthritiden ... 436
  - 6.6.1 Reaktive Arthritis (M02.9) und Reiter-Syndrom (M02.3) ... 436
  - 6.6.2 Ankylosierende Spondylarthritis (M45) ... 438
- 6.7 Kollagenosen ... 441
  - 6.7.1 Systemischer Lupus erythematodes (M32.9) ... 441
  - 6.7.2 Polymyositis (M33.2) und Dermatomyositis (M33.1) ... 446
  - 6.7.3 Progressive systemische Sklerose (PSS) (M34.0) ... 449
  - 6.7.4 Sjögren-Syndrom (M35.0) ... 451
- 6.8 Vaskulitiden ... 454
  - 6.8.1 ANCA-assoziierte Vaskulitiden ... 455
  - 6.8.2 Nicht-ANCA-assoziierte Vaskulitiden ... 458
  - 6.8.3 Panarteriitis nodosa (M30.0) ... 461
  - 6.8.4 Kawasaki-Syndrom (M30.3) ... 463
  - 6.8.5 Arteriitis cranialis (M31.6) und Polymyalgia rheumatica (M35.3) ... 466
  - 6.8.6 Takayasu-Arteriitis (M31.4) ... 468
  - 6.8.7 Fibromyalgie-Syndrom (M79.0) ... 470

7 Endokrinologie ... 475
- 7.1 Stoffwechsel ... 475
- 7.2 Basisdiagnostik der Stoffwechselstörungen ... 477
- 7.3 Basistherapie der Stoffwechselstörungen ... 477
- 7.4 Leitsymptome der Stoffwechselstörungen ... 477
- 7.5 Stoffwechselstörungen ... 478
  - 7.5.1 Metabolisches Syndrom (E88.9) ... 478
  - 7.5.2 Lipidstoffwechselstörung (E78.9) ... 480
  - 7.5.3 Diabetes mellitus (E14.9) ... 485
  - 7.5.4 Hyperurikämie (E79.0) und Gicht (M10.9) ... 494
  - 7.5.5 Porphyrien (E80.2) ... 497
  - 7.5.6 Osteoporose (M81.9) ... 502
- 7.6 Anatomie der Schilddrüse ... 507
- 7.7 Physiologie der Schilddrüse ... 507
- 7.8 Basisdiagnostik der Schilddrüse ... 508
  - 7.8.1 Technische Diagnostik ... 509
- 7.9 Basistherapie ... 510
- 7.10 Leitsymptome ... 512
- 7.11 Erkrankungen der Schilddrüse ... 512
  - 7.11.1 Struma (E04.9) ... 512
  - 7.11.2 Hypothyreose (E03.9) ... 515
  - 7.11.3 Hyperthyreose (E05.9) ... 517
  - 7.11.4 Endokrine Orbitopathie (E05.0) ... 522
  - 7.11.5 Inflammatorische Schilddrüsenerkrankungen ... 524
  - 7.11.6 Schilddrüsenmalignom (C73) ... 528

7.12	Anatomie der Nebenschilddrüse		531
7.13	Physiologie der Nebenschilddrüse		531
7.14	Basisdiagnostik der Nebenschilddrüse		532
7.15	Basistherapie der Nebenschilddrüse		532
7.16	Leitsymptome der Nebenschilddrüse		532
7.17	Erkrankungen der Nebenschilddrüse		532
	7.17.1	Hyperparathyreoidismus (HPT) (E21)	532
	7.17.2	Hypoparathyreoidismus (E20.9)	535
7.18	Anatomie der Nebennieren		537
7.19	Physiologie der Nebennieren		538
7.20	Basisdiagnostik der Nebennieren		539
7.21	Basistherapie der Nebennieren		540
7.22	Leitsymptome der Nebenniere		542
7.23	Erkrankungen der Nebennieren		544
	7.23.1	Hyperaldosteronismus (E26)	544
	7.23.2	Hypoaldosteronismus (E27.4)	546
	7.23.3	Hyperkortisolismus (E24.9)	549
	7.23.4	Nebennierenrindeninsuffizienz (E27.4)	552
	7.23.5	Adrenogenitales Syndrom (E25.9)	555
	7.23.6	Phäochromozytom (D35.0)	557
7.24	Anatomie der hypothalamisch-hypophysären Achse		560
7.25	Physiologie		560
7.26	Basisdiagnostik hypothalamisch-hypophysären Achse		561
7.27	Basistherapie hypothalamisch-hypophysären Achse		561
7.28	Leitsymptome der hypothalamisch-hypophysären Achse		561
7.29	Erkrankungen der hypothalamisch-hypophysären Achse		561
	7.29.1	Hypophysenvorderlappenadenome (D44.3)	561
	7.29.2	Hypophysenvorderlappeninsuffizienz (E23.0)	566
	7.29.3	Diabetes insipidus (E23.2)	569
	7.29.4	Syndrom der inadäquaten ADH-Sekretion (SIADH) (E22.2)	572
8	**Hämatologie**		**575**
8.1	Anatomie der roten Blutzellen		575
8.2	Physiologie der roten Blutzellen		576
8.3	Basisdiagnostik der roten Zellreihe		577
8.4	Leitsymptome der roten Zellreihe		578
8.5	Erkrankungen der roten Zellreihe		578
	8.5.1	Anämie (D64.9)	578
	8.5.2	Eisenmangelanämie (D50.9)	580
8.6	Physiologie der weißen Blutzellen		582
8.7	Erkrankungen der Milz		582
	8.7.1	Hyperspleniesyndrom (D73.1)	582
8.8	Leukämien		583
	8.8.1	Akute lymphatische Leukämie (C91.0)	583
	8.8.2	Akute myeloische Leukämie (C92.1)	587
8.9	Lymphome		591
	8.9.1	Hodgkin-Lymphome (C81.9)	591
	8.9.2	Non-Hodgkin-Lymphome	594
	8.9.3	Multiples Myelom (C90.0)	596
8.10	Myeloproliferative Erkrankungen		600
	8.10.1	Chronische myeloische Leukämie (C92.1)	600
	8.10.2	Polycythaemia vera	602
	8.10.3	Essenzielle Thrombozythämie (D47.3)	605
	8.10.4	Osteomyelofibrose (D75.8)	607

8.11 Myelodysplastische Syndrome ... 609
8.11.1 Myelodysplastisches Syndrom (D46.9) ... 609
8.12 Krankheiten des Gerinnungssystems ... 613
8.12.1 Hämorrhagische Diathesen (D69.9) ... 613
8.12.2 Idiopathische thrombozytopenische Purpura (D69.3) ... 618
8.12.3 Arzneimittelinduzierte thrombozytopenische Purpura (D69.1) ... 619
8.12.4 Störung des Fibrinolysesystems (D65) ... 620

9 Infektiologie ... 622
9.1 Anatomie der Bakterien ... 622
9.2 Taxonomie der Bakterien ... 622
9.3 Physiologie der Bakterien ... 626
9.4 Basisdiagnostik bei bakteriellen Erkrankungen ... 626
9.5 Basistherapie bei bakteriellen Erkrankungen ... 627
9.5.1 Antibakterielle Antiinfektiva ... 627
9.6 Leitsymptome bakterieller Erkrankungen ... 637
9.7 Bakterielle Erkrankungen ... 638
9.7.1 Scharlach (A38) und weitere Streptococcus-pyogenes-Infektionen ... 638
9.7.2 Brucellose (A23.9) ... 642
9.7.3 Leptospirose (A27.9) ... 645
9.7.4 Listeriose (A32.9) ... 647
9.7.5 Q-Fieber (A78) ... 649
9.7.6 Bakterielle Meningitis (G03.9) ... 651
9.7.7 Lues (A53.9) ... 655
9.7.8 Gonorrhö (A54.9) ... 658
9.7.9 Infektionen durch pathogene Escherichia coli ... 661
9.7.10 Salmonellose (A02.9) ... 663
9.7.11 Shigellose (A03.9) ... 666
9.7.12 Campylobacter-Enterokolitis (A04.5) ... 668
9.7.13 Cholera (A00.9) ... 669
9.7.14 Lebensmittelvergiftungen (A05.9) ... 671
9.7.15 Borreliose (A68.9) ... 673
9.7.16 Diphtherie (A36.9) ... 676
9.7.17 Tetanus (A33, A34, A35) ... 678
9.8 Anatomie der Viren ... 680
9.9 Physiologie der Viren ... 681
9.10 Basisdiagnostik der viralen Erkrankungen ... 683
9.11 Basistherapie ... 683
9.11.1 Antivirale Chemotherapie ... 683
9.12 Leitsymptome viraler Erkrankungen ... 685
9.13 Virale Erkrankungen ... 686
9.13.1 Röteln (B06.9) ... 686
9.13.2 Parvovirus-B19-Infektion (B08.3) ... 688
9.13.3 Masern (B05.9) ... 690
9.13.4 Varizellen-Zoster-Virusinfektion ... 692
9.13.5 Herpes-simplex-Virusinfektion (B00.9) ... 695
9.13.6 Epstein-Barr-Virusinfektion (B27.0) ... 698
9.13.7 Zytomegalievirusinfektion (B25.9) ... 701
9.13.8 HIV-Infektion (Z21) und AIDS (B24) ... 703
9.13.9 Influenza (J11.1) ... 713
9.13.10 Poliomyelitis (A80.9) ... 716
9.13.11 Coxsackie-Virusinfektion (B34.1) ... 718
9.13.12 Mumps (B26.9) ... 720

9.14	Anatomie der Pilze	722
9.15	Physiologie der Pilze	723
9.16	Basisdiagnostik der Pilzerkrankungen	723
9.17	Basistherapie der Pilzerkrankungen	723
9.18	Leitsymptome der Pilzerkrankungen	727
9.19	Pilzerkrankungen	727
	9.19.1 Oberflächliche Mykosen	727
	9.19.2 Tiefe Mykosen	730
9.20	Anatomie der Protozoen	734
9.21	Basisdiagnostik der Protozoenerkrankungen	734
9.22	Basistherapie der Protozoenerkrankungen	734
9.23	Leitsymptome der Protozoenerkrankungen	735
9.24	Erkrankungen durch Protozoen	735
	9.24.1 Toxoplasmose (B58.9)	735
	9.24.2 Malaria (B54)	738
	9.24.3 Amöbiasis (A06)	745
	9.24.4 Lambliasis (A07.1)	748
	9.24.5 Leishmaniose (B55.9)	750
	9.24.6 Trypanosomiasis (B56, B57)	753
9.25	Anatomie der Helminthen	756
9.26	Taxonomie der Helminthen	757
9.27	Basisdiagnostik der Wurmerkrankungen	759
9.28	Basistherapie der Wurmerkrankungen	759
9.29	Leitsymptome der Wurmerkrankungen	759
9.30	Erkrankungen durch Helminthen	759
	9.30.1 Schistosomiasis (B65.9)	759
	9.30.2 Echinokokkose (B67.9)	762

Anhang: Laborwerte 767

Sachverzeichnis 822

1 Kardiologie und Angiologie

G. B. Hempfing

1.1 Anatomie des Herzens

Das Herz liegt im Mediastinum zwischen den Lungenflügeln dem Zwerchfell auf. Die Herzachse verläuft von rechts dorsokranial (Herzbasis) nach links ventrokaudal (Herzspitze, Apex). Nach dorsal grenzt es an Ösophagus und Aorta, nach ventral an Sternum und die links-parasternale Thoraxwand.

Die **Wandschichten** des Herzens gliedern sich in Endo- und Myokard, die des Herzbeutels in Epi- und Perikard.

Die **Herzklappen** sind Endokardduplikaturen und werden in Segel- und Taschenklappen eingeteilt.

Die Segelklappen (atrioventrikuläre oder AV-Klappen) liegen zwischen Vorhof und Ventrikel:
- Mitralklappe (Bikuspidalklappe): im linken Herzen, zwei Segel
- Trikuspidalklappe: im rechten Herzen mit drei Segeln

Die Taschenklappen liegen am Abgang der arteriellen Ausflusswege der Herzkammern:
- Aortenklappe: zwischen linker Kammer und Aorta
- Pulmonalisklappe: zwischen rechtem Ventrikel und Truncus pulmonalis

Das **Reizleitungssystem** des Herzens besteht aus:
- Sinusknoten (sinuatrialer Knoten = SA-Knoten): spindelförmige, 1–2 cm lange Struktur am Übergang der V. cava superior in den rechten Vorhof
- Atrioventrikularknoten (AV-Knoten): vor dem Ostium des Koronarsinus liegend

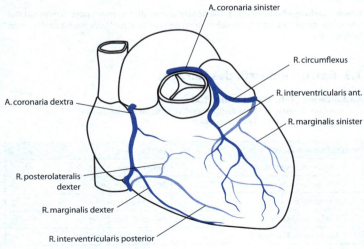

Abb. 1.1 Gefäßversorgung der Herzens.

2 Kardiologie und Angiologie

- His-Bündel: im Ventrikelseptum, teilt sich in den rechten und linken Tawaraschenkel; der linke verzweigt sich weiter in den links-anterioren und den links-posterioren Schenkel
- Purkinje-Fasern: von den Tawara-Schenkeln ausgehend, Ausbreitung über die gesamte subendokardiale Oberfläche des Herzens

Die Blutversorgung des Herzens geschieht über die Herzkranzgefäße, die aus dem Sinus aortae entspringen (s. Abb. 1.1 und Tab. 1.1).

Nomenklatur der Koronararterien		Versorgungsgebiet
LCA	Linke Koronararterie	
RCX	Ramus circumflexus	Posteriore Wand des linken Ventrikels
RIVA	Ramus interventricularis anterior	Vorderwand des linken Ventrikels
RCA	Rechte Koronararterie	Diaphragmale (inferiore) Wand des linken Ventrikels und rechter Ventrikel

Tab. 1.1 Übersicht über die Koronararterien.

1.2 Physiologie des Herzens

Die vom Herzen geleistete Arbeit hängt vom Herzschlagvolumen und von der Herzfrequenz ab. Beeinflussung des Schlagvolumens durch:

Anatomische Faktoren: Kammergröße, Wanddicke der Herzkammer, Öffnungs- und Schließfähigkeit der Herzklappen

Funktionelle Faktoren: Kontraktilität, Vorlast (preload; Ausmaß der Muskelvorspannung am Ende der Diastole), Nachlast (afterload; systemischer und pulmonaler Gefäßwiderstand)

Frank-Starling-Mechanismus: Die Kontraktionskraft des Herzmuskels nimmt mit steigendem enddiastolischem Ventrikelvolumen proportional zur Vordehnung der Herzmuskelfasern zu.

1.3 Basisdiagnostik des Herzens

Auskultation (Tab. 1.2 und Abb. 1.2)
- 1. Herzton: Schluss der Segelklappen und Ventrikelanspannungston
- 2. Herzton: Schluss der Taschenklappen

Auskultationsareale	Herzklappe
2. ICR rechts parasternal	Aortenklappe
4. ICR rechts parasternal	Trikuspidalklappe
2. ICR links parasternal	Pulmonalklappe
3. ICR links parasternal	Erb´scher Punkt
5. ICR links medioklavikular	Mitralklappe (Herzbasis)

Tab. 1.2 Auskultationsareale der Herzklappen.

Basisdiagnostik des Herzens

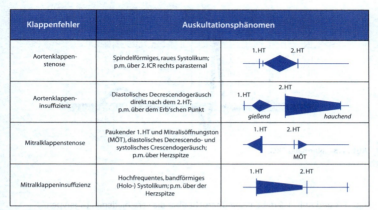

Abb. 1.2 Auskultationsphänomene bei verschiedenen Klappenfehlern.

Labordiagnostik

Troponin I und T: herzmuskelspezifisch und sehr sensitiv; frühester Nachweis von Myokardnekrosen

Kreatinkinase (CK): nicht myokardspezifisch (vorkommen: Gehirn, Skelett- und glatter Muskulatur)

LDH: unspezifisch, kommt in allen Geweben vor. Wichtig für die Spätdiagnose und Verlaufskontrolle eines Herzinfarktes

BNP (brain natriuretic peptide): Biomarker der Herzinsuffizienz, nützlich zur Differenzialdiagnose der Dyspnoe

 Merke: Zur Diagnosesicherung eines Myokardinfarktes dient die Bestimmung des überwiegend herzspezifischen Isoenzyms CK-MB: Anteil von über 6 % der Gesamtaktivität deutet auf einen Myokardinfarkt hin.

EKG (Abb. 1.3 und 1.4)
- P-Welle: Vorhoferregung
- PQ-Strecke: Beginn der Vorhoferregung bis Beginn der Kammerregung
- QRS-Komplex: Kammererregung
- ST-Strecke: Übergang zwischen Ende der Kammerregung und Beginn der Kammerrepolarisation
- T-Welle: Repolarisation des Kammermyokards

Extremitätenableitung → Potenzialänderungen der Frontalebene:
- Ableitung nach Eindthoven: bipolar; I–III: zwischen rechtem und linkem Arm bzw. rechtem/linkem Arm und linkem Fuß
- Ableitung nach Goldberger: unipolar; aVR (vom rechten Arm), aVL (vom linken Arm), aVF (vom linken Fuß)

Brustwandableitung → Potenzialänderung der Horizontalebene:
- Ableitung nach Wilson: unipolar
- V1–V6, erweitert bis V9

4 Kardiologie und Angiologie

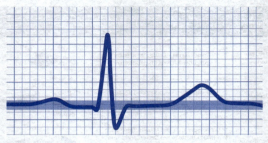

Abb. 1.3 Normales EKG.

Tab. 1.3 und Abb. 1.5 geben eine Übersicht über die verschiedenen Lagetypen.

Lagetyp	Herzachse	Bedeutung
Überdrehter Linkstyp	≤30°	Links-anteriorer Hemiblock Linksherzhypertrophie
Linkstyp	−30° bis +30°	physiologisch <40 Jahre Linksherzbelastung Adipositas
Indifferenztyp	30–60°	Physiologisch bei Erwachsenen und älteren Jugendlichen
Steiltyp	60–90°	Physiologisch bei Jugendlichen Hinweis auf Rechtsherzbelastung
Rechtstyp	90–120°	Physiologisch bei Kindern Rechtsherzbelastung
Überdrehter Rechtstyp	>120°	Extreme Rechtsherzhypertrophie bei angeborenen Herzfehlern und beim links-posterioren Hemiblock

Tab. 1.3 Darstellung der verschiedenen Lagetypen.

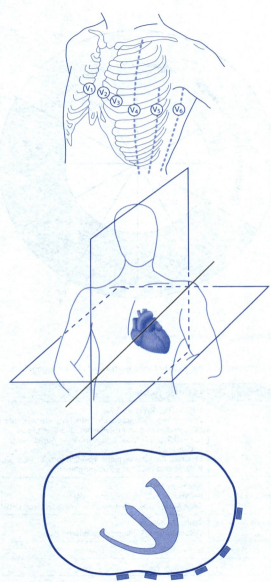

Abb. 1.4 EKG-Ableitungen.

6 Kardiologie und Angiologie

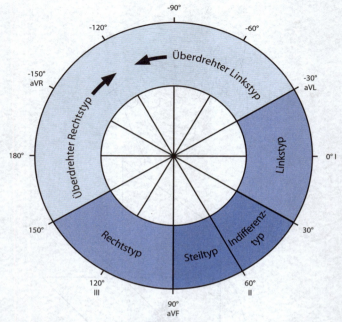

Abb. 1.5 Darstellung der verschiedenen Lagetypen.

Eine Auswahl charakteristischer EKG-Befunde ist in Tab. 1.4 wiedergegeben.

Kardiale Störung	EKG-Kennzeichen
AV-Block	I. Grad: PQ-Strecke >0,2 s II: Grad Typ I (Wenckebach): zunehmende Verbreiterung der PQ-Strecke bis zum Ausfall eines QRS-Komplexes II. Grad Typ II (Mobitz): regelmäßiger Ausfall eines QRS-Komplexes III: Grad: Kammerfrequenz 40–60/min oder weniger, P-Welle und QRS ohne Zusammenhang
Supraventrikuläre Extrasystolen (SVES)	Normaler QRS Bei Vorhof-SVES deformierte P-Welle Bei AV-Knoten-SVES P-Wellen in, vor oder nach QRS
Ventrikuläre Extrasystolen (VES)	Fehlende P-Welle Deformierter QRS, kompensatorische Pause
Infarkt	Horizontale ST-Hebung, negatives T
Alter Infarkt	Pathologisches Q

Tab. 1.4 EKG-Befunde bei verschiedenen kardialen Störungen.

Kardiale Störung	EKG-Kennzeichen
Präexzitation	PQ <0,12 s QRS >0,12 s und diskordant Delta-Wellen (vorzeitige Kammererregung
Sinusknotensyndrom	Abwechselnd oder kontinuierlich Bradykardie und Tachykardie
Vorhofflimmern	Fehlende P-Welle, Vorhoffrequenz bis zu 350/min, unregelmäßiger Kammerrhythmus, normaler QRS-Komplex

Tab. 1.4 EKG-Befunde bei verschiedenen kardialen Störungen (Fortsetzung).

Belastungs-EKG → Kontinuierliche 12-Kanal-EKG-Registrierung, Herzfrequenz- und Blutdruckkontrolle unter körperlicher Belastung.
Durch den erhöhten kardialen Sauerstoffverbrauch können Myokardischämien aufgedeckt werden (ST-Streckenveränderungen, Rhythmusstörungen).

Röntgenuntersuchung des Thorax
Herzveränderungen im Röntgen-Thorax:
- Absolute Herzgröße
- Herz-Thorax-Quotient: normal <0,5
- Vergrößerung einzelner Herzhöhlen
- Verkalkungen: Klappen, Perikard, Projektion auf Herzhöhlen, Koronargefäße, aszendierende Aorta, Aortenbogen
- Lungenhili und Lungengefäßzeichnung: verwaschene oder betonte Hili z. B. bei beginnender Linksherzinsuffizienz

Echokardiographie
Indikation: Beurteilung von Größe und Funktion der Ventrikel, Morphologie und Struktur der Herzklappen sowie der Wandstärken
B-Mode: zweidimensionales Bild
M-Mode: eindimensionales Bild, wiedergegeben in Relation zur Zeit

Doppler-Echokardiographie:
- pw (pulse wave): abwechselndes Senden und Empfangen eines Schallsignals ermöglicht lokalisierte Blutflussmessung, z. B. in einer Klappenöffnungsebene
- cw (continous wave): kontinuierlicher Schallstrahl ermöglicht Bestimmung größerer Blutflussänderungen

Farb-Doppler-Echokardiographie: farbkodierte Darstellung der intrakardialen Blutströme im 2D-Bild (rot = Fluss auf Schallkopf zu; blau = Fluss vom Schallkopf weg)

Transösophageale Echokardiographie (TEE): durch Platzierung des Schallkopfes im Ösophagus dorsal der Herzbasis gute Darstellung der Vorhöfe, Klappen und Aorta möglich
Indikationen: Diagnostik von Vorhofthromben oder -tumoren, Klappenvegetationen und Dissektion der Aorta ascendens

Linksherzkatheter
Speziell geformte Katheter werden über einen Führungsdraht (Seldinger-Technik) von einer peripheren Arterie (meist A. femoralis) in die Aorta, das Ostium der rechten und linken Koronararterie und in den linken Ventrikel eingeführt.

Indikation: Diagnostik der KHK, von Vitien und Kardiomyopathien. Diagnostische Voraussetzung für eine interventionellen Therapie bei instabiler Angina pectoris und Myokardinfarkten

Ventrikulographie: Darstellung des linken Ventrikels durch Injektion von Kontrastmittel

Koronarangiographie: Darstellung der Herzkranzgefäße; Beurteilung des Versorgungstyps, des Ausmaßes und der Lokalisation von Stenosen

Bulboangiographie: Darstellung des Aortenbogens und Beurteilung von z. B. einer Aortenklappeninsuffizienz

Invasive Druckmessung: Messung der linksventrikulären systolischen und diastolischen Drücke und Bestimmung des Druckgradienten über der Aortenklappe

Rechtsherzkatheter
Einführen eines 3-lumigen Ballonkatheters über das rechte Herz in die Pulmonalarterie. Messung des pulmonalarteriellen Verschlussdrucks (PCWP = pulmonary capillary wedge pressure), der annähernd dem linksatrialen Druck und damit dem Venendruck im kleinen Kreislauf entspricht.

Indikation: Diagnostik und Verlaufsbeobachtung von linksventrikulären Funktionsstörungen (z. B. Linksherzinsuffizienz) und Störungen, die v. a. das rechte Herz betreffen (Lungenembolie, chronische pulmonale Hypertonie, Cor pulmonale oder Fehler der Trikuspidal- oder Pulmonalklappe)

1.4 Behandlungsprinzipien des Herzens

1.4.1 Blutdrucksenkende Medikamente

Diuretika: Thiazide (Esidrix)

Wirkung/Wirkprinzip
Renaler H_2O- und NaCl-Verlust, Abschwächung endogener vasokonstriktorischer Reize

Dosierung/Anwendung
Hypertonie (Mittel der Wahl bei unkomplizierter Hypertonie)

Nebenwirkung
Hypotonie, Hypokaliämie, Polyurie

Wechselwirkung
Beeinflussung der Wirkung von nichtsteroidalen Antirheumatika (z. B. Azetylsalizylsäure oder Ibuprofen), Lithium, Digoxin oder Fluconazol

Kontraindikationen
Schwangerschaft, Gicht, schwere Leberfunktionsstörungen

Schleifendiuretika: Furosemid (Lasix)

Wirkung/Wirkprinzip
Blockade der Na/K-ATPase der Henle-Schleife

Dosierung/Anwendung
Chronische Herzinsuffizienz, pulmonale oder periphere Ödeme

Nebenwirkung
Hypovolämie, Hypokaliämie, metabolische Azidose

Wechselwirkung
Verstärkt den Effekt von Digitalis

Kontraindikationen
Hypovolämie, Hypokaliämie

Aldosteron-Rezeptor-Antagonisten: Spironolacton (Aldacton)

Wirkung/Wirkprinzip
Antagonisierung des Aldosteron-Rezeptors

Dosierung/Anwendung
Hypertonie, chronische Herzinsuffizienz, Hypokaliämie

Nebenwirkung
Ödeme, Hyperkaliämie, Gynäkomastie

Wechselwirkung
Risiko für Hyperkaliämie bei gleichzeitiger Verwendung von kaliumsparenden Diuretika und anderen Medikamenten, die das Renin-Angiotensin-Aldosteron-System beeinflussen, insbesondere Betablocker und ACE-Hemmer

Kontraindikationen
Niereninsuffizienz, Hyperkaliämie, Schwangerschaft

ACE-Hemmer: Enalapril (Pres), Captopril (Lopirin)

Wirkung/Wirkprinzip
Hemmung des Angiotensin Converting Enzyme (ACE) → verminderte Angiotensin-II-Produktion aus Angiotensin I → periphere Vasodilatation und erhöhte Aldosteronsynthese → Hemmung des Abbaus von Bradykinin

Dosierung/Anwendung
Hypertonie, KHK, chronische Herzinsuffizienz, Postmyokardinfarkt

Nebenwirkung
Trockener Husten, Hypotonie, Müdigkeit, akutes Nierenversagen, Hyperkaliämie, Angioödeme

Wechselwirkung
Verstärkung der blutbildverändernden Nebenwirkungen immunsuppressiv wirkender Arzneistoffe (Immunsuppressiva, Zytostatika und Glukokortikoide)
Verstärkung der blutzuckersenkenden Wirkung oraler Antidiabetika und Insulin
Verlangsamung der Ausscheidung von Lithium

Kontraindikationen
Bilaterale Nierenarterienstenose, Schwangerschaft

Angiotensin-II-Rezeptorblocker: Candesartan (Blopress), Lorsartan (Lorzaar)

Wirkung/Wirkprinzip
Hemmung der Wirkung von Angiotensin II am AT_1-Rezeptor

Dosierung/Anwendung
Indikation wie bei ACE-Hemmern, bei Unverträglichkeit
- Candesartan: 2–8 mg/d p.o.
- Lorsartan: 25–50 mg/d p.o.

Nebenwirkung
Selten: Kopfschmerzen, Müdigkeit, gastrointestinale Beschwerden, Hyperkaliämie

Wechselwirkung
Durch gleichzeitige Einnahme von Indometacin oder ASS kann die Wirkung von AT_1-Antagonisten abgeschwächt werden.

Kontraindikationen
→ ACE-Hemme

Nitrate: Glyceroltrinitrat (Nitrolingual), Isosorbidmononitrat (Ismo, Corangin)

Wirkung/Wirkprinzip
Senkung des peripheren Widerstandes durch Vasodilatation → Senkung von Pre- und Afterload des Herzens → Senkung des enddiastolischen Ventrikeldrucks → bessere Durchblutung der Herzinnenschicht → Senkung des Sauerstoffbedarfs des Herzens

Dosierung/Anwendung
- Nitrolingual (Mittel der Wahl beim akuten Angina-pectoris-Anfall): 1–2(–3) Kapseln 0,8 mg bzw. 1–3 Sprühstöße 0,4 mg sublingual
- ISMN: 40–60 mg/d p.o.

Nebenwirkung
Kopfschmerzen, Blutdruckabfall, reflektorische Tachykardie

Wechselwirkung

 Achtung: Keine gleichzeitige Einnahme von PDE-5-Hemmern (Sildenafil): Gefahr von Herzinfarkten und Todesfällen!

Kontraindikationen
Hypotonie, Schock, Aortenstenose, hypertrophische obstruktive Kardiomyopathie

Molsidomin (Corvaton)

Wirkung/Wirkprinzip
NO-Freisetzung wie bei Nitraten, allerdings ohne Toleranzentwicklung

1.4.2 Herzglykoside

Digitalis: Digoxin (Lanoxin)

Wirkung/Wirkprinzip
Inhibition der Na/K-ATPase am Herzmuskel → erhöhte intrazelluläre Natrium- und Kalziumkonzentration → erhöhte myokardiale Kontraktilität. Verlängerung der Überleitungszeit im AV-Knoten

Dosierung/Anwendung
Chronische Herzinsuffizienz ab NYHA II oder bei gleichzeitigem Vorliegen einer Tachyarrhythmia absoluta: Sättigung der Digitalisdosis über 3 Tage mit 0,5 mg/d, anschließend 0,25–0,375 mg/d p.o. (therapeutischer Serumspiegel: 0,5–0,8 ng/ml)

Nebenwirkung
AV-Blockierung, Arrhythmien, Anorexie, Übelkeit und Erbrechen

Kontraindikationen
AV-Block >I°, Hypokaliämie, WPW-Syndrom

1.4.3 Sympathomimetika

Dobutamin, Dopamin

Wirkung/Wirkprinzip
Aktivierung der Adenylatzyklase, Erhöhung der intrazellulären Konzentration an cAMP und Kalzium

Dosierung/Anwendung
2,5–12 µg/kg/min i.v. im Perfusor (= 2–10 ml/h)

1.4.4 Antiarrhythmika (Tab. 1.5)

Klasse	Wirkstoff	Indikation	Mechanismus
Ia	Chinidin	SVT, VT	Natriumkanalblockade, Verlangsamung der Depolarisation und Leitungsgeschwindigkeit
Ib	Lidocain	VT	Natriumkanalblockade, Verlängerung der Repolarisation
Ic	Propafenon	SVT, VT, Vorhofflimmern	Verlängerung der Refraktärzeit und der Erregungsleitung
II	Betablocker	SVT, Vorhofflimmern	Blockade der Beta-Rezeptoren am Herzmuskel
III	Amiodaron	SVT, VT, Vorhofflimmern	Kaliumkanalblockade, Verlängerung der Repolarisation und Refraktärzeit
IV	Verapamil, Diltiazem	SVT, Vorhofflimmern	Kalziumkanalblockade

Tab. 1.5 Übersicht über die Klassen der Antiarrhythmika.

Betablocker: Metoprolol (Beloc, Lopresor), Bisoprolol (Concor)

Wirkung/Wirkprinzip
Blockade der β-adrenergen Rezeptoren → Minderung von Herzfrequenz, Blutdruck und Kontraktilität des Herzmuskels → Minderung des kardialen Sauerstoffbedarfs → Verlangsamte Überleitung durch den AV-Knoten

Dosierung/Anwendung
Hypertonie, KHK, akuter Myokardinfarkt, Postmyokardinfarkt, chronische Herzinsuffizienz, supraventrikuläre Tachykardie:
- Metoprolol: 1–2×50–100 mg/d p.o.
- Bisoprolol: 1×2,5–10 mg/d p.o.

Wechselwirkung
Die Kombination mit dem Kalziumantagonisten Verapamil ist aufgrund der sich addierenden negativen Wirkungen (Gefahr der Asystolie) kontraindiziert.

Nebenwirkung
Hypotension, Bradykardie, Bronchospasmus, Müdigkeit, Depression, Halluzinationen, Hyperkaliämie, Impotenz, Erhöhung der Insulintoleranz, Verschlimmerung von Durchblutungsstörungen an den Extremitäten (Raynaud-Phänomen, Claudicatio)

Kontraindikationen
Asthma bronchiale, COPD, AV-Block >I°, Sinusbradykardie mit einer Herzfrequenz unter 50/min, kardiogener Schock, schlecht eingestellter insulinpflichtiger Diabetes mellitus, Myasthenia gravis, vasospastische Angina (Prinzmetal-Angina)

Kalziumantagonisten: Diltiazem (Dilzem, Diltiuc, Verapamil, Nifedipin)

Wirkung/Wirkprinzip
Diltiazem/Verapamil: Minderung von Herzfrequenz, Blutdruck und Kontraktilität des Herzmuskels (Betablocker-ähnliche Wirkung)
Nifedipin: Senkung des peripheren Gefäßwiderstandes durch Blockade der Kalziumkanäle der glatten Muskulatur

Dosierung/Anwendung
- Diltiazem/Verapamil: Hypertonie, KHK, supraventrikuläre Tachykardie, diastolische Dysfunktion
- Nifedipin: Hypertonie

Nebenwirkung
- Diltiazem/Verapamil: Hypotension, Bradykardie, Ödeme
- Nifedipin: Hypotension, Ödeme, Flush, Kopfschmerzen, Halluzinationen

Wechselwirkung

 Achtung: Kalziumantagonisten vom Diltiazem- oder Verapamil-Typ dürfen nicht mit Betablockern kombiniert werden! Gefahr der Asystolie!

Kontraindikationen
Sinusbradykardie, AV-Block >I°, Hypotension, WPW, schwere Aortenstenose, Leberschaden

1.4.5 Antikoagulation

Thrombozytenaggregationshemmer: Azetylsalizylsäure (Aspirin)

Wirkung/Wirkprinzip
Irreversibler COX-1- und -2-Hemmer, Verhinderung der Thromboxan-A2-vermittelten Thrombozytenaggregation

Dosierung/Anwendung
KHK, akuter Myokardinfarkt, Post-Myokardinfarkt, nach koronarer Bypass-Operation oder PTCA

Nebenwirkung
Blutungsneigung, gastrointestinale Beschwerden, verminderte Nierendurchblutung

Kontraindikationen
Akute Blutung, Magen-Darm-Ulzera

Clopidogrel (Plavix, Iscover)

Wirkung/Wirkprinzip
Hemmung der ADP-abhängigen Thrombozytenaktivierung (Gi-Protein) durch irreversible Blockierung des P2Y1-Rezeptor.

Dosierung/Anwendung
Akuter Myokardinfarkt, Postmyokardinfarkt, nach koronarer Bypass-Operation oder PTCA

Nebenwirkung
Blutungsneigung, gastrointestinale Beschwerden, thrombotisch-thrombozytopenische Purpura Moschcowitz (selten)

Kontraindikationen
Akute Blutung, Magen-Darm-Ulzera

GP-IIb/IIIa-Inhibitoren: Abciximab

Wirkung/Wirkprinzip
Blockade der Bindung von Fibrinogen an den GP-IIb/IIIa-Rezeptor der Thrombozyten

Dosierung/Anwendung
Akuter Myokardinfarkt, besonders bei geplanter PTCA

Nebenwirkung
Blutung

Kontraindikationen
Blutung oder Blutungsneigung, Zustand nach Operation

Heparine

Wirkung/Wirkprinzip
Antithrombin-III-Agonist → verminderte Aktivierung der Gerinnungsfaktoren

Dosierung/Anwendung
Akuter Myokardinfarkt, Prophylaxe und Therapie von Thrombosen

Nebenwirkung
Blutung, Osteoporose, HIT-Syndrom, allergische Reaktionen, Leberwerterhöhung

Kontraindikationen
Blutung, Blutungsneigung, Thrombozytopenie, Niereninsuffizienz

Cumarine: Phenprocoumon (Marcumar)

Wirkung/Wirkprinzip
Hemmt die Synthese der Vitamin-K-abhängigen Gerinnungsfaktoren in der Leber (Faktor II, VII, IX, X)

Dosierung/Anwendung
Vorhofflimmern, linksventrikuläre Dysfunktion

Nebenwirkung
Blutung, Übelkeit, Erbrechen, Magenschmerzen, Appetitlosigkeit, Diarrhö, Verstopfung, verstärkter Haarausfall

Wechselwirkung
Die gleichzeitige Anwendung mit Diclofenac ist kontraindiziert, da es die Wirkung von Phenprocoumon verstärkt!

Kontraindikationen
Therapieresistente Hypertonie, diabetische Retinopathie, bakterielle Endokarditis, gastrointestinale Läsionen, Schädel-Hirn-Trauma, intrazerebrale Aneurysmen, größere Operationen in den letzten 2 Wochen, Schwangerschaft

1.5 Leitsymptome

Angina pectoris, Einflussstauung, erhöhter Blutdruck, niedriger Blutdruck, Störungen des Herzrhythmus, Zyanose, Orthopnoe

1.6 Erkrankungen des Herzens

1.6.1 Koronare Herzkrankheit (I-25.9)

■ **Grundlagen**

Synonyme
Ischämische Herzkrankheit (IHK), ischemic heart disease (IHD), coronary artery disease (CAD), coronary heart disease (CHD)

Definition
Manifestation der Atherosklerose in den Herzkranzgefäßen. Koronarinsuffizienz: Missverhältnis zwischen Sauerstoffbedarf und -angebot im Herzmuskel

Epidemiologie
Häufigste Todesursache in den Industrieländern. Inzidenz in Deutschland 0,6 %; in 50 % der Fälle Manifestation durch akuten Herzinfarkt, in 10 % durch plötzlichen Herztod, der Rest als instabile Angina pectoris. 2 % der Bevölkerung leidet unter asymptomatischer koronarer Herzkrankheit.

Ätiologie/Pathogenese
Hauptursache der Koronarinsuffizienz ist die Atheroklerose der Herzkranzgefäße, die durch unterschiedliche Faktoren verursacht werden kann (Tab. 1.6).

Kardiologie und Angiologie

Koronare Ursachen	Auswirkungen	Extrakoronare Ursachen
Makroangiopathie Mikroangiopathie Vasospasmen	Vermindertes O_2-Angebot	Aortenstenose Arterielle Hypotonie Anämie Respiratorische Insuffizienz
	Vermehrter O_2-Verbrauch	Schwere arterielle Hypertonie Tachykardie Hyperthyreose Fieber Herzmuskelhypertrophie
	Erhöhte Blutviskosität	Polyglobulie

Tab. 1.6 Ätiologie der koronaren Herzkrankheit.

Alle Einflüsse, die zu einer Verringerung des Sauerstoffangebots oder einer Erhöhung des Sauerstoffbedarfs des Herzens führen, können eine Myokardischämie auslösen oder verstärken.

Lokalisation
In Abhängigkeit der Anzahl der verengten großen Koronararterien (RCA; LCA und RCX) wird eine Ein-, Zwei- oder Dreigefäßerkrankung definiert. Die höchsten Mortalitätsraten weisen die Hauptstammstenose der linken Koronararterie und die proximale LAD-Stenose auf.

 Merke: **RCA** = **R**echte **C**oronar-**A**rterie, **LCA** = **L**inke **C**oronar-**A**rterie, verzweigt sich in den **RCX** = **R**amus **c**ircumfle**x**us sowie den **RIVA**= **R**amus **i**nter**v**entricularis **a**nterior

Genetik
Genetische Determinanten spielen als Ursache der KHK eine Rolle, jedoch konnten bisher keine spezifischen Gene identifiziert werden.

Assoziierte Erkrankungen
Angina pectoris, akuter Myokardinfarkt, Herzinsuffizienz, Herzrhythmusstörungen, plötzlicher Herztod

Pathologischer Befund
Atherosklerose: Verengung des Gefäßlumens und Versteifung der Gefäßwände durch Ablagerung von Fettsubstanzen, komplexen Kohlenhydraten, Blut und Blutbestandteilen, Bindegewebe und Kalzium in der Intima und Veränderungen in der Media

Pathophysiologie
Die Myokardischämie entsteht durch Überwiegen des Sauerstoff-Verbrauchs über die Sauerstoffbereitstellung. Der O_2-Bedarf ist in den Innenschichten des Myokards aufgrund der größeren Druckbelastung höher als in den Außenschichten, so dass sich eine Myokardischämie zunächst im subendokardialen Myokard manifestiert.
Schweregrade der Koronarstenose:
Grad I: <50 % des Gefäßlumens eingeengt
Grad II: >50 % (signifikante Stenose)
Grad III: >75 % (kritische Stenose) → belastungsabhängige Angina pectoris
Grad IV: 100 % (kompletter Verschluss)

Risikofaktoren
Risikofaktoren der Atherosklerose:
- Rauchen
- Arterielle Hypertonie
  - Systolischer RR >140 mmHg
  - Diastolischer RR >90 mmHg

- Hypercholesterinämie
- Gesamtcholesterin >240 mg/dl
  - LDL-Cholesterin >160 mg/dl
  - HDL-Cholesterin <35 mg/dl
- Lebensalter (m >45 Jahre, w >55 Jahre)
- Geschlecht: männlich
- KHK/Herzinfarkte in der Familienanamnese
- Diabetes mellitus
- Nüchternblutzucker >126 mg/dl
- Adipositas (BMI >25 kg/m²)

Einteilung/Klassifikation
Stadieneinteilung der Angina pectoris s. Tab. 1.7.

Stadium	Definition
CCS 0	Keine Angina pectoris, auch nicht bei stärkster körperlicher Belastung
CCS I	Angina pectoris nur bei sehr starker körperlicher Belastung
CCS II	Angina pectoris bei mäßiger körperlicher Belastung, z. B. bei raschem Treppensteigen
CCS III	Angina pectoris bei normalen täglichen Aktivitäten (z. B. bei längerem Gehen)
CCS IV	Angina pectoris bei jeder körperlichen Belastung oder bereits in Ruhe

Tab. 1.7 Canadian Class Classification.

■ Klinik
Leitsymptom der KHK ist die Angina pectoris, die klassischerweise einhergeht mit:
- Linksthorakale oder retrosternale Schmerzen
- Schmerzausstrahlung in die linke Schulter bzw. in den linken Arm
- Dyspnoe
- Thorakales Engegefühl (Stenokardie)

Verlaufsformen:
- Stabile Angina pectoris
- Instabile Angina pectoris:
- Crescendo-Angina
- De-novo-Angina
- Ruhe-Angina

 Merke: Prinzmetal-Angina: ausgelöst durch Koronarspasmen, meist kein Zusammenhang mit körperlicher Belastung.

Anamnese
Familienanamnese: Herzkreislauferkrankungen in der Familie, kardiovaskuläres Risikoprofil: Risikofaktoren; Charakter der pektanginösen Beschwerden: Auslösung, Ruheschmerzen; Zunahme von Frequenz, Intensität und Dauer der Angina-pectoris-Anfäll; Besserung durch Einnahme von Nitropräparaten.

Körperliche Untersuchung
Für KHK typische Befunde lassen sich selten erheben. Die körperliche Untersuchung dient vor allem einer Erhärtung der Verdachtsdiagnose sowie dem Aufdecken eventuell vorhandener Begleiterkrankungen und Risikofaktoren.

■ Diagnostik

Labor
Bei instabiler Angina pectoris und Verdacht auf Myokardinfarkt Bestimmung der Herzenzyme (Troponin, CK/CK-MB) sowie GOT und LDH zur Verlaufskontrolle. Zur Diagnostik der chronischen KHK und zum Ausschluss von Differenzialdiagnosen: kleines Blutbild, Entzündungsparameter, Blutzucker, TSH, Blutfette.

> Tipp: Die Bestimmung des CRP-Wertes gibt Rückschlüsse darüber, ob ggf. eine entzündlich-infektiöse Genese vorliegt.

Technische Diagnostik
- **Ruhe-EKG**: bei über 50 % der KHK-Patienten Veränderungen, die auf eine KHK hinweisen, jedoch nicht beweisen
  - ST-Streckensenkung (Abb. 1.6): horizontal oder deszendierend, >0,1 mV in den Extremitätenableitungen; >0,2 mV in den Brustwandableitungen
  - ST-Hebung: >0,1 mV, rasch reversibel → Prinzmetal-Angina

> Achtung: Ein unauffälliges Ruhe-EKG schließt selbst eine instabile Angina pectoris oder einen Myokardinfarkt nicht aus!

- **Langzeit-EKG**: ST-Streckensenkungen, besonders im zeitlichen Zusammenhang mit körperlicher Aktivität; Erfassung nächtlicher Ischämien, rezidivierender Koronarspasmen und ischämiebedingter Herzrhythmusstörungen
- **Belastungs-EKG** (Ergometrie): Durch dynamische Belastung Steigerung des Herzzeitvolumens und damit des O_2-Bedarfs unter kontrollierten Bedingungen
- **Stress-Echokardiographie**: Nachweis systolischer Wandbewegungsstörungen infolge einer belastungsabhängigen Myokardischämie
- **Myokardszintigraphie** (^{201}Thallium-Szintigraphie):
  - Nachweis von Myokardnarben bei irreversiblem Aktivitätsverlust
  - Nachweis ischämischer Myokardareale bei reversibler Aktivitätsminderung
- **Positronenemissionstomographie** (PET):
  - Quantitative Perfusionsmessung unter Erfassung des minimalen koronaren Widerstands und der Koronarreserve
  - Unterscheidung zwischen Infarktnarben und akinetischen, jedoch noch vitalem, minder-perfundiertem Myokard

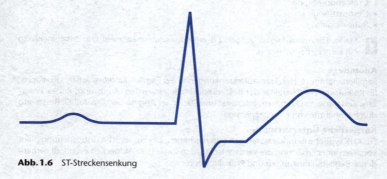

Abb. 1.6 ST-Streckensenkung

- **Koronarangiographie** (Goldstandard):
  - Punktion der A. femoralis bzw. A. brachialis
  - Definitiver Nachweis und Lokalisation von Stenosen der Koronararterien
  - Funktionsdiagnostik des linken Ventrikels
  - Ergänzende Diagnostik im Rahmen der Koronarangiographie: Koronarangioskopie, intravaskulärer Ultraschall, intrakoronare Dopplerflussmessung

■ Differenzialdiagnose

Nicht-kardiale Ursachen des Thoraxschmerzes	Kardiale Ursachen des Thoraxschmerzes
Lungenembolie Pulmonaler Hochdruck Pneumonie mit Pleuritis Mediastinitis Refluxösophagitis Boerhave-Syndrom Erkrankungen des Bewegungsapparates Herpes zoster Akute Pankreatitis Gallenkolik Roemheld-Syndrom Funktionelle Thoraxschmerzen (Da-Costa-Syndrom)	Hochgradige Tachykardie Hypertone Krise Aortenvitien Mitralklappenprolaps Perimyokarditis Hypertrophische Kardiomyopathie Postmyokardinfarkt-Syndrom (Dressler-Syndrom) Aortenaneurysma

Tab. 1.8 Differenzialdiagnose der koronaren Herzkrankheit.

■ Therapie – konservativ

Ausschalten von Risikofaktoren: Nikotinabstinenz, optimale Einstellung einer Hyperlipoproteinämie, eines Diabetes, einer Hypertonie, Gewichtsnormalisierung, Abbau von negativem Stress, körperliches Training

Stabile Angina pectoris: ambulante Behandlung

Instabile Angina pectoris: absolute Indikation zur Klinikeinweisung mit Arztbegleitung

Therapie der stabilen Angina pectoris
- ASS: 100 mg/d p.o.
- Clopidogrel: bei ASS-Unverträglichkeit: 75 mg/d p.o.
- Betablocker: Bisoprolol: 1×2,5–10 mg/d p.o., Metoprolol: 1–2×5–100 mg/d p.o
- Nitroglyzerin: Nitrolingual (Mittel der Wahl beim akuten Angina-pectoris-Anfall): 1–2(–3) Kapseln 0,8 mg bzw. 1–3 Sprühstöße 0,4 mg sublingual; ISMN: 40–60 mg/d p.o.
- Molsidomin: 2–3×2 mg/d p.o; Retardpräparat 8 mg/d
- Kalziumantagonisten: 2. Wahl nach Betablockern; Verapamil: 3×80–120 mg/d p.o.; Diltiazem nur bei Prinzmetal-Angina: 3×60–90 mg/d p.o.

> Achtung: Kurzwirksame Kalziumantagonisten zeigen in einigen Studien ungünstige prognostische Wirkungen und sind daher zur Therapie der KHK und Hypertonie nicht indiziert! Länger wirksame Kalziumantagonisten gelten als Reservemittel, wenn Betablocker nicht einsetzbar sind.

- ACE-Hemmer: z. B. Captopril initial 1×6,25 mg/d, lngsam steigern auf 2–3×25 mg/d

Therapie des akuten Koronarsyndroms
- Sauerstoffinhalation über Nasensonde (4–8 l/min), pulsoxymetrische Kontrolle
- Heparin s.c.: 70 IE/kg KG, max. 5000 IE als Bolus)

- ASS p.o. initial 500 mg, dann 100 mg/d, und Clopidogrel p.o. (4×75 mg/1. Tag, dann 75 mg/d)
- Nitroglycerin: 1–5 mg/h i. v. über Perfusor)
- Betablocker: optimale HF <60/min
- Ggf. Morphin 5 mg i.v.

■ Therapie – operativ

Perkutane transluminale koronare Angioplastie (PTCA)

Beschreibung
Ballonkatheterdilatation, meist in Kombination mit Stentimplantation

Indikation
1- bis 3-Gefäßerkrankungen mit signifikanten Stenosen (>70 %), akuter und chronischer Verschluss, Bypass-Stenose

Kontraindikation
Hauptstammstenose der linken Koronararterie

Komplikationen
Dissektion der Koronararterie mit akutem Koronarverschluss und Infarkt, subkutane Stentthrombose, Restenosierung (nach Ballondilatation bis 40 %, nach Stentimplantation <30 %)

Nachbehandlung
Langfristige Thromboseprophylaxe mit Thrombozytenaggregationshemmern (ASS oder Clopidogrel)

Bypass-Operation

Beschreibung
Überbrückung des stenosierten Gefäßabschnitts durch einen künstlich angelegten Umgehungskreislauf mit Hilfe eines körpereigenen Gefäßes

Indikation
Signifikante Hauptstammstenose der linken Koronararterie, symptomatische 3-Gefäßerkrankung mit komplexen Stenosen, symptomatische 2-Gefäß-erkrankung mit stammnahen Stenosen von RIVA und RCX, Beteiligung des proximalen RIVA

Kontraindikation
Generalisierte (proximal und distal lokalisierte) Koronarsklerose, erheblich eingeschränkte Pumpfunktion des Herzens (Ejektionsfraktion <20–30 %)

Durchführung
Sternotomiezugang, Stilllegen des Herzens unter Verwendung der Herz-Lungen-Maschine, Überbrückung der Koronarstenose mittels der rechten oder linken A. thoracica mammaria (RIMA- bzw. LIMA-Bypass), der A. radialis (Radialis-Bypass) oder aortokoronarer Venenbypass (ACVB)

Komplikationen
Restenosierung:
- Venenbypass: 50 % nach 10 Jahren
- IMA-Bypass: 10 % nach 10 Jahren
- Radialis-Bypass: <10 % nach 18 Monaten

Nachbehandlung
Langfristige Thromboseprophylaxe mit Thrombozyten-Aggregationshemmern (ASS oder Clopidogrel)

■ Minimalinvasive Chirurgie (MIC)

MIDCAB (minimally invasive direct coronary artery bypass)

Beschreibung
Durch Brustkorbfenster ist nur die Vorderseite des schlagenden Herzens erreichbar (RIVA), Verzicht auf Herz-Lungen-Maschine

PACAB (port-access coronary artery bypass)

Beschreibung
Thorakoskopischer Zugang zum Herzen, Stilllegung des Herzens mit der Herz-Lungen-Maschine, Zugang zu allen Seiten des Herzens

■ Prognose

Natürlicher Verlauf
Die jährliche Letalitätsrate ist abhängig von Stenosenlokalisation und Zahl der betroffenen Koronargefäße:
1-Gefäßerkrankung: 3–4 %
2-Gefäßerkrankung: 6–8 %
3-Gefäßerkrankung: 1–13 %
Hauptstammstenose der LCA: >30 %

Komplikationen
Mit Häufigkeit und Schwere der Angina-pectoris-Anfälle steigt das Infarktrisiko

1.6.2 Myokardinfarkt (I-21.9)

■ Grundlagen

Synonyme
Herzinfarkt

Definition
Ischämische Myokardnekrose, meist auf dem Boden einer KHK mit hochgradiger Stenose bzw. Verschluss einer Koronararterie

Epidemiologie
Eine der Haupt-Todesursachen in den Industrieländern. Inzidenz: etwa 300 Infarkte pro 100.000 Einwohner pro Jahr in Deutschland

Ätiologie
Häufigste Ursache ist ein thrombotischer Verschluss bei KHK. Seltenere Ursachen sind z. B. Vaskulitis (Kawasaki-Syndrom), Embolie in das Koronarsystem, kongenitale Koronaranomalien, Aortendissektion unter Einbeziehung der Koronarabgänge oder anhaltende Vasospasmen

Lokalisation
Die Mehrzahl der Infarkte betrifft den linken Ventrikel, bei ca. 30 % der Patienten mit inferiorem Hinterwandinfarkt ist auch der rechte Ventrikel betroffen (Tab. 1.9). Meist transmuraler Infarkt, der subendokardial beginnt und im Verlauf mehr als 50 % des Myokards einbezieht.

Kardiologie und Angiologie

Koronararterie	Infarktlokalisation
RIVA proximal	Großer Vorderwandinfarkt
RIVA nach Abgang der Diagonaläste	Anteroseptaler Infarkt
RCX	Posteriorer Hinterwandinfarkt
RCA	Inferiorer Hinterwandinfarkt Rechtsventrikulärer Infarkt

Tab. 1.9 Infarktlokalisationen bei Verschluss verschiedener Koronararterien.

Pathogenese
Arteriosklerose → Bildung von stabilen und instabilen Plaques. Plaqueruptur führt zum thrombotischen Verschluss und damit zu instabiler Angina pectoris bzw. Herzinfarkt

Pathologischer Befund
Phasen des Infarktgeschehens:
- Frühe Ischämie
- Nekrose: nach 1–4 h
- Reperfusion
- Vernarbung: reife Narbe nach 30–50 Tagen
- Ventrikuläres Remodeling

Risikofaktoren
Siehe Kap. 1.6.1. Trigger sind körperliche Anstrengung und emotionaler Stress.

Einteilung/Klassifikation
- ST-Hebungsinfarkt (STEMI): direkte Infarktzeichen im EKG
- Nicht-ST-Hebungsinfarkt (NSTEMI): keine direkten Infarktzeichen im EKG

■ Klinik
Anamnese
Intensive lang anhaltende Angina-pectoris-Schmerzen, die durch Ruhe und Gabe von Nitroglycerin kaum beeinflussbar sind, Schwächegefühl, Angst, vegetative Begleitsymptomatik (Schwitzen, Übelkeit, Erbrechen)

Körperliche Untersuchung
Eindeutige klinische Zeichen eines Myokardinfarktes gibt es nicht, typisch aber ist der Gesamteindruck eines schmerzgeplagten Patienten mit Blässe, ängstlich wirkendem Gesichtsausdruck, Erbrechen und Schweißneigung.

Auskultatorisch Pulsunregelmäßigkeiten, Tachykardie, dritter Herzton, Rasselgeräusche über der Lunge (bei Herzinsuffizienz). Halsvenenstauung. Anstieg der Körpertemperatur.

> Achtung: 15–20 % der Herzinfarkte gehen ohne Schmerzen einher, besonders bei Diabetes mellitus und älteren Patienten. 40 % haben keine KHK-Anamnese (Infarkt = Erstmanifestation der KHK)!

■ Diagnostik
Labor

Serumparameter	Anstieg	Maximum	Normalisierung
Troponin I und T	3 h	ca. 20 h	1–2 Wochen
CK-MB	4–8 h	12–18 h	2–3 Tage
Gesamt-CK	4–8 h	16–36 h	3–6 Tage
LDH	6–12 h	24–60 h	7–15 Tage

Tab. 1.10 Veränderung der Serumparameter bei Myokardischämie.

> **Merke:** Erhöhte Troponinwerte finden sich frühestens 3–4 h nach dem Ischämieereignis. Dies bedeutet, dass ein einzelner, negativer Messwert bei Aufnahme des Patienten in der Regel zur Beurteilung nicht ausreicht. Bei negativem erstem Testergebnis muss eine zweite Messung im Zeitfenster 6–12 h nach der Aufnahme erfolgen.

Technische Diagnostik
- **Echokardiographie**: Beurteilung der linksventrikulären Funktion, Nachweis und Lokalisation der Wandbewegungsstörung, von aneurysmatischen Ausweitungen oder eines Perikardergusses
- **Koronarangiographie** *(Goldstandard)*: Identifikation von Stenosen und Verschlüssen der Koronararterien

Differenzialdiagnose
- Kardiovaskuläre Erkrankungen: (Tachykarde) Rhythmusstörungen, Perikarditis, Myokarditis, Aortendissektion
- Pulmonale Erkrankungen: Lungenembolie, Pleuritis, Pneumothorax
- Skeletterkrankungen: Rippenfraktur/Prellungen, BWS-Erkrankungen, Tietze-Syndrom
- Gastrointestinalerkrankungen: Ösophagitis/Ruptur, Ulkus (Perforation), akute Pankreatitis, Gallenkolik
- Weitere Krankheitsbilder: Herpes Zoster, Tumorerkrankungen des Skeletts/Thoraxwand

Therapie – konservativ
Allgemeinmaßnahmen: Venenzugang, O_2 über Nasensonde, Lagerung mit erhöhtem Oberkörper, Monitorüberwachung, Defibrillationsbereitschaft

Opiate: Morphin (MST)
Analgosedierung, Stressreduktion, Anxiolyse
5–10 mg i.v. (1:10 verdünnt)

Stadium	Kennzeichen
Initialstadium	Erstickungs-T, meist bei Klinikeintritt nicht mehr nachweisbar 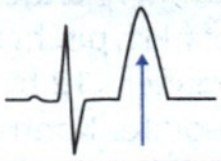
Stadium I (frisches Stadium)	ST-Hebung mit Abgang aus dem absteigendem QRS-Schenkel 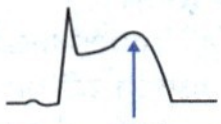
Zwischenstadium	ST-Hebung, Auftreten pathologisch tiefer Q-Zacken, terminal spitz-negative T-Welle 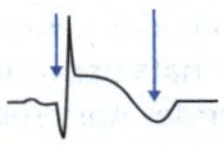
Stadium II (Folgestadium)	Rückbildung der ST-Hebung, T-Welle wird tiefer, persistierende pathologische Q-Zacke 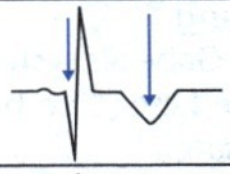
Stadium III (Endstadium)	Pathologische Q-Zacke, ST-Hebung nicht mehr nachweisbar, T-Welle positiv 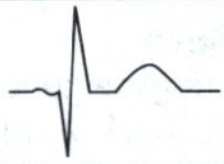

Abb. 1.7 EKG-Stadien beim transmuralen Infarkt.

Nitroglyzerin (Nitrolingual)
Erst 2–3 Hub (á 0,4 mg) oder 1 Kapsel (0,8 mg) sublingual, dann 1–6 mg/min über Perfusor

Heparin
5.000–10.000 IE i.v. als Bolus

ASS und Clopidogrel
ASS: 250–500 mg i.v.
Clopidogrel: 300 mg p.o.

 Merke: Die sofortige Gabe von ASS (auch bei Verdacht auf Myokardinfarkt) zeigt in Studien eine Letalitätssenkung von >20 %!

Betarezeptorenblocker: Metoprolol (Beloc)
5 mg i.v.

■ Fibrinolyse
Beschreibung
Reperfusionstherapie mit Aktivatoren der Fibrinolyse

Fibrinolytikum	Dosierung
Streptokinase	1,5 Mio. IE über 30–60 min i.v.
Alteplase (tPA)	15 mg i.v. Bolus 0,75 mg/kg über 30 min i.v.
Reteplase (rPA)	2×10 IE i.v. Bolus im Abstand von 30 min

Tab. 1.11 Übersicht über die Fibrinolytika.

Indikation
- ST-Streckenhebung ≥0,1 mV in ≥2 zusammenhängenden Extremitäten oder ≥0,2 mV in ≥2 zusammenhängenden Brustwandableitungen
- LSB mit infarkttypischer Symptomatik
- Symptomdauer <12 h
- Fehlen absoluter Kontraindikationen

Kontraindikation
- Schlaganfall in den letzten 6 Monaten
- (Hämorrhagisch zeitunabhängig) Trauma
- Operation, Kopfverletzung innerhalb der letzten 3 Wochen
- Neoplasma oder neurologische ZNS Erkrankung Magen-Darm-Blutung innerhalb des letzten Monats bekannte Blutungsdiathese
- Dissezierendes Aortenaneurysma

Durchführung
Intravenöse Gabe als systemische Lyse; in speziellen Fällen intraarteriell über einen Katheter als lokale Lyse. Eine begleitende Heparintherapie verbessert die Lyseergebnisse bei tPA/rPA-Einsatz.

Komplikationen
Erhöhte Blutungsneigung – Gefahr intrazerebraler Blutung, allergische/anaphylaktische Reaktion v. a. nach Applikation von Streptokinase (besonders bei durchgemachtem Streptokokkeninfekt und vorausgegangener Streptokinaselyse innerhalb des letzten halben Jahres), Auftreten von Reperfusionsarrhythmien, Re-Okklusionen

Nachbehandlung

 Merke: Auch nach erfolgreicher i.v. Lyse Patienten nach Abschluss der Behandlung zur Koronarangiographie und Entscheidung für weitere Reperfusionsmaßnahmen (PTCA; Bypass-Operation) in ein kardiologisches Zentrum verlegen!

■ Therapie – operativ

Akut-PTCA

Beschreibung
Akute Revaskularisierung durch Ballondilatation im Herzkatheter mit oder ohne Stenteinlage

Indikation
Kontraindikationen gegen Thrombolyse, Hochrisikopatienten mit Vorderwandinfarkt, Patienten mit kardiogenem Schock

Vorbereitung
Einweisung in ein kardiologisches Zentrum

■ Prophylaxe
Die Infarktmortalität kann gesenkt werden durch Gabe von Betablockern, Thrombozytenaggregationshemmern und ACE- und CSE-Hemmern.

■ Prognose

Natürlicher Verlauf
2/3 der Patienten versterben in der Prähospitalphase, davon 50 % in der ersten Stunde nach Symptombeginn (häufigste Todesursache: Kammerflimmern). Ohne Revaskularisationstherapie versterben ca. 15 % der Patientin im Krankenhaus. In den ersten 4 Wochen versterben bis zu 50 % der Infarktpatienten.
Langzeitprognose ist abhängig von:
- Grad der linksventrikulären Funktionseinschränkung
- Ischämiezeichen
- Höhergradigen ventrikulären Rhythmusstörungen
- Zahl der betroffenen Gefäße
- Fortbestehen von Risikofaktoren

Komplikationen
- Frühkomplikationen: akute Herzrhythmusstörungen (>95 %) → VES, Kammerflattern, -flimmern, akute Linksherzinsuffizienz (30 %) → Lungenstauung, Lungenödem, bis hin zum kardiogenen Schock (10 %), Pericarditis epistenocardica, Herzruptur, Herzbeuteltamponade, Septumruptur, Papillarmuskelriss → Mitralinsuffizienz
- Spätkomplikationen: Herzwandaneurysma (10 %), arterielle und pulmonale Embolie, Dressler-Syndrom (Postmyokardinfarktsyndrom) → immunologische Reaktion gegen nekrotisches Herzgewebe, → Spätperikarditis, Pleuritis, persistierende Herzrhythmusstörungen, persistierende Herzinsuffizienz

1.6.3 Herzinsuffizienz (I-50.9)

■ Grundlagen

Synonyme
Herzschwäche, chronic heart failure

Definition
Unfähigkeit des Herzens, trotz ausreichenden venösen Blutangebotes und ausreichender Füllungsdrücke benötigte Herzvolumen zu fördern und den venösen Rückstrom wieder aufzunehmen

Epidemiologie
Die Prävalenz ist altersabhängig (m>w): 45–55 Jahre weniger als 1 %; 65- bis 75-Jährige 2–5 % und über 80-Jährige fast 10 %. In der Todesursachenstatistik Deutschlands liegt die Herzinsuffizienz auf Platz bei Männern, bei Frauen sogar an Platz 2 der häufigsten Todesursachen.

Ätiologie
In 90 % der Fälle sind Hypertonie und Koronaratherosklerose für die Herzinsuffizienz verantwortlich (Tab. 1.12).
- Systolische Ventrikelfunktionsstörungen: Folge einer Kontraktionsstörung des Myokards
- Diastolische Ventrikelfunktionsstörungen: Folge einer verminderten Dehnbarkeit und Relaxation des linken Ventrikels

Parameter	Ätiologie
Vermindertes Kontraktionsvermögen	KHK, dilatative Kardiomyopathie, Myokarditis, Myokardinfarkt, Herzwandaneurysma, Herzrhythmusstörungen,
Erhöhte Vorlast	Klappeninsuffizienzen, Shuntvitien Niereninsuffizienz
Erhöhte Nachlast	Klappenstenosen, arterielle und pulmonale Hypertonie
Behinderung der diastolischen Füllung des Herzens	Mitral- und Trikuspidalstenose, konstriktive Perikarditis, Herzbeuteltamponade, restriktive Kardiomyopathie

Tab. 1.12 Beeinträchtigung der Herzfunktion.

Lokalisation
Linksherzinsuffizienz, Rechtsherzinsuffizienz, Globalinsuffizienz

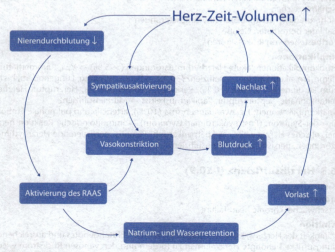

Abb. 1.8 Circulus vitiosus der Herzinsuffizienz.

Assoziierte Erkrankungen
Hypertonie, KHK, Myokardinfarkt

Pathologischer Befund
Langdauernde Belastung führt zu strukturellen Veränderungen am Herzen:
- Größen- und Massenzunahme der Kardiomyozyten
- Veränderte Proteinzusammensetzung der Zellmembran, der myofibrillären Proteine, der sarkoplasmatischen Retikula und der interzellulären Matrix
- Expression von Myosin-Isoenzymen mit langsamerem Kontraktionsverhalten → langfristig verschlechterte „Architektur" des Herzens
- Dilatation der Ventrikel (und später auch der Vorhöfe)
- Abnahme der Kontraktilität
- Anstieg der Wandspannung
- Versteifung der Ventrikel mit gestörter diastolischer Entspannung und verminderter Ventrikelfüllung während der Diastole
- Verschlechterung der Mikroperfusion und gesteigerter Sauerstoffbedarf des Myokards

Pathophysiologie
Parameter der kardialen Pumpleistung:
- Kontraktilität (Inotropie): sympathoadrenerge Stimulation: Stimulation der Betarezeptoren und damit Kontraktionssteigerung des Herzens durch Noradrenalin
- Vorlast (Preload): Frank-Starling-Mechanismus: bei zunehmender Vorlast erhöht sich die Ventrikelspannung und die diastolische Vordehnung des Herzmuskels, wodurch das Schlagvolumen zunimmt
- Nachlast (Afterload)
- Herzfrequenz

 Merke: Bei zunehmender Herzfrequenz kommt es zur Steigerung der Kontraktionskraft (Bowditch-Effekt).

Einschränkung bei Herzinsuffizienz:
- Downregulation der Betarezeptoren → Noradrenalin bewirkt keine Steigerung der Kontraktilität.
- Nachlassen der Wirkung des Frank-Starling-Mechanismus → das maximal erreichbare Herzzeitvolumen sinkt ab, anfangs nur unter Belastung, später auch in Ruhe.
- Nachlassen der Wirkung des Bowditch-Effektes → bei hoher Herzfrequenz beobachtet man sogar eine Kontraktionsabnahme des insuffizienten Herzens.

Risikofaktoren
Hypertonie, KHK, Einnahme potenziell kardiotoxischer Medikamente, Alkoholabusus, rheumatisches Fieber, Kardiomyopathie in der Familienanamnese

Einteilung/Klassifikation
- Nach dem betroffenen Herzanteil: Linksherzinsuffizienz, Rechtsherzinsuffizienz, Globalinsuffizienz
- Nach dem zeitlichen Verlauf: akute Herzinsuffizienz, chronische Herzinsuffizienz
- Nach dem klinischen Ausmaß: s. Tab. 1.13 bis 1.15

NYHA-Stadium	Subjektive Beschwerden der Herzinsuffizienz
I	Beschwerdefreiheit, normale körperliche Belastbarkeit
II	Beschwerden bei stärkerer körperlicher Belastung
III	Beschwerden bei leichter körperlicher Belastung
IV	Beschwerden in Ruhe

Tab. 1.13 Stadieneinteilung der Herzinsuffizienz der New York Heart Association (NYHA).

NYHA-Stadium	Belastbarkeit	HMV	Maximale O₂-Aufnahme im kardiopulmonalen Belastungstest VO_2 (ml/kg/min)
I	Bis 150 W und mehr	In Ruhe und unter Belastung normal	>25
II	Bis 100 W	In Ruhe und unter Belastung adäquat	15–25
III	Bis 50 W	Unter Belastung eingeschränkt	5–15
IV	Belastungsuntersuchung nicht möglich	In Ruhe eingeschränkt	<5

Tab. 1.14 NYHA-Stadieneinteilung in Korrelation mit objektiven Kriterien.

Gruppe	Charakteristika
A	Patienten ohne Symptome einer Herzinsuffizienz, aber mit Risikofaktoren für eine Herzinsuffizienz (s. o.)
B	Keine Symptome der Herzinsuffizienz, aber Zeichen einer strukturellen Herzschädigung (linksventrikuläre Hypertrophie/Dilatation, Hypokontraktilität, Infarktnarben etc.)
C	Strukturelle Herzschäden in Verbindung mit Symptomen der Herzinsuffizienz
D	Terminale Herzinsuffizienz

Tab. 1.15 ABCD-Stadien der American Heart Association (AHA), 2001.

■ Klinik

Anamnese
- Kardiale und allgemeininternistische Vorerkrankungen
- Medikamenten-/Alkoholanamnese
- Belastungs- und/oder Ruhedyspnoe Eingeschränkte Leistungsfähigkeit, Schwäche, Ermüdbarkeit
- Ödeme, Gewichtszunahme
- Nykturie
- Tachykardie bei Belastung
- Appetitlosigkeit, Meteorismus (Stauungsgastritis)

Körperliche Untersuchung
- **Inspektion**: Halsvenenstauung, Ödeme, Zyanose
- **Palpation**: kühle Extremitäten, Tachykardie, verminderte Pulsamplitude, verbreiterter Herzspitzenstoß; vergrößerte Leber (Stauungsleber)
- **Auskultation**: leiser 1. Herzton, Galopprhythmus; Systolikum (bei relativer Mitralinsuffizienz bei ausgeprägter linksventrikulärer Dilatation); basal feuchte Rasselgeräusche bei Linksherzinsuffizienz; exspiratorisches Giemen/Brummen durch Lungenstauung („Asthma cardiale")
- **Perkussion**: Pleuraerguss, Aszites

■ Diagnostik

Labor
BNP: normale BNP-Werte schließen bei unklarer Klinik eine Herzinsuffizienz aus.

Technische Untersuchung
- **Ruhe-EKG**: Beurteilung von Rhythmus, Hypertrophie- und Ischämiezeichen
- **Röntgen-Thorax**: Bei Linksherzinsuffizienz: Zeichen einer Lungenstauung (Kerley-B-Linien bei interstitiellem Ödem, dichte gestaute Hilusgefäße, Milchglaszeichnung bei alveolärem Lungenödem, Pleuraerguss), Kardiomegalie
Bei Rechtsherzinsuffizienz: Verbreiterung der V. azygos (früheste Veränderung); Verbreiterung der V. cava superior und des rechten Vorhofs
- **Echokardiographie**: Nachweis vergrößerter Herzhöhlen; Bestimmung der Myokarddicke (bei Hypertrophie), Erfassung der diastolischen Dysfunktion, Beurteilung des Herzminutenvolumens und der Blutströmung (Farbduplex), Erfassung kausaler Faktoren, z. B. Vitien, Infarktnarbe, Perikarderguss

■ Differenzialdiagnose

- Dyspnoe nicht-kardialer Genese: Glottisödem, Trachealstenose, Pulmonalerkrankungen, Pneumothorax, Pleuraerguss, Rippenfrakturen, Zwerchfellparese, Muskelerkrankungen; Enzephalitis, ZNS-Störungen, Fieber; Anämie
- Ödeme nicht-kardialer Genese: Niereninsuffizienz, nephrotisches Syndrom; venöse Abflussstauung, Lymphödem; Leberzirrhose; Angioödem
- Halsvenenstauung nicht-kardialer Genese: tumorös bedingte obere Einflussstauung
- Nykturie nicht-kardialer Genese: Blasen- und Prostataerkrankungen
- Pleuraergüsse nicht-kardialer Genese: malignes Exsudat, z. B. bei Bronchial- oder metastasiertem Mammakarzinom; Infekte, Pneumonien; Tuberkulose; Lungenembolie

■ Therapie der chronischen Herzinsuffizienz – konservativ

Allgemeinmaßnahmen
- Körperliche Entlastung
- Regelmäßige körperliche Bewegung bei kompensierter Herzinsuffizienz/Bettruhe bei dekompensierter Herzinsuffizienz
- Gewichtsnormalisierung
- Leichte, kochsalzarme Kost (<3 g NaCl/Tag)
- Beschränkung der Flüssigkeitszufuhr (<2 l täglich bei NYHA II, <3 l täglich bei NYHA III)
- Thromboseprophylaxe (Kompressionsstrümpfe)
- Begrenzter Alkoholkonsum
- Therapie von Begleiterkrankungen
- Behandlung kardiovaskulärer Risikofaktoren

Abb. 1.9 gibt eine Übersicht über die Stufentherapie.

> Merke: Ab NYHA II behandelt man ein chronische Herzinsuffizienz durch kombinierte Gabe von ACE-Hemmern + Betablocker + Diuretika und/oder Digitalis. Ab NYHA III alle 4 Substanzgruppen unter Beachtung von Kontraindikationen. Ab NYHA IV ist die Herztransplantation die einzige dauerhaft erfolgreiche Therapie.

ACE-Hemmer

Dosierung/Anwendung
Mit niedrigster Dosis beginnen, langsame Steigerung, unter Kontrolle von RR und Nierenfunktion
Ramipril/Delix 2×1,25–2,5 mg/d p.o.

28 Kardiologie und Angiologie

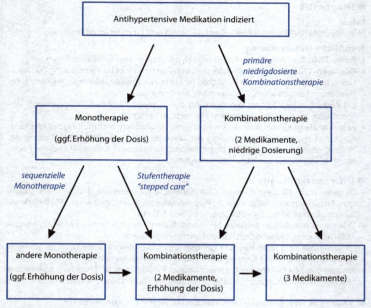

Abb. 1.9 Stufentherapie der chronischen Herzinsuffizienz.

Betablocker
Mit niedrigster Dosis beginnen, langsame Dosiserhöhung unter Kontrolle (Gefahr der Dekompensation) Verdopplung alle 10–14 Tag, bis Zieldosis erreicht ist
Bisoprolol: 1×1,25–10 mg/d p.o.

Diuretika
Unbedingte diätetische Kochsalzrestriktion, morgendliche Dosis (Diurese nicht zur Nacht), Thiazide nur bis Kreatinin >2 mg/dl
Thiazide/Esidrix 1×12,5–50 mg/d p.o.
Furosemid/Lasix 1–3×10–20 mg/d p.o.

Herzglykoside
Bei Niereninsuffizienz: Digitoxin
Bei Leberinsuffizienz: Digoxin (überwiegend renale Ausscheidung)
Anhebung des Serumspiegels von Kalium und Magnesium zur verbesserten Digitalisverträglichkeit

Digitalis: Digoxin (Lanoxin)
Sättigung der Digitalisdosis über 3 Tage mit 0,5 mg/d, anschließend 0,25–0,375 mg/d p.o. (therapeutischer Serumspiegel: 0,5–0,8 ng/ml)

ATII-Antagonisten
Losartan/Lorzaar 1×12,5–50 mg/d p.o.

Therapie der akuten Herzinsuffizienz – konservativ
Die akute Herzinsuffizienz führt in ihrer stärksten Ausprägung zum kardiogenen Schock und ist damit unmittelbar lebensbedrohlich:
- Stabilisierung: O_2-Gabe, ggf. Intubation, ggf. Sedierung
- Vorlastsenkung: sitzende Lagerung, Gabe von Nitroglycerin und Furosemid, Morphin-Gabe
- Nachlastsenkung: hochdosiert Nitroglycerin
- Optimierung der Kontraktilität: Gabe von Sympathomimetika (Dobutamin wegen vorwiegend inotroper und geringer vaskonstriktorischer Wirkung bevorzugt) oder Phosphodiesterasehemmern (auch vasodilatative Wirkung, z. B. Amrinon, Milrinon)
- Kausale Therapie: Blutdrucksenkung bei hypertoner Krise; Fibrinolyse, Akut-PTCA bei Myokardinfarkt; Antiarrhythmika bei Rhythmusstörungen

Therapie – operativ
Herztransplantation (HTX)

Beschreibung
Transplantation des Herzens eines Hirntoten + immunsuppressive Therapie

Indikation
Terminale Herzinsuffizienz, die konservativ nicht mehr beeinflussbar ist: NYHA IV mit Ejektionsfraktion <20 %

Kontraindikation
Schwere pulmonale Hypertonie, aktive Infektionskrankheiten, Leber- und Niereninsuffizienz, signifikante pAVK/zerebrale AVK, Alkohol- oder Drogenabhängigkeit

Voraussetzungen
- Dokumentation des Hirntods des Spenders durch zwei unabhängige Ärzte
- AB0-Blutgruppengleichheit
- Ähnlichkeit von Körpergröße (±10 %) und Gewicht (±25 %)

Durchführung
- Orthotope Herztransplantation: Austausch von Patienten- gegen Spenderherz (Standardmethode)
- Heterotrope Herztransplantation: Parallelschaltung von Patienten- und Spenderherz (Ausnahme)

Komplikationen
Abstoßungsreaktionen (akut, chronisch), Nebenwirkungen der immunsuppressiven Therapie (Infektionen, Hypertonie, späteres Auftreten von Malignomen)

Nachbehandlung
Immunsuppressive Therapie

Prophylaxe
Allgemeinmaßnahmen (s. Therapie der chronischen Herzinsuffizienz); Thromboseprophylaxe; Entlastungstherapie des Herzens

Prognose
Natürlicher Verlauf
Bei unbehandelter manifester Herzinsuffizienz ungünstige Prognose: 1-Jahres-Letalität bei NYHA II 10 %, NYHA III 25 %, NYHA IV 50 %

Komplikationen
Rhythmusstörungen, Lungenödem, kardiogener Schock, Venöse Thrombosen, Lungenembolie

1.6.4 Herzrhythmusstörungen (I-49)

■ Grundlagen

Synonyme
Arrhythmie

Definition
Störung der normalen Herzschlagfolge, verursacht durch nicht regelrechte Vorgänge bei der Erregungsbildung und -leitung im Herzmuskel.

Ätiologie
- Myokardiale Ursachen: KHK und Herzinfarkt; Myokarditis und Kardiomyopathien
- Hämodynamische Ursachen: Vitien, Shunts; arterielle oder pulmonale Hypertonie
- Extrakardiale Ursachen: psychovegetative Faktoren; Elektrolytstörungen (v. a. Hypokaliämie); Hyperthyreose; Hypoxie; Medikamente (Glykoside, Antiarrhythmika, trizyklische Antidepressiva etc.); Meteorismus und Zwerchfellhochstand (Roemheld-Syndrom)

Lokalisation
- Supraventrikuläre Rhythmusstörungen: Vorhof, AV-Knoten
- Ventrikuläre Rhythmusstörungen: Kammer

Assoziierte Erkrankungen
KHK, Myokardinfarkt, Vitien, Kardiomyopathie

Pathogenese
- Bradykarde Rhythmusstörungen:
  - Degenerativ-ischämische Prozesse (chronische KHK, Narbenbildung nach Infarkt)
  - Nicht-ischämische Schädigung bei chronischen Klappenfehlern und Kardiomyopathien
  - Angeborene und idiopathische Störungen
  - Entzündliche Ursachen
- Tachykarde Rhythmusstörungen:
  - Extrasystolen: Sauerstoffmangel, Sympathikusaktivierung, Elektrolytstörungen, Hyperthyreose, Digitalis
  - Abnorme Erregungsleitung des Herzens

Einteilung
- Erregungsbildungsstörung
  - Sinusarrhythmie
  - Sick-Sinus-Syndrom
  - Extrasystolen
  - Extrarhythmen: Flattern, Flimmern
- Erregungsleitungsstörung
  - Sinuatrialer Block (SA-Block)
  - Atrioventrikulärer Block (AV-Block)
  - Intraventrikulärer Block (Schenkelblock)
- Präexzitationssyndrome
- Kreislaufstillstand

■ Klinik

Anamnese
- Geschwindigkeit, Takt und Dauer der bemerkten Rhythmusstörungen
- Synkope, Kollaps, Schwindel, Schwächegefühl, Angina pectoris, Dyspnoe
- Kardiale und extrakardiale Vorerkrankungen

Körperliche Untersuchung
Kompletter internistischer Status

■ Diagnostik
Labor
Elektrolyte, Schilddrüsenwerte, ggf. Infarktserologie

Technische Untersuchung
- **Ruhe-EKG**: Identifikation der vorliegenden Rhythmus-Störung, Diagnostik kardialer Erkrankungen
- **Langzeit-EKG**: Aufzeichnung nicht-permanenter Rhythmusstörungen
- **Belastungs-EKG**: Aufdecken belastungsinduzierter Rhythmusstörungen
- **Echokardiographie**: Einschränkung der Kammerfunktion? Infarktnarben? Herzklappenfunktion?
- **Elektrophysiologische Untersuchungen**: Ableitung intrakardialer Potenziale durch transvenös eingeführte Elektrodenkatheter. Gezielte Stimulation von Vorhof und Ventrikel durch elektrische Impulse

1.6.4.1 Bradykarde Rhythmusstörungen: Sinusknotenerkrankungen (I-49.5)

Synonyme
Sick-Sinus-Syndrom (SSS), Sinusknotensyndrom

Definition
Unvermögen des Sinusknotens, Erregungen in ausreichender Frequenz hervorzurufen und auf die Vorhöfe überzuleiten

Epidemiologie
Meist ältere Patienten

Ätiologie
KHK, Kardiomyopathien, Myokarditis, idiopathische Degeneration des Leitungssystems, angeboren, Schlaf-Apnoe-Syndrom, bradykardisierende Medikamente (Digitalis, Antiarrhythmika)

Genetik
Mutation von Natrium- (SCN5A) und Funny- (HCN4) -Ionenkanälen

Pathogenese
Funktionsstörungen der Schrittmacherzellen oder Blockierung der Erregungsleitung vom Sinusknoten zum Vorhofmyokard (SA-Block).

Pathophysiologie
Rhythmusstörungen mit einem bunten Bild aus Sinusbradykardien, sinuatrialen Blockierungen, Sinusknotenstillstand mit Ersatzrhythmus, supraventrikulären Tachykardien, Vorhofflimmern, Vorhofflattern

1.6.4.2 Bradykarde Rhythmusstörungen: Atrioventrikulärer Block (I-44.3)

Synonyme
AV-Block

Definition
Verzögerte, zeitweise oder dauerhafte Unterbrechung der Erregungsüberleitung vom AV-Knoten auf die Ventrikel

Epidemiologie
Ein AV-Block entsteht häufig bei älteren Menschen aufgrund von degenerativen Veränderungen im Reizleitungssystem, kann aber auch als Begleiterscheinung von Herzerkrankungen auftreten.

Ätiologie
- Erhöhter Vagustonus, z. B. Sportler: AV-Block I° (verschwindet unter Belastung)
- KHK, Myokardinfarkt, Myokarditis, Kardiomyopathien, angeborene Herzfehler, posttraumatisch, medikamentös-toxisch (Digitalis, Antiarrhythmika), Hyperkaliämie
- Idiopathische Degeneration des Reizleitungssystems (M. Lenègre) und idiopathische Sklerose des bindegewebigen Herzgerüsts (M. Ley)

Lokalisation
Lokalisation der Blockierung:
- Typ IIa: im AV-Knoten
- Typ IIb: unterhalb des AV-Knotens im HIS-Bündel oder im Bereich der Tawara-Schenkel
- Typ III: im Bereich des distalen AV-Knotens oder unterhalb des AV-Knotens auf Kammerebene.

Pathophysiologie
Ein AV-Block kann je nach Ausprägung (Verzögerung der Leitung, komplette Blockierung der Leitung) zu einem beträchtlichen Abfall der Herzfrequenz unter die vom Sinusknoten vorgegebene Frequenz bewirken. Dadurch kann die Pumpleistung des Herzens bedrohlich abfallen.

Einteilung/Klassifikation
- **AV-Block I°**: verzögerte Erregungsleitung
  - Keine Symptome
  - Nur im EKG durch Verlängerung der PQ-Zeit erkennbar (PQ >0,2 sek.)
- **AV-Block II°**: intermittierende Leitungsunterbrechung
  - IIa: Mobitz Typ I (Wenckebach-Block): progrediente Verlängerung des PQ-Intervalls vor einer totalen Blockierung
  - IIb: Mobitz Typ II: plötzlicher Ausfall eines QRS-Komplexes bei normaler oder konstant verlängerter PQ-Zeit
- **AV-Block III°**: totale Leitungsunterbrechung
  - Keine Überleitung zwischen Vorhof und Kammer und Bildung eines Ersatzrhythmus der Kammer. Komplette Dissoziation von Vorhof- und Kammerkontraktion
- **Schenkelblöcke**

Definition
Intraventrikuläre Blockade, bei der der komplette linke oder rechte Tawara-Schenkel oder dessen Anteile in der Erregungsleitung gestört sind. Je nach Ausmaß der betroffenen Leitungsbündel spricht man von uni-, bi- und trifaszikulären Schenkelblöcken.

Ätiologie
- Linksherzhypertrophie
- koronare Herzkrankheit, Herzinfarkt
- Kardiomyopathien (u. U. mit Hypertrophie)
- Myokarditis

Lokalisation
Bei einem Linksschenkelblock liegt die Blockade vor der Bifurkation des linken Tawara-Schenkels nach Aufspaltung des linken Schenkels in das links-anteriorere und -posteriore Leitungsbündel vor. Bei einem Rechtsschenkelblock liegt eine vollständige Leitungsunterbrechung im Verlauf des rechten Tawara-Schenkels oder seiner Hauptäste vor.

Einteilung/Klassifikation
- **Kompletter Linksschenkelblock (LSB):** unifaszikulärer Block vor der Bifurkation oder bifaszikulärer Block des links-anterioren und links-posterioren Schenkels
- **Links-anteriorer Hemiblock (LAHB):** Blockierung des links-anterioren Leitungsbündels
- **Links-posteriorer Hemiblock (LPHB):** Blockierung des links-posterioreren Leitungsbündels
- **Rechtsschenkelblock (RSB):** Blockierung des rechten Tawara-Schenkels

■ Klinik
Anamnese
SA- und AV-Blöcke gehen häufig mit intermittierenden supraventrikulären Rhythmusstörungen einher (Bradykardie-Tachykardie-Syndrom).
- Bradykarde Phasen: Herzklopfen, Dyspnoe, Angina pectoris
- Tachykarde Phasen: Schwindel, Synkopen (Adam-Stokes-Anfälle), Herzinsuffizienz

 Merke: Adam-Stokes-Anfall: länger andauernde Asystolie zwischen Beginn des totalen Blocks und Einsetzen eines Kammerersatzrhythmus.

Schenkelblöcke sind mit Ausnahme des trifaszikulären Blocks klinisch asymptomatisch.

■ Diagnostik
- **Ruhe-EKG:** s. Abb. 1.10 und Tab. 1.16
- **Langzeit-EKG:** Erfassung und Quantifizierung der bradykarden Rhythmusstörungen
- **Belastungs-EKG:** Unfähigkeit, unter Ergometerbelastung mindestens 70 % des maximalen altersabhängigen Frequenzanstiegs zu bringen (chromotrope Insuffizienz)
- **Vorhofstimulation:** schnelle atriale Stimulation (Sinusknoten-Erholungszeit); vorzeitige atriale Einzelstimulation (sinuatriale Leitungszeit
- **Atropin-Versuch:** fehlender Frequenzanstieg nach Injektion von 1 mg Atropin (HF <80/min)
- **Karotisdruckversuch**

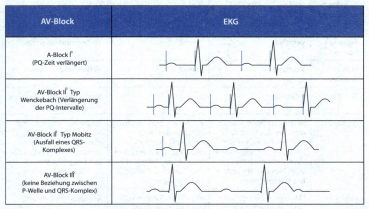

Abb. 1.10 Graphische Darstellung der verschiedenen AV-Blöcke.

Kardiologie und Angiologie

Schenkelblock	EKG
Kompletter Linksschenkelblock	QRS >0,12 s Gesplitteter Kammerkomplex in den links-präkordialen Brustwandableitungen (V5/V6)
Links-anteriorer Hemiblock	Überdrehter Linkstyp RI-SII-SIII-Typ
Links-posteriorer Hemiblock	Rechtstyp bei normalem QRS-Komplex (Diagnose kann nur gestellt werden, sofern der Rechtstyp nicht durch Rechtsherzbelastung erklärbar ist)
Rechtsschenkelblock	QRS >0,12 s M-förmig gesplitteter QRS-Komplex in den rechts-präkordialen Brustwandableitungen (V1/V2)

Tab. 1.16 EKG-Charakteristik der verschiedenen Schenkelblöcke.

■ Therapie
Kausale Behandlung, z. B. Absetzen von Digitalis oder Antiarrhythmika, Therapie einer Myokarditis, eines Herzinfarktes. Bei symptomatischer Bradykardie (Schwindel, Herzinsuffizienz oder Synkopen): Schrittmachertherapie.

> Merke: Relative Indikation zur Schrittmacher-Therapie sind der AV-Block II° Typ Mobitz; beim AV-Block III° ist die Schrittmacherimplantation obligat, egal ob es sich um ein intermittierendes oder permanentes, ein symptomatisches oder asymptomatisches Geschehen handelt.

Schrittmachertherapie

Schrittmachertyp	VVI	AAI	DDD
Stimulationsort	Ventrikel	Vorhof	Vorhof und Ventrikel
Detektionsort	Ventrikel	Vorhof	Vorhof und Ventrikel
Betriebsart	Inhibition	Inhibition	Inhibition und Triggerung
Funktion	Registriert Spontanerregungen des Ventrikels und wird durch diese inhibiert; stimuliert den Ventrikel bei Unterschreiten der eingestellten Herzfrequenz	Registriert Spontanerregungen des Vorhofs und wird durch diese inhibiert; stimuliert den Vorhof bei Unterschreiten der eingestellten Herzfrequenz	Registriert Vorhof- und Ventrikelerregungen; stimuliert bei Unterschreiten der eingestellten Frequenz Vorhof und Kammer
Indikation	Häufigster Schrittmacher, alle Indikationen	Sick-Sinus-Syndrom, nur bei intakter AV-Überleitung	Kompletter AV-Block

Tab. 1.17 Klassifikation und Funktionsweise der wichtigsten Schrittmachertypen.

1.6.4.3 Tachykarde Rhythmusstörungen: supraventrikuläre tachykarde Rhythmusstörungen

Definition
Sinusknotenfrequenz >100/min im Ruhezustand

Ätiologie
- Fieber, Hyperthyreose, Anämie, Hypoxie, Hypotonie, Blutung, Schock, Herzinsuffizienz, Myokarditis
- Genussmittel (Nikotin, Alkohol, Koffein)

Hyperkinetisches Herzsyndrom: vegetative Regulationsstörung mit vermehrter adrenerger Stimulation der Betarezeptoren

■ Klinik
Herzrasen. Häufig asymptomatisch, in der Regel stehen die Symptome der auslösenden Erkrankung im Vordergrund.

■ Diagnostik
EKG: Sinusrhythmus mit Frequenz >100/min, unauffällige P-Welle und normaler QRS-Komplex. PQ-Zeit kann verkürzt sein.

■ Differenzialdiagnose
Ektope Vorhoftachykardie

■ Therapie – konservativ
Therapie der Grunderkrankung, ggf. Reduktion tachykardisierender Medikamente. Einsatz von Betablockern, z. B. Metoprolol.

1.6.4.4 Tachykarde Rhythmusstörungen: Vorhofflattern

■ Grundlagen
Definition
Kreisende Vorhoferregung mit einer Frequenz von 250–300/min und gleichzeitigem AV-Block II° mit regelmäßiger Überleitung auf die Kammern

Pathogenese
Makro-Reentry mit intraatrialer Erregungskreisung. Oft Zwischenstadium beim Übergang vom Sinusrhythmus zum Vorhofflimmern. Ursache ist häufig eine Überdehnung und/oder Schädigung der Vorhöfe.

■ Klinik
Die Symptome sind meist durch die schnelle Herzfrequenz bedingt. Bei permanentem Vorhofflattern besteht eine Neigung zur intrakardialen Thrombusbildung.

■ Diagnostik
- **EKG** (Abb. 1.11): Flatterwellen („Sägezahnmuster"), keine isoelektrische Linie zwischen den einzelnen Flatterwellen. Oft wird die Kammerfrequenz durch einen schützenden AV-Block II° (2:1 oder 3:1) reduziert.
- **Transösophageale Echokardiographie** (TEE): Ausschluss von linksatrialen Thromben

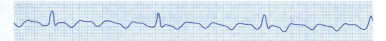

Abb. 1.11 Beispiel-EKG bei Vorhofflattern.

Differenzialdiagnose
Paroxysmale supraventrikuläre Tachykardie 160–200/min

Therapie
- Kausal: Therapie der Grunderkrankung
- Symptomatisch: Thromboembolieprophylaxe (low-dose Heparin); Elektrokardioversion: initial mit 100 J; Verapamil; atriale Überstimulation: passager in den rechten Vorhof eingebrachte Stimulationselektrode
- Kurativ: Katheterablation: Hochfrequenzablation des arrhythmogenen Zentrums (Erfolgsrate 90 %)

1.6.4.5 Tachykarde Rhythmusstörungen: Vorhofflimmern

Grundlagen
Definition
Kreisende Vorhoferregung mit einer Frequenz → 300/min und unregelmäßiger Überleitung auf die Kammern (absolute Arrhythmie)

Epidemiologie
Das Vorhofflimmern ist die häufigste Form der supraventrikulären Tachykardien: 0,5 % der Erwachsenen; im Alter >60 Jahre 4 %

Ätiologie
90 % der Ursachen sind kardial oder extrakardial. 10 % sind idiopathisch (Tab. 1.18).

Kardiale Ursachen	Extrakardiale Ursachen
Mitralvitien	Arterielle Hypertonie
KHK	Lungenembolie
Linksherzinsuffizienz	Hyperthyreose
Kardiomyopathie	Alkoholtoxisch
Myokarditis, Perikarditis	Medikamentös-toxisch
Herzoperationen, Herztrauma	
Sinusknotensyndrom	
Präexzitationssyndrom	

Tab. 1.18 Übersicht über die kardialen und extrakardialen Ursachen.

Pathogenese
Mikro-Reentry im atrialen Myokard, so dass keine hämodynamisch wirksame Vorhofkontraktion mehr möglich ist: Schwankungen des Schlagvolumens und des Blutdrucks.

Einteilung/Klassifikation
- Paroxysmal: spontanes Auftreten und Terminierung nach meist <48 h
- Persistierend: konvertiert nicht spontan, jedoch durch therapeutische Intervention
- Permanent: therapeutisch nicht konvertierbar

Paroxysmales Vorhofflimmern:
- Vagotoner Typ: vor Auftreten des Flimmerns Absinken der Herzfrequenz (v. a. nachts oder in Ruhe)
- Sympatikotoner Typ: vor Auftreten des Flimmerns Anstieg der Herzfrequenz (v. a. morgens oder am Tag nach Stress oder körperlicher Belastung)

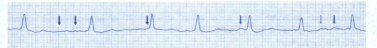

Abb. 1.12 Beispiel-EKG bei Vorhofflimmern.

■ Klinik

Anamnese
Herzklopfen, Schwindel, Synkopen, Dyspnoe
Dauer und Zeitpunkt der Episoden?

Körperliche Untersuchung
Unregelmäßiger schneller Puls mit Pulsdefizit

■ Diagnostik

EKG: (Abb. 1.12): absolute Kammerarrhythmie mit Frequenz zwischen 100–150/min (Tachyarrhythmia absoluta), fehlende P-Wellen, unregelmäßige P-P-Intervalle, Flimmerwellen (am deutlichsten in Ableitung V1)

■ Therapie – konservativ

- Kausal: Therapie der Grunderkrankung
- Symptomatisch: Normalisierung der Kammerfrequenz
  - Digitalis: initial 0,5 mg Digoxin über 10 min i.v. Ggf. Wiederholung bis zu 3× am 1. Tag, dann Übergang auf orale Medikation.
  - Verapamil: 5–10 mg über 10 min i.v. unter EKG-Kontrolle oral 3× 80 mg/d
  - Metoprolol: 5 mg über 10 min i.v.

> Achtung: Betablocker nicht mit Verapamil kombinieren! Gefahr der höhergradigen Leitungsblockierung!

- Vermeidung thromboembolischer Ereignisse
  - Marcumar: angestrebter INR: 2,0–3,0
  - Acetylsalicylsäure (ASS): 300 mg/d p.o.
  - Clopidogrel: 75 mg/d p.o.
- Kurativ: Wiederherstellung des Sinusrhythmus

> Achtung: Wiederherstellung des Sinusrhythmus nur nach Beseitigung der Ursache für das Vorhofflimmern, immer unter Thromboembolieprophylaxe und nach echokardiographischem Ausschluss von Thromben in den Vorhöfen!

Medikamentöse Kardioversion
Kombinierte Gabe von Digitalis, Chinidin und Verapamil

Elektrische Kardioversion
EKG-getriggerte Elektrokardioversion mit einer initialen Energiedosis von 100 J in intravenöser Kurznarkose. Kaliumspiegel muss normal sein.

Tipp: Wenn das Vorhofflimmern länger als 48 h besteht, erfolgt eine Thromboembolieprophylaxe mit Antikoagulanzien über mindestens 4 Wochen und Ausschluss von Thromben im Vorhof mittels TEE.

■ Rezidivprophylaxe

Thromboembolieprophylaxe für mindestens 4 Wochen nach elektrischer Kardioversion, bei Vorliegen von Risikofaktoren (s. u.) Dauerantikoagulation.

Prognose
Die Rezidivrate nach elektrischer Kardioversion von Vorhofflimmern liegt bei 30 % nach einer Woche und bei 75 % nach einem Jahr.

Natürlicher Verlauf
Paroxysmales Vorhofflimmern geht meist nach Jahren in chronisches Vorhofflimmern über.

Komplikationen
Akute Linksherzinsuffizienz, Bildung von Vorhofthromben mit Gefahr arterieller Embolien (v. a. Hirnembolien).
Risikofaktoren für eine Thromboembolie sind:
- Alter >75 Jahre
- Früherer TIA oder Hirninfarkt
- Systemische Thromboembolie
- Herzinsuffizienz mit schlechter Ejektionsfraktion
- Herzklappenersatz
- Mitralstenose
- Arterielle Hypertonie, Diabetes mellitus

1.6.4.6 Paroxysmale Tachykardien: AV-Knoten-Reentry-Tachykardie

Grundlagen

Synonyme
Paroxysmale supraventrikuläre Tachykardie (PSVT)

Definition
Regelmäßige, durch abnorme Leitungseigenschaften des AV-Knoten hervorgerufene supraventrikuläre Tachykardien

Ätiologie
Angeborene Fehlbildung des Reizleitungssystems bei Herzgesunden: zwei voneinander getrennte Leitungsbahnen im AV-Knoten (sog. Längsdissoziation des AV-Knotens). Die Leitungsbahnen unterscheiden sich hinsichtlich ihrer Leitungsgeschwindigkeit und ihrer Refraktärzeit.

Pathogenese
Die AV-Knoten-Tachykardie beruht auf den unterschiedlichen Eigenschaften der akzessorischen Leitungsbahnen: Die Erregung wird von der langsamen -Bahn auf die Kammer übergeleitet und kann dann retrograd über die schnelle β-Bahn, die zu diesem Zeitpunkt wieder leitfähig ist, wieder in Richtung Vorhof geleitet werden. Es entsteht ein Reentry-Mechanismus, da die Erregung nach Erreichen des Vorhofs wieder über die langsame Bahn auf die Kammern geleitet wird. Die antegrade Weiterleitung der Erregung dauert fast ebenso lange wie die retrograde Fortleitung auf den Vorhof, so dass Vorhof- und Kammerkontraktion praktisch gleichzeitig auftreten.

Klinik
Plötzlich auftretender Anfall von Herzjagen; der Minuten bis Stunden oder länger andauern kann. Ebenso schlagartige Umkehr zum Sinusrhythmus. Vor und nach der Tachykardie meist Harnflut (durch ANP-Wirkung: atriales natriuretisches Peptid). Bei Herzgesunden keine weitere Symptomatik, bei Herzinsuffizienz oder KHK eventuell kritische Reduktion des HZV mit Hypotonie, Schwindel, Angina pectoris; im Extremfall kardiogener Schock.

Anamnese
Schlagartig einsetzende Tachykardie? Dauer? Auftreten der oben genannten Symptomatik? Kardiologische Grunderkrankungen?

■ Diagnostik
EKG, Langzeit-EKG: plötzliches Auftreten regelmäßiger Tachykardie mit schmalem QRS-Komplex. Frequenz 180–200/min. Keine P-Wellen. Im Intervall normales EKG.

■ Differenzialdiagnose
Sinustachykardie, Vorhofflattern mit konstanter AV-Überleitung, Vorhofflimmern, Kammertachykardie. AV-Reentry-Tachykardie mit Präexzitation

■ Therapie – konservativ

Vagusreiz
- Valsalva-Versuch
- Karotissinusmassage (max. 5 s, vorher Karotisauskultation)
- Schnelles Trinken eines kalten, kohlensäurehaltigen Getränkes
- Kältereiz im Gesicht usw.

Adenosin (Adrekar)
Wirkung/Wirkprinzip
Kurzfristige Blockierung aller AV-Leitungen im AV-Knoten für max. 8 s
Dosierung/Anwendung
6 mg als Bolus i.v., bei Erfolglosigkeit 12 mg nach 3 min
Nebenwirkung
Kurzfristige Asystolie, Blutdruckabfall, Flush, Dyspnoe, Druckgefühl in der Brust, Bronchospasmus
Kontraindikationen
Asthma bronchiale, AV-Block >I°, Sick-Sinus-Syndrom, Vorhofflimmern, -flattern.

Verapamil
Als Alternative Verapamil: 5 mg langsam über 10 min unter EKG-Kontrolle i.v., evtl. Wiederholung nach 15–30 min.

Digitalis
Bei Patienten mit Herzinsuffizienz und Erfolglosigkeit der o. g. Therapie: 0,5 mg Digoxin langsam über 10 min i.v.

 Achtung: nur bei Patienten ohne Digitalisvorbehandlung!

Elektrotherapie
Bei drohendem kardiogenen Schock: Elektrokardioversion mit 100 J (bei Erfolglosigkeit höhere Energien) in Kurznarkose

■ Minimalinvasive Chirurgie (MIC)

Hochfrequenz-Katheterablation
Beschreibung
Ablation der langsamen Leitungsbahn im Herzkatheter durch einen Wechselstrom mit einer Frequenz von 500–1000 KHz (Radiofrequenzablation).
Indikation
Intervallbehandlung bei häufigen Rezidiven
Kontraindikation
Hyperthyreose, organische Herzerkrankung
Komplikationen
AV-Block III° mit Notwendigkeit der Schrittmacherimplantation (1 % der Fälle)
Patienteninformation/Aufklärung
Erfolgsrate 99 %, Rezidivrate 5 %.

1.6.4.7 AV-Reentry-Tachykardie mit Präexzitationssyndrom: WPW-Syndrom

■ Grundlagen

Synonyme
Wolff-Parkinson-White-Syndrom, Präexzitationssyndrom

Definition
Kreisende Erregung zwischen Vorhof und Kammer, hervorgerufen durch eine kongenital angelegte akzessorische AV-Leitungsbahn (sog. Kent-Bündel).

Epidemiologie
Männer >Frauen. Erstmanifestation am häufigsten im 10.–20. Lebensjahr. Häufigstes Präexzitationssyndrom.

Ätiologie
Die akzessorischen Leitungsbahnen sind angeborene Strukturanomalien des Reizleitungssystems.

Assoziierte Erkrankungen
Angeborene Herzfehler

Pathophysiologie
Die akzessorische Leitungsbahn kann meist in beide Richtungen leiten (ante- und retrograd). Beim normalen Sinusrhythmus verursacht sie keine Störung. Bei funktioneller Blockierung einer der beiden AV-Leitungsstrukturen, z. B. nach einer ventrikulären Extrasystole, kann eine Reentry-Tachykardie entstehen (Abb. 1.13).

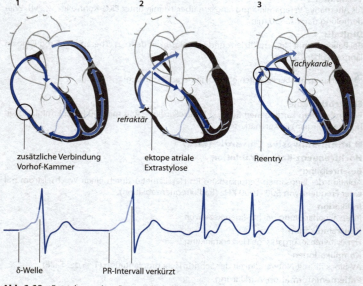

Abb. 1.13 Entstehung einer Reentry-Tachykardie.

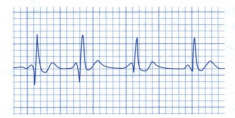

Abb. 1.14 Beispiel-EKG bei Reentry-Tachykardie.

Einteilung/Klassifikation
- Orthodrome Form (am häufigsten): kreisende Erregung antegrad über den AV-Knoten und retrograd über die akzessorische Bahn (schmale QRS-Komplexe)
- Antidrome Form: kreisende Erregung antegrad über die akzessorische Bahn und retrograd über den AV-Knoten (verbreiterte QRS-Komplexe)

■ Klinik

Anamnese
Die Symptomatik entspricht der AV-Knoten-Reentry-Tachykardie.

■ Diagnostik
EKG (Abb. 1.14): Im Sinusrhythmus außerhalb der Tachykardie-Anfälle: Deltawellen als Ausdruck der frühen Aktivierung und langsamen Überleitung der Erregung in das Kammermyokard
- Orthodrome Reentry-Tachykardie: regelmäßige Tachykardie mit schmalem QRS-Komplex ohne Deltawelle, Frequenz 150–220/min, PR-Intervall <0,12 s
- Antidrome Reentry-Tachykardie: regelmäßige Tachykardie mit verbreitertem QRS-Komplex, Frequenz 150–220/min, P-Wellen in der Regel nicht erkennbar, da die Vorhofferregung während der Kammeraktion stattfindet
- Intrakardiales EKG: Lokalisation der der akzessorischen Bahn.

> Merke: Das intrakardiale EKG ist wichtig bei Patienten mit kurzer Refraktärzeit, da diese im Anfall durch plötzlichen Herztod bedroht sind.

■ Therapie – konservativ

Akuttherapie
- Blockade des AV-Knotens durch vagomimetische Manöver: Valsalva-Pressversuch, Eiswasserschluck
- Medikamentöse Blockade des AV-Knoten: Adenosin, Verapamil, Digitalis

> Achtung: Bei Präexzitationssyndrom mit Vorhofflimmern sind Verapamil und Digitalis kontraindiziert, da sie zu einer Verkürzung der Refraktärphase des akzessorischen Bündels und damit zum Kammerflimmern führen können.

- Medikamentöse Blockade der akzessorischen Bahn durch IA-Antiarrhythmikum: Ajmalin (Gilurytmal): 50 mg langsam i.v. unter EKG-Kontrolle
- Elektrische Kardioversion bei Erfolglosigkeit o. g. Therapie und drohendem kardiogenen Schock

Rezidivprophylaxe
Selektive Hochfrequenz-Katheterablation der akzessorischen Leitungsbahn

1.6.4.8 Ventrikuläre tachykarde Rhythmusstörungen: ventrikuläre Tachykardie (VT)

■ Grundlagen

Definition
Anhaltende Serie von ventrikulären Extrasystolen über mehr als 30 s mit einer Frequenz von >100/min.

Ätiologie
- Schwere organische Herzerkrankungen, v. a. KHK und Myokardinfarkt
- Überdosierung von Digitalis oder Antiarrhythmika
- Idiopathisch (selten)
- Brugada-Syndrom: Mutation des Natriumkanals SCN5a

Lokalisation
Der Fokus für rezidivierende Ventrikeltachykardie liegt meist in der Übergangszone zwischen Infarktnarbe und vitalem Myokardgewebe.

Einteilung/Klassifikation
- Salve: 3–5 hintereinander folgende Kammerkomplexe
- Nicht-anhaltende VT: >5 aufeinander folgende Komplexe, Dauer <30 s
- Anhaltende VT: Dauer >30 s

■ Klinik
Die Symptomatik variiert je nach Ausmaß und Dauer der Ventrikeltachykardie von Herzrasen, Dyspnoe, Angina pectoris bis hin zu Lungenödem und kardiogenem Schock.

■ Diagnostik
EKG (Abb. 1.15):
- Regelmäßige Tachykardie mit einer Kammerfrequenz von meist 140–200/min
- Schenkelblockartig deformierte breite QRS-Komplexe
- AV-Dissoziation: unkoordinierte Aktion von Vorhöfen und Kammern

■ Therapie

! Achtung: Die VT ist eine lebensbedrohliche Rhythmusstörung mit drohendem Kammerflimmern und kardiogenem Schock, die unverzügliches Handeln erfordert!

- Akuttherapie mittels Antiarrhythmika. Mittel der Wahl ist Ajmalin (50 mg über 5 min langsam i.v.), alternativ Amiodaron: 300 mg über 5 min langsam i.v.
- Elektrokardioversion bei drohendem kardiogenen Schock, Lungenödem oder Versagen der medikamentösen Therapie
- Behandlung der Grunderkrankung, z. B. Revaskularisierungsmaßnahmen bei KHK
- Rezidivprophylaxe: Betablocker; Implantation eines Kardioverter-Defibrillator (ICD); ggf. Katheterablation

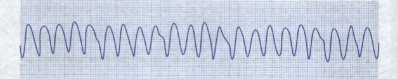

Abb. 1.15 Beispiel-EKG bei Kammertachykardie.

1.6.4.9 Ventrikuläre tachykarde Rhythmusstörungen: Torsade-de-pointes-Tachykardie

■ Grundlagen

Definition
Kammertachykardie mit stetig um eine isoelektrische Achse drehender QRS-Achse

Epidemiologie
Kommt ausschließlich bei Patienten mit verzögerter Repolarisation vor (QT-Verlängerung)

Ätiologie
- Angeborene Störung: „Long-QT-Syndrom"
- Medikamenteninduziert: Klasse-I- und Klasse-III-Antiarrhythmika
- Elektrolytstörungen: Hypokaliämie, Hypomagnesiämie

Pathogenese
Frühe Nachdepolarisation bei verzögerter Repolarisation

■ Klinik
Akut einsetzender Schwächezustand, in der Regel mit Bewusstlosigkeit.

■ Diagnostik
EKG (Abb. 1.16):
- Tachykardie mit breitem QRS-Komplex
- Die QRS-Achse dreht sich um die isoelektrische Linie

■ Therapie
- Bei hämodynamischer Beeinträchtigung: Elektrokardioversion; Magnesiumsulfat: Cormagnesin: 2 g i.v., anschließend 2–20 mg/min

 Achtung: bei zu schneller Injektion Gefahr des AV-Blocks!

- Rezidivprophylaxe: Betablocker; orale Magnesiumgabe; ggf. ICD

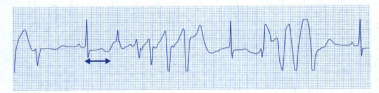

Abb. 1.16 EKG-Beispiel bei Torsade-de-pointes-Tachykardie.

1.6.4.10 Ventrikuläre tachykarde Rhythmusstörungen: Kammerflattern und Kammerflimmern

■ Grundlagen

Definition
Extrem tachykarde Herzaktion bzw. völlig chaotisches Kontraktionsverhalten des Kammermyokards.
- Flattern: Kammerfrequenz von 250–320/min
- Flimmern: Kammerfrequenz von >320/min

Ätiologie
- Herzerkrankungen: Myokardischämie, Kardiomyopathien, Myokarditis, schwere Herzinsuffizienz
- Elektrolytstörungen: Hypokaliämie, Hypomagnesiämie
- Elektrounfall, Herztrauma
- Langes QT-Syndrom

Pathogenese
Mikro-Reentry-Mechanismus

■ Klinik
Rasch einsetzender kardiogener Schock mit Bewusstlosigkeit.

■ Diagnostik

Technische Diagnostik
EKG:
- Kammerflattern (Abb. 1.17): breite deformierte QRS-Komplexe, Frequenz 250–400/min; regelmäßige „Haarnadel"-Wellen
- Kammerflimmern (Abb. 1.18: völlig chaotische Kammeraktion, regelrechte QRS-Komplexe sind nicht erkennbar

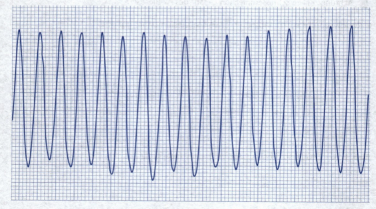

Abb. 1.17 EKG-Beispiel bei Kammerflattern.

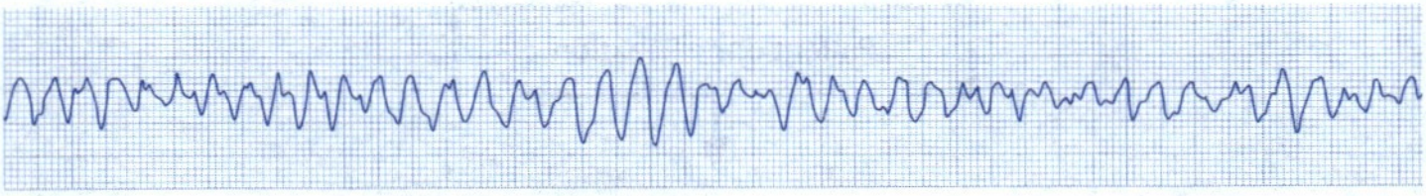

Abb. 1.18 EKG-Beispiel bei Kammerflimmern.

■ Therapie
- Akutmaßnahmen: Reanimation, sofortige externe Defibrillation mit 200–360 J (bei Erfolglosigkeit 2× wiederholen); Gabe von Adrenalin bei fortbestehender Pulslosigkeit, ggf. erneute Defibrillation
- Rezidivprophylaxe: Therapie der Grunderkrankung; ggf. ICD

1.6.4.11 Herzstillstand

■ Grundlagen
Ätiologie
- Kardial (>90 %): KHK und Myokardinfarkt (80 %), Kardiomyopathien (10 %), Myokarditis, hypertensiver Herzerkrankung, Vitien, Elektrounfall, Elektrolytstörungen u. a.
- Zirkulatorisch: Kreislaufschock unterschiedlicher Genese, Lungenembolie
- Respiratorisch: Atemwegsverlegung, Aspiration, zentrale Atemstörung, Vergiftung, neuromuskuläre Ursachen
- Terminalstadium verschiedener Krankheiten

Einteilung/Klassifikation
- Tachysystolischer (hyperdynamer) Herzstillstand (80 %): Kammerflimmern, -flattern, pulslose ventrikuläre Tachykardie
- Asystolischer (hypodynamer) Herzstillstand (20 %)

■ Klinik
- Bewusstlosigkeit: keine Reaktion auf Ansprechen oder Schütteln
- Atemstillstand: keine Atembewegung sichtbar, keine Atemgeräusche hörbar
- Kreislaufstillstand: keine Pulse tastbar

■ Therapie
Kardiopulmonale Reanimation (CPR, Abb. 1.19)
- Basismaßnahmen (basic life support, BLS)
  - A Atemwege freimachen
  - B Beatmen
  - C „Circulation" (Herzdruckmassage)
- Erweiterte Maßnahmen (advanced life support, ALS)
  - D „Drugs" (medikamentöse Behandlung) bzw. Defibrillation
  - F Fortgesetzte Therapie (Notarztwagen, Intensiv)

Potenziell reversible Ursachen eines Kreislaufstillstandes können sein:
- Hypovolämie
- Hypoxie, Azidose
- Metabolische Entgleisung
- Hypothermie
- Intoxikationen
- Herzbeuteltamponade
- Spannungspneumothorax
- Myokardinfarkt
- Lungenembolie

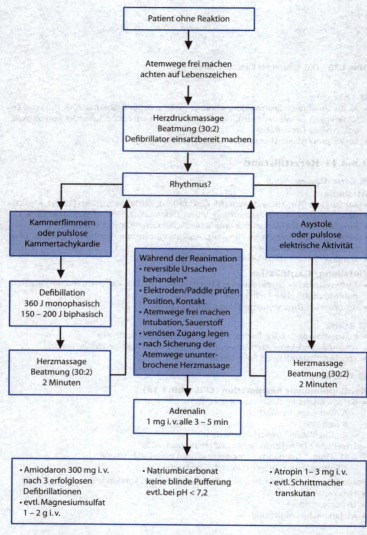

Abb. 1.19 Algorithmus der kardiopulmonalen Reanimation.

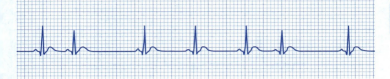

Abb. 1.20 EKG-Beispiel bei SVES.

1.6.4.12 Supraventrikuläre Extrasystolen (SVES)

Kein Krankheitswert, ggf. steht die Behandlung der kardialen Grunderkrankung oder einer Elektrolytentgleisung im Vordergrund.
EKG:
- Unveränderter QRS-Komplex
- Sichtbare P-Welle
- Nicht-kompensierte Pause

1.6.4.13 Ventrikuläre Extrasystolen (VES)

■ Grundlagen

Definition
Ektope Reizbildung unterhalb des His-Bündels

Ätiologie
- Häufig bei Gesunden
- Bei kardiologischen Grunderkrankungen
- Bei Elektrolytstörungen
- Medikamenteninduziert (Antiarrhythmika, Digitalis, Psychopharmaka u. a.)

Einteilung/Klassifikation
- Monoforme VES: QRS gleichartig deformiert
- Polyforme VES: QRS unterschiedlich deformiert
- Bigeminus: abwechselnd VES und normaler QRS
- Trigeminus: je 2 VES und 1 normaler QRS
- Salven: 3 oder mehr aufeinander folgende VES
- R- auf T-Phänomen: früher Einfall einer VES mit Gefahr des Kammerflimmerns

In Tab. 1.19 ist die Lown-Klassifikation wiedergegeben.

Klasse	Charakteristikum
0	Keine VES
I	Monoforme VES <30/h
II	Monoforme VES >30/h
IIIa IIIb	Polyforme VES Ventrikulärer Bigeminus
IVa IVb	Couplets (2 VES aufeinander folgend) Salven
V	R- auf T-Phänomen

Tab. 1.19 Lown-Klassifikation der VES.

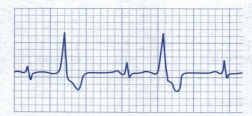

Abb. 1.21 EKG-Beispiel Bigeminus.

■ Diagnostik

EKG (Abb. 1.21): deformierter QRS-Komplex, kompensatorische Pause nach der VES

■ Therapie – konservativ

Nur bei organischen Herzerkrankungen nach vorheriger Überprüfung der Medikation und des Elektrolythaushalts
- Behandlung höhergradiger ventrikulärer Rhythmusstörungen mit Antiarrhythmika (s. o.)
- Bei Zustand nach Myokardinfarkt oder KHK Gabe von Betablockern

1.6.5 Arterielle Hypertonie (I-10)

■ Grundlagen

Synonyme
Hochdruckkrankheit

Definition

Blutdruck	Systolischer Wert (mmHg)	Diastolischer Wert (mmHg)
Optimal	<120	<80
Normal	<130	<85
Hoch normal	130–139	85–89
Bluthochdruck Stadium 1 • Stadium 1 (leichte Hypertonie) • Stadium 2 (mittlere Hypertonie) • Stadium 3 (schwere Hypertonie)	 140–159 160–179 ≥180	 90–99 100–109 ≥110
Isolierte systolische Hypertonie	≥140	≥ 90

Tab. 1.20 Definition der Hypertonie.

 Achtung: Eine Zuordnung zu einem dieser Bereiche ist nur nach wiederholten Messungen zu verschiedenen Zeiten möglich.

Epidemiologie
Die Häufigkeit des Bluthochdrucks steigt mit dem Alter und dem Übergewicht. Prävalenzen in den westlichen Industrienationen ca. 25 %, im Alter >50 Jahre bis 50 %, bei Adipositas bis 75 %

Ätiologie
- Genetische Faktoren und Umwelteinflüsse
- Risikofaktoren (s. u.)
- Metabolisches Syndrom und Insulinresistenz

Genetik
Eine positive Familienanamnese, die sehr häufig beobachtet wird, deutet auf eine genetische Komponente der Erkrankung hin. Die essenzielle Hypertonie weist eine multifaktorielle Ätiologie und polygenetische Abnormitäten auf. Eine genetische Analyse spielt jedoch zurzeit bei der Diagnostik von Hypertoniepatienten keine Rolle.

Assoziierte Erkrankungen
Herz- und Nierenerkrankungen, Gefäßerkrankungen, endokrine Erkrankungen, Tumoren u. a.

Pathogenese
Ursachen des erhöhten peripheren Widerstands:
- Funktionelle Vasokonstriktion mit gesteigerter Sympathikusaktivität
- strukturelle Gefäßwandveränderungen (Gefäßremodeling)
- Fibrinoide Arteriolonekrose, die zur Okklusion der Arterien und Arteriolen mit konsekutiver Gewebeischämie im nachgeschalteten Gefäßgebiet führt.

Pathophysiologie

 Merke: Blutdruck = Herzzeitvolumen × Gefäßwiderstand

Hypertonie ist die Folge eines erhöhten Herzzeitvolumens, eines erhöhten peripheren Widerstandes oder beider Faktoren (Abb. 1.22).

Risikofaktoren
- Adipositas
- Kaffee- und Nikotinabusus
- Stress
- Endokrine Faktoren
- Alkoholabusus

Einteilung/Klassifikation
- Essenzielle Hypertonie (>90 % aller Hypertonien)
  - Multifaktorielle, polygene Erkrankung, die in ca. 60 % der Fälle vererbt wird
  - Oben genannte Risikofaktoren spielen eine begünstigende Rolle
  - In der Regel erst nach dem 30. Lebensjahr manifest
  - Vergesellschaftet mit dem metabolischen Syndrom
  - Diagnose: Ausschluss einer sekundären Hypertonie
- Sekundäre Hypertonie (<10 % aller Hypertonien)
- Renale Hypertonie
  - Glomerulonephritis
  - Chronische Pyelonephritis
  - Zystennieren
  - Hypertonie bei Nierentumoren
  - Nierenarterienstenose

- Endokrine Hypertonie
  - Primärer Hyperaldosteronismus (Conn-Syndrom)
  - Phäochromozytom
  - Cushing-Syndrom
  - AGS
  - Akromegalie
- Schlafapnoe-Syndrom mit nächtlicher Hypertonie
- Aortenisthmusstenose
- Schwangerschaftsinduzierte Hypertonie (SIH)

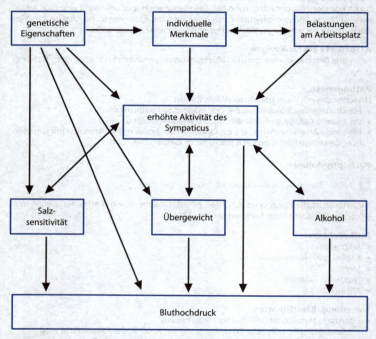

Abb. 1.22 Pathophysiologie der Hypertonie (nach Deutsche Hochdruckliga).

WHO Grad	Definition	Begleiterscheinungen
Grad I	Hypertonie ohne Endorganschäden	
Grad II	Hypertonie mit Endorganschäden	• Hypertensive Herzkrankheit • Hypertensive Nephropathie (Kreatinin <2 mg/dl) • Fundus hypertonicus I und II • Plaquebildung in den großen Gefäßen (A. carotis, A. femoralis u. a.)
Grad III	Hypertonie mit kardiovaskulären Folge-/Begleiterkrankungen	• Angina pectoris, Herzinfarkt, Herzinsuffizienz • Hypertensive Nephropathie, Niereninsuffizienz (Kreatinin >2 mg/dl) • Fundus hypertonicus III und IV • TIA, ischämischer Hirninfarkt, Hirnblutung • Periphere arterielle Verschlusskrankheit, Aortendissektion

Tab. 1.21 Klinische Stadien der Hypertonie nach WHO (Fortsetzung).

■ Klinik

Anamnese
- Typische Hypertoniebeschwerden (können längere Zeit fehlen):
  - Frühmorgendlich auftretende Kopfschmerzen (besonders im Bereich des Hinterkopfes
  - Schlafstörungen bei nächtlicher Hypertonie
  - Belastungsdyspnoe
  - Nasenbluten
  - Schwindel, Ohrensausen, Nervosität
  - Präkordialschmerz, Herzklopfen
- Medikamentenanamnese: Antihypertonika, blutdrucksteigernde Medikamente (z. B. NSAR, Kortikosteroide, Ovulationshemmer, Erythropoetin)
- Nikotin-, Alkohol- und Kaffeekonsum, Drogen
- Frühere Erkrankungen, Begleiterkrankungen
- Familienanamnese: Hypertonie, Herzinfarkt, Schlaganfall, Nierenerkrankungen

Körperliche Untersuchung
- Übergewicht, spezieller Phänotyp (z. B. Cushing-Syndrom: Stiernacken, Vollmondgesicht, Striae rubrae)
- Zeichen einer Linksherzinsuffizienz
- Arterieller Pulsstatus einschließlich Auskultation der Karotiden, abdomineller Aorta und Aa. femoralis
- Auskultation des Herzens
- Blutdruckmessung: Blutdruckdifferenz rechter/linker Arm (Ausschluss Stenose der A. subclavia) bzw. Bein (Ausschluss Aortenisthmusstenose); 24 h-Blutdruckmessung
- Augenhintergrund (Funduskopie)

 Tipp: Um situative Einflüsse gering zu halten, ist zur Diagnosesicherung die 24-h-Blutdruckmessung am zuverlässigsten.

Diagnostik

Labor

Medium	Parameter	Diagnostischer Nutzen
Urin	Protein	Nierenerkrankung?
	Sediment	
	Glukose	
Blut	Kreatinin	
	Kalium	Hyperaldosteronismus?, Saluretika?, Laxanzien?
	Glukose, Harnsäure, Triglyzeride, Cholesterin (HDL, LDL)	Erfassung des kardiovaskulären Risikoprofils

Tab. 1.22 Labordiagnostik bei arterieller Hypertonie nach Empfehlungen der „Deutschen Liga zur Bekämpfung des hohen Blutdrucks".

Technische Diagnostik
- EKG: Herzfunktion
- Röntgen-Thorax: Herzgröße
- Echokardiographie: Herzfunktion
- Sonographie des Abdomens: Nierengröße, -morphologie, -tumoren
- Farbduplexsonographie der Nierenarterien: arteriosklerotische Veränderungen der Aorta?

■ Differenzialdiagnose
„Weißkittel-Effekt", außerhalb der ärztlichen Umgebung liegen normale RR-Werte vor.

■ Therapie – konservativ

Allgemeinmaßnahmen
- Aufklärung und Motivation des Patienten
- Beendigung des Rauchens
- Minderung des Alkoholkonsums
- Gewichtsreduktion
- Körperliche Bewegung und Sport
- Salzarme Diät
- Gesunde Ernährung mit viel Obst und Gemüse und wenig tierischem Fett

Medikamentöse Therapie (Abb. 1.23 und 1.24)
- Monotherapie: Diuretika, Betablocker, Kalziumantagonisten, ACE-Hemmer (Mittel der 1. Wahl

 Merke: Tritt innerhalb von 1–3 Monaten kein Therapieerfolg ein, sollte zu einer Zweifachkombination übergegangen werden.

- Zweifachkombinationen:
  - Diuretikum + Betablocker bzw. Kalziumantagonist bzw. ACE-Hemmer bzw. AT2-Blocker
  - Kalziumantagonist + Betablocker bzw. ACE-Hemmer
- Dreifachkombinationen:
  - Diuretikum + Betablocker + Vasodilatator
  - Diuretikum, ACE-Hemmer + Kalziumantagonist
  - Diuretikum + Sympatholytikum + Vasodilatator (Vasodilatatoren: Kalziumantagonist, ACE-Hemmer, AT1-Antagonist, Alphablocker oder Dihydralazin)

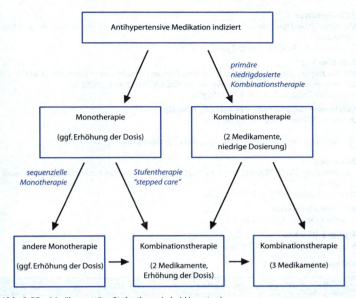

Abb. 1.23 Medikamentöse Stufentherapie bei Hypertonie.

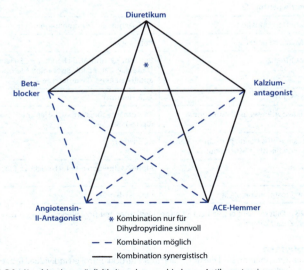

Abb. 1.24 Kombinationsmöglichkeiten der verschiedenen Antihypertensiva.

Kardiologie und Angiologie

ACE-Hemmer
Mit niedrigster Dosis beginnen, langsame Steigerung, unter Kontrolle von RR und Nierenfunktion
Ramipril/Delix 1×1,25–5 mg/d p.o.

Betablocker
Mit niedrigster Dosis beginnen, langsame Dosiserhöhung unter Kontrolle (Gefahr der Dekompensation) Verdopplung alle 10–14 Tag bis Zieldosis erreicht ist
Bisoprolol/Concor: 1×1,25–10 mg/d p.o.

Kalziumantagonisten: Verapamil, Nifedipin
Diltiazem/Dilzem 3×60–90 mg/d p.o.

 Achtung: Nicht mit Betablockern kombiniert, Gefahr der Asystolie

Diuretika
Morgendliche Dosis (Diurese nicht zur Nacht), Thiazide nur bis Kreatinin >2 mg/dl, niedrig dosieren
Thiazide/Esidrix 1×12,5–50 mg/d p.o.

ATII-Antagonisten
Valsartan/Diovan 1×80–160 mg/d p.o.

Alpha-1-Blocker
Prazosin/Minipress 23×1–5 mg/d p.o.

Differenzialtherapie

Begleiterkrankung/Zusatzkriterien	Antihypertonika
Ältere Patienten (>65 Jahre)	Diuretika, Kalziumantagonisten
Linksherzhypertrophie	
Koronare Herzkrankheit	ACE-Hemmer, Kalziumantagonisten
Nach Myokardinfarkt	Betablocker
Herzinsuffizienz	Betablocker und ACE-Hemmer ACE-Hemmer, Diuretika; Carvedilol, Bisoprolol, Metoprolol additiv zu einer Basistherapie
Niereninsuffizienz	ACE-Hemmer
Obstruktive Atemwegserkrankungen	Kalziumantagonisten, ACE-Hemmer, Alpha-1-Blocker
Diabetes mellitus bei diabetischer Nephropathie einschließlich Mikroalbuminurie	ACE-Hemmer
Gravidität	Alpha-Methyldopa, Beta-1-selektive Blocker
Benigne Prostatahyperplasie	Alpha-1-Blocker

Tab. 1.23 Differenzialtherapie bei Hypertonie-Patienten mit Begleiterkrankungen bzw. bestimmten Zusatzkriterien.

■ Prophylaxe
Bei Behandlungsbeginn sind die Intervalle für Blutdruckkontrollen individuell festzulegen. Nach guter Blutdruckeinstellung genügen in der Regel bei hohem kardiovaskulärem Ri-

siko Kontrollen alle 2–3 Monate, bei niedrigem und mittlerem Risiko alle 4–6 Monate. Blutdruckselbstmessung ist für alle Patienten zu empfehlen.

■ Prognose

Natürlicher Verlauf
Durch dauerhafte Absenkung es Blutdrucks auf Normalniveau lassen sich kardiovaskuläre Komplikationen vermindern: Schlaganfälle um 40 %, Herzinfarkte um 25 % und Linksherzinsuffizienz um 50 %.

Komplikationen
Hypertensive Krise und hypertensiver Notfall, hypertensive Retinopathie (Fundus hypertonicus), Verdickung der Wand der A. carotis oder Nachweis arteriosklerotischer Plaques, Linksherzinsuffizienz und koronare Herzkrankheit, Herzrhythmusstörungen, koronare Mikroangiopathie mit Endotheldysfunktion, zerebrale Ischämie und Hirninfarkt, hypertonische Massenblutung, akute Hochdruckenzephalopathie, hypertensive Nephropathie, Bauchaortenaneurysma, Aortendissektion

1.6.5.1 Hypertensive Krise und hypertensiver Notfall

■ Grundlagen

Synonyme
Maligne Hypertonie

Definition
- Hypertensive Krise: kritischer Blutdruckanstieg auf >230/130 mmHg ohne Symptome eines akuten Organschadens
- Hypertensiver Notfall: kritischer Blutdruckanstieg mit vitaler Gefährdung durch Organschäden
  - Hochdruckenzephalitis
  - Intrakranielle Blutung
  - Retinale Blutung und Papillenödem
  - Akute Linksherzinsuffizienz
  - Lungenödem
  - Instabile Angina pectoris
  - Herzinfarkt
  - Aortendissektion

Ätiologie
- Nichteinnahme antihypertensiver Medikamente
- Emotionale Erregung
- Akute Nierenerkrankung

Risikofaktoren
Übergewicht, Verengung der Nierenarterien

■ Klinik

- Kopfschmerzen, Schwindel
- Übelkeit und Erbrechen
- Nasenbluten → hypertensive Krise
- Brustschmerzen
- Lähmungserscheinungen und Sehstörungen
- Atemnot → hypertensiver Notfall

Anamnese
Differenzierung zwischen Notfall und Krise durch gezielte Anamnese und klinische Untersuchung (s. o.)

Körperliche Untersuchung
Blutdruckmessung, Spiegelung des Augenhintergrundes

■ Diagnostik
Nach Ausschluss eines Notfalls:

Labor
Blutbild mit Blutausstrich (Hämolyse?), Kreatinin, Harnstoff, Elektrolyte, Urinanalyse, ggf. Schwangerschaftstest

Technische Diagnostik
- EKG
- Röntgen-Thorax
- Echokardiographie
- Abdominelle Sonographie
- CT-Schädel

Differenzialdiagnose
Akutes Lungenödem, akuter Myokardinfarkt, Apoplex, spontan Subarachnoidalblutung

■ Therapie – konservativ

Hypertensive Krise
- Sofortige Ruhe einhalten
- Blutdruckmessung nach 30 min wiederholen
- Zusätzliche Gabe des vom Patienten verwendeten Antihypertonikums

 Merke: schonende Blutdrucksenkung wegen Kollapsgefahr!

Hypertensiver Notfall

Achtung: sofortiger Therapiebeginn und unverzügliche Klinikeinweisung!

- Initial: Nitroglycerin/Nitrolingual® 2–6 Hübe bzw. 1–3 Kapseln s.l. oder Nitrendipin/Bayotensin® 5 mg auf die Zunge träufeln
- Bei ausbleibendem Erfolg: Clonidin/Catapresan® 150 µg oder Urapidil/Ebrantil® 25 mg langsam i.v.
- Bei Überwässerung zusätzlich Furosemid 20–40 mg i.v.

Stationäre Therapie
- Intensivmedizinische Überwachung mit engmaschigen Kontrollen
- Fortsetzen der ambulant begonnen Therapie als i.v. Gabe mit Perfusor unter engmaschiger Blutdruckkontrolle
- Bei Nichtansprechen: Dihydralazin/Nepresol® 25 mg/Amp., ¼ Ampulle langsam i.v., ggf. Wiederholung nach 20 min mit ½ Ampulle
- Ultima ratio: Nitroprussid-Na+/Nipruss® 60 mg/Amp. 0,02 mg/min (entsprechend 1 ml/h bei 60 mg/50 ml Perfusor), Titrierung nach RR (2-minütlich messen)

Achtung: Bei höheren Dosen Gefahr einer Zyanidvergiftung möglich (Zyanid entsteht in vivo aus Nitroprussidnatrium) daher Gabe von Natriumthiosulfat notwendig.

1.6.5.2 Hypertensive Nierenkrankheit

■ Grundlagen

Synonyme
Renovaskuläre Hypertonie

Definition
Hypertonie, verursacht durch signifikante Nierenarterienstenose

Epidemiologie
- 1 % aller Hypertonien
- Fibromuskuläre Dysplasien v. a. bei jüngeren Frauen
- Arteriosklerotisch bedingte Nierenarterienstenose kommt vor allem bei älteren Männern vor
- 75 % aller Nierenarterienstenosen sind arteriosklerotisch bedingt

Ätiologie
Häufig ein- oder doppelseitige Nierenarterienstenose infolge fibromuskulärer Dysplasie oder Arteriosklerose. Selten Einengung oder Kompression der A. renalis durch:
- Aneurysma der A. renalis
- Arteriovenöse Fistel zwischen A. und V. renalis, u. U. nach einem Trauma
- Thrombose oder Embolie in Nierenarterien
- Kompression von Nierenarterien durch Tumoren oder Zysten
- Stenosen von Segment- oder Polarterien
- Arteriitiden (Periarteriitis nodosa, M. Takayashu)

Pathophysiologie
Nierenarterienstenose mit Lumeneinengung >60 % führt zur Aktivierung des Renin-Angiotensin-Aldosteron-Systems („Goldblatt-Effekt").

Risikofaktoren
s. Risikofaktoren der Atherosklerose

Einteilung/Klassifikation
Einseitige oder beidseitige Nierenarterienstenose

■ Klinik

Anamnese
- Schwer einstellbare oder rasch progrediente Hypertonie
- Hypertensive Notfälle in der Anamnese
- Auftreten einer Hypertonie vor dem 30. Lebensjahr

Körperliche Untersuchung
Stenosegeräusche paraumbilikal oder an den Flanken

■ Diagnostik

Labor
Hypokaliämie

Technische Diagnostik
- Nierensonographie: nur orientierend: einseitig kleine Niere oder narbige Einziehungen des Nierenparenchyms?
- Farbdoppler der A. renalis
- Nierenszintigraphie nach Gabe von ACE-Hemmer
- Unter ACE-Blockade tritt bei funktionell wirksamer Stenose ein Abfall der glomerulären Filtrationsrate mit entsprechenden Veränderungen der Zeit-Aktivitäts-Kurve auf. Jedoch liegt die Trefferquote dieser Methode nur zwischen 70 und 90 %.
- Arterielle Angiographie über A. femoralis

Therapie – konservativ

Bei Kontraindikation gegen PTA konservative Therapie mit mehreren Antihypertensiva entsprechend der Therapie der primären Hypertonie

 Achtung: Bei bilateraler Nierenarterienstenose und bei Stenosen einer Einzelniere, auch einer transplantierten Niere, sind ACE-Hemmer und Angiotensin-Rezeptor-Antagonisten kontraindiziert.

Minimalinvasive Chirurgie (MIC)

Perkutane transluminale Angioplastie (PTA)

Beschreibung
Ballondilatation mit oder ohne Stenteinlage der stenosierten A. renalis

Indikation
Fibromuskuläre Stenose, bei arteriosklerotischer Stenose, wenn RI <80

Kontraindikation
Intimadissektion, Embolisation mit Niereninfarkt, Restenosierung

Prognose

Natürlicher Verlauf
Blutdrucknormalisierung in den meisten Fällen bei fibromuskulärer Stenose, bei ateriosklerotischer Stenose nur in 20 % der Fälle

Komplikationen
Restenosierung, Niereninfarkt

1.6.5.3 Sekundäre Hypertonieformen

Grundlagen

Ätiologie
- Renale Hypertonie
  - Renoparenchymatöse Hypertonie: Glomerulonephritis, chronische Pyelonephritis, Zystennieren
  - Nierentumoren
  - Nierenarterienstenose
- Endokrine Hypertonie
  - Primärer Hyperaldosteronismus (Conn-Syndrom)
  - Phäochromozytom
  - Cushingsyndrom
  - Akromegalie
- Aortenisthmusstenose
- Schwangerschaftsinduzierte Hypertonie

Diagnostik

Labor
Über die Basisdiagnostik der Hypertonie hinausgehenden Untersuchungen bei:
- Verdacht auf Phäochromozytom: Noradrenalin, Adrenalin und Metanphrine im 24-h-Sammelurin
- Verdacht auf Aldosteronismus: Kaliumspiegel im Serum; Plasma-Renin-Aktivität; Aldosteronkonzentration im Serum
- Verdacht auf M. Cushing: 24-h-Ausscheidung von Cortisol

Technische Diagnostik
Abdominelle Sonographie: Nierenmorphologie (Verlegung der ableitenden Harnwege, Tumoren?), Nebennieren (Tumoren? Nebennierenrindenhyperplasie?)

■ Therapie – konservativ
Siehe Therapie der primären Hypertonie

■ Prognose
Siehe der Therapie der primären Hypertonie

1.6.6 Hypotonie (I-95.9)

■ Grundlagen
Definition
- Arterielle Hypotonie: systolischer Blutdruck <100 mmHg
- Orthostatische Hypotonie: gestörte Blutdruckregulation: Abfall des systolischen Blutdrucks >20 mmHg oder des diastolischen Blutdrucks >10 mmHg im Stehen innerhalb von 3 min nach dem Aufstehen aus dem Liegen.

Epidemiologie
Orthostatische Hypotonie bei älteren Menschen >65 Jahre in 25 % der Fälle

Ätiologie
Arterielle Hypotonie:
- Primäre essenzielle Hypotonie
- Sekundäre Hypotonie
  - Medikamenteninduziert: Psychopharmaka, Antiarrhythmika, Antihypertonika, Diuretika u. a.
  - Endokrin bedingt: Hypothyreose, Nebennierenrinden-Insuffizienz, HVL-Insuffizienz, Hypoaldosteronismus
  - Kardiovaskulär bedingt: Aortenstenose, Herzinsuffizienz, Rhythmusstörungen
  - Immobilisation
  - Hypovolämie, Hyponatriämie

Orthostatische Hypotonie:
- Im Rahmen einer sekundären Hypotonie
- Varikosis und postthrombotisches Syndrom
- Störungen des autonomen Nervensystems, z. B. bei diabetischer Neuropathie

■ Klinik

Anamnese
- Nachlassen der Leistungsfähigkeit, Konzentrationsstörungen
- Depressive Verstimmung, Schlafstörungen
- Kalte Hände und Füße
- Schwindelgefühl und Schwarzwerden vor den Augen beim Aufstehen aus dem Bett
- Kreislaufkollaps
- Kopfschmerzen, Ohrensausen
- Herzklopfen, Beklemmungsgefühle

Körperliche Untersuchung
- Schellong-Test: 10 min Liegen, dann 10 min Stehen. Blutdruck- und Pulsmessung im Abstand von 1 min
  Normale Reaktion: Blutdruckabfall systolisch <20 mmHg, diastolisch <10 mmHg

Diagnostik

Labor
Blutbild, Elektrolyte, Schilddrüsenwerte

Technische Diagnostik
EKG, Langzeitblutdruckmessung

Differenzialdiagnose
Synkope: plötzlich einsetzender, spontan reversibler Bewusstseinsverlust infolge zerebraler Minderdurchblutung

Therapie – konservativ
- Kausal: Weglassen von Hypotonie-auslösenden Medikamenten
- Symptomatisch: vermehrte Kochsalz- und Flüssigkeitszufuhr, Kreislauftraining, Massagen, Kneipp-Anwendungen, Kompressionsstrümpfe

Dihydoergotamin/Dihydergot

Wirkung/Wirkprinzip
Konstriktion der venösen Kapazitätsgefäße, v. a. durch Stimulation der Serotoninrezeptoren

Dosierung/Anwendung
1–2×25 mg/d p.o.

Nebenwirkung
Übelkeit, Erbrechen, Müdigkeit, Schwindel, Fluch

Kontraindikationen
Schwangerschaft, pAVK, KHK

Sympatomimetika: Etilefrin/Effortil®, Midodrin/Novadral®

Wirkung/Wirkprinzip
Positiv-inotrope Wirkung

Dosierung/Anwendung
1–2×25 mg/d p.o.

Nebenwirkung
Tachykardie, ventrikuläre Rhythmusstörungen, Blasenentleerungsstörungen bei Prostataadenom, Angina pectoris bei KHK

Kontraindikationen
Diabetes mellitus, Hypokaliämie, Herzrhythmusstörungen

1.6.7 Infektiöse Endokarditis (I33-0)

Grundlagen

Synonyme
Bakterielle Endokarditis

Definition
Septische häufig tödliche Erkrankung durch bakterielle Infektion der Herzklappen und Endokard

Epidemiologie
Inzidenz der infektiösen Endokarditis in den westlichen Industrieländern bei 30/1.000.000/Jahr

Ätiologie
- Bakterielle Erreger: Streptokokken: 45–65 %, Staphylokokken: 30–40 %, Enterokokken, gramnegative Bakterien: 10 %, selten: Coxiella burneti, Chlamydien, Mykoplasmen, Legionellen
- Pilze: 1 %

Lokalisation
Vor allem Mitral- und/oder Aortenklappe. Bei Einschwemmung von Erregern ins venöse System (i. v. Drogenabhängige, periphere Verweilkatheter, Herzschrittmacher) auch Befall der Trikuspidalklappe möglich

Assoziierte Erkrankungen
Angeborene und erworbene Herzfehler

Pathologischer Befund
- Endocarditis ulcerosa: Nekrosen
- Endocarditis polyposa: thrombotische Auflagerungen

Pathophysiologie
Vorbestehender Endothelschaden → thrombotische Auflagerungen im Bereich der Läsionen → idealer Absiedelungsplatz für Erreger bei Infektionskrankheiten oder nach kleinen operativen Eingriffen (z. B. Tonsillektomie)

Risikofaktoren
- Vorschädigung des Herzens (Endothelschaden), Mitralklappenprolaps, atherosklerotische Veränderungen der Aortenklappe
- Verminderte Immunkompetenz, z. B. Diabetes mellitus, Alkoholabusus, HIV-Infektion
- Länger dauernde Keimbelastung, z. B. i.v. Drogenabusus, länger liegende Dauerkatheter

Einteilung/Klassifikation
- Akute Endokarditis: durch Bakteriämie mit Erregern hoher Virulenz, dramatischer Verlauf
- Endocarditis ulcerosa: ausgeprägte Zerstörungen auch an intakten Herzlappen
- Subakute Endokarditis (E. lenta): meist an vorgeschädigten Herzklappen oder an prothetischen Klappen durch Erreger geringer Virulenz; langer, schubweiser Verlauf (>6 Wochen)

■ Klinik

Anamnese
- Fieber, Schwäche, Appetitlosigkeit, Gewichtsverlust, Schweißneigung, Arthralgien („B-Symptomatik")
- vorbestehenden Vitien, Klappenprothesen
- stattgehabtes rheumatisches Fieber
- i.v. Drogenabusus
- Zustand nach invasivem Eingriff mit potenzieller sekundärer Bakteriämie

Körperliche Untersuchung
- Tachykardie, Herzgeräusche
- Petechien
- Osler-Knötchen: linsengroße schmerzhafte rötliche Knötchen an Fingern und Zehen (immunbedingte Vaskulitis)
- Hämorrhagische Läsionen im Bereich von Handfläche und Fußsohle (Janeway-Läsionen)
- Trommelschlägerfinger, Uhrglasnägel
- Roth´s Spots im Augenhintergrund: Retinablutung

■ Diagnostik

Labor
- Anstieg der Entzündungsparameter, ggf. Anämie
- Wiederholte Abnahme von Blutkulturen zum Erregernachweis (mindestens 3 aerobe und anaerobe)
- Retentionswerte (Ausschluss Nierenbeteiligung)

Technische Diagnostik
- **EKG**: unspezifisch, ggf. Blockbilder, T-Negativisierung
- **Transösophageale Echokardiographie** (TEE): Nachweis von Klappenvegetationen und -läsionen; myokardialer Abszess, ggf. Perikarderguss

Klinische Kriterien für infektiöse Endokarditis nach dem Durack-Schema: Eine infektiöse Endokarditis ist wahrscheinlich bei Vorliegen von 2 Hauptkriterien oder 1 Hauptkriterium und 3 Nebenkriterien oder 5 Nebenkriterien (Tab. 1.24)

Hauptkriterien	Nebenkriterien
Positive Blutkulturen mit typischen Mikroorganismen für infektiöse Endokarditis aus 2 separaten Blutkulturen	Prädisponierende Herzerkrankung oder i.v. Drogenmissbrauch
Nachweis von Endokardbeteiligung im TEE	Fieber >38°C
	Vaskuläre Befunde: Embolien, septische pulmonale Infarkte, Janeway-Läsionen
	Immunologische Befunde: Glomerulonephritis, Osler-Knötchen, Roth´-Spots, Rheumafaktoren
	Herzecho auf infektiöse Endokarditis hinweisend, jedoch nicht Hauptkriterium treffend
	Positive Blutkulturen, die nicht Hauptkriterien treffen

Tab. 1.24 Duke-Kriterien zur Diagnose einer bakteriellen Endokarditis.

Biopsie
Histopathologische Untersuchung der Herzklappen zum Nachweis von Mikroorganismen, Entzündungsreaktionen und Vegetationen, wenn klinische, bildgebende und mikrobiologische Verfahren keinen sicheren Aufschluss geben.

■ Differenzialdiagnose
- Abakterielle Endokarditis: Entzündung des Endokards ohne bakterielle Genese; meist auf Antigen-Antikörper-Reaktionen und Immunkomplexbildung zurückzuführen.
- Endocarditis verrucosa rheumatica (Komplikation des rheumatischen Fiebers): allergische Reaktion auf Streptokokken-Antigene am Klappen-Endokard nach einem Intervall von 10–20 Tagen nach einer Infektion mit β-hämolysierenden Streptokokken
- Endocarditis thrombotica: Sekundärkomplikation im Endstadium einer schweren Erkrankung (Tumorleiden)
- Im Rahmen von thromboembolischen Erkrankungen, bei Tuberkulose, Nierenerkrankungen

■ Therapie – konservativ

Ungezielte antibiotische Initialtherapie nach Abnahme wiederholter Blutkulturen. Nach Erhalt positiver Blutkulturen Antibiose nach Resistogramm (Tab. 1.25)

Klappe	Häufige Erreger	Initialtherapie	Therapiedauer
Nativklappe – akuter Verlauf	Staphylococcus aureus	Vancomycin 2×1 g i.v. plus Gentamicin 3 mg/kg KG i.v. plus Ceftriaxon 1×2 g i.v.	4–6 Wochen, Gentamicin 2 Wochen
Nativklappe – Endocarditis lenta	Viridans-Streptokokken, Enterokokken	Ceftriaxon 1×2 g i.v. plus Gentamicin 3 mg/kg KG i.v.	
Kunstklappe	Staphylococcus epidermidis, S. aureus, aerobe gramnegative Stäbchen, Viridans-Streptokokken, Enterokokken u. a.	Vancomycin 2×1 g i.v. plus Gentamicin 3 mg/kg KG i.v. plus Rifampicin 1×900 mg i.v.	Mindestens 6 Wochen, Gentamicin 2 Wochen

Tab. 1.25 Kalkulierte Antibiotikatherapie bei infektiöser Endokarditis.

■ Therapie – operativ

Klappenersatz

Beschreibung
Operative Infektsanierung

Indikation
Lungenödem bei Aorteninsuffizienz; Mitralklappeninsuffizienz, wenn konservative Maßnahmen keinen Erfolg zeigen, akute zerebrale Embolie, perivalvulärer Abszess, Fistelbildung

Durchführung
Radikale Entfernung des infizierten Gewebes und Rekonstruktion mit autologem bzw. bovinem Perikard oder synthetischem Material

Komplikationen
Koagulopathie durch Einsatz der Herzlungenmaschine, AV-Block durch aortalen Wurzelabszess

Nachbehandlung
Mindestens zweiwöchige postoperative Antibiotikatherapie

■ Prophylaxe

Endokarditisprophylaxe bei operativen Eingriffen bei Patienten mit erhöhtem Endokarditisrisiko:
- Patienten mit Klappenersatz (mechanisch oder biologische Prothesen)
- Patienten mit rekonstruierten Klappen mit alloprosthetischen Material in den ersten 6 Monaten
- Patienten mit Zustand nach Endokarditis
- Patienten mit angeborenen Herzfehlern:
  - Zyanotische Herzfehler ohne operative Korrektur oder mit palliativem Shunt
  - Operierte Herzfehler mit residuellen Defekten
  - Alle operierten oder interventionell behandelten Herzfehler in den ersten 6 Monaten postoperativ
- Herztransplantierte Patienten, die eine kardiale Valvulopathie entwickeln

Eingriffe im Bereich der Zähne, Mundhöhle, Ösophagus- oder Respirationstrakts oder im Bereich des Gastrointestinaltrakts:
- Amoxicillin 2 g p.o. 60 min vor dem Eingriff
- Bei Penicillinallergie Clindamycin 600 mg
- Bei MRSA-Verdacht Vancomycin 1 g i.v.

■ Prognose

Natürlicher Verlauf
Unbehandelt infauste Prognose, unter Antibiotikatherapie abhängig von Vorschädigung des Herzens, Abwehrlage, Lebensalter, Virulenz und Empfindlichkeit der Erreger gegen Antibiotika und Behandlungsbeginn

Komplikationen
Herzinsuffizienz, Rhythmusstörungen, Sepsis, Embolie, Abszessbildung

1.7 Erkrankungen des Myokards

1.7.1 Myokarditis (I-51.4)

■ Grundlagen

Synonyme
Inflammatorische Kardiomyopathie

Definition
Entzündliche Herzmuskelerkrankung in Verbindung mit kardialer Dysfunktion

Epidemiologie
Weitgehend unbekannte epidemiologische Datenlage. In den USA wird die Inzidenz auf 1–10/100 000 Einwohner pro Jahr geschätzt. Ca. 1,5 % der Patienten mit viralem Infekt haben eine myokardiale Beteiligung.

Ätiologie
- Infektiöse Myokarditis
  - Viren (50 %): Coxsackie B, Zytomegalie- und Adenoviren, Coxsackie A, Parvovirus B19, Herpesviren, Influenzaviren, HIV
  - Bakterien: Staphylokokken, Enterokokken, A-Streptokokken, Borrellien, Pneumokokken, Meningokokken
  - Pilze: Candida
  - Protozoen: Toxoplasmose, Trypanosoma cruzi
  - Parasiten: Trichinen, Echinokokken u. a.
- Nicht-infektiöse Myokarditis
  - Rheumatoide Myokarditis, Kollagenosen, Vaskulitiden
  - Nach Bestrahlung des Mediastinums
  - Idiopathisch
  - Nach Herzinfarkt oder kardialen Operationen (Dressler-Syndrom)

Assoziierte Erkrankungen
Dilatative Kardiomyopathie

Pathologischer Befund
Infiltrat, Myozytolyse, Ödem
Rheumatoide Myokarditis: Aschoff-Knötchen, -Riesenzellen
Idiopathische Myokardits: lympho-/plasmazelluläre Infiltrate und Riesenzellen

Pathophysiologie
- Virusmyokarditiden: Immunphänomen durch Kreuzantigenität viraler und myokardialer Strukturen
- Direkte Schädigung des Myokards durch Erreger → Entzündungsreaktion → Ausheilung oder
- Autoimmunreaktion des Organismus gegen das myokardiale Gewebe → Ausheilung oder
- Pathologischer Umbau (Remodelling) des Myokards und zunehmende Fibrose des Herzes → dilatative Kardiomyopathie

Risikofaktoren
Grippaler Infekt

Einteilung/Klassifikation
- Akute Myokarditis
- Chronische Myokarditis

■ Klinik
Im Krankheitsverlauf bleiben viele Myokarditiden symptomlos. Unspezifische Symptome wie Müdigkeit, allgemeines Unwohlsein, Palpitationen, Fieber und Atemnot. In bis zu 60 % geht ein grippaler Infekt, meist der oberen Luftwege, voraus.
Bei fulminanten Verläufen: akuter Thoraxschmerz, Herzrhythmusstörungen, Symptome der Herzinsuffizienz

Anamnese
Infektion, Abgeschlagenheit, Leistungsminderung, Appetitstörungen und Gewichtsabnahme, retrosternale Schmerzen, Palpitationen

Körperliche Untersuchung
Reduzierter Allgemeinzustand, Blässe bzw. Zyanose, Atemnot, Tachykardie, Rhythmusstörungen, ggf. Hepatosplenomegalie

■ Diagnostik

Labor
- CK/CK-MB, Troponin T I
- Entzündungsparameter
- Spezielle bakteriologische/virologische Diagnostik
- Ggf. zirkulierende Antikörper (AMLA, ASA)

Technische Diagnostik
- **EKG**: Sinustachykardie, Arrhythmien, ggf. AV-Block; bei Endothelschäden: ST-Senkung, T-Negativierung; bei Perikard-Mitbeteiligung: ST-Erhöhung
- **Langzeit-EKG**: Sinustachykardie, Extrasystolen
- **Echokardiographie**: oft normale Befunde, ggf. diastolische Dysfunktion und kleiner Perikarderguss
- **Röntgen-Thorax**: bei Herzinsuffizienz Herzvergrößerung, ggf. Zeichen einer Lungenstauung
- **Angiographie**: bei eingeschränkter Pumpfunktion, akutem Koronarsyndrom

Biopsie
Endomyokardiale Biopsie zur histologischen Differenzialdiagnose und Beurteilung der inflammatorischen Aktivität. Die Endomyokardbiopsie empfiehlt sich für fulminante Formen oder akute Formen mit malignen ventrikulären Arrhythmien oder höhergradigem AV-Block, bei schwer eingeschränkter linksventrikulärer Funktion sowie bei einer progressiven Verschlechterung der Pumpleistung.

Histologie

Histopathologische Einteilung nach der Dallas-Klassifikation auf der Grundlage der Myokardbiopsie (Tab. 1.26):

Stadium	
Stadium I	Entzündliches Infiltrat, Myozytolyse, interstitielles Ödem
Stadium II	Kontrollbiopsie, Stadium I entsprechend
Stadium III	Abheilungsphase, keine Myozytolyse, lymphozytäres Infiltrat
Stadium IV	Ausgeheilte Myokarditis, narbige Veränderungen
Stadium V	Keine Stadiumzuordung, Kontrollbiopsie erforderlich

Tab. 1.26 Dallas-Klassifikation.

■ Differenzialdiagnose
Entzündliche dilatative Kardiomyopathie, KHK, Myokardinfarkt

■ Therapie – konservativ
- Symptomatisch:
  - Körperliche Schonung
  - Behandlung der Herzinsuffizienz und Rhythmusstörungen (s. o.)
  - Ggf. Thromboembolieprophylaxe
- Kausal:
  - Therapie der Grunderkrankung
  - Interferon bei Viruspersistenz
  - Immunsuppression bei chronisch autoimmunologischer inflammatorischer Kardiomyopathie

■ Therapie – operativ
Herztransplantation
Siehe Kap. 1.6.3. Ultima ratio bei terminaler Herzinsuffizienz

■ Prophylaxe
Konsequente körperliche Schonung, kardiotoxische Substanzen meiden, nach 3 Monaten und 6 Monaten Kontroll-EKG ggf. Echokardiographie durchführen

■ Prognose
Natürlicher Verlauf
- Spontane Erholung: 50–70 %
- Übergang in kardiogenen Schock: 7–75 %
- Arrhythmien: 10 %
- AV-Block (Pacemaker-Implantation erforderlich): 1 %
- Ventrikuläre Arrhythmien: 5 %
- Übergang in dilatative Kardiomyopathie 0–52 %

Komplikationen
Fulminanter Verlauf mit Rhythmus- und Überleitungsstörungen, Herzversagen. Chronischer Verlauf (15 %) mit Entwicklung einer dilatativen Kardiomyopathie und Herzinsuffizienz

1.7.2 Kardiomyopathie (I-42)

■ Grundlagen

Definition

Alle Erkrankungen des Herzmuskels, die mit einer kardialen Funktionsstörung einhergehen (Abb. 1.25):

- Dilatative Kardiomyopathie (DCM): systolische Pumpstörung mit Kardiomegalie und eingeschränkter Ejektionsfraktion
- Hypertrophische Kardiomyopathie (HCM): Hypertrophie des linken Ventrikels mit Einbeziehung des Septums mit oder ohne Obstruktion der linksventrikulären Ausflussbahn
  - Hypertrophische nichtobstruktive Kardiomyopathie (HNOCM)
  - Hypertrophische obstruktive Kardiomyopathie (HOCM)
- Restriktive (obliterative) Kardiomyopathie (RCM): diffuse endomyokardiale Fibrose, meist unter Einbeziehung der AV-Klappen mit Behinderung der diastolischen Ventrikelfüllung

Epidemiologie

- Dilatative Kardiomyopathie: häufigste Form der primären Kardiomyopathie (Prävalenz: 7/100.000); Männer > Frauen, mittleres Alter 40 Jahre; familiäre Häufung in etwa 20 % der Fälle
- Hypertrophische Kardiomyopathie: zweithäufigste primäre Kardiomyopathie, Häufigkeitsgipfel im 2.–3. Lebensjahrzehnt; familiäre Häufung in >50 % der Fälle
- Restriktive Kardiomyopathie: selten; Frauen : Männer = 2:1

Ätiologie

Primäre Kardiomyopathien: Ursache unbekannt
Sekundäre Kardiomyopathien: Folge definierter extrakardialer Erkrankungen

Genetik

- DCM:
  - X-chromosomal-rezessiv: Mutation des Dystrophie-Gens (progressive Muskeldystrophie Duchenne)
  - autosomal-dominant
  - autosomal-rezessiv: Mutation der Gene der Fettsäureoxidation
- HCM: autosomal-dominant vererbbar mit inkompletter Penetranz (etwa 80 %), Punktmutation in Genen, die Proteine des kardialen Sarkomers kodieren

Assoziierte Erkrankungen

DCM: progressive Muskeldystrophie Duchenne

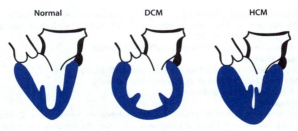

Abb. 1.25. Schematische Darstellung der verschiedenen Kardiomyopathie-Formen.

Pathophysiologie
- DCM:
  - Dilatation des linken und rechten Ventrikels mit erhöhtem endsystolischem und diastolischem Volumen
  - Gestörte Myokardfunktion → kardiale Pumpfunktion ↓ → Ejektionsfraktion und Herzzeitvolumen ↓
- HCM: nichtkonzentrische Myokardhypertrophie → gestörte Ventrikelrelaxation und erhöhte Steifigkeit des Ventrikels → diastolische Füllung ↓
  - HOCM: Obstruktion der linksventrikulären Ausflussbahn durch subaortale oder mesoventrikuläre Obstruktion
- RCM: gestörte diastolische Funktion → Behinderung der Ventrikelfüllung → biventrikuläre Herzinsuffizienz

Risikofaktoren
Alkoholabusus, Autoimmunerkrankungen, Viruspersistenz bei Myokarditis, Medikamenteneinnahme (trizyklische Antidepressiva, Lithium, Anthrazykline, Kokain)

Einteilung/Klassifikation
- Primäre Kardiomyopathien
  - Dilatative Kardiomyopathie
  - Hypertrophische Kardiomyopathie
  - Restriktive Kardiomyopathie
- Sekundäre Kardiomyopathien
  - Alkohol-Kardiomyopathie
  - Anthrazyklin-Kardiomyopathie
  - ischämische Kardiomyopathie

■ Klinik

Anamnese
Zeichen einer Herzinsuffizienz: Belastungsdyspnoe, Angina-pectoris-Anfälle, Synkopen
Familienanamnese

Körperliche Untersuchung
DCM: Befunde der Herzinsuffizienz
HCM: meist unauffällig

■ Diagnostik

Labor
BNP (Herzinsuffizienzparameter)

Technische Diagnostik
- **EKG**:
  - DCM: intraventrikuläre Leitungsstörungen (Linksschenkelblock, AV-Block)
  - HCM: Zeichen der Linksherzhypertrophie (positiver Sokolow-Index) oder der Vorhofbelastung (P-sinuatriale)
  - RCM: selten normal, aber keine spezifischen Befunde
- **Röntgen-Thorax**:
  - DCM: Kardiomegalie, Zeichen der pulmonalen Stauung
  - HCM: meist Normalbefund, ggf. pulmonale Stauung
  - RCM: mäßige Herzvergrößerung
- **Sonographie**:
  - DCM: linksventrikuläre Vergrößerung der Herzhöhlen, verminderte Ejektionsfraktion, ggf. Mitral- und Trikuspidalklappeninsuffizienz, intrakardiale Thromben
  - HCM: asymmetrische Septumhyperthrophie

- RCM: endokardiale Verdickung, Mitral- oder Trikuspidalklappeninsuffizienz, Ventrikelthromben
- **MRT**: Anatomie und Funktion von Herz und Klappen, Fibrosenachweis
- **Links- und Rechtsherzkatheter**: zum Ausschluss einer ischämischen Kardiomyopathie

Biopsie
Endomyokardbiopsie bei Diagnoseunsicherheit, ggf. Immunhistologie, Virusdiagnostik, Autoantikörpernachweis

Histologie
Hypertrophie und Strukturwechsel von Myozyten und Myofibrillen, interstitielle Fibrose, Intima-Verdickung intramuraler Koronararterien

■ Differenzialdiagnose
RCM: Pericarditis constricta

■ Therapie – konservativ
- Kausale Behandlung: Alkoholkarenz, Absetzen kardiotoxischer Medikamente, Behandlung einer Viruserkrankung u. a.
- Symptomatische Therapie: körperliche Schonung, ACE-Hemmer, Diuretika, Digitalis, Betablocker (s. Kap. 1.6.3), Thromboembolieprophylaxe, ggf. Schrittmachertherapie bzw. ICD-Implantation
- Bei HCM Endokarditisprophylaxe

> Achtung: Positiv-inotrope Substanzen (Digitalis, Sympathomimetika) sind bei HOCM kontraindiziert (Verstärkung der systolischen Stenose)!

■ Therapie – operativ
Herztransplantation
Beschreibung
Siehe Kap. 1.6.3. Ultima ratio

■ Prophylaxe
Auf die Gefahr des plötzlichen Herztodes hinweisen

■ Prognose
Natürlicher Verlauf
DCM: abhängig vom Grad der Herzinsuffizienz, 10-Jahres-Überlebensrate 10–20 %
HCM: jährliche Sterberate ohne Behandlung 1 %
RCM: ohne Herztransplantation schlecht

Komplikationen
Arterielle und pulmonale Embolien, plötzlicher Herztod

1.7.3 Perikarditis (I-31.9)

■ Grundlagen
Definition
Entzündliche Erkrankung des Herzbeutels, häufig mit Ausbildung eines Perikardergusses und begleitender Entzündung der angrenzenden Herzschichten (Perimyokarditis, Pankarditis)

Epidemiologie, Ätiologie und Pathogenese

Ätiologie	Häufigkeit	Pathogenese
Idiopathische Perikarditis	>50 %	Sterile, seröse oder fibrinöse, manchmal hämorrhagische Entzündung mit fraglich viraler, autoimmuner und postinfektiöser sekundärer Immunpathogenese
Infektiöse Perikarditis • Durch Viren • Durch Bakterien • Bei Tuberkulose • Bei Lues • Durch Pilze • Durch Parasiten	 • 30–50 % • 5–10 % • 3–20 % • Selten • Selten • Selten	Durch Vermehrung der Erreger und ggf. Bildung von Toxinen im Perikardgewebe verursachte seröse, fibrinöse, z. T. hämorrhagische Entzündung (Bakterien, Viren, Tuberkulose, Pilze) oder purulente Entzündung (Bakterien)
Perikarditis und Perikarderguss bei Erkrankungen benachbarter Organe • Myokardinfarkt (P. epistenocardica) • Myokarditis • Aortenaneurysma • Lungeninfarkt • Pneumonie • Ösophaguserkrankungen • Infektiöse Endokarditis	 • 30 % • 30 % • ? • Selten • ? • Selten	Bei Myokarditis und Pneumonie als infektiöse (Viren, Bakterien) oder als para- und postinfektiös steril auftretende Entzündung; bei Aortenaneurysma blutiger Erguss Pathognomonisch für Klappenringabszess
Perikarditis bei Stoffwechselerkrankungen • Niereninsuffizienz (Urämie) • Myxödem • Addison-Krise • diabetische Ketoazidose	 • Häufig • 30 % • Selten • Selten	Virale, toxische und/oder autoimunologische fibrinöse Entzündung bei Niereninsuffizienz; seröser, cholesterinreicher Erguss bei Myxödem
Andere Formen • Cholesterinperikarditis • Bei hypertrophischer Kardiomyopathie • Bei Schwangerschaft	 • Selten • Ca. 10 % • selten	• Transsudation von Cholesterin nach Perikardverletzung, das eine sterile, serofibrinöse Entzündung verursacht • Meist kleine Ergüsse unklarer Genese • Meist kleine Ergüsse unklarer Genese
Perikarderguss bei Tumoren • Primäre Herztumoren • Sekundäre metastasierende Tumoren	 • Selten • Häufig	• Seröse oder fibrinöse, häufig hämorrhagische Begleitperikarditis durch die Infiltration maligner Zellen

Tab. 1.27 Ursachen, Häufigkeit und Pathogenese der Perikarditis.

Pathologischer Befund
Vorwiegend granulozytäre oder lymphozytär-mononukleäre Infiltration des Epi- und Perikards sowie häufig auch des epikardnahen Myokards

Pathophysiologie
- Fibrinöse Beläge am Perikard verursachen durch Reibung die meist heftigen präkordialen Schmerzen sowie ein präsystolisches, systolisches und frühdiastolisches Geräusch
- Straffung des Perikards bei inspiratorischem Tiefertreten des Herzbeutels → Zunahme der Schmerzen als auch des Geräuschbefundes bei der Einatmung

- Eine rasche Ergussentwicklung im Perikard → Kompression des rechten Ventrikels und ggf. des rechten und/oder linken Vorhofes → Füllungsbehinderung der Herzkammern → Abfall des Herzminutenvolumens und des Blutdrucks

Einteilung/Klassifikation
- Trockene (fibrinöse) Perikarditis: zu Beginn oder am Ende einer akuten Perikarditis; häufig bei Urämie
- Feuchte (exsudative) Perikarditis: häufig bei Tbc, Virusinfekten, rheumatischem Fieber; Urämie

■ Klinik

Anamnese
Herzinfarkt, Viruserkrankung in den letzten Wochen. Stechender Schmerz hinter Sternum, v. a. im Liegen, beim Husten und tiefer Inspiration

Körperliche Untersuchung
- Auskultation: ggf. Perikardreiben (verschwindet bei zunehmendem Erguss); leise Herztöne
- Inspektion: Halsvenenstauung, periphere Ödeme, Aszites
- Palpation: Pulsus paradoxus

■ Diagnostik

Labor
- CK/CKMB: myokardiale Mitbeteiligung
- Entzündungsparameter (CRP, BSG, Leukozyten)
- Blutkultur, ggf. Virusserologie
- Antikörpernachweis (Autoimmunerkrankungen)

Technische Diagnostik
- **EKG** (Abb. 1.26): Außenschichtschaden in allen Ableitungen bei myokardialer Mitbeteiligung: konkav gebogene ST-Erhöhung aus dem aufsteigenden Schenkel der S-Zacke

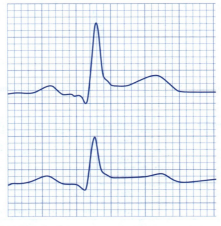

Abb. 1.26 EKG-Beispiel Perikarditis.

- **Echokardiographie**: Nachweis eines Perikardergusses (ab 50 ml); bei Perikardtamponade Kompression des rechten Ventrikels

> Merke: Zur Beurteilung eines Perikardergusses engmaschige Kontrollen von Blutdruck (abfallend), ZVD (ansteigend) und Herzecho!!!

- **Röntgen**: Vergrößerung des Herzschattens ohne Zeichen einer pulmonalen Stauung. Schlaffe Dreiecksform oder „Bocksbeutelform"
- **CT, MRT**: anatomische und funktionelle Diagnostik

Biopsie
Perikardpunktion (Abb. 1.27) bei Verdacht auf bakterielle Perikarditis zum Erregernachweis. Punktion des Perikardergusses: Tab. 1.28

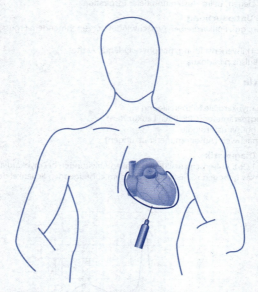

Abb. 1.27 Schematische Darstellung einer Perikardpunktion von der Magengrube aus.

Aussehen des Punktats	Genese
Serös	Viral
Serös-fibrinös	Rheumatisch
Eitrig	Bakteriell
Serös-hämorrhagisch	Urämie, Trauma
Hämorrhagisch	Tumoren, hämorrhagische Diathese

Tab. 1.28 Differenzialdiagnose bei Perikarderguss.

Histologie
Zellfreie, fibrinöse Zotten und Granulozyten

■ Differenzialdiagnose
Myogene Herzdilatation, Herzinfarkt

■ Therapie – konservativ
Therapie der Grunderkrankung
Symptomatische Therapie: NSAR, ggf. Steroide (Tab. 1.29)

Ursache	Therapie
Viral, idiopathisch	NSAR, ggf. Steroide
Bakteriell, durch Pilze	Gezielte Antibiotika bzw. Antimykotika, oft Perikarddrainage erforderlich
Tuberkulös	Antituberkulöse Therapie, ggf. Perikarddrainage und Perikardektomie
Pericarditis epistenocardia	ASS (hochdosiert), ggf. Steroide
Dressler-Syndrom	NSAR, ggf. Steroide
Autoimmunerkrankungen	Immunsuppressive Therapie mit Steroiden, ggf. Azathioprin, Cyclophosphamid oder Methotrexat
Urämisch	Dialyse
Maligner Perikarderguss	Drainage, ggf. Perikardektomie oder lokale Zytostatikatherapie

Tab. 1.29 Therapie der Perikarditis.

■ Therapie – operativ
Perikardektomie
Beschreibung
Teilentfernung des Perikards mit Freilegung der Vorder- und Seitenwand der linken Herzkammer und des Teils der Vorderwand der rechten Herzkammer

Indikation
Pericarditis constrictiva: Entpanzerung des Herzens und Verbesserung dessen Pumpfunktion

Durchführung
Freilegung des inneren Blatts des Perikards durch einen kleinen Schnitt im Bereich der linken Herzkammer Anschließend Freilegung der linken Kammer, dann Haupt- und Lungenschlagader, danach der rechten Kammer und des rechten Vorhofs mit Hohlvenen. Diese Reihenfolge ist notwendig, um die Gefahr einer Überdehnung des rechten Herzen zu vermeiden.

■ Minimalinvasive Chirurgie (MIC)
Perikardfensterung
Beschreibung
Entfernung eines ca. 4×4 cm großen Anteils des Herzbeutels

Indikation
Chronische Ergüsse

Durchführung
Anlage des Perikardfensters thorakoskopisch durch 3 kleine Operationszugänge an der rechten Brustkorbseite unter videoassistierter Kontrolle.

■ Prognose

Natürlicher Verlauf
Die häufigste Form der idiopathischen bzw. viralen Perikarditis heilt in der Regel nach 1–3 Wochen aus.

Komplikationen
- Perikardtamponade mit Einflussstauung durch Behinderung der diastolischen Ventrikelfüllung. Gefahr eines kardiogenen Schocks.
- Chronisch-konstriktive Perikarditis durch Narbenbildung einer akuten Perikarditis
  - Accretio: Adhäsionen des Perikards an Nachbarorgane
  - Concretio: Verklebung beider Perikardblätter
  - Constricto: „Panzerherz" mit schwielig schrumpfendem Perikardbeutel, oft mit Kalkeinlagerungen

1.8 Erworbene Herzklappenfehler

1.8.1 Mitralklappenstenose (I-35.0)

■ Grundlagen

Definition
Verengung im Bereich der Mitralklappe

Epidemiologie
Eine der häufigsten erworbenen Herzklappenfehler; betrifft Frauen häufiger als Männer. In etwa 40 % der Fälle liegt zusätzlich eine Aortenstenose vor.

Ätiologie
- Rheumatisches Fieber und damit verbundene Endokarditis (häufigste Ursache)
- Thromben, Tumoren (z. B. Myxome)
- Fibrose, Verkalkung oder Dysfunktion implantierter Ersatzklappen

Assoziierte Erkrankungen
Rheumatisches Fieber, Endokarditis

Pathogenese
Entzündliche und degenerative Veränderungen der Klappensegel und der Chordae tendineae. Fibrosen und Verkalkungen führen zu einer fortschreitenden Einschränkung der Dehnungs- und Bewegungsfähigkeit des Klappenapparates.

Pathophysiologie
Die normale Klappenöffnungsfläche liegt bei 4–6 cm². Verkleinert sich die Öffnungsfläche um mehr als 50 %, kommt es zu hämodynamisch wirksamen Störungen mit Ausbildung eines Druckgradienten zwischen linkem Vorhof und linker Kammer → Dilatation des linken Vorhofs → begünstigt Auftreten von Vorhofflimmern → pulmonale Hypertonie: Druckbelastung des rechten Herzen und infolge einer Rechtsherzdilatation auch Rechtsherzinsuffizienz

Einteilung/Klassifikation

Schweregrad	Mittlerer Druckgradient (mmHg)	Mitralöffnungsfläche = MÖF(cm²)	Mittlerer pulmonal-arterieller Druck unter Belastung (mmHg)
Leicht	≤7	>1,5–2,5	≤20
Mittel	7–15	1,0–1,5	21–25
Schwer	>15	<1,0	>25

Tab. 1.30 Schweregrade der Mitralklappenstenose.

■ Klinik

Anamnese
- (Belastungs-)Dyspnoe
- Nächtlicher Husten („Asthma cardiale")
- Leistungsminderung

Körperliche Untersuchung
- Inspektion: sichtbare Venenstauung am Hals und unter der Zunge, Ödeme, periphere Zyanose mit rötlich-zyanotischen Wangen (Facies mitralis)
- Auskultation (optimal in Linksseitenlage; p.m. über der Herzspitze, Abb. 1.28): paukender 1. Herzton; Mitralöffnungston (MÖT); diastolisches Decrescendogeräusch übergehend in ein präsystolisches Crescendogeräusch

■ Diagnostik

Technische Diagnostik
- **EKG**: P-mitrale (doppelgipfliges P in Ableitung II >0,11 s), ggf. Vorhofflimmern mit absoluter Arrhythmie (Belastung des linken Vorhofs); Steil- bis Rechtstyp (bei pulmonaler Hypertonie; Zeichen der Rechtshypertrophie)
- **Röntgen-Thorax**: Vergrößerung des linken Vorhofs und Erweiterung der A. pulmonalis bei pulmonaler Hypertonie; Mitralkonfiguration des Herzens („stehende Eiform"); rechtsventrikuläre Hypertrophie. Evtl. Zeichen der Lungenstauung (verbreiterte Lungenvenen im Hilusbereich; bei interstitiellem Lungenödem Kerley-B-Linien in den Unterfeldern; bei alveolärem Lungenödem Milchglaszeichnung)
- **Echokardiographie**: transthorakal, optimal TEE: Beurteilung der Klappenanatomie/-pathologie; Quantifizierung des Stenosegrades; Messung des vergrößerten linken Vorhofs (>40 mm); verkleinerter linker Ventrikel; Funktionsbeurteilung beider Ventrikel; Beteiligung anderer Klappen; Abschätzung der Druckverhältnisse im kleinen Kreislauf und im rechten Ventrikel; Nachweis von Vorhofthromben (TEE). Evtl. Refluxnachweis bei gleichzeitiger Klappeninsuffizienz (Farbduplex)
- **Linksherzkatheteruntersuchung**: Beurteilung der Klappenfunktion, des Stenosegrades und der Ventrikelfunktion; Erfassung der Druckverhältnisse im großen und kleinen Kreislauf; Ausschluss einer therapiebedürftigen Koronarstenose

■ Differenzialdiagnose
Mitralinsuffizienz, pulmonale Hypertonie anderer Genese, Vohofseptumdefekt

■ Therapie – konservativ
- Konservative Therapie der Herzinsuffizienz beschränkt auf Diuretika (Thiazide und Spironolacton), Digitalis bei Vorhofflimmern

Kardiologie und Angiologie

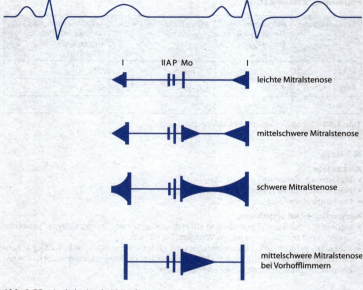

Abb. 1.28 Auskultation bei Mitralstenose.

> ! Achtung: ACE-Hemmer sind bei Mitralklappenstenose kontraindiziert!

- Thromboembolieprophylaxe mit Antikoagulanzien bei Vorhofflimmern oder instabilem Sinusrhythmus, ab mittelschwerer Mitralstenose auch bei Sinusrhythmus
- Endokarditisprophylaxe
- Dauerprophylaxe eines rheumatischen Fiebers: bis etwa 25 Jahre, bei infektgefährdeten Patienten länger

■ Therapie – operativ

Mitralklappenersatz mit mechanischer oder biologischer Prothese

Indikation
- Mitralklappenstenose mit Symptomen des Schweregrades NYHA III oder IV
- Mitralklappenstenose mit Symptomen des Schweregrades NYHA >II mit:
  - Neu aufgetretenem Vorhofflimmern, das medikamentös nicht in einen Sinusrhythmus konvertierbar ist
  - Verschlechterung der Myokardfunktion
  - Rezidivierender arterieller Embolie
- Mitralklappenstenose mit einem Klappenindex (Mitralöffnungsfläche/Körperoberfläche) <1,5 cm^2/m^2
- Rezidivierende systemische Embolien ausgehend von der nativen Mitralklappe oder dem linken Vorhof trotz suffizienter Antikoagulation

- Dysfunktion der Mitralklappe infolge von Thromben, Gewebeverwachsungen, was zu signifikanter Mitralstenose führt
- Infektion der Mitralklappe oder der Prothese, die zur Stenose führt, ohne Möglichkeit einer suffizienten Antibiotikatherapie

Kontraindikation
- Linksventrikuläre Ejektionsfraktion <20 %
- Chronische oder maligne Erkrankungen, die einen Gewinn des Patienten vom Mitralklappenersatz unwahrscheinlich erscheinen lassen

■ Minimalinvasive Chirurgie (MIC)

Mitralklappenvalvuloplastie (MVP)

Beschreibung
Perkutane Mitralklappensprengung mit Hilfe eines Ballonkatheters

Indikation
Junge Patienten, Sinusrhythmus, minimalen Verkalkungen, keine begleitende Mitralklappeninsuffizienz

Kontraindikation
Höhergradige Mitralklappeninsuffizienz, Vorhofthromben, Thromboembolien in der Vorgeschichte, verdicktes Vorhofseptum

Komplikationen
Zunahme einer Mitralklappeninsuffizienz, Vorhofseptumdefekt durch transatriale Punktion, Perforationen des Vorhofs oder Ventrikels, Thromboembolien oder AV-Blockierungen

■ Prognose

Natürlicher Verlauf
Symptome einer Mitralklappenstenose treten meist erst 10–20 Jahre nach einem rheumatischen Fieber auf.
Spontanverlauf: 10-Jahres-Überlebensrate für die NYHA-Klassen I und II etwa 85 %, für die NYHA-Klasse III ca. 40 %. Für NYHA IV beträgt die 5-Jahres-Überlebensrate nur 15 %.

Komplikationen
Lungenödem, Rechtsherzinsuffizienz, arterielle Embolien, Lungenembolie, bakterielle Endokarditis

1.8.2 Mitralklappeninsuffizienz (I-34.0)

■ Grundlagen

Definition
Akut oder chronisch auftretende Schlussunfähigkeit der Mitralklappe durch Veränderungen im Bereich des Klappenannulus, der beiden Segel, der Chordae tendineae oder der Papillarmuskeln.

Ätiologie
- Rheumatische und/oder bakterielle Endokarditis
- Dilatation des Mitralklappenannulus bei dilatativer Kardiomyopathie sowie Linksherzinsuffizienz unterschiedlicher Genese
- Mitralklappenringverkalkung bei älteren Patienten
- Nach Mitralklappensprengung (Valvuloplastie)
- Im Rahmen degenerativer, myxomatöser Veränderungen der Klappensegel (Mitralklappenprolapssyndrom, Ehlers-Danlos-Syndrom, Marfan-Syndrom)

- Elongation oder Ruptur von Chordae tendineae: Bei Mitralklappenprolaps, akutem Myokardinfarkt, nach Thoraxtraurna oder idiopathisch
- Dysfunktionen eines Papillarmuskels bei Myokardischämie (KHK)

Pathologischer Befund

Schrumpfung der Klappensegel, Verkürzung und Verdickung der Chordae tendineae, Mitralringverkalkungen

Pathophysiologie

- Schlussunfähigkeit der Mitralklappe → Entleerung des linken Ventrikels in zwei Richtungen: ein Teil des HZV in die Systemzirkulation, der andere Teil in den linken Vorhof
- Da Lungenvenen keine Klappen enthalten und weit offen stehen, gelangt das in den linken Vorhof regurgitierte Blut bis in die Lungengefäße → Lungenstauung und reaktive pulmonale Hypertonie → Rechtsherzbelastung → Rechtsherzinsuffizienz
- Steigerung des Schlagvolumens, um das Herzzeitvolumen aufrechtzuerhalten: Volumenbelastung → Hypertrophie und Dilatation des linken Ventrikels

Risikofaktoren

Endokarditis, Herzinfarkt

Einteilung/Klassifikation

- Akute Mitralinsuffizienz bei bakterieller Endokarditis oder nach akutem Myokardinfarkt
- Chronische Mitralinsuffizienz

■ Klinik

Eine chronische Mitralinsuffizienz, die langsam entsteht, kann der Organismus durch Adaptationsmechanismen längere Zeit tolerieren und Symptome können auch bei erheblicher Mitralinsuffizienz längere Zeit fehlen oder gering sein. Erst bei Versagen des linken Ventrikels entwickeln sich rasch stärkere Beschwerden. Die Klinik ist dann ähnlich wie bei der Mitralstenose.

Bei akuter Mitralinsuffizienz kommt es zu rascher linksventrikulärer Dekompensation mit Lungenödem und kardiogenem Schock

Anamnese

Dyspnoe, Herzklopfen, nächtliche Hustenanfälle

Körperliche Untersuchung

- Inspektion: periphere Zyanose (selten)
- Palpation: Puls normal oder absolute Arrhythmie bei Vorhofflimmern; hebende Pulsationen über dem rechten Ventrikel
- Auskultation (günstig in Linksseitenlage; Abb. 1.29): hochfrequentes, bandförmiges (Holo-)Systolikum sofort nach dem 1. Herzton, p.m. über der Herzspitze mit Fortleitung in die Axilla. Bei höhergradiger Mitralinsuffizienz kurzes Intervall-Diastolikum zur Zeit der raschen Ventrikelfüllung, evtl. 3. Herzton

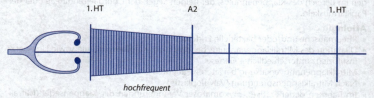

Abb. 1.29 Auskultation bei Mitralinsuffizienz.

■ Diagnostik

Technische Diagnostik

- **EKG**: P-mitrale, später P-pulmonale; evtl. Vorhofflimmern. Linkstyp; bei pulmonaler Hypertonie Rechtstyp; bei schwerer Mitralinsuffizienz: Linkshypertrophie, später auch Rechtsherzbelastung
- **Röntgen-Thorax**: Vergrößerung des linken Vorhofs und (im Gegensatz zur Mitralstenose) auch des linken Ventrikels. Mitralkonfiguriertes vergrößertes Herz mit verstrichener Herztaille. Bei Lungenstauung verbreiterte Lungenvenen im Hilusbereich, Kerley B-Linien, Milchglaszeichnung
- **Echokardiographie**: Semiquantifizierung des Insuffizienzgrades (Refluxnachweis im Farbduplex). Messung der Vorhofgröße, Größen- und Funktionsbeurteilung beider Ventrikel, Beteiligung anderer Klappen. Abschätzung der Druckverhältnisse im kleinen Kreislauf und im rechten Ventrikel. Nachweis von Thromben im linken Vorhof (TEE). Hinweise auf Ursache: Mitralklappenprolaps, Segelabriss, Verkalkungen, Vegetationen bei bakterieller Endokarditis
- **MRT**: Berechnung des Refluxes (Insuffizienzgrad); Anatomie und Funktion des Herzens
- **Linksherzkatheteruntersuchung**: Abschätzung des Insuffizienzgrades; Erfassung der Druckverhältnisse im großen und kleinen Kreislauf; Abschätzung der Ventrikelfunktion; Ausschluss einer therapiebedürftigen KHK

■ Differenzialdiagnose

Aortenstenose, Ventrikelseptumdefekt, Trikuspidalinsuffizienz

■ Therapie – konservativ

Behandlung einer Herzinsuffizienz, körperliche Schonung. Thromboembolieprophylaxe mit Antikoagulanzien bei Vorhofflimmern, Prophylaxe einer bakteriellen Endokarditis

 Achtung: keine Betablocker wegen Diastolenverlängerung!

■ Therapie – operativ

- Mitralklappenersatz mit biologischer oder mechanischer Prothese (s. Mitralklappenstenose
- Mitralklappenrekonstruktion mit oder ohne Ring oder Teilring

■ Prophylaxe

Je nach Schweregrad alle 6–12 Monate klinische Untersuchung, EKG, Echokardiographie und Röntgen-Thorax.

 Tipp: Die Indikation zur Operation muss rechtzeitig gestellt werden, bevor eine irreversible Ventrikeldysfunktion eintritt.

■ Prognose

Natürlicher Verlauf
Überlebensrate abhängig von der Ursache der Mitralinsuffizienz: bei rheumatischer Mitralinsuffizienz 5-Jahres-Überlebensrate 80 %, 10-Jahres-Überlebensrate 60 %

Komplikationen
Kardiale Dekompensation mit Lungenödem, Vorhofflimmern, Thromboembolien, bakterielle Endokarditis

1.8.3 Mitralklappenprolaps (I-34.1)

■ Grundlagen

Synonyme
Barlow-Syndrom, Klick-Syndrom, klick murmur syndrome, floppy valve syndrome

Definition
Mitralklappendysfunktion, bei der sich Anteile der Mitralklappensegel während der Systole in den linken Vorhof wölben und zu einer Mitralinsuffizienz führen.
Mitralklappenprolapssyndrom: Auftreten von Symptomen, insbesondere Rhythmusstörungen oder neurozirkulatorische Störungen

Epidemiologie
Häufigste Klappenanomalie in der westlichen Welt, Auftreten bei etwa 3–4 % der erwachsenen Bevölkerung. Familiäre Häufungen (vermutlich autosomal-dominanter Erbgang mit inkompletter Penetranz); Frauen > Männer

Ätiologie
- Primärer, idiopathischer Mitralklappenprolaps
  - Myxomatöse Degeneration (Einlagerung von Mucopolysacchariden) im Bereich der Mitralklappe
  - Chordae oftmals verlängert und dünn, z. T. aber auch deutlich verdickt.
  - Missverhältnis zwischen Größe des Mitralklappenapparates und linkem Ventrikel
- Sekundärer Mitralklappenprolaps:
  - Vorhofseptumdefekt
  - KHK (Papillarmuskeldysfunktion)
  - Dilatative oder hypertrophe Kardiomyopathie
  - Nach Myokarditis
  - Bei Systemerkrankungen (Marfan-Syndrom, Ehlers-Danlos-Syndrom, Osteogenesis imperfecta)

Lokalisation
Posteriores, beide oder seltener nur das anteriore Mitralsegel

Assoziierte Erkrankungen
Marfan-Syndrom

Pathologischer Befund
Ballonartige Vorwölbung der Mitralsegel

Pathophysiologie
Die zentrale Hämodynamik ist nur bei zusätzlich vorliegender Mitralinsuffizienz verändert. Die Auffälligkeiten entsprechen je nach Schweregrad denen der chronischen Mitralinsuffizienz.

■ Klinik

Anamnese
Atypische pektanginöse Beschwerden, Schwindel, Synkopen

Körperliche Untersuchung
- **Inspektion**: asthenischer Habitus; Hinweise auf Bindegewebsschwäche
- **Auskultation**: Klicks: ein oder mehrere hochfrequente systolische Klicks am linken unteren Sternalrand oder über der Herzspitze infolge Anspannen elongierter Sehnenfäden. Mitralinsuffizienz-Systolikum. In ca. 25 % ist ein Mitralklappenprolaps bei der Auskultation „stumm".
  Dynamische Auskultation: Verlagerung des Klicks in Richtung des 1. Herztons in der Pressphase des Valsalva-Manövers oder nach Gabe von Amylnitrit

■ Diagnostik

Technische Diagnostik
- **EKG**: meist unauffällig, uncharakteristische Veränderungen im ST-Segment möglich
- **Röntgen-Thorax**: Herzkonfiguration ist nicht verändert, wenn keine signifikante Mitralinsuffizienz vorliegt
- **Echokardiographie**: in der mittleren oder späten Systole nachweisbare Dorsalbewegung des hinteren und vorderen Mitralsegels; Erweiterung des Mitralringes oder Verdickung der Mitralklappen
- **Farbduplex**: Nachweis eines Refluxes bei Mitralklappeninsuffizienz
- **MRT**: Quantifizierung einer eventuellen Mitralinsuffizienz, Anatomie und Funktion des Herzens
- **Herzkatheter**: Ausschluss einer KHK; präoperativ bei höhergradigen Mitralinsuffizienzen

■ Differenzialdiagnose

KHK, systolische Herzgeräusche anderer Genese

■ Therapie – konservativ

	Niedriges Risiko	Mittleres Risiko	Hohes Risiko
Charakteristika	Asymptomatische Patienten ohne höhergradige Arrhythmien und ohne signifikante Mitralinsuffizienz	Leichte Mitralinsuffizienz	Höhergradige Mitralinsuffizienz
Therapie	• Patienten über die gute Prognose des Herzbefundes informieren • Alle sportlichen Aktivitäten erlaubt • Keine medikamentöse Therapie • Keine Endokarditisprophylaxe • Verlaufskontrollen in 5-Jahres-Intervallen	• Gewicht normal halten • Koffein, Nikotin und Alkohol meiden • Kein Sport, keine körperlichen Belastungen • Prophylaxe einer bakteriellen Endokarditis • Arterielle Hypertonie behandeln • Kardiologische Kontrollen alle 2–3 Jahre, in der Hochrisikogruppe zumindest jährlich	

Tab. 1.31 Überblick über die konservative Therapie bei Mitralklappenprolaps.

Prophylaxe von Komplikationen
- Orale Antikoagulanzien bei Thrombusnachweis oder Embolien in der Anamnese
- Gabe von Betarezeptorenblockern bei symptomatischen Patienten zur Prävention von supraventrikulären und ventrikuläre Arrhythmien
- Implantation eines automatischen Kardioverters bzw. Defibrillators bei malignen Arrhythmien sowie Patienten, die einen plötzlichen Herzstillstand überlebt haben

■ Therapie – operativ

Klappenrekonstruktion oder Klappenersatz

Indikation
Symptomatische Patienten mit höhergradiger Mitralklappeninsuffizienz

Prognose

Natürlicher Verlauf
In der Mehrzahl der Fälle klinisch bedeutungslose Normvariante, keine Einschränkung der Lebenserwartung, mit Auftreten von Komplikationen ist meist nicht zu rechnen.
Beim Mitralklappenprolapssyndrom können relevante Komplikationen auftreten; Häufigkeit eines komplizierenden Verlaufs jedoch nur in <2 % der betroffenen Patienten.

Komplikationen
Infektiöse Endokarditis, supraventrikuläre und ventrikuläre Arrhythmien, arterielle Thrombosen

1.8.4 Aortenklappenstenose (I-35.0)

Grundlagen

Definition
Verengung im Bereich der Aortenklappe, die die normale Schwingungsfähigkeit der Klappe herabsetzt und eine Behinderung des vorwärtsgerichteten Blutflusses bewirkt

Epidemiologie
Zweithäufigste und gefährlichste Herzklappenerkrankung; 80 % der Fälle Männer; Altersgipfel zwischen 60 und 75 Jahren

Ätiologie
- Vor dem 60. Lebensjahr: meist angeborene Anomalie in Form einer bikuspiden Aortenklappe, die mit zunehmendem Alter fibrosiert und verkalkt
- Rheumatische Aortenstenose: selten; Mitralklappe häufig mitbetroffen
- Alter über 70 Jahre: meist senile Aortenstenose durch Narbenbildung, Fibrosierung und Kalzifikationen

 Tipp: Sonderformen: subvalvuläre sowie supravalvuläre Aortenstenose

Pathologischer Befund
Makroskopisch finden sich nach Endothelschädigung zunächst kleine subendotheliale Läsionen auf der aortalen Seite des Klappensegels, die sich später in die Fibrosa ausdehnen.
Rheumatisch veränderte Klappentaschen sind verdickt, die Kommissuren verklebt und kalzifiziert. Die zentrale Öffnung ist relativ fixiert und mehr oder weniger insuffizient.

Pathophysiologie
Bei Einengung der Öffnungsfläche der Aortenklappe um mehr als 1/3 (normal >2,5 cm^2), kommt es zu hämodynamischer Beeinträchtigung mit:
- Druckbelastung des linken Ventrikels → konzentrische Hypertrophie
- → Abnahme der Dehnbarkeit der linken Kammer und Druckzunahme in den Lungenvenen → zunehmende Leistungsminderung und Luftnot → erhöhter myokardialer Sauerstoffbedarf und Beeinträchtigung von Koronarperfusion und subendokardialem Blutfluss → Angina pectoris
- Synkopen, wenn das HZV soweit sinkt, dass eine zerebrale Minderperfusion resultiert
- Plötzlicher Herztod fast nur bei symptomatischen Patienten

Risikofaktoren

Alter, männliches Geschlecht, Rauchen, Bluthochdruck, Diabetes, Niereninsuffizienz und Hyperkalziämie

Einteilung/Klassifikation

- Leichtgradige Aortenstenose: Klappenöffnungsfläche über 2 cm^2
- Mittelgradige Aortenstenose: Klappenöffnungsfläche zwischen 1,1 und 2 cm^2
- Hochgradige Aortenstenose: Klappenöffnungsfläche kleiner 0,75 cm^2

■ Klinik

Anamnese

Viele Patienten bleiben über Jahre beschwerdefrei. Mit zunehmendem Schweregrad der Stenose: eingeschränkte Belastbarkeit, rasche Ermüdung, Hypotonieneigung, Schwindel; Belastungsdyspnoe, Angina pectoris und Synkopen bei Belastung

Körperliche Untersuchung

- Inspektion: blasse Haut
- Palpation: Pulsus tardus et parvus. Spitzenstoß bei konzentrischer Linkshypertrophie hebend, verbreitert und nicht verlagert. Schwirren über Aorta und Karotiden
- Auskultation (Abb. 1.30): Leitsymptom: spindelförmiges raues Systolikum mit Punctum maximum über dem 2. ICR rechts parasternal, vom 1. Herzton abgesetzt; Fortleitung des Geräusches in die Karotiden; frühsystolischer Ejektionsklick, der bei unbeweglicher Klappe fehlt; 2. Herzton atemvariabel gespalten

■ Diagnostik

Labor

Spiegel des aktiven brain natriuretic peptide (BNP) korreliert mit dem Schweregrad der Aortenklappenstenose

Technische Diagnostik

- **EKG:** Veränderungen finden sich bei höhergradiger Stenose: Linkstyp, Linkshypertrophiezeichen, T-Negativierung linkspräkordial (V_{4-6}) als Ausdruck der Druckhypertrophie
- **Röntgen-Thorax:** kompensiertes Stadium: normal großes Herz; bei Dekompensation: Linksverbreiterung, Lungenstauung, ggf. poststenotische Dilatation der Aorta ascendens
- **Echokardiographie:** Nachweis und Quantifizierung der Aortenstenose und von diastolischer und systolischer Myokardfunktion; Nachweis einer Myokardhypertrophie, begleitende Mitralinsuffizienz, pulmonale Hypertonie und Ektasie oder Aneurysma der Aortenwurzel bzw. der Aorta ascendens
- **MRT:** Messung des Druckgradienten über der Klappenstenose, Klappenöffnungsfläche, Darstellung von Anatomie und Funktion des Herzens

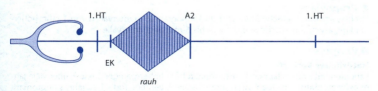

Abb. 1.30 Auskultation bei Aortenstenose.

- **Linksherzkatheteruntersuchung**: indiziert bei geplanter Klappenoperation zur Darstellung der Koronararterien, bei hochgradigem Verdacht auf eine signifikante Koronarkrankheit sowie zur Messung der Pulmonalisdrücke, des systolischen Gradienten über der Klappe (gemessen zwischen linkem Ventrikel und Aorta) und Berechnung der Klappenöffnungsfläche

■ Differenzialdiagnose
Mitralinsuffizienz, Aortensklerose, Pulmonalstenose, Ventrikelseptumdefekt

■ Therapie – konservativ
- Asymptomatische Patienten mit leichter Aortenstenose: körperlich aktiv bleiben; Überlastungen und anstrengende sportliche Aktivitäten meiden
- Bei symptomatischen Patienten unbedingt körperliche Schonung
- Prophylaxe einer bakteriellen Endokarditis
- Antikoagulation bei rezidivierenden Tromboembolien und eventuell bei Vorhofflimmern
- Bei inoperablen Patientin Therapie der Herzinsuffizienz mit Diuretika und ggf. Digitalis

! Achtung: ACE-Hemmer und Kalziumantagonisten sind kontraindiziert (Nachlastsenkung)!

■ Therapie – operativ
Aortenklappenrekonstruktion/Klappenersatz
Beschreibung
- Rekonstruktion: Sprengung, Kommissurotomie, offene Valvulotomie
- Klappenersatz: mechanische oder biologische Prothese

Indikation
- Symptomatische Aortenstenose
- Asymptomatische, hochgradige Aortenstenose und notwendige Bypass-, Aorten- oder andere Klappenoperation
- Asymptomatische, hochgradiger Aortenstenose mit verminderter Ventrikelfunktion (Ejektionsfraktion <50 %)

Kontraindikation
- Chronische oder maligne Erkrankungen, die einen Gewinn des Patienten aus dem Aortenklappenersatz unwahrscheinlich erscheinen lassen
- Operationsrisiko höher als der zu erwartende Nutzen

Komplikationen
Frühletalität des elektiven Aortenklappenersatzes 2–8 %.

Patienteninformation/Aufklärung
10-Jahres-Überlebensrate 70 %, 15-Jahres-Überlebensrate 50 %. Weitgehende Rückbildung der Myokardhypertrophie innerhalb von 5 Jahren nach Aortenklappenersatz

■ Prophylaxe
Leichte, asymptomatische Stenose: Echokardiographie in Intervallen von 1 Jahr; höhergradige, asymptomatische Stenosen: 3- bis 6-monatige Intervalle

■ Prognose
Natürlicher Verlauf
Patienten mit Aortenklappenstenose können trotz höhergradiger Stenose über viele Jahre asymptomatisch bleiben. Asymptomatische Patienten: Tod <1 %/Jahr; symptomatische Patienten: 2-Jahres-Überlebensrate <50 %

Tipp: Patienten mit höhergradiger Stenose sind manchmal nur asymptomatisch, weil sie sich körperlich schonen.

Komplikationen
Herzrhythmusstörungen, plötzlicher Herztod, arterielle Embolien

1.8.5 Aortenklappeninsuffizienz (I-35.1)

■ Grundlagen

Definition
Akut oder chronisch auftretende Schlussunfähigkeit der Semilunarklappe zwischen Aorta und linkem Ventrikel

Ätiologie
- Akute Aorteninsuffizienz:
  - Im Rahmen einer bakteriellen Endokarditis
  - Nach Trauma
  - Bei Aortendissektion Typ A
- Chronische Aorteninsuffizienz:
  - Rheumatisch veränderte Semilunarklappen
  - Kongenital bikuspid angelegter Aortenklappe
  - Atherosklerotisch bedingte Dilatation
  - Marfan-, Ehlers-Danlos-Syndrom, Lues
  - Prolaps einer Aortenklappentasche

Pathophysiologie
Diastolischer Rückfluss von Blut über die schlussunfähige Aortenklappe in den linken Ventrikel → großes Schlagvolumen, das um das Pendelblutvolumen vermehrt ist → Volumenbelastung des linken Ventrikels → exzentrische Linkshypertrophie.
Initial kann das HZV erhalten bleiben → Patienten weitgehend asymptomatisch → eine leicht- bis mittelgradige chronische Aorteninsuffizienz kann über Jahrzehnte toleriert werden.
Wenn das Herz eine gewisse Größe erreicht hat, kann das Schlagvolumen jedoch nicht mehr aufrechterhalten werden → Abnahme der Ventrikelcompliance → Steigerung des enddiastolischen Ventrikeldrucks sowie endsystolischen Ventrikelvolumens →irreversible Myokardschäden, die selbst nach erfolgreichem Klappenersatz persistieren und zu progredienter Herzinsuffizienz führen können

Risikofaktoren
Rheumatische Endokarditis

Einteilung/Klassifikation
- Akute Aortenklappeninsuffizienz
- Chronische Aortenklappeninsuffizienz

Klinik

Anamnese
- Pulssynchrones Dröhnen im Kopf
- Beschwerden der Herzinsuffizienz: verminderte Belastbarkeit, rasche Ermüdbarkeit, nächtliche paroxysmale Dyspnoe, akut oder schleichend auftretend
- Synkopen, Rhythmusstörungen, Angina pectoris

Körperliche Untersuchung

- **Inspektion und Palpation**: Leitsymptom: Große Blutdruckamplitude mit Pulsus celer et altus Sichtbare Pulsationen der Karotiden; sichtbarer Kapillarpuls nach leichtem Druck auf einen Fingernagel; pulssynchrones Kopfnicken; blasse Haut
- **Auskultation** (Abb. 1.31):
  - Diastolisches Decrescendogeräusch unmittelbar nach dem 2. Herzton, „hauchend oder gießend" von hoher Frequenz; p.m. über der Aorta oder dem Erb-Punkt (3. ICR links-parasternal), am deutlichsten bei vornüber gebeugtem Patienten
  - Spindelförmiges Systolikum infolge relativer Aortenstenose.
  - Austin-Flint-Geräusch: gelegentlich auftretendes rumpelndes spät diastolisches Geräusch infolge Behinderung des vorderen Mitralsegels durch den diastolischen Blutreflux
  - Über den Femoralarterien: **Pistolenschussphänomen** (Traube-Zeichen): ohne Gefäßkompression sind hochfrequente diastolische und systolische Töne zu hören. **Duroziez-Zeichen**: leichte Kompression der A. femoralis führt zu systolisch-diastolischem Geräusch

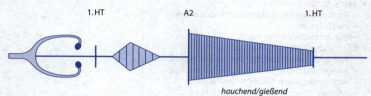

Abb. 1.31 Auskultation bei Aorteninsuffizienz.

■ Diagnostik

Technische Diagnostik

- **EKG**: Kann bei leichter bis mittelgradiger Insuffizienz normal sein, bei zunehmendem Schweregrad Linkshypertrophiezeichen.
- **Röntgen-Thorax**: Aortenkonfiguration des Herzens mit Linksverbreiterung und Herztaille
- **Echokardiographie**: hochfrequentes Oszillieren des anterioren Mitralsegels; Hyperdyname Bewegung des Kammerseptums und der Hinterwand durch erhöhtes Schlagvolumen; Anomalien, Verkalkung, endokarditische Vegetationen; Beurteilung der Aorta ascendens
- **Herzkatheteruntersuchung**: Abschätzung des Insuffizienzgrades; Erfassung der Druckverhältnisse im großen und kleinen Kreislauf; Abschätzung der Ventrikelfunktion; Ausschluss einer therapiebedürftigen KHK und Größenbestimmung der Aorta ascendens

■ Differenzialdiagnose

Relative Pulmonalisinsuffizienz, offener Ductus arteriosus Botalli

■ Therapie – konservativ

- Asymptomatische Patienten mit hämodynamisch signifikanter Aortenklappeninsuffizienz: körperlich aktiv bleiben, jedoch größere Anstrengungen oder Wettkampfsport vermeiden
- Therapie einer Linksherzinsuffizienz: ACE-Hemmer, Digitalis, Diuretika
- Prophylaxe einer bakteriellen Endokarditis

■ Therapie – operativ

Aortenklappenrekonstruktion/-ersatz

Indikation
- Symptomatische Patienten
- Verschlechterung der linksventrikulären Funktion bei asymptomatischen Patienten
- Notfallmäßig bei jeder akuten Aorteninsuffizienz, die nicht prompt auf intensive konservative Herzinsuffizienz-Therapie anspricht

Kontraindikation (relativ)
- Linksventrikuläre Ejektionsfraktion <20 %
- Chronische oder maligne Erkrankungen, die einen Gewinn des Patienten vom Mitralklappenersatz unwahrscheinlich erscheinen lassen
- Operationsrisiko höher als der zu erwartende Nutzen

Vorbereitung
- Behandlung von pulmonalen, renalen oder hepatischen Funktionseinschränkungen
- Behandlung von Herzrhythmusstörungen
- Wiederherstellung einer normalen Blutgerinnung (ggf. Absetzen von Marcumar und Einleitung einer Heparinisierung unter stationären Bedingungen)

Nachbehandlung
- Anschlussheilbehandlung, Rehabilitationsmaßnahmen
- Bei mechanischem Herzklappenersatz oder persistierendem Vorhofflimmern lebenslange Antikoagulation mit Phenprocoumon (z. B. Marcumar)
- Nach Herzklappenersatz jeglicher Art Endokarditisprophylaxe mit Antibiotika

Patienteninformation/Aufklärung
Operationsletalität: bis 10 % und höher, je nach Schweregrad der Erkrankung

■ Prophylaxe

Echokardiographie und Ergometrie: Intervalle von 12 Monaten bei asymptomatische Patienten mit erhaltener systolischer Ventrikelfunktion; 3- bis 6-monatige Intervalle bei höhergradigen Veränderungen

■ Prognose

Natürlicher Verlauf
Patienten mit Aorteninsuffizienz können lange Zeit asymptomatisch bleiben. 10-Jahres-Überlebensrate nach Diagnosestellung einer leicht- bis mittelgradigen Aorteninsuffizienz 90 %, einer höhergradigen Aorteninsuffizienz 50 %
Symptomatische Patienten: mittlere Überlebensdauer bei Angina pectoris ca. 5 Jahre; bei Herzinsuffizienz ca. 2 Jahre

Komplikationen
Lungenstauung, kardiogener Schock

1.9 Anatomie und Physiologie des Gefäßsystems

Das Gefäßsystem wird in drei Abschnitte mit unterschiedlicher Funktion und unterschiedlichem Wandaufbau unterteilt (Abb. 1.32 und 1.33).
Arterielles Hochdruck- und Widerstandssystem: Windkesselfunktion durch großen Anteil an elastischen Fasern. Regelung des peripheren Widerstands und der Organdurchblutung durch Kontraktion und Relaxation

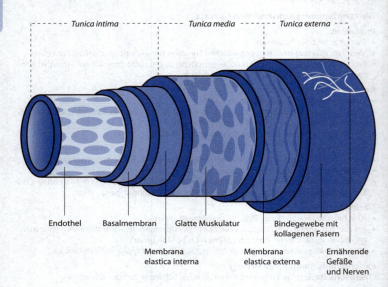

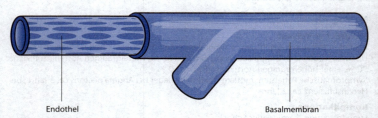

Abb. 1.32 Aufbau der Arterienwand.

Kapilläres Austauschsystem: Austausch an Nährstoffen, O_2 und CO_2 zwischen Blut und Interstitium durch großen Gesamtquerschnitt, große Oberfläche und langsame Strömungsgeschwindigkeit

Venöses Niederdrucksystem: hohe Kapazität durch Dünnwandigkeit und Dehnbarkeit, Regelung des Blutrückflusses zum Herzen

Wandaufbau: Arterien, Venen und die Kapillaren besitzen einen charakteristischen Wandaufbau, der entsprechend der einzelnen Gefäßabschnitte und deren physiologi-

Vene

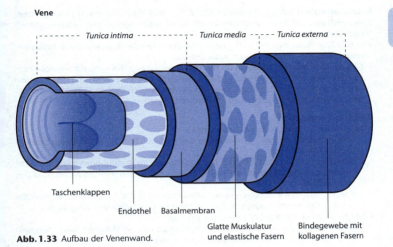

Abb. 1.33 Aufbau der Venenwand.

schen Bedeutung variiert. Der Grundaufbau von Arterien und Venen ist einheitlich und besteht aus drei Schichten (Abb. 1.32):
- Intima: Endothelschicht und subendotheliales Bindegewebe
- Media: glatte Muskelzellen, kollagene und elastische Fasern
- Adventitia: kollagene Längsfaserbündel

Bluttransport: Durch die Windkesselfunktion der Aorta wird ein relativ gleichmäßiger Blutfluss im arteriellen Gefäßsystem ermöglicht, was für eine optimale Versorgung des peripheren Gewebes notwenig ist.
Der Rücktransport des Blutes entgegen der Schwerkraft wird durch folgende physiologische Prinzipien ermöglicht:
- Venenklappen
- Muskelpumpen
- Atempumpe: Während der Inspiration sinkt der Druck im Thorax und steigt intraabdominell: Blutfluss in die thorakalen Venen und zum rechten Herzen. Bei der Exspiration sinkt der intraabdominelle Druck und das Blut fließt aus den Venen der unteren Extremitäten in die V. cava inferior.
- Kapillardruck: Verschiebung der Ventilebene des Herzens während der Systole und Diastole

Merke: 90 % des Blutes fließt über die tiefen, 10 % über die oberflächlichen Venen der Extremitäten ab.

Mikrozirkulation: Der Austausch von Atemgasen, Nährstoffen, Stoffwechselendprodukten und Flüssigkeiten erfolgt im Kapillargebiet über
- Diffusion entlang eines Konzentrationsgradienten (z. B. O_2 und CO_2)
- den hydrostatischen Druck (Filtration von Flüssigkeiten und kleinen Molekülen, die das Kapillarendothel passieren können)
- den kolloidosmotischen Druck (Sog, den die Plasmaproteine über die Gefäßwand auf das interstitielle Wasser ausüben, da sie die Kapillarwand nicht passieren können: Rückresorption von Wasser in die Kapillaren)

Kreislaufregulation: Der Blutfluss wird v. a. vom Blutdruck und vom Strömungswiderstand gesteuert. Letzteres hängt vom Durchmesser des Blutgefäßes und von der Viskosität des Blutes ab.
- Lokale Durchblutung: Änderung der Weite der Widerstandsgefäße durch myogene, hormonale, metabolische und nervale Einflüsse
- Globale Durchblutung: Regulation der Gefäßweite durch das sympathisch-noradrenerge Nervensystem. Umverteilung des Blutes durch differente Steuerung der einzelnen Organe: Sympathische Aktivierung bewirkt in den meisten Organen eine Vasokonstriktion, in der Skelettmuskulatur jedoch eine Vasodilatation

Blutdruckregulation:
- Kurzfristige Regulation über Kreislaufreflexe:
  - Steigerung des Herzminutenvolumens durch Stimulation des Sympathikus bei Blutdruckabfall
  - Barorezeptoren in der Wand des Karotissinus und im Aortenbogen registrieren die Höhe und Änderungen des arteriellen Blutdrucks. Sie hemmen bei Aktivierung den Sympathikus
  - Kardiopulmonale Rezeptoren in den Vorhöfen und in der A. pulmonalis registrieren erhöhte Drücke im venösen System und hemmen ebenfalls den Sympathikus
- Langfristige Regulation über Volumenregulation:
  - Beeinflussung der ADH-Sekretion im Hypothalamus bei Volumen- und Osmolaritätsänderung im Gefäßsystem: Beeinflussung der Diurese
  - Aktivierung des blutdruck- und volumensteigernden Renin-Angiotensin-Aldosteron-Systems bei Abnahme der Nierendurchblutung oder bei Na$^+$-Mangel
  - Freisetzung von nierenwirksamen Peptiden (z. B. atrialem natriuretischem Peptid) bei Volumenbelastung der Vorhöfe und damit Steigerung der Diurese

1.10 Basisdiagnostik des Gefäßsystems

Körperliche Untersuchung
Inspektion:
- Seitenvergleich der Extremitäten
- Hautfarbe: Blässe, Marmorierung, heiße Röte, Zyanose
- Beinumfang, Ödeme
- Trophische Störungen durch chronisch eingeschränkte Sauerstoff- und Nährstoff-Versorgung: Rhagaden, Schwielen, Nageldystrophie, schlecht heilende Finger- und Zehenverletzungen, Ulzera, Nekrosen, Gangrän…

Palpation (Tab. 1.32):
- Seitenvergleichender Pulsstatus, von kranial beginnend
- Tastbare Varizenstränge
- Druckschmerz der Wade, pralle Konsistenz der Extremität

Auskultation (Tab. 1.32): A. carotis, Bauchaorta mit Nierenarterienabgängen, Becken- und Oberschenkelarterien

Funktionelle Tests:
- **Lagerungsprobe nach Ratschow**: Rollbewegungen in den Sprunggelenken bei maximal angehobenen Beinen in liegender Position für 1 min, anschließend Aufsetzen und Hängenlassen der Beine: Normalerweise kommt es innerhalb 5–7 min zu einer reaktiven Hyperämie und Venenfüllung der Füße. Deutliche Verzögerung der Reaktion bei Strombahnhindernissen

Arterie	Palpation	Auskultation
A. temporalis	Ventral des Tragus	
A. carotis	Ventral des Sternocleidomastoideus	Am lateralen Aspekt des Halses entlang des Sternocleidomastoideus
A. subclavia	Subklavikulär und lateral des Halses	Supraklavikuläre Grube
A. brachialis	Bei gebeugtem Arm medial der Bizepssehne	Medial der Bizepssehne in Höhe der Ellenbeuge
A. ulnaris	Mediale Beugeseite des Handgelenkes	
A. radialis	Laterale Beugeseite des Handgelenkes	
Aorta abdominalis	Bei schlanken Patienten oberhalb des Nabels	Bauch in der Medianlinie
A renalis		Rechts und links paraumbilikal
A. femoralis	Unterhalb des Leistenbandes etwa in der Mitte zwischen der Spina iliaca ant. sup. und Symphyse (tief!)	Ab Höhe Leistenband entlang des medialen Aspektes des Oberschenkels
A. poplitea	Kniekehle	Kniekehle
A. iliaca		Ab Höhe Nabel (Bifurkation) von medial nach lateral des Unterbauches zur Leiste
A. tibialis posterior	Dorsal und etwas kaudal des Innenknöchels der Füße	
A. dorsalis pedis	Entlang des zweiten Strahls des Fußrückens	

Tab. 1.32 Palpation und Auskultation der Arterien.

Achtung: Bei schwerer peripherer arterieller Verschlusskrankheit (Stadium III/IV) und bei manifester Herzinsuffizienz ist die Untersuchung kontraindiziert.

- **Allen-Test**: Nachweis eines Verschlusses einer Unterarmarterie: Bei Durchblutungsstörungen wird eine zyanotische Verfärbung der Fingerkuppen bei der Faustschlussprobe unter Kompression der A. radialis bzw. A. ulnaris sichtbar.

Tipp: Der Allen-Test sollte vor einer Punktion der A. radialis durchgeführt werden.

- **Geh-Test**: Auslösung von krampfartigen Schmerzen durch belastungsabhängige Muskelischämie bei arterieller Verschlusskrankheit beim Laufen einer abgemessenen Strecke in bestimmter Geschwindigkeit
- **Trendelenburg-Test**: Prüfung der Klappenfunktion der Vv. saphenae magna bzw. parva sowie der Perforansvenen zur Diagnostik einer Stamm- bzw. Perforansvarikosis: Entleerung der Varizen durch Ausstreichen des mit erhobenen Beinen liegenden Patien-

ten und digitales Abdrücken der V. saphena magna in der Leiste bzw. der V. saphena parva in der Kniebeuge. Anschließend Aufstehen des Patienten unter Beibehalten des Fingerdrucks.
- Ausbleibende oder sehr langsame Füllung der V. saphena am Unterschenkel: suffiziente Perforansvenen
- Retrograde Füllung der V. saphena bei ausgeprägter Perforansvarikosis
- Schnelle und ausgeprägte Wiederauffüllung der V. saphena von proximal nach Aufhebung des Fingerdrucks spricht für eine insuffiziente Mündungsklappe bei Stammvarikosis
- **Perthes-Test**: Umhergehen des Patienten nach Anlage eines Stauschlauchs oberhalb oder unterhalb des Knies zur Überprüfung der Funktionstüchtigkeit der tiefen Beinvenen und der Perforansvenen
  - Test negativ: Entleerung der Krampfadern weist auf ein funktionstüchtiges tiefes Venensystem und suffiziente Perforansvenen hin
  - Test positiv: unveränderte oder zunehmende Füllung der Varizen spricht für einen Verschluss der tiefen Beinvenen.

Technische Untersuchungsmethoden:
- **Blutdruckmessung**
  - Seitenvergleich der Arme: Differenz >30 mmHg deutet auf Stenose der A. subclavia hin
  - Blutdruckmessung an den Oberschenkeln zum Ausschluss einer Aortenisthmusstenose
- **Ultraschalldiagnostik**
  - Doppler-Ultraschall-Verfahren: Darstellen von Stenosen, Turbulenzen und der Strömungsgeschwindigkeiten in Arterien
  - Duplexsonographie: Darstellung der Strömungsmorphologie und -dynamik, Beurteilung des Fließverhaltens in Venen
- **(Venenverschluss-)Plethysmographie:** Volumenmessung zur Beurteilung des Kompensationsgrades einer pAVK: Zunächst wird der arterielle Zufluss im Bein durch Aufblasen einer Manschette auf suprasystolische Werte unterbunden. Nach Lösen der arteriellen Sperre wird die mit dem arteriellen Einstrom korrelierende Volumenzunahme der Extremität gemessen. Im pathologischen Fall ist der maximale arterielle Einstrom während der reaktiven Hyperämie vermindert und verzögert
- **Angiographie**: Röntgenologische Darstellung des Venensystems (Phlebographie) bzw. der Arterien (Arteriographie) nach Kontrastmittelinjektion. Referenzverfahren für die Diagnostik von Thrombosen, postthrombotischem Syndrom und Varikose bzw. zur Klärung der Indikation für eine Ballondilatation bei pAVK
- **Digitale Subtraktionsangiographie** (DSA): Überlagerungsfreie radiologische Darstellung der Gefäße durch rechnergestützte Subtraktion von Weichteilen und Knochenstrukturen. Vorteile: niedrigere Kontrastmittelmengen und bessere Bildqualität der peripheren Gefäße

1.11 Behandlungsprinzipien des Gefäßsystems

1.11.1 Risikofaktoren-Management

- Rauchen: Nikotinentwöhnung
- Diabetes mellitus: strenge Blutzuckereinstellung: Nüchternblutzucker zwischen 80–120 mg/dl (postprandial <180 mg/dl), HbA1c-Wert unter 7 %
- Fettstoffwechselstörung: ggf. diätetische oder medikamentöse Lipidsenkung (LDL <100 mg/dl)
- Hypertonie: ggf. medikamentöse Blutdrucksenkung

> **Achtung:** Eine zu rasche Blutdrucksenkung kann bei Patienten mit kritischer Extremitätenischämie eine bereits in Ruhe nicht ausreichende Perfusionssituation weiter verschlechtern!

Thrombozytenfunktionshemmer (ASS/Clopidogrel)

Wirkung/Wirkprinzip
Senkung des Risikos der Atherothrombose und Offenhalten thrombarteriektomierte Arterien und Bypässe, Senkung der Morbiditäts- und Mortalitätsraten der Patienten mit arteriosklerotischer Grunderkrankung

Dosierung/Anwendung
ASS: 100 mg/d p.o.
Clopidogrel: 75 mg/d p.o.

Nebenwirkung
Blutungsneigung, gastrointestinale Beschwerden

Kontraindikationen
Akute Blutung, Magen-Darm-Ulzera

Antikoagulation mit Heparin

Wirkung/Wirkprinzip
Antithrombin-III-Agonist → verminderte Aktivierung der Gerinnungsfaktoren

Dosierung/Anwendung
Unfraktioniertes Heparin (Calciparin, Liquemin N)
Fraktioniertes = niedermolekulares Heparin (Clexane, Fragmin, Fraxiparin): weniger Nebenwirkungen, jedoch teurer
- Prophylaktische Heparinisierung: 2×7500 IE/d unfraktioniertes Heparin oder 1×2500–5000 IE/d fraktioniertes Heparin s.c.
- Therapeutische Heparinisierung mit unfraktioniertem Heparin: Initialdosis: 2×12.000–15.000 IE s.c. oder Bolus von 5.000 IE i.v. und anschließend Perfusor mit 1.000–1.250 IE/h; Dosissteuerung nach PTT (1–2× täglich PTT bestimmen): PTT_{SOLL}: 1,5- bis 2,5-fache Verlängerung des normalen PTT

Indikation
- Prophylaktische Heparinisierung (low dose): erhöhtes Risiko thromboembolischer Ereignisse bei Immobilisation, kardiovaskulären Erkrankungen, forcierter Diuretikatherapie, nach Trauma, Operation u. a.
- Therapeutische Heparinisierung (high dose): thromboembolische Erkrankungen, extrakorporale Blutzirkulation (Dialyse)

Nebenwirkung
Blutung, Osteoporose, HIT-Syndrom, allergische Reaktionen, Leberwerterhöhung

Kontraindikationen
Blutung, Blutungsneigung, Thrombozytopenie, Niereninsuffizienz

Antikoagulation mit Vitamin-K-Antagonisten

Wirkung/Wirkprinzip
Verminderte Synthese der Vitamin-K-abhängigen Gerinnungsfaktoren II, VII, IX, X in der Leber. Verminderte Synthese von Protein S und C (initial erhöhte Thrombosegefahr!)

Dosierung/Anwendung
Abhängig von der Grunderkrankung, orientiert sich am therapeutischen Quick- bzw. INR-Wert. Initial überlappende Therapie mit Heparin, welche fortgeführt wird, bis der INR-Wert an 2 aufeinander folgenden Tagen >2 beträgt.
Initialdosen bei normalem Quick/INR-Ausgangswert:
Tag 1: 3 Tabletten
Tag 2: 2 Tabletten
Tag 3: 1 Tablette
Ab Tag 4: Dosierung nach INR-Wert. Erhaltungsdosis meist ½–1½ Tabl./d

Indikation
Erforderliche Langzeitantikoagulation bei Erkrankungen mit erhöhtem Risiko thromboembolischer Ereignisse

Nebenwirkung
Blutung, Appetitlosigkeit, Übelkeit, Diarrhöe, Hautnekrosen, reversible Alopezie, Leberwerterhöhung

Kontraindikationen
Blutung, Blutungsneigung, Niereninsuffizienz, Schwangerschaft, Stillzeit, Alkoholismus, Epilepsie

1.12 Leitsymptome

Claudicatio intermittens, Schmerzen im Bereich der Extremitäten, Schwellung bzw. Verfärbung von Gliedmaßen, pulslose Extremitäten

1.13 Erkrankungen des arteriellen Gefäßsystems

1.13.1 Periphere arterielle Verschlusskrankheit pAVK (I-73.9)

■ Grundlagen

Synonyme
Chronisch arterielle Verschlusskrankheit der Extremitäten

Definition
Chronische Einengung des Gefäßlumens peripherer Arterien

Epidemiologie
Prävalenz: Symptomatische pAVK bei ca. 3 % der Bevölkerung >60 Jahren. Männer : Frauen = 4:1; 90 % untere Extremität, 10 % obere Extremität

Ätiologie
- 95 % chronisch obliterierende Arteriosklerose
- Thromboembolischer Arterienverschluss
  - Thromben aus dem linken Vorhof bei Vorhofflimmern
  - Thromben aus dem linken Ventrikel bei Dilatation oder Aneurysma
  - Thromben von der Mitral- oder Aortenklappe bei Klappenvegetationen
- Arterielle Thrombose
  - Plaqueruptur
  - Trauma
  - Dissezierendes Aneurysma
  - Arteriitis
  - Thrombozytose
- Selten: Thrombangiitis obliterans, Takayasu-Syndrom

Lokalisation
>90 % untere Extremität

Typ (Häufigkeit)	Lokalisation	Fehlende Pulse	Ischämieschmerz
Aortoilikaler Typ (35 %)	Aorta/A.iliaca	Ab Leiste	Gesäß, Oberschenkel
Oberschenkeltyp (50 %)	A. femoralis/A. poplitea	Ab A. poplitea	Wade
Peripherer Typ (15 %)	Unterschenkel, Fußarterien	Fußpulse	Fußsohle

Tab. 1.33 Etageneinteilung der pAVK.

Assoziierte Erkrankungen
Diabetes mellitus, Hypertonie, KHK

Pathogenese
Atherosklerose: herdförmig lokalisierte Erkrankung der Intima, die mit Wandveränderungen, Elastizitätsverlust, Atherombildung und Lumeneinengung des Gefäßes einhergeht.

Pathophysiologie
Endothelschädigung z. B. durch hämodynamische Veränderungen (lokale Wirbelbildung, Bluthochdruck), lokalen Sauerstoffmangel oder Änderungen der Blutzusammensetzung (z. B. Cholesterinerhöhung) → Einriss der Intima → Mediaschädigung → Anlagerung von Monozyten und Thrombozyten → Plaquebildung durch Ansammlung von Lipiden → Anlagerung von Kollagen und Proteoglykanen.
Der Prozess ist zunächst reversibel. Bei fortbestehenden schädigenden Einflüssen kommt es durch zunehmende Proliferation und Bindegewebsbildung zur irreversiblen Atherombildung als Ausgangspunkt für den thrombotischen Gefäßverschluss.

Risikofaktoren
Familiäre Belastung, Nikotinabusus, Diabetes mellitus, Hypertonie, Fettstoffwechselstörungen, Alter, Adipositas

Einteilung/Klassifikation

Stadium	Klinik
Stadium I	Beschwerdefreiheit bei objektiv nachgewiesener arterieller Verschlusskrankheit
Stadium II IIa IIb	Claudicatio intermittens Gehstrecke >200 m Gehstrecke <200 m
Stadium III	Ruheschmerz
Stadium IV	Nekrose/Gangrän

Tab. 1.34 Stadieneinteilung der pAVK nach Fontaine.

> Tipp: Sonderform Aortenbifurkationsverschluss (Leriche-Syndrom)

■ Klinik

Leitsymptom: belastungsabhängiger ischämischer Schmerz, der den Patienten zwingt, nach einer bestimmten Gehstrecke stehen zu bleiben („Schaufensterkrankheit": Claudicatio intermittens)

Anamnese
- Claudicatio intermittens, Ruheschmerz und bestehende oder frühere Nekrosen
- Risikofaktoren für Arteriosklerose: Rauchen, Diabetes mellitus, Hypertonie, Hyperlipidämie
- Bezüglich sonstiger Manifestationen einer Arteriosklerose: Angina pectoris, intermittierende oder bleibende neurologische Ausfälle, abdominelle Schmerzen.
- Ischialgische Beschwerden, Erektionsschwäche (bei Aortenbifurkationsverschluss)

Körperliche Untersuchung
Die körperliche Untersuchung soll sich nicht nur auf die arterielle Untersuchung der Extremitäten beschränken, sondern auch die Untersuchung des gesamten Herz-Kreislauf-Systems mit Frage nach sonstigen Manifestationen einer Arteriosklerose sowie eine allgemeine Ganzkörperuntersuchung mit Frage assoziierter Beeinträchtigungen durch nichtvaskuläre Begleiterkrankungen beinhalten, da diese Befunde für das therapeutische Gesamtkonzept maßgebliche Bedeutung besitzen.
- Pulsstatus
- Auskultation
- Hautveränderungen und trophische Läsionen
- Ödeme
- Blutdruckmessung
- Gehtests/Laufbandbelastung
- Lagerungsprobe nach Ratschow und Faustschlussprobe

■ Diagnostik

Labor
- Blutbild (Hämokonzentration, Polyglobulie, Polyzythämie? Thrombozythämie?)
- Nüchternblutzucker und postprandialer Blutzucker, HbA1c
- Urinstatus
- Serumkreatinin
- Lipidprofil (Gesamtcholesterin, HDL-Cholesterin, LDL-Cholesterin; Triglyzeride)

Technische Diagnostik
- Dopplerdruckmessung über den Fußarterien
- Oszillographie zur Dokumentation einer arteriellen Minderdurchblutung
- Morphologische Beurteilung des Gefäßes durch B-Bild-Sonographie
- Beurteilung der Strömungsverhältnisse mittels Duplexsonographie
- Arteriographie bzw. DAS zur genaueren Therapieplanung bei höhergradiger pAVK und vor lumeneröffnenden Maßnahmen oder chirurgischer Rekonstruktion

Biopsie
Bei Verdacht auf Arteriitis Haut-Muskel-Biopsie aus nicht-befallenem Gefäßabschnitt

■ Differenzialdiagnose
Neurologische Erkrankungen (z. B. radikuläre Schmerzen bei Wurzelirritationen und engem Spinalkanal, Polyneuropathien, neurologische Systemerkrankungen), orthopädischen Erkrankungen (z. B. Gonarthrosen, Coxarthrosen, Fußfehlhaltungen, Wirbelsäulenveränderungen), allgemeine internistische Krankheitsbilder.

Therapie

Sekundäre Prävention	Bewegungstherapie	Lumeneröffnende Maßnahmen	Pharmakologische Therapie
Risikofaktoren-Management, medikamentöse Thromboseprophylaxe	Gehtraining Rollübungen in den Sprunggelenken	PTA, Thrombolyse, Thrombendarteriektomie, Bypass-Operation	Prostaglandine Hämodilution Vasoaktive Substanzen

Tab. 1.35 Säulentherapie der pAVK.

Thrombolyse
Beschreibung
Lokale Thrombolyse über einen Katheter oder systemisch mit Streptokinase, Urokinase oder r-tPA zur Wiedereröffnung von Gefäßen auf mehrere Wochen nach dem Verschlussereignis

Indikation
Ab Stadium II, akute thombotische Verschlüsse

Kontraindikation
- Aktive innere Blutung
- Verdacht auf Aortenaneurysma
- Lange Reanimation
- Kopfverletzung
- Hirntumor
- Retinopathia diabetica
- Schwangerschaft
- Allergie gegen Medikament
- Schlaganfall (hämorrhagisch)
- Operation <2 Wochen

Komplikationen
Erhöhte Blutungsneigung, Gefahr intrazerebraler Blutung, allergische/anaphylaktische Reaktion v. a. nach Applikation von Streptokinase (besonders bei durchgemachtem Streptokokkeninfekt und vorausgegangener Streptokinase-Lyse innerhalb des letzten halben Jahres), Re-Okklusionen.

Therapie – operativ
Thrombendarteriektomie (TEA)
Beschreibung
Wiedereröffnung von kurzstreckigen Verschlüssen der Beinarterien mittels eines Ringstrippers, ggf. Gefäß-erweiterungsplastik mit Patch

Indikation
Stenosen im Bereich der A. iliaca oder A. femoralis, pAVK im Stadium III-IV

Komplikationen
Phlebothrombose, Lungenembolie, Nachblutung, Infektion, Verschlussrezidiv

Nachbehandlung
Antikoagulationsbehandlung mit Heparin und ASS

Bypass-Operation
Beschreibung
Umgehung des verschlossenen Gefäßes mittels autologer V. saphena magna oder einer Kunststoffprothese bei längerstreckigen Verschlüssen der Beinarterien. Anlegen eines aorto-bifemoralen Y-Bypass bei hohem infrarenalem Aortenverschluss mit Beteiligung der Aa. iliacae.

Indikation
pAVK im Stadium III–IV mit längerstreckigen Stenosen im Ober- und Unterschenkelbereich

Komplikationen
Restenosierung, Operationsletalität bei aorto-bifemoralem Y-Bypass 1 %

Nachbehandlung
Langfristige Thromboseprophylaxe mit Thrombozyten-Aggregationshemmern (ASS oder Clopidogrel).

Amputation
Indikation
Ultima ratio im Stadium IV, wenn Zu- und Abstromvolumen für eine Revaskularisation zu gering sind

■ Minimalinvasive Chirurgie (MIC)
Perkutane transluminale Angioplastie (PTA)
Beschreibung
Ballonkatheterdilatation, meist in Kombination mit Stentimplantation

Indikation
Ab Stadium II, kurzstreckige, wenig verkalkte Stenosen und Verschlüsse <10 cm Länge

Kontraindikation
Langstreckige Stenosen >10 cm Länge

Komplikationen
Dissektion der betroffenen Arterie mit erneutem thromboembolischem Ereignis, subkutane Stentthrombose, Re-Stenosierung (nach Ballondilatation bis 40 %, nach Stentimplantation <30 %)

Nachbehandlung
Langfristige Thromboseprophylaxe mit Thrombozyten-Aggregationshemmern (ASS oder Clopidogrel).

■ Prophylaxe
KHK-Diagnostik

■ Prognose
Natürlicher Verlauf
Abhängig vom Schweregrad und des Risikoprofils. Reduktion der Lebenserwartung um ca. 10 Jahre. 80 % der Patienten im Stadium III und IV der pAVK haben auch eine KHK und 50 % der Patienten arteriosklerotische Veränderungen der extrakraniellen Hirnarterien. 70 % der Patienten versterben am Herzinfarkt, 10 % am Schlaganfall.

Komplikationen
Akuter Extremitätenverschluss, Herzinfarkt, zerebraler Insult.

1.13.2 Arterielle Aneurysmen (I-71, I-72)

■ Grundlagen
Definition
Lokal begrenzte Ausweitung der Arterienwand

Epidemiologie
- Abdominelles Aortenaneurysma (AAA): ca. 1 % der Bevölkerung >50 Jahre, Häufigkeitsgipfel 6.–7. Lebensjahrzehnt
- Thorakales Aortenaneurysma: ca. 3/100.000/Jahr

Ätiologie
- Angeborene Aneurysmen (20 %) v. a. an den Hirnbasisarterien
- Atherosklerotische Aneurysmen (65 %) v. a. an der Aorta
- Aneurysma bei Medianekrose (8 %) z. B. Marfan-Syndrom
- Luetisches Aneurysma (3 %)

Lokalisation
Thorakales Aortenaneurysma: Aorta ascendens – Aortenbogen – Aorta descendens
Abdominelles Aortenaneurysma: >95 % infrarenal

Assoziierte Erkrankungen
Marfan-Syndrom, Ehlers-Danlos-Syndrom, Takayasu-Arteriitis, Lues

Pathogenese
Angeboren bzw. atherosklerotisch

Risikofaktoren
Siehe Risikofaktoren der Atherosklerose (pAVK)

Einteilung/Klassifikation
- Aneurysma verum: echtes Aneurysma (80 %): sack- oder spindelförmige Ausweitung der gesamten Arterienwand
- Aneurysma spurium: falsches Aneurysma (selten, jedoch zunehmend durch vermehrte Herzkatheteruntersuchungen). Einriss oder Perforation der gesamten Gefäßwand mit Ausbildung einer paravaskulären Aneurysmawand aus perivaskulärem Gewebe
- Aneurysma dissecans: dissezierendes Aneurysma (15–20 %). Einriss der Intima mit Entwicklung eines intramuralen Hämatoms und Längsspaltung der Gefäßwand mit Ausbildung eines zweiten Gefäßlumens meist im Bereich der Media

■ Klinik

Anamnese
Meist asymptomatisch
- bei intrarenalen Bauchaortenaneurysmata: Abdominal- und Rückenschmerzen, Druckempfindlichkeit, pulsierende Empfindungen
- bei Aneurysmata der Aorta ascendens bzw. Aortenbogen: Dysphagie (Einengung Ösophagus), Dyspnoe (Kompression Trachea), Heiserkeit (Schädigung N. recurrens), Horner-Syndrom (Sympatikusschädigung)

 Merke: Auftreten von Symptomen deutet auf eine drohende Ruptur hin → dringliche Operationsindikation!

Körperliche Untersuchung
Asymptomatische Aneurysmata sind meist Zufallsbefunde bei Ultraschall- oder Röntgenuntersuchungen. Manchmal können z. B. Bauchaortenaneurysma bei schlanken Menschen bei der körperlichen Untersuchung palpiert werden.

■ Diagnostik

Bildgebende Verfahren
- Duplex-Sonographie, CT/MRT, Echokardiographie bei proximalen Aortenaneurysmata
- Präoperativ: Arteriographie bzw. DSA zur Abklärung der genauen Gefäßverhältnisse

 Achtung: Gefahr der Ruptur oder Ablösung von thrombotischem Material!

■ Differenzialdiagnose
Herzinfarkt, Lungenembolie, akutes Abdomen

Therapie – konservativ
Bei Aneurysmata unter 5 cm Durchmesser ohne Symptome besteht keine Operationsinndikation: regelmäßige Kontrolle, Sicherstellung normaler Blutdruckwerte.

Therapie – operativ
- Abdomelles Aortenaneurysma: aorto-biiliakale Y-Prothese (s. Kap. 1.13.3)
- Thorakales Aortenaneurysma: Dacron-Pprothese

Prophylaxe
Konsequente Hypertoniebehandlung, regelmäßige Sonographiekontrollen

Prognose
Natürlicher Verlauf
- Durchmesser <5 cm: Rupturrisiko 3% pro Jahr
- Durchmesser >5 cm: Rupturrisiko 10% pro Jahr

> Achtung: Patienten mit arteriellem Aneurysma haben eine doppelt so hohe kardiovaskuläre Mortalität wie eine Vergleichsgruppe ohne Aneurysmata.

Komplikationen
Aortendissektion, Ruptur mit Massenblutung (Schock), Thrombosierung mit Gefäßverschluss, periphere Embolien, Horner-Syndrom, Heiserkeit, Dysphagie oder Atemwegsobstruktion (s. o.)

1.13.3 Aortendissektion (I-71.0)

Grundlagen
Synonyme
Aneurysma dissecans (AD), akutes Aortensyndrom

Definition
Entstehung von zwei Lumen durch Aufsplitterung der Wandschichten der Aorta im Mediabereich infolge eines Intimaeinrisses

Epidemiologie
Inzidenz: 3/100.000/Jahr, meist im Alter >50 Jahre
Ausnahme Marfan-Syndrom: Häufigkeitsgipfel bei 30 Jahren

Ätiologie und Risikofaktoren
- Arterielle Hypertonie (70 %)
- Marfan-Syndrom
- Zustand nach Aortenklappenersatz, Korrektur einer Aortenisthmusstenose
- Aortitis (z. B. Takayasu-Syndrom)

Lokalisation
Siehe Einteilung des Aortenaneurysmas

Genetik
Marfan-Syndrom: autosomal-dominant vererbter Defekt des Fibrillin-1-Gens mit Bindegewebsschwäche

Assoziierte Erkrankungen
Marfan-Syndrom, Hypertonie, Takayasu-Syndrom, Lues

Pathologischer Befund
Bei Marfan-Syndrom zystische Medianekrose im Bereich der Aorta thoracalis

Einteilung/Klassifikation
- **Stanford-Klassifikation**:
  - Proximaler Typ A (60 %): Aortenbogenbereich bis Einschluss der Aorta ascendens
  - Distaler Typ B (40 %): Aorta descendens
- **Einteilung nach De Bakey**:
  - Typ I (50–60 %): Dissektion der gesamten Aorta ascendens und descendens bis zur Bifurkation, ggf. Einbeziehung der Viszeral-, Nieren- und Beckenarterien
  - Typ II (10–20 %): nur Aorta ascendens
  - Typ III (30–40 %): nur Aorta descendens (distal des Subklavia-Abgangs

■ Klinik
Meist zunächst asymptomatisch, oft Zufallsbefund bei Echo, Röntgen, CT, MRT

 Achtung: Bei Auftreten von Symptomen besteht eine dringliche Operationsindikation, da sie Zeichen einer drohenden Ruptur sind!

Anamnese
- Thorax-, Abdominal- und/oder Rückenschmerzen: Typ A: v. a. retrosternal, Typ B: v. a. Rücken mit Ausstrahlung ins Abdomen
- Druckempfindlichkeit, pulsierende Empfindungen
- Dyspnoe (Kompression der Trachea)
- Dyphagie (Kompression des Ösophagus)
- Heiserkeit (Schädigung des N. recurrens)
- Horner-Syndrom (Schädigung des Sympathikus)

Körperliche Untersuchung
- **Palpation**: pulsierender Tumor (bei schlanken Patienten); Puls- und Druckdifferenz der Arme (Typ A)
- **Auskultation**: diastolisches Herzgeräusch bei komplizierender Aorteninsuffizienz (Typ A)

■ Diagnostik
- Duplexsonographie, CT bzw. MRT. Bei proximalem Typ zusätzlich Echokardiographie.
- Angiographie oder DSA: zur Abklärung der genauen Gefäßverhältnisse präoperativ

■ Differenzialdiagnose
Herzinfarkt, Lungenembolie, akutes Abdomen

■ Therapie – konservativ
Intensivstation! Blutdrucksenkung auf systolische Werte um 100 mmHg (z. B. Betablocker i.v.). Analgesie (Morphin 5–10 mg i.v.)

■ Therapie – operativ
Aorto-biiliakale Y-Prothese
Beschreibung
Resektion des Aneurysmas und Rekonstruktion der Strombahn durch Einbau einer Kunststoffprothese

Indikation
- Absolute Indikation bei Typ I und II de Bakey bzw. Typ A, relative Indikation bei Typ B
- Bei asymptomatischem Befund ab Gefäßdurchmesser von 5 cm
- Bei rascher Progredienz und klinischen Symptomen bei kleineren Durchmessern (Rupturgefahr!)

Komplikationen
Letalität 5–30 %

■ Prophylaxe
Regelmäßige Verlaufskontrolle mit bildgebenden Verfahren (z. B. ¼-jährlich Abdomensonographie)

■ Prognose

Natürlicher Verlauf
Hohe Mortalität bei Aortendissektion Typ I und II de Bakey: Nur 50 % der Patienten überleben unbehandelt die ersten 48 h. Ohne Operation versterben 80 % innerhalb von 2 Wochen an Aortenruptur.

Komplikationen
Aortenruptur mit Massenblutung und Schock, Thrombosierung mit Gefäßverschluss, periphere Embolien

1.13.4 Lungenembolie (I-26.9)

■ Grundlagen

Definition
Verschluss von Lungenarterien durch eingeschwemmten Thrombus

Epidemiologie
Häufig! 1–2 % der stationären Patienten

Ätiologie
>90 % Embolisation eines Thrombus aus dem Einzugsbereich der V. cava inferior (TVT der Bein- und Beckenvenen)
Selten Thromben aus dem rechten Herzen oder aus der V. cava superior (z. B. bei liegendem ZVK, Polytrauma mit Fettembolie u. a.)

Lokalisation
Typische Lokalisation: rechter Unterlappen (A. pulmonalis rechts)

Genetik
Siehe Kap. 1.14.3; TVT: erbliche Thrombophilie-Neigung

Pathogenese
- Plötzlicher Verlegung eines Lungenarterienastes → akuter Anstieg des Lungengefäßwiderstandes → akute Rechtsherzbelastung → Rechtsherzdilatation und -insuffizienz → Abfall des Herzzeitvolumens → Blutdruckabfall mit Kreislaufschock
- Freisetzung vasokonstriktorischer Mediatoren (Thromboxan, Serotonin) → weitere Widerstandserhöhung

Pathophysiologie
- Zunahme des intrapulmonalen Totraumvolumens, da der betroffene Lungenabschnitt belüftet, jedoch nicht perfundiert ist → arterielle Hypoxämie
- Bei ausgedehnter Lungenembolie und v. a. bei gleichzeitig bestehender Linksherzinsuffizienz Entwicklung eines Lungeninfarktes durch Nekrose des nicht durchbluteten Lungengewebes
- Durch reaktive Hyperventilation Abfall des CO_2 im Blut → respiratorische Alkalose → Abfall des ionisierten Kalziums → verstärkte Muskelerregbarkeit

Risikofaktoren
Siehe Kap. 1.14.3

Einteilung/Klassifikation

Stadium I	Stadium II	Stadium III	Stadium IV
Evtl. leichte Dyspnoe, thorakaler Schmerz	Akute Dyspnoe, Tachypnoe, Tachykardie, thorakaler Schmerz, Zyanose, Synkope		Zusätzlich Schocksymptomatik
pO_2 normal	pO_2 normal bis vermindert	<70 mmHg	<60 mmHg
RR normal	RR normal bis vermindert	RR vermindert	RR stark vermindert
Verschluss peripherer Äste	Verschluss von Segmentarterien	Verschluss eines Pulmonalarterienastes	Verschluss eines Pulmonalarterien-Hauptstamms

Tab. 1.36 Stadieneinteilung der Lungenembolie.

■ Klinik

Anamnese
- Thoraxschmerzen, Dyspnoe, Husten
- Angst, Beklemmungsgefühl
- Parästhesien (Kribbeln, Ameisenlaufen)
- Frühere Thromboembolien
- Hereditäre Thrombophilie
- Vorausgegangene Immobilisation (Langstreckenflug?)
- Gravidität, Einnahme von Kontrazeptiva, Hormonersatztherapie
- Nikotinabusus, Medikamente

Körperliche Untersuchung
Kompletter internistischer Herzlungenstatus: Tachykardie, Lungen meist auskultatorisch frei

■ Diagnostik

Labor
- CRP, Fibrinogen, Thrombozyten ↑
- PTT, TZ ↓
- D-Dimere (nur Ausschlussdiagnostik!!!)
- Blutgasanalyse: pO_2 und pCO_2 erniedrigt.

 Tipp: Ein normales pO_2 schließt nur eine schwere Lungenembolie (Stadium III und IV) aus.

Technische Diagnostik
- **EKG**: Sinustachykardie (90 %); akute Rechtsherzbelastung (10 %): $S_I Q_{III}$-Typ, inkompletter Rechtsschenkelblock, P-pulmonale
- **Röntgen Thorax:** meist unauffälliger Befund, evtl. gestaute A. pulmonalis, einseitiger Zwerchfellhochstand, lokale periphere Aufhellungen (Westermark-Zeichen), keilförmige Infiltrate
- **Herz-Echo**: evtl. Zeichen der Druckbelastung des rechten Ventrikels
- **Spiral-CT**: Darstellung zentraler und größerer peripherer Thromben
- **Lungenperfusionsszintigraphie**: Detektion von Perfusionsdefekten als Folge der Embolie

- **Pulmonalisangiographie**: sicherste Methode zum Nachweis einer Lungenembolie durch Darstellung der A. pulmonalis bis zu den Segmentarterien

> Merke: Ein Normalbefund in der Lungenperfusionsszintigraphie schließt signifikante Embolie aus, jedoch häufig falsch-positive Befunde. Daher immer Vergleich mit aktuellen Röntgen-Thorax-Bildern!

■ Differenzialdiagnose
- Akute Dyspnoe: Lungenödem, Asthmaanfall, Spontanpneumothorax, psychogene Hyperventilation
- Akute thorakale Schmerzen: Myokardinfarkt, Angina pectoris, Perikarditis, Pleuritis, Aortendissektion
- Akute Oberbauchschmerzen: Gallenkolik, Ulkusperforation, Pankreatitis, Hinterwandinfarkt
- Hämatopnoe, Blutung aus Nasen-Rachenraum, Ösophagus, Magen, Lunge

> Achtung: Bei jeder im Krankenhaus auftretenden pulmonalen Infiltration an Lungenembolie bzw. Lungeninfarkt denken!

■ Therapie – konservativ
Symptomatische Akuttherapie und Verhinderung von Komplikationen
- Halbsitzende Lagerung
- Vorsichtiger schonender Transport
- Sedierung: 5 mg Diazepam langsam i.v.
- O_2-Nasensonde
- Zentralvenöser Zugang (Messung von ZVD und Pulmonalisdruck)
- Bolusgabe von 5–10.000 IE Heparin i.v.
- Ggf. Schockbehandlung und Reanimation: Dopamin 2–6 μg/kg/min)

Rekanalisierungstherapie
- Stadium I–II: therapeutische Heparinisierung mit unfraktioniertem oder fraktioniertem Heparin für 7–10 Tage, überlappender Beginn mit Marcumar
- Stadium II–IV: Fibrinolyse oder operative Embolektomie bei Versagen aller konservativer Maßnahmen

■ Prophylaxe
Rasche postoperative Mobilisation. Marcumartherapie über mindestens 6 Monate. Bei persistierenden Risikofaktoren unbegrenzte Behandlung

■ Prognose
Natürlicher Verlauf
Stadium I–II meist nicht tödlich. Letalität in Stadium III 25 %, in Stadium IV >50 %). Die Rezidivquote beträgt >30 %.

Komplikationen
Pleuritis, Pleuraerguss, Lungeninfarkt mit Hämoptyse, Infarktpneumonie, Abszessbildung, Rechtsherzversagen, Embolierezidive, chronisches Cor pulmonale bei rezidivierenden Lungenembolien

1.13.5 Akuter Extremitätenverschluss (Arme: I-74.2/Beine: I-74.3)
■ Grundlagen
Definition
Akuter Verschluss einer Extremitäten-versorgenden Arterie durch eine Thrombus oder Embolie

Epidemiologie
Häufigster angiologischer Notfall!

Ätiologie
- 70 % Embolien: In 90 % ist die Emboliequelle das Herz (Infarkt, Vorhofflimmern, Klappenfehler, Aneurysmen, Endokarditis), 10 % aus atherosklerotischen Plaques der Aorta oder A. iliaca oder aus arteriellen Aneurysmen
- 20 % arterielle Thrombosen auf dem Boden einer pAVK
- 10 % andere Ursachen: Gefäßkompression von außen, traumatisch, Arterienprothesen, Arteriitis, heparininduzierte Thrombozytopenie Typ II, Östrogentherapie

Lokalisation
- A. femoralis (50 %)
- A. iliaca (15 %)
- A. poplitea (13 %)
- Aorta, A. axillaris (je 8 %)
- A. brachialis (6 %)
- A. tibialis, A. fibularis (je 3 %)
- A. radialis, A. ulnaris (je 1 %)

Risikofaktoren
Siehe Kap. Risikofaktoren der Lungenembolie bzw. TVT

■ Klinik

 Merke: Komplettes Ischämiesyndrom: 6 „P":
- Pain: plötzlicher, sehr starker Schmerz
- Paleness: Blässe und kalte Haut
- Paresthesia: Missempfindung
- Pulselessness: Pulslosigkeit
- Paralysisa: Bewegungsunfähigkeit
- Prostration: Schock

Anamnese
Kardiale Vorerkrankungen? Schaufensterkrankheit? Plötzlicher oder langsamer Beginn

 Merke: Embolie = plötzlicher Beginn + kardiale Vorerkrankung. Thrombose = langsamer Beginn + bekannte pAVK

Schmerzlokalisation: Ischämischmerz und Pulslosigkeit projizieren sich distal der Stenose

Körperliche Untersuchung
Klinischer Status inklusive Pulsstatus (Etagenlokalisation) und Blutdruckmessung am Knöchel

■ Diagnostik
- EKG: Vorhofflimmern?
- Farbduplex-Sonographie, ggf. Arteriographie/DSA

■ Differenzialdiagnose
Phlegmasia coerulia dolens

■ Therapie
- i.v. Zugang, Volumensubstitution
- 10.000 IE Heparin i.v.
- Analgetika i.v., z. B. 5–10 mg Morphin
- Extremität tief lagern und Watteverband
- Revaskularisierung innerhalb von 6 h: Embolektomie mit Forgaty-Katheter, Fibrinolyse
- Postoperative Heparinisierung und ASS-Therapie

■ Prophylaxe
Emboliequelle aufsuchen und beseitigen, arteriosklerotische Risikofaktoren ausschalten, Antikoagulation mit Marcumar bei rezidivierenden Embolien

■ Prognose
Komplikationen
Schock, ischämische Nekrose

Torniquet-Syndrom (Stauschlauch-Syndrom): Bei kompletter Ischämie über 6–12 h kann nach Reperfusion eine Rhabdomyolyse auftreten mit metabolischer Azidose, Hyperkaliämie, Myoglobinurie und akutem Nierenversagen.

1.13.6 Raynaud-Syndrom (I-73.0)

■ Grundlagen
Synonyme
Morbus Raynaud, Raynaud-Phänomen

Definition
Primäres Raynaud-Syndrom: durch Kälte oder Emotionen ausgelöste anfallsartige, schmerzhafte Vasospasmen der Finger, Dauer bis maximal 30 min

Sekundäres Raynaud-Syndrom: Raynaud-Syndrom als Folge einer Grunderkrankung, in deren Rahmen es zu organischen Digitalarterienveränderungen kommt.

Epidemiologie
Prävalenz: 3 %, Frauen : Männer = 5:1, Manifestationsalter meist 20–40 Jahre

Ätiologie
- **Primäres Raynaud-Syndrom**: unklar, ggf. konstitutionelle Faktoren, Störungen der Gefäßinnervation
- **Sekundäres Raynaud-Syndrom**:
  - Kollagenosen
  - pAVK
  - Periphere Embolien bei Herzerkrankungen
  - Neurologische Krankheiten: Lähmung der Gefäßinnervation nach Apoplex, Poliomyelitis oder Morbus Sudeck
  - Hyperviskositäts-Syndrom bei Polycythaemia vera, Thrombozytose, Makroglobulinämie Waldenström u. a.
  - Medikamentenwirkung: ergotaminhaltige Pharmaka, Betablocker, Zytostatika
  - Traumata: Vibrationstrauma, lokale Verletzungen, Elektrounfälle, Erfrierungen

Lokalisation
Meist Finger 2–5, der Daumen ist meist nicht betroffen. Selten sind nur einzelne Finger betroffen.

Pathogenese
Störungen der Gefäßinnervation führen bei lokalen Kältereizen oder emotionalem Stress zu digitalen Durchblutungseinschränkungen mit vasospastischer Konstriktion. Der Kältereiz ist meist inadäquat.

■ Klinik
Anamnese
3-phasiger Ablauf der Ischämie („Trikolore-Phänomen"): Blässe (weiße Finger), Zyanose (blaue Finger), Reaktive Hyperämie (rote Finger)
Ruheschmerzen (bei sekundärem Raynaud-Syndrom)

Körperliche Untersuchung
- Inspektion: trophische Störungen bis hin zu Nekrosen an den Fingerkuppen (bei sek. Raynaud-Syndrom)
- Kälteprovokationstest: kaltes Handbad
- Faustschlussprobe: lokalisiert verzögerter Bluteinstrom, ggf. Abblassen einzelner Finger
- Allen-Test

■ Diagnostik
Diagnosekriterien für das primäre Raynaud-Syndrom:
- Symmetrischer Fingerbefall
- Keine Nekrosen
- Auslöser: Kälte, emotionaler Stress
- Bestehen der Symptome >2 Jahre ohne Nachweis einer Grunderkrankung

Labor
Ausschluss eines sekundären Raynaud-Syndroms:
- BSG, CRP
- Blutbild, Eiweiß- und Immunelektrophorese
- Kälteagglutinine, Kryoglobuline
- Antikörper-Nachweis (z. B. ANA, anti-DNS-Antikörper, Anti-SLC u. a.)

Technische Diagnostik
Kapillarmikroskopie: Erhöhung des Kapillardurchmessers

■ Differenzialdiagnose
Embolie (Ischämiedauer >30 min), pAVK

■ Therapie – konservativ
- Kälteschutz
- Physikalische Maßnahmen wie ansteigende warme Bäder, kreislaufaktivierendes sportliches Training
- Nitroglycerin-Salbe und Nifedipin oder Lorsartan p.o. (cave: Blutdruckabfall!)

1.14 Erkrankungen des venösen Gefäßsystems

1.14.1 Varikose (I-83.9)

■ Grundlagen

Synonyme
Krampfadern

Definition
Schlängelung und Knäuelbildung durch sackförmig oder zylindrisch erweiterte, oberflächliche Venen (Varizen)

Epidemiologie
20 % der Erwachsenen, Frauen : Männer = 3:1; Erstmanifestation meist 3. Lebensjahrzehnt

Ätiologie
- Familiäre Disposition
- Alter
- Stehende oder sitzende Tätigkeit

Lokalisation
- Stamm- und Seitenastvarikose: V. saphena magna (mediale Ober- und Unterschenkelseite) und V. saphena parva (Rückseite Unterschenkel)
- Perforansvarikose
- Retikuläre Varikose: netzartig lokalisierte Venenektasien v. a. in der Kniekehle und an der Außenseite von Ober- und Unterschenkel
- Besenreißervarizen: Spinnennetzartige kleinste Varizen v. a. am dorsalen Oberschenkel

Pathogenese
- Insuffiziente Venenklappen
- Venenwandschwäche
- Insuffiziente Muskelpumpe bei körperlicher Inaktivität

Pathophysiologie
Strömungsumkehr des Blutes bei Schlussunfähigkeit der Venenklappen epifaszialer Venen: Entstehung eines pathologischen venösen Kreislaufs in den Beinen, an dessen sog. proximalen Insuffizienzpunkt (Punkt, an dem die variköse Degeneration mit einer suffizienten Klappe beginnt) das Blut nicht mehr in die tiefen Beinvenen, sondern retrograd in die V. saphena magna zum distalen Insuffizienzpunkt (wo die Degeneration endet) geleitet wird.

Risikofaktoren
Adipositas, chronische Obstipation, Schwangerschaft. Hormonelle Antikonzeption, stehender Beruf

Einteilung/Klassifikation

Stadium	Klinik
Stadium I	Keine Beschwerden, nur kosmetisch störend
Stadium II	Stauungsgefühl, nächtliche Krämpfe, Parästhesien
Stadium III	Ödem, Hautinduration, Pigmentierung, abgeheiltes Ulcus cruris
Stadium IV	Ulcus cruris venosum

Tab. 1.37 Stadieneinteilung der Varikosis nach Marshall.

■ Klinik

Anamnese
- Müdigkeits-, Schwere- und Spannungsgefühl in den Beinen (Besserung im Liegen und bei Bewegung)
- Abendliche Knöchelödeme
- Juckreiz und Druckgefühl
- Nächtliche Fuß- und Wadenkrämpfe
- Familiäre Belastung
- Risikofaktoren (Beruf, Anzahl Schwangerschaften)

Körperliche Untersuchung
- Inspektion und Palpation der betroffenen Gefäße und von Faszienlücken an den Durchtrittsstellen der insuffizienten Venen
- Venenfunktionstests: Trendelenburgtest, Perthes-Test

■ Diagnostik
- **Duplexsonographie**: Prüfung der Durchgängigkeit der tiefen Beinvenen, Prüfung auf Suffizienz der Venenklappen der Stammvenen
- **Phlebographie**: bildliche Darstellung aller Einzelheiten des Rezirkulationskreises

Therapie – konservativ
- Kompressionsstrümpfe
- Stehende Tätigkeiten vermeiden
- Physiotherapie
- Tonisierende Medikamente: Rosskastanienextrakt

Therapie – operativ
Krossektomie oder Venenstripping

Beschreibung
Krossektomie: Unterbindung aller Venenäst am Venenstern in der Leiste, um Rezidive zu verhindern
Venenstripping: Entfernung aller insuffizienten Anteile eines Rezirkulationskreises

Indikation
Symptomatische Varikosis

Kontraindikation
Nicht vorhandene Durchgängigkeit des tiefen Beinvenensystems

Komplikationen
Rezidive

Minimalinvasive Chirurgie (MIC)
Sklerosierung

Beschreibung
Injektion eines Verödungsmittels in die Varize mit anschließender Anlage eines Kompressionsverbandes für mehrere Tage

Indikation
Seitenast- und retikuläre Varikose sowie Besenreißer

Komplikationen
Varikophlebitis, Pigentierung der Haut, Gangrän bei versehentlicher Injektion in ein arterielles Gefäß, Rezidivrate >50 % in 5 Jahren

Nachbehandlung
Durch hohe Rezidivrate meist Wiederholung der Behandlung alle 1–2 Jahre notwendig

Prognose
Natürlicher Verlauf
Bei sorgfältig durchgeführter Operation geringe Rezidivrate (<5 %)

Komplikationen
Thrombophlebitis, tiefe Beinvenenthrombose, Lungenembolie, chronisch venöse Insuffizienz, Ulcus cruris venosum

1.14.2 Thrombophlebitis (I-80.0)

Grundlagen
Definition
Entzündung der oberflächlichen Venen mit thrombotischer Verlegung der betroffenen Gefäße

Ätiologie
- 90 % an den Beinen: meist bei vorbestehenden Varizen der V. saphena magna oder parva
- An den Armen: meist durch infizierte Venenverweilkanülen oder durch Injektion/Infusion hyperosmolarer Lösungen bzw. intimareizende Medikamente

Pathogenese
- Meist abakterielle Entzündung durch Intimaschädigung, z. B. mechanisch durch Trauma, Verweilkanülen oder intimareizende Medikamente
- Bakterielle Entzündung durch Verschleppung von infektiösem Material in die Vene, z. B. bei i.v. Drogenabusus

Risikofaktoren
Venenkatheter, Drogenabusus, intimareizende Medikamente

■ Klinik
Druckschmerzhafte, strangförmig verdickte Vene mit geschwollener, geröteter und überwärmter Umgebung. Selten Allgemeinbeschwerden mit Fieber

■ Diagnostik
Labor
Ggf. Entzündungsparameter im Blut

Technische Diagnostik
Duplexsonographie zum Ausschluss eines Thrombuszapfens aus der V. saphena magna über die Crosse in die V. femoralis superficialis

■ Differenzialdiagnose
Tiefe Beinvenenthrombose

■ Therapie – konservativ
- Mobilisation
- Ggf. Ursachen beseitigen: Kanülen, Verweilkatheter etc.
- Kompressionsverband
- Antiphlogistika bei starken Schmerzen (z. B. Diclophenac)
- Ggf. antiseptische Umschläge
- Bei Fieber Staphylokokken-wirksames Antibiotikum

! Achtung: keine Bettruhe! Gefahr eines apositionellen Thrombuswachstums bis ins tiefe Venensystem

Indikation zur low dose Heparinisierung:
- Thrombophlebitis der V. saphena magna (Gefahr der aszendierenden Thrombose)
- Bettlägerige Patienten

■ Prophylaxe
Therapie kausaler Varizen, Vorsichtsmaßnahmen bei Injektionen und Infusionen, Verweilkatheter nur so lange wie notwenig belassen

■ Prognose
Natürlicher Verlauf
In der Regel klingt die Entzündung nach 1–2 Wochen spontan ab. Der Venenstrang kann noch monatelang als verhärteter Strang tastbar bleiben.

Komplikationen
Septische Thrombophlebitis bei Infektion des Thrombos, z. B. mit Staphylococcus aureus

1.14.3 Tiefe Venenthrombose (I-80.2)

■ Grundlagen

Synonyme
TVT, Phlebothrombose, DVT: deep venous thrombosis

Definition
Gerinnselbildung in einer tiefen, intrafaszialen Beinvene, die das betroffene Gefäßsegment partiell oder vollständig einengt und damit den geregelten Abfluss des Blutes stört.

 Tipp: Sonderform: Phlegmasia coerulia dolens: fulminante tiefe Venenthrombose mit nachfolgend gestörter arterieller Durchblutung

Epidemiologie
Risiko einer TVT ist vom Alter und den vorhandenen Risikofaktoren abhängig: <60 Jahre: 1:10.000, >60 Jahre: 1:100

Ätiologie
Angeborene Thrombophilie, Immobilisation, postoperativ, Lebererkrankungen (Vitamin-K-Mangel), maligne Erkrankungen, Zytostase, Sepsis mit Verbrauchskoagulopathie

Lokalisation
>90 % der Thrombosen entstehen in den Becken- und Beinvenen und der V. cava inferior (V. iliaca 10 %, V. femoralis 50 %, V. Poplitea 20 %, Unterschenkelvenen 20 %). <25 % entstehen in den Venen der oberen Extremität.

Genetik
Hereditäre Thrombophilie:
- APC-Resistenz/Faktor-V-Leiden-Mutation (30 %): gestörte Inaktivierung von Faktor Va durch aktiviertes Protein C
- Prothrombin-G20210A-Mutation auf Chromosom 11 (7 %): erhöhter Plasma-Prothrombin-Mangel
- Antithrombin-III-Mangel (1 %)
- Mutation des Gens für Methylen-Tetrahydrofolat-Reduktase (MTHFR677TT-Mutation) (>10 %); Hyperhomozysteinämie als Folge
- Protein-C-Mangel (3 %): verminderte Inaktivierung von Faktor Va und VIIIa
- Protein-S-Mangel (2 %): verminderte Protein-C-Aktivität infolge verminderter Aktivität des Kofaktors

Pathogenese
Virchowsche Trias:
- Gefäßwandveränderungen: entzündlich, traumatisch, Infusion hypertoner Lösungen und von Zytostatika
- Veränderungen der Blutzusammensetzung
  Hyperkoagulabilität, z. B. bei APC-Resistenz, AT-III-Mangel, Protein-C- oder -S-Mangel, Phospholipidantikörper, Polyglobulie, Thrombozytosen etc.
- Verlangsamung der Strömungsgeschwindigkeit, Immobilisation, langes Sitzen, Herzinsuffizienz, lokale Abflussbehinderung z. B. durch Tumoren

 Merke: 10–20 % der Thrombosepatienten haben ein Karzinom, v. a. Pankreas, Lunge, Nieren, Ovar und Testis!

Pathologischer Befund
- Abscheidungsthrombus
  - Durch Adhäsion und Aggregation von Thrombozyten an einem Endotheldefekt
  - Fest an Gefäßwand haftend, nicht das ganze Lumen ausfüllend
  - Erythrozytenarm (weißer Thrombus)
- Gerinnungsthrombus
  - Durch Strömungsverlangsamung abgesetzter Thrombus
  - Keine feste Haftung an der Gefäßwand, das Lumen komplett ausfüllend
  - Erythrozytenreich (roter Thrombus)

Risikofaktoren
Frühere Thromboembolien, Varikosis, Gerinnungsstörungen, hereditäre Thrombophilie, Östrogene (Gravidität, Kontrazeptiva etc.), weibliches Geschlecht, Nikotinabusus, höheres Lebensalter, postoperative Zustände, Frakturen, Verletzungen der Beine und des Beckens, Immobilisation

Einteilung/Klassifikation
- Bein- und Beckenvenenthrombose
- Isolierte Beckenvenenthrombose: selten, hohe Emboliegefahr
- Arm- und Schultervenenthrombose: Paget-von-Schroetter-Syndrom: Thrombose der V. axillaris oder V. subclavia

■ Klinik

Anamnese
- Spannungsgefühl, „Muskelkater" in den Extremitäten, v. a. bei Tieflagerung
- Frühere Thromboembolien
- Hereditäre Thrombophilie
- Vorausgegangene Immobilisation (Langstreckenflug?)
- Gravidität, Einnahme von Kontrazeptiva, Hormonersatztherapie
- Nikotinabusus, Medikamente

Körperliche Untersuchung
Geschwollene, überwärmte, livide verfärbte Extremität distal der Thrombose
- Meyer-Zeichen: Wadenkompressionsschmerz
- Payr-Zeichen: Fußsohlenkompressionsschmerz
- Homans-Zeichen: Wadenschmerz bei Dorsalflexion des Fußes

■ Diagnostik

Labor
Blutbild, Quick/INR, PTT, D-Dimere

> Merke: Normalwerte der D-Dimere (<0,2–0,5 mg/l) machen eine frische Thrombose unwahrscheinlich. Erhöhte Werte findet man bei frischer Thrombose oder Thromboembolie, aber auch postoperativ, bei akuten Infektionen oder Tumoren.

Erweiterte Diagnostik nach prokoagulatorischen Faktoren, v. a. bei jungen Patienten, bei Rezidiven und positiver Familienanamnese:
- APC-Resistenz
- Homozystein
- Protein C und S

Technische Diagnostik
- **Sonographie**: Inkompressibilität der betroffenen Vene bei mäßigem externen Druck, vergrößerter Venendurchmesser, Binnenechos im Venenlumen
- **Phlebographie**: sicherer Ausschluss bzw. Nachweis

Tumorsuche (v. a. bei Patienten >50 Jahre): unterer Gastrointestinaltrakt, Prostata, gynäkologische Untersuchung

■ Differenzialdiagnose
Thrombophlebitis, Erysipel, Lymphödem

■ Therapie – konservativ

Basistherapie
Kompressionstherapie: Bein wickeln, später Kompressionsstrümpfe nach Maß. Kontraindikation: schwere pAVK, Phlegmasia coerulia dolens. Nach Vollantikoagulation und Beinwicklung früh Mobilisieren

Antikoagulation
- Heparin: therapeutische Heparinisierung mit fraktioniertem bzw. unfraktioniertem Heparin bis der unter oraler Antikoagulation der therapeutische Quick/INR 2 Tage lang besteht
- Marcumar: Beginn in den ersten 48 h (bei fehlenden Kontraindikationen), Dosistitrierung bis INR 2,0–3,0. Behandlungsdauer: <60 Jahre: 3–6 Monate, >60 Jahre: 6–12 Monate. Rezidiv: Dauerbehandlung

Thrombolyse

Beschreibung
Reperfusionstherapie mit Aktivatoren der Fibrinolyse zur Prävention des postthrombotischen Syndroms (s. Tab. 1.11, S. 22)

Indikation
Achtung: strenge Indikationsstellung der Thrombolyse!
- Phlegmasia coerulia dolens
- Mehrtagethrombose
- Frische Thrombose (<7–10 Tage) mit massiver Schwellung
- Lungenembolie Stadium III und IV (s. u.)
- Lebenserwartung >10 Jahre

Kontraindikation
- Aktive innere Blutung
- Verdacht auf Aortenaneurysma
- Lange Reanimation
- Kopfverletzung
- Hirntumor
- Retinopathia diabetica
- Schwangerschaft
- Allergie gegen Medikament
- Schlaganfall (hämorrhagisch)
- Operation <2 Wochen

Durchführung
Intravenöse Gabe als systemische Lyse; in speziellen Fällen intraarteriell über einen Katheter als lokale Lyse. Eine begleitende Heparintherapie verbessert die Lyseergebnisse bei tPA/rPA-Einsatz.

Komplikationen
Erhöhte Blutungsneigung – Gefahr intrazerebraler Blutung, allergische/anaphylaktische Reaktion v. a. nach Applikation von Streptokinase (besonders bei durchgemachtem Streptokokkeninfekt und vorausgegangener Streptokinaselyse innerhalb des letzten halben Jahres), Auftreten von Reperfusionsarrhythmien, Re-Okklusionen.

Nachbehandlung
Antikoagulation mit Heparin, Beeinflussung von Risikofaktoren

Therapie – operativ

Thrombektomie

Beschreibung
Entfernung des Thrombus mittels Forgaty-Katheter und Anlage einer temporären arteriovenösen Fistel zur Prophylaxe einer Re-Thrombose

Indikation
Phlegmasia coerulia dolens, V.-cava-Thrombose, deszendierende Beinvenenthrombose bei Kontraindikation gegen eine Lysetherapie.

Durchführung
Nach querer Venotomie wird ein Katheter über den Thrombus in den V. cava geschoben und oberhalb des Thrombus geblockt. Anschließend wird ein zweiter Ballonkatheter unterhalb des Thrombus platziert. Thrombektomie durch Rückzug der Katheter und Auswickeln der Beine von distal nach proximal

Komplikationen
Letalität 3 %

Minimalinvasive Chirurgie (MIC)

Vena-cava-Schirm

Beschreibung
Einsatz eines Schirmchens in die V. cava inferior, welcher den Durchstrom von Thromben aus der unteren Körperhälfte verhindert. Aufgrund der Kammform kann Blut weiterhin durch die V. cava strömen.

Indikation
Bei kontraindizierter Antikoagulation zur Prävention einer Lungenembolie

Prophylaxe
Antikoagulation, Beeinflussung von Risikofaktoren, Therapie einer Herzinsuffizienz, Absetzen von Östrogenpräparaten

Prognose

Natürlicher Verlauf
Gute Resultate bei frühzeitiger Thrombektomie innerhalb der ersten 2–3 Tage. Operationsletalität 1 %, bei konservativer Therapie 0,5 %. Unbehandelt entwickelt sich in 80 % der Fälle ein postthrombotisches Syndrom.

Komplikationen
Lungenembolie, postthrombotisches Syndrom, Thromboserezidiv

1.14.4 Chronisch-venöse Insuffizienz (I-87.2)

Grundlagen

Synonyme
Chronisch venöses Stauungssyndrom, chronische Veneninsuffizienz, CVI

Definition
Entstehung von trophischen Hautveränderungen v. a. im perimaleolären Bereich aufgrund einer Mikrozirkulationsstörung infolge einer venösen Abflussstörung im tiefen Venensystem

Ätiologie
- Postthrombotisches Syndrom
- Primäre oder sekundäre Klappeninsuffizienz der tiefen Beinvenen
- Venöse Angiodysplasien

Lokalisation
Vor allem im Unterschenkel- und Fußbereich

Pathogenese
Beeinträchtigte Makrozirkulation bei primärer Strömungsinsuffizienz im intra- bzw. extrafaszialen Venensystem (Phlebothrombose bzw. Varikosis) → sekundäre Klappeninsuffizienz der tiefen Beinvenen → periphere venöse Hypertonie → Mikrozirkulationsstörungen → Fibrose, Dermosklerose, Gewebehypoxie und Ulkusbildung.

Risikofaktoren
Varikosis, Phlebothrombose

Einteilung/Klassifikation

Stadium I	Stadium II	Stadium III
Reversible Ödeme	Persistierende Ödeme	
Dunkelblaue Hautverfärbung am lateralen und medialen Fußrand	Rotbraune Hyperpigmentierung und depigmentierte, atrophische Hautbezirke im Unterschenkelbereich	Floride oder abgeheilte Ulzera (Ulcus cruris venosum)

Tab. 1.38 Stadieneinteilung nach Widmer.

■ Klinik

Anamnese
- Thrombose in der Anamnese (postthrombotisches Syndrom?)
- (Persistierende/reversible) Ödeme?

Körperliche Untersuchung
Kompletter internistischer Status und klinische Untersuchung auf Kriterien nach Widmer (s. o.)

■ Diagnostik
Duplexsonographie der tiefen Beinvenen: Darstellung der Durchlässigkeit und der Strömungsverhältnisse, Nachweis von insuffizienten Venenklappen (Reflux)

■ Differenzialdiagnose
Ulcus cruris arteriosum bei pAVK, ausgeprägte Stammvarikose der A. saphena magna

■ Therapie – konservativ
Allgemeinmaßnahmen:
- Liegen und Laufen (Sitzen und Stehen behindert den venösen Abfluss)
- Kompressionstherapie
- Keine Sauna oder direktes Sonnenbad (Venendilatation durch Wärme)
- Fußbewegungsübungen und kaltes Abduschen
- Behandlung einer Varikose (s. o.)

Stadium I	Stadium II	Stadium III
Tragen von Kompressionsstrümpfen der Klasse II–III (30 mmHg bzw. 40 mmHg Knöcheldruck)	Zusätzlich zum Kompressionsstrumpf Tragen eines Kompressionsverbands mit Kurzzugbinden	Kompressionsverband mit Kurzzugbinden, Auflage spezieller Schaumgummikompressen auf das Ulkus, ggf. chirurgische Sanierung

Tab. 1.39 Stadiengerechte Therapie bei chronisch-venöser Insuffizienz.

■ Prophylaxe
Konsequente Kompressionstherapie, Sprunggelenksgymnastik, bei rezidivierender Thrombose ggf. dauerhafte Antikoagulationstherapie notwendig

■ Prognose
Natürlicher Verlauf
Günstige Prognose bei konsequenter Therapie

Komplikationen
Erysipel, arthrogenes Stauungssyndrom

■ Weiterführende Informationen

Literatur
Naegeli, B: Myokarditis: Diagnostik und Verlauf. Kardiovaskuläre Medizin 2004;7: Nr 6
Naber, CK: Leitlinien zur Diagnostik und Therapie der infektiösen Endokarditis. Chemotherapie Journal 2004;13(6): 227-237
Naber, CK, et al.: Prophylaxe der infektiösen Endokarditis: Kardiologe 2007 1:243–250 DOI 10.1007/s12181-007-0037-x (Online publiziert: 21. November 2007)
Hahn J-M: Checkliste Innere Medizin. 5. Aufl. Thieme, Stuttgart; 2006
Hengstenberg C: Genetik der familiären hypertrophischen Kardiomyopathie. Dtsch Arztebl. 1996; 93(9): A-532/B-430/C-406
Herold G: Innere Medizin. Herold 2008
Lübbert C: Standards der kalkulierten antibakteriellen Initialtherapie. Klinik und Poliklinik für Innere Medizin I des UKH. Stand März 2008
Merkblatt renovaskuläre Hypertonie der deutschen Liga zur Bekämpfung des hohen Blutdrucks e.V.
Paumgartner G: Therapie innerer Krankheiten. Springer, Berlin Heidelberg New York 1999
Renz-Polster H, Braun J: Basislehrbuch Innere Medizin. Urban & Fischer, München; 2001
Renz-Polster H: Basislehrbuch Innere Medizin. Urban & Fischer, München 2001
Studien COMET – verlängerte Überlebensrate bei Carvediol gegenüber Metoprolol als β-Blocker. 2003

Links
http://www.awmf-online.de
http://www.leitlinien.dgk.org
http://www.leitlinien.net
AWMF online: Leitlinien für die Prävention, Erkennung, Diagnostik und Therapie der arteriellen Hypertonie; www.awmf.org
Leitlinien zur Diagnostik und Therapie der arteriellen Verschlusskrankheit der Becken-Beinarterien; www.uni-duesseldorf.de.awmf

Fachgesellschaften
Deutsche Gesellschaft für Angiologie, Gesellschaft für Gefäßmedizin; www.dga-gefaessmedizin.de
Deutsche Hochdruckliga e.V.; www.hochdruckliga.de
Deutsche Gesellschaft für Kardiologie; www.dgk.org
Deutsche Gesellschaft für Thorax-, Herz- und Gefäßchirurgie; www.dgthg.de
Paul-Ehrlich-Gesellschaft www.p-e-g.de

2 Pneumologie

M. Crysandt

2.1 Anatomie

Die ca. 10 cm lange Trachea teilt sich in den rechten und linken Hauptbronchus auf, der rechte verläuft dabei steiler als der linke. Der rechte Lungenlappen besteht aus 10 Lungensegmenten (3 Ober-, 2 Mittel und 5 Unterlappensegmenten). Der linke Lungenlappen besteht aus 9 Lungensegmenten (5 Ober- und 4 Unterlappensegmente). Die Hauptbronchi verzweigen sich bis zu den respiratorischen Bronchiolen, die je 200 Alveolen versorgen. Die Lunge enthält ca. $300 \times 1.000.000$ Alveolen mit einer Gesamtoberfläche von ca. 50–100 m². Der Gasaustausch findet dort über die Pneumozyten Typ I statt.

2.2 Physiologie

Die Aufgaben der Lunge sind die Oxygenierung des Blutes, Abgabe von Kohlendioxid aus dem Blut an die Atmosphäre und dadurch Regulation des Säure-Basen-Haushalts. Diese sind nur gewährleistet, wenn Ventilation, Perfusion und Diffusion funktionieren. Das Maß für die Ventilation ist das Atemminutenvolumen (Atemfrequenz×Atemzugvolumen). Es beschreibt wie gut der Alveolarraum belüftet wird. Die Perfusion ist Abhängig vom Lungengefäßwiderstand (normaler Druck in der A. pulmonalis: 25/8 mmHg), der verschiedenen Einflüssen unterliegt. Er wird durch Hypoxämie, Hyperkapnie oder Azidose erhöht. Die Diffusion der Atemgase ins Blut hängt von den Diffusionseigenschaften der Gase, der Größe des Druckgradienten, der Diffusionsfläche und Diffusionsdicke ab.

2.3 Basisdiagnostik

Untersuchung	Beschreibung	Anmerkungen
Anamnese	Beruf, Umgebung, Noxen, Vorerkrankungen	Bergbau, Schimmel, Zigaretten, Medikamente, Tuberkulose, Auslandsaufenthalte
Körperliche Untersuchung	Inspektion	Seitengleiche Atemexkursion, Fassthorax, Uhrglasnägel, inspiratorische Einziehung, Atemfrequenz, Atmungstyp, Hautfarbe
	Palpation und Perkussion	Stimmfremitus, Bronchophonie, Egophonie, Pleurareiben, Klopfschall
	Auskultation	Atemgeräusche: vesikulär, Bronchialatmen, abgeschwächt, fehlend, pfeifend Nebengeräusche: trockene oder feuchte Rasselgeräusche, Sklerophonie
Keimnachweis	Sputumuntersuchung Hohes Risiko einer Kontamination mit Keimen der Mundhöle und des Rachenraumes	Identifikation der wichtigsten gram-positiven (z. B Streptococcus preumoniae und Haemophilus influenzae), gram-negativen Erreger (z. B Klebsiella pneumoninae)

Tab. 2.1 Übersicht über die Basisdiagnostik der Lungenerkrankungen.

Untersuchung	Beschreibung	Anmerkungen
	Bronchoalveoläre Lavage, viel höhere Aussagekraft im Vergleich zur Sputumsdiagnostik	Keimnachweis, Zelldifferenzierung
Bildgebung	Röntgenthorax	Infiltrate, Atelektase, Verschattungen (flächig, alveolär, interstitiell), Rundherd, Pleuraerguss, Pneumothorax, Hilusverbreiterung, Mediastinalverlagerung
	Computertomographie	Morphologische Charakterisierung von Rundherden
	Sonographie	Pleuraergüsse
	Lungenperfusionsszintigraphie	Ausschluss Lungenembolie
	Pulmonalisangiographie	Goldstandard zum Nachweis von Lungenembolien
Lungenfunktionsdiagnostik	Spirometrie	Messung von geatmetem Lungenvolumen (Vitalkapazität, FEV1) bei forcierter Atmung
	Ganzkörperplethysmographie	Messung des Atemwegswiderstandes und des Residualvolumens
	Pulmonaliskatheter	Bestimmung des pulmonalen Gefäßwiderstandes, Ausschluss pulmonaler Hypertonie
Bronchoskopie	Inspektion der Atemwege bis in Segmentbronchien und Histologiegewinnung	Extraktion von Fremdkörpern, Absaugen, Blutstillung

Tab. 2.1 Übersicht über die Basisdiagnostik der Lungenerkrankungen (Fortsetzung).

2.4 Leitsymptome

Dyspnoe, Husten, Zyanose, Hämoptysen, Trommelschlegelfinger, Uhrglasnägel, abnormes Sputum, Atemnot, Atemrhythmusstörungen, Bradypnoe, Fassthorax, Giemen, Hämoptoe, Hämoptyse, Husten, Hyperventilation, pfeifende Atmung, Rasselgeräusche, Stridor, Tachypnoe, Trichterbrust, Trommelschlegelfinger, Uhrglasnägel

2.5 Lungenfunktionsstörungen

2.5.1 Schlafapnoe-Syndrom (G47.3)

■ **Grundlagen**

Synonyme
SAS

Definition
Eine Atempause im Schlaf von >10 Sekunden. Bei einem Schlafapnoe-Syndrom treten mehr als 10 Apnoephasen pro Stunde auf.

Epidemiologie
4 % m; 2 % w; zunehmende Häufigkeit ab dem 40. Lebensjahr

Ätiologie
Obstruktive Form (ca. 90 %): durch anatomische Einengung (z. B. Tonusverlust der Pharynxmuskulatur) wird trotz messbarer Atemanstrengung die Atemantrieb unterbrochen.
Zentrale Form: periodischer Ausfall des Atemantriebs durch verminderte Stimulierbarkeit der Chemorezeptoren. Keine thorakale oder abdominale Atembewegung vorhanden.

Assoziierte Erkrankungen
Adipositas per magna

Pathophysiologie
In der Apnoephase fällt der pO_2 und der pCO_2 steigt an. Durch eine sympathikotone Aufwachreaktion wir der Tiefschlaf unterbrochen. Als Folge der Katecholaminausschüttung entsteht eine arterielle Hypertonie mit konsekutiver Rechtsherzinsuffizienz.

Risikofaktoren
- Obstruktive Form: Adipositas, Alkohol, Sedativa, Rückenlage, Tonsillenhyperplasie, Nasenpolypen, Nasenseptumdeviation, Makroglossie
- Zentrale Form: verminderte Stimulierbarkeit der Chemorezeptoren

■ Klinik

Anamnese
Eigen- und Fremdanamnese nach Schnarchen mit rezidivierenden Atemstillständen, standardisierter Fragebogen

Körperliche Untersuchung
Racheninspektion, BMI

■ Diagnostik

Technische Diagnostik
- Ambulantes **Schlafapnoe-Monitoring**: nächtliche Registrierung der Sauerstoffsättigung mit gleichzeitigem Langzeit-EKG und Aufzeichnung des nasalen Luftflusses
- **Polysomnographie** im Schlaflabor: zusätzliche Ableitung eines EEG mit Elektrookulogramm zur Schlafstadienfestlegung, Atemflussmessung
- **Rhinomanometrie**: Ausschluss einer mechanischen Obstruktion

■ Differenzialdiagnose
Obstruktives Schnarchen, Narkolepsie

■ Therapie – konservativ
- Veränderung der Lebensgewohnheiten: Gewichtsreduktion, meiden von Alkohol, Schlafmittel, Betablocker, Verbesserung der Schlafhygiene
- CPAP-Maske (continuous positive airway pressure): ambulant durchgeführte kontinuierliche Überdruckbeatmung. Der kontinuierliche Luftstrom wirkt dem Kollaps der oberen Atemwege entgegen.
- Theophyllin, Bronchoretard: 200–500 mg abends (Therapie umstritten)

■ Therapie – operativ
Bei Obstruktion im HNO-Bereich operative Korrektur.

■ Prophylaxe
Verzicht auf Alkohol, apnoeverstärkende Medikamente (Betablocker, Sedativa), bei Adipositas Gewichtsreduktion anstreben

Prognose

Natürlicher Verlauf
- Apnoe-Index <20/h: keine erhöhte Mortalität
- Apnoe-Index >20/h: unbehandelt deutliche Erhöhung der Mortalitätsrate

Komplikationen
Hypertonie, Herzinsuffizienz

 Tipps: Pickwick-Syndrom: schweres Schlafapnoe-Syndrom mit hochgradiger Adipositas, Hypoxie, Hyperkapnie mit konsekutiver Polyglobulie und Somnolenz. Die Patienten schlafen bis zu 18 h pro Tag.

2.5.2 Hyperventilationssyndrom (F45.3)

Grundlagen

Definition
Maß der Ventilation übersteigt das der CO_2-Produktion.

Epidemiologie
Meist psychogene Ursache. w > m im 2.–3. Lebensjahrzehnt; 5–10 % der Erwachsenen

Ätiologie
- Psychogen: Todesangst, Panikreaktionen
- Organische Ursachen: Läsionen des Hirnstamms, Schädel-Hirn-Trauma, Enzephalitis, starke Schmerzen, Hepatitis

Pathophysiologie
Durch vermehrte Abatmung von CO^2 entsteht eine respiratorische Alkalose. Durch den basischen pH-Wert kommt es zu einem Abfall des ionisierten Kalziums und damit zu einer verstärkten Muskelerregbarkeit.

Klinik

Anamnese
Angst, Panik oder Stresssituation, Parästhesien

Körperliche Untersuchung
Kribbeln, Ameisenlaufen, Zittern, Schwindel, Kopfschmerzen, Tachykardie, Herzklopfen
Provokation der Beschwerden durch Hyperventilation über drei Minuten

 Achtung: Karpopedaler Spasmus im Rahmen einer normokalzämischen Tetanie mit Pfötchenstellung der Hände und Parästhesien!

Diagnostik

Labor
BGA: $paCO_2$ und Bikarbonat erniedrigt, paO_2 erhöht

Technische Diagnostik
EKG: Rechtsherzbelastung und Tachykardie

Differenzialdiagnose
Asthma bronchiale, hypokalzämische Tetanie, koronare Herzkrankheit

Therapie – konservativ
- Aufklärung und Beruhigung des Patienten
- Tütenatmung
- Atemschulung

■ Prophylaxe
Atemschulung, Entspannungsübungen

■ Prognose
Natürlicher Verlauf
Selbst-limitierender Verlauf

Komplikationen
Manifeste Alkalose

2.5.3 Akutes Lungenversagen (J80)

■ Grundlagen
Synonyme
adult respiratory distress Syndrome, ARDS

Definition
Nach American European Consensus Conference on ARDS: akuter Beginn, PaO_2/FiO_2 <200 mmHg, im Röntgen-Thorax beidseits Infiltrate, PAWP <18 mmHg Ausschluss einer Linksherzinsuffizienz

Epidemiologie
5–50/100.000/Jahr

Ätiologie
Direkte Schädigung durch Aspiration, Inhalation oder Intoxikation.
Indirekte Schädigung durch Sepsis, Polytrauma, Fettembolie

Pathologischer Befund
Vermehrtes Lungengewicht, leberähnliche Schnittfläche durch entzündliches, alveoläres Exsudat, hyaline Membranen kleiden Alveolarwandungen tapetenartig aus

Pathophysiologie

Phase	Beschreibung
Exsudative Phase	Gesteigerte Kapillarpermeabilität und interstitiellem Ödem
Alveoläres Lungenödem	Untergang der Pneumozyten Typ II, weniger Surfactant- Bildung, Flüssigkeitsübertritt indie Alveolen, Hypoxie
Proliferative Phase	Lungenfibrose, Endothelproliferation, irreversible Verschlechterung der Perfusion und Diffusion

Tab. 2.2 Phasen des akuten Lungenödems.

Risikofaktoren
Aspiration, beatmungspflichtige Pneumonien, Polytrauma, Schock

Einteilung/Klassifikation

Stadium	Klinik
I. Stadium	Respiratorische Alkalose
II. Stadium	Beidseitige streifige Verdichtung im Röntgen-Thorax, zunehmende Atemnot
III. Stadium	Respiratorische Globalinsuffizienz, respiratorische Azidose, zunehmende Röntgen-Thorax Veränderungen

Tab. 2.3 Stadieneinteilung des akuten Lungenödems..

■ Klinik

Anamnese
Vorhandensein auslösender Faktoren

Körperliche Untersuchung
Zunehmender Dyspnoe, Hyperventilation, Auskultation der Lunge

■ Diagnostik

Labor
BGA: respiratorische Alkalose

Technische Diagnostik
- **Lungenfunktion**: frühzeitige Verminderung der Diffusionskapazität und Compliance
- **Röntgen-Thorax**: diffuse streifige Verschattungen beidseits
- **Herzecho**: Ausschluss einer Linksherzinsuffizienz

■ Differenzialdiagnose
Linksherzinsuffizienz mit Lungenödem, Pneumonie, fluid lung bei Niereninsuffizienz, Lungenembolie

■ Therapie – konservativ
- Beseitigung der Ursache
- Beatmung: hoher PEEP (9–12 mbar) und niedrigem Plateaudruck, optimal assistierte Spontanatmung
- Extrakorporale CO_2-Elimination

■ Therapie – operativ

Lungentransplantation

Indikation
Ultimo ratio

■ Prophylaxe
Antibiotikagabe zur Vermeidung bakterieller Infektion
Intermittierende Bauchlage zur Atelektasenprophylaxe

■ Prognose

Natürlicher Verlauf
Die Überlebenswahrscheinlichkeit ist abhängig von den Vorerkrankungen und der frühzeitigen Behandlung des ARDS.

Komplikationen
Pneumonie, Atelektasenbildung. Weitere Lungenschädigung durch erhöhte Beatmungsdrücke; toxische O_2-Konzentration der Beatmungsluft

2.6 Akute Infektionen der unteren Atemwege

2.6.1 Pneumonie (J18.9)

■ Grundlagen

Synonyme
community-acquired pneumonias (CAP) = ambulant erworbene Pneumonien
hospital acquired pneumonias (HAP) = in der Klinik erworben

Definition
Akute oder chronische Entzündung der Lunge, die den Alveolarraum/Interstitium betrifft

Epidemiologie
Häufigste letale Infektionskrankheit. Ca. 200 000 Neuerkrankungen jährlich. Mortalität einer ambulante erworbenen Pneumonie liegt bei <0,5 %, bei schweren Grunderkrankung bei bis zu 30 %.

Ätiologie
Auslöser sind Bakterien, Viren und Pilze. Virale Pneumonien bei immunkompetenten Patienten verlaufen mild. Pilzpneumonien treten nur bei immunsupprimierten Patienten auf.

Primäre Pneumonien: ohne prädisponierende Vorerkrankung. Erreger: Pneumokokken, Haemophilus influenzae, Mykoplasmen, Legionellen, Chlamydien, Adenoviren, Influenza A und B, Parainfluenza

Sekundäre Pneumonien: Pneumonien bei prädisponierenden Vorerkrankung Erreger: Haemophilus influenzae, Pneumokokken, Klebsiellen, Staphylokokken, gramnegative Keime

Opportunistische Pneumonien: bei stark immunssuppremierten Patienten. Erreger: Pilze, Pneumocystis carinii, Viren, atypische Mykobakterien

Lokalisation
- Alveoläre Pneumonie (oft bakterielle Infektion)
- Interstitielle Pneumonie (oft Virusinfektion)
- Einteilung nach Ausdehnung der Pneumonie: lobäre (Lappen-)Pneumonie und lobuläre (Herd-)Pneumonie

Assoziierte Erkrankungen
Erkrankungen, die zu Pneumonie prädisponieren: Linksherzinsuffizienz, COPD, Lungenembolie, Bettlägrigkeit, Sekretstau, Bronchialkarzinom, Immunschwäche

Pathologischer Befund

Stadium	Entzündungsart	Histologie
Anschoppung	Serös	Kapilläre Hyperämie, intraalveoläres Ödem
Rote Hepatisation	Hämorrhagisch	Kapilläre Hyperämie, fibrinreiches Exsudat
Graue Hepatisation	Fbrinös	Fibrinreiches Exsudat, Leukozyteneinstrom, Erythrozytenzerfall
Gelbe Hepatisation	Eitrig	Fibrinreiches Exsudat, dichte Leukozytenansammlung

Tab. 2.4 Stadien der Lobärpneumonie.

Morphologie der interstiellen Pneumonie: unregelmäßig begrenzte entzündliche Infiltrate, Transformation des Alveolarepithels

Pathophysiologie
Die Pneumonie entsteht häufig durch die Aspiration von oropharyngealem Sekret (50 % bei Gesunden, 70 % bei Patienten mit eingeschränkter Bewusstseinslage). Es entsteht ein Missverhältnis zwischen bakterieller Kolonisation und Clearance der Bakterien im Organismus.

Lobärpneumonie (meist bakteriell):
- Anschoppung: (Tag 1) auskultatorisch „Crepitatio indux" (ohrnahe Rasselgeräusche: Alveolen enthalten noch Luft)
- Rote Hepatisation: (2.–3. Tag): fibrinreiches Exsudat füllt die Alveolen aus. Klopfschall gedämpft, Stimmfremitus verstärkt, Bronchialatmen
- Grau-gelbe Hepatisation: (4.–8. Tag): verstärkter Leukozyteneinstrom
- Lysis (Lösung nach dem 8.Tag): Abhusten des eitrigen Auswurfs. Auskultatorisch „Crepitatio redux" (Alveolen enthalten wieder Luft)

Lobuläre Pneumonie (meist bakteriell): deszendierende Infektion von Bronchien und Lunge; anfangs einzelne Herde, später konfluierend

Akute interstitielle Pneumonie (meist Viren): septal perilobuläre Form

Risikofaktoren
Patienten in hohem Alter, Bettlägerigkeit, COPD, Lungenembolie, Bronchialkarzinom, Immunsuppression, beatmete Patienten

Einteilung/Klassifikation
Siehe Pathophysiologie

■ Klinik

Anamnese
Plötzlicher Krankheitsbeginn mit hohem Fieber (bei typischer Pneumonie). Langsamer Krankheitsbeginn mit Husten und Fieber über mehrere Tage (bei atypischer Pneumonie).

Körperliche Untersuchung
Typische Pneumonie:
- **Inspektion**: Schüttelfrost, hohes Fieber, Husten (selten), Herpes labialis, Begleitpleuritis, Atemnot mit Nasenflügel, Oberbauchschmerzen (besonders bei Kindern), bräunliches Sputum am dem 2. Tag
- **Auskultation**: Bronchialatmen, klingende Rasselgeräusche

Atypische Pneumonie:
- **Inspektion**: Grippeähmlicher langsamer Beginn mit Kopf- und Gliederschmerzen, subfebrile Temperaturen, Reizhusten
- **Auskultation**: meist fehlend (zentrale Pneumonie)

■ Diagnostik

Labor
- Erhöhung der Entzündungsparameter und Leukozytose mit Linksverschiebung
- Sputumkultur oft wenig hilfreich
- Bei Pneumokokkenpneumonien: Antigennachweis aus Blut, Sputum und Urin.
- Bei Haemophilus-Pneumonien: Erregernachweis aus Bronchialsekret, Blut und Liquor

Technische Diagnostik
- **Bronchoalveoläre Lavage**: Zum Nachweis einer infektiösen Genese Mittel der Wahl. Sensitivität des Erregernachweises 60–80 %
- **Röntgen-Thorax**: typische Pneumonie: großflächige Verschattung, relativ scharf begrenzt. Atypische Pneumonie: häufig beidseitige Infiltrate

Biopsie
Bronchoalveoläre Lavage zur mikroskopischer, kulturellem Erregernachweis

■ Differenzialdiagnose
Lungentuberkulose, Lungenmykose, Bronchialkarzinom, Sarkoidose, exogen-allergische Alveolitis

■ Therapie – konservativ

Allgemeinmaßnahmen: körperliche Schonung, ausreichende Flüssigkeitszufuhr, Sekretolytika, Atemgymnastik. Tab. 2.5 gibt einen Überblick über die medikamentöse Therapie.

Pneumonieart	Erregerspektrum	Therapie
Ambulante leichte bis mittelschwere Pneumonie	Pneumokokken, Mycoplasma pneumoniae, Chlamydia, Haemophilus, gram-negative Bakterien	Cephalosporin Gr. 2, z. B. Cefuroxim 3×1,5 g i.v., oder 2×500 mg p.o Amoxicillin + Clavulansäure Augmentan 3×2,2 g i.v. Gyrasehemmer Gr. 3/4 Levofloxacin 1×500 mg i.v.
Ambulante schwere Pneumonie	s.o. + Legionella, Enterobakterien, Staphylococcus aureus	Makrolid + Cephalosporin Gr.3 Ceftazidim + Clarithromycin 2×2 g i.v. + 2×500 mg
Nosokomiale Pneumonie	MRSA, Klebsiella, Streptococcus pneumoniae, E. coli, Proteus, Serratia, Haemophilus	Acylaminopenicillin, ß-Lactam-Inhibitor Piperacillin/Tazobactam 3×4,5 g

Tab. 2.5 Pneumonie-Therapie.

■ Prognose

Natürlicher Verlauf
Patienten mit multiplen Vorerkrankungen und/oder hohem Alter (>65 Jahre) haben meist einen schlechter Prognose. Wichtigste Prognosefaktoren sind die frühzeitige und erregergerechte Antibiotikatherapie.

Komplikationen
Pleuraerguss, Pleuraempyem, Sepsis, chronische Pneumonie, toxisches Herz/Kreislaufversagen, akute Bronchitis, akute Bronchiolitis

2.7 Chronische Krankheiten der unteren Atemwege

2.7.1 Chronische Bronchitis (J 44.9, GK 98)

■ Grundlagen

Synonyme
Chronische obstruktive Bronchitis, COPD

Definition
Seit mehr als 3 Monaten bestehender Husten und Auswurf in 2 aufeinanderfolgenden Jahren

 Merke: Andere Erkrankungen (z. B. TBC) sind vor Diagnosestellung als Ursache auszuschließen!

Epidemiologie
Häufigste chronische Lungenerkrankung. 75 % Männer. Weltweit ist die COPD gegenwärtig die vierthäufigste Todesursache.

Ätiologie
- **Endogene Faktoren**: genetische Faktoren, Antikörpermangelsyndrom, bronchiale Hyperreaktivität, Störungen des Lungenwachstums
- **Exogene Faktoren**: Zigarettenrauchen, Luftverschmutzung, Infekte

Assoziierte Erkrankungen
Rezidivierende broncho-pulmonale Infekte, Antikörpermangelsyndrom

Pathologischer Befund
Histologische Morphologie: Becherzellenhyperplasie, Hypertrophie der Schleimdrüsen, lymphoplasmazelluläre Entzündung

Pathophysiologie
- Frühphase: bronchiale Entzündung, Hypertrophie der Bronchialschleimhaut mit vermehrter und gestörter Schleimsekretion (Dyskrinie), Lähmung des Flimmerepithels
- Spätphase: Zerstörung des Flimmerepithels, Atrophie der Bronchialschleimhaut, Bronchuskollaps bei forcierter Expiration

Risikofaktoren
Rauchen, Feinstaub, feucht-kaltes Klima

 Merke: Da feucht-kaltes Klima einen Triggerfaktor darstellt, kommt es gerade im Herbst und im Winter häufig zur akuten Exazerbation der COPD.

Einteilung/Klassifikation
- Chronische, nicht-obstruktive Bronchitis: Husten und Auswurf(reversibel)
- Chronische obstruktive Bronchitis: mit Belastungsdyspnoe und Leistungsabfall

Schweregrad	Klinik	FEV_1 %Soll	FEV_1/VK %
0	Husten und Auswurf	Normal	Normal
I	Belastungsdyspnoe	>80	<70
II	Zunahme der Dyspnoe	Bis 30	<70
III	Respiratorische Insuffizienz, Cor pulmonale	<30	<70

Tab. 2.6 Einteilung der chronischen Bronchitis.

BODE-Skala: Die BODE-Scorebereiche (Quartilen) 0–2 Punkte: Schweregrad 0, 3–4 Punkte: Schweregrad I, 5–6 Punkte: Schweregrad II und 7–10 Punkte: Schweregrad III korrelierten mit der Gesamtmortalität und mit der COPD-bedingten Mortalität. In untersuchten internationalen COPD-Patientenpopulationen gaben die Bode-Scorebereiche genauere Aussagen als die FEV_1 %-Einteilung.

Parameter	0 Punkte	1 Punkt	2 Punkte	3 Punkte
FEV_1 (% Soll)	≥65	50–64	36–49	≥35
6-min-Gehtest (m)	>350	250–349	150–249	≤149
MRC Dyspnoe (Stufe)	0–1	2	3	4
Body-Mass-Index (kg/m^2)	>21	≤21		

Tab. 2.7 BODE-Score. Modifizierter MRC (Medical Research Council): 0: keine Atemnot, 1: Atemnot bei schwerer, 2: Atemnot bei leichter Belastung, 3: zu kurzatmig, das Haus zu verlassen, und 4: kurzatmig beim An- und Ausziehen.

Klinik

Anamnese
Rezidivierende bronchopulmonale Infekte, Belastungsdyspnoe, Raucheranamnese, produktiver Husten

Körperliche Untersuchung
- **Inspektion**: Belastungsdyspnoe, nächtlicher Husten, Engegefühl, Tachypnoe, Dyspnoe, periphere oder zentrale Zyanose, obere Einflussstauung, Beinödeme beidseits, Uhrglasnägel, Fassthorax, Lippenbremse, verstärkter Einsatz der Atemhilfsmuskulatur
  - Pink Puffer: kachektisch mit Atemnot
  - Blue Bloater: dick, zyanotisch, keine Atemnot
- **Auskultation**: trockene Rasselgeräusche, ggf. Zeichen der pulmonalen Hypertonie mit präkordialen Pulsationen, betontem Pulmonalklappenschlusston, einer Trikuspidalklappeninsuffizienz mit einem Systolikum über dem 3. bzw. 4. ICR rechts parasternal
- **Palpation**: hypersonorer Klopfschall, verminderte Atemverschieblichkeit der Atemgrenzen, Zwerchfelltiefstand

Diagnostik

Labor
- Häufig sekundäre Polyglobulie
- In fortgeschrittenem Stadium: Blutgasanalyse (BGA): kompensierte respiratorische Azidose sowie eine arterielle Hypoxämie und eine Hyperkapnie häufig bei Patienten mit schwerer COPD
- Entzündungsparameter (CRP, Leukozyten) bestimmen, um evtl. radiologisch sichtbare Infiltrationen besser beurteilen zu können.
- Sputumdiagnostik
- Belastungstests (z. B. Gehstreckentest); kontrollierte Belastungstests: zur Differenzierung verschiedener Ursachen der Belastungsdyspnoe sowie zur Quantifizierung der eingeschränkten Belastbarkeit

> Tipp: Ein BGA-Wert sollte ohne vorherige Sauerstofftherapie bestimmt werden, so dass Ausgangswert dokumentiert werden kann.

Technische Diagnostik
- **Lungenfunktionsdiagnostik**: Für die Diagnosestellung und für die Abschätzung des Schweregrades ist die Spirometrie die am besten validierte lungenfunktionsanalytische Methode.
  - Obstruktion: FEV1 erniedrigt, Resistance erhöht
  - Emphysem: Residualvolumen zusätzlich irreversibel erhöht

> Merke: Messung der Atemwegsobstruktion nach der Bronchodilatatoreninhalation (wichtig für die Differenzialdiagnose Asthma und COPD), da die akute Reaktion auf Bronchodilatatoren bei Vorliegen einer COPD nicht reproduzierbar ist.

- **Röntgen-Thorax**: nur in 50 % der Fälle pathologische Veränderungen; z. B. interstitielle Zeichnungsvermehrung, Rarefizierung der Gefäßstrukturen

Biopsie
Zum Ausschluss eines Bronchialkarzinom

Differenzialdiagnose
Bronchialkarzinom, Tuberkulose, Asthma bronchiale, Bronchiektasen, Bronchiolitis obliterans

Merkmal	COPD	Asthma
Tabakrauch	Direkter Kausalzusammenhang	Kein direkter Kausalzusammenhang
Alter der Erstdiagnose	5.–6. Lebensdekade	Kindheit, Jugendalter
Allergien	Selten	Häufig
Hauptbeschwerden	Bei Belastung	Anfallsartig
Verlauf	Progredient	Episodisch
Obstruktion	Persistierend	Variabel
Bronchiale Hyperreaktivität	Möglich	Regelhaft vorhanden
Ansprechen auf Glukokortikoide	Gelegentlich	Regelhaft vorhanden

Tab. 2.8 Differenzierung zwischen COPD und Asthma.

■ Therapie – konservativ
- Verbesserung der körperlichen Leistungsfähigkeit durch Training, mechanische Unterstützung der Atmung
- Schutzimpfungen: Influenzaschutzimpfung, Pneumokokkenschutzimpfung
- Raucherentwöhnung
- Kurzwirksames β2-Sympatomimetika (z. B. Fenoterol; Berotec: bei leichter COPD: bei Bedarf als Dosieraerosol; bei mittelgradiger und schwerer COPD begleitend
- Langwirksames Anticholinergika (z. B. Tiotropiumbromid; Spiriva): als Dosieraerosol
- Theophyllin (z. B. Bronchoretard): als Kapsel in Retardform oder intravenös 400–800 mg/d, Dosisverteilung: 1/3 morgens 2/3 abends
- Inhalierbare Glukokortikoide (z. B. Beclomethason, Sanasthmax): als Dosieraerosol; 2× täglich bei wiederkehrender Exazerbation. Bei mittelgradiger und schwere COPD begleitend
- Orale Glukokortikoide (z. B. Prednison, Decortin): als Tablette bei akuter Exazerbation (keine Dauermedikation); bei sehr schwerer COPD begleitend zu anderen Medikamenten

■ Prophylaxe
Nikotinkarenz, Meidung aller COPD-auslösenden Noxen, frühzeitige antibiotische Therapie bei bronchopulmonalen Infekten

■ Prognose
Natürlicher Verlauf
Im Frühstadium bei Raucherkarenz gute Prognose. Ist die FEV_1 <25 % und besteht eine Hyperkapnie, ist die 5-Jahres-Überlebensrate unter 35 %. Limitierender Faktor ist meist die Rechtsherzinsuffizienz.

Komplikationen
Spätkomplikationen: obstruktives Emphysem, respiratorische Insuffizienz, Cor pulmonale
Bei Patienten mit COPD kann sich im Krankheitsverlauf eine ausgeprägte Osteoporose entwickeln, begünstigt durch Immobilität, mangelhafte Ernährung und die langfristige Einnahme systemischer Glukokortikoide. Prophylaxe: kalziumreiche Ernährung oder orale Gabe von 500–1000 mg Kalzium und 500–1000 Einheiten Vitamin D_3 täglich

2.7.2 Lungenemphysem (J43.9)

■ Grundlagen

Definition
Irreversible Erweiterung der Lufträume distal der Bronchioli terminales infolge Destruktion der Alveolarsepten (WHO)

Epidemiologie
Häufiges Auftreten

Ätiologie
Zerstörung der Alveolarsepten durch ein Ungleichgewicht zwischen Proteasen und Antiproteasen. Dieser kann durch angeborenen Alpha-Antitrypsin (AAT)-Mangel oder Inaktivierung des AAT durch Oxidanzien, wie z. B. Zigarettenrauch hervorgerufen werden.

 Merke: Bronchioläre Elastasen setzen Leukozyten frei, so dass jegliche entzündliche Reaktion (welche z. B. Zigarettenrauch auslöst) eine Vermehrung der bronchiolären Elastasen bewirkt.

Lokalisation
- Zentriazinäres (= zentrilobuläres) Emphysem: typisch bei der COPD; Alveolarsepten im Bereich des zuführenden Bronchiolus sind vermindert
- Panazinäres (= panlobuläres) Emphysem: typisch bei Alpha-1-Antitrypsinmangel: alle Alveolarsepten sind gleichmäßig vermindert

Genetik
Angeborener AAT-Mangel: starke Verminderung von AAT im Plasma (homozygote Form). Bei der leichteren heterozygoten Form ist die AAT vermindert, zusätzliche Noxen, wie z. B. Rauchen, fördern die schnelle Emphysembildung.

Assoziierte Erkrankungen
Alpha-1-Antitrypsinmangel, COPD

Pathologischer Befund
Vesikulärer Umbau des Lungengewebes, Texturstörung der Alveolen interstitielle Lungenfibrose,

Pathophysiologie
Zerstörung der Alveolarsepten durch das Ungleichgewicht zwischen Proteasen und Antiproteasen. Neutrophile Granulozyten setzen Proteasen in den Alveolen frei, welche durch Antiproteasen v. a. Alpha-1-Antitrypsin, inaktiviert werden. Bei einer Vermehrung der Proteasen (z. B. bei Entzündungen) und/oder einer Verminderung der Antiproteasen, kommt es zu einem Übergewicht der Proteasen, die das Lungengerüst anverdauen.

Risikofaktoren
Rauchen, Rezidivierende bronchopulmonale Infekte

Einteilung/Klassifikation
- Zentrilobuläres Emphysem
- Panlobuläres Emphysem

■ Klinik

Anamnese
Ausgeprägte Belastungsdyspnoe, chronische Bronchitis mit häufig eitrigem Sputum

Körperliche Untersuchung
- **Inspektion**: Fassthorax, horizontal verlaufende Rippen, Lippenbremse, geblähte Schlüsselbeingrube, „Sahlischer Venenkranz"
- **Perkussion**: tiefstehende Atemgrenzen, hypersonorer Klopfschall
- **Auskultation**: abgeschwächtes Atemgeräusch, leise Herztöne

Diagnostik

Labor
BGA, Blutbild (Ausmaß Polyglobulie), Entzündungsparameter, ggf. Alpha-1-Proteaseninhibitor Serumspiegel

Technische Diagnostik
- **Lungenfunktonsdiagnostik**: erniedrigtes FEV_1, Erhöhung von Residualvolumen und Totalkapazität, Instabilität der Atemwege („Emphysemknick")
- **Röntgen-Thorax**: erhöhte Strahlentransparenz, horizontal gestellte Rippen, abgeflachte Zwerchfelle, langgezogenes Herz
- **HR-CT**: sensitivstes Verfahren zum Nachweis eines Lungenemphysems

Differenzialdiagnose
Pneumonie, Bronchialkarzinom

Therapie – konservativ
- Sauerstofflangzeittherapie: Indiziert bei $paO_2<55$ mmHg. Führt zur Verminderung der pulmonalen Hypertonie und beugt damit einem Cor pulmonale vor.
- Atemtherapie: Verbesserung der Atemfunktion
- Aderlass: Vermindert bei Polyglobulie die Rechtsherzbelastung
- Medikamente s. COPD

Therapie – operativ

Volumenreduktionschirugie

Beschreibung
Resektion der lateralen Lungenabschnitte. Dadurch Förderung der Dehnbarkeit der Lunge. Verbesserung der mechanischen Atemfunktion und Verminderung des intrapulmonalen Shuntvolumens

Indikation
Bei sehr schweren Fällen und jungen Patienten

Lungentransplantation

Beschreibung
Transplantation eines Lungenflügels.

Indikation
Bei Patienten <60 Jahre.

Prognose

Natürlicher Verlauf
Abhängig vom Beginn einer optimalen Therapie und Einstellung des Zigarettenrauchens. Lebenserwartung bei Rauchern 50 bei Nichtrauchern 70 Jahre. Bei einem Abfall der FEV_1 auf <1 l sterben die meisten Patienten innerhalb der nächsten 5 Jahre.

Komplikationen
Pulmonale Hypertonie und Cor pulmonale

2.7.3 Asthma bronchiale (J45.9)

Grundlagen

Synonyme
Bronchialasthma

Definition
Anfallsartige Atemnot durch reversible Obstruktion der unteren Luftwege. Die Obstruktion wird durch entzündliche Schleimhautschwellung, glattmuskuläre Bronchokonstriktion und Dyskrinie ausgelöst.

Epidemiologie
5 % der Erwachsenen (m:f = 2:1) und ca. 10 % der Kinder leiden an Asthma bronchiale. Die Erkrankungshäufigkeit ist zunehmend. Die Asthmamortalität beträgt 0,5–3/100000.

Ätiologie
- Exogen-allergisches Asthma (extrinsic asthma; bei ca. 10 % der Jugendlichen): meist IgE-vermittelte allergische Sofortreaktion.
- Nicht-allergisches Asthma (intrinsic asthma ausgelöst: Infektionen, Anstrengungen, kalte Luft, Stress, Inhalationsnoxen, wie Zigarettenrauch, Ozon, Nitrosegase, Chlorgas usw.

Häufig liegt eine Mischform der o. g. Gruppen vor.
Sonderformen : medikamenteninduzierte Asthma (cave: Betablocker), durch Reflux und Sinusitis ausgelöste Asthma.

Lokalisation
Erkrankung der gesamten Atemwege.

Genetik
Asthma bronchiale gehört mit der allergischen Retinitis und Neurodermitis zum atopischen Formenkreis. Die Prävalenz hierfür liegt bei 25 % und ist gekennzeichnet durch eine polygen vererbte Anlage zur überschießenden IgE-Bildung. Leiden beide Elternteile an einer atopischen Erkrankung, sind ca. 40–50 % der Kinder ebenfalls Atopiker. Häufig kommt es bei Erkrankungen des atopischen Formenkreises im Laufe der Zeit zu einem Etagenwechsel (Pollenretinitis zur Pollenasthma).

Assoziierte Erkrankungen
Alle Erkrankungen des atopischen Formenkreises, wie Pollinose und Neurodermitis

Pathogenese
Atemwegsentzündung: sie kann durch inhalierte Allergene ausgelöst werden (Typ-I-Allergie).

Pathologischer Befund
Die Entzündungsreaktion: „abgehäutetes Epithel", Kollagenablagerungen unter der Basalmembran, Schwellung und Infiltration der Bronchialwand mit Entzündungszellen

Pathophysiologie
Immunologische Grundlage des allergischen Asthma bronchiale:

Allergische Sofortreaktion: Freisetzung von Entzündungsmediatoren durch Verbindung von AG und IgE auf Mastzellen. Degranulation von spezifischen IgE-beladenen Mastzellen und Eosinophilen mit Freisetzung von Entzündungsmediatoren führen. Es wird eine glattmuskuläre Konstriktion ausgelöst, die eine Schleimhautschwellung bewirkt.

Allergische Spätreaktion: Tritt 4–6 h nach Freisetzung der Entzündungsmediatoren auf. Es besteht eine persistierende Entzündungsreaktion mit Ausschüttung von Leukozyten und Aktivierung gewebeständiger Zellen. Es erfolgt wiederum eine Produktion von Entzündungsmediatoren mit entzündlicher Gewebereaktion.

Risikofaktoren
Genetische Dispositionen, häufige Infekte, Arbeit mit chemisch-irritativ oder toxisch wirkenden Stoffen

Einteilung/Klassifikation

Schweregrad	Symptome	Peak flow oder FEV$_1$
Leicht	<2× pro Woche am Tag, <2× pro Monat nachts	>80 %
Mittel	>2× pro Woche am Tag <2× pro Woche nachts	60–80 %
Schwer	Täglich, anamnestisch häufig Krankenhausaufenthalte und Status asthmaticus	<60 %

Tab. 2.9 Stadieneinteilung beim Asthma bronchiale.

■ Klinik

Anamnese
Frage nach Häufigkeit, Auslöser und Charakter der Beschwerden.

Körperliche Untersuchung
- **Inspektion**: Zeichen einer Ateminsuffizienz: Zyanose, Lethargie, Stupor, Koma, Angst, Erregung
- **Stärke der Dyspnoe**: Messung der Atemfrequenz, Pulsfrequenz, Beobachtung der Sprache, Einsatz der Atemhilfsmuskulatur, Atemeinziehungen
- **Perkussion**: hypersonorer Klopfschall, Lungengrenzen nach unten verschoben
- **Auskultation**: verlängertes Exspirium, trockene Rasselgeräusche (Giemen und Brummen)
- **Palpation**: Pulsus paradoxus

Tipps: Definition des Pulsus paradoxus: Abfall des systolischen Blutdrucks während der Inspiration um >10 mmHg. Meistens besteht auch eine Tachykardie.

- **Bronchiale Hyperreagibilität**: Findet sich bei fast allen Asthmatikern und ist durch den Methacholin-Provokationstest objektivierbar. Es besteht eine erhöhte glattmuskuläre Überempfindlichkeit gegenüber bronchokonstriktorischen Stimuli.

■ Diagnostik

Labor
- Eosinophilie im Blut und Sputum als Hinweis auf ein allergisches Geschehen
- Bei nicht-allergisch bedingtem Asthma: ggf. Vorliegen einer Leukozytose bei infektgetriggertem Asthma bronchiale
- BGA: bei Beschwerdefreiheit oft normal
- Im Anfall: pO$_2$-Erniedrigung, der pCO$_2$ ist aufgrund der Hyperventilation ebenfalls erniedrigt
- Allergie-Test: z. B. Pricktest oder Intrakutantest
- Sputumuntersuchung: Nachweis von eosinophilen Granulozyten, Curschmann-Spiralen (Mukusfasern), Creola-Körperchen (abgeschilfterten Flimmerepithel), Charcot-Leyden-Kristalle (Proteine aus degranulierten Eosinphilen)

Achtung: Bei CO$_2$-Erhöhung kann eine O$_2$-Gabe zur CO$_2$-Narkose führen.

Technische Diagnostik
- **EKG**: Zeichen einer Rechtsherzbelastung: p-pulmonale, Rechtsschenkelblock, Rechtsdrehung der Herzachse, Sinustachykardie

Tipp: Wenn möglich immer mit Vor-EKG vergleichen!

- **Peak, exspiratory flow**: Messung des Atemspitzenstoßes zur Einschätzung des Schweregrads des Anfalls
- **Lungenfunktionsdiagnostik**: Nachweis eines hyperreagiblen Bronchialsystems mit Reversibilität nach Broncholysetest mit einem β2-Sympathomimetikum. Bei ausgeprägter Obstruktion Verminderung der Vitalkapazität bei erhöhtem Residualvolumen. Im Intervall kann die Lungenfunktion normal sein.
- **Röntgen-Thorax**: Zeichen einer Lungenüberblähung: vermehrte Strahlentransparenz, mit tiefstehendem Zwerchfell und schmaler Herzsilhouette

■ Differenzialdiagnose
Asthma cardiale, Fremdkörperaspiration, seltene Pneumonien, Karzinoidsyndrom, mukoziliäre Dysfunkton, Tracheomalazie, Mukoviszidose, Spannungspneumothorax, Hyperventilationssyndrom

■ Therapie – konservativ
- Versuch der Allergenkarenz
- Konsequente Therapie respiratorischer Infekte
- Kurzwirksames β2-Sympatomimetika (z. B. Fenoterol; Berotec): als Bedarfmedikation in allen Stufen der Asthmatherapie, max. 12 Hübe pro Tag
- Langwirksames Anticholinergika (z. B. Tiotropiumbromid; Spiriva): als Dosieraerosol
- Theophyllin (z. B. Bronchoretard): als Kapsel in Retardform, 400–800 mg pro Tag, Dosisanpassung an den Serumspiegel. Stufe 3 und 4 der Asthmatherapie
- Inhalierbare Glukokortikoide(z. B. Beclomethason, Sanasthmax): als Dosieraerosol; 2× täglich bei wiederkehrender Exazerbation. Ab Stufe 2 der Asthmatherapie
- Orale Glukokortikoide(z. B. Prednison, Decortin): als Tablette bei akuter Exazerbation (keine Dauermedikation) 2,5 mg–10 mg p.o./Tag. Stufe 4 der Asthmatherapie

	Bedarfsmedikation	**Dauermedikation**
Stufe 1	Kurzwirksame β2-Mimetika	keine
Stufe 2	Kurzwirksame β2-Mimetika	Inhalative Kortikoide in niedriger Dosis
Stufe 3	Kurzwirksame β2-Mimetika	Inhalative Kortikoide in mittlerer Dosis, lang wirkende β2-Mimetika, Theophyllin, Leukotrien-Rezeptor-Antagonisten
Stufe 4	Kurzwirksame β2-Mimetika	Wie Stufe 3, plus orale Steroide

Tab. 2.10 Stufentherapie des Asthma bronchiale (nach deutscher Atemwegliga).

■ Prophylaxe
Kausale Therapie: Allergenkarenz, Hyposensibilisierung, Rauchkarenz, Patientenschulung, konsequente Therapie bronchialer Infekte, jährliche Influenzaimpfung

■ Prognose
Natürlicher Verlauf
50 % des kindlichen Asthmas heilt im Erwachsenenalter aus. 20 % der Erwachsenen Asthmatiker erreichen eine Spontanremission, 10 % entwickeln ein schweres steroidpflichtiges Asthma.

Komplikationen
Status asthmaticus. Therapie: Sauerstoffgabe, systemische Glukokortikoide, β2-Sympathomimetika, Theophyllin i.v., Flüssigkeit (nach Ausschluss einer kardialen Ursache), bei Verdacht auf Infekt Antibiotikagabe,

 Achtung: Keine Gabe von Betablockern und ASS, keine Sedierung.

2.7.4 Bronchiektasen (J47)

■ Grundlagen

Definition
Irreversible Ausweitung der Bronchien mit bronchialer Obstruktion

Epidemiologie
6/10000 Einwohnern/Jahr

Ätiologie
- Angeboren (selten): Dyskinesien, Mukoviszidose, IgA-Mangel
- Erworben: nach bakteriellen pulmonalen Entzündungen, COPD, Aspiration, Tbc, poststenotisch (nach Verlegung durch Tumore, Aspirationen etc.), posttoxisch

Lokalisation
In 50 % bilateral und in den basalen Lungenabschnitten gelegen

Pathologischer Befund
„Maulvolles übelriechendes" fötides Sputum (oft 3-schichtig: Schaum, Schleim, Eiter), Hämoptysen

Pathophysiologie
Oben genannte Ätiologien führen zur Defekten der mukoziliären Clearance, Folge: Sekrettretention mit chronische Keimbesiedlung. Somit besteht ein ständiger Entzündungsreiz. Über Entzündungsmediatoren Proteinasen freigesetzt werden, diese bewirken letztendlich eine Zerstörung der Bronchialarchitektur.

Risikofaktoren
Rezidivierende bronchopulmonale Infekte

■ Klinik

Anamnese
Klassische Trias: Husten, Auswurf, Atemnot; rezidivierende Pneumonien

Körperliche Untersuchung
Rasselgeräusche, Trommelschlegelfinger, Uhrglasnägel, Zeichen eines Cor pulmonale, vermindertes Wachstum bei Kindern

■ Diagnostik

Labor
Sputumdiagnostik mit Antibiogramm
Quantitative Bestimmung des IgA-Mangels

Technische Diagnostik
- **BAL**: evtl. zur Keimidentifizierung vor gezielter Antibiotikatherapie
- **Röntgen-Thorax oder CT**: gute Darstellung der Bronchiektasen

■ Differenzialdiagnose
Immundefektsyndrom, Mukoviszidose, Ziliendyskinesie

■ Therapie – konservativ
Lagerungsdrainagen mit Klopfmassagen, Atemgymnastik, „Bronchialtoilette": morgendliche Expektoration in Knie-Ellenbogenlage

Antibiotikatherapie
Nach Antibiogramm!
Cephalosporin-3b-Gruppe: Cefttazidim 2×2 g i.v.
Fluorchinolon-Gruppe: Ciprofloxacin 2×400 mg i.v.
Carbapenem-Gruppe: Meropenem 3×1 g i.v.

■ Prophylaxe
Regelmäßige Bronchialtoilette, Inhalationstherapie zur Reduktion der Keimzahl, Immunisierung gegen Influenza und Pneumokokken

■ Prognose
Natürlicher Verlauf
Fortschreitender Erkrankung zunehmende obstruktive Ventilationsstörung

Komplikationen
Abzesse, Pleuraempyeme, Pneumothrorax, septische Absiedlung, Ausbildung Cor pulmonale

2.7.5 Tuberkulose (A16.9)

■ Grundlagen
Synonyme
M. Koch, Tbc

Definition
Generalisierte oder auf ein Organ begrenzte Infektionskrankheit durch Mycobacterium tuberculosis oder Mycobacterium bovis.

Epidemiologie
Inzidenz in Deutschland 15/100000/Jahr. Weltweit ist 1/3 der Menschheit mit Tbc infiziert.

 Achtung: Erkrankung und Tod sind immer meldepflichtig!

Ätiologie
Erreger sind: M. tuberculosis (>95 %), selten M. bovis und M. africanum. Tuberkulosebakterien zählen zu den unbeweglichen, säurefesten Stäbchenbakterien.

Lokalisation
Bei der Primär-Tbc liegt der Herd meist in der Lunge (90 %) und hier meist im Lungenoberfeld oder subpleural. Selten befindet sich der primäre Herd in den Tonsillen oder im Gastrointestinaltrakt. Die postprimäre Tbc kann jedes Organsystem befallen, z. B. Nebennieren, ZNS, Knochen und Gelenke, Nieren, Perikard, Darm.

Genetik
Durch die intrazelluläre Persistenz in mononukleären Phagozyten können TB den humoralen Abwehrmechanismen entgehen. Der Kofaktor bedingt die Granulombildung. Durch langsames Wachstum und durch Glykolipide der Zellwand ist es widerstandfähig gegen Antibiotika.

Assoziierte Erkrankungen
AIDS, Immunsuppression bei Lymphomen, und immunsupprimierenden Therapien (z. B. Cortison), chronischer Alkoholabusu, Diabetes mellitus, Silikose, Zustand nach Magenresektion

Pathologischer Befund
Bakteriennachweis im Sputum: Ziehl-Neelsen oder Immunfluoreszenzfärbung und anschließende Resistenzbestimmung.

 Achtung: Ein negativer Befund schließt eine offene Tbc nicht aus!

Pathophysiologie
Tröpfcheninfektion. Sie wird insbesondere bei großer Zahl der Bakterien aufgenommen oder bei schlechter Abwehrlage aufgenommen.

Exsudative Form: Zu Beginn Exsudation und verkäsende Nekrose. Nach Anschluss an einen Ableitungsbronchus wird die Nekrose abgehustet und es erfolgt eine Kavernenbildung.

Produktive Form: Zu Beginn Tuberkulombildung mit anschließener Vernarbung und Verkalkung. Histologisch zeigt sich ein Epitheloidsaum mit Langhansschen Riesenzellen und zentraler Verkäsung.

Risikofaktoren
Alle immunsupprimierenden Erkrankungen

Einteilung/Klassifikation

Primärtuberkulose	Postprimärtuberkulose
Erkrankung nach Erstinfektion, meist bei abwehrgeschwächten Patienten. Nach 5–6 Wochen Ausbildung des Primärkomplexes (Primärherd + Hiluslymphknoten), häufig symptomlos, selten Fieber, Husten oder Nachtschweiß, oft mit Erythema nodosum	Frühestens 4–6 Wochen nach Primärinfekt (Immunität gegen Mykobakterien muss vorhanden sein). Meist asymptomatisch mit unspezifischen Symptomen, wie Husten und Müdigkeit

Tab. 2.11 Einteilung der Primärtuberkulose.

■ Klinik

Anamnese
Frage nach früher abgelaufenen Lungenerkrankungen, Immunsuppression, unspezifische Zeichen, wie Huste, Auswurf, Fieber.

 Tipp: Hinter jeder Lungenerkrankung kann eine Tuberkulose stecken.

Körperliche Untersuchung
Auskultation Lunge, atemabhängier Pleuraschmerz (Ausbildung Pleuritis), Lymphknotenvergrößerung, subfebrile Temperaturen

■ Diagnostik

Labor
- Entzündungsparameter, ggf. HIV-Test
- Liquorpunktion bei tuberkulöser Meningitis
- Urinkultur bei Urogenitaltuberkulose

Technische Diagnostik
- **Intrakutan-Test** (Mendel-Mantoux-Test): Test ist positiv, wenn nach 72 h ein intrakutanes Knötchen nachweisbar ist. Positive Testergebnisse bestätigen nur eine abgelaufene Immunreaktion mit Mykobakterien, d. h. eine abgelaufene Infektion, eine noch aktive Infektion, eine BCG-Impfung. Der Test wird erst 6 Wochen nach Erstinfektion positiv. Der Test ist wichtig für die Screeninguntersuchung. Keine Aussage zum Erregernachweis möglich.
- **Endoskopie** und Biopsien bei gastrointestinaler Tuberkulose
- **Röntgen-Thorax**: Verkalkungen, Verschattungen, Kavernen, Pleuraerguss, Rundherd bevorzugt im Lungenoberlappen.

Biopsie
Sicherung der Diagnose durch Nachweis von Mykobakterien, bei niedriger Erregerdichte meist nur kulturell nachweisbar (Löwenstein-Jensen Nährmedium)

■ Differenzialdiagnose
Bronchialkarzinom

■ Therapie – konservativ
Standardtherapie über 6 Monate. Zunächst 2 Monate als 4-fach-Kombination (Isoniazid, Rifampicin, Pyrazinamid, Streptomycin). Danach Stabilisierung über 4 Monate mit Isoniazid und Rifampicin
- Isoniazid (z. B. Isozid): Tagesdosis 5 mg/kg; Tagesmaximaldosis 300 mg
- Rifampicin (z. B. Eremfat): Tagesdosis 10 mg/kg; Tagesmaximaldosis 600 mg
- Ethambutol (z. B. Myambutol): Tagesdosis initial 25 mg/kg, später 15 mg/kg; Tagesmaxiamaldosis 2000 mg
- Pyrazinamid (z. B. Pyrafat): Tagesdosis 30–35 mg/kg; Tagesmaximaldosis 2000 mg
- Streptomycin (z. B. Strepto-Fatol): Tagesdosis 15 mg/kg, parenterale Applikation notwendig, Tagesmaximaldosis 1000 mg

■ Therapie – operativ
Segmentresektion
Indikation
Resektion chronisch kavernöser Prozesse, Unterbindung der chronischen Ausscheidung replikationsfähiger Mykobakterien

■ Prophylaxe
Expositionsprophylaxe, Screeningtest mit Tuberkulintest und Röntgen-Thorax. Aktive Immunisierung mittels BCG-Impfung: relativer Impfschutz von ca. 70 % für 5–15 Jahre. Chemoprophylaxe mit INH über 6–12 Monate bei gleichzeitiger Immunschwäche

> Achtung: Bei positiver Tuberkulinreaktion und Immunsuppression ist eine aktive Immunisierung kontraindiziert!

■ Prognose
Natürlicher Verlauf
Konsequenter Einhaltung der Therapie kurativ

Komplikationen
Unspezifische Komplikationen: Atelektase im Rahmen eines Mittellappensyndroms, tuberkulöse Pleuritis (Pleuritis exsudativa). Bei hämatogener Streuung: Miliartuberkulose: Lunge, Meningen, Leber/Milz. Entwicklung resistenter Keime

2.8 Systemerkrankungen der Lunge

2.8.1 Idiopathische Lungenfibrosen (J84.9)

■ Grundlagen

Synonyme
Hamman-Rich-Syndrom

Definition
Interstitielle Lungenerkrankung mit Zunahme des Bindegewebes

Epidemiologie
40.–70. Lebensjahr, 6:100.000

Ätiologie
- Inhalative Noxen: Stäube, rezidivierende Aspirationen, chronische Infektionen
- Nicht-inhalative Noxen: Medikamente, Strahlen, Schocklunge
- Unbekannte Ätiologie

Lokalisation
Lumeninterstitium, alveolo-kapillären Membrane

Assoziierte Erkrankungen
Chronische Herzinsuffizienz

Pathologischer Befund
Muster einer desquamativen interstitiellen Pneumonie
- Alveolitis (= interstitielle Pneumonie)
- Granulomatose
- Vaskulitis

Pathophysiologie
Aktivierte Alveolarmakrophagen und neutrophile Granulozyten induzieren Fibroblastenproliferation, Schädigung des Lungengerüstes, Destruktion des Lungenparenchyms mit bindegewebigem Umbau

Risikofaktoren
Berufliche Exposition inhalative Noxen

Einteilung/Klassifikation
Einteilung nach Liebov:
- Desquamative interstitial pneumonitis (DIP): intraalveoläre mononukleäre Zellen mit nur geringer interstitieller Fibrose
- Usual interstitial pneumonitis (UIP): intraalveoläres und interstitielles Infiltrat mit Fibrose
- Bronchiolitis obliterans and interstitial pneumonitis (BOP): zusätzliche Einbeziehung der kleinen Atemwege
- Selten: Lymphozytoide interstitielle Pneumonie (LIP), interstitielle Riesenzellpneumonie (GIP), bronchiolitische interstitielle Pneumonie (BIP)

■ Klinik

Anamnese
Berufsanamnese, Hobby, haustiere, Wohnung, Medikamente

Körperliche Untersuchung
- **Inspektion**: Belastungsdyspnoe, nicht produktiver Husten, Uhrglasnägel, Trommelschlegelfinger, Tachypnoe
- **Perkussion**: hochstehende Lungengrenzen
- **Auskultation**: inspiratorisches Knisterrasseln (Sklerophonie)

■ Diagnostik

Labor
BGA (häufig Partialinsuffizienz), Infektionsparameter (BSG und CRP sind in der Regel erhöht) Differenzialblutbild (in der Regel normal), Rheumafaktor, ACE, Lysozym (erhöht bei Sarkoidose), Typ-III-Allergene bei Verdacht auf exogen-allergische Alveolitis

Technische Diagnostik
- **Lungenfunktion**: restriktive Ventilationsstörung; Diffusionskapazität erniedrigt
- **Röntgen-Thorax**: retikulonoduläre Zeichnungsvermehrung v. a. in den Unterfeldern. Im Spätstadium Wabenlunge
- **CT**: milchglasartige Verschattungen und Fibroseareale mit Traktionsbronchiektasen

> Merke: Keine Korrelation zwischen Ausmaß der Erkrankung und Röntgenbefund sowie Lungenfunktion.

Biopsie
Bronchoalveoläre Lavage

Histologie
Vermehrung der neutrophilen und eosinophilen Granulozyten, selten auch der Lmphozyten

■ Differenzialdiagnose
Asbestose, Silikose, Bronchialkarzinom, TBC, exogen-allergischen Alveolitis

■ Therapie – konservativ
- Bei belastungsinduzierter Hypoxämie frühzeitige Sauerstofftherapie
- Konservative nicht-medikamentöse Therapie:
  - Bei infektiöser Genese: Antibiotikatherapie
  - Bei inhalativen Noxen: Staub- und Allergenkarenz
- Behandlung einer Rechtsherzinsuffizienz bei chronischer Hypoxämie
- Glukokortikoide (Decortin H): Prednison 1–1,5 mg/kg KG/d max. 100 mg/d über 6–8 Wochen, anschließende Dosisreduktion auf die Erhaltungsdosis von 10–15 mg über 6 Monate

■ Therapie – operativ

Lungentransplantation

Indikation
Terminaler respiratorischer Insuffizienz

■ Prophylaxe
Überprüfung der Therapie, um Non-Responder frühzeitig zu identifizieren

■ Prognose

Natürlicher Verlauf
Bei Therapieresistenz führt die Erkrankung nach 4–5 Jahren zum Tod

Komplikationen
Cor pulmonale, respiratorische Insuffizienz

2.8.2 Sarkoidose (D86.9)

■ Grundlagen

Synonyme
Morbus Boeck

Definition
Granulomatöse Systemerkrankung mit >90 % der Fälle pulmonale Manifestation

Epidemiologie
Prävalenz: 40/100000 Einwohner; Häufigkeitsgipfel: zwischen 20 und 40 Jahren; w > m

Ätiologie
Unbekannt

 Merke: Bei Rauchern ist das Erkrankungsrisiko erniedrigt.

Lokalisation
Jedes Organ kann betroffen sein. In 90 % sind Lymphknoten, insbesondere Hiluslymphknoten befallen. In 70 % der Fälle ist das Lungenparenchym betroffen. Extrapulmonale Manifestationen: Knochen, Haut, Auge, ZNS, Herz, Leber und Milz, Niere

 Merke:
- Löfgren-Syndrom: akute Sprunggelenksarthritis, Erythema nodosum und bihiläre Lymphadenopathien (bevorzugt bei jungen Frauen)
- Heerfordt-Syndrom: Fieber, Uveitis anterior, Parotitis und Fazialisparese

Genetik
Genetische Disposition

Pathologischer Befund
Typisch nicht-verkäsende epitheloidzellige Granulome mit Langhans Riesenzellen. Diese beinhalten die sog. Schaumann-Körper (Kalziumprotein) und Asteroidkörper (sternförmige Einschlusskörper)

Pathophysiologie
Störung der zellulären Immunität (T-Zell-Funktion)
Erhöhte humorale Immunität (B-Zell-Funktion)

Einteilung/Klassifikation
Akute Sarkoidose (Löfgren-Syndrom): Arthritis, Erythema nodosum, bihiläre Adenopathie, Fieber, Husten
Chronische Sarkoidose: zu Beginn symptomlos; Zufallsbefund im Röntgen-Thorax, später Reizhusten und Belastungsdyspnoe

■ Klinik
Fieber, Leistungskick, Erythema nodosum, trockener Husten, Belastungsdyspnoe, kardiale Rhythmusstörungen

■ Diagnostik

Labor
- BSG häufig bei der akuten Form beschleunigt. CRP nur mäßig erhöht
- Leukopenie durch Lymphopenie
- IgG in 50 % der Fälle erhöht
- ACE (angeotensin converting enzyme) erhöht
- Hyperkalzämie

Technische Diagnostik
- **EKG**: Ausschluss der Herzmanifestation. (Rhythmusstörungen durch Granulome, Myokarditis, Kardiomyopathien)
- **Lungenfunktion**: Verminderung der O_2-Diffusionskapazität und der statischen Compliance.

- **BAL**: lymphozytäre Alveolitis mit Erhöhung der CD 4-Zellzahl: Ist der CD4/CD8-Quotient <5, ist die Sarkoidose wahrscheinlich, bei >10 nahezu sicher.
- **Röntgen-Thorax**: s. Tab. 2.12

Einteilung	Röntgenbefunde
Typ 0	Normalbefund bei isoliertem extrapulmonalem Befall
Typ 1	Bihiläre Lymphadenopathie: polyzyklisch begrenzt, symmetrische Hilusvergrößerung Spontanremission in 70 % der Fälle
Typ 2	Zusätzlicher Lungenbefall: retikulonoduläre Zeichnungsvermehrung. Spontanremission in 40 % der Fälle. Lungenbefall ohne Hilusverbreiterung
Typ 3	Lungenfibrose mit irreversibler Lungenfunktionsminderung

Tab. 2.12 Einteilung der Sarkoidose nach Röntgen-Thorax.

Biopsie
Transbronchiale Biopsie

Histologie
Kopfsteinpflasterartiges Relief der Bronchialschleimhaut mit weißlichen Plaques, Nachweis von Epitheloidzellgranulomen

Differenzialdiagnose
Tuberkulose, Bronchialkarzinom, mediastinale Metastasen, Lymphome, Silikose, Pneumonie

Therapie – konservativ

Glukokortikoide
Indikation bei extrapulmonalem Befall, ab Stadium II, bei ausgeprägter klinischer Symptomatik. Prednison 50 mg über 2–4 Wochen, Reduktion bis zur Erhaltungsdosis von 10–15 mg/d

Prophylaxe
Steroidtherapie: Kontrolle Klinik, Lungenfunktion, Radiologie und Blutbild mit Elektrolyten und ACE-Bestimmung über ca. 6. Monate.

Prognose

Natürlicher Verlauf
Die akute Sarkoidose heilt in 95 % der Fälle spontan aus.

Komplikationen
In 20–30 % der Fälle kommt es zur Lungenfunktonseinschränkung, in 10 % zur Progression mit Lungenfibrose in <5 % der Fälle kommt es zu tödlichen Komplikationen mit plötzlichem Herztod, terminaler Lungenfibrose und Cor pulmonale.

2.8.3 Histiozytose (D76.0)

■ Grundlagen

Definition
Entwicklung einer interstitiellen Lungenfibrose mit Lungenzysten. Meist bei jungen Erwachsenen

Epidemiologie
Selten

Ätiologie
Unbekannt

Pathogenese
Granulomatöse Entzündung des Lungeninterstitiums, klonale Proliferation von Langerhans-Zellen, progressive Dilatation der Bronchioli nach Zerstörung der Bindegewebsstruktur

Pathologischer Befund
Die Granulome bestehen aus Histiozyten, eosinophilen Granulozyten, Plasmazellen und Langerhans-Zellen.

Risikofaktoren
Starke Raucher

■ Klinik

Anamnese
Zigarettenkonsum, unspezifische Symptome (Müdigkeit, Gewichtsverlust, Fieber), Dyspnoe

Körperliche Untersuchung
Belastungsdyspnoe, im weiteren Verlauf Ruhedyspnoe

■ Diagnostik

Labor
BGA

Technische Diagnostik
- BAL: Langerhanszellen mehr als 4 %
- CT

■ Differenzialdiagnose
Bronchialkarzinom, Silikose, Asbestose

■ Therapie – konservativ
Rauchverbot und Steroidtherapie

■ Prognose

Natürlicher Verlauf
Sehr unterschiedlich, Spontanremission möglich

Komplikationen
Spontanpneumothorax (Zystenruptur), respiratorische Insuffizienz

2.8.4 Silikose (J62.8)

■ Grundlagen

Synonyme
Quarzstaublungenerkrankung, Bergarbeiterpneumokoniose

Definition
Berufserkrankung: Verdacht, Erkrankung und Tod sind meldepflichtig

Epidemiologie
Häufigste Pneumokoniose. Jahrelange Exposition, die Symptome treten nach 10–15 Jahren auf.

Ätiologie
Besonders bei Arbeitern in Metallhütten, Walzwerken, Steinbruchindustrie, Sandstrahlarbeiter. Wird durch kristallinen Quarz mit Korngröße <7 µm ausgelöst, welcher die Alveolen erreicht.

Pathologischer Befund
Konzentrisch aufgebaute Granulome, hyalinisierten Zentrum, schmalen Saum zellreiche Faserbindegewebe, Schwielenbildung

Pathophysiologie
Nicht abbaubaren Staubpartikel werden von den Makrophagen phagozytiert, unter Freisetzung lytischer Enzyme, fibroblastische Reizwirkung, diese induzieren vermehrte Kollagenfasersynthese, Ausbildung von Silikoseknötchen welche konfluieren, ausgedehnte Schwielenbildung, Narbenemphysem

Risikofaktoren
Risiko abhängig von der Expositionsdauer

Einteilung/Klassifikation
Sonderformen:
Caplan-Syndrom: rheumatoide Arthritis in Kombination mit einer Silikose.
Silikontuberkulose: 20-fach erhöhtes Risiko, an Tuberkulose zu erkranken, im Vergleich zur Normalbevölkerung

■ Klinik

Anamnese
Jahrelang asymptomatisch, auch nach Expositionskarenz zunehmende Belastungsdyspnoe bis hin zur terminalen respiratorischen Insuffizienz. Berufsanamnese: oft jahrelange Exposition

Körperliche Untersuchung
Auskultation der Lunge, Klinik eines Cor pulmonale, Anhalte für chronische Polyarthritis

■ Diagnostik

Labor
BGA, Infektionsparameter

Technische Diagnostik
- **Lungenfunktion**: restriktive Ventilationsstörung, häufig auch obstruktive Störung
- **Bronchoskopie mit BAL**: Nachweis von Silikaten in Alveolarmakrophagen
- **Röntgen-Thorax**: diffuse, retikuläre (netzartige) Verschattungen v. a. in den Mittelfeldern. Im Hilusbereich z. T. verkalkte Lymphknoten (Eierschalenhilus)
- **CT**: dem Röntgenbild überlegen; zeigt das Ausmaß der Lungenparenchymveränderungen besser

> Tipp: Das Ausmaß der Lungenfunktionsstörung korreliert nicht mit der Schwere der radiologischen Veränderungen. Für die Berufsunfähigkeitsversicherung ist die Lungenfunktion entscheidend.

Biopsie
Nachweis von vernarbten Granulomen

■ Differenzialdiagnose
Asbestose

■ Therapie – konservativ
Konsequente Infektsanierung. Antiobstruktive Therapie wie bei COPD und Asthma bronchiale

■ Prophylaxe
Regelmäßige arbeitsmedizinische Vorsorgeuntersuchungen. Masken mit Feinstaubfilter

■ Prognose
Natürlicher Verlauf
Prognose wird durch das Auftreten der Komplikationen bestimmt. Durch konsequente Behandlung obstruktiver Ventilationsstörungen kann die Prognose entscheidend gebessert werden.

Komplikationen
Erhöhte Infektanfälligkeit, obstruktive Atemwegserkrankung, pulmonale Hypertonie mit Cor pulmonale, rezidivierender Pneumothorax durch platzende Emphysemblasen. Verdopplung des Lungenkrebsrisikos im Vergleich zur Normalbevölkerung

2.9 Interstitielle Lungenerkrankungen

2.9.1 Exogen-allergische Alveolitis (J67.9)

■ Grundlagen
Synonyme
Hypersensivity pneumonitis, EAA

Definition
Durch Inhalation organischer Stäube kommt es bei zu akuten Entzündungsreaktionen. Meldepflichtige Berufskrankheit

Epidemiologie
Für Europa: am häufigsten Vogelhalterlunge, Farmerlunge

Ätiologie
Meist berufliche Exposition wie z. B.: schimmeliges Heu (Farmerlunge), Luftbefeuchter (Befeuchterlunge), Biomüll (Müllarbeiterlunge), Isocyanatkleber (Isocyanat-Alveolitis)

Pathologischer Befund
Lymphoplasmazelluläre interstitielle Pneumonie mit begleitender granulomatöser Bronchiolitis

Pathophysiologie
Eine durch organische Stäube ausgelöset Immunreaktion mit dem Nachweis von Typ-III-Allergenen (Immunkomplexe). Es kommt zur Rekrutierung sekundär inflammatorischer

Zellen, was zu einer Zellvermehrung im alveolären Kompartiment führt. Es erfolgt eine Granulombildung durch die Einwanderung von Lymphozyten, Mastzellen, Plasmazellen und Alveolarmakrophagen. Durch wiederholte Antigenexposition entwickelt sich eine akute Pneumonitis oder eine langsam fortschreitende, meist herdförmige Fibrosierung.

Risikofaktoren
Hohe Raumfeuchte, verunreinigte Klimaanlagen, verschimmelte Materialen, Umgang mit Heu und Vögeln

Einteilung/Klassifikation
Verlaufsformen:
- Akuter Verlauf: 6–8 h nach Allergenkontakt kommt es zu Fieber, Husten, Auswurf, Tachypnoe, Dyspnoe; Abklingen der Beschwerden meist nach 24 h
- Chronischer Verlauf: Entwicklung einer Lungenfibrose mit zunehmender respiratorischer Insuffizienz bis hin zum Cor pulmonale

Klinik

Anamnese
Berufsanamnese

Körperliche Untersuchung
Auskultation: feuchte Rasselgeräusche über den Unterlappen

Diagnostik

Labor
Leukozytose

Technische Diagnostik
- **Lungenfunktion**: Restriktive Ventilationsstörung mit Verminderung der Vitalkapazität, Totalkapazität, Compliance und der Diffusionskapazität
- **BAL**: starke Vermehrung der Neutrophilen Granulozyten im akuten Schub. Im chronischen Verlauf sind >50 % aller Zellen Lymphozyten; T4-T8-Ratio <1,0
- **Röntgen-Thorax**: vermehrte streifige, z. T. fleckige Lungenzeichnung v. a. in den Mittelfeldern
- **CT-Thorax**: milchglasartige Infiltrate

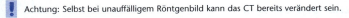
Achtung: Selbst bei unauffälligem Röntgenbild kann das CT bereits verändert sein.

Biopsie
Bei chronischer Verlaufsform

Differenzialdiagnose
Weitere Pneumokoniosen, Bronchialkarzinom

Therapie – konservativ
Akuter Schub: Glukokortikoide und symptomatische Therapie von Infektionen, Obstruktion und Rechtsherzbelastung. Die wichtigste Therapie ist die Allergenkarenz.

Prophylaxe
Schimmelbildung vermeiden, Tragen von Atemschutzgeräten, arbeitsmedizinische Vorsorge

Prognose

Natürlicher Verlauf
Akuter Verlaufsform günstige Prognose, chronische Form abhängig von dem Schweregrad der Lungenfibrose

Komplikationen
Cor pulmonale, Lungenfibrose

2.9.2 Tumoren der Lunge

2.9.3 Bronchialkarzinom (C34.9)

Grundlagen

Synonyme
Lungenkrebs

Definition
Bösartiger Tumor der Lunge

Epidemiologie
Erkrankungsgipfel: 55.–65. Lebensjahr
Häufigste Krebstodesursache des Mannes

Ätiologie
Inhalativer Zigarettenrauch, berufliche Karzinogenexposition

Lokalisation
Überwiegend zentral lokalisiert

Genetik
DNA-Aneuploidie, dominante und rezessive Onkogene identifiziert:
- K-ras-Mutation: nicht-kleinzellige Bronchialkarzinome assoziiert mit Nikotinkonsum
- C-myc-Mutationen, kleinzellige Bronchialkarzinome
- Verändertes p53-Protein

Assoziierte Erkrankungen
Verwandtschaft des kleinzelligen Bronchialkarzinoms mit neuroendokrinen Tumoren
Paraneoplastische Syndrome:
- Syndrom der inadäquaten ADH-Sekretion
- Cushing-Syndrom
- Myasthenisches Syndrom
- Hypertrophe pulmonale Osteoarthropahtie

Pathologischer Befund
- Kleinzelliger (Oat-cell-)Typ (15–20 %):
  - Kleinzelliger Typ mit großzelligen Anteilen
  - Kombinierter Typ mit Anteilen eines Adeno- oder Plattenepithelkarzinoms
- Nicht-kleinzelliger Typ (80–85 %):
  - Adenokarzinome (50 %): azinär, papillär, bronchoalveolär, solide, muzinöse, gut differenziert, Siegelringzellkarzinom
  - Plattenepithelkarzinome (40 %): papillär, klarzellig
  - Großzellige Kerzinome (10 %): großzellig-neuroendokrin, basaloid, klarzellig, großzellig
  - Adenosquamöses Karzinom (selten)

Pathophysiologie
Metastasierungsweg: hämatogen: ZNS, Skelett, Leber Nebenniere; lymphogen: intrapulmonal, peribronchial, hilär, mediastinal, supraklavikulär

Risikofaktoren
Rauchen: Risikozunahme mit Anzahl der pack years

 Merke: Ein pack year ist definiert als das tägliche Rauchen einer Schachtel Zigaretten über ein Jahr.

Für nicht-kleinzelliges Bronchialkarzinom: Lungenfibrose (8-fach erhöhtes Risiko) COPD (2-fach erhöhtes Risiko)

Einteilung/Klassifikation
Die Tumorausdehnung wird nach dem TMN-System (Tab. 2.13 und 2.14) festgelegt. Für das kleinzellige Bronchialkarzinom hatte sich in der Klinik die Einteilung nach der WHO-Klassifikation in „limited disease" (Tumor auf einen Hemithorax begrenzt, Lymphknotenmetastasierung ipsilateral, mediastinal und supraklavikulär sowie kontralateral hilär) und „extensive disease" etabliert (Tab. 2.15). Empfohlen wird jedoch die Stadieneinteilung nach dem Internationalen Staging-System.

TNM-Stadium	
Primärtumor	
T1	Tumordurchmesser von <3 cm ohne Invasion des Hauptbronchus
T2	Tumordurchmesser von >3 cm oder Invasion des Hauptbronchus >2 cm distal der Karina/Invasion der viszeralen Pleura/partielle Atelektase oder obstruktive Pneumonitis
T3	Invasion von Brustwand/Zwerchfell/Perikard/mediastinaler Pleura oder Infiltration des Hauptbronchus <2 cm distal der Karina oder Totalatelektase einer Lunge
T4	Invasion von Mediastinum/Herz/großer Gefäße/Trachea/Ösophagus/Wirbelkörper/Karina; Tumormasse im gleichen Lungenlappen oder maligner Pleuraerguss
Lymphknotenbefall	
N1	Intrapulmonale (gleicher Lungenlappen)/peribronchiale/ipsilaterale hiläre Lymphknoten befallen
N2	Ipsilaterale mediastinale/subkarinale Lymphknoten befallen
N3	Kontralaterale mediastinale Skalenus- und supraklavikuläre Lymphknoten befallen
Metastasierung	
M0	Nicht nachweisbar
M1	Nachweisbar, einschließlich vom Primärtumor getrennte Metastasen in einem anderen ipsilateralen oder kontralateralen Lungenlappen

Tab. 2.13 TNM-Klassifikation des Bronchialkarzinoms.

Stadien	Primärtumor	Regionäre Lymphknoten	Metastasen
IA	T1	N0	M0
IB	T2	N0	M0
IIA	T1	N1	M0
IIB	T2	N1	M0
	T3	N0	M0
IIIA	T1–2	N2	M0
	T3	N1/2	M0
IIIB	T1–3	N3	M0
	T4	N0–3	M0
IV	T1–4	N0–3	M

Tab. 2.14 Stadieneinteilung des Bronchialkarzinoms.

Stadium	Klinisches Erscheinungsbild
very limited disease (VLD)	Entsprechend T1–2, N0–1. Primär von der Lunge oder viszeralen Pleura umgeben und max. partielle Atelektase. Kleiner Erguss ohne maligne Zellen. Lymphknotenbefall max. ipsilateral hilär
limited disease (LD)	Mit Infiltration von Thoraxwand, mediastinaler Pleura oder Diaphragma. Lymphknotenbefall ipsi- oder kontralateral mediastinal sowie kontralateral hilär
extensive disease (EDI)	Befall wie bei LD und/oder Befall kontralateraler supraklavikulärer Lymphknoten; maligner Pleura-/Perikarderguss; Rekurrensparese; V.-cava-sup.-Syndrom; Infiltration des Tumors in große mediastinale Gefäße, Herz, Wirbelkörper oder Ösophagus
extensive disease IIa	Hämatogene Fernmetastasierung in einem Organ, inklusive kontralateraler Lunge
extensive disease IIb	Mehr als ein Organ durch hämatogene Metastasen befallen, besonders Leber Skelett, Nebenniere, Gehirn

Tab. 2.15 Marburger Klassifikation des kleinzelligen Bronchialkarzinoms.

■ Klinik

Anamnese
Husten, Hämoptoe, Dyspnoe, Thoraxschmerz, Heiserkeit, Dysphagie, Skelettschmerzen, Gewichtsverlust, Infektanfälligkeit

Körperliche Untersuchung
- **Inspektion**: Dyspnoe, Blässe, Zyanose, Tachypnoe, Lymphknotenvergrößerungen, obere Einflussstauung, Horner-Syndrom, Uhrglasnägel
- **Auskultation**: abgeschwächtes oder fehlendes Atemgeräusch bei Atelektase
- **Perkussion**: Klopfschalldämpfung bei Erguss
- **Neurologischer Status**: verändert durch zerebrale Metastasen z. B. Paresen
- **Paraneoplastische Symptome**: Myastheniesyndrom

■ Diagnostik

Labor
- Blutbild, Gerinnung, Elektrolyte, Kreatinin, GOT, GPT, LDH (bei erhöhter Tumorlast), AP, Bilirubin, BGA
- Tumormarker: NSE (neuronenspezifische Enolase), CEA, CA 125, SCC, Cyfra 21-1
- Leukozytose bei Pneumonie
- Thrombopenie bei Knochenmarkskarzinose
- Transaminasenerhöhung bei Lebermetastasen

Technische Diagnostik
- **EKG**: vor Therapieeinleitung insbesondere vor Chemotherapien mit Antrazyklinen
- **Bronchoskopie**: zur Histologiegewinnung
- **Lungenfunktionsdiagnostik**
- **Röntgen-Thorax**: Bestimmung des Primärtumors und pulmonaler Metastasen
- **CT-Thorax und Abdomen**: Bestimmung des Primätumors und Ausbreitungsdiagnostik zur Fernmetastasensuche.
- **CT-Schädel**: Ausschluss zerebraler Metastasen
- **Skelettszintigraphie**: Ausschluss Skelettmetastasen
- **Sonographie-Abdomen**

Biopsie
Morphologische Diagnostik über Bronchoskopie oder ggf. perkutane Lungenbiopsie

■ Differenzialdiagnose
Metastasen, Tuberkulose

■ Therapie – kleinzelliges Bronchialkarzinom
Hohe Proliferationsrate (Tumorverdopplungszeit wird mit 10–50 Tagen angegeben) und rasche Metastasierung, daher hohe Empfindlichkeit gegenüber Chemo-Radiotherapie (Tab. 2.16)

Stadium I–III B limited disease Nicht-metastasiert	Stadium IV extensive disease Metastasiert
Platinhaltige Polychemotherapie Frühzeitige Strahlentherapie T1–2 N0 M0 chirurgische Resektion	Erstlinientherapie: platinhaltige Chemotherapie Verfügbare Substanzen und Prognose für Zweitlinientherapie sind schlecht

Tab. 2.16 Therapiekonzepte des kleinzelligen Bronchialkarzinoms.

Chemotherapie
Grundlage ist die Polychemotherapie, Kombinationen weisen günstigere Ansprechraten als Monotherapien auf, mit einer simultanen oder sequenziellen Radiotherapie.
Substanzen: Cisplatin, Etoposid, Carboplatin, Vincristin, Irinotecan, Topotecan, Doxrubincin, Ifosfamid

Strahlentherapie
Konsolidierende Strahlentherapie: Zielvolumen Primärtumor und Mediastinum ggf. Supraklavikulargrube, Gesamtreferenzdosis 45–55 Gy, wegen der frühen hämatogenen Metastasierung ist eine alleinige Strahlentherapie nicht ausreichend.
Prophylaktische Schädelbestrahlung: Im Stadium limited disease bei Erreichen einer kompletten Remission unter Chemotherapie
Palliative Strahlentherapie: Schmerzbestrahlung besonders bei ossären Metastasen, lokale Tumorprogression unter Chemotherapie, symptomatische Hirnmetastasen, pro-

grediente Erkrankung nach Chemotherapie mit Bronchusstenose oder symptomatischem Lokalrezidiv

Operative Therapie
Chirurgische Therapie in multimodalen Therapiekonzepten, alleinige Operation aufgrund der frühzeitigen Mikrometastasierung nicht indiziert

Beschreibung:
Resektion mit nachfolgender Chemotherapie, Resektion nach Induktionstherapie ist Gegenstand klinischer Studien.

Indikation
Im Tumorstadium T1–2 N0 M0

Vorbereitung
Ausschluss mediastinaler Lymphknotenmetastasen mittels CT und Bronchoskopie, Lungenfunktionsprüfung, für die funktionelle Operabilität muss FEV_1 <0,8 l

■ Therapie – nicht-kleinzelliges Bronchialkarzinom
Bis dato stadienadapierte Therapie (Tab. 2.17) überwiegend multimodale Therapiekonzepte. Nach der Studie von Scagliotti et al. 2008 erstmalige Therapieansätze basierend auf der Histologie des Tumors

Stadium	Therapiekonzept
IA	Chirurgische Resektion
IB	Chirurgische Resektion mit adjuvante Chemotherapie
IIA	Chirurgische Resektion mit adjuvante Chemotherapie
IIB	Chirurgische Resektion mit adjuvante Chemotherapie
IIIA	Chirurgische Resektion mit adjuvante Chemotherapie Induktionschemotherapie und chirurgische Resektion
IIIB	Simultane Radiochemotherapie, Induktions-Chemotherapie und kombinierte Chemotherapie
IV	Kombinations-Chemotherapie

Tab. 2.17 Stadienadaptierte Therapiekonzepte des nicht-kleinzelligen Bronchialkarzinoms.

 Merke: Sonderfall Pancoast-Tumor: Dieser Tumor der Lungenspitze mit Invasion in die Umgebung ist potenziell resektabel. Präoperativ erfolgt eine platinhaltige Chemotherapie. Vor der geplanten Operation sind MRT und Mediastinoskopie durchzuführen.

Operative Therapie
Beschreibung
Systematische Lymphadenektomie Resektion des/der befallenen Lungenlappen(s) durch:
- Lobektomie
- Bilobektomie
- Manschettenresektion
- Pneumonektomie
- Erweiterte Resektionsverfahren

Nur bei stark eingeschränkter Lungenfunktion:
- Segmentresektion
- Keilresektion

Indikation
Tumorstadien I und II, IIIA

Vorbereitung
Voraussetzung für die Indikation zur Operation ist funktionelle Operabilität, eine Schnellschnittuntersuchung muss verfügbar sein.

Strahlentherapie
- Stadien I und II: bei funktioneller Inoperabilität kurative Radiotherapie (60–70 Gy) möglich; bei segmentaler oder atypischer Resektion stereotaktische Radiatio
- Stadium IIIB: inoperables Stadium, Radiochemotherapie, optimale Sequenz simultane oder sequenzielle Radio-/Chemotherapie weiterhin umstritten

Chemotherapie
- Stadium IB–IIIA: adjuvante Chemotherapie (Cisplatin, Vinorelbin)
- Stadium IIIA: Induktions-Chemotherapie zum „Downstaging" nur in klinischen Studien
- Stadium IV: Chemotherapie zur Minderung tumorbedingte Symptome bei ausgeprägtem Therapiewunsch, guter Allgemeinzustand vorausgesetzt

■ Prophylaxe
Nachsorge: 3-monatliche Kontrollen mittels Blutbild und Bildgebung (Röntgen, CT, Sonographie), Kontrolle der Tumormarker

■ Prognose

Natürlicher Verlauf
Stadium LD: 5-Jahres-Überlebensrate: ca. 10 %
Stadium ED: 5-Jahres-Überlebensrate: ca. 1–2 %

Komplikationen
Blutungen, Kontraindikationen gegen Chemotherapien

■ Prophylaxe
Kontrollen in 2- bis 3-monatigen Abständen

■ Prognose

Natürlicher Verlauf

Stadium nicht-kleinzelliges Bronchialkarzinom	5-Jahres-Überlebensrate
Ia	Bis 67 %
Ib	Bis 57 %
IIa	Bis 55 %
IIb	Bis 39 %
III	Bis 25 %
IV	<2 %
Stadium kleinzelliges Bronchialkarzinom	**5-Jahres-Überlebensrate**
I	Bis 20 %
II	Bis 15 %
III	Bis 8 %
IV	<1 %

Tab. 2.18 5-Jahres-Überlebensraten des Bronchialkarzinoms.

Komplikationen
- Kardiorespiratorisches Versagen
- Tumorkachexie
- Cor pulmonale
- Respiratiorische Insuffizienz
- Hämoptyse

2.10 Erkrankungen der Pleura

2.10.1 Pneumothorax (J93.9)

■ **Grundlagen**

Synonyme
Pneu, Lungenriss

Definition
Luftansammlung zwischen Pleura visceralis und Pleura parietalis mit einem Kollaps der Lunge
Geschlossener Pneu: ohne Verbindung zur Außenluft
Offener Pneu: mit Verbindung zur Außenluft

Epidemiologie
Inzidenz: 9/100000, Männer häufiger betroffen

Ätiologie/Pathogenese
Bildung subpleurale Emphysemblase durch:
- Obstruktive Ventilationsstörungen
- Narbige Umbauvorgägne bei Tbc, Mukovisizidose, Lungenfibrose

Lokalisation
Häufig Lungenspitzen

Assoziierte Erkrankungen
Asthma, Lungenfibrose, Pneumonie, Abszess, ARDS, Bronchialkarzinom, Tbc, Mukoviszidose

Pathologischer Befund
Hohe Empfindlichkeit der Pleuramesothelien, durch Luftkontakt Schädigung mit Fibrinexsudation, ggf. begleitende reaktive eosinophile Pleuritis mit Mesothelhyperplasie

Pathophysiologie
Eröffnung des Pleuraraums → Aufhebung des physiologischen Unterdrucks durch Eindringen von Luft → Aufheben der Adhäsion der Pleurablätter → Zugwirkung hiluswärts der elastischer Lungenkräfte → Lungenkollaps

Spannungspneumothorax: durch Ventilmechanismus gelangt in Inspiration Luft in den Pleuraspalt und kann bei Exspiration nicht entweichen → Mediastinalverlagerung, Kompression der gesunden Seite und Behinderung des venösen Rückstroms

Risikofaktoren
Raucher, leptosome Patienten, pulmonale Grunderkrankung

Einteilung/Klassifikation

Pneumothoraxtyp	Beschreibung
Spontanpneumothorax	Meist junge, schlanke Männer, meist durch Ruptur einer Emphysemblase; rechts > links
Sekundärer Pneumothorax	Als Komplikation anderer Lungenerkrankungen
Traumatischer Pneumothorax	Iatrogen bedingt nach Biopsie, ZVK, Reanimation
Spannungspneumothorax	

Tab. 2.19 Einteilung des Pneumothorax.

■ Klinik

Anamnese
Initialen Schmerzereignis, Reizhusten, Pleuraschmerz (oft atmungsabhängig), Dyspnoe, Lungenerkrankungen

Körperliche Untersuchung
- Auskultation: abgeschwächtes Atemgeräusch
- Perkussion: hypersonorer Klopfschall, abgeschwächter Stimmfremitus
- Inspektion: Tachypnoe, Zyanose, Kreislaufdysregulation, Pulsus paratoxus

■ Diagnostik

Labor
BGA, ggf. Herzenzyme, D-Dimere, Entzündungsparameter

Technische Diagnostik
EKG Ausschluss kardialer Differenzialdiagnose

Bildgebende Verfahren
- Röntgen-Thorax: in Exspiration und Inspiration (Diagnosesicherung!)
- CT-Thorax: Nachweis von Emphysemblasen

■ Differenzialdiagnose
Pleuritis, Lungenembolie, Herzinfarkt, Perikarditis, Aortendissektion, Pleuritis, Interkostalneuralgie

■ Therapie – konservativ
Bei kleinem Pneumothorax: Bettruhe, Luft resorbiert sich von selbst
Bei größerem Pneumothorax: Pleurasaugdrainage: Pleurapunktion im 2. ICR medioklavikulär am Rippenoberrand

 Achtung: Interkostalgefäße verlaufen am Rippenunterrand!

■ Therapie – operativ

Pleurodese

Beschreibung
Sklerosierende Substanzen werden zur Pleurodese instilliert.

Indikation
Hohe Rezidivrate, pulmonale Grunderkrankung

■ Minimalinvasive Chirurgie (MIC)
Video assisted thoracic surgery

Beschreibung
Endoskopische Ausscheidung der Emphysemblase an der Lungenspitze und partieller Pleuraresektion oder Pleurodese durch Koagulation mittels Argon-Beamer oder endoskopischer Fibrinklebung

Indikation
Große bronchopleurale Fistel, rezidivierende Spontanpneumothorax oder ausbleibende Rückbildung nach Saugdrainage innerhalb von 7 Tagen

■ Prophylaxe
Vermeiden von hohen Druckunterschieden wie z. B. Flugreisen, Gerätetauchen
Pleurodese senkt die Rezidivrate

■ Prognose
Natürlicher Verlauf
Häufige Rezidive

Komplikationen
Pyopneumothorax

2.10.2 Pleuraerguss (J90)

■ Grundlagen
Definition
Pathologische Flüssigkeitsansammlung in der Pleurahöhle

Epidemiologie
Keine genauen Daten über die Häufigkeit vorliegend

Ätiologie
Häufigste Ursache: Bronchialkarzinom, Pleuramesotheliom, Mammakarzinom, Nierenzellkarzinom und Ovarialkarzinom, bakterielle Pneumonie, Tbc
Seltene Ursachen: Rechtsherzinsuffizienz, Hypoalbuminämie, akute Pankreatitis, subphrenischer Abszess

Lokalisation
Pleurahöhle

Pathologischer Befund
Transsudat, Exsudat

 Merke:
- Die 3 häufigsten Ursachen eines Transsudates: dekompensierte Linksherzinsuffizienz, Lungenembolie und Leberzirrhose
- Die 3 häufigsten Ursachen eines Exsudates: Pneumonie, Malignome, Lungenembolie

Pathophysiologie
Erhöhung des hydrostatischen Drucks oder Verminderung des onkotischen Drucks führt zu einer erhöhten Pleurasekretproduktion.

Risikofaktoren
Assoziierte Erkrankungen

Einteilung/Klassifikation

	Transsudat	Exsudat
Eiweiß	<30 g/l	>30 g/l
GE-Pleura/GE-Serum	<0,5	>0,5
LDH-Pleura/LDH-Serum	<0,6	>0,6

Tab. 2.20 Differenzierung zwischen Transsudat und Exsudat.

■ Klinik

Anamnese
- Erguss: langsam einsetzende Dyspnoe
- Empyem: Fieber

Körperliche Untersuchung
- Auskultation: abgeschwächtes Atemgeräusch
- Perkussion: gedämpfter Klopfschall

■ Diagnostik

Labor
Untersuchung des Punktats:
- Hämatologisch: Differenzialblutbild, Hämatokrit
- Klinisch-chemisch: pH-Wert, Protein, Albumin, LDH, Glukose
- Zytologisch: Nachweis maligner Zellen
- Mikrobiologisch: Grampräparat, aerobe, anaerobe Kulturen, Tbc, Pilze

Technische Diagnostik
- **EKG, EEG, EMG**
- **Röntgen-Thorax**: ab ca. 300 ml sichtbar; Ellis-Damoiseau-Linie: homogen, lateral ansteigende Verschattung
- **Sonographie**: Nachweis von 10–20 ml Erguss

■ Differenzialdiagnose
Pleuraschwarte

■ Therapie – konservativ
Heilung der Grunderkrankung
Symptomatisch: Abpunktion, Drainagebehandlung, Antibiotikatherapie, Pleurodese

 Achtung: Nach jeder Punktion muss ein Röntgenbild der Lunge zum Ausschluss eines Pneumothorax gemacht werden!

■ Therapie – operativ

Pleurodese

Beschreibung
Verklebung der Pleurablätter

Indikation
Therapierefraktäre, maligne Ergüsse

■ Prophylaxe
Pleurodese

■ Prognose

Natürlicher Verlauf
Abhängig von der Grunderkrankung

Komplikationen
Pleuraschwarte, ggf. restriktive Ventilationsstörung

■ Weiterführende Informationen

Literatur
Block B: Innere Medizin – Leitlinien 2007/2008. Zusammenstellung evidenzbasierter Leitlinien und Empfehlungen. Stuttgart: Thieme; 2007
Herold G: Innere Medizin. Herold; 2009
Jakob M, Bajraktarevic D: Pneumologie XXS pocket. Börm Bruckmeier; 2007
Possinger K, Regierer AC: Facharzt Hämatologie Onkologie. München: Elsevier; 2006

Links
http://www.intensivecareunit.de
http://www.uni-duesseldorf.de/avmf
http://www.copd.versorgungsleitlinien.de

Fachgesellschaften
Deutsche Gesellschaft für Innere Medizin; www.dgim.de
Deutsche Atemwegsliga; www.atemwegsliga.de

Selbsthilfegruppen/Patienteninformation
http://www.tuberkulose.org
http://www.uptodate.com

3 Gastrointestinaltrakt

M.C. Wilms

3.1 Anatomie des Ösophagus

Der Ösophagus ist ein 25–30 cm langer Muskelschlauch, der sich in die Pars cervicalis, Pars thoracica und Pars abdominalis teilt. Es bestehen drei physiologische Engstellen:
- Am Übergang von Pharynx zu Ösophagus (16 cm ab Zahnreihe)
- Auf Höhe der Bifurcatio tracheae (23 cm ab Zahnreihe)
- Am Hiatus oesophageus (38 cm ab Zahnreihe)

Arterielle Versorgung:
- Proximales Drittel aus A. thyreoidea inferior und Truncus thyreocervicalis
- Mittleres Drittel aus Aa. intercostales
- Distales Drittel aus A. phrenica und A. gastrica sinistra

Venöser Abfluss:
- Proximales Drittel über Vv. thyreoideae inferiores
- Mittleres Drittel über Vv. azygos und hemiazygos
- Distales Drittel über V. gastrica sinistra zur V. porta

 Merke: Zwischen submukösen Ösophagusvenen und V. gastrica sinistra besteht eine portokavale Anastomose. Bei portaler Hypertension kommt es hier zur Umkehr des Blutflusses und zu Ösophagusvarizen.

Lymphabfluss:
- Proximal: mediastinale, bronchiale und subklavikuläre Lymphknoten
- Mittleres und distales Drittel: entlang A. gastrica sinistra zu Truncus coeliacus

Innervation:
- Proximal: N. recurrens
- Distal: N. vagus

Histologie: dreischichtiger Wandaufbau wie im gesamten Gastrointestinaltrakt
- Mukosa: unverhorntes Plattenepithel mit Glandulae oesophageae
- Submukosa: dichter Venenplexus, Nervengeflecht des Auerbach-Plexus (Plexus myentericus)
- Muskularis: in den oberen zwei Dritteln quergestreifte und glatte Muskulatur, unteres Drittel nur glatte Muskulatur

3.2 Physiologie des Ösophagus

Der M. cricopharyngeus bildet am Beginn des Ösophagus den oberen Ösophagussphinkter. Am Ösophagus-Magenübergang bildet die spiralige Muskulatur den sog. unteren Ösophagussphinkter der einen Ruhedruck von 18–20 mmHg aufbaut. Dieser verhindert Regurgitation.
Beim Schluckakt besteht eine propulsive Längsperistaltik mit einem fortschreitenden Druck von 40–60 mmHg.

3.3 Basisdiagnostik des Ösophagus

pH-Metrie
- Durchführung: Messung des gastralen oder ösophagealen pH-Werts über eine Sonde, meist als 24-h-Messung
- Indikation: gastroösophageale Refluxkrankheit, insbesondere zum Nachweis einer nicht-erosiven-Refluxkrankheit (NERD), Kontrolle des Therapieerfolges bei Magenresektion

Manometrie
- Durchführung: Drücke werden über eine Sonde während des Schluckakts oder seltener über 24 h gemessen.
- Befund: Je nach Motilität werden hyper-, hypo- oder amotile Form unterschieden.
- Indikation: Verdacht auf funktionelle Störungen des Ösophagus, bei z. B. Dysphagie, Regurgitationen, nicht-kardial bedingten Thoraxschmerz

Ösophago-Gastro-Duodenoskopie (Goldstandard)
- Durchführung: endoskopisches Verfahren zur Diagnostik und Therapie (s. Kap. 3.9 und 3.10)
- Indikation bei ösophagealen Leitsymptomen:
  - Dysphagie, Odynophagie, Regurgitation von Speisen, Erbrechen, Hämatemesis, nicht-kardiale bedingtem Thoraxschmerzen, Sodbrennen
  - Unspezifische Oberbauchbeschwerden in Abhängigkeit von der Nahrungsaufnahme
  - Nachweis oder Ausschluss von Ösophagusvarizen (z. B. bei Leberzirrhose)
  - Obere gastrointestinale Blutung

Endosonographie
- Durchführung: wie Endoskopie, Endoskop mit Schallkopf, das die transluminale Wanddarstellung ermöglicht und umliegende Strukturen abbildet (maximale Eindringtiefe: 9 cm)
- Indikation: maligne Prozesse

Ösophagus-Breischluck
- Durchführung: Breischluck mit Kontrastmittel (meist Bariumsulfat, bei Verdacht auf Perforationen: wasserlösliches jodhaltiges Kontrastmittel), während der Untersuchung Bilder in 2 Ebenen (seitlich und anterior-posterior)
- Indikation: funktionelle oder morphologische Störungen ergänzend zur Ösophago-Gastro-Duodenoskopie

CT/MRT
- Indikation: Beurteilung der Ausdehnung von ösophagealen Tumoren (Einbrüche ins Mediastinum, Lymphknotenmetastasen)

3.4 Basistherapie der Ösophaguserkrankungen

Hemmung der Magensäureproduktion bei Refluxbeschwerden (s. Kap. 3.10):
- Protonenpumpeninhibitoren
- H_2-Blocker
- Antazida
- Filmbildner
- Prostaglandinanaloga

3.5 Leitsymptome der Ösophaguserkrankungen

Dysphagie: Schluckstörung ohne Schmerzen

Odynophagie: Schmerzen bei Schlucken

Aphagie: Unfähigkeit zu Schlucken

Regurgitation: Passive retrograde Peristaltik, führt ggf. zum Aufsteigen von Nahrungsresten.

Sodbrennen: Saures oder bitteres Aufstoßen, häufig begleitet von retrosternalen Schmerzen und trockenem Reizhusten

Nicht-kardialer Thoraxschmerz: Schmerzen im Bereich des Brustraums, ähnlich einer Angina pectoris, können in Arme, Kinn und Rücken ausstrahlen

Hämatemesis: s. Kap. 3.11

> ! Achtung: Ösophaguserkrankungen können auch pulmonale Symptome durch Aspiration verursachen (trockener Reizhusten, Pneumonie, obstruktive Lungenerkrankungen).

3.6 Erkrankungen des Ösophagus

3.6.1 Funktionelle Störungen (K22.0)

■ Grundlagen

Synonyme
Motilitätsstörungen, Achalasie im weiteren Sinne

Definition
- Achalasie (K22.0): fehlende schluckreflektorische Erschlaffung des unteren Ösophagussphinkters
- Diffuser Ösophagospasmus (K22.4): repetitive oder anhaltende unkoordinierte Kontraktionen der Ösophagusmuskulatur (eventuell Sonderform der Achalasie)
- Hyperkontraktiler („Nussknacker")-Ösophagus: abnorm kräftige Peristaltik Sonderform der Achalasie)

Epidemiologie
- Achalasie: Prävalenz 10:100.000 Einwohner, meist 3.–6. Lebensdekade
- Diffuser Ösophagusspasmus: selten, w>m, Manifestationsgipfel 40.–70. Lebensjahr
- Hyperkontraktiler Ösophagus: 30 % aller Patienten mit nicht-kardialem Thoraxschmerz

Ätiologie
Primäre neuromuskuläre Störung unklarer Genese:
- Achalasie: Untergang der Neurone des Auerbach-Plexus
- Diffuser Ösophagusspasmus: gestörter Reflex bei mechanischer oder chemischer Reizung
- Hyperkontraktiler Ösophagus: Hyperirritabilität auf verschiedene Reize (z. B. Stress)

Lokalisation
- Achalasie: distaler Ösophagus, untere Ösophagussphinkter
- Diffuser Ösophagusspasmus, hyperkontraktiler Ösophagus: gesamter Ösophagus

Assoziierte Erkrankungen
- Diffuser Ösophagusspasmus assoziiert mit Mitralklappenprolaps und small vessel disease des Herzens
- Hyperkontraktiler Ösophagus assoziiert mit Reizmagen/-darmsyndrom

Pathologischer Befund
- Achalasie: entzündliche Zerstörung der Ganglienzellen des Auerbach Plexus
- Diffuser Ösophagusspasmus, hyperkontraktiler Ösophagus: Verdickung der Muskulatur

Pathophysiologie
Die Muskelkontraktion führt zu einem Passagehinderniss mit Dysphagie sowie zur Ischämie der Ösophagusmuskulatur mit Thoraxschmerzen. Diffuse Spasmen führen bei unkontrolliertem Nachlassen des Muskeltonus zu Reflux von Magensäure mit Sodbrennen.

Einteilung/Klassifikation
Schweregrade der Achalasie:
- Stadium I: Ösophagus nicht dilatiert, Sphinkteröffnung erfolgt unkoordiniert
- Stadium II: Ösophagus deutlich dilatiert und distal engestellt („Sanduhrösophagus")
- Stadium III: gesamter Ösophagus extrem dilatiert und elongiert, schluckreflektorische Erschlaffung des unteren Ösophagussphinkters unmöglich

■ Klinik

Anamnese
Beginn der Beschwerden (meist lange bestehend), Zusammenhang mit Nahrungsaufnahme. Symptome: Dysphagie, Regurgitationen, Brustschmerzen, Völlegefühl, Husten mit Auswurf, Verstärkung der Symptome im Liegen

Körperliche Untersuchung
Ohne Befund

■ Diagnostik

Technische Diagnostik
- **Manometrie**: gesteigerter Ruhedruck des unteren Ösophagussphinkters bei Achalasie; repetitive langandauernde Kontraktionen (mit Drücken >180 mmHg) bei diffusem Ösophagusspasmus und hyperkontraktilem Ösophagus
- **Ösophago-Gastro-Duodenoskopie**: Beurteilung der Peristaltik, abnormer Muskeltonus, Ausschluss von Neoplasien, Stenosen oder Ulzera
- **Ösophagus-Breischluck**:
  - Achalasie: Erweiterung des proximalen Ösophagus und starke Verengung des distalen Ösophaugs („sektglasförmig")
  - Diffuse Ösophaguspastik, Nussknackerösophagus: gestörte Passage unter Durchleuchtung, Einengungen des Lumens („perlschnurartig")

Biopsie
Im Rahmen der Ösophago-Gastro-Duodenoskopie: Ausschluss von Neoplasien

■ Differenzialdiagnose
Sekundäre Motilitätsstörung:
- Diabetischer autonomer Neuropathie
- Amyotrophe Lateralsklerose, ZNS-Erkrankungen
- Bei Achalasie: Chagas-Krankheit, Ösophaguskarzinom, Kardiakarzinom, Bronchialkarzinom
- Diffuser Ösophagusspasmus: Refluxerkrankung, peptische Stenose
- Koronare Herzkrankheit bei Thoraxschmerzen

> Achtung: Bei akuten Beschwerden mit kurzer Anamnese ist eine Endoskopie dringend indiziert!

■ Therapie – konservativ

Medikamentöse Therapie (nur vorübergehende Erfolge) mit Kalziumantagonisten und Nitrate

Kalziumantagonisten (Nifedipin)

Präparat: Adalat

Wirkung/Wirkprinzip
Erschlaffung der glatten Muskulatur durch Hemmung des Ca^{2+}-Einstroms

Dosierung/Anwendung
10–20 mg oral 30 min vor dem Essen oder bei akuten Schmerzattacken aufgrund der Ösophagusspastik

Nebenwirkung
Kopfschmerz, Übelkeit, periphere Ödeme, Flush, Erythem

Wechselwirkung
Verstärkt die Wirkung anderer Antihypertensiva, Erhöhung der Plasmaspiegel von Theophyllin, Cephalosporin, Digitoxin

Kontraindikationen
Schwangerschaft und Stillzeit, höhergradige Aortenstenose, Herzinsuffizienz (NYHA 3–4), Hypotonie

Nitrate (Isosorbiddinitrat)

Präparate: ISDN Hexal, Isoket

Wirkung/Wirkprinzip
Relaxation der glatten Muskulatur durch den Metaboliten NO

Dosierung/Anwendung
20 mg oral 30 min vor der Mahlzeit

Nebenwirkung
Blutdruckabfall, Tachykardie, Kopfschmerz, Tachyphylaxie

Wechselwirkung
Verstärkt die Wirkung von Antihypertensiva, Alkohol, Neuroleptika, Phosphodiesterasehemmer

Kontraindikationen
Hypotonie, hypertrophe obstruktive Kardiomyopathie, Einnahme von Sildenafil

■ Therapie – operativ

Vordere longitudinale Myotomie (nach Gottstein- Heller)

Beschreibung
Unterhalb des Hiatus oesophageus Spalten der Muskulatur bis 5 cm subkardial.

Indikation
Bei Versagen der pneumatischen Dilatation

Vorbereitung
Freispülen des Ösophagus, Legen einer Magensonde

Komplikationen
In ca. 50 % postoperative Refluxösophagitis, Fistelbildung und Schleimhautschäden in 2 %

■ Minimalinvasive Chirurgie (MIC)

Pneumatische Dilatation

Beschreibung
Aufweiten des unteren Ösophagussphinkters mittels Ballonkatheter auf mindestens 3 cm

Indikation
Goldstandard bei Achalasie, kann bei unzureichendem Erfolg bis zu 3-mal wiederholt werden

Komplikationen
Ösophagusperforation (bis 3 %), Ösophagitis, Strikturen, selten gastroösophageale Refluxkrankheit als Spätkomplikation

Intersphinkterische Injektion von Botulinumtoxin

Beschreibung
Endoskopische Injektion von Botulinumtoxin (4×80 E Dysport) im Bereich des unteren Ösophagussphinkter. Botulinumtoxin verhindert die Freistzung von Azetylcholin der exzitatorischen Neurone

Indikation
Relativ neues Verfahren bei Achalasie. Erfolgsquote wie bei pneumatische Dilatation, muss jedoch nach einem halben Jahr wiederholt werden.

■ Prophylaxe
Achalasie: regelmäßige endoskopische Kontrollen zum Malignomausschluss erforderlich, selbst nach erfolgreicher Therapie!

■ Prognose

Natürlicher Verlauf
Gute Prognose, unterschiedlich starke Beeinträchtigung der Lebensqualität möglich. Achalasie: in 70–80 % Beseitigung der Beschwerden (bis auf leichte Dysphagie)

Komplikationen
Achalasie: Plattenepithelkarzinome des Ösophagus (in ca. 3 % der Fälle), erhöhtes Risiko selbst nach erfolgreicher Therapie

3.6.2 Hiatushernie (K44)

■ Grundlagen

Synonyme
Zwerchfellbruch

Definition
Verlagerung von Magenanteilen und des abdominalen Ösophagus in den Thorax durch den Hiatus oesophageus.
- Axiale Gleithernie (75 % der Hernien). Verlagerung von Kardia und Magenfundus in den Thorax
- Paraösophageale Hernie: Verlagerung des Magens, selten auch anderer Bauchorgane in den Thorax bei normaler Lage der Kardia. Extremvariante: „upside-down-stomach" mit vollständiger Verlagerung des gesamten Magens
- Mischformen: Meist fortgeschrittene axiale Gleithernie

Epidemiologie
Prävalenz der axialen Gleithernien: 5:1000, mit dem Alter zunehmend, ca. 60 % der >70-Jährigen

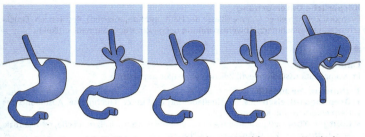

| Normalbefund | axiale Gleithernie (75%) | paraösophagiale Hernie (10%) | Mischform (15%) | Upside-down-Magen |

Abb. 3.1 Normalbefund des gastroösophagealen Übergangs und verschieden Formen der Herniation.

Ätiologie
- Erhöhter intraabdomineller Druck (z. B. Adipositas, Obstipation, Gravidität)
- Lockerung des Halteapparats der Kardia
- Atrophie der Zwerchfellmuskulatur
- Kardiofundale Fehllage: geöffneter ösophagogastraler Übergang bei stumpfen His-Winkel

Lokalisation
- Axiale Gleithernie: entlang der Ösophagus-Korpusachse, symmetrisch
- Paraösophageale Hernie: neben dem Ösophagus liegend, asymmetrisch (Abb. 3.1)

Assoziierte Erkrankungen

 Tipp: In 30–40 % der axialen Hiatushernien Vorliegen der Saint-Trias: Hiatushernie, Cholezystolithiasis, Sigmadivertikulose!

Pathologischer Befund
Histologie: atrophische Magenschleimhaut in der Hernie (kein Entartungsrisiko)

Pathophysiologie
Abstumpfung des His-Winkels und Insuffizienz des unteren Ösophagussphinkters führen zu Reflux von Magensäure

Risikofaktoren
Adipositas, Schwangerschaft, chronische Obstipation, Alter, Bindegewebsschwäche

■ Klinik

Anamnese
Voroperationen, Schwangerschaft
Meist asymptomatisch, evtl. Refluxbeschwerden, Völlegefühl, Übelkeit, linksthorakale Schmerzen

Körperliche Untersuchung
Eventuell Zeichen einer Anämie (Blässe der Haut und Konjunktiven), Resistenzen, Druckschmerz, Loslassschmerz, Abwehrspannung bei gleichzeitiger Sigmadivertikulitis

■ Diagnostik

Labor
Im Komplikationsstadium evtl. Zeichen einer Blutungsanämie

Technische Diagnostik
- **Ösophagus-Breischluck**: Kopftieflagerung und unter Bauchpresse, Ausfüllung des Hernienlumens mit Kontrastmittel
- **Röntgen-Thorax** (Leeraufnahme): große Hernien eventuell als rundliche, retrokardiale Verschattung mit Flüssigkeitsspiegel sichtbar
- **Ösophago-Gastro-Duodenoskopie**: Ausschluss von Neoplasien, Barrett-Schleimhaut, Stenosen oder Ulzera

Biopsie
Im Rahmen der Ösophago-Gastro-Duodenoskopie: Ausschluss von Neoplasien, Barrett-Schleimhaut

■ Differenzialdiagnose
- Ösophagus-Divertikel
- Funktionelle Ösophagusstörungen
- Gastritis
- Gastroduodenale Ulkuskrankheit
- Gallen-, Pankreas- und Milzerkrankungen
- Koronare Herzkrankheit bei Thoraxschmerzen

■ Therapie – konservativ
Axiale Gleithernie: bei Auftreten einer Refluxkrankheit Behandlung dieser (s. dort)

 Tipps: Die axiale Gleithernie ist nicht operationsbedürftig, dagegen stellt die paraösophageale Hiatushernie wegen der Komplikationsgefahr eine absolute Operationsindikation dar.

■ Therapie – operativ

Hiatoplastik und Fundophrenikopexie, ggf. mit Fundoplikatio nach Nissen

Beschreibung
Meist laparoskopischer transabdomineller Zugang: Reposition der Eingeweide; Verschluss der Bruchlücke (ggf. mit Kunststoffnetz); Fixation des Magenfundus am Zwerchfell (ventrale Fundophrenikopexie)

Indikation
Paraösophageale Hiatushernie wegen Komplikationsgefahr. Bei Mischformen kann zusätzlich eine Fundoplikatio durchgeführt werden.

Kontraindikation
Hohes Alter, allgemeine Inoperabilität

Vorbereitung
Gründliches Abführen, nüchtern bleiben

Komplikationen
Mortalität 1 %, Rezidivrisiko 20 %

Nachbehandlung
Sofort Trinken, Essen nach 24 h, Entfernung der Drainagen nach 2 Tagen, Entfernung der Klammern nach 5 Tagen

Patienteninformation/Aufklärung
Persistierende Beschwerden, Schluckbeschwerden, „Gasbloat-Stomach"

■ Prophylaxe
Gewichtsreduktion (BMI<25)

■ Prognose
Natürlicher Verlauf
Axiale Gleithernie: meist keinen Krankheitswert, bei auftreten einer Refluxösophagitis Kontrolle der Beschwerden unter konservativerTherapie
Paraösophageale Hiatushernie: ohne Operation hohes Komplikationsrisiko

Komplikationen
Axiale Gleithernie: gastroösophageale Refluxkrankheit (in 20 % der Fälle)
Paraösophageale Hernie: Passagestörung, Inkarzeration, Ulzera, Erosionen, akute oder chronische Blutung mit Anämie

3.6.3 Ösophagusdivertikel (K22.5)

■ Grundlagen

Synonyme
Ausstülpungen der Speiseröhre

Definition
Divertikel sind Ausstülpungen einer oder mehrerer Wandschichten.
- **Echte Divertikel**: Ausstülpung aller Wandschichten durch Narbenzug bei entzündlichen Prozessen.
- **Falsche Divertikel** (= Pseudodivertikel): Ausstülpung der Mukosa und Submukosa durch die Muskularis durch intraluminären Druck bei Muskelschwäche.

Epidemiologie
Insgesamt seltene Erkrankung, Pulsionsdivertikel sind 2 % aller Dysphagieursachen, Manifestationsgipfel 50.–70. Lebensjahr, m>w

Ätiologie
Nach Pathogenes unterscheidet man:
- **Traktionsdivertikel** (ca. 20 % der Fälle): echte Divertikel, die durch Narbenzug aus der Umgebung nach entzündlichen Prozessen entstehen (Tuberkulose, mediastinale Lymphadenopathie, maligne Prozesse)
- **Pulsionsdivertikel** (ca. 80 % der Fälle): meist falsche Divertikel die sich durch eine Muskelschwäche der Wand bei hohem intraluminalem Druck entwickeln: gestörte Relaxation der Sphinkteren bei Motilitätsstörungen

Lokalisation
Pulsionsdivertikel:
- **Zenker-Divertikel** (70 %): am oberen Ösophagussphinkter innerhalb des Killian-Dreiecks des Musculus cricopharyngeus, dorsalseitig, meist nach links
- **Epiphrenisches Divertikel**: am unteren Ösophagussphinkter

Traktionsdivertikel: mittlerer tubulärer Ösophagus in Höhe der Bifurcatio trachea

Pathologischer Befund
- Pulsionsdivertikel: sackförmige Ausstülpung, bis mehrere Zentimeter groß, eventuell unverdaute Nahrungsreste im Lumen, Fibrose und Atrophie der umliegenden Muskelschicht
- Traktionsdivertikel: trichterförmige Ausziehungen
- Als Spätfolge können Schleimhautdysplasien bis hin zu Divertikelkarzinomen entstehen

Pathophysiologie
- Große Divertikel (>4 cm) führen zur Verlagerung des Ösophagus mit Schluckbeschwerden. Im Lumen der Divertikel können Nahrungsreste oder Medikamente hängen bleiben, die bei passiver Verlagerung (Hinlegen) aufsteigen. Entzündung des Divertikels kann zu Pneumonie, oder bei längerem Bestehen zu Dysplasie der Divertikelschleimhaut führen.

Risikofaktoren
- Adipositas
- Schwangerschaft
- Chronische Obstipation
- Alter

Einteilung/Klassifikation
Pulsionsdivertikel nach Größe:
- <2 cm: kleine Divertikel
- 2–4 cm: mittel große Divertikel
- 4–6 cm: große Divertikel

■ Klinik

Anamnese
Meist asymptomatisch. Bei Beschwerden meist über Jahre bestehend. Zenker-Divertikel: Regurgitation unverdauter Nahrungsreste (vor allem nachts), Dysphagie, Hustenreiz, Gewichtsverlust

Körperliche Untersuchung
- Mundgeruch, gurgelndes Geräusch
- Druckschmerz, sehr selten sind große Divertikel an der Halsseite zu tasten
- Lungenbefund evtl. bei Aspirationspneumonie

■ Diagnostik

Technische Diagnostik
- **Manometrie**: Ursachenabklärung bei Pulsionsdivertikeln mit Verdacht auf Motilitätsstörungen
- **Ösophagus-Breischluck**: Kontrastmittel-gefüllte Aussackung an den spezifischen Lokalisationen
- **Ösophago-Gastro-Duodenoskopie**: Ausschluss von Neoplasien, Stenosen oder Ulzera

 Achtung: bei großen Divertikeln ist die Endoskopie schwierig wegen Gefahr der Divertikelperforation!

Biopsie
Im Rahmen der Ösophago-Gastro-Duodenoskopie: Ausschluss von Neoplasien, Barrett-Schleimhaut

■ Differenzialdiagnose
- Karzinom
- Gastroösophageale Refluxkrankheit
- Motilitätsstörungen des Ösophagus
- Gastritis

■ Therapie – konservativ

> Merke: Asymptomatische Traktionsdivertikel und epiphrenische Divertikel nicht therapiebedürftig!

■ Therapie – operativ

Divertikelresektion, Myotomie

Beschreibung
- Divertikelresektion: Inzision am Vorderrand des linken M. sternocleidomastoideus, Präparation bis zum Divertikel (zwischen Ösophagus und Halswirbelsäule), Resektion des freipräparierten Divertikels
- Myotomie: nach Divertikelresektion zusätzliche Durchtrennung des Musculus cricopharyngeus über eine Länge von 3–5 cm

Indikation
Zenker-Divertikel, große, symptomatische epiphrenische Divertikel

Vorbereitung
Nüchterner Patient, Eingriff in Intubationsnarkose

Komplikationen
Mortalität 1–3,5 %

■ Minimalinvasive Chirurgie (MIC)

Endoluminale Mukomyotomie

Beschreibung
Abtragung der Muskelwand zwischen Divertikel und Ösophaguslumen, sodass die Divertikelausstülpung nach ventral kollabiert und zu einem erweiterten Teil des Ösophagus wird

Indikation
Pulsionsdivertikel

Durchführung
Vorschieben des Endoskops mit Darstellung des Muskelstegs, Abtragung mittels CO_2-Laser oder diathermischer Scheren

■ Prophylaxe
Minimierung der Risikofaktoren; frühzeitige Therapie entzündlicher Prozesse im Mediastinum

■ Prognose

Natürlicher Verlauf
Nach Therapie symptomatischer Divertikel in ca. 3–10 % Rezidive

Komplikationen
Starker Gewichtsverlust bis Kachexie; (rezidivierende) Aspirationspneumonie; selten: Divertikelkarzinom

3.6.4 Gastroösophageale Refluxkrankheit (K21.9)

■ **Grundlagen**

Synonyme
Refluxkrankheit, GERD (gastroesophageal reflux disease)

Definition
Rückfluss von Magen- und/oder Duodenalinhalt in die Speiseröhre durch Insuffizienz des unteren Ösophagussphinkters.
- NERD (non-erosive reflux disease): Refluxbeschwerden ohne endoskopisches oder histologisches Korrelat
- ERD (erosive reflux disease): Refluxösophagitis: makroskopisch erkennbare oder histologisch nachweisbare Schleimhautläsion.

Epidemiologie
20 % der Bevölkerung in entwickelten Ländern haben eine Refluxkrankheit (Tendenz zunehmend). Davon sind 60 % endoskopisch unauffällig und 40 % endoskopisch nachweisbar, m>w

Ätiologie
- Primär: Sphinkterdysfunktion unklarer Ursache
- Sekundär: Schwangerschaft, Adipositas, Aszites, medikamenteninduziert (Anticholinergika, Kalziumantagonisten, Nitrate), diabetische autonome Neuropathie, Magenausgangsstenose, nach Operationen (z. B. Myotomie, Gastrektomie)

Lokalisation
Refluxösophagitis im distalen Ösophagus, je nach Schweregrad nach proximal aufsteigend

Genetik
Familiäre Häufung unklarer Genetik

Assoziierte Erkrankungen
Helicobacter-pylori-Infektion

Pathologischer Befund
- Nur bei der ERD nachweisbar!
- Makroskopie: Je nach Schweregrad (s. Einteilung)
- Histologie:
  - Granulozytäres Entzündungsinfiltrat
  - Verstärkte Regeneration des Plattenepithels
  - Eventuell Entwicklung einer Zylinderzellmetaplasie (= Barrett-Schleimhaut, Endobrachyösophagus), eine Präkanzerose für das Adenokarzinom

Pathophysiologie
Rezidivierender oder anhaltender Abfall des pH-Wertes im Ösophagus führt über Aktivierung von Nozirezeptoren zu Sodbrennen. Floride Schleimhautdefekte führen durch rezidivierende Blutungen zur Eisenmangelanämie. Stenosierung durch Narbenbildung führt zur Dysphagie und Regurgitationen

Risikofaktoren
- Axiale Hiatushernie
- Insuffizienz der Zwechfellschenkel
- Adipositas
- Chronische Obstipation
- Schwangerschaft
- Hoher Lebensstandard
- Große abendliche Mahlzeiten
- Andere Noxe: Alkohol, Kaffee, Tabakrauch, scharfe Gewürze

Einteilung/Klassifikation

Stadieneinteilung der Refluxkrankheit nach **Savary und Miller:**
- 0: Reflux ohne Schleimhautveränderungen
- 1: einzelne Erosionen (1a: ohne Fibrinbelag, 1b: mit Fibrinbelag)
- 2: Longitudinal konfluierende streifige Erosionen (2a: ohne Fibrinbelag, 2b: mit Fibrinbelag)
- 3: zirkulär konfluierende Erosionen (3a: ohne Fibrinbelag, 3b: mit Fibrinbelag)
- 4: Komplikationen: Ulzera, Strikturen, Barrett-Schleimhaut (4a: mit entzündlichen Veränderungen, 4b: irreversible Narbe)

MUSE-Klassifikation: Vergabe von 0–3 Punkten (0 = fehlend, 1 = gering, 2 = mäßig, 3 = schwer) für die Kriterien:
- Metaplasie
- Ulkus
- Stenose
- Erosion

Los-Angeles-Klassifikation:
- A: eine oder mehrere Schleimhautläsieonen <5 mm Durchmesser
- B: Läsionen >5 mm Durchmesser, überschreiten Mukosafalten jedoch nicht
- C: mehrere Mukosafalten werden von den Läsionen überschritten, aber noch keine zirkulären Defekte
- D: zirkuläre Defekte

■ Klinik

Anamnese
Medikamentenanamnese, psychosoziale Anamnese
- Meist seit Jahren bestehende Beschwerden: Sodbrennen (besonders postprandial oder im Liegen), saures Aufstoßen, Regurgitation, Dysphagie, trockener Reizhusten, Heiserkeit bei Laryngitis. Besserung der Beschwerden bei einem Therapieversuch mit Protonenpumpeninhibitoren.

Körperliche Untersuchung
Eventuell Zahnschmelzschäden, eventuell Zeichen eines Asthma bronchiale oder einer chronischen Bronchitis

■ Diagnostik

Labor
Blutbild: eventuell Zeichen einer Blutungsanämie

Technische Diagnostik
- **pH-Metrie**: saurer Reflux
- **Ösophago-Gastro-Duodenoskopie**:
  - Nachweis von Erosionen, Ulzerationen, Strikturen bei ERD, Staging möglich
  - Ausschluss einer Barrett-Schleimhaut oder einer Neoplasie
  - Unterstützend kann die Anfärbung mit Essigsäure und Methylblau bei der Chromoendoskopie sein

Biopsie
Im Rahmen der Ösophago-Gastro-Duodenoskopie: Staging der histologischen Veränderung, Ausschluss einer Barrett-Schleimhaut oder einer Neoplasie.

■ Differenzialdiagnose
- Ösophagitis anderer Genese:
  - Infektiös: Soor, Herpes simplex, vor allem bei Immunsupprimierten
  - Chemisch: Verätzung, Alkohol

- Physikalisch: Bestrahlung, Verbrühung, Magensonde
- Arzneimittelinduziert: längerer Schleimhautkontakt nicht vollständig verschluckter Nahrungsmittel, z. B. Kaliumkapseln, Doxycyclin, ASS
• Asthma bronchiale/chronische Bronchitis
• Motilitätsstörungen des Ösophagus:
  - Achalasie
  - Diffuser Ösophagusspasmus
  - Hyperkontraktiler Ösophagus
• Koronare Herzkrankheit

■ Therapie – konservativ

Allgemeinmaßnahmen:
• Gewichtsreduktion
• Vermeidung fettreicher Mahlzeiten, besonders abends
• Exogene Noxe meiden: Schokolade, Nikotin, Alkohol, Tabakrauch, Medikamente (Anticholinergika, Betablocker, Kalziumantagonisten, Nitropräparate, Theophyllin)
• Schlafen in Kopfhochlagerung
• Säurehemmung: (s. Kap. 3.8)

Protonenpumpeninhibitoren

Initial 1 Standarddosis/d über 4 Wochen (Tab. 3.1). Bei Therapieversagen Steigerung auf die doppelte Dosis. Einnahme morgens 30 min vor dem Essen. Als Rezidivprophylaxe bei gelegentlichen Beschwerden auch als Bedarfstherapie

Wirkstoff	Handelsname	Standarddosis
Esomeprazol	Nexium mups	20 mg
Lansoprazol	Agopton, Lanzor	30 mg
Omeprazol	Antra mups	20 mg
Pantoprazol	Pantoprazol, Rifun	40 mg
Rabeprazol	Pariet	20 mg

Tab. 3.1 Standarddosis der wichtigsten Protonenpumpeninhibitoren.

 Tipp: Anwendung als „Step-down-Therapie" mit initial hoher Dosis zur Abheilung der Läsionen und anschließender Reduktion auf notwendige Erhaltungsdosis.

H_2-Blocker

Wirkstoff	Handelsname	Standarddosis
Cimetidin	Tagamet	800 mg
Famotidin	Pepdul	40 mg
Nizatidin	Nizax	300 mg
Ranitidin	Sostril, Zantic	300 mg

Tab. 3.2 Standarddosis der wichtigsten H_2-Blocker.

Antazida

Wirkstoff	Handelsname	Standarddosis
Mg-hydroxid + Al-oxid	Maalox 70, Maaloxan, Progastrit	3–4×400–800 + 200–900 mg p.o
Mg^{2+}-Al^{2+}-Silikat	Gelusil Lac, Gelusil Liquid	3–4×1–2 g p.o

Tab. 3.3 Standarddosis der wichtigsten Antazida.

■ Therapie – operativ

Fundoplicatio nach Nissen

Beschreibung
Operativer oder laparoskopischer Zugang am medianen Oberbauch, Schlingen einer Fundusmanschette um den Ösophagus, folglich Druckerhöhung auf den unteren Ösophagussphinkter

Indikation
Stadium 4 nach Savary und Miller, Unverträglichkeit oder Versagen konservativer Therapien

Komplikationen
Operationsletalität <1 %, rezidivierende Refluxösophagitis. Roemhold-Syndrom: Druckgefühl im Oberbauch und reflektorische Herzbeschwerden durch Luft im Magen

■ Minimalinvasive Chirurgie (MIC)
Verschiedene Verfahren in klinischer Erprobung:
- Intraluminale Valvuloplastik
- Gastroplicatio
- Radiofrequenzenergie-Leitung
- Endoskopische Injektionstherapie

■ Prophylaxe
Gewichtskontrolle (BMI<25), keine großen Mahlzeiten am Abend, Meiden exogener Noxe (s. oben)

■ Prognose

Natürlicher Verlauf
Unter Therapie mit Protonenpumpeninhibitoren in 90 % Beschwerdefreiheit

Komplikationen
Zahnerosionen, Blutungsanämie, Strikturen, Manifestation eines Asthma bronchiale, Barrett-Schleimhaut (ca. 5 % der Fälle), Adenokarzinom (ca. 10 % der Patienten mit Barrett-Schleimhaut)

3.6.5 Ösophaguskarzinom (C15.9)

■ Grundlagen

Synonyme
Speiseröhrenkrebs

Definition
Neoplasie ausgehend von der Mukosa des Ösophagus

Epidemiologie
Weltweit einer der häufigsten Tumoren. Inzidenz in Europa 6:100.000 Einwohner pro Jahr, m:w = 3:1, ca. 7 % der gastrointestinalen Malignome
- Plattenepithelkarzinom (2/3 der Ösophaguskarzinome): Inzidenz konstant, Altersgipfel 55 Jahre
- Adenokarzinom: Inzidenz steigend, überwiegend Männer weißer Hautfarbe, Altersgipfel 65 Jahre

Ätiologie
Langsame Entstehung über Jahre ausgehend von entzündlichen Veränderungen über Metaplasien, Dysplasien, Carcinoma in situ
Begünstigende Faktoren:
- Plattenepithelkarzinom:
  - Narbenstenose nach Laugenverätzung
  - Plummer-Vinson-Syndrom (Dysphagie aufgrund chronischen Eisenmangels)
  - Zustand nach Bestrahlung (z. B. Mammakarzinom)
  - Ernährungsbedingte Noxe vor allem bei Plattenepithelkarzinom: Alkohol, heiße Speisen, Tabakrauch, Aflatoxine, Nitrosamine
  - Achalasie
- Adenokarzinom:
  - Barrett-Schleimhaut im Refluxösophagitis
  - Versprengte Magenschleimhautinseln

Lokalisation
Am häufigsten im Bereich der 3 physiologischen Engstellen:
- Plattenepithelkarzinom: mittleres Drittel
- Adenokarzinom: distales Drittel

Metastasierung:
- Lymphogen (früh): über submuköse Lymphbahnen entlang der Längsachse (bei Karzinomen >5 cm liegen zu 90 % regionäre Lymphknotenmetastasen vor)
- Hämatogen (relativ spät): Leber, Lunge und Knochen

Assoziierte Erkrankungen
Plattenepithelkarzinom: in 10–15 % andere Tumoren im Hals- oder Gesichtsbereich (Mundbodenkarzinom), daher Tumorsuche vor Therapieeinleitung

Pathologischer Befund
Endoskopie:
- Plattenepithelkarzinome: meist exophytisch-ulzerierend oder zirrhös-stenosierend
- Adenokarzinome: Ulzera in Barrett-Schleimhaut oder polypöse Tumoren

Pathophysiologie
Je nach Wachstumsmuster und Stadium kommt es zur Verlegung des Ösophaguslumens, zur Abweichung des Verlaufs des Ösophagus und zu rezidivierenden Blutungen mit Blutungsanämie.

Risikofaktoren
Siehe Ätiologie

Einteilung/Klassifikation

TNM-Stadium	
Primärtumor	
T0	Kein nachweisbarer Primärtumor
Tis	Carcinoma in situ
T1	Tumor auf Mukosa und Submukosa begrenzt
T2	Tumorausbreitung bis in die Muscularis propria
T3	Tumorausbreitung bis in die Adventitia
T4	Turmorausbreitung in Nachbarstrukturen
Lymphknotenbefall	
N0	Kein Lymphknotenbefall
N1	Regionärer Lymphknotenbefall (mediastinal, epigastrisch)
N2	Befall weiterer Lymphknotenstationen
Metastasierung	
M0	Keine nachweisbaren Metastasen
M1	Nachweis von Metastasen M1a: Lymphknotenmetastasen (zervikal, zöliakal) M1b: andere Fernmetastasen

Tab. 3.4 TNM-Klassifikation des Ösophaguskarzinom.

Stadium	T	N	M
0	Tis	N0	M0
I	T1	N0	M0
IIA	T2/3	N0	M0
IIB	T1/2	N1	M0
III	T3	N1	M0
	T4	Jedes N	M0
IV	Jedes T	Jedes N	M1

Tab. 3.5 Stadieneinteilung der UICC (Union internationale contre le Cancer).

■ Klinik

Anamnese
Vorerkrankungen (bekannte gastroösophageale Refluxkrankheit), Rauchen, Alkoholkonsum, Ernährungsgewohnheiten

> Merke: Es gibt kein Frühsymptom! Leitsymptom ist die Dyphagie.

Weitere unspezifische Beschwerden: Gewichtsverlust, Übelkeit, Appetitlosigkeit, retrosternale Schmerzen, Regurgitation, Hypersalivation

> Achtung: Dysphagie tritt auf, wenn der Tumor bereits 2/3 der Zirkumferenz ausfüllt. Die meisten Patienten sind in diesem Stadium nicht mehr kurativ therapierbar.

Körperliche Untersuchung
Zeichen der Blutungsanämie (Blässe der Haut und Schleimhäute)

■ Diagnostik

Labor
- Eventuell Zeichen einer Blutungsanämie, Hyperkalzämie
- Tumormarker: CEA (nicht diagnostisch, nur zur Verlaufskontrolle)

Technische Diagnostik
- HNO-ärztliche Untersuchung: bei zervikalem Tumor und Verdacht auf Rekurrensparese
- **Ösophagus-Breischluck**: lokale Änderungen des Faltenreliefs, unregelmäßige Kontrastmitteldepots bei Ulzerationen, Stenosierung bei intraluminärem Wachstum mit Kontrastmittelaussparungen und proximaler Dilatation, extraluminäre Kontrastmittelstraßen bei Fistelbildung
- **Ösophago-Gastro-Duodenoskopie**: mit Endosonographie zur Beurteilung der Tumorausdehnung in der Ösophaguswand
- **Röntgen-Thorax**
- **MRT/CT**: Staging, Darstellung mediastinaler Einbrüche und Lymphknotenbefall

Biopsie
Im Rahmen der Ösophago-Gastro-Duodenoskopie

■ Differenzialdiagnose
- Gutartige Tumoren des Ösophagus: Plattenepithelpapillome, Adenome
- Niedriggradigere Dysplasie: Barrett-Schleimhaut
- Ösophagitis verschiedener Genese (s. Kap. 3.6.4)
- Lymphome, Magenkarzinome, kleinzellige Bronchialkarzinome

■ Therapie – konservativ
Medikamentöse Verfahren (Chemotherapie) können neoadjuvant (nur innerhalb von Studien) oder palliativ eingesetzt werden.

Chemotherapie
Kombination aus 5-Fluorouracil, Cisplatin/Platinex, ggf. Etoposid (bei Plattenepithelkarzinom)/Vepesid

Wirkung/Wirkprinzip
Hemmung der DNA-Synthese:
- 5-Fluorouracil: Pyrimidinantagonist, Wirkungsverstärkung durch Folinsäure (Leucovorin)
- Cisplatin: Quervernetzung der DNA-Stränge
- Etoposid: DNA-Topoisomerase-Inhibitor

Dosierung/Anwendung
- Down-Staging bei primär nicht operablen Tumoren (T3/T4)
- Palliativ: führt zu keiner Prognoseverbesserung und sollte nur eingesetzt werden, wenn die Lebensqualität dadurch verbessert werden kann

Nebenwirkung
- 5-Fluorouracil: Knochenmarkstoxizität
- Cisplatin: Übelkeit, Erbrechen, Nephrotoxizität, Neurotoxizität, Ototoxizität
- Etoposid: Hämatotoxizität

Wechselwirkung
- Cisplatin: Erhöhte Nephro- und Ototoxizität bei gleichzeitiger Gabe von Aminoglykosiden, Diuretika und NSAR
- Etoposid: erhöhte Toxizität bei gleichzeitiger Gabe con Kalziumantagonisten

Kontraindikationen
Bisher kein Überlebensvorteil bei adjuvanter Therapie bekannt

■ Therapie – operativ

Subtotale Ösophagektomie mit kompletter Lymphadektomie

Beschreibung
R0-Resektion des Tumors, abdominelle, mediastinale und ggf. zervikale Lymphadenektomie, Ösophagusersatz durch Hochziehen des Magens

Indikation
T1/T2-Karzinome

Kontraindikation
T3/T4-Karzinome, da keine Prognosebesserung

Durchführung
En-bloc-Resektion des intrathorakalen Ösophagus mit dem umgebenden Fett- und Bindegewebe einschließlich des Ductus thoracicus, ggf. der Vena azygos und adhärenter Strukturen

Komplikationen
>5 % Operationsletalität

■ Minimalinvasive Chirurgie (MIC)

Endoskopische Resektion

Beschreibung
Endoskopische R0-Mukosaresektion

Indikation
Frühe Adenokarzinome im Stadium 1 (selten), nicht-invasive und gut differenzierte frühinvasive Plattenepithelkarzinome

Kontraindikation
T2- bis T4-Karzinome

Nachbehandlung
Kontrolle der R0-Resektion durch histologische Aufarbeitung des Resektates, regelmäßige endoskopische Kontrollen auf Rezidive

Endoskopische Stentimplantation oder Verschluss von Fisteln
Palliative Therapie zur Besserung der Lebensqualität

■ Prophylaxe
Risikofaktoren meiden, adäquate Säuresuppressionstherapie, regelmäßige ösophagoskopische Kontrollen von Risikopatienten

■ Prognose

Natürlicher Verlauf
40 % der Ösophaguskarzinome sind bei Diagnosestellung operabel. 5-Jahres-Überlebensrate bei operablen Patienten beträgt 10 %. Bei palliativ behandelten Patienten Überlebensdauer <1 Jahr

Komplikationen
Fistelbildung (zu Trachea oder Bronchus), Obstruktion der Speiseröhre mit Gewichtsverlust

3.7 Anatomie des Magens

Der Magen gliedert sich in Fundus, Korpus und Antrum. Kardia bezeichnet den Mageneingang, Pylorus den Magenausgang. Der Magen liegt intraperitoneal im Epigastrium und ist befestigt:
- am Zwerchfell im Bereich der Kardia
- an der Leber durch das Lig. hepatogastrale
- an der Milz durch das Lig. gastrolienale
- am Colon transversum durch das Lig. gastrocolicum

Die **arterielle Versorgung** erfolgt über den Truncus coeliacus und seine Zweige (Tab. 3.6). Der **venöse Abfluss** erfolgt über die gleichnamigen Venen in die V. porta. Über die V. gastrica sinistra besteht eine Anastomose zu dem submukösen Venenplexus des Ösophagus.

Region	Versorgendesgefäß	Abgehend von
Curvatura minor	A. gastrica sinistra	Truncus coeliacus
	A. gastrica dextra	A. hepatica propria
Curvatura major	A. gastroomentalis sinistra	A. splenica A. gastro-omentalis dextra
Fundus	Aa. gastricae brevis	A. splenica

Tab. 3.6 Arterielle Versorgung des Magens.

Innervation:
- Parasympathisch: Trunci vagalis
- Sympathisch: über Plexus coeliacus aus dem Seitenstrang (T6–T9)

Anatomische Anomalien (insgesamt selten):
- Atresie: embryonale Fehlbildung bei der der Magen im Antrum oder Pylorus blind endet und nicht mit dem Duodenum verbunden ist; chirurgische Rekanalisierung erforderlich.
- Duplikationen: Duplikation aller Wandschichten, wobei das Duplikat meist nicht mit dem Magen kommuniziert. Es kommt zu unspezifischen Oberbauchbeschwerden, selten zu Perforation und Peritonitis.
- Malrotation: Durch mangelnde Rotation des Zökums oder des Duodenums während der Embryonalentwicklung kann es zur Kompression des Duodenums kommen mit Behinderung der Nahrungspassage. Der Magen ist distendiert und stark luftgefüllt.

3.8 Physiologie des Magens

Der Magen pH-Wert liegt bei eins, die Säureproduktion erfolgt durch die Belegzellen in Korpus und Fundus. Die Stimulation der Säuresekretion erfolgt durch:
- Magendehnung
- Vagusreizung
- Gastrin (G-Zellen des Antrums)
- Acetylcholinfreisetzung (ACh)
- Histamin (sezerniert von den ECL-Zellen sowie Mastzellen der Magenwand)

Weitere Zelltypen und ihre Sekretionsprodukte s. Tab. 3.7.

Zelltyp	Sekretionsprodukt	Regulation
Nebenzellen	Mukus, Bikarbonat	Konsekutiv
Hauptzellen	Pepsinogen	Stimuliert durch ACh und niedrigen pH
Beleg- oder Parietalzellen	HCL, intrinsic factor	Stimuliert durch ACh, Histamin, Gastrin
G-Zellen	Gastrin	Stimuliert durch ACh, Magendehnung, chemische Reize

Tab. 3.7 Zelltypen des Magens und ihre Sekretionsprodukte.

3.9 Basisdiagnostik des Magens

Ösophago-Gastro-Duodenoskopie (Goldstandard)
- Durchführung: perorale Einführung des flexiblen Endoskops beim nüchternen und prämedizierten Patienten, Vorschieben bis in das Duodenum, langsames Zurückziehen unter Befundbeurteilung und Biopsieentnahme (mindestens 10 Biopsien)
- Befund: makroskopische Beurteilung (Stenosen, Motilitätsstörungen, Raumforderungen), Beurteilung der Schleimhaut (Rötungen, Erosionen, Ulzerationen) und histologische Beurteilung
- Indikationen:
  - Dysphagie, persistierende Oberbauchbeschwerden
  - Anämieabklärung
  - Tumorvorsorge und -nachsorge
  - Verdacht auf Ingestion von Laugen oder Säuren, verschluckte Fremdkörper
  - gastrointestinalen Blutungen und Ösophagusvarizen (auch als therapeutische Maßnahme)

Endosonographie
- Durchführung: Ultraschalluntersuchung mittels endoskopischer Sonde.
- Befund: verbesserte Darstellung von Wandprozessen mit Abschätzung der Tiefenausdehnung
- Indikation: Staging von Magenkarzinome, lokale Pankreasprozesse

Magen-Darm-Passage (MDP)
- Durchführung: Abdomen-Röntgen nach Kontrastmittelgabe, vorher Abdomen-Leeraufnahme zum Ausschluss von Perforationen
  - Monokontrast: alleinige Gabe des Kontrastmittels (normalerweise bariumhaltig, bei Verdacht auf Perforation wasserlösliches, jodhaltiges Kontrastmittel benutzen)
  - Doppelkontrast: Kontrastmittelgabe mit anschließender CO_2-Granulatgabe (Gasbildung als Negativkontrast)
- Befund: Füllungsdefekte (bei Polypen, Einengung des Lumens durch Tumoren, Stenosen), Kontrastmitteldepots bei Ulzera, Austritt von Kontrastmittel (Perforation, Anastomoseninsuffizienz nach Operation)
- Indikationen: Alternative zur Ösophago-Gastro-Duodenoskopie, Fremdkörper, Stenosen und Raumforderungen, Motilitätsstörungen

Helicobacter-pylori-Diagnostik (Tab. 3.8)

Testverfahren	Durchführung
Urease-Schnelltest	Auswertung des Biopsiematerials nach Ösophago-Gastro-Duodenoskopie, positiv bei hoher Ureaseaktivität im Probenmaterial
^{13}C-Atemtest	Wird durch bakterielle Urease gespalten, sodass abgeatmetes $^{13}CO_2$ massenspektroskopisch gemessen werden kann
HP-Antigen-Nachweis	Antikörpernachweis im Stuhl (Antikörper können auch nach Eradikation persistieren)

Tab. 3.8 Helicobacter-pylori-Diagnostik.

Sekretintest
- Durchführung: 2 Blutentnahmen für Gastrin-Basalwerte im Abstand von 15 min, anschließend Gabe von 2 Einheiten/kg KG Sekretin i.v., weitere Blutentnahmen nach 2, 5, 10, 15 und 30 min mit Gastrinbestimmung
- Befund: normalerweise fehlender oder geringer Gastrinanstieg, starker Gastrinanstieg bei Zollinger-Ellison-Syndrom (Gastrinom)
- Indikation: Verdacht auf Zollinger-Ellison-Syndrom

3.10 Basistherapie des Magens

Protonenpumpeninhibitoren

Wirkung/Wirkprinzip
Blockierung der H$^+$/K$^+$-ATPase, stärkste Hemmung der Säuresekretion

Nebenwirkung
Übelkeit, Kopfschmerz, Schwindel, Transaminasenanstieg, Exanthem

Wechselwirkung
Itroconazol, Sulfonylharnstoffe (Omeprazol)

Kontraindikationen
Relativ in Schwangerschaft und Stillzeit

H$_2$-Blocker
- Ranitidin/Azuranit, Ulcocur, Ranitic, Sostril, Zantic
- Cimetidin/Cimebeta, Cimehexal, Gastroprotect, Tagamet
- Famotidin/Fadul, Famobeta, Pepcid Akut, Pepdul

Wirkung/Wirkprinzip
Blockade des H$_2$-Rezeptors der Parietalzellen

Nebenwirkung
Kopfschmerz, Schwindel, Übelkeit, Verwirrtheit, Potenzstörung, Exantheme, Agranulozytose, Gynäkomastie, Cholestase, Transaminasenerhöhung

Wechselwirkung
Ketonazol, Sulfonylharnstoffe

Kontraindikationen
Kinder, relativ in Schwangerschaft und Stillzeit

Antazida

Mg^{2+}-Al^{2+}-trisilikat/Gelusil Lac, Gelusil Liquid
Mg^{2+}-hydroxid+Al^{2+}-hydroxid/Maalox 70, Maaloxan, Progastrit

Wirkung/Wirkprinzip
Neutralisation der Magensäure

Nebenwirkung
Obstipation, Ileus, Phosphatverarmung
Achtung: Kontrollen des Mg^{2+}- und Al^{2+}-Spiegel erforderlich!

Wechselwirkung
ASS, Fluorochinolone, Suifonylharnstoffe

Filmbildner

- Sucralfat/Ulcogant, Sucrabest, Sucralfat ratioph
- Bismut-Nitrat-Oxid/Angass

Wirkung/Wirkprinzip
Schutzfilmbildung an der Schleimhaut

Nebenwirkung
- Sucralfat: Übelkeit, Obstipation, Anstieg des Al-Spiegels bei Niereninsuffizienz
- Bismut: Schwarzfärbung von Zunge, Zähnen und Stuhl, neurologische Störungen

Wechselwirkung
Sucralfat: Fluorchinolone

Kontraindikationen
Sucralfat: dialysepflichtiger Niereninsuffizienz
Bismut: Niereninsuffizienz, Kinder unter 14 Jahren, Schwangerschaft und Stillzeit

Prostaglandinanaloga: Misoprostol/Cytotec

Wirkung/Wirkprinzip
Hemmung der Säuresekretion, Aktivierung der Bikarbonat- und Schleimsekretion

Nebenwirkung
Diarrhö, Schwindel, Kopfschmerzen, Metrorrhagien, Übeikeit, Erbrechen, Kontraktionen

Kontraindikationen
Entzündliche Darmerkrankungen, Schwangerschaft und Stillzeit

Standardoperationsverfahren

Indikationen: gastroduodenale Ulkuskrankheit mit Komplikationen, konservative Therapieresistenz, Karzinomverdacht (Magenresektion)

Verfahren	Operatives Vorgehen
2/3 distale Magenteilresektion	
Gastroduodenostomie (Billroth 1)	Anastomose zwischen Magenrest und Duodenum
Gastrojejunostomie (Billroth 2)	Anastomose zwischen Magenrest und hochgezogener Jejunumschlinge
Y-Gastrojejunostomie (Y-Roux)	Jejunumschlinge wird durchtrennt, distaler Teil mit Magenrest verbunden, proximaler Teil mit Duodenumstumpf an weiter distal gelegenes Jejunum angeschlossen

Tab. 3.9 Standardoperationsverfahren des Magens.

Verfahren	Operatives Vorgehen
Vagotomie	
Trunkuläre Vagotomie	Durchtrennung aller subphrenischer Vagusfasern
totale Vagotomie	Durchtrennung aller gastralen Vagusfasern
Selektive proximale Vagotomie	Denervierung auf Belegzellenhaltige Fundus- und Korpusareale beschränkt

Tab. 3.9 Standardoperationsverfahren des Magens (Fortsetzung).

3.11 Leitsymptome des Magens

Abdominelle Schmerzen: nach Lokalisation: Oberbauch, Mittelbauch oder Unterbauch
- Viszerale Schmerzen:
  - Meist im Organ entstehend
  - Schlecht lokalisierbar
  - Dumpfer, krampfartiger, brennender oder beißender Schmerz
  - Begleitsymptome: Schwitzen, Unruhe, Übelkeit, Erbrechen und Blässe
- Parietale Schmerzen:
  - Reizung des Peritoneum parietale
  - Gut lokalisierbar
  - Verstärkt bei Bewegung, Husten oder Pressen

Durch die segmentale Innervation können Schmerzen der Bauchorgane auf gemeinsam innervierte Hautsegmente (Head-Zone) projiziert werden.

Dyspeptische Beschwerden
- Druckgefühl im Oberbauch, epigastrischer Druckschmerz ggf. nahrungsabhängig
- Appetitlosigkeit, Übelkeit, Erbrechen
- Aufstoßen, unangenehmer Geschmack im Mund, Sodbrennen

Hämatemesis: Erbrechen von Blut. Bei kurzer Verweildauer im Magen hellrote Farbe. Bei längerer Verweildauer entsteht Hämatin bei Kontakt mit der Magensäure, das das Blut braun-schwarz färbt („Kaffesatzaspekt"). Ursache: obere gastrointestinale Blutungen unterschiedlicher Genese (s. dort).

Melaena: durch Blutbeimengung abnorm schwarz gefärbter Stuhl („Teerstuhl"). Die Schwarzfärbung entsteht durch Bildung von Hämatin bei Kontakt von Blut mit der Magensäure. Ursache: Obere gastrointestinale Blutung unterschiedlicher Genese (s. dort).

3.12 Erkrankungen des Magens

3.12.1 Akute Gastritis (K29.1)

■ **Grundlagen**

Synonyme
Akute Magenschleimhautentzündung

Definition
Akute Entzündung der Magenschleimhaut mit oberflächlicher Leukozyteninfiltration und Epithelzelldefekte, ggf. Erosionen (= erosive Gastritis)

Merke: Jede Infiltration mit Entzündungszellen wird als Gastritis bezeichnet, da physiologisch keine Immunzellen in der Magenmukosa vorkommen.

Epidemiologie
Häufiges Krankheitsbild

Ätiologie
Säuredysbalance: Missverhältnis zwischen aggressiven und protektiven Faktoren. Auslösende Noxen:
- Alkohol
- Medikamentös: ASS, NSAR, Kortikosteroide, Zytostatika
- Infektiös: als akute Gastroenteritis, toxinbildende Staphylokokken, Salmonellen u. a. Bakterien
- Stress: Trauma, Sepsis, Schock, Verbrennungen, postoperativ, Leistungssport

Pathologischer Befund
- Makroskopie: Rötung der Magenschleimhaut, gegebenenfalls mit Erosionen
- Histologie: oberflächliches Infiltrat in der Umgebung der Epithelzelldefekte, ausschließlich neutrophilen Granulozyten

Pathophysiologie
Entzündungmediatoren führen zur Stimulation von Schmerzfasern und gestörtem Hungergefühl.

Risikofaktoren
Rauchen, Stress, Alkoholexzess, rheumatische Erkrankungen, Operationen, Intensivstationsaufenthalte

■ Klinik

Anamnese
Appetitlosigkeit, Übelkeit, Erbrechen; Aufstoßen, unangenehmer Geschmack im Mund; Druckgefühl im Oberbauch; Medikamentanamnese

Körperliche Untersuchung
Epigastrischer Druckschmerz

■ Diagnostik
Bei kurzem unkompliziertem Verlauf keine weitere Diagnostik erforderlich

Technische Diagnostik
Ösophago-Gastro-Duodenoskopie: bei anhaltenden Beschwerden zum Ausschluss von Neoplasien, Stenosen oder Ulzera

Biopsie
Im Rahmen der Ösophago-Gastro-Duodenoskopie: Bestätigung der Verdachtsdiagnose einer akuten Gastritis, Abgrenzung zur chronischen Gastritis, Ausschluss eines malignen Prozesses, Helicobacter-pylori Infektion überprüfen.

■ Differenzialdiagnose
- Chronische Gastritis
- Gastroduodenale Ulkuskrankheit
- Refluxkrankheit
- Erkrankung der Gallenwege, Leber, Pankreas
- Reizmagensyndrom als Ausschlussdiagnose
- Magenkarzinom

Therapie – konservativ

Allgemeine Maßnahmen: Weglassen exogener Noxe, Nahrungskarenz. Medikamentöse Behandlung nur bei länger andauernden Beschwerden

Antazida
→ Tab. 3.3

H$_2$-Blocker
→ Tab. 3.2

Prophylaxe

Weglassen exogener Noxe

Prognose

Natürlicher Verlauf
Fast immer spontane Abheilung

Komplikationen
Übergang in eine chronische Gastritis, Stressulkus, Magenblutung

3.12.2 Chronische Gastritis (K29.5)

Grundlagen

Synonyme
Typ A: chronisch-atrophische Gastritis, Korpusgastritis
Typ B: Helicobacter-pylori-Gastritis, Antrumgastritis
Typ C: reaktive Gastropathie

Definition
Chronische Magenschleimhautentzündung, die mit unspezifischen Oberbauchbeschwerden einhergeht und histologisch durch lymphoplasmazelluläre Infiltrate gekennzeichnet ist

Epidemiologie
Typ A: insgesamt selten, 3–5 % aller Gastritiden, in Nordeuropa häufiger, meist ältere Frauen
Typ B: mit 80–90 % häufigste Ursache für eine Gastritis, ca. 50 % der über 50-Jährigen, in Entwicklungsländern über 80 % der 10-Jährigen.
Typ C: 10 % aller chronischen Gastritiden.

Ätiologie
Typ A (autoimmun): Autoantikörperbildung gegen Parietalzellen, H$^+$/K$^+$-ATPase und/oder Intrinsic-Faktor
Typ B: bakterielle Infektion durch Helicobacter pylori
Typ C: chemisch induziert vor allem durch NSARs oder Gallereflux
Typ D: verschiedene seltene Ursachen: infektiös durch seltene Erreger, bei Morbus Crohn, eosinophile Gastritis

Tipp:
Typ A: **a**utoimmun bedingt
Typ B: **b**akteriell bedingt
Typ C: **c**hemische bedingt
Typ D: **d**iverse

Lokalisation
Typ A: Korpusschleimhaut
Typ B: diffus, betont im Antrum
Typ C: Pangastritis

Genetik
- Genetische Prädisposition bei Blutgruppe 0
Typ A: autosomal-dominante Vererbung mit niedriger Penetranz, mit Blutgruppe A assoziiert

Pathologischer Befund

Typ	Endoskopie	Histologie
Typ A	Meist unauffällig	• Auf Korpus beschränkte Lymphozyteninfiltration • Verlust der Parietal- und Hauptzellen • Intestinale Metaplasie • Hyperplasie der G-Zellen im Antrum
Typ B	Häufig normal, ggf. streifiges, antral betontes Erythem, Erosionen, rezidivierende Ulzera	• Leukozyteninfiltration in Lamina propria • Intestinale Metaplasien • Schleimhautatrophie • Proliferation des Lymphatischen Gewebes (MALT)
Typ C	Häufig polypöse Vergrößerungen des Faltenreliefs, streifige Rötung der Faltenkämme	• Verstärkte Kapillarpermeabilität • Stromaödem • Reaktive Hyperplasie der Foveolarzellen • Geringes entzündliches Zellinfiltrat

 Tipp: Die Granulozyteninfiltration korreliert mit der Aktivität der Gastritis, die Lymphozyteninfiltration mit dem Ausmaß der Entzündung.

Pathophysiologie
Typ A: Verminderte HCl-Bildung führt zu Achlorhydrie, Anazidität und reaktiver Hypergastrinämie.
Typ B: Zerstörung des Epithels und Hemmung der Schleimbildung durch Virulenzfaktoren verursacht Erosionen und Ulzerationen. Atrophie der Belegzellen führt zu Hypochlorhydrie. Intrinsic-factor-Mangel kann eine perniziöse Anämie auslösen.
Typ C: Verminderte Synthese der protektiven Prostaglandine durch NSARs mit topische Schädigung

Risikofaktoren
Niktoinabusus, Einnahme von Glukokortikoiden und NSAR, Stress. Für eine Helicobacter-pylori-Infektion: niedriger Hygienestandard, beengtes Wohnen

Einteilung/Klassifikation
Ätiopathogenetische Einteilung nach Sydney-Klassifikation (s. Ätiologie)

■ Klinik

Anamnese
Medikamentenanamnese, Voroperationen. Meist asymptomatisch. Symptome: unspezifische Oberbauchbeschwerden (Aufstoßen, Blähungen, postprandiales Völlegefühl), Zeichen der Anämie (Blässe, Schwindel)

Körperliche Untersuchung
Epigastrischer Druckschmerz

■ Diagnostik

 Achtung: Endoskopisch/histologische Diagnose immer erforderlich!

Labor
Gastrinspiegel im Serum:
- Typ A: erhöht
- Typ B: erniedrigt (Ort der Infektion)
- Typ C: normal

Typ A: Autoantikörper gegen Parietalzellen und Intrinsic-Faktor, Vitamin-B_{12}-Mangel
Typ B: Helicobacter-pylori-Diagnostik (s. Kap. 3.9)

Technische Diagnostik
Ösophago-Gastro-Duodenoskopie: Ausschluss von Neoplasien, Stenosen oder Ulzera

Biopsie
Im Rahmen der Ösophago-Gastro-Duodenoskopie: Bestätigung der Verdachtsdiagnose einer chronischen Gastritis, Ausschluss eines malignen Prozesses, Helicobacter-pylori Infektion überprüfen

■ Differenzialdiagnose
- Akute Gastritis
- Gastroduodenale Ulkuskrankheit
- Refluxkrankheit
- Erkrankung der Gallenwege, Leber, Pankreas Reizmagensyndrom (Ausschlussdiagnose!)
- Magenkarzinom

■ Therapie – konservativ
Typ A: keine kausale Therapie, lebenslange parenterale Vitamin-B_{12}-Substitution.

 Tipp: Bei Helicobacter-positiver Typ-A-Gastritis kann eine Eradikation diese zum Ausheilen bringen.

Typ B: Eradikationstherapie als Triple-Therapie bestehend aus einem Protonenpumpeninhibitor (PPI) und zwei Antibiotika über 7 Tage bei symptomatischer Typ-B-Gastritis:
- PPI+CA (1. Wahl)
  - PPI: 2×1 Standarddosis/d
  - C = Clarithromycin 2×500 mg/d
  - A = Amoxicillin 2×1 g/d
- PPI+CM (alternativ)
  - PPI: 2×1 Standarddosis/d
  - C = Clarithromycin 2×500 mg/d
  - M = Metronidazol 2×400 mg/d

 Tipp: Das PPI+CA-Schema führt in 90 % zur erfolgreichen Eradikation.

Der Therapieerfolg kann frühestens 4 Wochen nach Therapie mittels Biopsie oder Atemtest überprüft werden.
Typ C: Auslöser vermeiden, wenn dies nicht möglich ist, Gabe eines Protonenpumpeninhibitors

Protonenpumpeninhibitoren
→ Tab. 3.1

H₂-Blocker
→ Tab. 3.2

Antazida
→ Tab. 3.3

Filmbildner
Sucralfat/Ulcogant, Sucrabest, Sucralfat ratioph: 4×1 g p.o. nach dem Essen
Bismut-Nitrat-Oxid/Angass: 2×300 mg p.o. über 4–6 Wochen

Prostaglandinanaloga
Misoprostol/Cytotec, 2–4×200 g p.o., vor allem bei NSAR-Therapie

Vitamin B₁₂
Cytobion, B₁₂-Ankermann. Initial 100 µg/d oder 1000–2000 µg/Woche i.m für 14 d, dann 1×100 µg/Monat i.m.

■ Prophylaxe
- Typ A: Erfolg der Vitamin-B₁₂-Subsitution durch Blutbildkontrollen überprüfen
- Typ B: Erfolg der Eradikationstherapie nach 6–8 Wochen mittels Gastroskopie überprüfen
- Typ C: Prophylaktische Gabe eines Protonenpumpeninhibitors bei NSAR-Gabe bei Risikopatienten

■ Prognose

Natürlicher Verlauf
Typ-A-Gastritis: meist lebenslange supportive Therapie erforderlich
Typ-B-Gastritis: in >90 % Heilung durch Eradikationstherapie. Wiederbesiedlungsrate nach Ausheilung <1 % pro Jahr
Typ-C-Gastritis: Nach Absetzen der Noxe reversibel

Komplikationen
Magenblutungen, Ulcus ventriculi, Ulcus duodeni, Magenkarzinome (10 % aller Typ-A-Gastritiden), Magenlymphoms (bei Helicobacter-pylori Infektion)

 Achtung: Insbesondere unter Schmerztherapie mit NSAR unbemerkte (schmerzlose) Erosionen und Ulzera mit Blutungspotenzial!

3.12.3 Gastroduodenale Ulkuskrankheit (K27)

■ Grundlagen

Synonyme
Magen-, Zwölffingerdarmgeschwür

Definition
Ulkus: Schleimhautdefekt, welcher die Muscularis mucosae durchdringt und in tiefere Wandschichten reicht
Ulkuskrankheit: rezidivierendes Auftreten gastroduodenaler Ulzera

Epidemiologie
- Ulcus duodeni: 150/100.000 Einwohner/Jahr, Männer:Frauen 3,5:1
- Ulcus ventriculi: 50/100.000 Einwohner/Jahr, Männer:Frauen 1:1

Ätiologie/Pathogenese
Missverhältnis zwischen protektiven und aggressiven Faktoren (Tab. 3.10). Selten: Zollinger-Ellison-Syndrom (Gastrin produzierender Tumor), Hyperparathyreoidismus

Protektiv	Aggressiv
Durchblutung Mukosabarriere Magenschleim Prostaglandine Bikarbonat	Säure Helicobacter pylori Pepsin Gallereflux Nikotinabusus NSAR, Glukokortikoide Stress

Tab. 3.10 Auf die Magenschleimhaut wirkende protektive und aggressive Faktoren.

Lokalisation
Magen: zu 80 % entlang der kleinen Kurvatur in Antrum und Angulus, selten an der großen Kurvatur
Duodenum: meist Vorderwand des Bulbus

 Merke: Multiple Ulzera sind meist medikamentös bedingt, selten aufgrund des Zollinger-Ellison-Syndrom.

Genetik
Genetische Prädisposition bei Blutgruppe 0

Assoziierte Erkrankungen

Achtung: Das Ulcus duodeni ist zu 90 %, das Ulcus ventriculi zu 75 % mit einer Helicobacter-pylori-Infektion assoziiert

Pathologischer Befund
Makroskopie:
- Ulkusgrund aus nekrotischem Material und Granulationsgewebe
- Randsaum aus regenerierender Schleimhaut

Histologie: vierschichtiger Aufbau:
- Aktive Entzündung mit oberflächlichem Detritus
- Fibrinoide Nekrose
- Kapillarreichem Granulationsgewebe
- Narbe

Pathophysiologie
Pylorusinsuffizienz führt zu Reflux von Gallensäure, Gastritis und Ulkusbildung an der kleinen Kurvatur, häufig Normazidität
Ulzera im Pyloruskanal führen zu Stenosen und Entleerungsbehinderungen (Magenausgangsstenose) mit konsekutiver Hypergastrinämie, Hyperazidität.
Ulzera in enger Nachbarschaft zu retroduodenalen arteriellen Gefäßen können zu lebensbedrohlichen Ulkusblutungen führen.

Risikofaktoren
Alter
- Rauchen
- Einnahme von NSAR und Glukokortikosteroiden
- Stress (Trauma, Verbrennungen, psychischer Stress)

Einteilung/Klassifikation
Johnson Grading (nach Lokalisation):
- Typ I: Kleine Kurvatur proximal des Angulus
- Typ I: Kombiniertes Ulkus zwei Lokalisationen
- Typ III: Präpylorisches Ulkus

■ Klinik

Anamnese
Epigastrische Schmerzen, evtl. retrosternal ausstrahlend:
- Ulcus duodeni: Nacht- und Nüchternschmerz, postprandiale Besserung
- Ulcus ventriculi: postprandial oder nahrungsunabhängig

Übelkeit, Erbrechen, Inappetenz

 Achtung: Unter NSAR-Therapie häufig asymptomatisch!

Körperliche Untersuchung
Unkompliziertes Ulkus: unauffällig. Bei Ulkusperforation: Anspannung der Bauchdecke, fehlende Darmgeräusche, Blutungen, Schocksymptomatik (Hypotonie, Tachykardie)

■ Diagnostik

Labor
- Blutbild: Zeichen einer Blutungsanämie (Hb erniedrigt, mikrozytäre Anämie)
- Ausschluss eines primären Hyperparathyreoidismus: Kalzium, Phosphat, PTH intakt, alkalische Phosphatase
- Helicobacter-pylori-Diagnostik (s. Kap. 3.9)
- Ausschluss eines Zollinger-Ellison-Syndrom:
  – Gastrinbestimmung: 90–1000 ng/l (verdächtig), >1000 ng/l (beweisend für ein Gastrinom)
  – Sekretintest: Gastrinanstieg um mehr als das doppelte bzw. >200 ng/l

Technische Diagnostik
- **Sonographie**: Ausschluss extragastraler Schmerzursachen
- **Ösophago-Gastro-Duodenoskopie**: tiefer Schleimhautdefekt mit Randwall
- **Endosonographie**: Ausschluss eines Magenkarzinoms und Beurteilung der Invasionstiefe
- **Magen-Darm-Passage** mit Doppelkontrastdarstellung: wenn Patient eine Ösophago-Gastro-Duodenoskopie nicht toleriert

Biopsie
Im Rahmen der Ösophago-Gastro-Duodenoskopie: Ausschluss eines Magenkarzinoms und Untersuchung auf Helicobacter pylori Infektion

 Tipp: Ulcera duodeni entarten nie.

■ Differenzialdiagnose
- Gastritis
- Refluxkrankheit
- Reizmagen-Syndrom (Ausschlussdiagnose)
- Magenkarzinom
- Cholelithiasis
- Pankreaserkrankungen
- Erkrankungen des Kolons

■ Therapie – konservativ
- Vermeidung exogener Noxe (Nikotin, Medikamente, Alkohol)
- Eradikationstherapie bei Helicobacter-pylorus-Nachweis (s. Kap. 3.12.2)

- Säurehemmung und Schleimhautprotektion (s. Kap. 3.12.2):
  - Protonenpumpeninhibitoren
  - H_2-Blocker
  - Antazida
  - Filmbilder
  - Prostaglandinanaloga

■ Therapie – operativ

2/3-Magenteilresektion

Beschreibung
Standardoperationsverfahren (s. Kap. 3.10): Billroth 1, Billroth 2, Y-Roux

Indikation
Perforationen, endoskopisch nicht stillbare arterielle Blutungen, Malignitätsverdacht, Magenausgangsstenose

Komplikationen
Postgastrektomie-Syndrome:
- Dumping-Syndrom (vor allem nach Billroth-2-Rekonstruktion):
  - Früh-Dumping (ca. 20 min postprandial): ausgelöst durch rasche, hyperosmolare Nahrungspassage ins Jejunum mit Entzug von bis zu 20 % des Plasmavolumens. Es kommt zu postprandialem Kollaps, Schwitzen, Übelkeit. Therapie: kleine eiweißreiche, kohlenhydratarme Mahlzeiten
  - Spät-Dumping (ca. 1,5–3 h postprandial): hypoglykämische Attacken durch verspätete, überschießende Insulinsekretion. Therapie: kleine kohlenhydratreiche Mahlzeit zusätzlich ca. 3 h nach der Hauptmahlzeit

> Tipp: Bei Früh-Dumping kommt es zur Hypovolämie, bei Spät-Dumping zur Hypoglykämie.

- Syndrom der zuführenden Schlinge (nach Billroth-II-Rekonstruktion): Übelkeit, Erbrechen, Völlegefühl durch Gallensekretstau in der Duodenalschlinge
- Syndrom der abführenden Schlinge: Stenosierung der Anastomose, selten
- Außerdem: Ernährungsstörungen (Eisen und Vitamin-B_{12}-Mangelanämien durch zu rasche Passage mit Maldigestion und Malabsorption), Magenstumpfkarzinom

Nachbehandlung
- Bei ausgeprägter Postgastrektomie Symptomatik Umwandlung von Billroth II in Billroth I

> Merke: Bei Patienten mit Magenteilresektion Vitamin B_{12} und Eisen substituieren sowie in regelmäßigen Abständen gastroskopieren, um ein Magenstumpfkarzinom auszuschließen

Vagotomie

Beschreibung
Standardoperationsverfahren (s. Kap. 3.10): totale Vagotomie; trunkuläre Vagotomie, selektive proximale Vagotomie

Indikation
Duodenale Ulzera, konservative Therapieresistenz

Kontraindikation
Ulcus ventriculi wegen Malignitätsverdacht

■ Prophylaxe
Endoskopische Kontrolle 8 Wochen nach einer Eradikationstherapie eines Helicobacter-pylori-positiven Ulkus. Patienten mit Magenteilresektion Vitamin-B_{12}- und Eisensubstitu-

tion, in regelmäßigen Abständen gastroskopische Kontrolle zum Ausschluss eines Magenstumpfkarzinom

■ Prognose

Natürlicher Verlauf
Spontanheilung bei Ulcus duodeni in 30–40 % innerhalb von 4 Wochen, unter Therapie >90 %. Bei Helicobacter-pylori-positivem Ulkus kommt es in 70–80 % zu einem Rezidiv, wenn keine Eradikation durchgeführt wird.

Komplikationen
Blutung (20 % aller Ulkuspatienten), Perforation mit akutem Abdomen, Penetration in Nachbarorgane (z. B. Pankreas); Magenausgangsstenose durch Schleimhautschwellung oder Narbenbildung; Magenkarzinom bei chronischem Ulcus ventriculi

3.12.4 Magenkarzinom (C16.9)

■ Grundlagen

Synonyme
Magenkrebs

Definition
Epitheliale Neoplasie ausgehend von der Magenschleimhaut

Epidemiologie
Inzidenz: 20/100.000 Einwohner pro Jahr, dritthäufigstes Karzinom, Erkrankungsgipfel 50.–70. Lebensjahr, Inzidenz abnehmend (für Kardiakarzinom jedoch zunehmend)

Ätiologie/Pathogenese
- Präkanzerosen:
- Chronische Gastritis
- Intestinale Metaplasie
- Adenomatöse Magenpolypen
- Antrumresektion
- Morbus Ménétrier: exsudative Enteropathie mit Diarrhö und Eiweißverlust
- Exogene Noxe: nitrathaltige Speisen (werden bakteriell zu Nitriten umgewandelt, die karzinogene Nitrosamine bilden) und Nikotin

> Merke: Vitaminreiche Ernährung hat eine protektive Wirkung.

Lokalisation
- Antrum-Pylorus: 35 %
- Kleine Kurvatur: 30 %
- Kardia: 25 %
- Sonstige: 10 %
- Metastasierung: Krukenberg-Tumor: Ovarialtumor infolge von Abtropfmetastasen

Genetik
- Familiäre Disposition ohne bekannte Mutation
- Hereditäres Magenkarzinom: Mutationen des E-Cadherin-Gens oder im Rahmen anderer Karzinomsyndrome (HNPCC, FAP, Peutz-Jaghers-Syndrom, Li-Fraumeni-Syndrom)

Pathologischer Befund
Makroskopie (nach der Borrmann-Klassifikation)
- Typ I: Polypöser scharf begrenzter blumenkohlartig Tumor
- Typ II: Ulzerierte Tumoren, wallartig erhaben
- Typ III: Ulzerös infiltrierend diffus wachsend
- Typ IV: Diffus infiltrierend, flache Tumoren

Histologie (nach der **WHO-Klassifikation**):
- Adenokarzinom (95 %)
  - Papillär
  - Tubulär
  - Muzinös
  - Siegelringzellkarzinom
- Adenosquamöses Karzinom (4 %)
- Plattenepithelkarzinom (<1 %)
- Kleinzelliges Karzinom (<1 %)
- Undifferenziertes Karzinom (<1 %)

Pathophysiologie
Entwicklung aus nicht-invasiven Dysplasien des Drüsenepithels: Symptome durch frühe Metastasierung, Blutung, Obstruktion der Magenpassage

Risikofaktoren
- Kohlenhydrat- und salzreiche Ernährung
- Hohe Nitritzufuhr
- Hoher intragastaler pH
- Antrumresektion

Einteilung/Klassifikation
Wachstumsmuster (nach Lauren):
- Intestinaler Typ: polypös, gut begrenzt, spätere Metastasierung
- Diffuser Typ: infiltrierend, schlecht begrenzt, frühe Metastasierung
- Gemischter Typ

 Merke: Das Wachstumsmuster ist wichtig für das Ausmaß des Resektionsverfahrens.

TNM-Klassifikation:

TNM-Stadium	
Primärtumor	
Tis	Carcinoma in situ, intraepithelial ohne Infiltration der Lamina propria
T1	Frühkarzinom: auf Mukosa/Submukosa beschränkt
T2	Tumorausbreitung bis Serosa
T3	Tumorausbreitung bis in die Adventitia
T4	Turmorausbreitung in Nachbarorgane
Lymphknotenbefall	
N0	Keine regionären Lymphknotenmetastasen
N1	1–6 Lymphknoten befallen
N2	7–15 Lymphknoten befallen
N3	Disseminierter intraabdominaler Lymphknotenbefall
Metastasierung	
M0	Keine Fernmetastasen
M1	Fernmetastasen (häufig in Leber, Lunge, Skelett, Gehirn)

Tab. 3.11 TNM-Klassifikation des Magenkarzinoms.

Makroskopische Einteilung der Magenfrühkarzinome:
- 1: Vorgewölbt
- 2: Oberflächlich
  - 2a: Erhaben
  - 2b: Eben
  - 2c: Eingesenkt
- 3: Exkaviert

■ Klinik

Anamnese
Im Frühstadium meist symptomlos!
Seltene Symptome: Abneigung gegen Fleisch und Wurst, Übelkeit, Erbrechen, Völlegefühl, Leistungsknick, Gewichtsabnahme, subfebrile Temperaturen

Körperliche Untersuchung
- Stenosierende Kardiadysphagie, Symptome der Magenausgangsstenose
- Zeichen der Blutungsanämie bei Magenblutung
- Bei Metastasierung: Hepatomegalie, Aszites, tastbare Lymphknoten
- Bei weit fortgeschrittenem Karzinom: ggf. tastbarer Oberbauchtumor, Tumorkachexie

 Tipp: Virchow-Lymphknoten links-supraklavikulär kann ggf. bei Metastasierung getastet werden.

■ Diagnostik

Labor
- Eisenmangelanämie
- Blut im Stuhl: positiver FOBT
- Tumormarker (nur zur Verlaufskontrolle): CA72-4, CEA und CA19-9 (geringe Sensitivität)

Technische Diagnostik
- **Ösophago-Gastro-Duodenoskopie**: mit Endosonographie zur Einschätzung der Tiefenausdehnung

  Achtung: Bei bestehendem Karzinomverdacht trotz negativer Histologie kurzfristige endoskopisch-bioptische Kontrollen notwendig!

- **Metastasensuche**: Sonographie/CT des Abdomen, Röntgen-Thorax, Skelettszintigraphie, Schädel-CT

Biopsie
Im Rahmen der Ösophago-Gastro-Duodenoskopie: insbesondere aus Antrum-Pylorus, kleine Kurvatur und Kardiabereich (jeweils mindestens 2), histologische Differenzierung des Tumors, Untersuchung auf Helicobacter-pylori-Infektion

■ Differenzialdiagnose
- Gastroduodenale Ulkuskrankheit
- Refluxkrankheit
- Erkrankungen der Leber, Gallenwege, Pankreas
- Reizmagen-Syndrom (Ausschlussdiagnostik!)
- Magentumoren:
  - Non-Hodgkin-Lymphome (z. B. MALT Lymphome des Magens), häufig bei Typ-B-Gastritis
  - Gastrointestinale Strumatumoren (GIST): Nachweis von c-kit
  - Leiomyom, Lipome, Neurofibrome, Neurinome, Karzinoide

Therapie – konservativ

Chemotherapie wird neoadjuvant, bei primär nicht resezierbaren Karzinomen (Downstaging) oder palliativ, wenn keine Operabilität erreicht werden kann oder Fernmetastasen bestehen, angewandt (Tab. 3.12).

Therapieschema	Wirkstoffnamen	Handelsname
ELF	Etoposid	Etomedac, Exitop, Vepesid
	Folinsäure	Rescuvolin, Caleiumfolinat, FOLI-cell, Leucovorin
	5-Flourouracil	FU Lederle, FU medac
DCF	Docetaxel	Taxotere
	Cisplatin	Cisplatin medac
	5-Fluorouracil	FU Lederle, FU medac
PLF	Cisplatin	Cisplatin medac
	Folinsäure	Rescuvolin, Calciumfolinat, FOLI-cell, Leucovorin
	5-Fluorouracil	FU Lederle, FU medac
Irinotecan + FA/5-FU	Irinotecan	Campto
	Folinsäure	Rescuvolin, Caleiumfolinat, FOU-cell, Leucovorin
	5-Fluorouracil	FU Lederle, FU medac

Tab. 3.12 Die wichtigsten Therapieschemata bei der Therapie des Magenkarzinoms.

Therapie – operativ

Radikale Tumorresektion mit kurativer Zielsetzung

Beschreibung
- Standardoperation: R0-Resektion mit Sicherheitsabstand (intestinaler Typ: 5 cm, diffuser Typ: 8 cm) oder Gastrektomie bei Wandüberschreitung, Lymphadenektomie der Kompartimente 1+2, Entfernung des großen und kleinen Netz, evtl. Splenektomie
- Bei Kardiakarzinom zusätzlich distale Ösophagusresektion
- Rekonstruktion durch Ösophagojejunostomie
- Bei Magenfrühkarzinomen eventuell endoskopische Mukosaresektion möglich

Indikation
Lokalisierte Magenkarzinome, primär nichtoperable Magenkarzinome nach Downstaging

Palliative Therapiemaßnahmen

Beschreibung
- Resektion oder Lasertherapie bei Blutung oder Stenose
- Umgehungsanastomose bei Magenausgangsstenose
- Stenteinlage bei stenosierendem Kardiakarzinom
- Anlegen einer perkutanen endoskopischen Jejunostomie (PEJ)

Indikation
Fortgeschrittenes Magenkarzinom mit Fernmetastasen, wenn eine Besserung der Lebensqualität zu erwarten ist

Prophylaxe

Gesunde Ernährung, Helicobacter-pylori-Eradikation. Die Frühdiagnose ist entscheidend, deshalb ist bei Beschwerdesymptomatik und Risikopatienten eine Gastroskopie indiziert. Zur Erfassung von Tumorrezidiven sollte eine regelmäßige endoskopische Kontrolle stattfinden. Prophylaxe der Postgastrektomieproblemen, Ernährungsberatung, Vitamin-B_{12}-Substitution, evtl. Gabe von Pankreasenzymen zu den Mahlzeiten

Prognose

Natürlicher Verlauf
5-Jahres-Überlebensrate nach Operation: Tis: 100 %, T1: 90 %, T1 N1 M0 oder T2 N0 M0: 70 %, fortgeschrittenere Karzinome: 20–30 %, bei R1-Resektion: <10 %

Komplikationen
Rezidiv, Postgastrektomieproblemen

3.12.5 Obere gastrointestinale Blutung (K92.2)

Grundlagen

Definition
Gastrointestinale Blutung, bei der die Blutungsquelle proximal des Treitz-Bandes liegt

Epidemiologie
Inzidenz: 50–150:100.000 Einwohner pro Jahr, ca. 80–90 % der gastrointestinalen Blutungen

Ätiologie
- Ulzera und Erosionen in Magen, Duodenum und seltener Ösophagus (75 % der Fälle)
- Ösophagus-/Magenfundusvarizen bei portaler Hypertension (15 % der Fälle)
- Mallory-Weiss-Syndrom: Schleimhauteinrisse des Ösophagus-Kardiaübergang nach heftigem Erbrechen (5 % der Fälle)
- Magenkarzinom (3 % der Fälle)
- Selten: Angiodysplasien, aortointestinale Fisteln, Vaskulitis (z. B. Churg-Strauss-Syndrom, Polyarteriitis nodosa)

Lokalisation
Nach Ätiologie (s. dort)

 Achtung: Es können multiple Blutungsquellen vorliegen!

Assoziierte Erkrankungen
Helicobacter-pylori-Infektion bei Ulkusblutungen, portale Hypertension bei Varizenblutung, Alkoholabhängigkeit bei Mallory-Weiss-Syndrom, Vaskulitiden

Pathophysiologie
Das Ausmaß des Blutverlusts ist für die Symptomatik entscheidend (Tab. 3.13).

Anteil des Blutverlusts des intravasalen Volumens	Symptomatik
<10 %	Unauffällige Vitalparameter, führt bei längerem Bestehen zu einer chronischen Anämie
10–20 %	Orthostatische Tachykardie, Hypotension
20–25 %	Hypotension bereits im Liegen
>25 %	Hypovolämischer Schock

Tab. 3.13 Vitalparameter in Abhängigkeit von dem Ausmaß des Blutverlustes.

Achtung: Patienten mit einem scheinbaren normalen Hb-Wert können akut bluten, da dieser erst bei einem kompensatorischen Gewebsflüssigkeitseinstom absinkt. Kontrolle der Klinik sowie der Vitalparameter sind daher entscheidend für die Abschätzung des Blutverlusts!

Risikofaktoren
Parameter, die das Risiko sowie die Prognose eines Patienten abschätzen:
- Alter über 65 Jahre
- Mehr als zwei weitere Erkrankungen
- Klinische Zeichen einer starken Blutung
- Hämodynamische Instabilität
- Aktive Blutung währen der Endoskopie
- Ungünstige Blutungslokalisation

Einteilung/Klassifikation

Einteilung	Befunde
Forrest 1 (aktive Blutung)	1a: Spritzende Blutung 1b: Sickerblutung
Forrest 2 (inative Blutung)	2a: Sichtbarer Gefäßstumpf 2b: Koagelbedeckte Läsion 2c: Hämatinbelegte Läsion
Forrest 3 (Blutungsanamnese ohne sichtbare Blutungszeichen)	

Tab. 3.14 Forrest-Klassifikation zur endoskopischen Beurteilung der Blutungsquelle.

■ Klinik

Anamnese
- Vorerkrankungen (Gastroduodenale Ulkuskrankheit, Lebererkrankungen, Refluxösophagitis, Dysphagie, früher gastrointestinale Blutungen)
- Medikamentenananamnese (NSAR, Heparin, Kortikosteroide, Alkohol, Cumarine)

 Achutng: Bei gemeinsamer Gabe von NSAR und Kortikosteroiden Risiko für ein Magenulkus 15-fach erhöht.

- Blutungsanamnese: Bluterbrechen (Hämatemesis) und Teerstuhl (Melaena), bei starker Blutung auch Hämatochezie

 Merke: Teerstuhl kann ab einem täglichen Blutverlust von 50–100 ml pro Tag auftreten.

Körperliche Untersuchung
Bei schleichenden Verlaufsformen häufig Anämiezeichen (Blässe, Schwindel, Leistungsschwäche, Dyspnoe)
Klinik des **hypovolämischen Schocks**:
- Angst, Unruhe
- Dyspnoe
- Tachykardie >100/min, Hypotonie <100 mmHg systolisch, Schockindex: Pulsfrequenz/systolischen Blutdruck >1
- Bewusstseinsstörungen

■ Diagnostik

 Achtung: Bei hämodynamischer relevanter Blutung muss vor weitere Diagnostik zuerst die klinische Stabilisierung des Patienten erfolgen.

Labor
- Initiales Labor: kleines Blutbild, Gerinnungsparameter, Elektrolyte, Kreatinin, Kreuzblut.
- Zeichen der Eisenmangelanämie: Serumeisen ↓, Hb-Wert ↓, Transferrin ↑, Ferritin ↓
- Hämoglobin und Hämatokrit anfangs normal, erst später erniedrigt, Leukozyten und Thrombozyten können leicht ansteigen
- Fäkaler Okkultblut Test (FOBT), z. B. Hämoccult: eventuell positiv

Technische Diagnostik

 Tipp: Legen einer Magensonde kann schnell erste Hinweise auf eine Blutungsquelle des Magens bzw. Ösophagus geben!

Operative Exploration (Ultima ratio): falls bei lebensbedrohlicher Blutung die Blutungsquelle nicht identifiziert werden kann
- **Ösophago-Gastro-Duodenoskopie** (diagnostischer und therapeutischer Goldstandard): zunächst Spülung und Verlaufsbeobachtung auf frisches Blut/Hämatin, Beurteilung der gesamten Magenschleimhaut wegen Gefahr multipler Blutungsquellen, durch endoskopische Duplexsonographie zusätzlich Identifikation eines arteriellen Gefäßstumpfes möglich
- Ggf. **Koloskopie** zum Ausschluss einer unteren gastrointestinalen Blutung
- **Videokapselendoskopie:** zusätzliche Diagnostik, wenn Gastroskopie und Koloskopie unauffällig waren
- **Radionuklidsequenzszintigraphie**: markiertes Albumin oder Erythrozyten können eine atypische Aktivitätsanreicherung aufzeigen und damit auf die Lokalisation der Blutungsquelle hinweisen

Biopsie
Bei hämodynamisch stabilen Patienten im Rahmen der Ösophago-Gastro-Duodenoskopie mit Kontrolle auf Helicobacter-pylori-Infektion

■ Differenzialdiagnose
- Bluthusten (Hämoptoe)
- Verschlucktes Blut aus Nase, Mund, Pharynx
- Schwarze Stuhlverfärbung nach Konsum von Heidelbeeren, Lakritz, Medikamente (Kohle, Eisen, Wismut)
- Rote Stuhlverfärbung z.B. durch Genuss von Rote Bete
- Untere gastrointestinale Blutung

■ Therapie – konservativ
- Intensivmedizinische Überwachung mit engmaschigen Blutdruck-, Puls- und Blutbildkontrollen
- Volumenersatz: zunächst 1–2 l isotonische Elektrolytlösung, ggf. Bluttransfusionen mit Hb-Zielwert 8–10 g %

Merke: EURO-Konzept bei Ulkusblutung: **E**ndoskopie, **U**nterspritzen, **R**ezidivgefahr abschätzen, ggf. **O**perative Therapie.

- Medikamentöse Hemmung der Säurebildung durch Protonenpumpeninhibitoren: Die Hochdosis-Therapie mit PPI reduziert signifikant die Rate der chirurgischen Interven-

tionen, eine hochdosierte PPI-Gabe kann bereits vor Endoskopie den Therapieerfolg erhöhen
- Bei positivem Helicobacter-pylori-Befund: Eradikationstherapie

Protonenpumpenblockern (PPI)
Direkt nach endoskopischer Intervention z. B. Omeprazol 80 mg initial, anschließend als Dauerinfusion von 8 mg/h für 72 h (s. Kap. 3.10)

Eradikationstherapie
- Zum Beispiel italienische Tripltherapie über 7 Tage: (larithromycin 2×250 mg/d p.o., Metronidazol 2×400 mg/d p.o., Omeprazol 2×20 mg/d p.o. (s. Kap. 3.10)

■ Therapie – operativ

Operative Blutstillung

Indikation
- Starke arterielle Blutungen oder fortgesetzte Blutung mit einem Transfusionsbedarf >3 Erythrozytenkonzentraten
- Trotz adäquater Volumentherapie keine hämodynamische Stabilisierung
- Massive endoskopisch nicht lokalisierbare oder stillbare Blutungen

■ Minimalinvasive Chirurgie (MIC)

Endoskopische Blutstillung

Beschreibung
- Unterspritzung des Ulkus mit Vasopressin oder Fibrinkleber
- Mechanisch: Verschluss eines Gefäßstumpf durch Hämoclip
- Bei Ösophagus-/Fundusvarizen: endoskopische Varizensklerosierung oder Gummibandligatur
- Vorrübergehende Kompression (max. 24 h) der Blutungsquelle durch Kompressionssonden

Indikation
Goldstandard bei lokalisierten Blutungen Forrest Ia–IIa

 Achtung: Keine Notfallendoskopie ohne gleichzeitige Schockbehandlung

Durchführung
Kompressionssonden:
- Patient in 45°-Oberkörperhochlagerung
- Sonde und Ballon durch Aufblasen kontrollieren
- Nasales Einführen der mit Lokalanästhetikum bestrichenen Sonde unter Mithilfe des Patienten durch Schlucken.
- Vorschieben auf 50–55 cm
- Insufflation der Sonde unter auskultatorischer Kontrolle
- Sengstaken-Sonde: getrennter Magen- und Ösophagusballon (100 ml bzw. 35–45 ml)
- Linton-Sonde: gemeinsamer Magen- und Ösophagusballon (zunächst 100 ml, dann leicht zurückziehen und weiter 400 ml unter Röntgenkontrolle)

Interventionelle Radiologie
Selektive Katherisierung: Unter Angiographie kann die Blutung lokalisiert und gestillt werden, durch Embolisation des Gefäßes mittels einer Metallspirale (coiling) oder Injektion einer Vasopressinlösung.

■ Prophylaxe
Rezidivrisiko senken durch:
- H.-p.-Eradikation
- Absetzen von NSAR, wenn möglich
- Schutz der Magenschleimhaut durch PPI

■ Prognose
Natürlicher Verlauf
Die Letalität liegt zwischen 5–11 %. Bei Ösophagusvarizenblutung liegt sie bei 15–30 %. Mallory-Weiss-Einrisse sistieren häufig spontan, bei leichten Blutungen aus hämorrhagisch-erosiven Veränderungen im Ösophagus und Magen ist eine PPI-Gabe zur Beschwerdefreiheit ausreichend.

Komplikationen
Hypovolämischer Schock mit:
- Akutem Nierenversagen
- Herzinsuffizienz
- Ischämischen Schäden des Darms oder der Leber
- Zerebralen Schäden

3.13 Anatomie des Dünn- und Dickdarms

Der **Dünndarm** gliedert sich von oral nach aboral in Duodenum, Jejunum und Ileum und liegt bis auf das distale Duodenum intraperitoneal.

Arterielle Versorgung: Tab. 3.15

Abschnitt	Blutversorgung	Makroskopie	Histologie
Duodenum	Aa. pancreatico-duodenlis sup. et inf.	C-förmig um Pankreaskopf, 25 cm lang	- Dichte, hohe Kerckring-Falten - Blattförmige Zotten - Flache Krypten - Brunner-Drüsen
Jejunum	Aa. jejunales aus der A. mesenterica sup.	Ab Flexura duodenojejunalis, proximale 2/5 des Konvoluts	- Weniger dicht Kerckring-Falten - Schlanke Zotten - Tiefere Krypten
Ileum	Aa. ileales aus der A. mesenterica sup.	Distale 3/5 des Konvoluts, mündet an Valva ileocaecalis in das Kolon	- Flache Kerckring-Falten - Flache Zotten - Tiefe Krypten - Peyer-Plaques

Tab. 3.15 Blutversorgung, Makroskopie und Histologie des Dünndarms.

Innervation:
- Parasympathisch: Trunci vagalis
- Sympathisch: über Plexus coeliacus und Plexus mesentericus superior

Das intrinsische Nervensystem in der Darmwand kann die Peristaltik unabhängig steuern:
- Plexus submucosus (Auerbach)
- Plexus myentericus (Meissner)

Das **Kolon** gliedert sich von oral nach aboral in Zökum, Colon ascendens, C. transversum, C. descendens, C. sigmoideum. Colon transversum und Colon sigmoideum liegen vollständig intraperitoneal, Colon ascendens, Colon descendens und Rektum (ca. 14 cm ab ano) liegen partiell retroperitoneal.

Arterielle Versorgung: Tab. 3.16

Region	Versorgendesgefäß	Abgehend von
Colon ascendens und rechtes Colon transversum	A. iliocolica, A. colica dextra und media	A. mesenterica superior
A. mesenterica inferior	A. colica sinistra, A. sigmoideae, A. rectalis superior	A. mesenterica inferior

Tab. 3.16 Arterielle Versorgung des Dickdarms.

 Merke: Riolansche Anastomose: Verbindung des Strombettes der A. mesenterica superior mit dem der A. mesenterica inferior

Venöser Abfluss: gleichnamigen Venen; die über die Vv. mesenterica superior et inferior in die V. porta münden

Anatomische Fehlbildungen: Kolorektale Fehlbildungen zählen mit ca. 1:3500 zu den häufigsten angeborenen Anomalien, werden meist schon im Kindesalter symptomatisch und müssen operativ behandelt werden:
- Kolorektale Malformationen: Störungen der Embryogenese zwischen der 5. und 6. Embryonalwoche, Einteilung nach Lokalisation:
  - Tiefe Malformation: Analstenose, persistierende Analmembran, anokutane Fisteln bei inkompletter Analmembran, Verlagerung des Anus nach ventral
  - Intermediäre Malformation: Analagenesie, anorektale Stenose
  - Hohe Malformation: Agenesie des Anorektums, mit rektourethralen oder rektovaginalen Fisteln einhergehend
- Morbus Hirschsprung (= Megacolon congenitum): Ca. 1:5000 Lebendgeburten, m:w=5:1, Fehlen des intramuralen Nervenplexus (Aganglionse) in einem isolierten Darmsegment, meist im Rektum. Der betroffene Darmabschnitt kann nicht mehr relaxieren und verursacht eine funktionelle Stenose mit geblähtem Abdomen bei Geburt, geringem Absetzen von Mekonium und evtl. Mekoniumileus.

3.14 Physiologie des Dünn- und Dickdarms

Die Funktion des Dünndarms besteht aus Resorption von Nahrungsbestandteilen, Enzymsekretion und Hormonproduktion. Der Transport des Chymus durch den Dünndarm wird durch propulsive peristaltische Wellen gewährleistet. Die Resorptionsareale sind spezifisch:
- Duodenum: Eisen, Kalzium, Magnesium, Saccharide, wasserlösliche Vitamine
- Jejunum: fettlöslcihe Vitamine, Fette, Cholesterin, Eiweiß
- Ileum: Vitamin B_{12}, Gallensäuren

Der Dickdarm dient hauptsächlich der Resorption von Wasser (ca. 1–2 l/d), sodass schließlich nur ca. 100 ml/d Wasser über die Fäzes ausgeschieden werden.

3.15 Basisdiagnostik des Dünn- und Dickdarms

Ileo-Koloskopie
- Durchführung: nüchterner Patient nach Darmreinigung und Prämedikation, vorsichtige Einführung eines flexiblen Endoskops bis zum terminalen Ileum, langsames Zurückziehen unter Befundbeurteilung und Biopsieentnahme
- Befund: Schleimhautbeurteilung (Erosionen, Ulzera), Polypen (Adenome, Karzinome), Stenosen, Faltenrelief
- Indikation: peranale Blutungen, unklare abdominelle Beschwerden, Änderung der Stuhlgewohnheiten, Verdacht auf chronisch entzündliche Darmerkrankungen, Tumorvorsorge, -suche, -nachsorge, Polypektomie und andere therapeutische Eingriffe

Abdomen-Röntgen-Leeraufnahme
- Durchführung: im Stehen oder in Linksseitenlage (Nachweis kleinerer Mengen Luft)
- Befunde: subdiaphragmale Luftsicheln bei Perforation, Flüssigkeitsspiegel im Darmlumen bei Ileus, Verkalkungen in verschiedenen Organen, Raumforderungen
- Indikation: Akutdiagnostik bei Verdacht auf Ileus, Perforation, chronische Pankreatitis, Gallen- und Nierensteine, Hämatome, Zysten, Abszesse, Tumoren

Kontrastmitteldarstellungen des Dünndarms
- Durchführung: Magen-Darm-Passage mit Monokontrast (s. Kap. 3.9) oder Kontrastmittelgabe über ein Sonde am duodenojejunalen Übergang (Doppelkontrast möglich)

> Achtung: In der Akutdiagnostik oder bei Verdacht auf Perforation wasserlösliches jodhaltiges Kontrastmittel verwenden.

- Befund: Beurteilung des Lumendurchmessers (bei Obstruktion verkleinert), der Wanddicke und des Faltenreliefs (bei Entzündung verbreitert), der Verlauf der Darmschlingen, Beurteilung der Schleimhaut (Kontrastmittelansammlungen bei Ulzera)
- Indikationen: akute entzündliche Darmveränderungen (Kontraindikation für Ileo-Koloskopie), Obstruktion

Kontrastmitteldarstellung des Dickdarms: Kontrastmitteleinlauf
- Durchführung: nach Abführen des Patienten Kontrastmittelgabe über eine im Rektum platzierte Sonde, anschließende Luftinsufflierung (Doppelkontrast)
- Befund: Markierung der Darmwand durch das Kontrastmittel
- Indikationen: Alternative zur Ileo-Koloskopie (z. B. im akuten Entzündungsstadium)

D-Xylose-Test
- Durchführung: 25 g D-Xylose mit 500 ml Wasser oral verabreicht sollte resorbiert werden und im Serum oder Urin nachweisbar sein
- Befund: Normalbefund >4 g in 5 h Sammelurin, >20 mg/dl nach 1 h im Serum, erniedrigt bei Malabsorption im oberen Duodenum
- Indikationen: Verdacht auf Malabsorptionssyndrom

Schilling-Test
- Durchführung: oral verabreichtes radioaktiv markiertes Vitamin B_{12} sollte resorbiert und im Urin nachweisbar sein. Durchführbar mit und ohne zusätzliche Gabe von Intrinsic-Faktor
- Befund: erniedrigt bei Malabsorption im terminalen Ileum oder Intrinsic-Faktor-Mangel
- Indikationen: Verdacht auf Malabsorption oder Typ-A-Gastritis

3.16 Basistherapie des Dünn- und Dickdarms

3.16.1 Substitutionstherapie

Flüssigkeits-/Elektrolytsubstitution (Elotrans, Saltadol, Infectodiarrstop ORL)

Wirkung/Wirkprinzip
Orale Rehydrierung, wenn nicht möglich parenterale Rehydrierung unter Elektrolytkontrollen

Dosierung/Anwendung
Standardkombinationen zu oralen Rehydrierung (nach WHO Empfehlung): NaCl 3,5 g + NaHCO$_3$ 2,5 g + KCl 1,5 g + Glukose 20 g + Wasser 1000 ml

Enterale Ernährung

 Merke: Enterale Ernährung ist, wenn möglich, der parenteralen Ernährung vorzuziehen.

- Hochmolekulare, nährstoffdefinierte Diät (Formuladiät): enthält Kohlenhydrate, Eiweiß, Fett, Elektrolyte, Vitamine und Spurenelemente in der ursprünglichen Form (Biosorb, Ensure, Salvimulsin). Anwendbar bei normaler Digestion und Absorption
- Niedermolekulare, chemisch definierte Diät: Oligopeptide, Oligosaccharide, mittelkettige Triglyzeride, Elektrolyte, Vitamine und Spurenelemente, keine Laktose oder Ballaststoffe. (Peptisorb, Survimed, Salvipeptid). Anwendbar bei eingeschränkter Digestion und Absorption

Die Nährlösungen können gastral (transnasale Magensonde, perkutane endoskopische Gastrostomie) oder duodenal/jejunal (Transnasale Duodenal- oder Jejunalsonde, Perkutane Endoskopische Duodenal- oder Jejunalsonde, Feinnadel-Katheter-Jejunostomie)

Parenterale Ernährung
Komponenten der Ernährung:
- Flüssigkeit: ca. 40 ml/kg KG/d
- Elektrolyte: Natrium (1,5 mmol/kg KG/d), Kalium (1 mmol/kg KG/d), Kalzium (0,1 mmol/kg KG/d), Magnesium (0,1 mmol/kg KG/d), Phosphat (0,2 mmol/kg KG/d)
- Nährstoffe: Gesamtenergiebedarf ca. 25–35 kcal/kg KG/d, kann sich bei schweren Erkrankungen verdoppeln.
- Kohlenhydrate: 4 g/kg KG/d, 1 g = 4 kcal
- Aminosäuren: 1 g/kg KG/d, 1 g = 4 kcal
- Fett: 1 g/kg KG/d, 1 g =9,3 kcal
- Vitamine und Spurenelemente

Periphervenöse Ernährung: bei Nahrungskarenz <5 d: Flüssigkeits-, Elektrolyt- und Glukosesubstitution (Glukose 5 %), ggf. zusätzlich Aminosäurelösung (maximal 10 %) und Fettemulsion 20 %
Achtung: Bei Leber- und Niereninsuffizienz müssen speziell adaptierte Aminosäurelösungen verwendet werden!

Zentralvenöse Ernährung: Bei Nahrungskarenz >5 d: tägliche Steigerung der Kalorienzufuhr mittels Glukose-Aminosäurenlösung (Aminomix) und Fettemulsionen, Vitaminen und Spurenelementen:
- Stufe 1 = 1000 kcal
- Stufe 2 = 1500 kcal
- Stufe 3 = 2000 kcal
- Stufe 4 = 2500 kcal
- Langsames Absetzen unter Ersetzen durch enterale/orale Nahrung.

3.16.2 Laxanzien

 Achtung: Laxanzien sind nur zur kurzfristigen Anwendung geeignet!

Osmotische Laxanzien (Laktulose/Bifinorma, Bifiteral, Lactocur)

Wirkung/Wirkprinzip
Nichtresorbierbares Disaccharid: osmotischer Wirkung
Wird im Darm bakteriell zu Acetat und Laktat → Anregung der Darmperistaltik → verminderte Resorption von Ammoniak (wichtig zur Therapie der hepatischen Enzephalopathie)

Dosierung/Anwendung
Indikation: Obstipation, hepatische Enzephalopathie
1–2×5–10 g/d Laktulose p.o.

Nebenwirkung
Meteorismen, Flatulenz, Elektrolytverlust, Melanosis coli

Wechselwirkung
Störungen der Herzfunktion und Muskelschwäche bei gleichzeitiger Einnahme von Herzglykosiden, Diuretika und Steroiden

Kontraindikationen
Ileus, Schwangerschaft und Stillzeit

Antiresorptive und hydragoge Laxanzien
Bisacodyl/Agaroletten, Dulcolax, Laxysat, Tirgon
Natriumpicosulfat/Laxoberal, Agiolax Pico

Wirkung/Wirkprinzip
Nach Resorption und hepatischer Metabolisierung, billiäre Exkretion und Wirkung als Diphenole im Darm: antiresorptiv, hydragog

Dosierung/Anwendung
Indikation: Obstipation
Bisacodyl: 1×5–10 mg p.o, 10 mg rectal
Natriumpicosulfat: 1×5–10 mg p.o.

 Achtung: Anthrachinone und Rizinusöl werden wegen starker Irritation der Darmschleimhaut nicht empfohlen.

Nebenwirkung
Blähungen, Völlegefühl, Muskelschwäche, Darmträgheit (bei längerfristiger Einnahme >1–2 Wochen)
Wasser- und Elektrolytverluste (vor allem Kalium)

Wechselwirkung
Störungen der Herzfunktion und Muskelschwäche bei gleichzeitiger Einnahme von Herzglykosiden, Diuretika und Steroiden

Kontraindikationen
- Ileus, Kinder <2 Jahren

Füll- und Quellmittel (Flohsamen/Mucofalk, Flosa, Metamucil)

Wirkung/Wirkprinzip
Quellung im Darm, Steigerung des Stuhlvolumens, reflektorische Zunahme der Peristaltik

Dosierung/Anwendung
1–3×5–10 g Granulat

Nebenwirkung
Blähungen, Völlegefühl, allergische Reaktionen

Wechselwirkung
Behinderte Aufnahme von Arzneistoffen und Mineralien

Kontraindikationen
Kotsteine, Kotstau, Übelkeit und Erbrechen, Ileus oder Megakolon-Syndrom, schwer einstellbarer Diabetes mellitus; Kinder <12 Jahre

3.16.3 Krampflösende Medikamente

Spasmolytika (Butylscopolamin/Buscopan, Spasmam Scop)
Wirkung/Wirkprinzip
Entspannung der glatten Muskulatur durch Antagonismus am Muscarinrezeptor

Nebenwirkung
Unruhe, Akkommodationsstörungen, Glaukomanfall Mundtrockenheit, Tachykardie

Wechselwirkung
Additive anticholinerge Effekte mit z. B. Amantadin, Chinidin, trizyklischen Antidepressiva, Neuroleptika
Wirkungsabschwächung von Dopaminantagonisten

Kontraindikationen
Engwinkelglaukom, tachykarde Herzrhythmusstörungen

Muskelrelaxanzien (Mebeverin/Duspatal, Duspatalin, Mebemerck)
Wirkung/Wirkprinzip
Direkte Wirkung auf die glatte Muskulatur als Acetylcholin-Rezeptor Antagonist an vegetativen Nervenendigungen

Nebenwirkung
Unruhe, Akkommodationsstörungen, Glaukomanfall, Mundtrockenheit, Tachykardie

Wechselwirkung
Additive anticholinerge Effekte mit z. B. Amantadin, Chinidin, trizyklischen Antidepressiva, Neuroleptika

Kontraindikationen
Engwinkelglaukom, tachykarde Herzrhythmusstörungen

3.16.4 Antientzündliche Medikamente (zum Einsatz bei chronisch entzündlichen Darmerkrankungen)

5-Aminosalizylsäure (Mesalazin/Claversal, Pentasa, Salofalk)
Wirkung/Wirkprinzip
Lokal antiphlogistisch durch Modulation der Eicosanoidbiosynthese

Nebenwirkung
Kopfschmerzen, allergisches Exanthem, Alveolitis, Alopezie, interstitielle Nephritis, Blutbildveränderungen, Anstieg der Transaminasen, Diarrhö, Pankreatitis, Peri-/Myokarditis

Wechselwirkung
Verminderte Resorption durch gleichzeitige Gabe von Antibiotika, Digoxin, Folsäure, Eisen

Kontraindikationen
Schwangerschaft/Stillzeit, Insuffizienz von Nieren oder Leber, Salizylatallergie

3.16.5 Kortikoide

Topisch wirksame Kortikoide: Budesonid/Budenofalk, Entocort
Prednisolon/Klismacort, Prectal

Systemisch wirksame Kortikoide: Prednisolon/Decortin H; Prednison/Decortin, Cutason

Wirkung/Wirkprinzip
Entzündungshemmend, Hemmung von Exsudation und Proliferation, immunsuppressiv und antiallergisch (Lympho-/Eosinopenie, Reduktion der T-/B-Zellaktivität und des lymphatischen Gewebes), proteinkatabol, Steigerung der Glukoneogenese

Nebenwirkung
Lokale Glukokortikoide < systemische Glukokortikoide. Bei Langzeittherapie oder Überschreiten der Cushingschwelle von 7,5 mg Prednisolonäquivalent: diabetogene Stoffwechsellage, Magenulzera, Myopathien, Osteoporose, Stammfettsucht, Hautatrophie, Glaukom, NNR-Atrophie (daher langsames Ausschleichen)

Wechselwirkung
- Kortikoidwirkung verstärkt durch Östrogene, Ketoconazol, Itraconazol
- Kortikoidwirkung vermindert durch Rifampicin, Phenytoin, Carbamazepin, Barbiturate, Primidon
- Wirkungsverstärkung von Ephedrin, Herzglykoside
- Wirkungsschwächung von Antikoagulanzien
- Kaliumausscheidung verstärkt: Saluretika, Laxanzien
- Blutzuckersenkung vermindert: Antidiabetika
- Gefahr von Magen-Darm-Blutungen erhöht: NSAR, Salizylate, Indometacin

Kontraindikationen
Keine Kontraindikationen bei kurzzeitiger Anwendung

3.16.6 Immunsuppressiva (Ciclosporin A/Sandimmun, Immunosporin, Cicloral; Azathioprin/Imurek, Azafalk, Colinsan)

Wirkung/Wirkprinzip
Ciclosporin A: Blockade ruhender Lymphozyten, Hemmung der Freisetzung von Lymphokinen und T-Zell-Wachstumsfaktoren
Azathioprin: Purinantimetabolit

Nebenwirkung
- Ciclosporin A: Anämie, Gingivitis hypertrophicans, gastrointestinale Beschwerden, Hypertrichose, arterielle Hypertonie, erhöhtes Infektionsrisiko, Myopathie, Tremor, Parästhesien, Konvulsionen, Nierenschäden Hyperglykämie, Hyperurikämie, Gicht, Hyperkaliämie, Gesichtsödeme
- Azathioprin: gastrointestinale Beschwerden, erhöhtes Infektionsrisiko, Nierenschäden, Panzytopenie, Fieber

Kontraindikationen
- Ciclosporin A: schwere Infektionen, Niereninsuffizienz, Leberinsuffizienz, Tumorerkrankungen, unkontrollierte Hypertonie, Stillzeit
- Azathioprin: schwere Infektionen, bekannte Überempfindlichkeit, Nieren-, Leber- und Knochenmarksinsuffizienz

TNF-Antikörper (Infliximab/Remicade)

Wirkung/Wirkprinzip
Entzündungshemmend durch Binden des proinflammatorischen Zytokins TNF-α

Nebenwirkung
Schwere Infektionen durch Immunsuppression, Verschlechterung einer dekompensierten Herzinsuffizienz

Wechselwirkung
Stark erhöhte Infektionsrisiko bei Kombination mit Interleukin-1-Antagonisten (Kontraindikation)

Kontraindikationen
schwere Infektionen, Herzinsuffizienz NYHA III/IV, Schwangerschaft und Stillzeit

3.17 Leitsymptome des Dünn- und Dickdarms

Diarrhö
- „Echte" Diarrhö:
  - Definition: erhöhte Stuhlfrequenz (>3/d), verminderte Stuhlkonsistenz (>75 % Wassergehalt), vermehrte Stuhlmenge (>250 g/d)
  - Ursachen: Infektionen, Lebensmittelvergiftung, Medikamente, chronisch entzündliche Darmerkrankungen, Malassimilationssyndrom
- Paradoxe Diarrhö:
  - Definition: häufige, flüssige Stuhlgängen mit verminderter Gesamtmenge
  - Ursachen: stenosierende Prozesse im distalen Kolon bei Karzinom oder Divertikulitis
- Pseudodiarrhö:
  - Definition: erhöhte Stuhlfrequenz, regelrechte Stuhlmenge
  - Ursachen: Reizdarmsyndrom, Proktitis

Nach Pathogenese unterscheidet man:
- Osmotische Diarrhö: vermehrtes Vorhandensein von osmotisch aktiven Substanzen im Darm
- Sekretorische Diarrhö: Elektrolyt und Wassersekretion nach Aktivierung der Adenylatcyclase der Darmmukosa durch Bakterientoxine, Gallensäuren u. a.
- Exsudative Diarrhö: Austreten von Flüssigkeit nach Mukosaschaden durch Infektionen, chronisch Entzündliche Darmerkrankungen u. a.
- Motilitätsstörung: funktionelle Fehlregulation der Peristaltik

Die Begleitsymptomatik führt zur klinische Unterscheidung (Tab. 3.17).

	Dysenterische Durchfälle	**Nichtdysenterische Durchfälle**
Symptome	Kolikartige Schmerzen, Beimischungen von Blut, Eiter oder Schleim	Mildere Symptomatik, Erbrechen, voluminöse Stühle mit Absonderung von unverdauten Nahrungsresten und Schleim
Ursachen	Amöbenruhr, Shigellose, EHEC- und EIEC- Infektionen	ETEC, Salmonellen, Enteroviren, Giardia lamblia

Tab. 3.17 Differenzierung der Diarrhö nach Begleitsymptomatik.

Obstipation (K59.0)
- Definition: <3 Stuhlentleerungen pro Woche
- Symptome: zu geringe Stuhlmenge, zu harter Stuhl, erschwerter Stuhlgang, Gefühl der unvollständigen Entleerung
- Ursachen:
  - Chronisch habituelle Obstipation (häufigste Ursache): durch faserarme Kost, mangelnde Flüssigkeitsaufnahme, Bewegungsarmut, Unterdrückung des Stuhldrangs

- Reizdarmsyndrom: psychosomatisches Krankheitsbild einhergehend mit Blähungen, Obstipation, Diarrhö, ggf. gleichzeitiges Vorhandensein eines Reizmagens
- Exogene Faktoren: Medikamente (Psychopharmaka, Opiate, Anticholinergika, Diuretika)
- Elektrolytstörungen: Hypokaliämie, Hyperkalziämie
- Anatomische Ursachen: Stenose (Karzinom, Adenom, stenosierende Divertikulitis), Missbildungen, Rektozele, Hernien
- Neurologische Erkrankungen: Morbus Parkinson, multiple Sklerose, Aganglionose (Morbus Hirschsprung, Chagas-Krankheit), autonome Neuropathie (z. B. diabetisch)

Akutes Abdomen
- Definition: Symptomkomplex aus akuten Schmerzen, Abwehrspannung und Schock
- Ursachen:
  - Appendizitis
  - Akute Cholezystitis
  - Akute Pankreatitis
  - Perforiertes Magen oder Duodenalulkus
  - Ileus (z. B. bei Tumorerkrankung, Entzündung oder eingeklemmte Hernie)
  - Mesenterialinfarkt
  - Peritonitis
  - Ein Ileus aufgrund einer Tumorerkrankung, Entzündung oder eingeklemmte Hernie
  - Blutung im Bauchraum (z. B. bei Extrauteringravidität, Aortenaneurysma)
  - Extraabdominelle Erkrankungen (z. B. ausstrahlende Schmerzen bei einem Myokardinfarkt, Erkrankungen der Nieren und ableitenden Harnwege)

Meteorismen: übermäßige Ansammlung von Gasen im Darmlumen mit Auftreiben des Abdomens, eventuell Zwerchfellhochstand

Flatulenz: vermehrtes Abgehen von im Darm entstandenen oder transportierten Gasen (z. B. Methan, Kohlendioxid oder Schwefelwasserstoff) als Flatus über den After

Tenesmen: schmerzhafter Stuhldrang (auch Harndrang) bei z. B. Gastroenteritis, Colitis ulcerosa

Steatorrhö: vermehrte Ausscheidungen von Lipiden über den Stuhl
Ursache: Lipasemangel bei Pankreasinsuffizienz (z. B. Mukoviszidose, chronische Pankreatitiden) oder Gallengangsobstruktion

Melaena: s. Kap. 3.11

Hämatochezie: hellrote Blutbeimengungen im Stuhl. Ursachen: untere gastrointestinale Blutung unterschiedlicher Genese

3.18 Erkrankungen des Dünn- und Dickdarms

3.18.1 Malassimilationssyndrome

■ Grundlagen

Synonyme

Definition
Verschiedene Krankheitsbilder mit einer Störung der Digestion (Maldigestion) und/oder Resorption (Malabsorption):
- **Maldigestionssyndrom (K30):** gestörte Aktivität der pankreatischen Verdauungsenzyme, der Gallensäurekonzentration oder der Dünndarmmukosa-Enzyme
- **Malabsorptionssyndrom (K90.9):** Störung der Transportvorgänge in der Mukosa oder Verminderung des Resorptionsepithels

Epidemiologie
Siehe Grunderkrankung

Ätiologie
Maldigestion:
- Magenresektion
- Exokrine Pankreasinsuffizienz (Chronische Pankreatitis, Pankreasresektion, Pankreaskarzinom, Mukoviszidose)
- Mangel an konjugierten Gallensäuren:
  - Cholestase: Verschlussikterus, intrahepatische Cholestase, primär biliäre Zirrhose
  - Gallensäurenverlustsyndrom: Ileumresektion, Morbus Crohn, Blindsacksyndrom nach Magenresektion oder Dünndarmdivertikel, Fistelbildung

Malabsorption:
- Kurzdarmsyndrom nach Dünndarmresektion
- Dünndarmerkrankungen:
  - Glutensensitive Enteropathie (= Sprue)
  - Chronische Infektion, z. B. Parasitosen
  - Morbus Crohn
  - Amyloidose des Dünndarms
  - Morbus Whipple: seltene Infektion mit Tropheryma whippelii. Diagnose: tiefe Duodenalbiopsie. Therapie: 3. Generation Cephalosporin oder Cotrimoxazol für ca. 1 Jahr
  - Laktoseintoleranz: Laktasemangel mit Beschwerden nach Milchgenuss. Diagnose: Laktose-Toleranztest, H_2-Atemtest. Therapie: Milchproduktfreie Diät
- Durchblutungsstörungen bei Angina abdominalis oder chronischer Rechtsherzinsuffizienz
- Störungen der Lymphdrainage
- Endokrine Störungen: diabetische Polyneuropathie, Hyperthyreose, VIPom, Zollinger-Ellison-Syndrom, Karzinoidsyndrom

Pathologischer Befund
Je nach Ursache: entzündliche Veränderungen der Schleimhaut, Abnahme der Zotten oder Krypten, Rarefizierung der Schleimhautfalten, oder Fehlen gesamter Darmabschnitte

 Tipp: Bei Enzymdefekten keine pathologischen morphologischen Veränderungen.

Pathophysiologie
- Maldigestion: Mangel an Verdauungsenzymen führt zu verminderter Spaltung der Nährstoffe, die so nicht durch die Darmschleimhaut aufgenommen werden können
- Malabsorption: Die Spaltprodukte der Verdauung können durch einen Defekt der Schleimhaut oder verkleinerte Schleimhautoberfläche nicht mehr adäquat resorbiert werden
- Symptome entstehen durch:
- Folgen der verminderten Aufnahme von Nährstoffen: Mangelerscheinungen (s. Klinik)
- Folgen der vermehrten Ausscheidung von Nahrungsbestandteilen: Diarrhö, Flatulenz, Meteorismen u. a.

Risikofaktoren
Siehe jeweilige Grunderkrankung

Einteilung/Klassifikation
- Global: alle Nahrungsbestandteile betreffend, z. B. bei diffusem Mukosabefall oder reduzierter Resorptionsfläche.
- Partiell: einzelne Nahrungsbestandteile betreffend, z. B. Gallensäuren, Vitamin B_{12}, Eiweiß

■ Klinik

Anamnese
Nahrungsmittelunverträglichkeit, Operationen, Fernreisen
Symptome: Meteorismen, Flatulenz, Gewichtsverlust

Körperliche Untersuchung
- Diarrhö: Voluminöse, ggf. glänzende, helle Fettsrühle (= Steatorrhö)
- Mangelerscheinungen:
  - Eiweiß: Ödembildung ab Serumalbumin <2,5 g/dl
  - Fettlösliche Vitamine: Vitamin A (Nachtblindheit), Vitamin D (Rachitis, Osteomalazie), Vitamin K (Blutungsneigung)
  - Vitamin B_{12}, Folsäure, Eisen: nur bei Malabsorption, Anämie

■ Diagnostik

Labor
- **Blutuntersuchung:** Zeichen der Anämie, Albumin und Quick erniedrigt, alkalische Phosphatase erhöht, Vitamine erniedrigt
- **Stuhluntersuchung:** >7 g/24 h Fett, pathogene Keime
- **D-Xylose-Test** (s. Kap. 3.15): verminderte D-Xyloseaufnahme bei Malabsorption im oberen Duodenum.
- **Schillingtest** (s. Kap. 3.15): Verminderte Vitamin-B_{12}-Aufnahme bei Malabsorption im terminalen Ileum oder Intrinsic-Faktor-Mangel.

Merke: Bei Maldigestion sind D-Xylose- und Schilling-Test unauffällig.

Technische Diagnostik
Je nach Verdachtsdiagnose:
- **Abdomen-Sonographie:** Hinweis auf Pankreatitis, Pankreaskarzinom, Cholestase
- **Ileo-Koloskopie:** bei Verdacht auf Sprue, chronisch entzündliche Darmerkrankungen, Dünndarmdivertikel
- **Ösophago-Gastro-Duodenoskopie**
- **Endoskopische-retrograde-Cholangio-Pankreatikographie** (ERCP): Cholestase unklarer Genese

Biopsie
Im Rahmen der Ileo-Koloskopie oder Ösophago-Gastro-Duodenoskopie

■ Differenzialdiagnose
Ursachen der Malassimilation (s. dort)

■ Therapie – konservativ
Behandlung der Grunderkrankung:
- Diätetische Maßnahmen: bei Sprue (glutenfrei), bei Laktoseintoleranz (milchproduktfrei)
- Antibiotikatherapie bei bakterieller Fehlbesiedlung
- Enzymsubstitution bei exokriner Pankreasinsuffizienz
- Operation bei Fisteln oder Blindsäcken
- Substitutionstherapie:
  - Ausgleich des Wasser- und Elektrolythaushalts
  - Hochkalorische parenterale Ernährung bei schlechtem Ernährungszustand
  - Parenterale Substitution einzelner Stoffe bei spezifischem Mangel

■ Prophylaxe
Zurückhaltendes Vorgehen bei Darmresektion zur Vermeidung eines Kurzdarmsyndroms

■ Prognose
Natürlicher Verlauf
Abhängig von der Grunderkrankung

Komplikationen
Entgleisung des Wasser- und Elektrolythaushalts, Mangelerscheinungen (neuropsychiatrische Symptome, Hautveränderungen, Ödeme, Blutungsneigung, Infektanfälligkeit)

3.18.2 Glutensensitive Enteropathie (K90.0)

■ Grundlagen
Synonyme
Einheimische, idiopathische, endemische Sprue, Zöliakie

Definition
Unverträglichkeitsreaktion gegen die Gliadinfraktion des Getreideproteins Gluten (enthalten in Weizen, Roggen, Gerste, Hafer)

Epidemiologie
Prävalenz: 1:500 Einwohner in Europa, zweigipflige Manifestation: mit Einführung glutenhaltiger Nahrung (Beikost) im Säuglingsalter oder 20.–30. Lebensjahr.

Ätiologie
Autoimmunerkrankung:
- Bildung von Antikörpern gegen die Gliadinfratkion des Glutens mit konsekutiver Entzündungsreaktion
- Bildung von Antikörpern gegen verschiedene körpereigene Strukturen (Anti-Retikulin-Antikörper, Anti-Endomysium-Antikörper)

Lokalisation
Dünndarmschleimhaut (generalisiert oder partiell)

Genetik
Häufig assoziiert mit HLA-DQ2

Assoziierte Erkrankungen
- Diabetes mellitus
- Turner Syndrom
- Down Syndrom
- IgA-Mangel
- Hashimoto Thyreoiditis
- Osteoporose
- Dermatitis herpetiforme Duhring

Pathologischer Befund
- Makroskopie: unspezifische entzündliche Schleimhautveränderungen
- Histologie: typische Befunde, die jedoch je nach Typ nicht immer alle vorliegen (ESPGHAN-Kriterien)
  - Zottenatrophie
  - Kryptenhyperplasie
  - Gesteigerte Proliferation der Enterozyten
  - Intraepitheliale Lymphozytose
  - Lymphoplasmazelluläres Infiltrat in der Lamina propria

Pathophysiologie
Die Verringerung der Schleimhautoberfläche führt zu einem Malassimilationssyndrom.

Risikofaktoren
Familiäre Disposition, westlicher Lebensstil

Einteilung/Klassifikation

Typ	Intraepitheliale Lymphozyten/ Enterozyten	Krypten	Zotten
1 (infiltrativ)	>40/100	Normal	Normal
2 (hyperplastisch)	>40/100	Hypertroph	Normal
3a (destruktiv)	>40/100	Hyperplastisch	Leichte Atrophie
3b (destruktiv)	>40/100	Hyperplastisch	Subtotale Atrophie
3c (destruktiv)	>40/100	Hyperplastisch	Totale Atrophie
4 (hypoplastisch)	<40/100	Normal	Totale Atrophie

Tab. 3.18 Marsh-Klassifikation der Zöliakie.

Nach Klinik:
- Klassische Sprue: gastrointestinale Symptome
- Atypische Sprue: gastrointestinale Symptome fehlen, vorliegen atypischer Manifestationen (s. Klinik)

Nach Biopsie und Antikörpernachweis:
- Asymptomatische Sprue: positiver Antikörpertest, pathologische Dünndarmbiopsie, keine Symptome
- Potenzielle Sprue: positiver Antikörpertest, normale Dünndarmbiopsie, keine Symptome
- Manifeste Sprue: positiver Antikörpertest (eventuell auch bei negativem Antikörpertest), pathologische Dünndarmbiopsie, Symptome

■ Klinik

Anamnese
Zeitlicher Zusammenhang zur Umstellung auf Beikost bei Säuglingen, bekannte Grunderkrankung.

 Merke: Wichtiges diagnostisches Kriterium ist die Besserung der Beschwerden unter glutenfreier Diät!

Symptome: Adynamie, Müdigkeit, Abgeschlagenheit, Gewichtsverlust, Diarrhö

Körperliche Untersuchung
Steatorrhö, aufgetriebenes thympanitisches Abdomen, Völlegefühl, Meteorismen, Wachstumsretardierung, Ödeme, Blutungsneigung, Infektneigung, Rachitis-ähnliche Knochendeformierungen

Atypische Manifestationen:
- Dermatitis herpetiformis Duhring
- Eisenmangelanämie
- Kleinwuchs
- Zahnschmelzhypoplasie
- Arthritis und Arthralgien
- Chronische Hepatitis
- Osteoporose
- Neurologische Symptome

Diagnostik

Labor
Antikörpernachweis:
- IgA/IgG-Gliadin-AK (AGA)
- IgA-Endomysium-AK (AEA)
- IgA/IgG-Transglutaminase-AK (Anti-TG)

> Achtung: Bei IgA-Mangel können IgA-AK-Tests falsch-negativ sein, daher sind auch IgG-AK zu bestimmen!

D-Xylose-Test: Verminderte Aufnahme von D-Xylose als Zeichen der Malabsorption

Technische Diagnostik
- **Ösophago-Gastro-Duodenoskopie**: Unspezifische oder keine sichtbaren Veränderungen, Biopsieentnahme zur Diagnosestellung entscheidend
- **Ileo-Koloskopie**: Unspezifische oder keine sichtbaren Veränderungen, Biopsieentnahme zur Diagnosestellung entscheidend

Biopsie
Im Rahmen der Ösophago-Gastro-Duodenoskopie aus dem Duodenum und proximalen Jejunum. Im Rahmen der Ileo-Koloskopie aus dem terminalen Ileum

Differenzialdiagnose
- Malassimilationssyndrom anderer Genese (s. dort)
- Kollagene Sprue: eventuell Komplikation der Zöliakie, irreversible subepitheliale Kollagenbildung die zu einem Malassimilationssyndrom führt
- Tropische Sprue: Sprue-typische Schleimhautläsionen, warscheinlich nach Infektion, beginnend mit akuter Diarrhö

Therapie – konservativ
Lebenslange glutenfreie Diät. Bei sekundärem Laktasemangel meiden von Milchprodukten

Prophylaxe
Zur Vermeidung von Komplikationen strenge Einhaltung der glutenfreien Diät entscheidend

Prognose

Natürlicher Verlauf
Unter glutenfreier Diät Beschwerdefreiheit, ca. 10 % der Patienten erkranken an einem Zöliakie-assoziiertem-Karzinom.

Komplikationen
Non-Hodgkin-Lymphome oder Karzinome des Dünndarms, Magen-, Pankreas- und Oropharynxkarzinome, Osteomalazie/Osteoporose, sekundärer Laktasemangel

3.18.3 Nahrungsmittelallergie (T78.1)

Grundlagen

Definition
Allergische Reaktion gegen spezifische Allergene in Nahrungsmitteln mit gastrointestinalen oder systemischen Beschwerden

 Merke: Die Nahrungsmittelallergie ist abzugrenzen von der Nahrungsmittelintoleranz.

Epidemiologie
Prävalenz: 5 % der Bevölkerung, w:m = 2:1, meist im Kindesalter

Ätiologie
Jedes Nahrungsmittel kann Allergen sein. Die häufigsten Allergene sind:
- Kuhmilch
- Hühnerei
- Fisch
- Schalentiere
- Soja
- Nüsse
- Obst

Lokalisation
95 % gastrointestinale Manifestation, 60 % zusätzlich Manifestation an anderen Organen (Haut, Atemwege), selten alleinige extraintestinale Manifestation

Genetik
Familiäre Disposition

Assoziierte Erkrankungen
Bis zu 90 % haben auch eine Pollenallergie. 70 % leiden an Erkrankungen des atopischen Formenkreis.

Pathophysiologie
Verschiedene Immunreaktionen sind möglich:
- Typ-1-Hypersensitivitätsreaktion (Soforttyp, nach 0–1 h): am häufigsten, IgE-vermittelte Mastzelldegranulation mit Freisetzung von Histamin
- Typ-3-Hypersensitivitätsreaktion (nach 1–20 h): selten, IgG-vermittelte Reaktion
- Typ-4-Hypersensitivitätsreaktion (nach >20 h): selten, zellvermittelt

Risikofaktoren
Familiäre Disposition, Atopiker, Kinder

■ Klinik

Anamnese
Zeitlicher Zusammenhang der Symptome mit der Nahrungsaufnahme erkennbar (Ernährungstagebuch)

Eliminationsdiät: allergenarme Basiskost (Reis, Kartoffeln, Wasser) über 7 Tage. Bei Nahrungsmittelallergie sollten Symptome abklingen. Anschließend schrittweise hinzufügen einzelner Nahrungsmittel, bis Symptome auftreten

Körperliche Untersuchung
- Haut: Urtikaria, Angioödem, Exanthem, Juckreiz
- Gastrointestinal: Übelkeit, Erbrechen, Tenesmen, Zeichen eines Malassimilationssyndroms (s. dort)
- Atemwege: Asthma, Rhinitis, Larynxödem
- Kreislauf: Tachykardie, Blutdruckabfall, anaphylaktischer Schock

■ Diagnostik

Labor
- **Antikörper-Nachweis**: Gesamt-IgE im Serum erhöht; Antigenspezifische IgE-Bestimmung mittels RAST (= Radio-Allergo-Sorbent-Test) oder Hauttestung (Prick-Test)
- **Basophilen-Allergenstimulationstests**: Basophile aus Frischblut mit dem fraglichen Allergen inkubiert, anschließend Bestimmung der freigesetzten Mediatoren (Histamin, Sulfido-Leukotriene) oder der heraufregulierten Aktivierungsmarker (CD63, CD203c)

Technische Diagnostik
Ileo-Koloskopie: Ausschluss anderer Ursachen, segmentale Lavage mit Bestimmung des Gesamt IgE

Biopsie
Im Rahmen der Ileo-Koloskopie zum Ausschluss von Veränderungen der Darmschleimhaut

■ Differenzialdiagnose
- Nahrungsmittelintoleranz (pseudoallergische Reaktion): Symptome wie bei einer Nahrungsmittelallergie, jedoch antikörperunabhängige Reaktion, Auslöser sind überwiegend Zusatzstoffe und kleinere Moleküle
- Glutensensitive Enteropathie

■ Therapie – konservativ
- Allergenkarenz: effektivste Maßnahme
- Hyposensibilisierung: bei Kuhmilchallergie möglich
- Alternativ: medikamentöse Therapie

Mastzellstabilisatoren (Cromoglicinsäure)

Wirkung/Wirkprinzip
Verminderte Freisetzung von Entzündungsmediatoren durch Hemmung der Degranulation

Dosierung/Anwendung
Einnahme vor der Mahlzeit
Allergoval Kapseln 100 mg, 4× täglich 2 Kapseln
Colimune Sachets 100 mg/–200 mg, 4× täglich 200 mg
Cromo-CT-Kapseln 100 mg, 4× täglich 1–2 Kapseln

Nebenwirkung
Übelkeit, Hautausschlag, Gelenkschmerzen, Husten

Kontraindikationen
Strenge Indikationsstellung in Schwangerschaft und Stillzeit

Antihistaminika (Cetirizin, Terfenadin)
Präparate: Cetrizin Hexal, Hisfedin

Wirkung/Wirkprinzip
Blockade der H1-Rezeptoren und damit Abschwächung der Histaminwirkungen

Dosierung/Anwendung
Cetirizin, Loratadin: 1× 10 mg p.o. bei Bedarf
Terfenadin: 1× 60 mg bei Bedarf

Nebenwirkung
Sedierung, Mundtrockenheit, Miktionsstörung, QT-Verlängerung

Wechselwirkung
Verstärkte Verlängerung der QT-Zeit bei Antiarrhythmika, Neuroleptika, Makrolide, Hypokaliämie

Kontraindikationen
Blasenentleerungsstörung, Gaukom, Schwangerschaft, Stillzeit, Kinder <3 Jahre

■ Prophylaxe
Muttermilchernährung in den ersten 6 Monaten, keine Haltung von Haustiere, Nikotinkarenz

■ Prognose

Natürlicher Verlauf
Unter konsequenter Diät Beschwerdefreiheit. Nach jahrelanger Allergenkarenz kann die Allergie spontan ausheilen.

Komplikationen
Zeichen der Mangelernährung, anaphylaktischer Schock

3.18.4 Divertikel und Divertikulitis (K57.3)

■ Grundlagen

Synonyme
Darmwandaustülpungen, Herniation von Darmwandschichten

Definition
Divertikel sind Ausstülpungen der Darmwand, die eingeteilt werden in:
- **Echte Divertikel**: Ausstülpung der gesamten Darmwand
- **Pseudodivertikel**: Ausstülpung der Mukosa und Submukosa durch Lücken in der Muskularis

Divertikulose: Anwesenheit multipler Divertikel
Divertikulitis: bakterielle Entzündung einzelner oder multipler Divertikel:
- Peridivertikulitis: Entzündung ist auf das Divertikel beschränkt
- Perikolitis: Entzündung greift auf umliegende Darmabschnitte über

Epidemiologie
- Echte Divertikel (angeboren): Duodenaldivertikel ca. 3–20 %, Meckeldivertikel ca. 2 % der Bevölkerung, selten: Zökumdivertikel
- Pseudodivertikel (erworben): Zivilisationskrankheit, mit dem Alter zunehmend, jenseits des 70. Lebensjahres ca. 60 % der Bevölkerung. Davon bleiben 80 % asymptomatisch, 20 % entwickeln eine symptomatische Divertikulitis

Ätiologie
- Echte Divertikel
  - Meckeldivertikel (Q43.0): Rudiment des Ductus omphaloentericus
  - Duodenaldivertikel (K57.1): Aussackungen der Duodenumschleimhaut
- Pseudodivertikel:
  - Erhöhter Darmwandinnendruck
  - Zunehmende Muskel- und Bindegewebsschwäche im Alter
  - Präformierte Schwächen der Darmwand

Lokalisation
- Meckel-Divertikel: ca. 90 cm proximal der Ileozökalklappe
- Duodenaldivertikel: am häufigsten parapapillär, gelegentlich auch intraluminale Einziehungen
- Dickdarmdivertikel zu 70 % im Sigmadivertikel

Assoziierte Erkrankungen

> Merke: Saint-Trias = kombiniertes Auftreten von Sigmadivertikulose, Hiatushernie und Cholelithiasis aufgrund gemeinsamer Risikofaktoren.

Pathologischer Befund
- Makroskopie: meist multiple Ausstülpungen, bei Divertikulitis gerötete ödematöse Schleimhaut mit Ulzerationen
- Histologie: verdickte Muskelschicht mit erhöhtem Muskeltonus, entzündliches Infiltrat bei Divertikulitis

Pathophysiologie
Ansammlung von Kot im Divertikellumen und Bildung von Kotsteinen mit Lumenobstruktion. Folgliche Kompression und verminderte Durchblutung der Divertikelwand mit Entzündung und Nekrose → bei rezidivierender Entzündung Fibrosierung und Stenosierung der Darmwand → Arrosion der umliegenden Gefäße mit Divertikelblutung

Risikofaktoren
- Schlackenarme Ernährung
- Chronische Obstipation
- Adipositas
- Schwangerschaft
- Hohes Lebensalter
- Bindegewebsschwäche bei Marfan-Syndrom und Ehlers-Danlos-Syndrom

Einteilung/Klassifikation
Stadieneinteilung nach Siewert
- Akute Divertikulitis
- Lokalisierte Divertikelkrankheit
- Akute phlegmonöse Divertikulitis
- Komplizierte Divertikulitis
  - Stadium I: extraperitoneale, auf das Mesokolon beschränkte Perforation/Penetration
  - Stadium II: abgekapselter Abszess, das Mesokolon überschreitend
  - Stadium III: generalisierte eitrige/kotige Peritonitis

■ Klinik

Anamnese
Meist asymptomatischer Zufallsbefund!
Symptome:
- Dickdarmdivertikel: selten unspezifische Unterbauchbeschwerden
- Divertikulitis: Schmerzen im linken ("Linksappendizitis"), seltener im rechten Unterbauch, Tenesmen, Flatulenz, Diarrhö, Obstipation, Fieber (rektale-axilläre Differenz erhöht), Übelkeit, Erbrechen, evtl. ähnliche Beschwerden in der Vorgeschichte
- Duodenaldivertikel: eventuell nahrungsabhängige Schmerzen

Körperliche Untersuchung
Divertikulitis: Druckschmerz, tastbare Resistenz (Walze), Abwehrspannung, Peritonismus

■ Diagnostik

Labor
- Entzündungszeichen: BSG und CRP erhöht, Leukozytose mit Linksverschiebung
- Blutkulturen mit Erregernachweis

Technische Diagnostik
- **Sonographie**: evtl. Darstellung von Divertikeln, Wandverdickung im entzündeten Bereich, Hypervaskularisation, evtl. Abszesse, evtl. freie Flüssigkeit bei Perforation
- **Röntgen-Abdomen** Leeraufnahme: freie Luft (bei Perforation), Spiegelbildung (bei Obstruktion)
- **Kontrastmitteleinlauf**: Kontrastmittelfüllung der Divertikel, bei Divertikulitis deformierte Divertikel, verdickte Darmwand, verbreiterte Schleimhautfalten, asymmetrische Einengung des Kolonlumens
- **CT**: sicherste Methode bei Divertikulitis, Darstellung extraluminaler Prozesse
- **Ileo-Koloskopie**:
  - Divertikulose: meist als Zufallsbefund
  - Divertikulitis: nach Abklingen der akuten Entzündungszeichen Beurteilung von Stenosen und Karzinomausschluss

Achtung: Im akuten Entzündungsstadium ist eine Ileo-Koloskopie wegen der hohen Perforationsgefahr kontraindiziert!

Biopsie
Im Rahmen der Ileo-Koloskopie zum Ausschluss von Neoplasien und anderer entzündlicher Prozesse des Darmes

■ Differenzialdiagnose
- Appendizitis
- Chronisch entzündliche Darmerkrankungen
- Kolonkarzinom
- Ischämische Colitis
- Infektiöse Colitis
- Gynäkologische Erkrankungen (Ovarialzyste, Abszesse, Adnexitis, stielgedrehter Adnextumor, Extrauteringravidität)

■ Therapie – konservativ
- Divertikulose: verdauungsfördernde Maßnahmen: schlackenreiche Kost, reichlich Flüssigkeitsaufnahme, Bewegung
- Divertikulitis: Bettruhe, je nach Schweregrad ambulante oder stationäre Behandlung. Nahrungskarenz unter parenteraler Ernährung, eventuell ballaststofffreie Flüssignahrung. Schmerztherapie: Spasmolytika (z. B. Buscopan), schmerzadaptierte Analgetika (s. Kap. 3.22.3), insbesondere Metamizol (spasmolytisch), bei starken Schmerzen Pentazocin oder Pethidin

 Achtung: Morphin wegen Erhöhung des Darmwandtonus meiden!

- Breitbandantibiotika gegen gramnegative Bakterien und Anaerobier:
  - Ciprofloxacin 500–750 mg alle 12 h und Metronidazol 500 mg alle 6–8 h
  - Cotrimoxazol 160–800 mg alle 12 und Metronidazol 500 mg alle 6–8 h
  - Amoxicillin-Clavulanat 875 mg alle 12 h

■ Therapie – operativ
Resektion des betroffenen Darmabschnittes
Beschreibung
Entfernung des betroffenen Darmabschnittes, ggf. mit proximal angelegtem Anus praeter, der nach Abheilung entfernt werden kann

Indikation
Akut: Perforation (gedeckt oder frei), Ileus, Fisteln, anhaltende Divertikelblutung
Elektiv: rezidivierende Divertikulitis im freien Intervall

Komplikationen
Operationsletalität: elektive Operation ca. 1 %, Notoperation bis 50 %

■ Prophylaxe
Gewichtsreduktion (BMI<25), ausgewogene Ernährung, Bewegung.

■ Prognose
Natürlicher Verlauf
20 % der Patienten mit Divertikeln entwickeln Symptome, je früher Symptome auftreten desto wahrscheinlicher ist die Notwendigkeit eines späteren Eingriffs.

Komplikationen
Gedeckte Perforation, perikolischer Abszess, Douglas-Abszess, freie Perforation mit Peritonitis, Stenose, evtl. Ileus, Blutungen (meist Zökum-Divertikel), Wandphlegmone, Fistelbildung (z. B. Blase-Darm)

3.18.5 Reizdarmsyndrom (K58.9 und F45.3)

■ Grundlagen

Synonyme
RDS, früher: irritables Kolon, spastisches Kolon

Definition
Funktionelle Störung ohne objektivierbaren Befund mit vor allem abdominellen Schmerzen in Verbindung mit Stuhlgangsstörungen und Blähungen

Epidemiologie
Prävalenz: ca. 20 % der Bevölkerung, 50 % der gastrointestinalen Beschwerden, w:m=2:1, Manifestationsalter meist 20.–30. Lebensjahr

Ätiologie
Multifaktoriell:
- Endogene Noxe: psychische Belastung, Motilitätsstörungen
- Exogene Noxe: Alkohol, Kaffee, scharfe Speisen, Stress, gastrointestinale Infekte

Assoziierte Erkrankungen
Laktasemangel; andere psychosomatische Erkrankungen: Reizmagen, Angsterkrankungen, depressive Störungen

Pathophysiologie
Exogene und endogene Noxe führen bei psychosomatischer Übererregbarkeit über eine Störung der viszeralen Sensibilität zu Schmerzen und Störung der Darmperistaltik und Funktion.

Risikofaktoren
Körperliches und psychisches Ungleichgewicht, Stress

Einteilung/Klassifikation
Nach klinischem Erscheinungsbild:
- Obstipationstyp
- Diarrhötyp
- Alternierend Diarrhö und Obstipation im Wechsel

■ Klinik

Anamnese
Intestinale Symptome (Hauptsymptome der ROM-II-Konsensus-Kriterien):
- Abdominale Schmerzen, oft in Beziehung zur Defäkation (meist Erleichterung durch Defäkation)
- Veränderung der Defäkation in mindestens zwei der folgenden Aspekte:
  - Frequenz
  - Konsistenz (hart, breiig, wässrig, Veränderung konstant oder wechselnd)
  - Passage mühsam, gesteigerter Stuhldrang; Gefühl der inkompletten Darmentleerung
  - Schleimabgang
- Gefühl der abdominalen Distension und Blähungen

Dyspeptische Symptome:
- Postprandiales Völlegefühl
- Nicht-saures Aufstoßen

- Übelkeit, Erbrechen
- Epigastrische Schmerzen
- Sodbrennen

Extraintestinale Symptome:
- Mattigkeit, Schlafstörungen
- Kopfschmerzen
- Rückenschmerzen
- Affektive Störungen (Angststörungen, Depressionen)
- Miktionsbeschwerden
- Menstruationsbeschwerden, Dyspareunie
- Funktionelle Herzbeschwerden

> Tipp: Gegen ein Reizdarmsyndrom sprechen die folgenden Befunde: kurze Anamnese, Gewichtsverlust, Blut im Stuhl, progredientes Beschwerdebild, keine Verschlimmerung unter Stress; keine Besserung in Entlastungssitutationen, nächtliche Symptome.

Körperliche Untersuchung
Diskrepanz zwischen ausführlicher langer Anamnese und unauffälligem Befund bei der körperlichen Untersuchung
Palpation: Druckschmerzhaftigkeit (häufig im linken Unterbauch)

■ Diagnostik

> Tipp: Sicherung der Diagnose durch Ausschluss anderer Erkrankungen mit möglichst geringem finanziellen und apparativen Aufwand.

Labor
Ohne Befund! Zum Ausschluss anderer Erkrankungen: BSG, CRP, Blutbild, Leber- und Pankreasenzyme, fäkaler Okkultbluttest (FOBT), Stuhluntersuchung auf infektiöse Genese, ggf. Laktosebelastungstest

Technische Diagnostik
- **Sonographie**: initial immer empfohlen
- **Ileo-Koloskopie**: nicht obligat, beste Methode zum Ausschluss der Differenzialdiagnosen

Biopsie
Im Rahmen einer Ileo-Koloskopie differenzialdiagnostischer Ausschluss anderer Erkrankungen

■ Differenzialdiagnose

Je nach vorherrschender Lokalistation der Beschwerden Ausschluss organischer Erkrankungen:
- Neoplasien (Adenome, Karzinome)
- Ischämische Darmerkrankungen
- Unerwünschte Medikamentenwirkung
- Zöliakie
- Laktoseintoleranz
- Bakterielle Fehlbesiedlung
- Infektionen
- Endometriose
- Chronisch entzündliche Darmerkrankungen
- Nahrungsmittelallergien

Andere Funktionelle Erkrankungen (Einteilung nach dem ROM-Konsens 1998, Trennung nicht immer möglich):
- A = funktionelle Ösophagusstörungen
- B = Gastroduodenale Störungen (funktionelle Dyspepsie)
- C = Reizmagensyndrom
- D = Funktionelle abdominale Beschwerden
- E = Gallenwegsstörungen
- F = Anorektale Störungen

■ Therapie – konservativ
Allgemeinmaßnahmen:
- Klare Diagnosevermittlung mit Interpretation der Diagnoseergebnisse
- Entwicklung eines Krankheitsmodells, Edukation
- Ernährungsberatung
- Abbau von allgemeinen beruflichen und privaten Stressfaktoren
- Psychotherapeutische Maßnahmen:
  - Psychoanalytische Kurzzeittherapie
  - Kognitive Verhaltenstherapie
  - Progressive Muskelentspannung
  - Hypnotherapie

Medikamentöse Maßnahmen (symptomorientiert und zeitlich begrenzt):
- Anticholinergika: Butylscopolamin sowie in niedrigen Dosen anticholinerg wirkende trizyklische Antidepressiva (z. B. 10–20 mg Amitryptilin)
- Muskelrelaxanzien: Mebeverin vorwiegend beim Schmerztyp, Pfefferminzöl (deutlich weniger wirksam)
- Antidiarrhoika: Loperamid und zeitlich begrenzt Opiumtropfen, ausschließlich beim Diarrhötyp Loperamid (2–4 mg bis zu 4×/Tag)
- Unsichere Studienlage für: Bakterienpräparate, Phytopharmaka und Anxiolytika

Spasmolytika (Butylscopolamin)
Präparate: Buscopan, Spasmam Scop
3×10–20 mg/d p.o., max. 60 mg/d

Muskelrelaxanzien (Mebeverin)
Präparate: Duspatal, Duspatalin, Mebemerck
3×1 Drg./d oder 3×15 ml/d ca. 20 min vor den Mahlzeiten

Obstipierende Mittel (Loperamid)
Präparate: Imodium

Wirkung/Wirkprinzip
Hemmung der Darmperistaltik durch Stimulation peripherer Opioidrezeptoren

Dosierung/Anwendung
Nur kurzfristige Anwendung bei akuter Diarrhö, p.o., 4 mg initial, nach jedem Durchfall 2 mg, maximal 16 mg/d

Nebenwirkung
Kopfschmerz, Müdigkeit, Schwindel, Mundtrockenheit, Verzögert die Ausscheidung infektiöser Erreger

Kontraindikationen
Ileus, Kinder <2 Jahre, Schwangerschaft und Stillzeit

■ Prophylaxe
Meidung exogener Noxe

■ Prognose

Natürlicher Verlauf
Normale Lebenserwartung, keine Folgeerkrankungen, je nach Ausprägung jedoch Einschränkung der Lebensqualität

Komplikationen
Starke psychosoziale Belastung, Entwicklung einer Sozialphobie

3.18.6 Morbus Crohn (K50.9)

■ Grundlagen

Synonyme
Enterocolitis regionalis, Ileitis regionalis

Definition
Segmentale, diskontinuierliche Entzündung des gesamten Gastrointestinaltraktes, die alle Wandschichten betrifft und häufig mit extraintestinalen Manifestationen einhergeht

Epidemiologie
Inzidenz: 3/100.000 Einwohner pro Jahr, Häufigkeitsgipfel 20.–40. Lebensjahr und um das 60. Lebensjahr, m:w = 1:1

Ätiologie
Unklar, verschiedene Theorien:
- Gestörte Immunregulation bei genetischer Prädisposition
- Infektionen als möglicher Auslöser (Kreuzreaktionen der Antikörper)
- Provokation eines akuten Schubs durch bakterielle Infektion

Es kommt zur Aktivierung des Darm-assoziierten Lymphgewebes (GALT, MALT) mit Ausschüttung von Entzündungsmediatoren, die zu lokalen Gewebeschäden führen.

Lokalisation
Am häufigsten im terminalen Ileum, grundsätzlich Befall des gesamten Verdauungstrakts möglich:
- Isolierte Ileitis: 30 %
- Isolierte Kolitis: 25 %
- Kombinierte Ileitis und Kolitis: 45 %

Genetik
Familiäre Häufung (Vererbung unklar), Mutation des NOD2 = CARD15-Gens in 50 % der Fälle

Assoziierte Erkrankungen
Laktoseintoleranz (30 %)

Pathologischer Befund
- Makroskopie:
  - „Kopfsteinpflaster-Relief" durch Regeneration und Hyperplasie der Schleimhaut
  - Transmuralem Befall bei fokal-segmentaler Ausprägung („skip-lesions")
  - Evtl. Wandverdickungen mit Strikturen und Stenosen; Fissuren, Ulzerationen, Fisteln, Phlegmonen
- Mikroskopie:
  - Frühe Veränderungen: superfizielle aphtoide Läsionen der Mukosa über den Lymphfollikeln; Granulome
  - Späte Veränderungen: transmurale Enterokolitis; Krypten erhalten, evtl. Auftreten von Epitheloidzellgranulome und mehrkernige Riesenzellen, aktivierte lymphatische Keimzentren; Infiltrat aus Lymphozyten, Hisitozyten, Plasmazellen in der gesamten Darmwand; Kollagenablagerungen in der Submukosa, Kryptenabszesse

Pathophysiologie
Rezidivierende Entzündung führt zur Bildung von Stenosen und Fisteln. Reizung der Schleimhaut führt zu Schmerzen und exsudativer Diarrhö mit Malabsorption von Fetten, Proteinen, Kohlenhydraten, Eisen, Folsäure, Kalzium, Magnesium, Zink, Vitamins D, K, B$_{12}$. Allgemeine Entzündungsreaktion führt zu vermehrtem Energiebedarf und Erschöpfungssymptomen.

Risikofaktoren
Familiäre Disposition, Rauchen

Einteilung/Klassifikation
Klinische Beurteilung des Schweregrads (nach Best) unter Berücksichtigung von:
- Stuhlfrequenz über die letzte Woche
- Intensität der Bauchschmerzen
- Allgemeinbefinden
- Anzahl der Symptome
- Notwendigkeit einer symptomatischen Durchfallbehandlung
- Palpable Resistenz im Abdomen
- Hämatokrit
- Körpergewicht

■ Klinik
Anamnese
Familienanamnese (Disposition), Stuhlanamnese
- Gewichtsabnahme (50 % der Fälle)
- Müdigkeit, Abgeschlagenheit, Fieber (35 %): leichte, lang andauernde Temperaturerhöhung oder Spitzen (40°C)
- Persistierende, postprandial verstärkte abdominale Schmerzen (75 %), Ort des Schmerzes reflektiert Stelle der Darmbeteiligung:
  - Rechter unterer Quadrant: terminales Ileum oder Zökum
  - Periumbilikal: Kolon oder diffus im Dünndarm
  - Epigastrisch: gastroduodenal
  - Dysphagie: ösophageal,

Flatulenz, Diarrhöen (primär ohne Blutungen (65 %), 2–10 Stuhlgänge pro Tag), Blutungen (selten)

> **Achtung:** Symptome können denen einer Appendizitis ähneln: kolikartige Schmerzen im rechten Unterbauch und subfebrile Temperaturen!

Körperliche Untersuchung
Evtl. tastbare, druckschmerzhafte Resistenz im rechten Unterbauch, auch andere Lokalisation

Extraintestinalen Manifestationen: Zeichen der Leberinsuffizienz, Haut, Augen (s. Komplikationen)

■ Diagnostik
Labor
- Erhöhte BSG (in 80 % der Fälle)
- Anämie (in 70 % der Fälle): i. d. R. mikrozytär (niedriges Serumeisen und Ferritin), aber auch makrozytär (Folat-, Vitamin-B$_{12}$-Mangel)
- Hypoalbuminämie (in 60 % der Fälle)
- Thrombozytose (in 60 % der Fälle)
- Normales oder niedriges Zink, Magnesium, Kalzium, Phosphat bei Malabsorptionssyndrom
- Ausschluss einer Infektion (mindestens dreimalige negative Stuhlprobe)

Technische Diagnostik
- **Ileo-Koloskopie**: nicht im akuten Schub
- **Magen-Darm-Passage** oder Kontrastmittelapplikation über Dünndarm-Sonde: verbreiterte Kerckringfalten, tiefe Ulzerationen mit Kontrastmitteldepots („Schießscheibenaspekt"), Lumenschwankungen bei Stenosen, verdickte Darmschlingen, gesunde Abschnitte zwischen befallenen Teilen („Pflastersteinrelief"), verminderte Haustren
- **CT**: Fisteln (extraluminäre Kontrastmitteldepots), Abszesse (Raumforderungen mit hyperdensen Randwall und Lufteinschlüssen)
- **Sonographie**: Darmwandverdickung, Abszesse

Biopsie
Im Rahmen der Ileo-Koloskopie aus terminalem Ileum und Kolon mit histologischer Aufarbeitung

■ Differenzialdiagnose
- Colitis ulcerosa
- Akute/chronische Appendizitis
- Funktionelle Darmbeschwerden (Reizdarmsyndrom)
- Infektionen: Darm-Tuberkulose, Yersiniose, Salmonellosen

■ Therapie – konservativ
Unterstützend:
- Diät: Individuelle Verträglichkeit von Nahrungsmitteln berücksichtigen:
  - Bei Laktoseintoleranz: laktosefreie Kost
  - Bei Malabsorption: Substitution (Eiweiß, Kalorien, Elektrolyte, Vitamine u. a.)
  - Bei Eisenmangelanämie Substitution
  - Bei chologener Diarrhö (nach Resektion) Gabe von Cholestyramin zur Bindung der freien Gallensäuren
  - Im akuten Schub oder bei Kurzdarmsyndrom durch Darmresektion: ballastfreie Nahrung, evtl. parenterale Ernährung (kann durch verminderte Antigenexposition Entzündungsreaktion lindern)
- Evtl. psychosomatische Betreuung (positiver Effekt auf Krankheitsverlauf), Selbsthilfegruppen

Medikamentös (je nach Schweregrad):
- Bei geringen bis mittelschweren Symptomen: Mesalazin, topische Kortikoide bei distalem Befall
- Bei schweren Symptomen: zusätzlich systemische Kortikoide
- Bei mangelndem Ansprechen auf Kortikoide: Azathioprin und 6-Mercaptopurin als Immunsupressiva
- Fisteln: Antibiotikatherapie (Metronidazol oder Ciprofloxacin)
- Reserve bei therapierefraktären schweren Schüben: TNF-Antikörper

Im Rahmen von Studien: Fontolizumab (Antikörper gegen Interferon γ), Abatacept (Fusionsprotein gegen T-Zellen, dendritische Zellen und Makrophagen), Kremezin (Adsorbtive Kohle), Semapimod (MAP-Kinasen-Inhibitor), Doramapimod (MAP-Kinasen-Inhibitor), Thalidomid, Somatotropin u. v. m

5-Aminosalizylsäure (Mesalazin/Claversal, Pentasa, Salofalk)
Im Schub bis 4 g/d oral, zur Remissionserhaltung 1,5 g/d. Bei limitiertem Befall (Proktitis als Suppositorium, bei ausschließlich linksseitigem Befall als Klysma). Remissionserhaltung mit 5-ASA in Form von „Slow-release"-Präparaten

Topisch wirksame Kortikoide (Budesonid/Budenofalk, Entocort)
3×3 mg/d

Systemisch wirksame Kortikoide (Prednisolon, Prednison/Decortin H, Decortin)
Initial 60 mg/d bis zur Remission, Dosisreduktion pro Woche nach dem Schema 60–40–35–30–25–20–15–10 mg/d, Erhaltungsdosis 10 mg/48 h für 3–6 Monate

Immunsupressiva (Ciclosporin A, Azathioprin/Sandimmun, Imurek)
Im hochakuten Schub oder therapierefraktärem chronischen Verlauf
Bei steroidabhängigem Verlauf zur Verminderung der Steroiddosis und Verminderung der Nebenwirkungen

TNF-Antikörper (Infliximab/Remicade)
Steroidrefraktäre schwere Schübe und bei therapierefraktären Fisteln, ggf. Wiederholung nach 2 und 6 Wochen

 Achtung: Im Gegensatz zur Colitis ulcerosa ist beim Morbus Crohn keine Heilung möglich!

Palliative Resektion

Beschreibung
„Minimal surgery" zur Schonung aller benachbarten Darmabschnitte (Sicherheitsabstand sollte 2–4 cm betragen) und Vermeidung eines „Kurzdarmsyndroms". Häufige Eingriffe:
- Ileozökalresektion oder Hemikolektomie mit End-zu-End-Ileostomie, mesenteriale Lymphknoten werden zur Diagnosesicherung mitentfernt
- Chirurgischer Sanierung von Fisteln evtl. mit passagerer Anlage eines Anus praeter naturalis
- Strikturoplastie: Alternative zur Resektion, bessere Ergebnisse (im Vergleich zur Resektion) in Bezug auf Wundheilung (Fistelbildung)
- Keine prophylaktische Appendektomie (bei Befall der Appendix) aufgrund von erhöhter Fistelgefahr

Indikation
Bei Komplikationen: akut bei Ileus oder Perforation, elektiv bei Fisteln, Subileus oder Abszessen

Komplikationen
Blutungen, Obstruktionen und erneute Fisteln (Nahtfisteln), „Kurzdarmsyndrom" (bei längerstreckiger Darmresektion): chologener Diarrhö/Steatorrhö und folgendem Verlust fettlöslicher Vitamine

■ Minimalinvasive Chirurgie (MIC)

Endoskopie
Ballondilatation stenosierter Darmabschnitte (jedoch geringer Nutzen, hohe Komplikationsrate), Verschluss von Fisteln in Clip- oder Looptechnik

■ Prognose

Natürlicher Verlauf
Keine Heilung möglich! Bei adäquater Therapie kaum eingeschränkte Lebenserwartung. Durch Komplikationen in der Mehrheit der Fälle im Verlauf Operation erforderlich

Komplikationen
Intestinale Komplikationen: Fisteln (40 % erstes Symptom), anorektale Abszesse, Darmstenosen (evtl. mit Ileus oder Perforation), ausgeprägte Nekrosen, aphthoide Läsionen („pin-point lesions"), kolorektales Karzinom (Risikoerhöhung: 20-fach)

Extraintestinale Komplikationen (25 %):
- Gallenblase: Pericholangitis primär sklerosierende Cholangitis, Cholelithiasis
- Leber: Amyloidose, chronische Hepatitis, Fettleber, Zirrhose, Abszesse, Granulome
- Niere: Amyloidose, Nierenversagen, Nephrolithiasis, perinephritische Abszesse, perivesikale Infektionen, Urether-Obstruktion und Hydronephrose (-Hypertonie)
- Haut: Erythema nodosum, Zinkmangel-Dermatosen, Pyoderma gangraenosum, Epidermolysis bullosa acquisita, granulomatöse Dermatitis („metastasierender Crohn")
- Augen: Uveitis, Episkleritis, Keratitis, Iritis, orbitaler Pseudotumor, hintere subkapsuläre Katarakte (Steroidtherapie)
- Gelenke: Arthritis (15 %), ankylosierende Spondylitis (2–6 %; HLA-B27-positiv)
- Muskeln: Myalgien, granulomatöse Myositis und Myopathie
- Gefäße: Thrombozytose mit vaskulären Komplikationen wie tiefe Venenthrombose, Lungenembolie, neurovaskuläre Erkrankungen (Krämpfe, Enzephalopathie), Vaskulitis (mit Beteiligung der Aorta und Subklavia)
- Wachstumsstörungen im Kindesalter (25 %)

3.18.7 Colitis ulcerosa (K51.9)

■ Grundlagen

Synonyme
Ulzerative Kolitis

Definition
Chronisch Entzündung des Dickdarms, mit kontinuierlicher Ausdehnung (von distal nach proximal), die auf die Mukosa begrenzt bleibt (Ausbildung von Ulzera) und selten zu extraintestinalen Manifestationen führt.

Epidemiologie
Inzidenz: 5/100.000 Einwohner pro Jahr, Manifestationsgipfel 20.–40. Lebensjahr, weiße Bevölkerung 4× häufiger als Farbige und Südamerikaner, in Industrieländern häufiger

Ätiologie
Unklar, verschiedene Theorien:
- Gestörte Immunregulation bei genetischer Prädisposition
- Infektionen als möglicher Auslöser (Kreuzreaktionen der Antikörper)
- Gestörte Hyporeaktivität von Makrophagen in der Darmschleimhaut

Es kommt zur Aktivierung lymphatischer Zellen der Darmwand (GALT/MALT) und Freisetzung von Entzündungsmediatoren, welche zu einer lokale Gewebsschädigung mit Ausbildung von Ulzera führen.

Lokalisation
Immer rektal beginnend!
- 40–50 % nur Rektum- und Sigmabefall
- 30–40 % über das Sigma hinausgehender (aber nicht das gesamte Kolon betreffender) Befall
- Bei 20 % Pankolitis
- 3 % nur Proktitis
- In einigen Fällen auch das terminale Ileum betroffen („Back-wash"-Ileitis)

Genetik
Familiäre Häufung: Verwandte 1. Grades sind 10× häufiger betroffen

Assoziierte Erkrankungen
- Primär sklerosierende Cholangitis (s. dort)
- Leber- und/oder Nierenamyloidose

Pathologischer Befund
- Makroskopie:
  - Frisches Stadium: leicht blutende, ödematöse, gerötete Schleimhaut mit kleinen Ulzerationen
  - Florides Stadium: konfluierende Ulzerationen
  - Chronisches Stadium: Haustrenverlust, rezidivierende Ulzera; noch intakte Schleimhautinseln erscheinen als Pseudopolypen
  - Stenosen/Strikturen weniger häufig als bei Morbus Crohn
- Mikroskopie:
  - Frisches Stadium: Infiltration der Schleimhaut mit Granulozyten, insbesondere in den Krypten („Kryptenabszesse").
  - Chronisches Stadium: Infiltration der Schleimhaut v. a. durch Lymphozyten und Histiozyten, atrophische Schleimhaut mit präkanzerösen Epitheldysplasien

Pathophysiologie
Erosionen mit rezidivierendem Blutverlust führt zu Anämie. Reizung der Schleimhaut führt zu Schmerzen und exsudativer Diarrhö. Durch massive Ausschüttung von Entzündungsparametern kommt es zu Allgemeinsymptomen.

Risikofaktoren
Familiäre Disposition

Einteilung/Klassifikation
Schweregradeinteilung:
- Geringgradig: weniger als 4 Durchfälle/Tag, kein Fieber, geringes Krankheitsgefühl
- Mäßiggradig: 4–6 Durchfälle/Tag, Temperaturen bis 38 °C, deutliches Krankheitsgefühl
- Schwer/fulminant: mehr als 6 Durchfälle/Tag, Fieber >38 °C, schweres Krankheitsgefühl, Tachykardie >100/min

■ Klinik

Anamnese
Familienanamnese, Stuhlanamnese
Symptome: blutig-schleimige Durchfälle (oft nächtlich und postprandial, im akuten Schub oft 10–20 blutige Stühle/Tag), bei isolierter Proktitis Blutauflagerung auf normalem Stuhl, Bauchschmerzen, Tenesmen, Gewichtsabnahme (50 % der Fälle), Müdigkeit, Abgeschlagenheit, Appetitlosigkeit

Körperliche Untersuchung
Zeichen der Anämie: Blässe der Haut und Schleimhäute, entfärbte Konjunktiven
Extraintestinale Manifestationen (seltener als bei Morbus Crohn)
- Haut: Erythema nodosum, Pyoderma gangraenosum
- Augen: Uveitis, Episkleritis, Keratitis
- Gelenke: Arthritis, ankylosierende Spondylitis
- Wachstumsstörungen im Kindesalter

■ Diagnostik

Labor
- Evtl. Zeichen einer Blutungsanämie
- Entzündungszeichen: Leukozytose, BSG und CRP erhöht
- Evtl. Thrombozytose, Hypoproteinämie, bei erhöhter γ-GT und AP Verdacht auf eine primär sklerosierende Cholangitis
- p-ANCA in 60–80 %
- Bakteriologische Stuhluntersuchung zum Ausschluss einer infektiösen Kolitis, evtl. Test auf Clostridium-difficile-Toxin

Technische Diagnostik
- **Kontrastmitteleinlauf**: Verlust der Haustrierung („Fahrradschlauch"), Pseudopolyposis, Tüpfelung der Schleimhaut, Schleimhautödem
- **Sonographie**: diffuse Wandverdickungen des Kolons nachweisbar
- **Ileo-Koloskopie**: diffuse Rötung, leichte Verletzbarkeit der Schleimhaut (Kontaktblutung), unscharf begrenzte Ulzera, Pseudopolypen

Biopsie
Im Rahmen der Ileo-Koloskopie oder Rektoskopie

■ Differenzialdiagnose
- M. Crohn: In 10 % ist die sichere Differenzierung nicht möglich oder die anfängliche Diagnose muss im Verlauf revidiert werden
- Kolitis anderer Genese: Infektiöse Kolitis (siehe Diarrhö), nicht-infektiöse Kolitis (Ischämische Kolitis, Strahlenkolitis, medikamentös-toxische Kolitis)
- Divertikulitis
- Appendizitis
- Zöliakie
- Nahrungsmittelallergie
- M. Whipple
- Polypen, Kolonkarzinom
- Karzinoid
- Malignes Lymphom des Dünndarms
- Reizdarmsyndrom

■ Therapie – konservativ

Symptomatisch:
- Diät: Individuelle Verträglichkeit von Nahrungsmitteln berücksichtigen:
  - Bei Laktoseintoleranz: laktosefreie Kost
  - Bei Malabsorption: Substitution (Eiweiß, Kalorien, Elektrolyte, Vitamine u. a.)
  - Bei Eisenmangelanämie Substitution
  - Bei chologener Diarrhö (nach Resektion) Gabe von Cholestyramin zur Bindung der freien Gallensäuren
  - Im akuten Schub: ballastfreie Nahrung, evtl. parenterale Ernährung
- Evtl. psychosomatische Betreuung (positiver Effekt auf Krankheitsverlauf), Selbsthilfegruppen

Medikamentös (Stufentherapie je nach Schweregrad):
- Bei geringgradiger Kolitis: Mesalazin, topische Kortikoide bei distalem Befall
- Bei mäßiggradiger Kolitis: zusätzlich Prednisolon
- Bei schwerer Kolitis: zusätzlich parenterale Ernährung, Ciclosporin A i.v.
- Wenn im schweren Schub keine Besserung nach 3 Tagen konservativer Therapie, Indikation zur Kolektomie
  (s. Kap. 3.16)

5-Aminosalizylsäure (Mesalazin)
Präparate: Claversal, Pentasa, Salofalk
Im Schub bis 4 g/d oral, zur Remissionserhaltung 1,5 g/d. Bei limitiertem Befall (Proktitis als Suppositorium, bei ausschließlich linksseitiger Kolitis als Klysma)

Topisch wirksame Kortikoide (Budesonid)
Präparate: Budenofalk, Entocort
Bei leichtem Verlauf einer distalen Kolitis: als Klysma oder Schaum 2 mg/d

Systemisch wirksame Kortikoide (Prednisolon, Prednison)
Präparate: Decortin H, Decortin
Mäßiggradiger oder schwerer akuter Schub: initial 60 mg/d bis zur Remission, dann Ausschleichen über 4 Wochen; bei Proktitis als Klysma

Immunsupressiva: Ciclosporin A
Präparate: Azathioprin/Sandimmun, Imurek
Im hochakuten Schub oder therapierefraktärem chronischen Verlauf

■ Therapie – operativ

Proktokolektomie mit kontinenzerhaltender ileoanaler Pouch-Operation

Beschreibung
Totale oder partielle Proktokolektomie, mit kontinenzerhaltender (Sphinkter-erhaltender) ileoanale Pouch-Anlage (J-Pouch = 2 aneinandergenähte Dünndarmschlingen)

Indikation
Schwere rezidivierende Schübe, Wachstumsretardierung, eingeschränktes Allgemeinbefinden, hohes Karzinomrisiko, Kontraindikationen für medikamentöse Langzeitbehandlung

Kontraindikation
Im akuten Schub wegen erhöhter Letalität nicht empfohlen. Bei Patienten >60 Jahren ist wegen schlechter Adaptation eine Pouchanlage meist nicht möglich.

Komplikationen
Letalität ca. 3 %. Spätkomplikationen: Pouchitis 15 % nach 1 Jahr, 45 % nach 10 Jahren (Therapie: Metronidazol), urogenitale Dysfunktionen (1–3 % der Patienten)

Nachbehandlung
Postoperativ sollten jährliche Pouchoskopien durchgeführt werden.

Subtotale Kolektomie mit Belassen eines Rektumstumpfes, endständiges Ileostoma

Beschreibung
Kolektomie unter Anlage eines blind endenden Rektumstumpf, der später reseziert wird
Anlage eines Anus praeter naturalis

Indikation
Fulminante Kolitis mit Sepsis, toxisches Megakolon, Perforation, massiver Blutverlust

Komplikationen
Bei Notfalloperation Letalität ca. 30 %

■ Prophylaxe
Regelmäßige Kontrollkoloskopien aufgrund des hohen Karzinomrisikos

■ Prognose

Natürlicher Verlauf
- Chronisch-rezidivierend in 85 % der Fälle: rezidivierende Schübe, evtl. ausgelöst durch Belastung. In 5–10 % jahrelange Beschwerdefreiheit
- Chronisch-kontinuierlich in 10 % der Fälle: zwischen den Schüben keine komplette Remission, dabei variable Intensität der Beschwerden
- Akut fulminant in 5 % der Fälle: plötzlicher Beginn mit septischen Temperaturen, Tenesmen, Durchfall, Dehydratation, evtl. Schock

Bei isolierter Proktosigmoiditis normale Lebenserwartung. Bei Pankolitis 20-Jahres-Überlebensrate über 80 %; in 25 % der Fälle Proktokolektomie notwendig

 Merke: Die Colitis ulcerosa ist durch eine Proktokolektomie heilbar!

Komplikationen
- Risiko für kolorektales Karzinom 0,5–1 % pro Jahr (bei über 10 Jahren bestehender Pankolitis oder bei über 15 Jahren bestehender linksseitiger Kolitis)
- Toxisches Megakolon: toxische Kolondilatation mit Gefahr der Peritonitis (septische Temperatur, Perforationsgefahr), Röntgenübersichtsaufnahme
- Massive Blutungen
- Extraintestinale Symptome (s. Klinik)

 Achtung: Kolon-Kontrastmitteleinlauf und Koloskopie sind kontraindiziert!

3.18.8 Ischämische Darmerkrankungen
■ Grundlagen
Synonyme
Definition
Minderperfusion des gastrointestinalen Stromgebietes
Epidemiologie
Selten: 0,4 % aller Ursachen eines akuten Abdomens, Erkrankungsalter >70 Jahre, häufig multimorbide Patienten
Ätiologie
Gefäßverschlüsse können akut oder chronisch auftreten.
Arterielle Gefäßverschlüsse:
- Arterielle Embolien (ca. 60 %): 90 % aus dem linken Herzen bzw. aus einer Thrombose auf dem Boden einer lokalen Arteriosklerose
- Nicht-okklusiven Mesenterialinfarkt: Minderperfusion durch zu niedriges Herzminutenvolumen (Myokardinfarkt, Schock) oder bei Vasokonstriktion

Venöse Gefäßverschlüsse: Mesenterialvenenthrombose (selten): bei lokaler Gefäßwandschädigung (Trauma, Pankreatitis), generalisierter Hyperkoagulabilität (z. B. bei der Polycythaemia vera) oder Flussverlangsamung im Pfortaderstromgebiet

Lokalisation
Die 3 intestinalen Hauptarterien:
- A. mesenterica superior (etwa 85 % der Fälle)
- Truncus coeliacus
- A. mesenterica inferior

Sehr selten 2 Arterien gleichzeitig betroffen

Pathologischer Befund
Makroskopisch: dilatierter, geröteter, ödematöser Darmabschnitt, Ulzerationen, hämorrhagische Infarzierung mit blutgefülltem Lumen, Gangrän, nach Abheilung Strikturen und Stenosen

Pathophysiologie
Sinken des O_2-Angebotes:
- <50 %: Motilitätsstörungen
- <20 %: Nekrose: zunächst auf Mukosa begrenzt (Permeabilitätsstörung mit bakterieller Translokation, Peritonitis, Sepsis); später gesamte Wand (Freisetzung von Arachidonsäure, O_2-Radikale, Laktat)

Risikofaktoren
Arteriosklerose und ihre Risikofaktoren
Thrombembolieherde (z. B. Vorhofflimmern)

Einteilung/Klassifikation
Klinische Stadien:
- Symptomlos
- Angina abdominalis: intermittierende, postprandiale abdominelle Beschwerden
- Ischämische Kolitis: akut auftretende abdominelle Schmerzen mit Übelkeit, Erbrechen, Diarrhö
- Mesenterialinfarkt: plötzlich einsetzende starke abdominelle Schmerzen, Erbrechen, Kreislaufdysregulation, evtl. beschwerdefreies Intervall über einige Stunden, später Entwicklung eines paralytischen Ileus, Peritonitis, Schocksymptomatik

■ Klinik

Anamnese
Bekannter Embolusstreuherd (Herz), „embolische" Vorgeschichte, Auftreten von akuten Durchblutungsstörungen in anderen Gefäßregionen, unklare längere Bauchbeschwerden, postprandiale, akute oder intermittierende Schmerzen, Übelkeit, Erbrechen, Diarrhö (evtl. blutig)

Körperliche Untersuchung
- **Auskultation**: eventuell pulssynchrone Stenosegeräusche, abgeschwächte Darmgeräusche bei paralytischem Ileus
- **Palpation**: hartes, gespanntes Abdomen

■ Diagnostik

Labor
Keine spezifische Diagnostik
Blutuntersuchung: Leukozytose, erhöhtes Serumlaktat

Technische Diagnostik
- **EKG**: mögliche Emboliequelle bei Vorhofflimmern
- **Sonographie**: schneller Ausschluss anderer Ursachen des akuten Abdomens, freie Flüssigkeit, stehende Darmschlingen
- **Duplexsonographie/Farbduplexsonographie**: Beurteilung des Flusses in den Viszeralarterien
- **Röntgen-Abdomen-Leeraufnahme** (obligatorisch): Abdomenübersichtsaufnahme im Stehen, Rücken- sowie Linksseitenlage zum Ausschluss von freier Luft und einem mechanischen Ileus, gasarmes oder gasleeres Abdomen hervorgerufen durch initiale Diarrhö
- **Intraarterielle digitale Subtraktionsangiographie** mit zusätzlichem seitlichen Strahlengang (einzige verlässliche Methode zum Nachweis oder Ausschluss): bereits bei Verdacht, jedoch keine übermäßige Zeitverzögerung durch die Untersuchung!

■ Differenzialdiagnose
Differenzialdiagnosen des akuten Abdomens:
- Appendizitis
- Akute Cholezystitis
- Akute Pankreatitis
- Perforiertes Magen oder Duodenalulkus
- Ileus (z. B. bei Tumorerkrankung, Entzündung oder eingeklemmte Hernie)
- Mesenterialinfarkt
- Peritonitis

- Ileus aufgrund einer Tumorerkrankung, Entzündung oder eingeklemmte Hernie
- Blutung im Bauchraum (z. b. bei Extrauteringravidität, Aortenaneurysma)
- Extraabdominelle Erkrankungen (z. B. ausstrahlende Schmerzen bei einem Myokardinfarkt, Erkrankungen der Nieren und ableitenden Harnwege)

■ Therapie – konservativ
Stabilisieren der Kreislaufsituation; Therapie der Grunderkrankung bei der nicht okklusiven Form, bei der okklusiven Form sekundär

Tipp: Zur lokalen oder systemischen Lyse gibt es wenig Erfahrungen ohne klare therapeutische Richtlinien.

■ Therapie – operativ
Revaskularisation, ggf. in Kombination mit einer partiellen Darmresektion
Beschreibung
- Direkten oder indirekten Embolektomie/Thrombektomie
- Intraoperativer Abklärung der Darmvitalität nach klinischen Kriterien wie mesenterialen Pulsationen, Peristaltik, Farbe der Darmwand sowie der arteriellen Blutung aus den Schnitträndern bei erfolgter Resektion oder durch objektive Messmethoden wie Ultraschallblutflussmessung in der Darmwand und der Vitalfärbung des Darmes mit Fluoreszein.
- Partielle Darmresektion von avitalen Darmanteilen

Indikation
Notfallmäßig bei der okklusiven Form

Nachbehandlung
Second-look-Operation (nicht grundsätzlich erforderlich):
- Fraglich vitale Darmabschnitte
- Persistenz oder Neuauftreten peritonitischer Symptome bzw. dem Ausbleiben einer klinischen Rekonvaleszenz
- Hoher oder wieder ansteigender Serum-Laktat-Spiegel
- Angiographisch nachgewiesener Re-Verschluss

Alleinige Darmresektion
Indikation
Gefäßrekonstruktion technisch nicht möglich: ausgedehnter Gangrän, peripheren Embolisationen mit segmentären Darmnekrosen, avitale Darmabschnitte bei nicht-okklusiver Ischämie

■ Prophylaxe
Arteriosklerose und ihre Risikofaktoren minimieren. Thromboemboliequellen identifizieren und adäquate Antikoagulation

■ Prognose
Natürlicher Verlauf
Akute okklusive Form: Letalität >50 % abhängig von Alter und Länge des betroffenen Darmabschnittes. Im Stadium der Angina abdominalis relativ gute Prognose, bestimmt durch Operationsletalität (ca. 5 %)

Komplikationen
Paralytischer Ileus, Perforation mit Peritonitis, Schock, starker Blutverlust

3.18.9 Kolonpolypen (K63.5)

■ Grundlagen

Definition
Morphologische Bezeichnung für eine breitbasige oder gestielte Vorwölbung der Kolonschleimhaut, meistens Adenome (häufigster gutartiger Tumor des Kolons)

Epidemiologie
Prävalenz: ca. 20–30 % der >60-Jährigen, in ca. 10 % des Sektionsguts von jüngeren Erwachsenen.

Ätiologie
Meist unklar (nicht erblich), selten im Rahmen hereditärer Syndrome (s. Genetik)

Lokalisation
>50 % der Polypen im Rektum, Häufigkeit nach oral abnehmend

Genetik
- **Familiäre adenomatöse Polyposis (FAP):** Obligate Präkanzerose mit Polypenbildung (mehr als 100) meist ab 2. Lebensdekade, zusätzlich meist Duodenal- und Papillenadenome und extraintestinale Manifestationen. Sonderformen:
  - Attenuierte familiäre adenomatöse Polyposis (AAPC): seltene Variante der FAP mit dem Manifestationsalter um das 50. Lebensjahr
  - Gardner-Syndrom: kombiniert mit Osteomen, Fibromen, Lipomen, Epidermoidzysten
  - Turcot-Syndrom: kombiniert mit Glio- und Medulloblastomen
- **Conkhite-Canada-Syndrom:** generalisierte gastrointestinale Polypose mit therapierefraktärer Diarrhö kombiniert mit bräunlicher Hautpigmentierung und Alopezie mit Manifestation nach dem 50. Lebensjahr
- **Hamartomatöses Polyposis-Syndrom:**
  - Peutz-Jegher-Syndrom
  - Juvenile Polyposis coli
  - Cowden-Syndrom

Pathologischer Befund
Entzündliche Polypen: Vorwölbung der Schleimhaut bei starker Proliferation von Lymphfollikeln in der Submukosa
Hyperplastische Polypen: breitbasig, 3–5 mm groß, verlängerte Schleimhautkrypten, „sägezahnartige" Epithelknospen
Adenome: besonderer Bedeutung für die Pathogenese des Kolonkarzinoms (Adenom-Karzinom-Sequenz bzw. Tumorprogressionsmodell). Adenomtypen:
- 70 % tubulär gestielt, Entartungswahrscheinlichkeit abhängig von Größe
  - <1 cm: 1 %
  - 1–2 cm: 10 %
  - 2–4 cm: bis 50 %
  - >4 cm: 75 %
- 20 % villöses, Entartungswahrscheinlichkeit 20–40 %
- 10 % tubulo-villös, Entartungswahrscheinlichkeit 20 %

Hamartome: hyperplastische und entzündliche Polypen: kleine, oft auf Faltenspitze sitzende gutartige Veränderungen der Haut

Pathophysiologie
Durch Hineinragen ins Kolonlumen Obstruktion, ggf. mit paradoxer Diarrhö, selten kann es durch die vulnerable Schleimhaut zu Blutungen aus den Polypen kommen

Risikofaktoren
- Ballaststoffarme, fettreiche Ernährung
- Hoher BMI
- Bewegungsmangel
- Nikotin
- Alter >50
- Familiäre Disposition

Einteilung/Klassifikation
Einteilung nach Pathologie (nach WHO)
- Nicht-neoplastische Polypen
- Neoplastische Polypen:
  - Neoplastische epitheliale Polypen
  - Adenome
  - Adenome mit hochgradiger Dysplasie
  - Adenome mit Karzinom
  - Sonstige neoplastische Polypen

■ Klinik

Anamnese
Familienanamnese, Grunderkrankungen
Meist asymptomatischer Zufallsbefund bei Kolondiagnostik, Symptome erst bei Komplikationen wie Blutungen (mit Anämie und Blutauflagerungen im Stuhl) und Obstruktion (ggf. „paradoxe Diarrhö" mit Wechsel zwischen Obstipation und faulig, flüssiger Diarrhö)

Körperliche Untersuchung
Digitale rektale Untersuchung: tastbaren Rektumadenome

■ Diagnostik

Labor
- Fäkaler Okkultbluttest (FOBT): große Adenome (Sensitivität 50–60 %), Adenome <1 cm lassen sich nicht ausschließen, daher im Screening nur ergänzend zu endoskopischen Verfahren oder als Alternative wenn diese abgelehnt werden
- Molekulare Tests bei Verdacht auf eine erbliche polypöse Erkrankung

Technische Diagnostik
- **Ileo-Koloskopie** (Goldstandard): als Screening, bei Symptomen, bei positivem FOBT oder wenn durch eine andere Untersuchungsmethode ein Polyp entdeckt wurde

 Achtung: In fast einem Drittel der Fälle liegen multiple Adenome vor!

Alternativ:
- **Sigmoidoskopie**: wenn Ileo-Koloskopie abgelehnt wird, als Screening alle 5 Jahre
- **Kontrastmitteleinlauf** oder **Magen-Darm-Passage**
- **Videokapsel-Endoskopie**: bei Polyposissyndromen zum Nachweis von Dünndarmpolypen

Biopsie
Im Rahmen der Ileo-Koloskopie: Abtragen des gesamten Polypen mit Sicherheitsabstand und Histologie

■ Differenzialdiagnose
s. Ätiologie

Therapie – operativ

Polypektomie

Beschreibung
- Grundsätzlich vollständige Entfernung im Gesunden
- Schlingenektomie: Polypen >5 mm, ggf. laparoskopische oder konventionelle Verfahren wenn die vollständige Polypektomie endoskopisch nicht sichergestellt werden kann
- Zangenbiopsie: Polypen ≤5 mm

> **!** Achtung: Bei FAP-Patienten evtl. prophylaktische Proktokolektomie. Diese sollte nach der Pubertät aber noch vor dem 20. Lebensjahr erfolgen.

Indikation
Alle Polypen

Kontraindikation
Kontraindikationen der Ileo-Koloskopie: hochakute Kolitis, Divertikulitis, toxisches Megakolon, schwere kardiopulmonale Erkrankungen

Vorbereitung
Patientenaufklärung, nüchterner Patient, Prämedikation

Nachbehandlung
Nach Abtragung singulärer oder multipler ausschließlich nicht-neoplastischer Polypen keine endoskopischen Kontrollen nötig: Nach kompletter Abtragung neoplastischer Polypen ist eine Kontrollendoskopie erforderlich:
- Erste endoskopische Kontrolle nach Schlingenektomie eines oder mehrerer Adenome nach 3 Jahren erfolgen (bei sonst adenomfreiem Darm)
- Nach unauffälliger Kontrollendoskopie sind weitere Kontrollen in 5-jährigen Abständen angezeigt
- Nach unvollständiger Abtragung ist eine weitere Koloskopie oder ggf. chirurgische Resektion in 3 Monaten erforderlich

Prophylaxe
Siehe Kap. 3.18.10
- Reduktion der Risikofaktoren
- Vorsorgeuntersuchungen ab dem 50. Lebensjahr (bei asymptomatischen, nicht genetisch vorbelasteten Patienten, sonst früher):
  - Rektale Untersuchung
  - Fäkaler Okkultbluttest (FOBT) jährlich: bei positivem Ausfall Koloskopie
  - Koloskopie ggf. mit PE alle 8–10 Jahre, je nach Befund kürzere Intervalle
  - Sigmoidoskopie (eingeschränkte Aussage)
  - Sonographie
- Proktokolektomie bei Hochrisikopatienten kontinenzerhaltend (z. B. bei FAP nach der Pubertät)
- Aminosalicylate bei Colitis ulcerosa
- Polypektomie

Prognose

Natürlicher Verlauf
Je nach Histologie (s. Kap. 3.18.10)

Komplikationen
Blutungen, Blutungsanämie, Obstipation durch Obstruktion, maligne Entartung

3.18.10 Kolorektales Karzinom (C18.9)

■ Grundlagen

Synonyme
Kolonkarzinom, Dickdarmkrebs

Definition
Maligne Neoplasie, ausgehend von dem Epithel der Kolonmukosa. Als Grenze zwischen Kolon- und Rektumkarzinom gilt eine Distanz von 16 cm zwischen aboralem Tumorrand und Anokutanlinie.

Epidemiologie
Inzidenz in Deutschland >40/100.000 Einwohner pro Jahr, Tendenz steigend (Lebenswandel, verbesserte Frühdiagnostik), Häufung ab dem 45. Lebensjahr, zweithäufigstes Malignom überhaupt

Ätiologie
- Multifaktoriell:
  - Genetik
  - Ernährung
  - Erkrankungen
  - Allgemeine Risikofaktoren (s. u.)
- Pathogenese:
  - Entwicklung aus einem Adenom nach der Adenom-Karzinom-Sequenz: Akkumulation verschiedener Mutationen in Onkogenen und Tumorsuppressorgenen über Jahre
  - Molekularbiologische Veränderungen: Tumorprogressionsmodell (nach Vogelstein und Mitarbeiter. Progression von normalem Gewebe bis zum Karzinom dauert ca. 10 Jahre.

Lokalisation
- Rektum: 60 %
- C. sigmoideum: 20 %
- Zökum: 10 %
- Restliches Kolon: 10 %

Destruierendes Wachstum mit Einbruch in Nachbarorgane (z. B. Bauchwand, Leber, Magen), Blutung, Peritonitis, Abszesse, Fistelung
Metastasierung:
- Lymphogen in regionäre Lymphknoten
- Hämatogen in die Leber, sekundär in Lunge und Skelett

Genetik
Familiäre Disposition in ca. 25 % der Fälle, in 10–15 % existiert ein familiäres Krebs-Syndrom (s. Kap. 3.18.9):
- Familiäre adenomatöse Polyposis (FAP)
- Attenuierte familiäre adenomatöse Polyposis
- Hereditäres nicht polypöses kolorektales Karzinom (HNPCC), Lynch-Syndrom: verschiedene Mutationen in DNA-Reparaturproteinen, Risiko für KRK 80 %, häufig auch Endometrium-, Urothel- und Dünndarmkarzinome, durch unauffälligen Phänotyp Diagnose erschwert, Identifikation von Risikopatienten anhand der Amsterdam- und Bethesda-Kriterien
- Hamartomatöses Polyposis-Syndrome (s. Kap. 3.18.9)
- Familiäres Kolonkarzinom: Mutation im DCC-Gen, schlechte Prognose

 Tipp: Die FAP und HNPCC sind obligate Präkanzerosen.

Assoziierte Erkrankungen
- Colitis ulcerosa
- Morbus Crohn
- Kolorektale Polypen
- Karzinome von Mamma, Ovar und Corpus uteri
- Bilharziose

Pathologischer Befund
- Makroskopie: 3 Wachstumsformen:
  - Polypös-exophytischer Typ: blumenkohlartiger Tumor, der zur gesunden Darmschleimhaut scharf begrenzt ist
  - Schüsselförmig-exulzerierter Typ: mit zentraler Ulzeration und kraterartig aufgeworfenen Rändern
  - Diffus-infiltrierender Typ
- Histologie:
  - Meist Adeno- oder Gallertkarzinom (95 %)
  - Sonderform: Siegelringkarzinom

Pathophysiologie
Durch Hineinragen ins Kolonlumen: Obstruktion, ggf. mit paradoxer Diarrhö, die vulnerable Schleimhaut kann zu Blutungen aus den Polypen führen.

Risikofaktoren
- Ballaststoffarme, fleischreiche, fettreiche Ernährung
- Chronische Obstipation
- Körperliche Inaktivität
- Familiäre Krebssyndrome (s. oben)
- Chronisch entzündlichen Darmerkrankungen
- Rauchen
- Alkohol

Einteilung/Klassifikation

TNM-Stadium	
Primärtumor	
T0	Kein Anhalt für Primärtumor
T1	Infiltration der Tela submucosa
T2	Infiltration der Tunica muscularis
T3	Infiltration der Subserosa
T4	Infiltration von Nachbarorganen oder des Peritoneum viscerale
Lymphknotenbefall	
N0	Keine regionären Lymphknotenmetastasen
N1	Metastasen in ein bis drei perikolischen (perirektalen) Lymphknoten
N2	Metastasen in mehr als drei perikolischen (perirektalen) Lymphknoten
N3	Metastasen entlang eines benannten Gefäßstamms und/oder apikale Lymphknotenmetastasen
Metastasierung	
M0	Keine Fernmetastasen
M1	Fernmetastasen vorhanden

Tab. 3.19 TNM-Klassifikation der kolorektalen Karzinome.

UICC-Stadium nach TNM-Klassifikation	
Stadium IA	Beschränkung der Tumorinfiltration auf die Mukosa und Tela submucosa (Dukes A)
Stadium IB	Beschränkung der Tumorinfiltration bis in die Tunica muscularis propria (Dukes B)
Stadium II	T3 oder T4 ohne Lymphknotenmetastasierung
Stadium III	Lymphknotenmetastasierung (Dukes C)
Stadium IV	Fernmetastasen (Dukes D)

Tab. 3.20 Stadieneinteilung der „Union internationale contre le cancer" (UICC) unter prognostischem Aspekt.

■ Klinik

Anamnese
Familienanamnese, Ernährungsanamnese, Vorerkrankungen, Voroperationen
Stuhlanamnese: Diarrhö (paradoxe Diarrhö im Wechsel mit Obstipation), Schleim- und Blutbeimengung, übelriechende Stühle, unwillkürlicher Stuhlabgang
Kaum Frühsymptome!
Spätsymptome: veränderte Stuhlgewohnheiten, Meteorismus, Flatulenz, Tenesmen, Schmerzen, B-Symptomatik (Leistungsknick, Gewichtsverlust, Fieber)
Anamnestische Kriterien, die bei Zutreffen eine HNPCC sehr warscheinlich machen:
- Amsterdam I:
  - Mindestens 3 Angehörige an einem kolorektalen Karzinom erkrankt
  - Davon ein Verwandter ersten Grades
  - Davon mindestens zwei aufeinander folgende Generationen
  - Davon mindestens eine Erkrankung vor dem 50. Lebensjahr
  - FAP ist ausgeschlossen
- Amsterdam II:
  - Mindestens 3 Angehörige mit einem HNPCC vergesellschafteten Neoplasie (Kolorektal, Gebärmutter, Dünndarm, Urothel)
  - Davon ein Verwandter ersten Grades der beiden anderen
  - Davon mindestens 2 aufeinander folgende Generationen
  - FAP ist ausgeschlossen

Körperliche Untersuchung
Palpable Resistenzen, Druckschmerz, Loslassschmerz, Abwehrspannung, digital-rektale Untersuchung: maximal 10 % aller kolorektalen Karzinome tastbar

■ Diagnostik

Labor
- Blutbild: Zeichen einer Blutungsanämie bei chronischem Blutverlust
- Tumormarker: CEA (Goldstandard, wichtig zur Verlaufsbeurteilung), CA19-9
- Fäkaler Okkultbluttest (FOBT) evtl. positiv

Technische Diagnostik
- **Ileo-Koloskopie** (Goldstandard): ggf. mit Schlingenbiopsie, Zangen-PE, Interventionsmöglichkeit bei Polypen
- **Chromoendoskopie** (Indigokarmin): bessere Abgrenzung flacher Adenome, daher vor der endoskopischen Abtragung flacher Adenome, Screeninguntersuchungen vor allem bei Risikopatienten (z. B. Colitis ulcerosa, HNPCC)

- **Endosonographie**: Beurteilung der Tiefenausdehnung, Infiltration in Lymphknoten
- **Abdomen-Leeraufnahme** (stehend, in Links-Seitenlage): Ileus-Spiegel, freie Luft
- **Kontrastmitteleinlauf**: polypöse oder anuläre Schleimhautläsion, lokale Wandstarre, lokale Ausdehnung, Obturierung

Staging:
- **Abdomen-Sonographie**: ggf. Leberfiliae, Ileus
- **Röntgen-Thorax**: ggf. Lungenmetastasen
- **CT/MRT** des Abdomens und Beckens: inhomogene Kontrastmittel-Anreicherung, über die Kontur des Darmes hinausreichend, Lymphknoteninfiltration

Biopsie
Im Rahmen der Ileo-Koloskopie: Zangen-/Schlingenbiopsie, entspricht der Therapie bei Low-Risk-T1-Karzinomen

■ Differenzialdiagnose
- Hämorrhoiden
- Sigmadivertikulose/-divertikulitis
- Gutartige Polypen
- Chronisch entzündliche Darmerkrankungen

■ Therapie – konservativ
Chemotherapie (Tab. 3.21):
- Neoadjuvant: UICC-Stadium II und III, zur Verbesserung der Resektabilität bei fortgeschrittenen Primärtumoren: FOLFOX-Schema
- Adjuvant: indiziert bei R0-Resektion im UICC-Stadium II und III
- Palliativ: Bei inoperablen Metastasen und Lokalbefunden: FOLFOX oder FOLFIRI-Schema

Weiter palliative Verfahren sind die Radiofrequenzablation, Laser- oder Kryotherapie insbesondere bei inoperablen Metastasen.

Schema	Wirkstoff	Handelsname
FOLFOX	Oxaliplatin	ELOXATIN, Croloxat, Oxaliplatin-ratiopharm
	5-FU/Folinsäure	Fluorouracil-GRY, 5 FU-cell, 5-FU medac/Leucovorin
FOLFIRI	Irinotecan	Campto
	5-FU/Folinsäure	Siehe oben

Tab. 3.21 Chemotherapieschemata bei kolorektalem Karzinom.

■ Therapie – operativ

R0-Resektion

Beschreibung
Koloskopische Polypektomie: bei niedrigdifferenzierten T1-Karzinomen ohne Lymphknotenbefall
En-bloc-Resektion unter Mitnahme der Stammarterie, des Mesenteriums, begleitender Lymphknoten (mindestens 12) und dem entsprechenden Darmabschnitt
Je nach Tumorlokalisation:
- Hemikolektomie rechts mit Ileotransversostomie, Omentum majus-Resektion bei Tumoren des Zökums, C. ascendens

- Erweiterte Hemikolektomie rechts, Ileotransversostomie, Omentum-majus-Resektion, Resektion des Ligamentum gastrocolicum bei Tumoren der rechten Flexur und des proximalen Colon transversum
- Transversumresektion, beide Flexuren, Ascendodescendostomie, Resektion des Omentum majus, des Ligamentum gastrocolicum bei Tumoren des Colon transversum
- Erweiterte Hemikolektomie links, Transversosigmoidostomie bei Tumoren der linken Flexur
- Hemikolektomie links, Transversorektostomie bei Tumoren des Colon descendens
- Sigmaresektion, Deszendorektostomie bei Tumoren des Colon sigmoideum

Indikation
R0-Resektion möglich

Kontraindikation
R0-Resektion nicht möglich

Vorbereitung
Eventuell neoadjuvante Chemotherapie

Komplikationen
Verletzung von Nachbarstrukturen, Anastomeninsuffizienz (1–7 %), Wundinfekt, Peritonitis, Abszess, Fistel, Blasenentleerungsstörung (transurethraler Katheter), postoperative Darmatonie, Narbenhernie

Nachbehandlung
Bei Rezidiven: individuelle Therapieentscheidung, erneute Operation bei Aussicht auf R0-Resektion indiziert

Palliative Operationen

Beschreibung
- Umgehungsanastomosen (Ileotransversostomie, Aszendosigmoidostomie, Transversodeszendostomie u. a.)
- Anus praeter naturalis

■ Minimalinvasive Chirurgie (MIC)

Laparoskopische Kolonresektion

Beschreibung
Je nach Eingriff total laparoskopisch oder assistiert-laparoskopisch

Indikation
Sigmakarzinom im den Tumorstadien T1/T2

■ Prophylaxe

- Reduktion der Risikofaktoren
- Vorbeugung durch jährliche Vorsorgeuntersuchungen ab dem 50. Lebensjahr (bei asymptomatischen, nicht genetisch vorbelasteten Patienten, sonst früher)
  - Rektale Untersuchung
  - Fäkaler Okkultbluttest (FOBT): bei pos. Ausfall Koloskopie
  - Koloskopie ggf. mit PE alle 8–10 Jahre, je nach Befund kürzere Intervalle
  - Sigmoidoskopie (eingeschränkte Aussage)
  - Sonographie
- Proktokolektomie bei Hochrisikopatienten kontinenzerhaltend (z. B. bei FAP nach der Pubertät)

- Aminosalicylate bei Colitis ulcerosa
- Polypektomie

Prognose

Natürlicher Verlauf
Ohne Operation rasches Fortschreiten der Tumorerkrankung, 5-Jahres-Überlebensrate bei R0-Resektion über 75 %, Auftreten von Lokalrezidiven meist innerhalb von 2 Jahren

Komplikationen
Blutung, Anämie, Einbruch in Nachbarorgane, Ureterstau, Darmperforation mit Peritonitis, Sepsis, Ileus

3.18.11 Analkarzinom (C21.0)

Grundlagen

Synonyme
Analkrebs

Definition
Maligne Neoplasie des Analkanals (Abb. 3.2) (von Linea anorectalis bis zur Linea anocutanea). Tumoren des Analrandes (außerhalb der Linea anocutanea) gehören zu den Hauttumoren (s. Dermatologie).

Epidemiologie
Inzidenz 0,4–0,7/100.000/Jahr, in Entwicklungsländern höher, Erkrankungsgipfel 54–68 Jahre

Ätiologie
Unklar, Zusammenhang mit HPV-Typ 16, das bei 90 % der Analkarzinome nachgewiesen wird

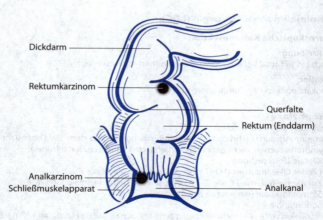

Abb. 3.2 Lokalisation des Analkarzinoms.

Lokalisation
Lymphogene Metastasierung: Tumoren oberhalb der Linea dentata in Becken- und Mesenteriallymphknoten sowie distale Tumoren in inguinalen Lymphknoten
Hämatogene Metastasierung: in Leber, Niere, Knochen, Lunge, Haut

Assoziierte Erkrankungen
Häufig liegen gleichzeitig benigne Erkrankungen des Analkanals vor: Hämorrhoiden, Fissur, Fistel, Kondylome, etc.

Pathologischer Befund
Histologie: >90 % Plattenepithelkarzinome (s. Tab. 3.22)

Risikofaktoren
- Humanes-Papilloma-Virus (HPV), insbesondere Serotyp 16 (in 90 % der Analkarzinome)
- Erhöhte Inzidenz bei Homosexuellen
- Chronische Immunsuppression (HIV-Infektion, nach Transplantation)
- Gonorrhö, Herpes simplex- oder Clamydien-Infektion in der Vorgeschichte

Einteilung/Klassifikation

	Histologie	
I Epitheliale maligne Tumoren	Plattenepithelkarzinome (ca. 90 %)	• Großzellig verhornend • Großzellig, nicht verhornend (Übergangsepithelkarzinom) • Basaloides Karzinom
	Adenokarzinome	• Rektumtyp • Analdrüsentyp • Anorektale Fisteln
II Nicht epitheliale maligne Tumoren	Leiomyosarkom, Lymphome u. a.	
III Malignes Melanom		
IV Unklassifizierbare maligne Tumoren		

Tab. 3.22 Histologische Klassifikation der Tumoren des Analkanals (WHO):

TNM-Stadium	
Primärtumor	
T0	Kein Anhalt für Primärtumor
Tis	Carcinoma in situ
T1	Tumor 2 cm oder weniger in größter Ausdehnung
T2	Tumor mehr als 2 cm, aber nicht mehr als 5 cm in größter Ausdehnung
T3	Tumor mehr als 5 cm in größter Ausdehnung
T4	Tumor jeder Größe mit Infiltration benachbarter Organe, z. B. Vagina, Urethra oder Harnblase (Befall der Sphinktermuskulatur allein wird nicht als T4 klassifiziert)

Tab. 3.23 TNM-Klassifikation der Analkarzinome.

TNM-Stadium	
Lymphknotenbefall	
N0	Keine regionären Lymphknotenmetastasen
N1	Metastase(n) in perirektalen Lymphknoten
N2	Metastase(n) in inguinalen Lymphknoten einer Seite und/oder in Lymphknoten an der Arteria iliaca interna einer Seite
N3	Metastasen in perirektalen und inguinalen Lymphknoten und/oder in Lymphknoten an der Arteria iliaca beiderseits und/oder in bilateralen Leistenlymphknoten Fernmetastasen
Metastasierung	
M0	Keine Fernmetastasen
M1	Fernmetastasen vorhanden

Tab. 3.23 TNM-Klassifikation der Analkarzinome (Fortsetzung).

■ Klinik

Anamnese
Frühsymptome: peranaler Blutabgang (50 %), Nässen, perianale Schmerzen, Tenesmen, Juckreiz, Stuhlunregelmäßigkeiten
Spätsymptome: Inkontinenzsymptome, rektovaginale Fisteln, Leistungsknick, Luftnot

 Achtung: Mehr als die Hälfte aller Analkarzinome werden zunächst als eine benigne Erkrankung diagnostiziert, bei denen diese Symptome in gleicher Weise zu finden sind!

Körperliche Untersuchung
- Eventuell sichtbares exophytisches Wachstum im distalen Anteil des Analkanals
- Rektal-digitale Untersuchung (evtl. sehr schmerzhaft)
- Palpable Leistenlymphknoten

■ Diagnostik

Labor
- Blutbild: Zeichen einer Blutungsanämie bei chronischem Blutverlust
- Fäkaler Okkultbluttest (FOBT) evtl. positiv

Technische Diagnostik
- **Ileo-Koloskopie**: Beurteilung des gesamten Kolons (s. Kap. 3.18.10)
- **Endosonographie**: Beurteilung der Tiefenausdehnung, Infiltration in Lymphknoten
- Alternativ: Rekto- und Proktoskopie

Staging:
- **CT/MRT** des Abdomens und Beckens
- **Sonographie**: Infiltration der Leber und Lymphknoten
- **Röntgen-Thorax** in 2 Ebenen
- **Gynäkologische/urologische Untersuchung**: bei fortgeschrittenen, vor allem ventral gelegenen Tumoren

Biopsie
Inzisionsbiopsie, die die ganze Tiefe des Tumors erfasst (histologische Aufarbeitung aller im Analkanal entfernten Veränderung obligat!)

■ Differenzialdiagnose
- Benigne Erkrankungen des Analkanals: Hämorrhoiden, Fissur, Fistel, Kondylome, etc.
- Kolorektale Karzinome (insbesondere bei Adenokarzinomen)
- Andere Tumore: Melanome, Morbus Bowen

■ Therapie – konservativ
Hochdifferenzierte T1-Tumore (pT1, N0, G1, R0): alleinige lokale Exzision beim Zufallsbefund eines mikroinvasiven Analkarzinom

Stadium I (T1 N0 M0) und T2-Karzinome <4 cm: alleinige Radiotherapie (geringere Toxizität jedoch höhere Rezidivrate), ggf. kombinierte Radiochemotherapie (5-FU mit oder ohne Mitomycin)

Stadium II–IV (T2-Karzinome >4 cm und T3/T4-Karzinome sowie jedes T N+): Kombinierte Radiochemotherapie (5-FU und Mitomycin)

 Tipp: Das therapiefreie Intervall zwischen den Zyklen sollte so kurz wie möglich gewählt werden.

Chemotherapie
Kombination aus: 5-Fluorouracil und Mitomycin
Hemmung der DNA-Synthese
- 5-Fluorouracil: Pyrimidinantagonist, Wirkungsverstärkung durch Folinsäure (Leucovorin)
- Mitomycin: Alkylierung der DNA

■ Therapie – operativ
Tumorresektion
Nach Radiochemotherapie:
- T1- und T2-Tumoren ohne Lymphknotenbefall: Kontinenzerhaltende Lokalresektion
- T3, T4 oder bei jeglichem Lymphknotenbefall: radikale abdominale und perineale Exstirpation

■ Prophylaxe
Im ersten Jahr alle 3 Monate, im zweiten alle 6 Monate und danach alle 12 Monate:
- Rektoskopie mit Endosonographie
- Ultraschall der Leber
- Röntgen-Thorax
- MRT oder CT des Beckens im Abstand von sechs Monaten (in den ersten zwei Jahren)

■ Prognose
Natürlicher Verlauf
Prognose abhängig von Lokalisation, Tumorgröße, Differenzierungsgrad und lymphogener Metastasierung.
5-Jahres-Überlebensrate nach R0-Resektion:
- Ca. 75 % bei hoch differenzierten Tumoren
- Ca. 25 % bei niedrig differenzierten Tumoren
- 5–20 % bei Adenokarzinom

Komplikationen
Blutungen mit Anämie

3.19 Anatomie des Pankreas

Das sekundär retroperitoneale Pankreas gliedert sich in das Caput pancreatis, das vom Duodenum umfasst wird, das Corpus pancreatis und die Cauda pancreatis, welche bis zum Milzhilum reicht. Die V. splenica markiert den oberen Rand der Bauchspeicheldrüse.
Histologie: Das exokrine Pankreas ist eine rein seröse Drüse bestehend aus Azini mit zentroazinären Zellen. Die Ausführungsgänge münden in den Ductus pancreaticus (Wirsung-Gang), der gemeinsam mit dem Ductus choledochus über die Papilla duodeni major in das Duodenum führt. Gelegentlich ist ein Ductus pancreaticus accessorius vorhanden, der über die Papilla duodeni minor in das Duodenum mündet.
Das endokrine Pankreas macht etwa 2 % des Parenchyms aus und besteht aus den Langerhans-Inseln mit den A-Zellen (20 %), den B-Zellen (70 %) sowie den D-Zellen (10 %), die Hormone ans Blut abgeben.
Anatomische Anomalien sind relativ häufig, haben jedoch selten klinische Relevanz:
- **Pancreas divisum**: 3–5 % der Bevölkerung, Fusionsstörung der beiden Pankreasanlagen während der Embryogenese mit 2 getrennten Gangsystemen. Keine klinische Bedeutung
- **Ektopes Pankreas**: versprengte Inseln von Pankreasgewebe bei 1–3 % der Bevölkerung, in 90 % der Fälle im Magen, Duodenum oder Jejunum, in seltenen Fällen auch in einem Meckel-Divertikel oder in der Gallenblase. sehr selten Entartung möglich.
- **Pancreas anulare**: ringförmigen Umschließung des Duodenums durch Pankreasgewebe bei unvollständigen Verschmelzung der beiden Pankreasanlagen in der Embryonalentwicklung einhergehend mit Erbrechen, Ulzerationen und Gedeihstörungen beim Neugeborenen. Therapie: operative Beseitigung der Stenose
- **Pankreasagenesie**: Sehr seltenes völliges Fehlen einer Pankreasanlage, meist mit multiplen anderen Fehlbildungen kombiniert.

3.20 Physiologie des Pankreas

Das Pankreas produziert täglich ca. 1,5 l Sekret. Durch den hohen Anteil an Bikarbonat (stimuliert durch Sekretin aus der Duodenalschleimhaut) ist es alkalisch und neutralisiert die Magensäure. Es enthält die in Tab. 3.24 aufgeführten Verdauungsenzyme.

Enzym	Funktion
Amylase	Kohlenhydratverdauung durch Hydrolyse der 1,4-α-D-Glykosidbindungen
Lipase	Spaltung der Esterbindung in Triglyzeriden zwischen Glyzerin und Fettsäure
Nukleasen	Esterspaltung von nukleosidischen Bindungen
Elastase	Spaltung von Amiden und Estern
Carboxypeptidase	Exopeptidase
Trypsinogen	Umwandlung im Duodenum durch Enterokinasen zu Trypsin (Endopeptidase)
Chymotrypsinogen	Umwandlung im Duodenum durch Trypsin zu Chymotrypsin (Endopeptidase)

Tab. 3.24 Enzyme des Pankreassekret.

Die proteolytischen Enzyme Elastase, Carboxypeptidase, Trypsinogen und Chymotrypsinogen werden als Zymogene (inaktive Vorstufen) sezerniert und im Duodenum aktiviert.

Das endokrine Pankreas ist ein Inselorgan mit 1–1,5 Mio. Langerhans-Inseln, die 2 % des Pankreasgewebes entsprechen. Sie sezernieren die in Tab. 3.25 aufgeführten Hormone.

Hormone (Zellart)	Stimulation	Funktion
Glukagon (A-Zellen)	Hypoglykämie, proteinreiche Mahlzeiten, Stress, körperliche Anstrengung	Abbau der Glykogenolyse und Glukoneogenese
Insulin (B-Zellen)	Hyperglykämie	Beschleunigung der Aufnahme von Glukose, Aminosäuren und Kalium in Muskel- und Fettzellen, weiter metabolische Effekte s. 7.5
Somatostatin (D-Zellen)	Histamin, neuronal	Hemmung der Sekretion von Magen- und Pankreassaft und vieler verschiedener Hormone

Tab. 3.25 Hormone des endokrinen Pankreas.

Zu Erkrankungen des endokrinen Pankreas s. Kap. 7.5.3

 Merke: Erkrankungen des endokrinen Pankreas treten meist isoliert auf, während Erkrankungen mit exokriner Funktionsstörung (z. B. Pankreatitis) häufig mit einer endokrinen Minderfunktion kombiniert sind.

3.21 Basisdiagnostik des Pankreas

Labordiagnostik:
- Direkte Pankreasfunktionstests (Sekretin-Pankreozymin-Test/Sekretin-Ceruletid-Test)
  - Durchführung: Messung des Bikarbonat-Anstiegs im Pankreassekret über eine Duodenalsonde nach i.v. Sekretingabe. Anschließend Messung der Pankreasenzyme Amylase, Lipase, Trypsin und Chymotrypsin nach Stimulation durch Pankreozymingabe
  - Befund: Mangelnder Anstieg bei exokriner Pankreasinsuffizienz
  - Indikation: Verdacht auf exokrine Pankreasinsuffizienz
- Indirekte Pankreasfunktionstests (Enzymkonzentrationen im Serum):
  - Elastase-Normwerte (Screening-Parameter): <3,5 mg/ml. Erhöht: akute Pankreatitis, akuter Schub einer chronischen Pankreatitis, schwere Niereninsuffizienz, schwere Lebererkrankungen
  - Amylase-Normwerte <100 U/l. Erhöht: akute Pankreatitis, Schub einer chronischen Pankreatitis, akute Alkoholintoxikation (in ca. 10 % der Fälle), Zustand nach ERCP (2–3 Tage), selten paraneoplastisch, Parotitis, Niereninsuffizienz
  - Lipase: Normwert <60 U/l
- Enzymkonzentrationen im Stuhl: Elastase-Normwert >200 µg/g Stuhl
- Enzymkonzentrationen im Urin: Amylase-Normwerte Spontanurin <460 U/l, Sammelurin <270 U/l

Sonographie:
- Durchführung: medianer Oberbauchschnitt, Oberbauch-Querschnitt, Oberbauch-Schragschnitt rechts

- Befund: Normalbefund: Durchmesser Pankreaskopf <3 cm, Korpus <2 cm, Schwanzabschnitt <3 cm, Ductus pancreaticus <3 mm, Echogenität in etwa wie Leber
- Indikationen: Akutdiagnostik bei Verdacht auf Pankreaserkrankungen

Endoskopisch-retrograde Cholangio-Pankreatikographie (ERCP):
- Durchführung der Diagnostik und Therapie s. Kap. 3.36
- Befund: Kontrastmitteldarstellung des Ductus pancreaticus
- Indikationen: chronische Pankreatitis, Verdacht auf Pankreaskarzinom, Pankreasläsionen, Pankreasmissbildungen, Bildgebung vor Pankreasoperationen

3.22 Basistherapie des Pankreas

3.22.1 Endoskopisch-retrograde Cholangio-Pankreatikographie (ERCP)

- Durchführung: s. Kap. 3.33
- Indikationen: Einlage von Stents oder Drainagen

3.22.2 Pankreasenzymsubstitution

Wirkung/Wirkprinzip
Ersatz der Pankreasenzyme: Förderung der Nahrungsaufnahme (Ziel: Fettabsorptionskoeffizienten von 85–95 %), Verminderung der Steatorrhö

Dosierung/Anwendung
Fraktioniert über die Mahlzeit verteilt, magensaftresistente Mikropallets oder Tabletten (Tab. 3.26)
Dosierung: Entscheidend ist der Lipaseanteil:
- Erwachsene: 20.000–30.000 IE Lipase/Mahlzeit
- Kinder: 500–4000 IE Lipase pro Gramm Nahrungsfett pro Tag, maximal 10.000 IE Lipase pro kg und Tag

Handelsname	Enzymkombination		
	Lipase	Protease	Amylase
Cotazym	20000 IE	850 IE	14500 IE
Kreon	10000 IE	600 IE	8000 IE
Lipazym	13 000 IE	600 IE	9000 IE
Pankreatan	10000 FIP-E	500 FIP-E	9000 FIP-E
Nortase	7000 FIP-E	10000 FIP-E	700 FIP-E

Tab. 3.26 Beispiele für Pankreasenzympulver mit fixen Enzymkombinationen.

Nebenwirkung
Sehr selten: Diarrhö, Übelkeit, Obstipation, Oberbauchbeschwerden, Bildung von Strikturen der Ileozökalregion und des Colon ascendens, allergische Reaktionen

Kontraindikationen
Akute Pankreatitis, akuter Schub einer chronischen Pankreatitis während der floriden Erkrankungsphase

3.22.3 Schmerztherapie

Gemäß dem Stufenschema der WHO (Tab. 3.27)

Schmerz	Therapieansatz	Wirkstoff/Handelsname	Dosierung/Anwendung
Leicht	Peripheres Analgetikum	Paracetamol/Ben-u-ron	3–4×500–1000 mg/p.o.
Mittel	Peripher + schwach zentral wirkendes Analgetikum	Zusätzlich Metamizol/Novalgin	1–4×1000 mg/i.v.
		Tramadol/Tramal	8×50 mg bzw. 4×100 mg/p.o.
Mittel (alternativ)	Peripher wirkendes Analgetikum + Psychopharmakon	Zusätzlich: Levopromazin/Neurocil	3×5–10 mg/p.o.
		Clomipramin/Anafranil	1×25–75 mg/p.o.
Stark	Opioide+ fakultativ peripher wirkendes Analgetikum	Buprenorphin/Temgesic	3–4×0,3 mg/s.l.
		Piritramid/Dipidolor	4×15–30 mg/i.v.

Tab. 3.27 Stufenschema der Schmerztherapie (nach WHO).

Paracetamol
Präparate: Ben-u-ron, Captin, Enelfa, Fensum

Wirkung/Wirkprinzip
Analgetisch, antipyretisch, nicht antiphlogistisch

Nebenwirkung
Sehr gute Verträglichkeit, selten allergische Reaktionen, bei Überdosierung hepatotoxisch und nephrotoxisch, Hämolyse bei Glukose-6-Phosphat-Dehydrogenase

Wechselwirkung
Erhöhte Hepatotoxizität bei Einnahme von Barbituraten, Alkohol, Carbamazepin, Phenytoin, Rifampicin

Kontraindikationen
Leber- und Niereninsuffizienz, Glukose-6-Phosphat-Dehydrogenase-Mangel

3.5-Pyrazolinon-Derivate: Metamizol
Präparate: Berlosin, Metamizol HEXAL, Novalgin)

Wirkung/Wirkprinzip
Minderung der Prostaglandinsynthese durch Hemmung der Cyclooxygenase

Nebenwirkung
Arzneimittelexanthem, Hypotonie, sehr selten Agranulozytose, allergische Reaktionen, Lyell-Syndrom, Schock

Wechselwirkung
Chlorpromazin: Schwere Hypothermie möglich

Kontraindikationen
Überempfindlichkeit gegen Pyrazolone und Pyrazolidine, Störungen der Knochenmarkfunktion, Glukose-6-Phosphat-Dehydrogenase-Mangel, akute hepatische Porphyrie, Hypotonie, instabile Kreislaufsituation, Kinder <10 Jahren

Opioide: Morphin
Präparate: M-dolor, M-long, Morphin Merck, MSI, MST, Sevredol

Wirkung/Wirkprinzip
Leitsubstanz ist Morphin; Morphin-Derivate besitzen in unterschiedlichem Maß dieselben Wirkungen und Nebenwirkungen wie Morphin.
Analgesie, Sedierung und antitussive Wirkung durch Agonismus am Morphinrezeptor (v. a. µ und κ)

Nebenwirkung
Übelkeit, Erbrechen, Miosis, Euphorie, Toleranz, Suchtentwicklung, Hirndrucksteigerung, zentrale Minderung des Atemantriebs, zentrale Sympathikolyse, Tonuszunahme der glatten Muskulatur mit Obstipation, Konstriktion von Gallengängen, Pankreasgang und ableitenden Harnwegen

Wechselwirkung
Verstärkte Atemdepression bei Gabe von Barbituraten, Benzodiazepinen, Hypnotika, Narkotika, Antidepressiva, Antihistaminika, Neuroleptika. Abschwächung der Wirkung bei Gabe von Partialantagonisten wie Nalbuphin, Pentazocin, Tilidin, Buprenorphin, nicht bei Tramadol!

Kontraindikationen
Ateminsuffizienz, COPD und Asthma, erhöhter Hirndruck, akute Pankreatitis, Colitis ulcerosa, Ileus
Relative Kontraindikation: Gallen- und Ureterkoliken, Leberinsuffizienz, Schwangerschaft und Stillzeit

Tramadol: Tramal
Präparate: Tial, Amadol, Tramadolor

Wirkung/Wirkprinzip
Partialagonist am Opioid-Rezeptor, 0,1- bis 0,2-fache analgetische Potenz von Morphin, nicht Btm-pflichtig

Nebenwirkung
Häufig Übelkeit und Erbrechen, fast keine atemdepressiven oder kardiovaskulären Effekte

Wechselwirkung
Antagonistische Wirkung kaum Relevanz, daher mit allen Agonisten kombinierbar

Kontraindikationen
Strenge Indikationsstellung in Schwangerschaft und Stillzeit

Buprenorphin: Temgesic
Präparat: Subutex

Wirkung/Wirkprinzip
30-fache analgetische Potenz von Morphin

Nebenwirkung
Übelkeit, Erbrechen, Sedierung, Schwindel, Entzugssymptome bei Morphinabhängigkeit

Wechselwirkung
Höchste Rezeptoraffinität, daher nicht antagonisierbar. Abschwächung der Morphinwirkung durch partiellen Antagonismus

Kontraindikationen
Strenge Indikationsstellung in Schwangerschaft und Stillzeit

Piritramid: Dipidolor

Wirkung/Wirkprinzip
Agonist am Opioidrezeptor, ca. 0,7-fache Potenz von Morphin

Nebenwirkung
Selten Übelkeit, Erbrechen, starke Sedierung

Wechselwirkung
Wie Morphin

Kontraindikationen
Strenge Indikationsstellung in Schwangerschaft und Stillzeit

3.23 Leitsymptome des Pankreas

Schmerzen: Schmerzen im Ober- und Mittelbauch, in den Rücken ausstrahlend
Malassimilationssyndrome: s. dort
Ikterus: s. Kap. 3.29
Gestörte Glukosetoleranz: Betreffen Erkrankungen das endokrine Pankreas, kommt es zu einer Störung der Insulinsynthese mit gestörter Glukosetoleranz (s. Kap. 7.5.3).

3.24 Erkrankungen des Pankreas

3.24.1 Akute Pankreatitis (K85)

■ **Grundlagen**

Synonyme
Akute Bauchspeicheldrüsenentzündung

Definition
Akute Entzündung der Bauchspeicheldrüse infolge von Autodigestion.

Epidemiologie
Inzidenz: 5–20:100.000 Einwohner pro Jahr

Ätiologie
- Biliär (50–60 %): präpapilläre Stenose der Gallenwege (z. B. Steine, Tumoren)
- Alkoholabusus (20–30 %): häufig nach Alkoholexzess akuter Schub einer chronischen Pankreatitis
- Idiopathisch (10 %)
- Medikamentös (2 %): Diuretika, Immunsupressiva, Antibiotika, Antikonvulsiva, Steroide, Östrogene
- Andere seltene Ursachen:
  - Posttraumatisch, nach ERCP
  - Hereditäre Pankreatitis (s. Genetik)
  - Infektiös (z. B. Mumps)
  - Hypertriglyzeridämie
  - Hyperkalzämie bei Hyperparathyreoidismus
  - Ascariden in den Gallengängen
  - Anatomische Fehlbildungen (z. B. Pancreas divisum)

Genetik
Hereditäre Pankreatitis:
- Autosomal-dominant
- Defekt des Trypsinogen-Gen auf Chromosom 7q35
- Rezidivierende Schüben einer akuten Pankreatitis in der Kindheit beginnend
- Später chronische Pankreatitis mit deutlich erhöhtem Pankreaskarzinomrisiko

Pathologischer Befund
- Makroskopie: ödematös vergrößert, Fettgewebsnekrosen auf der Oberfläche
- Histologie: Lyse von Fettzellen, granulozytäres Infiltrat
- Hämorrhagische Pankreatitis: peripankreatische Blutungen, hämorrhagische Nekrosen, bei Infektion Abszessbildung, später Pseudozysten

Pathophysiologie
- Initial Auslösung eines Ödems
- Im Verlauf Zellschaden mit Freisetzten von Verdauungsenzyme
- Autodigestion des Pankreas mit Nekrosen und Blutungen
- Aktivierung weiterer Mediatoren, z. B. Kinine, die eine Vasodilatation bis zum Schock verursachen können.

Risikofaktoren
Alter, Alkoholexzess

Einteilung/Klassifikation

Zeit	Parameter	Nicht-biliäre Pankreatitis	Biliäre Pankreatitis
Direkt nach Hospitalisisierung	Alter	>55 Jahre	>70 J
	Leukozyten	>16 G/l	>18 G/l
	Blutzucker	>200 mg/dl	>220 mg/dl
	GOT	>250 IE/l	>250 IE/l
	LDH	>350 IE/l	>400 IE/l
Nach 48 h	Hämatokrit	Absinken um >10 %	Absinken um >10 %
	Harnstoff (Serum)	>1,8 mmol/l erhöht	>0,7 mmol/l erhöht
	Kalzium (Serum)	<2 mmol/l	<2 mmol/l
	Bikarbonat (Serum)	>4 mval	>5 mval
	PaO$_2$	<60 mmHg	<60 mmHg
	Flüssigkeits-Sequester	>6 l (geschätzt)	>4 l (geschätzt)

Tab. 3.28 Ranson-Score zur Beurteilung der Prognose. Für jeden zutreffenden Parameter wird ein Punkt berechnet: <3 Punkte: Mortalität <5 %; 3–7 Punkte: Mortalität 15–40 %; >7 Punkte: Mortalität 100 %.

Stadium	Häufigkeit	Letalität
Ödematöse Pankreatitis	65–85 %	0 %
Partiell nekrotisierende Pankreatitis	15–30 %	15–50 %
Nekrotisierende Pankreatitis	5 %	>50 %

Tab. 3.29 Schweregradeinteilung nach CT- und Sonographiebefund.

Klinik

Anamnese
Vorerkrankungen, Alkoholkonsum
Symptome: plötzliche heftige epigastrische Schmerzen, ausstrahlend in den Unterbauch, Thorax oder Rücken, Übelkeit, Erbrechen, leichtes Fieber, Meteorismen

Körperliche Untersuchung
- Evtuell Ikterus
- Aszites
- Gesichtrötung
- Ekchymosen (periumbilikal = Cullen-Zeichen, Flanken = Gray-Turner-Zeichen, prognostisch ungünstig)
- Schockzeichen: Hypotonie, Tachykardie, evtl. Pleuraerguss
- Abdominale „gummiartige" Abwehrspannung (kein bretthartes Abdomen)
- Druckschmerzhafter linker kostolumbaler Winkel (Mayo-Robson-Zeichen)

Diagnostik

Tipp: Die Diagnose lässt sich durch Anamnese/Klinik, Lipaseerhöhung im Serum und Sonographie stellen.

Labor
- Anstieg der Pankreasenzyme >3-facher Normwert im Serum:
  - Amylase (nicht pankreasspezifisch, Isoenzymbestimmung)
  - Lipase (pankreasspezifisch)
- Anstieg von GPT, GOT, AP oder Bilirubin bei biliärer Genese
- Nachweis der Phospholipase A2, des Trypsin-aktivierten Peptids, Pankreatitis-assoziiertem Protein bei Verdacht auf nekrotisierende Pankreatitis
- Prognostisch ungünstige Parameter: Hyperglykämie, Hypokaliämie, Hypokalziämie, Hypoxie, Anstieg des Harnstoffs (s. Tab. 3.28)

Technische Diagnostik
- **Sonographie**: Verdickung, unregelmäßige Begrenzung, Flüssigkeit im pararenalen Raum, Nachweis von Pseudozysten, Nachweis von Gallensteinen (eingeschränkte Beurteilung bei Adipositas; Unterscheidung von Nekrosen, Hämorrhagien und Abszessen erschwert)

Merke: Bei Nachweis von Gallenblasensteinen ist eine biliäre Genese wahrscheinlich, auch bei fehlendem Nachweis einer Gallengangsobstruktion (Steinabgang vor Bildgebung möglich).

- **CT**: gute Beurteilung des gesamten Pankreas, des Schweregrads, Unterscheidung Nekrosen, Abszessen und Hämorrhagien möglich, Gaseinschlüsse in Nekrosen beweisend für Nekroseinfektion
- **ERCP**: bei Verdacht auf persistierende Obstruktion des Ductus choledochus oder Ductus pancreaticus

Biopsie
Sonographiegesteuerte Feinnadelaspiration: bei nekrotisierender Pankreatitis mit Zytologie und Bakteriologie (Infizierung der Nekrose am häufigsten durch Keime der Darmflora)

Differenzialdiagnose
- Myokardinfarkt (Hinterwand)
- Lungenembolie
- Mesenterialinfarkt
- Ulkusperforation
- Ileus
- Akute Appendizitis
- Divertikulitis
- Aneurysma dissecans
- Ektope Schwangerschaft

Therapie – konservativ
Keine kausale Therapie! Symptomatisch:
- Nahrungs- und Flüssigkeitskarenz mit parenteraler Ernährung und Kontrolle des Elektrolythaushalts. Bei Besserung der Symptomatik langsamer Nahrungsaufbau

> Achtung: Der Flüssigkeitsbedarf wird häufig unterschätzt, daher Volumenzufuhr unter Kontrolle des ZVD.

- Säureblockade mit H_2-Antagonisten bzw. Protonenpumpeninhibitoren
- Schmerztherapie gemäß des Stufenschemas der WHO (s. Tab. 3.27)
- Magenüberlaufsonde bei Erbrechen

> Achtung: Vorsicht mit Morphinderivaten wegen Druckerhöhung am Sphinkter Oddi!

Intensivmedizinische Behandlung von Komplikationen:
- Hämorrhagisch-nekrotisierende Pankreatitis: Antibiose mit Imipenem, Meropenem oder die Kombination eines Gyrasehemmers (Ciprofloxacin, Ofloxacin) mit Metronidazol
- Zur Prophylaxe des Multiorganversagens: Low-dose-Heparinbehandlung indiziert
- Spezifische Antibiotikatherapie bei Sepsis
- Hämodialyse bei akutem Nierenversagen

Therapie – operativ

Nekrosektomie mit Lavage

Beschreibung
Digitale Ausräumung der Nekrose, Pankreatektomie vermeiden

Indikation
Nekroseninfektion

Minimalinvasive Chirurgie (MIC)

Endoskopische Papillotomie mit Steinextraktion

Beschreibung
Im Rahmen einer ERCP, bei großen Steinen eventuell mit vorausgehender extrakorporalen Stoßwellenlithotripsie (ESWL) oder Laserlithotripsie. Entfernung der Fragmente mittels Fangkörbchen oder Extraktionsballon

Indikation
Bei Choledocholithiasis (s. dort) oder Pankreasgangsteinen

Erkrankungen des Pankreas 251

Drainage von Pankreaspseudozysten oder Abszessen

Beschreibung
- Perkutane Katheterdrainage
- Endosonographisch angelegte Drainage mit Pigtail-Katheter über 3–6 Wochen: Zystogastrostomie und Zystoduodenostomie

Indikation
Symptomatische Pseudozysten >5 cm Durchmesser, asymptomatische Pseudozysten nur bei Gallengangsobstruktion, Duodenalobstruktion, wesentliche Größenzunahme im Verlauf, Blutung

Komplikationen
Blutungen, Infektionen

■ Prophylaxe
Beseitigung der Ursache

 Achtung: Engmaschiges stationäres Überwachungsprogramm: Kontrolle des Blutbilds und der Serumparameter täglich, der Vitalparameter mehrmals täglich.

■ Prognose

Natürlicher Verlauf
Je nach Stadium (s. dort)

Komplikationen
- Retroperitoneale Nekrosen und Hämorrhagien
- Bakterielle Infektion der Nekroseherde mit Sepsis und ihren Komplikationen:
  - Kreislaufschock durch Freisetzung von Vasodilatatoren und Volumenmangel
  - ARDS
  - Akutes Nierenversagen
  - Dissiminierende intravasale Gerinnung
  - Gastrointestinale Blutungen
  - Milzvenen- oder Pfortaderthrombose mit portaler Hypertension
- Abszessbildung
- Pseudozysten (abzugrenzen von sehr seltenen meist angeborenen echten Pankreaszysten): evtl. mit Blutungen, Ruptur, Abszess, Fistelbildung, Stenosen
- Paralytischer Ileus
- Übergang in chronische Pankreatitis

3.24.2 Chronische Pankreatitis (K86.1)

■ Grundlagen

Synonyme
Chronische Bauchspeicheldrüsenentzündung

Definition
Schubweise oder kontinuierlich progrediente, nicht-infektiöse Entzündung des Pankreas mit Entwicklung einer exokrinen und endokrinen Insuffizienz

Epidemiologie
Inzidenz: 9:100.000 Einwohner pro Jahr (korreliert mit dem Alkoholkonsum), meist Männer, Manifestationsalter meist 30.–40. Lebensjahr, in tropischen Ländern auch im Jugendlichenalter

Ätiologie
- Chronischer Alkoholabusus (70–80 % der Fälle): langjähriger Alkoholkonsum (>60–70 g/d) steigert Proteinkonzentration im Pankreassaft, Präzipitation von Eiweißkonglomeraten, Ablagerungen im Pankreasgangsystem verursacht Sekretstau
- Idiopathisch (15 % der Fälle)
- Seltene Ursachen:
  - Medikamentös: Diuretika, Immunsuppressiva, Antibiotika, Antikonvulsiva, Steroide, Östrogene
  - Autoimmun (Antikörper gegen Carboanhydrase)
  - Hyperparathyreodismus
  - Hyperlipidämie
  - Arteriosklerose
  - Hereditär: s. Genetik
  - Chronische Obstruktion des Ductus pancreaticus (z. B. Tumoren, Stenosen)

Lokalisation
Initial segmentale, herdförmige Fibrose, später diffuse Fibrose

Genetik
- Verschieden betroffene Gene bekannt:
- Trypsinogen (PRSS1)
- Serinprotease-Inhibitor
- Kazal-Typ 1 (SPINK1)
- Zystische Fibrose (CFTR) (s. dort)

Assoziierte Erkrankungen
Bei alkoholinduzierten Pankreatitis: Leberzirrhose, Mund-, Larynx-, Ösophagus- und Bronchialkarzinome durch häufig gleichzeitig bestehendem Zigarettenkonsum

Pathologischer Befund
- Makroskopie: unregelmäßige Oberfläche durch Vernarbung, Konkremente in den Pankreasgängen
- Histologie: Abflachung des Zylinderepithels, interstitielle perilobuläre Parenchymfibrose, reaktive Intimafibrose der intrahepatischen Arterien, Dilatation und narbige Verziehung des Pankreasganges

Pathophysiologie
Dekompensation der Pankreasfunktion häufig erst nach Verlust von >90 % des Parenchyms:
- Reduzierte Sekretion von Bikarbonat führt zu mangelnder Neutralisation des sauren Speisebreis im Duodenum
- Lipaseaktivität nimmt am stärksten ab, denn:
  - Extrapankreatische Lipasen können den Ausfall der Pankreaslipase nicht kompensieren
  - Eingeschränkte Aktivität durch Sinken des duodenalen pH-Wertes
- Verringerte Ausschüttung von Trypsin mit Maldigestion von Proteinen, 10–15 % können kompensatorisch im Magen hydrolysiert werden
- Stärkeverdauung kann teilweise durch Amylasen des Speichels und der Darmmukosa übernommen werden
- Verminderte Sekretion von Insulin bei Schädigung der Langerhansschen Inseln mit Diabetes mellitus

Risikofaktoren
Alkoholismus. In tropischen Ländern: Eiweißmangel, Verzehr von Betelnüssen

Einteilung/Klassifikation
Einteilung nach Schweregraden:
- Stadium I: chronisch entzündliche Veränderungen (ggf. sonographisch erkennbar), asymptomatisch
- Stadium II: chronische oder schubweise abdominellen Beschwerden, evtl. Pankreaspseudozysten und passagere Verdauungsstörungen
- Stadium III: chronische Schmerzen, Diarrhö/Steatorrhö und/oder Diabetes mellitus. Maldigestion, später evtl. Beschwerdefreiheit bei „Ausbrennen"

■ Klinik

Anamnese
Alkoholkonsum, Medikamentenanamnese, vorherige Schübe. Zunächst über Jahre asymptomatisch! Symptome:
- Heftiger, meist nahrungsabhängiger Oberbauchschmerz, in Rücken und Schultern ausstrahlend, Stunden bis Tage anhaltend, Linderung bei angezogenen Knien im Sitzen oder Liegen, kann im Spätstadium fehlen
- Dyspeptische Beschwerden, Übelkeit, Erbrechen vor allem nach fettreicher Nahrung
- Gewichtsverlust durch verminderte Nahrungsaufnahme und Maldigestion
- Symptome der Maldigestion: Steatorrhö/Diarrhö, Meteorismen

> Achtung: Der akute Schub einer chronischen Pankreatitis ist beim Erstauftreten nicht von einer akuten Pankreatitis zu unterscheiden.

Körperliche Untersuchung
Wenig hilfreich bei der Diagnosestellung!
- Ikterus (bei Stenosierung des Ductus choledochus)
- Sehr selten tastbare Pankreaspseudozyste
- Vergrößerte Milz (bei Milzvenen-/Pfortaderthrombose)

■ Diagnostik
Labor und Bildgebung im akuten Schub wie bei akuter Pankreatitis (s. dort)

Merke: Normale Werte der Lipase und Amylase schließen eine chronische Pankreatitis nicht aus!

Labor
Pankreasfunktionstests zur Diagnostik einer exokrinen Pankreasinsuffizienz
- Direkte Pankreasfunktionstests:
  - Sekretin-Pankreozymin-Test: verminderter Anstieg der Sekretion von Bikarbonat, Amylase, Lipase, Trypsin und Chymotrypsin nach Stimulation durch Sekretin und Pankreozymingabe
- Indirekte Pankreasfunktionstests:
  - Enzymkonzentrationen im Serum: verminderte Elastase und Amylase
  - Enzymkonzentration im Stuhl: verringerte Elastase
  - Quantitative Stuhlfettbestimmung
- Insulinmangeldiabetes bei endokriner Pankreasinsuffizienz in fortgeschrittenen Stadien
  - Blutzucker
  - Uringlukosebestimmung mittels Urinstreifentest
  - Oraler Glukosetoleranztest
  - Bestimmung des HbA1c-Werts
- Genetik: bei unklarer Ursache Mutation in bekannten Genen ausschließen (s. Genetik)

Technische Diagnostik
- **Sonographie**: Nachweis von Pankreasverkalkungen, Pankreaspseudozysten, Abszessen und Tumoren

- **CT**: Bessere Differenzierung von Abszessen, Hämorrhagien oder Tumoren möglich, Nachweis von Verkalkungen
- **Röntgen-Abdomen-Leeraufnahme**: Nachweis von Verkalkungen (30 % der Fälle)

> Merke: Pankreasverkalkungen sind pathognomonisch für eine chronische Pankreatitis. Sie finden sich am häufigsten bei alkoholtoxischer Pankreatitis.

- **ERCP**: bei Verdacht auf Stenosierung und Dilatation des Ductus pancreaticus, Gallensteine (häufig bei alkoholinduzierter chronischen Pankreatitis), ggf. Entfernung von kleinen Steinen mit Schlingendurchzug

Biopsie
CT- oder Sonographie-gesteuerte perkutane Feinnadelpunktion oder Biopsieentnahme unter Laparoskopie oder Laparotomie zum Karzinomausschluss

■ Differenzialdiagnose
- Im Schub wie akute Pankreatitis (s. dort)
- Gastrointestinale Ulkuskrankheit
- Magenkarzinom
- Cholelithiasis
- Pankreaskarzinom
- Malassimilationssyndrom anderer Genese:
  - Sprue
  - Morbus Whipple
  - Mukoviszidose
  - Magenresektion
  - Hämochromatose
- Rückenschmerzen anderer Genese

■ Therapie – konservativ
Im Schub wie bei akuter Pankreatitis (s. dort)
- Diätetische Maßnahmen:
  - Alkoholkarenz!
  - Fettarme, kohlenhydratreiche, häufige, kleine Mahlzeiten
  - Bei Steatorrhö Fette auf mittelkettige Triglyzeride beschränken
- Pankreasenzymsubstitution: magensaftresistente Kombinationen aus Lipase, Amylase, Protease (s. Tab. 3.26)
- Parenterale Vitaminsubstitution insbesondere der fettlöslichen Vitamine A, D, E, K
- Schmerztherapie: längerfristige Analgetikagabe meiden! Linderung des Schmerzes durch Enzymsubstitution und Beseitigung von Komplikationen (Strikturen, Kompression, Steinen). Als Ultima ratio: Zöliakusblockade mit Ethanol oder Steroiden.
- Therapie der endokrinen Pankreasinsuffizienz bei Diabetes mellitus mit Insulin (keine oralen Antidiabetika!)

> Achtung: Insulintherapie nur bei adäquater Behandlung des Malassimilationssyndroms, sonst erhöhte Hypoglykämiegefahr!

■ Therapie – operativ

Nekrosektomie mit Lavage
Siehe Kap. 3.24.1

Drainageoperationen

Beschreibung
- Pankreasschwanzresektion mit End-zu-End-Pankreatikojejunostomie mit Y-Roux Schlinge (Du Val)

- Latero-laterale Pankreatikojejunostomie mit Y-Roux Schlinge (Puestow): nur bei ausgeprägter Dilatation des Pankreasgangs

Indikation

Pankreasgangobstruktion, z. B. Gangstrikturen, Stenosen, Pankreatolithiasis oder einem Pancreas divisum

Komplikationen

Operationsletalität bis 2 %

Pankreasresektion

Beschreibung
- Duodenumerhaltende Pankreaskopfresektion: Belassung eines halbmondförmigen Pankreasrestes in der Duodenalkurvatur
- Pyloruserhaltende Pankreaskopfresektion (nach Longmire-Traverso): komplette Pankreasresektion unter Erhaltung des Magens und Duodenums

Indikation

Sehr zurückhaltend: nicht drainierbare Pankreatitis, Karzinomverdacht oder therapieresistente, nach Drainageoperation persistierende Schmerzen

Komplikationen

Operationsletalität: 5–15 %

■ Minimalinvasive Chirurgie (MIC)
Siehe Kap. 3.24.1

■ Prophylaxe
Alkoholentzug bei Alkoholikern

■ Prognose

Natürlicher Verlauf

Keine Heilung möglich, 10-Jahres-Überlebensrate ca. 50 %, limitierend häufig eine gleichzeitig bestehende Leberzirrhose

Komplikationen

Pseudozysten mit Gefahr der Raumforderung, Ruptur und Superinfektion, Abszesse, Pankreasgangsteine, Pankreasfisteln, Pankreaskarzinom, Gallengangsobstruktion, Duodenalobstruktion, Magen und Duodenalulzera, Milzvenen-/Pfortaderthrombose mit portaler Hypertension

3.24.3 Zystische Fibrose (E84.9)

■ Grundlagen

Synonyme

Mukoviszidose

Definition

Autosomal-rezessiv Erbkrankung mit erhöhter Viskosität des Sekrets aller exokrinen Drüsen und frühzeitig einsetzender respiratorischer und digestiver Insuffizienz

Epidemiologie

Häufigste angeborene Stoffwechselkrankheit der weißen Rasse, in Deutschland ca. 1:2000–3000 Lebendgeburten, Heterozygotenfrequenz 4 %, in Afrika und Asien selten

Ätiologie
Defekt der Chloridkanäle führt zur verminderten Sekretion von Chlorid aus der Zelle und vermehrtem Natriumeinstrom in die Zelle, wodurch der osmotische Gradient für den Wasserstrom ins Lumen sinkt.

Lokalisation
Betroffen sind alle Körperzellen, funktionelle Einschränkungen betreffen jedoch nur Pankreas, Dünndarm, Bronchialsystem, Gallenwege, Gonaden, Schweißdrüsen

Genetik
Autosomal-rezessiv vererbte Mutation im CFTR-Gen („cystic fibrosis transmembrane conductance regulator gene"):
- Delta-F-508-Mutation (70 % der Fälle homozygot)
- Andere seltene Mutationen kombiniert mit der Delta-F-508-Mutation

 Tipp: Verschiedene Mutationen bedingen die klinische Variationsbreite.

Pathologischer Befund
Pankreatische Veränderungen:
- Makroskopie: Narbige Zerstörung der Läppchenstruktur
- Histologie: Untergang der Drüsen, erhaltene sekretgefüllte Ausführungsgänge

Pathophysiologie
Das Sekret ist zäher und fließt schlechter ab (Dyskrinie). Es kommt zur Verstopfung der Ausführungsgänge, reaktiver Entzündung und progredientem Funktionsverlust der betroffenen Organe:
- Pankreas: Pankreasgangobstruktion mit chronischer Pankreatitis
- Dünndarm: Mekoniumileus
- Bronchialsystem: ineffektive mukoziliäre Clearance mit rezidivierenden Infektionen, initial Staphylokokkus aureus und Haemophilus influencae, später Pseudomonas aeruginosa (meist persistierende Infektion)
- Gallenwege: Cholelithiasis mit biliärer Leberzirrhose
- Gonaden: Obliteration des Wolffgangs mit männlicher Infertiltiät
- Schweißdrüsen: erhöhte Osmolarität des Schweiß mit Salzmangelsyndrom bei starkem Schwitzen

■ Klinik

Anamnese
Variabler Beginn und Ausprägung der Symptome

 Tipp: pathognomonisch ist die Kombination aus Symptomen der Maldigestion und rezidivierenden bronchopulmonalen Defekten.

Körperliche Untersuchung
- Intestinale Beschwerden:
  - Mekoniumileus als Erstmanifestation (10–15 %): aufgetriebenes Abdomen
  - Massige, fettige Stühle, Blähungen, Bauchschmerzen
  - Distales intestinales Obstruktions-Syndrom (bei Kindern, vergleichbar dem Mekoniumileus)
- Endokrine Beschwerden: sekundärer Diabetes (10–15 %)

- Respiratorische Beschwerden:
  - Chronischer, meist produktiver Husten (evtl. Hämoptysen), Ruhetachypnoe, Dyspnoe, Trommelschlegelfinger, Uhrglasnägel, zyanotisches Hautkolorit
  - Rezidivierende Bronchopneumonien, asthmatische Beschwerden
  - Pansinusitis, Nasenpolypen
- Gedeihstörungen

■ Diagnostik

Labor
- Schweißtest: nach Stimulation mit Pilocarpiniontophorese

> Merke: NaCl-Ausscheidung >60 mmol/l im Schweiß ist im Kindesalter beweisend!

- Bestimmung des Trypsins IRT (= immunreaktives Trypsin) im Blut (postpartale Frühdiagnose)
- Genotypanalysen bzw. Potenzialdifferenzmessungen (Nasenschleimhaut) bei nicht eindeutigen Schweißtestergebnissen
- Weitere Tests zur Verlaufskontrolle:
- Bestimmung des Stuhlfettes und der Pankreasenzymkonzentrationen im Stuhl
- Bakteriologische Sputumdiagnostik: initial und alle 3 Monate, Früherkennung einer eventuellen Pseudomonasbesiedelung
- Regelmäßige Kontrollen (alle 6–12 Monate): fettlösliche Vitamine, Leberwerte, Elektrolyte, Blutgerinnung, Blutbild, CRP und gesamt IgG, Blutzucker, HbA1c, Blutgasanalysen

Technische Diagnostik
- **EKG** und **Echokardiographie**
- **Lungenfunktionsprüfungen** (Spirometrie und Fluss-Volumen-Kurve initial und alle 3 Monate, Bodyplethysmographie initial und alle 12 Monate in klinisch stabilem Zustand)
- **Sonographie Abdomen**: Kontrollen von Leber, Milz, Darm initial und alle 12 Monate oder bei akuten Komplikationen
- **Röntgen-Thorax**: initial und alle 12 Monate sowie bei akuten Problemen

■ Differenzialdiagnose
Primäre respiratorische Infekte
Malassimilationssyndrom anderer Genese

■ Therapie – konservativ
Es gibt keine kausale Therapie! Allgemeine **symptomatische Maßnahmen**:
- Enzymsubstitution: Basisdosis 10.000 E Lipase pro kg KG/d, orientierend an Gewichtszunahme
- Hochkalorische Ernährung: mindestens 130 % der altersentsprechenden Norm
- Vitaminsubstitution der fettlöslichen Vitamine (A, D, E, K)
- Abklopfdrainage bzw. autogene Drainage morgens und abends
- Inhalationstherapie: 0,9 % NaCl, evtl. Zusatz von β_2-Sympatomimetika, Anticholinergika, oder inhalativen Steroiden, bei sehr zähem Sekret: rhDNAse täglich über Wochen
- Antibiotische Therapie
  - Orale Antibiose gegen Staphylococcus aureus und Haemophilus influenza, z. B. Amoxicillin
  - Bei Pseudomonaserstnachweis: i.v. Antibiose für 14 Tage, anschließend 1 Jahr Inhalation von Tobramycin oder Colistin
  - Bei chronischer Besiedelung mit Pseudomonas aeruginosa: alle 3–4 Monate für 14 Tage i.v. Antibiose mit 2 getesteten Antibiotika

Therapiemaßnahmen bei **pulmonalen Komplikationen**:
- Pneumothorax: Pleuradrainage, ggf. chemische oder chirurgische Pleurodese
- Hämoptysen: je nach Schweregrad gezielte (antibiotische) Therapie, lokale Blutstillungsmaßnahmen (bronchoskopisch) und/oder Embolisation bzw. Lungenteilresektion
- Allergische bronchopulmonale Aspergillose: Allergenkarenz, orale Prednisongabe, Intraconazol
- Hypoxie: Sauerstoffgabe
- Rechtsherzinsuffizienz: Flüssigkeitsrestriktion, Kalium sparendes Diuretikum
- (Herz-)Lungen-Transplantation bei schwerer Funktionseinschränkung

Spezielle Therapie bei **gastrointestinalen Problemen**:
- Mekoniumileus: operative Therapie
- Persistierende Fettausscheidung bei hoher Enzymdosierung: zusätzlicher Gabe von H_2-Blockern bzw. Omeprazol
- Diabetes: Versuch mit oralen Antidiabetika, wenn ungenügend: Insulintherapie
- Cholestase: Ursodesocycholsäure
- Distales intestinales Obstruktions-Syndrom: orale Gabe von Mukolytika, osmotisch wirksamen Laxanzien, ggf. Darmresektion.
- Gastroösophagealer Reflux, Duodenalulzera: H_2-Blocker, Omeprazol

■ Prophylaxe
Prävention von Komplikationen durch konsequente Symptomkontrolle erhöht die Lebenserwartung entscheidend

■ Prognose

Natürlicher Verlauf
Verläuft immer letal, durchschnittliche Lebenserwartung 30 Jahre, steigend

Komplikationen
- Respiratorischen Insuffizienz mit pulmonalen Hypertonie
- Allergische bronchopulmonale Aspergillose (ca. 10 %)
- Pneumothorax (ca. 20 % der erwachsenen Patienten)
- Rezidivierende Hämoptysen
- Fettleber, Mikrogallenblase, Cholezysto- und Cholangiolithiasis, periportale Fibrose und biliäre Fibrose, Zirrhose mit portaler Hypertension
- CF-Arthritis
- Nephrolithiasis

3.24.4 Pankreaskarzinom (C25.9)

■ Grundlagen

Synonyme
Pankreaskrebs

Definition
Epitheliale Neoplasie des Pankreas

Epidemiologie
2–3 % aller Malignome, Inzidenz: 10:100.000 Einwohner pro Jahr, Häufigkeitsgipfel: 7. Lebensdekade, dritthäufigster Tumor des Gastrointestinaltrakts

Ätiologie
Multifaktoriell:
- Exogene Faktoren: Tabakrauch, fett- und proteinreiche Ernährung, chronische Pankreatitis
- Genetische Faktoren (s. Genetik)

Lokalisation

80 % Pankreaskopf, 20 % Körper, 10 % Schwanz, frühe hämatogene und lymphogene Metastasierung

Genetik

Familiäre Disposition:
- Peutz-Jeghers-Syndrom (STK11-Gen) 100-faches Risiko
- Hereditäre Pankreatitis (PRSS1-Gen) 85-faches Risiko
- FAMMM-Syndrom, Pankreaskarzinom-Melanom-Syndrom (CDKN2A-Gen) 20faches Risiko
- Familiäres Mamma-/Ovarialkarzinom (BRCA2-Gen) 5-faches Risiko
- Verwandter ersten Grades 40-faches Risiko

Pathologischer Befund

- Makroskopie: meist 2–5 cm großer Tumor, Stenosierung des Ductus choledochus und Ductus pancreaticus
- Einteilung nach Histologie:
  - Duktales Adenokarzinom 90 %: gut differenzierte Gangstrukturen, meist kubische schleimproduzierende Drüsenzellen
  - Selten: papillär-muzinöses Karzinom, muzinöses Zystadenokarzinom, Azinuszellkarzinome und andere Tumoren

Pathophysiologie

Die Pankreasfunktion wird durch Parenchymuntergang nicht beeinflusst (relevant erst bei >90 %). Obstruktion des Gallenganges führt zu posthepatischer Cholestase. Obstruktion des Pankreasganges führt zu sekundärer Pankreatitis.

Risikofaktoren

- Tabakkonsum
- Fett- und proteinreiche Ernährung
- Chronische Pankreatitis
- Familiäre Disposition

Einteilung/Klassifikation

TNM-Stadium	
Primärtumor	
T0	Kein Anhalt für Primärtumor
Tis	Carcinoma in situ
T1	Tumor begrenzt auf Pankreas, 2 cm oder weniger in größter Ausdehnung
T2	Tumor begrenzt auf Pankreas, mehr als 2 cm in größter Ausdehnung
T3	Tumor breitet sich jenseits des Pankreas aus, jedoch ohne Infiltration des Truncus coeliacus oder der A. mesenterica superior
T4	Tumor infiltriert Truncus coeliacus oder A. mesenterica superior
Lymphknotenbefall	
N0	Keine regionären Lymphknotenmetastasen
N1	Regionäre Lymphknotenmetastasen
Metastasierung	
M0	Keine Fernmetastasen
M1	Fernmetastasen vorhanden

Tab. 3.30 TNM-Klassifikation des Pankreaskarzinoms.

UICC-Stadium nach TNM-Klassifikation	TNM-Klassifikation		
Stadium 0	Tis	N0	M0
Stadium IA	T1	N0	M0
Stadium IB	T2	N0	M0
Stadium IIA	T3	N0	M0
Stadium IIB	T1-T3	N1	M0
Stadium III	T4	Jedes N	M0
Stadium IV	jedes T	Jedes N	M1

Tab. 3.31 UICC-Stadien des Pankreaskarzinoms.

■ Klinik

Anamnese
Familienanamnese, Vorerkrankungen (chronische Pankreatitis, rezidivierende Thrombosen und Thrombophlebitiden). Keine Frühsymptome!
Unspezifische Symptome: gürtelförmige Oberbauchschmerzen in den Rücken ausstrahlend, Appetitverlust, Übelkeit, Gewichtsverlust

Körperliche Untersuchung
- Positives Courvoisier-Zeichen (schmerzlose, prallelastische Gallenblase bei gleichzeitigem Ikterus)
- Hepatomegalie
- Aszites
- Tastbarer Oberbauchtumor

■ Diagnostik

Labor
Wenig aussagekräftig!
- Begleitpankreatitis: Amylase und Lipase erhöht
- Cholestase: γ-GT, AP, GPT, Bilirubin erhöht
- Gestörter Glukosetoleranz: Blutzuckerwerte erhöht
- Tumormarker zur Verlaufskontrolle: CA19-9 (erhöhte Werte jedoch auch bei Cholestase, gastrointestinalen Entzündungen)

Technische Diagnostik

 Merke: Die Nachweisgrenze ist bei den bildgebenden Verfahren 1 cm Mindestdurchmesser.

- **CT/MRT** des Abdomens (Goldstandard): insbesondere zum Staging
- **Sonographie** und Endosonographie (Sonde an Magenhinterwand): Sensitivität 80–90 %, echoarmer Tumor, Differenzierung zwischen entzündlicher und maligner Raumforderung selten möglich, Metastasensuche, Cholestase
- **ERCP**: Beurteilung und ggf. Therapie von Stenosen des Gallen- und Pankreasganges, Gewinnung von Pankreassekret zur zytologischen Aufarbeitung
- **PET** mit Fluor-2-Deoxy-D-Glukose: hohe Sensitivität auch bei kleinen Tumoren
- **Angiographie**: in Ausnahmefällen

Biopsie
CT- oder Sonographie-gesteuerte Feinnadelpunktion

> **Achtung:** Wegen Gefahr der Stichkanalmetastasierung bei potenziell kurativ operablen Tumoren vermeiden!

■ Differenzialdiagnose
- Chronische Pankreatitis
- Pankreaszysten und -pseudozysten
- Benigne Tumoren (nur ca. 1 % der Pankreastumoren)

■ Therapie – konservativ
Palliativ bei nicht-resektablen Karzinomen (70–90 %):
- Systemische Chemotherapie: 5-Fluorourazil oder Gemzitabin, Ansprechraten etwa 20 %, keine Lebenszeitverlängerung
- Schmerztherapie: Stufentherapie entsprechend dem WHO-Schema (s. Basistherapie)
- Evtl. neoadjuvante Radiochemotherapie zum Downstaging

■ Therapie – operativ
Kurativer Therapieansatz bei Resektabilität

Whipple-Operation: „Rechtsresektion"
Beschreibung
Resektion des Duodenums, des Pankreaskopf, des Ductus choledochus und der Gallenblase, Wiederherstellung der Nahrungspassage durch Gastrojejunostomie, Magenteilresektion (Magensäure würde sonst zu einem Ulcus jejuni pepticum führen)

Indikation
Standardverfahren, insbesondere bei großen Pankreaskopftumoren, R0-Resektion möglich

Komplikationen
Operationsletalität um 5 %

Pyloruserhaltende Pankreaskopfresektion (nach Longmire-Traverso)
Beschreibung
Das proximale Duodenum bleibt erhalten, so dass eine Magenresektion nicht notwendig ist.

Indikation
Kleine periampulläre Karzinome

„Linksresektion" des Pankreasschwanzes
Beschreibung
Pankreaslinksresektion mit Splenektomie

Indikation
Korpus-/Schwanzkarzinom

■ Minimalinvasive Chirurgie (MIC)
Palliative Therapie:
- Blockade des Ganglion coeliacum: stärkste, konservativ nicht kontrollierbare Schmerzen
- Endoskopische Implantation eines selbstexpandierenden Stents in den Ductus choledochus bei Stenosierung
- Gastroenterostomie bei Magenausgangsstenose

■ Prophylaxe
Meidung exogener Noxe, konsequente Therapie der chronischen Pankreatitis

Prognose

Natürlicher Verlauf
1-Jahres-Überlebensrate <10 %; mediane Lebenserwartung: 3–6 Monate, 5-Jahres-Überlebensrate nach Operation mit kurativem Ansatz 3–24 %

Komplikationen
Leberinsuffizienz durch Cholestase, Duodenalstenose, Peritonealkarzinose

3.24.5 Neuroendokrine Tumoren (NET)

Grundlagen

Synonyme
Gastroenteropankreatische Tumoren (GEP); früher: APUDome, Karzinoide, Neuroendokrinome

Definition
Heterogene Gruppe seltener Tumoren die neuronalem oder endokrinem Gewebe ähneln und nach Funktionalität, Differenzierungsgrad und Lokalisation klassifiziert werden.

Epidemiologie
Inzidenz: insgesamt 1–2/100.000 Einwohner pro Jahr

Ätiologie
Bei sporadischen Tumoren unklar; im Rahmen familiärer Syndrome (s. Genetik)

Lokalisation
- Vorderdarm (Pankreas, Magen und Duodenum): ca. 50 % funktionell, Insulinom (B-Zellen der Langerhans-Inseln), Gastrinom, Glukagonom (A-Zellen der Langerhans-Inseln), Somatostatinom, VIPom
- Mitteldarm (Jejunum, Ileum und Zökum): selten funktionell, Serotoninom mit Karzinoidsyndrom
- Hinterdarm (Kolon, Sigma, Rektum): immer nicht funktionell

Genetik
Autosomal-dominante Vererbung der multiplen endokrinen Neoplasien (MEN-Syndrome), die verschiedene Organe betreffen können:
- **MEN1** (= Werner-Syndrom):
  - Mutation im Menin-Gen
  - Nebenschilddrüsen: primärem Hyperparathyreoidismus
  - Pankreas: Insulinom, Gastrinom, selten andere
  - Hypophyse: Akromegalie, Morbus Cushing, Prolaktion
- **MEN2a** (= Sipple-Syndrom):
  - Mutation im Ret-Protoonkogen
  - Schilddrüse: medulläres Schilddrüsenkarzinom
  - Phäochromozytom
  - Nebenschilddrüsen: primärer Hyperparathyreoidismus
- **MEN2b** (= Gorlin-Syndrom):
  - Zusätzlich zu MEN2a Ganglioneuromatose

Pathologischer Befund
Meist submuköses Wachstum, später die Mukosawand durchbrechend
Hormon-aktiv: hochdifferenziert, meist lobuläre Struktur, immunhistochemische Differenzierung der Hormonproduktion, Abgrenzung eines Karzinoids durch Silberfärbung der enterochromaffinen Zellen

Pathophysiologie
Einteilung nach Funktionalität:
- **Hormon-aktive (funktionelle) Tumoren** führen zur inadäquaten Hormonproduktion:
  - Gastrinom (Zollinger-Ellison-Syndrom): Gastrin stimuliert die Magensäureproduktion.
  - Insulinom: Insulin führt zu Hypoglykämien.
  - VIPom (Verner-Morrison-Syndrom): Erschlaffung der glatten Muskulatur, Vasodilatation, Hemmung der Magensäuresekretion.
  - Glukagonom: Glukagon führt zu Steigerung der Glukoneogenese, Glykogenolyse, Proteinolyse und Lipolyse.
  - Somatostatinom: Somatostatin mit Hemmung von Insulin und Glukagon führt zu Diabetes mellitus mit Hypoglykämie-Anfällen, Hemmung der Gallenblasenkontraktion zur Cholelithiasis, Hemmung der Pankreasenzyme zur Maldigestion.
  - Karzinoidsyndrom: Serotonin stimuliert die Darmmotilität und Fibrosierung, Kallikrein führt zur Vasodilatation in der Haut.
- **Hormon-inaktive (nicht-funktionelle) Tumoren:** ca. 50 %

Risikofaktoren
Familiäre Disposition

Einteilung/Klassifikation
Pathologische Klassifikation:
- 1a: hochdifferenziert: benigne oder unklare Dignität
- 1b: hoch differenziert: niedrig maligne
- 2: niedrig differenziert: hoch maligne

■ Klinik
Anamnese
Tab. 3.32 gibt einen Überblick über die hormon-aktiven neuroendokrinen Tumoren.

Erkrankung	Dignität	Symptome	Differenzialdiagnose
Gastrinom (= Zöllinger-Ellison-Syndrom)	60 % maligne	Therapieresistente, rezidivierende Geschwüre im Magen, Duodenum oder sogar Jejunum; Durchfälle; Fettstühle	Hypergastrinämie anderer Genese: H_2-Blocker, PPI, Typ-A oder Typ-B-Gastritis, Niereninsuffizien
Insulinom	>90 % benigne	Unruhe, Schwitzen, Zittern, Heißhunger, Bewusstseinsstörungen, Sehstörungen durch Hypoglykämien	Hypoglykämien anderer Genese
Glukagonom	70 % maligne	Chronischer, wandernder Ausschlag, milder Diabetes mellitus	Primärer Diabetes mellitus
Somatostatinom	75 % maligne	Milder Diabetes mellitus, Gallensteine, Diarrhö/Steatorrhö	Malassimilationssyndrom anderer Genese
VIPom (= Verner-Morrison-Syndrom)	80 % maligne	Wässrige Diarrhö, Flüssigkeitsmangel, Kaliummangel, Magensäuremangel	DD der Diarrhö, Ganglioneuroblastome, exokriner Pankreastumor
Serotoninom, Kallikrein-produzierender-Tumor (= Karzinoidsyndrom)	40 % benigne (in Appendix) sonst meist maligne	Anfallsartige Gesichtsröte (Flush-Symptomatik), krampfartige Bauchschmerzen, Diarrhö, Endokardfibrose mit Klappenschädigung, Asthmaanfall	Systemische Mastozytose

Tab. 3.32 Symptome, Dignität und Differenzialdiagnose der neuroendokrinen Tumoren.

Hormon-inaktive Tumoren führen sehr spät zu unspezifischen Symptomen: Schmerzen, Gewichtsverlust, Abgeschlagenheit

Körperliche Untersuchung
Hormon-inaktive Tumoren: je nach Lokalisation
- Ikterus
- tastbarer Oberbauchtumor
- mechanischer Ileus: Obstipation, Krämpfe, geblähtes Abdomen
- sekundäre Pankreatitis: Schmerzen, Malassimilationssyndrom

■ Diagnostik

Labor
Bestimmung des produzierten Hormons oder seiner Metabolite:
- Gastrinom: basaler Gastrinspiegel (nüchtern) >1000 ng/l beweisend, Anstieg auf mehr als das Doppelte nach Sekretinstimulation
- Insulinom: Spontanhypoglykämie im 72-h-Hungerversuch (Abbruch bei Symptomen der Hypoglykämie oder BZ <40 mg/dl)
- Glukagonom: Glukagon im Serum >50 pmol/l
- Somatostatinom: Somatostatin im Serum >100 pg/ml
- VIPom: erhöhte Plasmakonzentration des vasoaktiven intestinalen Polypeptides (VIP)
- Serotoninom: Serotoninmetabolit 5-Hydroxy-Indolessigsäure im 24-h-Urin, Serotonin und Chromogranin A im Serum erhöht

Technische Diagnostik
- **Sonographie**: grob orientierend, bei <1 cm Durchmesser jedoch unsicher
- **Ösophago-Gastro-Duodenoskopie**: insbesondere bei Gastrinom, ggf. mit Endosonographie zur Darstellung bereits kleiner Läsionen
- **CT/MRT**: Organvergrößerung, Konturunregelmäßigkeiten
- **Somatostatinrezeptorszintigraphie** (SRS)

Biopsie
Unterschiedlicher Zugang je nach Lokalisation, hilfreich bei unklarer Diagnose

■ Differenzialdiagnose
→ Tab. 3.32
Andere Tumoren des Gastrointestinaltrakts

■ Therapie – konservativ
Palliativ wenn R0-Resektion nicht möglich oder bei Rezidiven:
- Verschiedene Chemotherapien in klinischer Erprobung
- Unterdrückung der Hormonproduktion durch Somatostatinanaloga (außer bei Somatostatinom)
- Protonenpumpenhemmer zur Unterdrückung der Magensäuresekretion bei Gastrinom
- Glukose bei Hypoglykämien bei Insulinom
- Flüssigkeits- und Kaliumsubstitution bei VIPom

Somatostatinanaloga (Octreotid)
Präparat: Sandostatin

Wirkung/Wirkprinzip
Somatostatinartige Wirkung: Hemmung von Somatotropin, Insulin, Glukagon, Gastrin, Sekretin, VIP

Dosierung/Anwendung
Dosierung nach Klinik:
Initial 1–2×50 µg s.c. bis auf 3×100–200 µg s.c. steigern

Nebenwirkung
Lokale Reaktionen an der Einstichstelle, gastrointestinale Beschwerden, allergische Reaktionen, akute Pankreatitis, starke Schwankungen des Blutzuckers insbesondere bei Diabetikern

Wechselwirkung
- Verminderter Insulinbedarf bei Diabetikern
- Verminderte Resorption von Ciclosporin, Cimetidin
- Erhöhte Bioverfügbarkeit von Bromocriptin

Kontraindikationen
Strenge Indikationsstellung bei Kindern, in Schwangerschaft und Stillzeit

■ Therapie – operativ

R0-Resektion

Beschreibung
Unterschiedliches Vorgehen je nach Lokalisation

Indikation
Wenn R0-Resektion potenziell möglich:
- Karzinoid
- Insulinom
- VIPom
- Somatostatinom

■ Prognose

Natürlicher Verlauf
Bei bösartigen Tumoren allgemein schlechte Prognose

Komplikationen
Siehe Klinik

3.25 Anatomie der Leber

Die durchschnittlich 1500–2000 g schwere Leber des Erwachsenen besteht aus:
- Linker Leberlappen (Segment I–IV)
- Rechter Leberlappen (Segment V–VIII)
- Leberhilus:
  – Blutzufuhr durch V. porta (führt sauerstoffarmes, nährstoffreiches Blut) und der A. hepatica communis (führt sauerstoffreiches Blut)
  – Galleabfluss durch Ductus hepaticus communis

Im Parenchym münden die Verästelungen der V. porta und A. hepatica communis in Sinusoide, die über den Disse-Raum an die Hepatozyten grenzen. Die Sinusoide münden in die Zentralvenen von denen aus das Blut über drei Venae hepaticae in die V. cava inferior fließt. Die basale Seite der Hepatozyten grenzt an die Gallenkanalikuli.
Neben den Hepatozyten (etwa 60 % der Zellmasse) finden sich weitere Zellen im Disse-Raum (Tab. 3.33; Abb. 3.3) und den Sinusoiden.

Zellart	Funktion	Pathologie
Kupffer-Zellen	Makrophagen, Antigenpräsentation	
Itozellen = hepatische Sternzelle, Lipozyten	Speicher für Retinoide	Bei Leberschäden Proliferation und Umwandlung in Myofibroblasten
Pit-Zellen	NK-Zellen, Zytotoxizität gegen Tumor- und virusinfizierte Zellen	Leberschädigung bei viraler Hepatitis

Tab. 3.33 Zellen des Disse-Raumes und der Sinusoide.

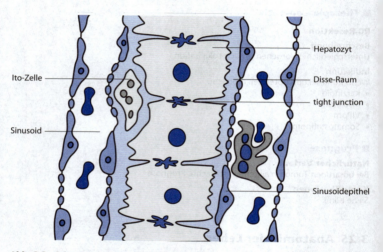

Abb. 3.3 Schematische Darstellung der Hepatozyten, des Disse-Raums mit Ito-Zellen und Kupffer-Zellen, abgegrenzt von den Sinusoiden durch das Sinusoidepithel. Die Hepatozyten sind durch tight junctions miteinander verbunden.

3.26 Physiologie der Leber

Die Leber ist bedeutend für, Synthese, Biotransformation, Speicherung und Ausscheidung körpereigener und körperfremder Stoffe (Tab. 3.34).

Stoffwechselschritt	Funktion
Synthese der Cholinesterasen	Spaltung von Cholinen, z. B. Azetylcholin
Synthese der Gerinnungsfaktoren (Vitamin-K-abhängig sind Faktor II, VII, IX, X, Protein C und S)	Aufrechterhaltung der Hämostase
Albumin	Aufrechterhaltung des intravasalen onkotischen Drucks, plasmatisches Transportprotein für körpereigene und körperfremde Stoffe
Bildung von Glukose aus Glyzerin, Pyruvat/Laktat, Aminosäuren (Glukoneogenese)	Bereitstellung von Glukose
Bildung von Glukose als Glykogen (Glykogenolyse)	Bereitstellung von Glukose
Einbau von Fett in Lipoproteinen	Transport von Fetten im Blut und Aufnahme in die Zellen
Abbau geschädigter Erythrozyten durch Kupffer-Zellen	Entfernung alter Erythrozyten aus dem Blut und Abbau des Hämoglobins und seiner Metabolite
Billirubin	Täglicher Transport von ca. 300 mg an Albumin gekoppelten Bilirubins zur Leber, Konjugation durch die UDP-Glukuronyltransferase an Glukuronsäure Ausscheidung mit der Galle über den Darm

Tab. 3.34 Wichtige körpereigene Stoffwechselprodukte der Leber.

3.27 Basisdiagnostik der Leber

Leberwerte
- **γ-GT:** membrangebunden, daher bereits bei leichten Leberzellschäden erhöht, spezifisch für Störungen der Leber und des Gallengangssystems der Leber, hohe Werte besonders bei Cholestase und Alkoholismus, Höhe des Wertes proportional zur Leberschädigung
- **GPT:** zytoplasmatisches Enzym bei leichten bis mittelschweren Leberzellschäden ansteigend
- **GOT:** schwerere Leberzellschäden führen zum Anstieg von mitochondrialen Enzymen, nicht spezifisch für Lebererkrankungen: Vorkommen in Leber, Herz- und Skelettmuskulatur (Erhöhung u. a. auch bei Herzinfarkten)
- **GLDH:** erst bei schwersten Leberschäden deutlich erhöht
- **Alkalische Phosphatase (aP):** nicht leberspezifisch, Isoformen in Dünndarm, Keimzellen, Plazenta, Leberzellen, Knochen, Niere, erhöht bei Gallenstau (Cholestase), Gallenwegsentzündung (Cholangitis), Leberzellschäden, Tumoren, aktive Regeneration
- **Bilirubin:** s. Kap. 3.29

- **De-Ritis-Quotient (GOT/GPT):**
  - ≤**1** akute extrahepatische Cholestase, unkomplizierte Virushepatitis, Leberzirrhose, hepatozelluläres Karzinom
  - >**1** fulminante Verlaufsformen einer Virushepatis, chronische Virushepatis
  - >**2** Alkoholhepatitis, Herzinfarkt, Trauma

Die Hepatitis-Serologie bei Verdacht auf virale Hepatitis wird in Tab. 3.35 und Abb. 3.4 zusammengefasst.

Virus	Marker	Aussage	Verlauf
HAV	Anti-HAV-IgM	frische Infektion	Frühstens nach 3 Wochen
	Anti-HAV-IgG	Frische oder alte Infektion	Frühstens nach 3 Wochen, persistiert lebenslang
HBV	Anti-HBc-IgM	Frische Infektion	2 Monate nach Infektion
	Anti-HBc-IgG	Frische oder alte Infektion	2 Monate nach Infektion, persistiert lebenslang
	HBs-AG	Positiv in 90 % der frischen Infektionen und bei Viruspersistenz, Marker für Infektiosität	Bereits vor ersten Symptomen, persistiert bei chronischem Verlauf
	HBe-AG	Marker für Replikation und Infektiosität	
	HBV-DNA	Marker für Replikation und Infektiosität	Bei Persistenz >8 Wochen chronischer Verlauf wahrscheinlich
	Anti-HBe	Prognostisch günstiger Marker, kündigt Ausheilung an	Nach Verschwinden des HBe-AG
	Anti-HBs	Titerhöhe ist Marker für Immunität nach Ausheilung oder Impfung	
HCV	Anti-HCV-IgM/IgG	Frische oder alte Infektion, Anti-HCV-IgM als Marker für die Aktivität	1–4 Monate nach Infektion (kein Frühmarker!), persistieren bei chronischem Verlauf
	HCV-RNA	Marker für Replikation und Infektiosität	Direkt nach Infektion bis zur Ausheilung
HDV	Anti-HDV-IgM/IgG	Frische oder alte Infektion	6–8 Wochen nach Infektion, Anti-HDV-IgG persistiert auch nach Ausheilung
	HDV-RNA	Akute oder chronische Hepatitis D	Nach Infektion bis zur Ausheilung
HEV	Anti-HEV-IgM/IgG	Frische oder alte Infektion	

Tab. 3.35 Serologische Marker des jeweiligen Hepatitisvirus und ihre diagnostische und prognostische Aussage.

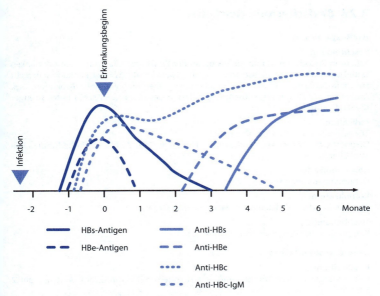

Abb. 3.4 Verlauf der serologischen Marker einer Hepatitis-B-Infektion.

Abdomensonographie mit Beurteilung der Leber
- Durchführung: 3,5-MHz-Schallkopf empfohlen, sorgfältiges Durchfächern der gesamten Leber in 2 Ebenen (cave: Ränder eventuell nur in Inspiration des Patienten zu beurteilen)
  - Medianer Oberbauchschnitt: linker Leberlappen und Lobus caudatus
  - Oberbauch-Querschnitt: Ligamentum teres hepatis mit enthaltenen Strukturen
  - Oberbauch-Schrägschnitt rechts: Leberhilus mit ein- und austretenden Strukturen, Gallenblase, Leberparenchym
  - Sagittalschnitt in der rechten Medioklavikularlinie: Größenbeurteilung (normal: ca. 12 cm)
  - Interkostaler Flankenschnitt rechts: Vergleich der Echogenität zwischen Leber und Niere, rechter Leberlappen
- Befund: Veränderung von Größe und Echogenität, fokale Veränderungen im Rahmen von Zysten, Abszessen, benigne oder maligne Tumoren
- Indikationen: Goldstandard bei Verdacht auf eine Lebererkrankung, untergeordnete Rolle bei Hepatitis

Perkutane Leberbiopsie
- Durchführung: nüchterner Patient, in Rückenlage, unter Lokalanästhesie, Punktion interkostal zwischen vorderer und mittlerer Axillarlinie am Rippenbogenoberrand unter sonographischer Kontrolle (außerhalb der Pleura!), schnelle Punktion unter Sog
- Befund: Veränderung der Läppchenstruktur, Gefäßverlaufs, Zellnekrosen, Fibrosen
- Indikationen: Diagnostik und Verlaufskontrolle bei Fettleberhepatitis, Leberzirrhose

3.28 Basistherapie der Leber

Aszitespunktion

Beschreibung
Patient in Rückenlage, Hautdesinfektion an der Punktionsstelle im rechten oder linken Unterbauch lateral der epigastrischen Gefäße. Nach Lokalanästhesie Punktion senkrecht zur Hautoberfläche z. B. mit einer grauen oder gelben Braunüle unter Aspiration. Ggf. Aspirat für die Diagnostik entnehmen, Ablassen des gesamten Aszites unter strenger Kreislaufkontrolle

Indikation
Therapeutisch: Beschwerdeminderung
Diagnostisch: Anlegen von Blutkulturen, Tbc-Diagnostik, Zytologie, Probe für die klinische Chemie

Kontraindikation
Gerinnungsstörungen

Komplikationen
Blutung, Infektion, Verletzung intraabdomineller Organe

Nachbehandlung
Kompression der Punktionsstelle, Pflaster

Lebertransplantation

Beschreibung
Leichen-Organspende: Übertragung von Spendern mit Hirntod, ggf. Aufteilen auf 2 Spender
Lebendspende: z. B. durch Verwandte, Entnahme eines Teils der Leber

Indikation
Bei Versagen der konservativen Therapie:
- Child-Pugh-Stadium C
- Schwere hepatische Enzephalopathie, zunehmendes hepatorenales Syndrom, zunehmende Gerinnungsstörung
- Schwerer Komplikationen: spontane Peritonitis, therapierefraktärer Aszites, Varizenblutung
- Schlechter Mayo-Clinic-Risk-Score für PBC und PSC

Kontraindikation
Absolut:
- Extrahepatisches Organversagen (Herz, Lunge) Ausnahme: Kotransplantation von Leber
- Schwere Hypoxie, z. B. hepatopulmonales Syndrom
- Sepsis und Infektionen außerhalb des hepatobiliären Systems
- AIDS
- Metastasierte Tumoren (Ausnahme: hepatische Metastasen endokriner Tumoren, s. o.)
- Aktive Psychose

Relativ:
- Hohes Alter (>65 Jahre, jedoch abhängig vom biologischen Alter)
- Fehlender splanchnisch-venöser Zufluss, vorbestehender portocavaler Shunt
- Vorausgegangene extensive hepatobiliäre Operationen mit Verwachsungen im Oberbauch
- Fortgesetzter Alkohol- oder Drogenkonsum

Komplikationen

Transplantatversagen (Transportschaden), akute oder chronische Transplantatabstoßung (bis zu 60 %), gehäuftes Auftreten von Malignomen: Lymphome, Hauttumoren, Reinfektion bei Virushepatitis, Rezidiv bei primär biliärer Zirrhose

Nachbehandlung

Lebenslange Immunsuppression mittels Kortison, Ciclosporin A, Tacrolimus, MMF

Extrakorporale temporäre Leberersatztherapie

Beschreibung
- MARS Verfahren (moleculer adsorbent recirculating system)
- SPAD-Verfahren (single pass albumin dialysis)
- FPSA-Konzept (fractionated plasma separation and adsorption)

Das Blut wird an Absorbermaterialien vorbeigeleitet, so dass Toxine absorbiert werden.

Indikation
- Akutes Leberversagen: Vermeidung von Komplikationen und Zeitgewinnung bis zur Ausheilung der zugrunde liegenden Lebererkrankung
- Leberzirrhose, akutes Leberversagen: Überbrückung bis zur Lebertransplantation

3.29 Leitsymptome der Leber

Leberhautzeichen
- Ikterus
- Teleangiektasien
- Spider naevi
- Palmar-/Plantarerythem
- Lacklippen und Lackzunge (glatt und rot)
- Weißnägel
- Pruritus mit Kratzeffloreszenzen

Endokrine Störungen
- Bei Männern: Gynäkomastie, Abdominalglatze Hodenatrophie, Impotenz
- Bei Frauen: Dysmenorrhö

Gerinnungsstörungen mit hämorrhagischer Diathese

Foetor hepaticus: Mundgeruch nach roher Leber

Ikterus (Gelbsucht): Gelbfärbung der Haut, Schleimhäute und Skleren durch Ablagerung von Bilirubin

 Tipp: Ein Sklerenikterus tritt auf, wenn das Serumbilirubin >2 mg/dl beträgt

- Hämolytischer (= prähepatischer) Ikterus: Vermehrter Anfall von Bilirubin durch gesteigerte Hämolyse bei mangelnder Kompensation durch die Leber, bei hämolytischen Anämien
- Hepatischer (= intrahepatischer) Ikterus: Gestörte Konjugation des indirektem Bilirubins oder mangelnde Exkretion durch die Hepatozyten, bei:
  - Familiäre Hyperalbuminämiesyndrome: Morbus Meulengracht/Gilbert = Icterus intermittens juvenilis und Crigler-Najar-Syndrom mit erhöhtem unkonjugiertem Bilirubin bei verminderter bzw. fehlender Glukuronyltransferase: Dubin-Johnson-Syndrom und Rotor-Syndrom mit erhöhtem konjugiertem Bilirubin bei gestörter Exkretion.

- Infektiöse Hepatitis
- Leberzirrhose
- Toxische Hepatitis (Alkohol, Medikamente, Tetrachlorkohlenstoff, Knollenblätterpilze)
- Stauungsleber
- Neugeborenen-Ikterus durch Mangel der UDP-Glukuronyltransferase
• Cholestatischer (= posthepatischer) Ikterus: Störung der Gallensekretion durch Hindernis in den intrakanalikulären oder extrakanalikulären Gallenwegen, bei:
  - Choledochussteine
  - Primär biliäre Zirrhose
  - Primär sklerosierende Cholangitis
  - Papillenstenose
  - Hämochromatose, Morbus Wilson
  - Angeborene billäre Atresie
  - Budd-Chiari-Syndrom: Verschluss der Lebervenen durch Thrombosen, Tumoren oder angeborene Verschlüsse
  - Parasiten: Askariden, Bilharziose, Fasciola hepatica

	Prähepatisch	Intrahepatisch	Posthepatisch
Serum • Indirektes Bilirubin • Direktes Bilirubin	++	++	+ +
Urin • Bilirubin • Urobilinogen	++	++	+ +
Stuhl	Dunkel	Hell	Hell

Tab. 3.36 Differenzialdiagnostische Befunde des Ikterus.

Infektneigung
Aszites: Ansammlung freier Flüssigkeit in der Bauchhöhle (ab 50 ml sonographisch nachweisbar)
Mittels Laborbefund des Aszitespunktats wird zwischen Transsudat und Exsudat unterschieden (Tab. 3.37)

Parameter	Transsudat	Exsudat
Spezifisches Gewicht	≤1015	>1015
Gesamteiweiß	≤30 g/l	>30 g/l
Serumalbumin – Aszitesalbumin	≥1,1 g/l	<1,1 g/l

Tab. 3.37 Differenzialdiagnostische Parameter des Aszitespunktats.

Selten:
• Chylöser Aszites mit gelblicher Färbung durch Lymphflüssigkeit bei Lymphabflussstörungen
• Hämorrhagischer Aszites mit rötlicher Färbung, karzinomverdächtig!

Ursachen:
• Transsudat (intaktes Endothel, aber Ungleichgewicht zwischen hydrostatischem und onkotischem Druck):

- Lerberzirrhose, Fettleberhepatitis
- Budd-Chiari-Syndrom
- Pfordaderthrombose
- Rechtsherzinsuffizienz
- Hypalbuminämie bei z. B. nephrotischem Syndrom, Urämie, Mangelernärung, Malassimilationssyndrom
- Exsudat (erhöhte Durchlässigkeit des Endothels):
  - Malignome, z. B. Peritonealkarzinose, hepatozelluläres Karzinom, Lebermetastase
  - Bakterielle Peritonitis
  - Tuberkulose
  - Akute Pankreatitis
  - Bauchtrauma
  - Selten rheumatologische Systemerkrankungen

Hepatomegalie: Vergrößerung der Leber:
- Tastbefund: >2 Finger unter dem rechten Rippenbogen tastbar, grob orientierend
- Sonographie: Durchmesser in der rechten Medioklavikularlinie >12–14 cm
- Ursachen: Fettleber, Leberzirrhose, Stauungsleber bei Rechtsherzinsuffizienz, Virusinfekte, Lebermetastasen und andere fokale Strukturveränderungen (hepatozelluläres Karzinom, Zysten, benigne Tumoren)

Tipp: Häufig geht eine Hepatomegalie mit einer Splenomegalie (Vergrößerung der Milz) einher.

Splenomegalie: Vergrößerung der Milz:
- Tastbefund: Milz sollte im Normalfall nicht tastbar sein
- Sonographie: Dicke >4 cm, Querdurchmesser <7 cm, Länge 11 cm

Tipp: 4711 = 4 cm × 7 cm × 11 cm

- Ursachen:
  - Primär: Milztumoren (Hämatom, Abszess, Zyste, Hämangiom, maligne Tumoren), bei systemischen Erkrankungen (Virusinfekte, hämatologische Erkrankungen, vor allem gesteigerte Hämolyse)
  - Sekundär (durch portale Hypertension): struktureller Umbau der Leber (Leberzirrhose, Fettleber), Kompression durch Tumoren, Pfortader- oder Milzvenenthrombose, Rechtsherzinsuffizienz, Sarkoidose, Amyloidose u. a.

3.30 Erkrankungen der Leber

3.30.1 Akute Virushepatitis

■ Grundlagen
Meldepflicht: bei Verdacht, Erkrankung und Tod

Synonyme
Akute Leberentzündung

Definition
Akute, diffuse, nicht-eitrige Leberentzündung hervorgerufen durch primär hepatotrope Viren

Epidemiologie
- Hepatitis A: häufigste akute Virushepatitis, Inzidenz: 2–3:100.000 pro Einwohnern im Jahr in Deutschland, häufig als Reisekrankheit erworben
- Hepatitis B: 80–90 % der Infektionen verlaufen akut, davon ca. 50 % subklinisch
- Hepatitis C: 15–20 % der Infektionen verlaufen akut
- Hepatitis D: sehr selten
- Hepatitis E: selten im Rahmen von Endemien (vor allem in Indien, Afrika, Südostasien)

Ätiologie
Infektion durch das Hepatitisvirus A, B, C, D (als Superinfektion in 95 % oder Simultaninfektion in 5 % bei Hepatitis B Virusinfektion) oder E (Tab. 3.38)

Hepatitis	A und E	B und D	C
Infektionswege	Fäkal-oral	Parenteral, sexuell, perinatal, keine diaplazentare Übertragung	
Inkubationszeit	15–60 d	30–180 d	15–180 d

Tab. 3.38 Infektionswege und Inkubationszeit der verschiedenen Hepatitis-Virus-Infektionen.

Schädigung der Leberzellen durch direkten zytopathogenen Effekt des Virus oder Zellschädigung durch Immunreaktion

Assoziierte Erkrankungen
Hepatitis B bzw. C: assoziiert mit anderen sexuell übertragbaren Erkrankungen, z. B. HIV, Syphilis, Gonorrhö

Pathologischer Befund
- Makroskopie: vergrößerte Leber
- Histologie: Proliferation der Sternzellen, Zellnekrosen, ballonierte Leberzellen, Lymphozyten und Makrophagenimmigration in das Leberparenchym

Pathophysiologie
Akute Zellschädigung mit Zellnekrosen führt zu Anstieg der Transaminasen, verminderter Syntheseleistung mit Zeichen der Leberinsuffizienz, verminderter Biotransformationen mit intrahepatischem Ikterus sowie Entzündungsreaktion mit Allgemeinsymptomen.

Risikofaktoren
- Hepatitis A: Konsum verunreinigter Lebensmittel (rohe Meeresfrüchte)
- Hepatitis B, C, D: Promiskuität, i.v. Drogenabusus, Hämodialyse (Impfung!), medizinisches Personal, Kinder HBs-Ag-positiver Mütter

 Achtung: Infektionsrisiko bei Nadelstichverletzungen mit viruspositivem Blut: 6–30 %

- Hepatitis E: Reisen in Endemigebiete, Gebrauch von unsauberen Wasser

■ Klinik

Anamnese
2/3 der Infektionen verlaufen asymptomatisch! Reiseanamnese, Sexualkontakte, Drogenabusus, Bluttransfusionen, Impfstatus, Berufsanamnese

Körperliche Untersuchung
Die verschiedenen Virushepatitiden sind in ihrer Symptomatik nicht spezifisch:
- Prodromalstadium (über 2–7 Tage): Leistungsschwäche, Arthralgien, Myalgien, Fieber, Übelkeit, Erbrechen, Fettintoleranz

- Organmanifestation (über 4–8 Wochen):
  - Pruritus
  - Ikterus mit dunklem Urin und hellem Stuhl, meist jedoch anikterischer Verlauf
  - Hepatomegalie (70 % der Fälle)
  - Splenomegalie (30 % der Fälle)

 Tipp: Die Allgemeinbeschwerden bessern sich im Stadium der Organmanifestation häufig.

■ Diagnostik

Labor
- Transaminasenanstieg: GPT stärker als GOT (de-Ritis-Quotient GOT/GPT <1 bei gutartigem Verlauf, >1 bei fulminantem Verlauf)
- Cholestatischer Verlauf: γ-GT und AP erhöht, Bilirubin im Serum und Urin erhöht
- Entzündungsparameter: Anstieg des Serumeisen, BSG-Erhöhung, evtl. γ-Globuline erhöht
- Hepatitisserologie (Suchprogramm akute Hepatitis): (s. Kap. 3.27)
  - HAV: Anti-HAV-IgM, Anti-HAV-IgG
  - HBV: HBs-AG, Anti-HBc-IgM
  - HCV: HCV-RNA (PCR)
  - HDV: Anti-HDV+HBV-Serologie
  - HEV: Anti-HEV

Technische Diagnostik
Sonographie: meist nur leichte Veränderungen, Volumenzunahme, abgerundeter kaudaler Leberrand, verminderte Echogenität, evtl. verschmälerte Lebervenen

■ Differenzialdiagnose
- Akuter Schub einer chronischen Hepatitis
- Begleithepatitis:
  - Virusinfektionen: Epstein-Barr-, Zytgomegalie-, Varicella-Zoster-, Herpes-simplex-Virus
  - Bakterielle Infektionen: Brucellose, Leptospirosen, Salmonellen
  - Parasitäre Infektionen: Echinokokken, Amöbiasis, Malaria, Bilharziose
- Fettleberhepatitis
- Medikamentös: Halothan, Isoniazid, Methyldopa, Tetrazykline, Erythromycin, Valproinsäure, Steroide, Chlorpromazin, Sulfonamide, Paracetamol, Phenylbutazon
- Andere Lebererkrankungen: autoimmune Hepatitis, Morbus Wilson, Hämochromatose, primär biliäre Zirrhose, Tumoren

■ Therapie – konservativ
- Bettruhe
- Weglassen aller Noxe: Alkohol, hepatotoxische Medikamente (z. B. Östrogene, Kortikosteroide, Paracetamol)

Interferon: Interferon-alpha-2b (Intron A)
Wirkung/Wirkprinzip
Antiviral, wachstumshemmend, immunmodulatorisch

Dosierung/Anwendung
Behandlung der akuten Hepatitis C, kann bei frühzeitigem Therapiebeginn in 95 % zur Ausheilung führen
Interferon-alpha 2b: über 4 Wochen 5 Mio. IE täglich, dann über 20 Wochen 5 Mio. IE 3× wöchentlich.

Tipp: Behandlung unter Einschluss in Studien.

Nebenwirkung
Fieber, Schwitzen, Schüttelfrost, Blutbildveränderungen, Depression, Tremor, Krampfanfälle, Muskel- und Gelenkschmerzen, gastrointestinale Störungen

Kontraindikationen
Herzerkrankungen, schwere Lebererkrankungen, Erkrankungen des ZNS, schwere Knochenmarksschäden, Niereninsuffizienz

■ Prophylaxe
- **Allgemeinmaßnahmen**:
- HAV, HEV: Hygienemaßnahmen wie Händedesinfektion, Nahrungsmittel-/Trinkwasserhygiene, Isolation unter stationären Behandlung
- HBV/HCV/HDV: Blutspenderscreening, Trennung von Virusträgern auf Dialysestationen, Benutzung von Kondomen, Einmalbenutzen von Nadeln bei i.v. Drogenabusus, Schwangerschaftsscreening nach der 32.SSW auf HBs-Ag

Aktive Immunisierung (Todimpfstoff, i.m. in M. deltoideus):
- HAV: Havarix 1440, HAV pur, VAQTA, Wiederholung nach 6 Monaten, Impfschutz nach einem Monat, bis 10 Jahre, Indikation: beruflich gefährdete Personen, Patienten mit chronischen Lebererkrankungen oder in psychiatrischen Einrichtungen, Reiseimpfung
- HBV, HDV: Gen-HB-Vax, Gen-HB-Vax-D, Gen-HB-VaxK pro infantibus, Wiederholung nach 1 und 6 Monaten, Impfschutz nach 6 Monaten, Indikation: Kinder (allgemeine Empfehlung der STIKO), medizinisches Personal, Dialysepatienten, Fixer, Homosexuelle, Reisende in Endemiegebiete

Tipp: Etwa 4 % der HBV-Geimpften sind Lowresponder (HBs-Ag-Titer 11–99 IE/l) oder Nonresponder (HBs-Ag-Titer <10 IE/l). Weitere Boosterimpfungen können eventuell zu einer ausreichenden Immunantwort führen (HBs-Ag-Titer >100 IE/l).

- Kombinierter HAV/HBV- Impfstoff: Twinrix, Wiederholung nach 1 und 6 Monaten

Passive Immunisierung mit Immunglobulin (immer simultan mit aktiver Immunisierung):
- HAV: z. B. Beriglobin 5 ml i.m. postexpositionell innerhalb von 10 Tagen, verhindert in 80 % eine Infektion
- HBV, HDV: z. B. Hepatitis-B-Immunoglobulin-Behring 0,06 ml/kg KG i.m. postexpositionell innerhalb von 24 h, Indikation: Neugeborene bei HBs-Ag-positiven Müttern, ungeschütztes medizinisches Personal nach Blutkontamination

■ Prognose
Natürlicher Verlauf

Akute Infektion	Verlauf	Chronifizierung
Hepatitis A	• Ikterischer Verlauf bei Erwachsenen ca. 75 % • Fulminanter Verlauf 0,2 %, bei >50-Jährigen 3 %	• Nie

Tab. 3.39 Verlauf und Prognose der verschiedenen Hepatitiden.

Hepatitis B	• 65 % asymptomatische Infektion mit Ausheilung • 25 % akute Hepatitis • 0,1–1 % fulminanter Verlauf	• Neugeborenen: 90 % • Säuglinge: 70 % • Kleinkinder: 35 % • Erwachsene: 10 %
Hepatitis C	• 85 % asymptomatisch • 15 % symptomatisch	• Im Kindesalter: selten • Asymptomatische Infektionen: fast immer
Hepatitis D	• Simultanifektion erschwert den akuten Verlauf der Hepatitis B Infektion • Superinfektion führt vermehrt zu fulminanten Verläufen	• Simultanifektion: 5 % • Superinfektion: fast immer
Hepatitis E	• Meist asymptomatisch • 2 % fulminant (bei Schwangeren bis 20 %)	• Nie

Tab. 3.39 Verlauf und Prognose der verschiedenen Hepatitiden (Fortsetzung).

Komplikationen
- Fulminante Hepatitis: führt innerhalb von 10 Tagen zum akuten Leberversagen (bei HAV, HBV und HEV, nur selten bei HCV)
- Posthepatitissyndrom (Wochen bis Monate nach Erkrankung anhaltend): reduzierte Leistungsfähigkeit, Appetitlosigkeit, fehlende Gewichtszunahme, Alkoholintoleranz und Druckschmerz

3.30.2 Chronische Hepatitis (K73.9)

■ Grundlagen

Synonyme
Chronische Leberentzündung

Definition
Entzündliche Reaktion der Leber, die über mehr als 6 Monate anhält

Epidemiologie
- Chronische Hepatitis B: Prävalenz in Deutschland 0,3–0,8 %, in Ost-/Südeuropa und Nordafrika 2–7 %, in Zentralafrika >8 %. Ca. 5 % der chronisch Hepatitis B Infizierten sind Hepatitis D-Ag positiv
- Chronische Hepatitis C: Prävalenz in Deutschland 0,4 %, weltweit 3 %.
- Autoimmunhepatitis (AIH): insgesamt selten, 80 % Frauen, in 50 % vor dem 30 Lebensjahr

 Merke: Hepatitis A und E Infektionen chronifizieren nie!

Ätiologie
Die alkoholische und nichtalkoholische Fettleberhepatitis werden gesondert betrachtet.
- Hepatitis B, C, D: Zellschädigung durch das Virus selbst und die Immunreaktion (vor allem zytotoxischer T-Zellen und alpha-Interferon)
- Medikamente (Nitrofurantoin, Clometazin, Sulfonamide, Isoniazid, Steroide, Paracetamol in hohen Dosen, Valproinsäure, Erythromycin)

- Autoimmunhepatitis: Toleranzverlust gegenüber dem eigenen Lebergewebe mit Bildung von Autoantikörpern:
  - ANA= antinukleäre Antikörper
  - SMA= Antikörper gegen die glatte Muskulatur
  - LKM1–3 = Leber-/Niere-Mikrosomen-Antikörper
  - SLA = Antikörper gegen lösliches Leberzellantigen
- Primär biliäre Zirrhose
- Hämochromatose
- Morbus Wilson
- Primär sklerosierende Cholangitis
- A1-Antitrypsinmangel

Genetik
AIH: häufiger bei HLA-DR-3, HLA-DR-4, HLA-B8

Assoziierte Erkrankungen
Bei Autoimmunhepatitis gehäuftes Vorkommen extrahepatischer Autoimmunerkrankungen wie Autoimmunthyreoiditis, rheumatoide Arthritis, Vaskulitis, Vitiligo u. a.

Pathologischer Befund
Histologie:
- Milde chronische Hepatitis:
  - Verbreiterung der Periportalfelder
  - Infiltrat von Lymphozyten und Plasmazellen
  - Fleckförmige Nekrosen (spotty necrosis)
  - Vereinzelte Fibrosierungen beobachtet
  - Leberzellen zeigen Schwellung oder Schrumpfung
- Schwere chronische Hepatitis:
  - Konfluierende Nekrosen mit Brückenbildung zwischen den Portalzonen (bridging necrosis).
  - Leberzellen in Form von Rosetten
  - Bildung von Regeneratknoten
  - Zirrhose mit Verlust der azinären Architektur des Leberläppchens

> Merke: Typische Hepatitis-B-infizierte Leberzellen mit verändertem Zytoplasma sind Milchglashepatozyten.

Immunhistochemie: Darstellung der virusbefallenen Leberzellen

Pathophysiologie
Durch Leberzellschädigung und Fibrosierung kommt es zur fortschreitenden Leberinsuffizienz

Risikofaktoren
- Hepatitis-B-, -C-, -D-Infektion: s. Kap. 3.30.1
- AIH: weibliches Geschlecht, Vorliegen anderer Autoimmunerkrankungen

Einteilung/Klassifikation
Klassifizierung der chronischen Hepatitis nach:
- Ätiologie: viral/autoimmun/andere Erkrankungen
- Grading: Ausmaß der entzündlichen Aktivität (minimal, mild, mäßig, schwer)
- Staging: Ausmaß der Fibrose (minimal, mild, mäßig, schwer)
- Einteilung der Autoimmunhepatitis (AIH):
- Typ I (ca. 80 % der AIH): ANA positiv, evtl SMA positiv
- Typ II: LKM-1 positiv
- Typ III: SLA-positiv, evtl. ANA- und SMA-positiv

■ Klinik

Anamnese
Impfstatus, Sexualanamnese, Drogenabusus, familiäre Disposition für Autoimmunerkrankungen, bekannte weitere Autoimmunerkrankungen
Chronische Virushepatitis im Frühstadium häufig asymptomatisch!
AIH akuter Beginn mit erheblichen Beschwerden

Körperliche Untersuchung
- Allgemeinsymptome: Fatigue-Syndrom (Müdigkeit, Abgeschlagenheit, geringere Belastbarkeit), Übelkeit, Schwindel, Juckreiz
- Leberhautzeichen: Spider naevi, Ikterus, Weißnägel, Palmarerythem, „Pergamenthaut", Lacklippen, Mundwinkelrhagaden, Verlust der Brust- und Abdominalbehaarung, Petechien
- Lebervergrößerung oder -verkleinerung, Splenomegalie, Umgehungskreisläufe: Caput medusae, Rektalvarizen
- Aszites
- Druckschmerz im Bereich der Leber
- Im Spätstadium Klinik der Leberzirrhose (s. dort)

■ Diagnostik

Labor
Transaminasenerhöhung
Bei verminderter Syntheseleistung Albumin und Quick erniedrigt
Hepatitisserologie (s. Kap. 3.30.1):
- Hepatitis B: HBs-AG, anti-HBc, HBe-AG, HBV-DNA
- Hepatitis C: Anti-HCV, HCV-RNA, bei Virusnachweis Unterscheidung des Genotyps zur Therapieplanung
- Hepatitis D: Anti-HDV, HDV-RNA und Hepatitis B Serologie
  - AIH:
  - ANA, SMA, LKM-1, SLA
  - Ausschluss einer viralen Hepatitis
  - Ausschluss einer Gallenwegserkrankung

Tipp: Diagnosesicherung der AIH bei Vorliegen von Autoantikörpern und Ausschluss anderer Ursachen.

Achtung: ANA und LKM-1 werden in 20 % der Hepatitis C positiv. Zur Diagnose AIH muss deshalb eine Hepatitis C sicher ausgeschlossen werden.

Technische Diagnostik
Sonographie: verringerte Echogenität, Hepatomegalie, Zeichen der Leberzirrhose (echoarme, inhomogene Binnenstruktur, höckerige Oberfläche, verminderte Komprimierbarkeit der Leber, Splenomegalie, Aszites)

Biopsie
Ultraschallgesteurte oder laparoskopische Biopsie mit Beurteilung der entzündlichen Aktivität (Grading) und der Fibrose (Staging).

■ Differenzialdiagnose (Abb. 3.5)
Alkoholische und nichtalkoholische Fettleberhepatitis
AIH-Überlappungssyndrome:
- AIH/PBC-Überlappungssyndrom (AMA-negative PBC): Histologie der PBC mit Laborkonstellation der AIH
- AIH/PSC-Überlappungssyndrom

virale Hepatitis ausgeschlossen?

Nein

Ausschluss einer Virushepatitis
Stufe 1: HAV, HBV, HCV
Stufe 2: HDV, HEV, EBV, CMV

ggf. Ausschluss anderer Erreger
Viren: Adeno-Viren, Coxsackie-Viren, HSV (Herpes-simplex-Virus)
Bakterien: Brucellen, Leptospiren
Protozoen: Toxoplasmose

Ja

Zusammenhang mit potenziell hepatotoxischen Substanzen?
Alkohol, α-Methyldopa, Chlorpromazin, Diclofenac, Isoniazid, Methotrexat, Nitrofurantoin, Phenytoin, Salicylate

Ja

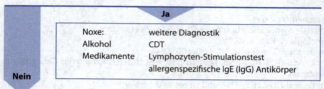

Nein

Transferinsättigung

deutlich erhöht

| normal | Hämochromatose? | Genanalyse (EDTA) |

Autoantikörper

positiv

Autoimmunhepatitis Typ I (lupoide Hepatitis)
Autoimmunhepatitis Typ II (LKM-positive Hepatitis)
Autoimmunhepatitis Typ III (SLA-positive Hepatitis)
primäre sklerosierende Cholangitis
Typ II bei chronischer Hepatitis C

negativ

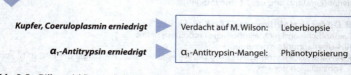

Abb. 3.5 Differenzialdiagnostisches Vorgehen bei Hepatitis.

■ Therapie – konservativ

- Allgemeinmaßnahmen: Bettruhe (während entzündlichen Schüben), Alkoholkarenz, Reduktion der Medikamenteneinnahme
- Medikamentöse Therapie:
  - Hepatitis B: Interferon-α, Lamivudin, Adefovir
  - Hepatitis C: Interferon-α, Ribaverin (im Rahmen von Studien wird PEG-Interferon angewandt, wodurch die Injektionsfrequenz auf einmal pro Woche verringert werden kann)
  - AIH (sofortiger Therapiebeginn unabhängig vom Child-Pugh Stadium): Glukokortikoide, Azathioprin

Interferon-alpha (Roferon A, Intron A)

Wirkung/Wirkprinzip
Antivirale, wachstumshemmende und immunregulatorische Wirkung

Dosierung/Anwendung
- Bei chronischer Hepatitis B im Child-Pugh A Stadium. Anwendung über 4–6 Monate: 3 × 9–10 Millionen IE pro Woche oder 5–6 Millionen IE täglich subkutan.
- Bei chronischer Hepatitis C. Anwendung über 12 Monate bei Genotyp 1, über 6 Monate bei Genotyp 2 und 3: 3×3–4,5 Mio. IE pro Woche subkutan.
- Bei Hepatitis D Behandlung wie bei chronische Hepatitis B, jedoch geringe Erfolgsraten

Nebenwirkung
Fieber, Schwitzen, Schüttelfrost, Arthralgien, Myalgien, Arrythmien, Blutbildveränderungen, Knochenmarksdepression, Depression, Tremor, Krampfanfälle, Parästhesien, gastrointestinale Störungen, Pruritus, Exanthem

Kontraindikationen
Herzerkrankungen, ZNS-Erkrankungen, schwere Leberfunktionsstörung (Child-Pugh B/C), Depression, Niereninsuffizienz, Knochenmarksschäden, strenge Indikationsstellung in der Schwangerschaft

Nukleosid/Nukleotidanaloga (Lamivudin)

Präparate: Epivir, Zeffix

Dosierung/Anwendung
Primäre Behandlung einer chronischen Hepatitis B bei HBeAg-positiven Patienten, bei Versagen der Interferontherapie: 1×100 mg/d p.o. bis 6 Monate über die Serokonversion von HBe-AG zu Anti-HBe hinaus

Nukleosid/Nukleotidanaloga (Adefovirdipivoxil)

Präparat: Hepsera

Dosierung/Anwendung
Primäre Behandlung einer chronischen Hepatitis B bei HBeAg-positiven Patienten bei Lamivudinresistenz: 1× 10 mg/d p.o. über 48 Wochen

Guanosinanalogon (Ribavirin)

Präparate: Copegus, Rebetol

Dosierung/Anwendung
Bei chronischer Hepatitis C zur Kombinationstherapie mit Interferon-alpha: Genotyp 1: 1000–1200 mg/d p.o. über 12 Monate; Genotyp 2–3: 800 mg/d p.o. über 6 Monate

Glukokortikoide (Prednisolon)
Präparate: Decortin H, Prednihexal

Wirkung/Wirkprinzip
Immunsuppressiv, Hemmung von Entzündung, Exsudation, Proliferation, Steigerung der Glukoneogenesse, Proteinkatabol

Dosierung/Anwendung
40–60 mg/d über 2 Wochen, Dosisreduktion wöchentlich um 10 mg bis zur Dosis von 30 mg/d, weitere Reduktion in 5-mg-Schritten bis zur Erhaltungsdosis von 10 mg/d. Als Kombinationstherapie mit Azathioprin Reduktion auf 2,5–10 mg/d möglich. Dauer der Erhaltungstherapie mindestens 2 Jahre.

Nebenwirkung
Diabetogen, Wachstumshemmung, Osteoporose, Stammfettsucht, Mondgesicht, Hautatrophie, Akne, erhöhte Produktion von Magensäure, Euphorie, Depression

Kontraindikationen
Gastrointestinale Ulzera, pyschiatrische Erkrankungen, schwere Osteoporose

Antimetabolit (Azathioprin)
Präparate: Azafalk, Aza Q, Colinsan

Wirkung/Wirkprinzip
Hemmung der Zellteilung durch aktiven Metabolit 6-Mercaptopurin

Dosierung/Anwendung
Azathioprin 1 mg/kg KG/d als Kombinationstherapie mit Prednisolon. Als Monotherapie (2 mg/kg KG/d) nur wenn Prednisolon krontraindiziert ist

Nebenwirkung
Erhöhtes Infektionsrisiko, Panzytopenie, Schwindel, Erbrechen, Diarrhö, Cholestase, Pankreatitis, Alopezie

Kontraindikationen
Schwere Infektionen, schwere Störungen Knochenmarksfunktion, Pankreatitis, Pocken, Gelbfieber

■ Therapie – operativ
Lebertransplantation
Indikation
Bei Versagen der medikamentösen Therapie und fortschreitendem Leberversagen

Komplikationen
Bei Virushepatitis Reinfektion der Spenderleber

■ Prophylaxe
Aktive Immunisierung: Hepatitis-B-Impfung (s. Kap. 3.30.1), bietet gleichzeitig Schutz gegen Hepatitis D. Eine Impfung gegen Hepatitis C gibt es nicht.

■ Prognose
Natürlicher Verlauf
- Hepatitis B: unter Interferontherapie Verlust der HBV-DNA in 23 %, Verlust des HBsAg in 5,6 % der Fälle
- Hepatitis C: unter Interferontherapie im chronifizierten Stadium kommt es in bis zu 50 % zur Ausheilung (je früher die Therapie beginnt desto höher die Warscheinlichkeit einer Ausheilung)
- AIH: ohne Therapie Fortschreiten bis terminale Leberinsuffizienz. Unter Therapie 50–80 % Heilung innerhalb von 4 Jahren. 10-Jahres-Überlebensrate 90 %

Komplikationen
- Leberzirrhose (20 % der chronischen Hepatitis C über 20 Jahre, 20 % der chronischen Hepatitis B über 5 Jahre)
- hepatozelluläres Karzinom

3.30.3 Fettleber und Fettleberhepatitis (K76.0)

■ Grundlagen

Synonyme
Steatosis hepatis und Steatohepatitis

Definition
- Fettleber (= Steatosis hepatis): Diffuse Verfettung (Ablagerung von Triglyzeriden) in >50 % des Leberparenchyms (<50 % wird als Leberverfettung bezeichnet)
  - Alkoholische Steatosis hepatis
  - Nicht-alkoholische Steatosis hepatis
- Fettleberhepatitis (= Steatohepatitis): Fettleber mit entzündlicher Reaktion
  - ASH (alkoholische Steatohepatitis)
  - NASH (nicht-alkoholische Steatohepatitis)

Epidemiologie
Häufigste Lebererkrankung: Prävalenz der Fettleber: 20 % der Gesamtbevölkerung, mit dem Alter zunehmend, ca. 50 % der Typ-2 Diabetiker. >90 % der Alkoholkranken entwickeln eine Fettleber/Fettleberhepatitis.

Ätiologie
Alkoholische Steatosis hepatis (ASH):
- Alkohol (Männer: >40 g/d, Frauen >20 g/d)

Nicht-alkoholische Steatosis hepatis (NASH):
- Diabetes mellitus
- Adipositas
- Medikamente (z. B. Amiodaron, Steroide, Östrogene, Zytostatika) und andere Toxine
- Hyperlipoproteinämie
- Schwangerschaftsfettleber (gegen Ende des 3. Trimenon)
- Parenterale Ernährung
- Reye-Syndrom: Fettleberhepatitis bei Kindern und Jugendlichen nach Virusinfekt (Risiko erhöht bei Einnahme von ASS), einhergehend mit starkem Erbrechen, Hypoglykämie, hepatischer Enzephalopathie. Die Letalität liegt bei 25–50 % durch akutes Leberversagen.

Je nach Ursache unterschiedlich starkes Zusammenwirken der folgenden pathogenetischer Faktoren:
- Gesteigerte hepatische Fettaufnahme
- gesteigerte Synthese von Triglyzeriden
- Verminderter hepatischer Abbau
- Verminderter Abtransport von freien Fettsäuren

 Merke: Die Fettleber kann bei Fortbestehen in eine Fettleberhepatitis übergehen.

Lokalisation
Diffuse Verfettung des Leberparenchyms

Assoziierte Erkrankungen
Nicht-alkoholische Steatohepatitis: assoziiert mit metabolischem Syndrom und Präeklampsie (in 20 % der Fälle)

Pathologischer Befund
- Makroskopie: hellgelb verfärbte Leber
- Histologie:
  - Fettleber: diffuse, zytoplasmatische Fettvakuolen
  - Fettleberhepatitis: Granulozytäres Entzündungsinfiltrat, läppchenzentrale Nekrosen, zytoplasmatische Einschlüsse („Mallory-Körper") bei ASH

Pathophysiologie
Vermehrte Aufnahme und Ablagerung von Triglyzeriden in den Hepatozyten, zunächst um den Zellkern, später Verdrängung des Zellkerns. Übergang in eine Fettleberhepatitis durch vermehrten oxidativen Stress, Zytokine (z. B. TNF-α) und freie Fettsäuren. Direkte Stimulation der Kollagensynthese und Komplementaktivierung durch das Alkoholabbauprodukt Acetaldehyd

Risikofaktoren
Alkohol, Diabetes mellitus Typ II, Adipositas, Hyperlipidämie

Einteilung/Klassifikation
Nach Histologie:
- Mikrovesikuläre Verfettung: Fetttropfen in den Hepatozyten kleiner als Zellkerne, bei Schwangerschaftsfettleber, Tetrazyklinfettleber, Reye-Syndrom
- Makrovesikuläre Verfettung: Fetttropfen größer als Zellkerne, bei alkoholischer Fettleber

■ Klinik

Anamnese
Alkoholkonsum, Grunderkrankungen (Diabetes mellitus), Medikamentenanamnese
- Fettleber: kaum Beschwerden, evtl. Druck- und Völlegefühl
- Fettleberhepatitis: in 50 % Beschwerden: Oberbauchschmerzen, Abgeschlagenheit, Inappetenz, Übelkeit, Erbrechen, Gewichtsverlust

Körperliche Untersuchung
- **Palpation**:
  - Bei Fettleber weiche teigige Konsistenz mit abgerundetem Unterrand
  - Bei Fettleberhepatitis: vergrößert und druckschmerzhaft

Bei Fettleberhepatitis:
- **Leberhautzeichen**:
  - Ikterus
  - Teleangiektasien
  - Spider naevi
  - Palmar-/Plantarerythem
  - Lacklippen und Lackzunge (glatt und rot)
  - Weißnägel
  - Pruritus mit Kratzeffloreszenzen
- **Mangelerscheinungen** durch Malabsorption

 Merke: Zieve-Syndrom: Kombination aus alkoholischer Fettleberhepatitis, Cholestase, Hämolyse und Hyperlipidämie

■ Diagnostik

Labor
- Fettleber: Erhöhung der γ-GT und IgA, leichte Erhöhung der Transaminasen und Pseudocholinesterasen
- Fettleberhepatitis: starke Erhöhung der Transaminasen

 Merke: De-Ritis-Quotient (GOT/GPT) bei NASH meist <1, bei ASH meist >1!

- Bei fortgeschrittenem Leberschaden Syntheseleistung verminderter: Cholinesterase, Albumin und Quick erniedrigt

Technische Diagnostik
- **Sonographie**: vergrößerte Leber, abgerundete Konturen, homogen verdichtetes Binnenreflexmuster (deutlich weißer als die Niere), selten auch fokale Verfettung
- **CT**: Dichteminderung

Biopsie
Eventuell bei unklarer Genese oder zum Grading und Staging bei Fortschreiten in eine Leberzirrhose

■ Differenzialdiagnose
- Virale Hepatitis
- Toxische Hepatitis mit eventuell fulminantem Verlauf: Halothan, Tetrachlorkohlenstoff, Paracetamol-Intoxikation
- Gallengang-/Gallengangserkrankungen
- Leberzirrhose

■ Therapie – konservativ
Kausal:
- Nicht-alkoholische Fettleber/NASH: optimale Einstellung bei Diabetes mellitus, Gewichtsreduktion bei Adipositas, Meiden der auslösenden Medikamente, baldige Entbindung bei Schwangerschaftsfettleber
- Alkoholische Fettleber/ASH: Alkoholkarenz
- **Symptomatisch**
- ASH: Substitution von Vitamin B1, ausreichende Kalorienzufuhr (30–40 kcal/kg KG/d), in schweren Fällen Prednisolon
- Medikamenteninduzierte allergische Leberschäden: Prednisolon

Glukokortikoide: Prednisolon (Decortin H)
40 mg/d oral über 4 Wochen, dann ausschleichen

■ Prophylaxe
- Frühzeitiges Erkennen und Behandeln der Grunderkrankung
- Ausreichende Kalorienzufuhr und Vitamin-B_1-Substitution bei ASH

■ Prognose
Natürlicher Verlauf
Fettleber: nach Ausschalten der Auslöser vollständig reversibel (Zurückbildung meist innerhalb eines Monats).
- Die nicht-alkoholische Fettleber schreitet selten in eine Fettleberhepatitis oder Leberzirrhose fort.
- Die alkoholische Fettleber geht bei anhaltendem Alkoholkonsum zu 12 % pro Jahr in eine Fettleberhepatitis über

Fettleberhepatitis:
- NASH: günstige Prognose, abhängig von der Grunderkrankung
- ASH: Mortalität im akuten Schub 5–40 %, 5-Jahres-Überlebensrate<50 %

Komplikationen
Leberzirrhose, fulminante Hepatitis mit akutem Leberversagen

3.30.4 Leberzirrhose (K74.6)

■ Grundlagen

Synonyme
Schrumpfleber

Definition
Irreversible Zerstörung der Läppchen- und Gefäßstruktur durch Fibrosierung, Nekrose und Bildung von Regeneratknoten

Epidemiologie
Inzidenz in Europa ca. 240:100.000 Einwohner pro Jahr, m:w = 2:1, mit steigendem Alkoholkonsum kontinuierlich zunehmend

Ätiologie
- Alkoholabusus (50–70 %)
- Chronische virale Hepatitis (20–25 %)
- Chronische Cholangitiden:
  - primär biliäre Zirrhose
  - primäre sklerosierende Cholangitis (PSC)
- Stoffwechselkrankheiten:
  - Hämochromatose (s. dort)
  - Wilson-Krankheit
  - α1-Antitrypsinmangel
  - Glykogenspeicherkrankheiten
  - Galaktosämie
  - Hereditäre Fruktoseintoleranz
  - Hereditäre Tyrosinämie
  - Porphyria cutanea tarda
  - Zystische Fibrose (s. dort)
  - Byler-Krankheit
- Zirkulatorische Störungen (Stauungsleber)
- Venöse Abflussbehinderung:
  - Budd-Chiari-Syndrom (= Lebervenenverschluss durch z. B. Thrombus, Trauma, Tumoren oder Vaskulitis)
  - Chronische Rechtsherzinsuffizienz
  - Pericarditis constrictiva
- Medikamentös (Methotrexat, Amiodaron, Vitamin-A-Überdosierung)
- Autoimmunhepatitiden
- Kryptogen (10 %)

Assoziierte Erkrankungen
Chronische Pankreatitis bei Alkoholabusus

Pathologischer Befund
- Makroskopie:
  - Makronoduläre Zirrhose (Knoten 3 mm bis 3 cm): laparoskopisch oder durch bildgebende Verfahren nachweisbar, unsicher bei blinder Biopsie
  - Mikronoduläre Zirrhose (Knoten <3 mm): bioptisch gut, laparoskopie oder durch bildgebenden Verfahren schlecht nachweisbar.
  - Gemischt makro-/mikronoduläre Zirrhose

 Tipp: Je kleinknotiger eine Zirrhose ist, desto aktiver sind die Umbauvorgänge bisher abgelaufen (z. B. Alkohol-induziert).

- Histologie:
  - Aktive Zirrhose: entzündliches Infiltrat, Parenchymnekrosen
  - Inaktive Zirrhose: Knoten mit dazwischen liegenden Bindegewebssepten, keine Entzündungszeichen

Pathophysiologie
Die zerstörte Läppchenstruktur führt zu einer Störung der Mikrozirkulation, mit:
- Chronischer Leberinsuffizienz (s. dort):
  - Verminderte Synthese von Albumin, Gerinnungsfaktoren u. a.
  - Verminderter Abbau von Bilirubin mit Ikterus
  - Verminderte Ausscheidung von körpereigenen Substanzen und Medikamenten
- Portaler Hypertension:
  - Ausbildung von Ösophagusvarizen und hepatische Gastropathie mit Gefahr der oberen gastrointestinalen Blutung
  - Aszites
  - Splenomegalie
  - Ausbildung von Kollateralkreisläufen (s. Kap. 3.30.6)

Risikofaktoren
Risikofaktoren der jeweiligen Ursachen (s. Ätiologie)

Einteilung/Klassifikation

Befund	1 Punkt	2 Punkte	3 Punkte
INR (Quick in %)	<1,7 (>70)	1,7–2,3 (70–40)	>2,3 (<40)
Bilirubin (mg/dl)	<2	2–3	>3
Albumin (g/dl)	>3,5	3,5–2,8	<2,8
Aszites	Nicht	Sonographisch	Klinisch
Enzephalopathie (Grad)	0	I–II	III–IV

Tab. 3.40 Child-Pugh-Klassifikation: Child A = 5–6 Punkte, Child B = 7–9 Punkte, Child C = 10–15 Punkte.

 Achtung: Das Vorhandensein von Ösophagusvarizen als ein entscheidendes prognostisches Kriterium wird in der Child-Pugh-Klassifikation nicht berücksichtigt.

■ Klinik

Anamnese
Alkoholkonsum, Grunderkrankungen (Hepatitis, Stoffwechselstörungen)
- Verminderte Leistungsfähigkeit, rasche Ermüdbarkeit, Konzentrationsstörung bis Leberkoma
- Uncharakteristische gastrointestinale Beschwerden, Unverträglichkeit von fettigen Speisen und Alkohol, Gewichtsabnahme
- Libido- und Potenzabnahme beim Mann, Menstruationsstörungen bei der Frau
- Subfebrile Temperaturen
- Blutungsneigung
- Schmerzen im rechten Oberbauch

Körperliche Untersuchung
- Leberhautzeichen:
  - Ikterus
  - Teleangiektasien

- Spider naevi
- Palmar-/Plantarerythem
- Lacklippen und Lackzunge (glatt und rot)
- Weißnägel
- Pruritus mit Kratzeffloreszenzen
- Gynäkomastie, Abdominalglatze, Hodenatrophie
- Aszites, Ödeme, verstärkte Venenzeichnung (= Caput medusae)
- Palpation: verhärtete, höckrige, eventuell vergrößerte Leber, Splenomegalie

■ Diagnostik

Labor
- Einschränkung der Syntheseleistung: Bilirubin erhöht, Albumin, Cholinesterase, Fibrinogen, Antithrombin 3, Faktor V erniedrigt, Verlängerung der Thromboplastinzeit durch verminderte Synthese der Vitamin-K-abhängigen Gerinnungsfaktoren II, VII, IX und X
- γ-Globulinfraktion erhöht (unspezifisch oder bei Autoimmunhepatitis)
- Transaminasen und Cholestaseenzyme (alkalische Phosphatase, γ-GT) normal oder erhöht (abhängig von der Grunderkrankung)
- Ammoniumionen im Serum erhöht bei hepatischer Enzephalopathie
- Thrombozytopenie bei portaler Hypertension und Splenomegalie

Technische Diagnostik
- **Sonographie**: echoarme, inhomogene Binnenstruktur, höckerige Oberfläche, Vergrößerung des Lobus caudatus, verminderte Komprimierbarkeit der Leber, Hepatomegalie, Splenomegalie, Aszites
- **Dopplersonographie**: relativ gesteigerte arterielle Perfusion der Leber verglichen mit der portalvenösen Perfusion, Zeichen der portalen Hypertension (insbesondere bei Budd-Chiari-Syndrom)
- **CT**: Ausschluss eines hepatozellulären Karzinoms

Biopsie
Sonographisch gesteuert oder Mini-Laparoskopisch (direkte Beurteilung der Leberoberfläche möglich):
- Klärung der Genese
- Staging (Ausmaß der Fibrose)
- Grading (Ausmaß der Entzündung)

■ Differenzialdiagnose
Siehe Ätiologie. Steatosis hepatis und Steatohepatitis; Hepatosplenomegalie anderer Genese

■ Therapie – konservativ
- Behandlung der Grunderkrankung (s. dort)
- Alkoholkarenz, Einschränkung der Medikamentengabe (strenge Indikationsstellung)
- Ausgewogene Ernährung, ggf. Substitution von: fettlöslichen Vitaminen A, D (zur Osteoporoseprophylaxe), E, K (bei plasmatischen Gerinnungsstörungen), Vitamine B_1 (insbesondere bei Alkoholismus), B_2, B_6 und Folsäure
- Behandlung der Komplikationen:
  - Ösophagusvarizen: Betablocker, Nitrate, Gummibandligatur
  - Aszites: Natrium- und Flüssigkeitsbeschränkung, Spironolacton, Furosemid, Clonidin, Aszitespunktion
  - Hepathische Enzephalopathie: Eiweißreduzierte Diät, Reduktion ammoniakbildender Darmbakterien durch Lactulose, Paromomycin
  - Behandlung der akuten Leberinsuffizienz s. dort

Aldosteronantagonisten (Spironolacton)
Präparate: Aldactone, Duraspiron, Frumikal, Verospiron

Wirkung/Wirkprinzip
Vermehrte Ausscheidung von Na, Cl, Wasser und Retention von K durch Blockade der Aldosteronrezeptoren im distalen Tubulus

Dosierung/Anwendung
Stufe 2 in der Behandlung des Aszites: 100 bis max. 400 mg/d p.o.

Nebenwirkung
Hyperkaliämie

Kontraindikationen
Niereninsuffizienz, Hyperkaliämie, Schwangerschaft und Stillzeit

Schleifendiuretika (Furosemid)
Präparate: Diurapid, Furanthril, Furorese, Lasix

Wirkung/Wirkprinzip
Vermehrte Ausscheidung von Na, Cl, K, H_2O durch Rückresorption im aufsteigenden Teil der Henle-Schleife

Dosierung/Anwendung
Stufe 2 in der Behandlung des Aszites zusätzlich zu Furosemid: 1–2×20–40 mg p.o. oder i.v., Wiederholung je nach Diurese und Aszitesmobilisation

Nebenwirkung
Hypokaliämie, Hypokalziämie, Hyperurikämie, Thrombose, reversible Hörverluste

Kontraindikationen
Schwere Hypokaliämie, Hypocoliämie, Anurie, hepatisches Koma, strenge Indikationsstellung in Gravidität und Stillzeit

Osmotische Laxanzien (Laktulose)
Präparate: Bifinorma, Bifiteral, Lactocur

Wirkung/Wirkprinzip
Osmotische Wirkung, Anregung der Peristaltik, Reduktion der ammoniakbildenden Darmbakterien

Dosierung/Anwendung
2–3× 20–50 ml/d p.o., bei komatösen Patienten 100 ml/d über Magensonde, einschleichend, sodass 2–3 weiche Stühle pro Tag produziert werden

Aminoglykosid (Paromomycin)
Präparat: Humantin

Wirkung/Wirkprinzip
Oral schwer resorbierbares Aminoglykosid, wirksam vor allem gegen Enterobakterien, Veringerung der ammoniakbildenden Darmbakterien

Dosierung/Anwendung
Prophylaxe und Therapie der hapatischen Enzephalopathie, 1–2 g/d p.o.

■ Therapie – operativ

Lebertransplantation
Siehe Kap. 3.28

Indikation
Bei Versagen der konservativen Therapie:
- Child-Pugh-Stadium C
- Schwere hepatische Enzephalopathie, zunehmendes hepatorenales Syndrom, zunehmende Gerinnungsstörung
- Schwerere Komplikationen: spontane Peritonitis, therapierefraktärer Aszites, Varizenblutung

■ Minimalinvasive Chirurgie (MIC)

Extrakorporale temporäre Leberersatztherapie
Siehe Kap. 3.28

Indikation
- Akutes Leberversagen: Vermeidung von Komplikationen und Zeitgewinnung bis zur Ausheilung der zugrunde liegenden Lebererkrankung
- Leberzirrhose, akutes Leberversagen: Überbrückung bis zur Lebertransplantation

Aszitespunktion
Siehe Kap. 3.28

■ Prophylaxe
Meiden exogener Noxe (Alkoholabusus, hepatotoxische Medikamente)

■ Prognose

Natürlicher Verlauf
Sehr unterschiedlich je nach Ätiologie, Stadium und Komplikationen:
- Child-Pugh A: 1-Jahres-Überlebensrate fast 100 %, 10-Jahres-Überlebensrate ca. 50 %
- Child-Pugh B: 1-Jahres-Überlebensrate 50–80 %
- Child-Pugh C: 1-Jahres-Überlebensrate 50 %

Günstige Prognose der alkoholtoxischen Leberzirrhose bei Alkoholabstinenz
Haupttodesursachen bei Leberzirrhose:
- Coma hepaticum 40–50 %
- Ösophagusvarizenblutung 20–30 %
- Primäres Leberkarzinom 5–10 %
- Sonstige Ursachen (Infektionen, Herzinfarkt, Unfälle u. a.) 20 %

Komplikationen
Portale Hypertension, Aszites, spontane bakterielle Peritonitis, hepatische Enzephalopathie, Ösophagusvarizenblutung, terminale Leberinsuffizienz, hepatorenales Syndrom, hepatopulmonales Syndrom, hepatozelluläres Karzinom, Mangelernährung mit starker Kachexie, Vitaminmangel

3.30.5 Akutes Leberversagen (K72.0)

■ Grundlagen

Synonyme
Fulminantes Leberversagen, akute Leberinsuffizienz, Leberzerfallskoma

Definition
Akute Leberinsuffizienz ohne vorher bestehende chronische Lebererkrankung, die ohne Therapie in kurzer Zeit zum Tode führt

Epidemiologie
Ca. 100–150 Fälle/Jahr in Deutschland

Ätiologie
- Fulminante Virushepatitis (40–70 %): HAV, HBV, HEV, selten: EBV, CMV
- Toxische Leberzellschädigung, z. B. Halothan, Isoniazid, Paracetamol, Amanitatoxin (Knollenblätterpilz), Tetrachlorkohlenwasserstoff (30–50 %), Ecstasy
- Seltene Ursachen: akute Schwangerschaftshepatitis, Schockleber, Autoimmunhepatitis, Reye-Syndrom, Budd-Chiari-Syndrom, HELLP-Syndrom, Morbus Wilson

Pathologischer Befund
Je nach Grunderkrankung und Verlauf:
- Zirrhotisches Bild: s. Kap. 3.30.4
- Nekrotisches Bild: diffuse mikro- und makronoduläre Leberzellnekrosen

Pathophysiologie
Folgen des akuten Leberversagens:
- Mangelnde Bilirubinausscheidung mit intrahepatischem Ikterus
- Hepatische Enzephalopathie (s. dort):
  - Verminderter Abbau toxischer Substanzen wie Ammonium, Mercaptane, Fettsäuren, Phenolderivate mit komplexer zentralnervöser Störung (Atmung, Bewusstsein)
  - Astrozytenschwellung mit Entwicklung eines Hirnödems
- Hepatorenales Syndrom: Minderdurchblutung der Niere durch erhöhte Serumkonzentration vasokonstriktorischer Substanzen mit Nierenfunktionsstörung ohne Vorliegen einer primären Nierenschädigung
- Gerinnungsstörungen: Hypo- oder Hyperkoagulation
  - Verminderte Synthese der Gerinnungsfaktoren in der Leber
  - Verminderte Vitamin K-Aufnahme mit verminderter Synthese insbesondere der Vitamin-K-abhängigen Gerinnungsfaktoren
  - Thrombozytenzerfall in der Milz
  - Synthese von fehlerhaftem Fibrinogen
  - Toxische Aktivierung von Gerinnungsfaktoren

Risikofaktoren
- Vorschädigung der Leber
- Drogen- und Medikamentenabusus
- Risikofaktoren einer HAV, HBV, HEV Infektion (s. Kap. 3.30.1
- HEV-Infektion: Schwangerschaft

Einteilung/Klassifikation

Subtyp des Leberversagen	Hyperakut	Akut	Subakut
Dauer von Ikterus bis Enzephalopathie	0–7 Tage	8–28 Tage	29–72 Tage
Hirnödem	Häufig	Häufig	Selten
Prothrombinzeit	Stark erhöht	Stark erhöht	mäßig erhöht
Bilirubin	Mäßig erhöht	Stark erhöht	Stark erhöht
Prognose	Mäßig	Schlecht	Schlecht
Typische Ätiologie	Paracetamolvergiftung	Virushepatitis	Sonstige

Tab. 3.41 Einteilung des akuten Leberversagens nach O'Grady.

Klinik

Anamnese

Medikamenten-, Drogen-, Transfusionsanamnese. Pilzkonsum, berufliche Exposition zu Gefahrstoffen, Viruserkrankungen, Impfstatus
- Schlechter Allgemeinzustand mit Übelkeit, Erbrechen, Oberbauchschmerzen
- Kopfschmerzen und Bewußtseinsstörungen mit Übergang in eine hepatische Enzephalopathie

Körperliche Untersuchung
- Leberhautzeichen
  - Ikterus
  - Teleangiektasien
  - Spider naevi
  - Palmar-/Plantarerythem
  - Lacklippen und Lackzunge (glatt und rot)
  - Weißnägel
  - Pruritus mit Kratzeffloreszenzen
- Hyperventilation, Foetor hepaticus
- Blutungen aus Nase, in die Haut und aus dem Gastrointestinaltrakt
- Verschiedene Stadien der hepatischen Enzephalopathie (s. dort)

Diagnostik

Labor
- GPT, GOT, LDH, GLDH Bilirubin erhöht
- Syntheseparameter: Albumin, Cholinesterase, Gerinnungsfaktoren VII, V, II und X und Quickwert erniedrigt, Prothrombinzeit erhöht
- Detoxifikationsparameter: Ammoniak, Laktat erhöht, persistierende metabolische Azidose prognostisch ungünstig
- Ggf. respiratorische Alkalose (durch ammoniakbedingte Hyperventilation)
- Ursachensuche:
- Hepatitisserologie: s. Kap. 3.27
- Autoantikörper bei AIH (s. Kap. 3.30.2)
- Coeruloplasmin bei Verdacht auf Morbus Wilson
- Paracetamol-Serumkonzentration bei Intoxikationsverdacht

Technische Diagnostik
- **Hirndrucksonde** zur frühzeitigen Detektion eines Hirnödems
- **Sonographie**: verkleinerte Leber, Beurteilung der Durchblutung (Pfordader, Milzvene), eventuell Splenomegalie, eventuell freie Flüssigkeit bei Aszites

Biopsie

Transjugulär oder perkutan, >70 % nekrotische Hepatozyten weisen auf die Notwendigkeit einer Lebertransplantation hin (cave: unsichere Ergebnisse durch geringe Gewebsausbeute und regionale Unterschiede)

Differenzialdiagnose
- Dekompensation einer chronischen Leberinsuffizienz
- Bewusstseinsstörung anderer Genese
- Ikterus bei unkomplizierter Hepatitis oder Gallenwegserkrankungen
- Hämorrhagische Diathese anderer Genese, z. B. disseminierte intravasale Gerinnung bei Sepsis

■ Therapie – konservativ

Intensivmedizinische Behandlung nur in erfahrenen Zentren!
Kausale Therapie:
- Intoxikation: Magenspülung, forcierte Diurese, Plasmapharese, Aktivkohle-Hämoperfusion
  - Paracetamolintoxikation: Gabe von N-Azetylzystein
  - Amanitaintoxikation: Gabe von Penicillin und Silibinin hemmt die Giftaufnahme in die Leber
- Schwangerschaftshepatitis: sofortige Entbindung
- Hepatitis B: antivirale Therapie mit Lamivudin (s. Kap. 3.30.2)
- **Symptomatische Therapie**:
- Substitution von Elektrolyten und Gerinnungsfaktoren
- Ernährung mit hochprozentiger Glukoselösung, verzweigtkettigen Aminosäuren, Fett, Vitaminen
- Gabe von Laktulose und Paromomycin oral zur Prophylaxe eines Hirnödems (s. Kap. 3.30.4)
- Bei Hirnödem: 30° Oberkörperhochlagerung, Hyperventilation unter Beatmung, Mannitol 20 %, bei Nierenversagen eventuell mit Hämofiltration, Thiopental

 Tipp: Der frühzeitige Beginn der symptomatischen Therapie ist entscheidend für die Prognose.

Acetylcystein (Fluimucil)

Dosierung/Anwendung
Möglichst innerhalb von 8 h nach der Paracetamolaufnahme, nach 15 h besteht keine ausreichende Wirkung mehr. Initial 150 mg/kg KG i.v., anschließend 50 mg/kg KG über 4 h und 100 mg/kg KG innerhalb der nachfolgenden 16 h

Nebenwirkung
Allergische Reaktionen, z. B. Juckreiz, Urtikaria, Exanthem, Rash, Bronchospasmus, Tachykardie und Blutdruckabfall

Silibinin (Legalon SIL)

Wirkung/Wirkprinzip
Verringert die Aufnahme der Amanitatoxine in die Leber

Dosierung/Anwendung
20 mg/kg KG in 24 h verteilt auf 4 Infusionen von jeweils 2 h

Nebenwirkung
Sehr selten: Flush

Barbiturat (Thiopental/Trapanal, Thiopental Nycomed)

Wirkung/Wirkprinzip
Senkung des Sauerstoffbedarfs, Senkung des Hirndrucks

Dosierung/Anwendung
Spätstadium des Hirnödems: 125–250 mg über 15 min infundiert

Nebenwirkung
Ausgeprägte Blutdrucksenkung, Atemdepression, Bronchospasmus

Aminoglykosid (Paromomycin/Humatin)

Wirkung/Wirkprinzip
Oral schwer resorbierbares Aminoglykosid, wirksam vor allem gegen Enterobakterien, Veringerung der ammoniakbildenden Darmbakterien

Dosierung/Anwendung
Prophylaxe und Therapie der hapatischen Enzephalopathie, 1–2 g/d p.o.

■ Therapie – operativ

Lebertransplantation
Siehe Kap. 3.28

■ Minimalinvasive Chirurgie (MIC)

Extrakorporale temporäre Leberersatztherapie
Siehe Kap. 3.28

■ Prophylaxe

Intensivmedizinische Überwachung: Vitalparameter, Laborwerte (v. a. Gerinnungsparameter, Blutzucker, Elektrolyte), Hirndruck mittels Hirndrucksonde

■ Prognose

Natürlicher Verlauf
Abhängig von Ätiologie, Alter und Vorerkrankungen, grundsätzlich reversibel, jedoch durch spät einsetzende Regeneration Letalität >70 %

Komplikationen
- Hepatische Enzephalopathie, Hirnödem (mit 70 % häufigste Todesursache), Hypoglykämie, Koagulopathie, Nierenversagen, Kreislaufversagen, Atemdepression, Sepsis, Pankreatitis

3.30.6 Portale Hypertension (K76.6)

■ Grundlagen

Synonyme
Pfortaderhochdruck

Definition
Erhöhung des Pfortaderdrucks (Referenzwert: 3–12 mmHg) oder des portosystemische Druckgradienten auf >5 mmHg

Epidemiologie
Siehe jeweilige Ursache

Ätiologie
- Prähepatisch: Pfortader-/Milzvenenthrombose (z. B. bei Thromboseneigung, Sepsis, Trauma, Pankreatitis, Peritonitis)
- Intrahepatisch (ca. 80 % der Fälle):
  - Präsinusoidal: Lebermetastasen, myeloproliferative Syndrome, Bilharziose
  - Sinusoidal: Leberzirrhose
  - Postsinusoidal: Zentralvenensklerose
- Posthepatisch: Budd-Chiari-Syndrom, Obstruktion der Vena cava, Rechtsherzinsuffizienz

Merke: Zwei Theorien zum Mechanismus der portalen Hypertension:
- Backward-flow-Theorie: erhöhten Widerstand im Pfortadergebiet
- Forward-flow-Theorie: Reflektorisch erhöhte Durchblutung des Splanchikusgebiets

Lokalisation
- Prähepatische Form: Hindernis im extrahepatischen Pfordaderstromgebiet
- Intrahepatische Form: Hindernis bei der Passage durch die Leber:
  - Präsinusoidal
  - Intrasinusoidal
  - Postsinusoidal
- Posthepatische Form: Hindernis im Abflussgebiet der Leber

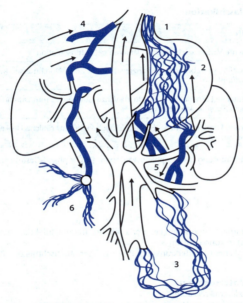

Abb. 3.6 Portale Umgehungskreisläufe: Ösophagusvarizen (1), Magenvarizen (2), rektaler Venenplexus (3), Sappey-Venen (4), Retzius-Venen (5) und „Caput medusae" (6).

Assoziierte Erkrankungen
Andere Komplikationen der Leberzirrhose: hepatische Enzephalopathie, hämorrhagische Diathesen

Pathologischer Befund
Siehe jeweilige Ursache

Pathophysiologie
- Anstieg des Drucks im Pfortadergebiet mit erhöhtem portosystemischen Druckgradienten (>5 mmHg) → Freisetzung von Vasodilatoren mit Absinken des systemischen Blutdruckes und kompensatorischer Erhöhung das Herzzeitvolumen → Hyperperfusion der Bauchorgane. Verstärkte Ausbildung der portaler Umgehungskreisläufe (Abb. 3.6) → verminderte Extrahierung der toxischen Stoffe aus dem Portalblut mit Ausbildung einer hepatischen Enzephalopathie
- Obstruktionsbedingt: Herabsetzung der Syntheseleistung der Leber: Hypalbuminämie mit Verringerung des onkotischen Druck und Aszitesbildung, Mangel an Gerinnungsfaktoren mit Blutungsneigung. Milzvergrößerung: beschleunigter Blutzellabbau, Entwicklung einer Thrombozytopenie und Anämie

Einteilung/Klassifikation

Grad	Befund
1	Leichte Varizenzeichnung, kollabieren bei Luftinsufflation
2	Einzelne, gut abgrenzbare Varizenstränge <5 mm Durchmesser, Mukosa nicht verdünnt
3	Deutliche Lumeneinengung durch Varizenstränge >5 mm Durchmesser, geschlängelter, knotiger Verlauf
4	Lumen komplett verlegt, Epithel deutlich verdünnt, rötliche Flecken auf den Varizen

Tab. 3.42 Gradeinteilung der Ösophagusvarizen in der Ösophago-Gastro-Duodenoskopie (nach Paget).

■ Klinik

Anamnese
Grunderkrankungen (chronischen Lebererkrankung, Trauma, Infektionen, z. B. Hepatitis, Schistosomiasis), Alkoholkonsum
Symptome möglicher Grunderkrankung: Pruitus, Oberbauchschmerzen, Bluterbrechen, Teerstuhl

Körperliche Untersuchung
Zeichen von Kollateralkreisläufen:
- Caput medusae: sichtbare Venenzeichnung an der Bauchhaut
- Hämorrhoiden durch mesenteriale Kollateralen: Hämorrhidenblutung
- Ösophagus-, Magenvarizen: asymptomatisch, eventuell leichte Schluckbeschwerden, Gefahr der oberen gastrointestinalen Blutung

Portaler Aszites (ab 1–1,5 l klinisch nachweisbar):
- Vorgewölbtes Abdomen mit Fluktuationswelle
- Dämpfungswechsel bei Lageänderung
- Dyspnoe und Gewichtszunahme

Splenomegalie, evtl. mit Hypersplenismus (Panzytopenie durch Zellzerstörung in der Milz)

■ Diagnostik

Labor
Blutbild, Gerinnungsparameter, γ-GT, Transaminasen, Bilirubin, Gesamteiweiß
Elektrolytkontrollen im Serum
Aszitespunktat (s. Leitsymptome)

Technische Diagnostik
- **Invasive Pfortaderdruckmessung**: über transjugulären Zugang
- **Abdomen-Sonographie**: Hepato-/Splenomegalie, evtl. Zeichen der Leberzirrhose (s. dort), erweiterte Pfortader und V. lienales, Nachweis eines Aszites (ab 50 ml)
- **Farbdoppler**: Beurteilung des Pfortaderdrucks, Caput medusae internum, Flussverlangsamerung/-umkehr in der V. porta, evtl. Nachweis einer Thrombose
- **Ösophago-Gastroskopie**: Nachweis von Ösophagus-/Fundusvarizen oder obere gastrointestinale Blutungen
- **CT oder MRT** bei Verdacht auf eine Milzvenenthrombose oder invasives Wachstum eines Malignoms
- Direkte oder indirekte **Splenoportographie** mit DAS oder NMR-Angiographie

Biopsie
Bei Verdacht auf Leberzirrhose, Fettleberhepatitis, unklarer Genese, maligne Tumoren

■ Differenzialdiagnose
Aszites anderer Genese: Nephrotisches Syndrom, exsudative Enteropathie, Exsudat bei Tumoren, bakterieller Peritonitis, Pankreatitis

■ Therapie – konservativ
Kausale Therapie: nach Grunderkrankung
Symptomatische Therapie:
- Behandlung der Ösophagus-/Fundusvarizenblutung (s. Kap. 3.12.5), transjugulärer intrahepatischer portosystemischer Shunt (TIPSS)
- Behandlung des Aszites (Stufentherapie je nach Schweregrad):
  - 1. Natrium und Flüssigkeitsrestriktion
  - 2. Spironolacton, ggf. zusätzlich Furosemid (s. Kap. 3.30.4)
  - 3. Aszitespunktion, TIPSS
- Behandlung einer spontanen bakteriellen Peritonitis: Cephalosporin der 3. Generation, Gyrasehemmer
- Behandlung des hepatorenalen Syndrom (s. Komplikationen): Diuretika absetzen

Schleifendiuretika

Wirkstoff	Handelsname	Dosierung
Furosemid	Diurapid, Furanthril, Furorese, Fusid, Lasix, Ödemase, Furosemid-rathiopharm	1–2×20–40 mg/d p.o., i.v.
Bumetanid	Burinex	0,5–2 mg/d p.o.
Piretanid	Arelix	1–2×6 mg/d p.o.
Torasemid	Unat, Torem, Toradiur, Torasemid Hexal	1×2,5–5 mg/d p.o.
Etacrynsäure	Hydromedin	0,5–1 mg/kg KG/d i.v.

Tab. 3.43 Wirkstoffe und Handelsnamen der Schleifendiuretika und ihre Dosierungen.

Aldosteronantagonisten

Wirkstoff	Handelsname	Dosierung
Eplerenon	Inspra	1×25–50 mg/d p.o.
Spironolacton	Aldactone, Duraspiron, Frumikal, Osyrol, Verospiron	100–200 mg/d p.o., max. 400 mg/d p.o.
Kaliumcanrenoat	Kalium-canrenoat-ratiopharm, Aldactone pro Injectione	1–2×200 mg/d i.v., max. 800 mg/d i.v.

Tab. 3.44 Wirkstoffe und Handelsnamen der Aldosteronantagonisten und ihre Dosierungen.

■ Therapie – operativ

Transjugulärer intrahepatischer portosystemischer Shunt (TIPSS)

Beschreibung
Senkung des Pfortaderdrucks durch Herstellung eines Umgehungskreislaufs (portokavale Anastomose)

Indikation
Ösophagusvarizenblutung bei Versagen der konservativen Therapie

■ Minimalinvasive Chirurgie (MIC)

Aszitespunktion
Siehe Kap. 3.28

■ Prognose

Natürlicher Verlauf
Abhängig von der Grunderkrankung und schnellen Beseitigung der Ursachen. Bei anhaltender portaler Hypertension fast immer Komplikationen, prognoselimitierende obere gastrointestinale Blutung

Komplikationen
- Hypersplenismus
- Bei Aszites: spontane Peritonitis
- Hepatorenales Syndrom: Oligurie und Anstieg der Retentionswerte ohne primäre Nierenerkrankung, durch Volumenverlust über Aszites und Diuretikatherapie)
- Varizenblutung (30 % der Patienten mit Leberzirrhose)

3.30.7 Hepatische Enzephalopathie (K72.9)

■ Grundlagen

Synonyme
Portosystemische Enzephalopathie

Definition
Reversible Schädigung des Zentralnervensystems durch Neurotoxine aufgrund eingeschränker Leberfunktion

Epidemiologie
Komplikation bei bis zu 60 % der Leberzirrhosen

Ätiologie
Mangelnde Entgiftung von Ammoniak und anderen ZNS-toxischen Stoffen:
- Leberzirrhose
- Akutes Leberversagen
- Therapeutisch angelegte portojuguläre Shunts

Assoziierte Erkrankungen
Andere Komplikationen der Leberzirrhose: portale Hypertension, hämorrhagische Diathesen

Pathologischer Befund
Pathologie der Leberzirrhose oder der jeweiligen anderen Ursache

Pathophysiologie
Die Leberfunktionsstörung führt zum vermehrten Anfall neurotoxischer Substanzen:
- Ammoniak
- Aromatischer Aminosäuren im Plasma:
- Mercaptane
- γ-Aminobuttersäure
- kurzkettige Fettsäuren

Diese führen zur:
- Störung der Neurotransmitter im ZNS, eventuell durch Bildung falscher Neurotransmitter
- Hemmung der neuronalen Membranfunktion
- Erhöhte Permeabilität der Blut-Hirn-Schranke
- Eine Schwellung der Astrozyten (warscheinlich durch Retention verschiedener Osmolyte und verminderte Glutamatsynthese) führt zum Hirnödem

Risikofaktoren
Bei bestehender Lebererkrankung:
- Gastrointestinale Blutungen
- Eiweißreiche Nahrung
- Obstipation
- Alkalose
- Medikamente: Sedativa, Analgetika, Diuretika in hohen Dosen

Einteilung/Klassifikation
- Stadium I: Antriebsminderung, Konzentrationsschwäche, Störungen der Feinmotorik, „flapping tremor"
- Stadium II: Somnolenz, Orientierungsstörungen, ausgeprägter Gedächtnisstörung, Dysarthrie, „flapping tremor", Rigor
- Stadium III: Sopor, Verwirrtheit, unzusammenhängende Sprache, verminderte Reaktion auf Schmerzreize, Spastik
- Stadium IV: Koma, erloschene Muskeleigenreflexe, Muskelsteife mit Beuge- und Streckhaltung

■ Klinik

Anamnese
Bekannte Lebererkrankung, Medikamentenanamnese, Persönlichkeitsveränderung durch Fremdanamnese zu ermitteln, latente Verlaufsformen oft nur mit psychometrischen Tests zu ermitteln

Körperliche Untersuchung
Klinik der Leberzirrhose: (s. dort)
- Foetor hepaticus, Hyperventilation
- Armut in Bewegung und Ausdruck
- Bewusstseinseinschränkung je nach Stadium (s. oben)
- Tremor, Flattern der Augenlider, weitere Myoklonien
- Schriftprobe, Rechentest, Zahlenverbindungstest

■ Diagnostik

Labor
- Blutbild (siehe Leberzirrhose)
- Leberenzyme (s. Kap. 3.30.4)
- Ammoniakspiegel im Blut >100 µg/dl (Ausmaß korreliert nicht mit dem klinischen Bild)
- Serum: Elektrolyte, Harnstoff, Kreatinin i.S., pH-Wert, Hb, HKT, Leukozyten, Transaminasen
- Toxinscreening: Alkohol im Serum Psychopharmaka (z. B. Benzodiazepine, Barbiturate) im Serum oder Urin

Technische Diagnostik
- **EEG**: diffus langsame Aktivität mit triphasischen Wellen
- **Hirndruckmessung:** bei Patienten im Coma hepaticum
- **Sonographie**: Ursachensuche
- **CT**: Ausschluss eines Tumors, Abszesses, Blutung, Infarkt, eventuell Zeichen eines Hirnödems

■ Differenzialdiagnose
Enzephalopathie anderer Genese:
- Hypoglykämie
- Gastrointestinale Blutungen
- CO_2-Narkose
- Urämie
- Intoxikation
- Meningoenzephalitis

Organische Hirnerkrankungen: Hirntumoren, Blutung, Abszess, Infarkt, Psychosen

■ Therapie – konservativ
- Kausale Behandlung der Leberfunktionsstörung
- Regulation des Wasser- und Elektrolythaushalts
- Ausschaltung aggravierender Faktoren:
  - Blutstillung bei gastrointestinalen Blutungen
  - Antibiotika bei Infektionen
  - Einschränkung der Medikamentengabe
  - Eiweißarme Kost (max 1 g Protein/kg KG/d), Minderung des Eiweißmetabolismus durch ausreichende Kohlenhydratzufuhr
  - Laxanzien: Lactulose
- Unterdrückung der ammoniakbildenden Darmflora durch Paromomycin

Osmotische Laxanzien (Laktulose)
Präparate: Bifinorma, Bifiteral, Lactocur

Wirkung/Wirkprinzip
Nichtresorbierbares Disaccharid: osmotischer Wirkung
Wird im Darm bakteriell zu Acetat und Laktat: Anregung der Darmperistaltik
Verminderte Resorption von Ammoniak

Dosierung/Anwendung
Indikation: Obstipation, hepatische Enzephalopathie: 1–2×5–10 g/d Laktulose p.o.

Nebenwirkung
Meteorismen, Flatulenz, Elektrolytverlust, Melanosis coli

Wechselwirkung
Störungen der Herzfunktion und Muskelschwäche bei gleichzeitiger Einnahme von Herzglykosiden, Diuretika und Steroiden

Kontraindikationen
Ileus, Schwangerschaft und Stillzeit, schwere hepatische Enzephalopathie

Aminoglykosid (Paromomycin)
Präparat: Humatin

Wirkung/Wirkprinzip
Oral schwer resorbierbares Aminoglykosid, wirksam vor allem gegen Enterobakterien, Veringerung der ammoniakbildenden Darmbakterien

Dosierung/Anwendung
Prophylaxe und Therapie der hepatischen Enzephalopathie, 1–2 g/d p.o.

■ Therapie – operativ

Lebertransplantation
Siehe Kap. 3.28

■ Minimalinvasive Chirurgie (MIC)

Extrakorporale temporäre Leberersatztherapie
Siehe Kap. 3.28

■ Prophylaxe
Primärprophylaxe: Meidung von Auslösern bei bekannter Lebererkrankung; intensivmedizinische Überwachung der Vitalfunktionen und Serumparameter

■ Prognose

Natürlicher Verlauf
Abhängig von Stadium, Compliance und der Grunderkrankung (in 75 % der Fälle bei chronischen Grunderkrankungen reversibel)

Komplikationen
Coma hepaticum, Hirnödem

3.30.8 Primär biliäre Zirrhose (K74.3)

■ Grundlagen

Synonyme
Chronisch destruierende nichteitrige Cholangitis, Autoimmuncholangitis

Definition
Die primär biliäre Zirrhose ist eine fortschreitende Zerstörung der kleinen und mittleren intrahepatischen Gallengänge, in deren Endstadium es zur Leberzirrhose kommt.

Epidemiologie
Inzidenz: 3–15:100.000 Einwohner pro Jahr, zunehmend, 90 % Frauen, Altersgipfel 35.–60. Lebensjahr, 1–2 % aller Leberzirrhosen

Ätiologie
Unklar, wahrscheinlich autoimmun:
- Kreuzreaktion zwischen mitochondrialen und bakteriellen Antigenen mit Bildung antimitochondrialer Antikörper
- Vermehrte Aktivierung des Komplementsystems
- Verminderten T-Suppressor-Zellen

Lokalisation
Kleine und mittlere intrahepatische Gallenwege

Genetik
Familiär gehäuft, assoziiert mit HLA-DR 8

Assoziierte Erkrankungen
Assoziation mit anderen Autoimmuerkrankungen: Zöliakie, Sicca-Syndrom, Autoimmunthyreoiditis, Dermatomyositis, rheumatoide Arthritis, systemischer Lupus Erythromatodes, Sklerodermie

Pathologischer Befund
Histologische Einteilung in 4 Stadien:
- Stadium I: entzündliche Infiltration der Portalfelder mit Granulombildung
- Stadium II: Gallengangproliferation und beginnende Fibrose
- Stadium III: Mottenfraßnekrosen und Fibrose, Untergang der kleinen Gallengänge
- Stadium IV: Leberzirrhose

Pathophysiologie
Schädigung der Gallengänge mit erhöhter Durchlässigkeit → vermehrte intrahepatische Rückresorption von Bilirubin, Gallensäuren, Cholesterin. Mangelerscheinung durch Maldigestion von Fetten und fettlöslichen Substanzen → Vitamin-D-Mangel führt frühzeitig zur Osteomalazie.

Risikofaktoren
Weibliches Geschlecht, Vorliegen assoziierter Autoimmunerkrankungen

Einteilung/Klassifikation
- Histologisch (s. Histopathologie)
- Child-Pugh-Klassifikation bei Leberzirrhose (s. dort)
- Stadieneinteilung der hepatischen Enzephalopathie (s. dort)

■ Klinik

Anamnese
- Häufig laborchemischer Zufallsbefund im asymptomatischen Stadium.
- Frühsymptome: Pruritus, Müdigkeit, Leistungsknick, Gelenkbeschwerden
- Spätsymptome: Malabsorptionssyndrom, Symptome der Leberzirrhose

Körperliche Untersuchung
- Kratzspuren, Ikterus, Melanose, Xanthelasmen (helgelbe flache Knötchen an den Augenlidern) Aszites
- Verhärtete, höckrige, evtl. vergrößerte Leber, Splenomegalie
- Zeichen der hepatische Enzephalopathie (eventuell sehr diskret nur in psychometrischen Tests erkennbar, Konzentrationsstörungen, Somnolenz)

■ Diagnostik

Labor
- Cholestasezeichen (bereits im asymptomatischen Stadium): AP, LAP, γ–GT, BSG und Bilirubin erhöht
- Antimitochondriale Antikörper (AMA) in 90 %: AMA-M2 spezifisch, AMA-M4, -M8 und -M9 als Verlaufparameter
- Starke IgM-Erhöhung
- Hypercholesterinämie

Technische Diagnostik
- **Knochendichtemessung** (Densitometrie): frühzeitige Erkennung einer Osteomalazie
- **Sonographie, ERCP, CT**: makroskopisch normale Gallengänge, Ausschluss anderer Ursachen einer Cholestase wie Hepatitiden, Gallengangsteinen, Tumoren der Leber, der Gallenwege oder des Pankreas, primär sklerosierenden Cholangitis

Biopsie
Zur Sicherung der Diagnose Biopsieentnahme durch ultraschallgesteuerte Leberpunktion oder laparoskopisch mit Beurteilung der Leberoberfläche

■ Differenzialdiagnose
- Primär sklerosierende Cholangitis
- Extrahepatische Gallengangsverschlüsse (Gallengangssteine, Tumoren, Divertikel, Spulwürmer, Leberegel)
- Hepatitiden: autoimmun, viral, toxisch
- Overlapsyndrome

■ Therapie – konservativ
- Keine kausale Therapie, Immunsuppressiva sind wirkungslos
- Therapie eines Malabsorptionssyndroms (s. dort), insbesondere Ausgleich des Vitamin-D-Mangels
- Therapie der Pruritus: Ursodesoxycholsäure, Anionenaustauscherharze, 2. Wahl: Antihistaminika, Phenobarbital

Urodesoxycholsäure
Präparate: Cholit-Ursan, Cholofalk, UDC, Urso, Ursochol, Ursofalk
Siehe Kap. 3.34

Dosierung/Anwendung
15 mg/kg KG/d, möglichst früher Therapiebeginn, Besserung der Symptomatik, Verlangsamung des Krankheitsverlaufs

Anionenaustauscherharze (Colestyramin)
Präparate: Colesthexal, Lipocol, Quantalan, Vasosan
Siehe Kap. 3.34

Dosierung/Anwendung
4–8 g/d einschleichen, wenn UDCS ungenügend wirkt, 3 h zeitversetzt zu UDCS einnehmen

■ Therapie – operativ
Lebertransplantation
Siehe Kap. 3.28

■ Prophylaxe
Überwachung der Leberwerte und Serumparameter, um den optimalen Zeitpunkt für eine Lebertransplantation abschätzen zu können.

■ Prognose

Natürlicher Verlauf
Zeitlicher Verlauf sehr variable:
- Asymptomatische Patienten 5-Jahres-Überlebensrate >90 %
- Symptomatische Patienten 5-Jahres-Überlebensrate ca. 50 %
- Prognosestellung nach Mayo-Clinic risk score unter Berücksichtigung von:
- Alter des Patienten
- Bilirubin als bester prognostischer Parameter:
  - <3 mg/dl >8 Jahre
  - >6 mg/dl <2 Jahre
- Prothrombinzeit
- Ödeme

Komplikationen
Portale Hypertension (Aszites, Varizenblutung), Malabsorptionssyndrom, Osteoporose, Leberzirrhose

3.30.9 Hämochromatose (E83.1)

■ Grundlagen

Synonyme
Hereditäre (primäre) Siderosen, Siderophilie, Bronze-Diabetes, Eisenspeicherkrankheit

Definition
Inadäquate intestinale Eisenresorption führt zur Eisenablagerung und Gewebsschädigung der betroffenen Organe

Epidemiologie
Homozygotenprävalenz ca. 1:400, Manifestation bei ca. 25 % der Homozygoten, m:w = 10:1 (erhöhter Eisenverlust bei Frauen durch Menstruation, Schwangerschaft), meist zwischen 20.–40. Lebensjahr, bei Frauen oft erst nach der Menopause.

Ätiologie
Genetischer Defekt verschiedener Proteine der Regulation der Eisenresorption

Lokalisation
Leber, Pankreas, Herz, Milz, Haut, Hypophyse, Schilddrüse, Gelenke

Genetik
Meist autosomal-rezessiver Erbgang:
- Typ1: HFE (Genlocus 6p21.3) Mutation im C282Y-Gen in 90 % der Fälle, adulte Form
- Typ2A: HJV (Genlocus 1q21) juvenile Form
- Typ2B: HAMP (Genlocus 19q13.1) juvenile Form
- Typ3: TFR2 (Genlocus 7q22)
- Typ4: SLC11A3 (Genlocus 2q32) (autosomal-dominanter Erbgang)

Häufig assoziiert mit HLA-A3

Pathologischer Befund
- Makroskopie: dunkle Leberfärbung mit Hepatomegalie
- Histologie: ausgeprägte Hämosiderin-Ablagerungen in den Hepatozyten (periportal betont) und den Gallengangsepithelien, später Übergang in eine feinknotige Zirrhose (Pigmentzirrhose)

Pathophysiologie
- Unregulierte gesteigerte Eisenaufnahme im Duodenum → Erhöhung des Gesamteisengehalts des Körpers von 3–5 g auf bis zu 80 g → Intrazelluläre Ablagerung des überschüssigen Eisens mit oxidativer Schädigung von Membranlipiden und Schädigung des jeweiligen Organs:
- Leber: Leberzirrhose, Leberzellkarzinom
- Pankreas: Diabetes mellitus
- Herz: Kardiomyopathie
- Haut: Bronzefärbung
- Hypophyse: Endokrine Störungen
- Gelenke: schmerzhafte Atropathie
- Hoden: Athrophie

Risikofaktoren
Familiäre Disposition (s. Genetik), Männer (frühere Manifestation), exogene Zufuhr von Eisen durch Eisenpräparate

Einteilung/Klassifikation
Pathologische und klinische Einteilung:
- Latentes, präzirrhotisches Stadium
- Manifestes zirrhotisches Stadium

■ Klinik

Anamnese
Familienanamnese. Schleichender Beginn, zunächst Allgemeinsymptome wie Abgeschlagenheit und Müdigkeit, später Symptome je nach Organmanifestation:
- Leberzirrhose (75 %): Oberbauchschmerz, Unverträglichkeit von fettigen Speisen und Alkohol, Gewichtsabnahme
- Diabetes mellitus: Gewichtsverlust, vermehrte Harnausscheidung
- Endokrine Störungen: Impotenz, Amenorrhö
- Kardiomyopathie: Palpitationen, Zeichen der Herzinsuffizienz
- Arthropathie: schmerzhafte Gelenke (meist kleine Gelenke der Hand)

 Tipp: Typische Trias aus Lebererkrankung, Diabetes mellitus und Bronzefärbung der Haut!

Körperliche Untersuchung
- Hautpigmentierung (vor allem an sonnenexponierten Hautarealen)
- Auskultation: arrhythmische Herztöne, Zeichen der Herzinsuffizienz
- Palpation: höckrige harte vergrößerte Leber, Splenomegalie (15 %) eventuell Druckschmerz im Oberbauch

■ Diagnostik

Labor
- Serumeisen erhöht, Plasmaferritin >500 mg/l, Transferrinsättigung >60 %
- Genanalyse auf Homozygotie der C282Y-Mutation: ein negatives Ergebnis schließt eine Hämochromatose nicht aus, da eine andere Mutation vorliegen kann. In solchen Fällen ist eine Leberbiopsie indiziert.

> **Achtung:** Da nur 25 % der Homozygoten für die C282Y-Mutation an einer Hämochromatose erkranken, muss die Genanalyse immer in Zusammenhang mit der Klinik bewertet werden.

- AFP-Bestimmung (Tumormarker): nach Diagnosestellung als regelmäßiges Screening zur Früherkennung eines Leberzellkarzinoms

Technische Diagnostik
Sonographie: nach Diagnosestellung als regelmäßiges Screening zur Früherkennung eines Leberzellkarzinoms

Biopsie
Indikation bei negativem genetischen Befund und Hinweise auf eine starke Eisenüberladung sowie bei positivem genetischem Befund, wenn eine starke Leberschädigung besteht, deren Ausmaß sich nicht anders abschätzen lässt. Bestimmung des Eisengehalts im Biopsiematerial und Errechnung der Eisenkonzentration der Leber. Unter Berücksichtigung des Lebensalters ergibt sich der Eisenindex (bei Hämochromatose >1,9).

■ Differenzialdiagnose
- Sekundäre Siderosen:
  - Hämatologischen Erkrankungen (z. B. Thalassämie, myelodysplastisches Syndrom)
  - Jahrelanger Transfusionsbehandlung
  - Alkoholtoxischen Leberschäden
  - Endstadium fast aller chronischen Lebererkrankungen
- Erhöhte Ferritinwerte im Rahmen von entzündlichen Prozessen

■ Therapie – konservativ
- Eisenarme Diät (schwarzer Tee zu den Mahlzeiten senkt die Eisenaufnahme)
- Meiden von Noxen wie Alkohol, potenziell lebertoxische Medikamente
- Aderlässe: zu Beginn 500 ml/Woche (entspricht ca. 250 ml Eisen), bis Ferritin <50 mg/l (dauert ca. eineinhalb Jahre), dann lebenslange Aderlässe alle 2–4 Monate
- Erythrozytpharese: erlaubt eine stärkere Verringerung des Körpereisens und macht somit weniger Anwendung notwendig

Eisenchelator (Deferasirox, Deferoxamin)
Präparate: Exjade, Desferal

Wirkung/Wirkprinzip
Chalatkoplexbildner mit Eisen, dadurch verringerte Aufnahme im Darm bzw. vermehrte Ausscheidung über Galle und Urin

Dosierung/Anwendung
Deferasirox: bei sekundären Siderosen, 20–30 mg/kg KG/d p.o.
Deferoxamin: bei sekundären Siderosen oder Hämochromatose mit fortgeschrittener Kardiomyopathie, 20–60 mg/kg KG/d parenteral (auch über tragbares Infusionssystem als Dauerinfusion)

Nebenwirkung
Erhöhtes Serumkreatinin, Kopfschmerzen, Diarrhö, Obstipation, Erbrechen, Übelkeit, Bauchschmerzen, Blähungen, Dyspepsie, erhöhte Transaminasen, Hautausschlag, Juckreiz, Proteinurie

Kontraindikationen
Deferasirox: Kreatinin-Clearance <60 ml/min
Deferoxamin: Schwangerschaft und Stillzeit

■ Therapie – operativ

Lebertransplantation
Siehe Kap. 3.28

Indikation
Fortgeschrittene Leberzirrhose bei Versagen der konservativen Therapie

■ Prophylaxe
Regelmäßige Sreening zur Früherkennung eines primären Leberzellkarzinoms, Überwachung des Hb und Hkt.

■ Prognose

Natürlicher Verlauf
Unter Therapie keine Einschränkung der Lebensqualität, weitestgehend Vermeidung von Komplikationen, jedoch keine Reduktion des Karzinomrisikos

Komplikationen
Leberzirrhose, Diabetes mellitus, Herzinsuffizienz, Herzrhythmusstörungen, erhöhtes Karzinomrisiko (hepatozelluläres Karzinom (14 % der Fälle)

3.30.10 Morbus Wilson (E83.0)

■ Grundlagen

Synonyme
Hepatolentikuläre Degeneration, Kupferspeicherkrankheit

Definition
Hereditäre Kupferspeicherkrankheit mit verminderter biliärer Ausscheidung von Kupfer und verminderter Bindung von Kupfer an das Transportprotein Coeruloplasmin infolge einer Mutation im Wilson Gen

Epidemiologie
Prävalenz ca. 3–4:100.000 Einwohnern, Manifestation 3.–45. Lebensjahr, Häufigkeitsgipfel 13.–24. Lebensjahr

Ätiologie
Autosomal-rezessive Erbkrankheit mit Defekt des Kufpertransportproteins

Lokalisation
Manifestation vor allem in Leber, Niere, Basalganglien, Kornea

Genetik
Mutation des 7B-Gens auf Chromosom 13q14,3, das für eine P-Typ-ATPase (Kupfertransportprotein) kodiert

Pathologischer Befund
Histologie:
- Leber, Niere: unspezifische Schädigungen wie Verfettung, Nekrose, Fibrosierung bis zur Zirrhose
- Basalganglien: Nervenzelldegeneration, Nekrose
- Kornea: Kupferablagerungen an der Descemet-Membran („Kayser-Fleischer-Kornealring")
- Histochemischer Nachweis intrazellulärer Kupferablagerungen in allen betroffenen Organen

Pathophysiologie
Aufgenommenes Kupfer wird ungenügend biliär eliminiert (normalerweise 1–4 mg/d) oder an Coeruloplasmin gebunden. Die Synthese von Coeruloplasmin nimmt ab. Die Kupferclearance über die Niere nimmt kompensatorisch zu. Es kommt zu Kupferablagerungen in Organen mit konsekutiver Entzündungsreaktion

Risikofaktoren
Familienangehörige eines Morbus-Wilson-Patienten

 Merke: Bei gesichertem Morbus Wilson ist die Genanalyse bei Geschwistern und Kindern des Erkrankten indiziert.

Einteilung/Klassifikation
Nach Verlaufsform:
- Hepatischer Typ (nicht-neurologisch): häufig asymptomatisch, Manifestation meist vor der Pubertät durch leichte Allgemeinsymptome und Hämolyse
- Neurologischer Typ: Manifestation meist nach der Pubertät durch ein Parkinson-Syndrom und psychiatrische Störungen

■ Klinik

Anamnese
Familienanamnese. Schleichender Beginn mit Allgemeinsymptomen: Müdigkeit, Abgeschlagenheit, Schwindel, eventuell ikterische Schübe in der Frühphase. In 10 % Erstmanifestation durch akutes Leberversagen

Körperliche Untersuchung
Je nach Organbefall
- Leber: Hepatosplenomegalie, Oberbauchschmerzen, Aszites, Ikterus
- Zeichen einer Anämie: Blässe der Haut und Schleimhäute
- Nervensystem: Tremor, Ataxie, Koordinationsstörung, „flapping tremor", Schreibstörung, Feinmotorikstörung, Dysarthrie, Dysphagie, Dyskinesie, Bradykinese, Rigidität, Dystonie, Gangstörung, Hypersalivation
- Psyche: Persönlichkeitsstörung, Depression, Psychose
- Nieren: eventuell Urolithiasis (s. dort)
- Augen: Kayser-Fleischer-Kornealring, selten Sonnenblumenkatarakt
- Herz: Arrhythmie
- Haut: selten azurblaue Lunulae, Acanthosis nigrans, Hyperpigmentation, Spider naevi

■ Diagnostik

Labor
- Im Serum: Coeruloplasmin <20 mg/dl, Gesamtkupfer <70 µg/dl, freies Kupfer >10µg/dl
- Im Urin: Kupfer >100 µg/d
- Penicillamin-Belastungstest: unter Penicillamingabe deutlich erhöhte Kupferausscheidung im Urin >1000 µg/d.
- Radiokupfertest: Messung der Radioaktivität nach Gabe von ^{64}Cu
- Genetischer Nachweis einer Mutation
- Nachweis der Organmanifestation:
- Nieren: proximale und/oder distale tubuläre Dysfunktion mit Aminoazidurie, Hyperphosphaturie, Hyperkalzurie, Glukosurie, Hyperkaliurie, Urikosurie, Bikarbonatmangel

Technische Diagnostik
- **EKG**: unspezifische Arrythmien
- **Sonographie**: Hepatomegalie, eventuell Splenomegalie, Aszites

Biopsie
Sonographiegesteuerte Leberpunktion: Kupfergehalt der Leber >250 µg/g Trockengewicht

Differenzialdiagnose

Andere Ursachen der Leberzirrhose
- Alkoholabusus
- Toxische Leberschäden
- Autoimmunhepatitiden
- Virale Hepatitis
- Chronische Cholangitiden:
  - Primär biliäre Zirrhose
  - Primäre sklerosierende Cholangitis
- Stoffwechselkrankheiten:
  - Hämochromatose (s. dort)
  - α1-Antitrypsinmangel
  - Glykogenspeicherkrankheiten
  - Galaktosämie
  - Hereditäre Fruktoseintoleranz
  - Hereditäre Tyrosinämie
  - Porphyria cutanea tarda
  - Zystische Fibrose (s. dort)

Psychiatrische und neurologische Erkrankungen

Therapie – konservativ

Kupferarme Diät (allein nicht ausreichend!): Meiden von Innereien, Krustentiere, Nüsse, Kakao und Rosinen

Chelatbildener (Penicillamin)
Präparate: Metalcaptase, Trolovol

Wirkung/Wirkprinzip
Chalatbildner mit Kupfer, erhöht die Kupferausscheidung über die Niere

Dosierung/Anwendung
Initialtherapie zur Entkupferung. Individuelle Dosisanpassung zwischen 900 und 2400 mg/Tag in 2–3 Einzeldosen abhängig vom freien Kupfer im Serum

Nebenwirkung
Exanthem, Fieber, Leuko-/Thrombozytopenie, nephrotisches Syndrom (regelmäßige Harnkontrolle auf Proteinurie), Muskellähmungen

Kontraindikationen
Niereninsuffizienz, Schwangerschaft und Stillzeit

Trientene
Zurzeit in Deutschland noch nicht erhältlich

Wirkung/Wirkprinzip
Kupferchelatbildner, erhöht Kupferausscheidung über die Niere

Dosierung/Anwendung
Bei Penicillamin Unverträglichkeit (schwächere Wirkung) 1200–2400 mg/d

Nebenwirkung
Schwindel, Übelkeit, Hautausschlag

Zinksalze
Präparate: Zinkmed, Wilzin

Wirkung/Wirkprinzip
Senkt die Kupferaufnahme im Darm

Dosierung/Anwendung
Erhaltungstherapie eines entkupferten Patienten
Dosisanpassung je nach freiem Kupfer im Serum, 3×50 mg/d

Nebenwirkung
Gastrointestinale Beschwerden mit Übelkeit und Erbrechen

■ Therapie – operativ
Lebertransplantation
Siehe Kap. 3.28

Indikation
Bei Versagen der konservativen Therapie:
- Leberzirrhose Child-Pugh-Stadium C
- Akutes Leberversagen
- Eventuell auch therapieresistente neurologische Symptome des Morbus Wilson

■ Prophylaxe
Regelmäßige Kontrolle der Nierenfuntion (Chelatbildner kann toxische Nephrosen auslösen), der Leberwerte sowie des neurologischen Status

■ Prognose
Natürlicher Verlauf
Tödlicher Verlauf bei unbehandelter oder spät erkannter Erkrankung. Unter früher, lebenslanger Therapie Lebenserwartung nicht eingeschränkt

Komplikationen
- Leberzirrhose
- Akutes Leberversagen
- Parkinson-Syndrom
- Niereninsuffizienz
- Kardiomyopathie
- Gastrointestinal: exokrine Pankreasinsuffizienz, Pankreatitis
- Cholelithiasis
- Spontane bakterielle Peritonitis
- Kupferinduzierte Rhabdomyolyse, hypokaliämische Muskelschwäche
- Endokrinium: Amenorrhö, testikuläre Dysfunktion, selten Hypoparathyreoidismus

3.30.11 Hepatozelluläres Karzinom (C22.0)

■ Grundlagen
Synonyme
Primäres Leberzellkarzinom (HCC)

Definition
Neoplasie der Leber ausgehend von den Hepatozyten

Epidemiologie
In Europa und USA Inzidenz 5:100.000 Einwohner pro Jahr, m:w = 4:1, Manifestation meist 5.–6. Lebensjahrzehnt, 90 % aller primären Lebertumoren. In Asien und Afrika Inzidenz bis zu 150:100.000 Einwohner pro Jahr

Ätiologie
- Leberzirrhose vor allem alkoholtoxisch
- Chronischer Hepatitis B und C

- Hämochromatose
- Aflatoxin des Schimmelpilzes Aspergillus flavus
- Exogene Noxe: Nitrosamine, langjährige Östrogen- oder Androgentherapie

Lokalisation
Solitär, multizentrisch oder diffus infiltrierend wachsend
Metastasierung: lymphogen oder hämatogen in Lunge, Nebennieren, Knochen und Gehirn

Pathologischer Befund
- Makroskopie: solitäre, multizentrische oder diffus infiltrierende Tumorknoten, häufig mit Nekrosen und Gefäßeinbrüchen
- Histologie: trabekuläres, tubuläres oder papilläres Wachstum mit stark variablem Differenzierungsgrad der Tumorzellen
- Sonderform: fibrolamelläres Karzinom: lamelläre Anordnung aus kollagenem Bindegewebe, große eosinophile Tumorzellen

Pathophysiologie
Durch Verdrängung und Infiltration kommt es zum Verlust funktionellen Leberparenchyms, was je nach Tumorgröße und Vorschädigung zur Leberinsuffizienz führt (s. dort).

Risikofaktoren
- Leberzirrhose
- Chronische Hepatitis B oder C
- Hämochromatose
- Männliches Geschlecht
- Alter
- Leben in feuchten Klimazonen (Aflatoxinbelastung durch Nahrungsmittel)

Einteilung/Klassifikation

TNM-Stadium	
Primärtumor	
T0	Kein Anhalt für Primärtumor
T1	Solitär ohne Gefäßinvasion
T2	Solitär, mit Gefäßinvasion oder multiple <5 cm
T3	Multiple >5 cm oder Invasion größerer Äste der Vena porta oder Vv. hepaticae
T4	Infiltration von Nachbarorganen (außer Gallenblase) oder des Peritoneum viscerale
Lymphknotenbefall	
N0	Keine regionären Lymphknotenmetastasen
N1	Regionäre Lymphknotenmetastasen
Metastasierung	
M0	Keine Fernmetastasen
M1	Fernmetastasen vorhanden

Tab. 3.45 TNM-Klassifikation des hepatozellulären Karzinoms.

Klinik

Anamnese
Grunderkrankung (Leberzirrhose, chronische Virushepatitis), Alkoholanamnese. Symptome: Schmerzen im rechten Oberbauch, in die Schulter ausstrahlend, Gewichtsverlust, Abgeschlagenheit

Körperliche Untersuchung
- Hepatomegalie, Splenomegalie
- Leberhautzeichen
  - Ikterus
  - Teleangiektasien
  - Spider naevi
  - Palmar-/Plantarerythem
  - Lacklippen und Lackzunge (glatt und rot)
  - Weißnägel
  - Pruritus mit Kratzeffloreszenzen
- Zeichen der portalen Hypertension (s. dort): Caput medusae, Hämorrhoiden, portaler Aszites, Schluckbeschwerden bei Ösophagusvarizen

Diagnostik

Labor
- Blutbild: Polyglobulie bei paraneoplastischem Syndrom
- Paraneoplastische Syndrome: Erythrozytose, Hypoglykämie, Hyperkalzämie
- Serum: Tumor-Hyperkalzämie
- Leberparameter: GPT, GOT, LDH, aP erhöht
- α-Fetoprotein: embryonales Tumorantigen, in 50 % der Fälle erhöht (>15 µg/l)

Technische Diagnostik
- **Sonographie**: Nachweisgrenze 1 cm Durchmesser, schlecht abgrenzbare Raumforderung, variables Echoverhalten (echoarm bis echoreich), erschwerte Diagnostik bei begleitender Leberzirrhose
- **Dopplersonographie**: Gefäßeinbrüche mit Thrombosen, zentrales arterielles Gefäß typisch für HCC
- **Ultraschall-Angiographie**: Kontrastmittel über einen Katheter in das zuführende arterielle Gefäß, charakteristische Kontrastmittelanreicherung sonographisch zu beurteilen
- **CT**: starke, inhomogene Kontrastmittelanreicherung in der früharteriellen Phase, Beurteilung von regionären Lymphknotenmetastasen
- **MRT**: T1-gewichtete Aufnahmen meist hypointens, T2-gewichtete hyperintens mit unregelmäßigem Mosaikmuster, früharterielles Enhancement, das anschließend wieder abnimmt

Biopsie
Sonographiegesteuerte Feinnadelpunktion: nur bei unklarem Befund in der Bildgebung

> Achtung: Keine Punktion bei potenziell kurativem Befund wegen Gefahr der Tumorzellverschleppung!

Differenzialdiagnose
Gutartige Lebertumoren:
- Leberhämangiom (D18.0): häufigster benigner Lebertumor, meist <4 cm, Zufallsbefund
- Fokale noduläre Hyperplasie (K76.8): meist Frauen, zentrale Narbe mit Einziehungen
- Leberzelladenome (D13.4): Frauen bei Einnahme von Östrogenpräparaten, bis >10 cm, kann Infarzieren, Bluten, selten Entartung zum HCC

- Intrahepatische Gallengangszystadenome (D13.4): meist Frauen, bis 30 cm Durchmesser

Andere bösartige Lebertumoren:
- Metastasen (C78.7): häufigster maligner Lebertumor, in 30 % aller Karzinome, oft multiple
- Embryonales Hepatoblastom (C22.2): 5 % der frühkindlichen Tumoren
- Angiosarkom (C49.9): nach Vinylchlorid-, Arsen- oder Rhorotrastexposition.
- Cholangiokarzinom (s. dort)

Zysten: symptomloser Zufallsbefund, solitär oder multiple
Leberabszess: hämatogen über V. porta z. B. bei Divertikulitis, perikolischen Abszessen, eitriger Cholangitis, einhergehend mit Fieber, Oberbauchschmerzen, Zwerchfellhochstand, Therapie: Drainage, Breitbandantibiose mit gramnegativem Spektrum
Echinokokkose: Inkbationszeit 10–20 Jahre
- E. granulosus = cysticus (Hundebandwurm): bis >10 cm große Zysten
- E. alveolares = multilocularis (Fuchsbandwurm): mehrkammerige Zysten mit infiltrativem Wachstum

Amöbenabszess (s. dort)

■ Therapie – konservativ
Im Allgemeinen keine Erfolge bei systemischer Chemotherapie

■ Therapie – operativ
Leberteilresektion oder Hepatektomie mit Lebertransplantation
Beschreibung
Kurativer Therapieansatz

Indikation
Leberteilresektion: wenige resektable Herde
Hepatektomie mit Lebertransplantation: bei multiplen nicht resezierbaren Herden

■ Minimalinvasive Chirurgie (MIC)
Perkutane Äthanolinjektion (PEI)
Beschreibung
Ultraschall- oder CT-kontrollierte Feinnadelpunktion mit Injektion 95 % Äthanollösung in den Tumor, mehrmalige Wiederholung im Abstand von 2–4 Wochen über Monate

Indikation
Kurativ bei Herden bis 4 cm Durchmesser, ansonsten palliativ oder zur Überbrückung vor Lebertransplantation.

Radiofrequenz-/laserinduzierte Thermotherapie
Beschreibung
Ultraschall- oder CT-kontrollierte Einführung einer Sonde in den Tumor, Zerstörung des Gewebes durch Erhitzung mittels Radiofrequenzwellen bzw. Laserlicht, meist in 1–2 Anwendungen erforderlich.

Indikation
Kurativ bei Herden bis 4 cm Durchmesser, ansonsten palliativ oder zur Überbrückung vor Lebertransplantation

Transarterielle Chemoembolisation
Beschreibung
Injektion eines Zytostatikums und anschließende Embolisation der tumorversorgenden Gefäße über einen Leistenkatheter.

Indikation
Palliativ oder zur Überbrückung vor Lebertransplantation.

■ Prophylaxe
Impfung gegen Hepatitis B, Screening (Sonographie, AFP) bei chronischen Lebererkrankungen

■ Prognose
Natürlicher Verlauf
Mittleres Überleben bei nichtresektablen Tumoren (>80 %) ca. 6 Monate. Bei kleinen resektablen Tumoren 5-Jahres-Überlebensrate 50–70 %

Komplikationen
Thrombosierung der inferioren Hohlvene mit Budd-Chiari-Syndrom, akute Dekompensation einer chronischen Lebererkrankung mit Komplikationen des akuten Leberversagens (s. dort)

3.31 Anatomie der Gallenblase und Gallenwege

Die Gallenblase gliedert sich in Fundus, Corpus und Collum. Sie liegt intraperitoneal in der Fossa vesicae biliaris zwischen dem Lobus quadratum und Lobus dexter der Leber. Am Übergang in den Ductus cysticus besitzt der Hals eine spiralförmige Schleimhautfalte, die Plica spiralis, welche bei erhöhtem intraabdominellen Druck zum Verschluss dient. Der Ductus cysticus vereint sich mit dem Ductus hepaticus communis zum Ductus choledochus, welcher, im Ligamentum hepatoduodenale verlaufend über die Papilla duodeni major (Vateri) mit dem Sphinkter Oddi, in das Duodenum mündet.

Innervation:
- Sensibel: N. phrenicus (aus C3–5 gemeinsam mit Nn. supraclaviculares, übertragener Schmerz in der rechten Schulter)
- Vegetativ: Plexus coeliacus

Histologie:
- Tunica mucosa: hohe Schleimhautfalten, einschichtiges hochprismatisches Epithel mit zahlreichen Mikrovilli
- Tunica muscularis: dreischichtig, dient der Entleerung des Hohlorgans
- Tunica serosa: umschließt die Gallenblase bis auf den Teil, der der Leber anliegt.

3.32 Physiologie der Gallenblase und Gallenwege

Die Gallenblase dient der Speicherung und Konzentrierung der von der Leber gebieldeten Galle. Diese fließt über den Ductus hepaticus communis und den Ductus cysticus und wird bei Relaxation der M. sphincter ampulae und M. sphincter ductus choledochi an der Vaterschen Papille ins Duodenum abgegeben. Die Kontraktion der Gallenblase wird durch Cholezystokinin und den Parasympathikus stimuliert.
Die alkalische **Galle** neutralisiert den sauren Mageninhalt und enthält:
- Gallensalze (12 %): Cholat und Chenodesoxycholat, zur Emulsion von Fetten und Erleichterung der Fettverdauung, halten Cholesterin in Lösung
- Lezithin und andere Phospholipide(4 %), halten Cholesterin in Lösung
- Cholesterin (0,7 %), das über die Galle ausgeschieden wird
- Alkalische Phosphatasen zur Hydrolyse von Phosphorsäureester
- Gallenfarbstoffe: Biliverdin und Bilirubin
- Die Bestandteile der Galle unterliegen einem enterohepatischen Kreislauf, Gallensalze werden im terminalen Ileum rückresorbiert.

3.33 Basisdiagnostik der Gallenblase und Gallenwege

Labordiagnostik: s. Kap. 3.27
Sonographie: Darstellung im subkostalen Schrägschnitt und Interkostalschnitt:
- Gallenblase: Länge=10 cm, Breite=4 cm; Volumen=100 ml, Wanddicke 0,3 cm, normalerweise birnenförmig jedoch viele Varianten, echofreie Binnenstruktur mit Schallverstärkung.
- Gallewege: rechter und linker Ductus hepaticus ventral der Pfortaderäste darstellbar, Ductus choledochus im Durchmesser beurteilen (Normwerte: <7 mm, nach Cholezystektomie <10 mm)

Endoskopisch-retrograden Cholangio-Pankreatikographie (ERCP)
- Diagnostisch: Durchführung: Beurteilung der Papilla Vateri und des Duodenum durch Endoskop mit Seitblick-Optik, Kontrastmittelapplikation über einen Katheter in die Gallenwege und den Ductus pancreaticus bei Durchleuchtung des Patienten. Direkte Beurteilung durch „Babyscope-Minisonden" möglich, die durch den Arbeitskanal des Endoskops in die Gallenwege oder den Pankreasgang geführt werden.
- Therapeutisch: Durchführung: Papillotomie mit Erweiterung der Papille, zur Entfernung von Konkrementen, Platzierung von Drainagen oder Stents
- Indikationen: Choledocholithiasis, Verdacht auf Tumoren der Papille und der Gallenwege, akute biliäre Pankreatitis, Cholestase unklarer Genese, Indikationen bei Erkrankungen des Pankreas (s. dort)

Magnetresonanz-Cholangiopankreatikographie (MRCP):
- Durchführung: nicht-invasive Bildgebung, ohne Kontrastmittelgabe, MRT-Aufnahme mit starker T2-Gewichtung zur selektiven kontrastreichen Darstellung flüssigkeitsgefüllter Strukturen
- Befund: Darstellung der Galle, des Pankreas und ihrer Gangsysteme, vergleichbar mit der ERCP (jedoch keine Therapiemöglichkeit)
- Indikation: keine klaren Richtlinien, Alternative zur diagnostischen ERCP bei nicht-Durchführbarkeit

3.34 Basistherapie der Gallenblase und Gallenwege

3.34.1 Endoskopisch-retrograden Cholangio-Pankreatikographie (ERCP)

Siehe oben

3.34.2 Therapie der Cholestase

Urodesoxycholsäure
Präparate:
- Cholit-Ursan
- Cholofalk
- UDC
- Urso
- Ursochol
- Ursofalk

Wirkung/Wirkprinzip
Minderung der Cholestase durch Hemmung der biliären Cholesterininsekretion und der intestinalen Cholesterinresorption

Dosierung/Anwendung
15 mg/kg KG/d, möglichst früher Therapiebeginn, Besserung der Symptomatik, Verlangsamung des Krankheitsverlaufs

Nebenwirkung
Durchfall, Transaminasenerhöhung

Kontraindikationen
Schwangerschaft, Choledochus-/Zystikusverschluss

Anionenaustauscherharze (Colestyramin)
Präparate:
- Colesthexal
- Lipocol
- Quantalan
- Vasosan

Wirkung/Wirkprinzip
Unterbrechung des enterohepatischen Kreislaufs der Gallensäuren durch Bindung im Darm, senkt Cholesterinspiegel und mindert den Pruritus

Dosierung/Anwendung
4–8 g/d einschleichen, wenn UDCS ungenügend wirkt, 3 h zeitversetzt zu UDCS einnehmen

Nebenwirkung
Obstipation, Übelkeit, Völlegefühl

Wechselwirkung
Mindert die Resorption aller oral verabreichten Pharmaka

Kontraindikationen
Gallengangsverschluss

Spasmolytika (Butylscopolamin/Buscopan, Spasmam Scop)

Wirkung/Wirkprinzip
Entspannung der glatten Muskulatur durch Antagonismus am Muscarinrezeptor

Dosierung/Anwendung
20–40 mg i.v. als Bolus, anschließend bei Bedarf 40–60 mg als 500 ml Infusion

Nebenwirkung
Unruhe, Akkommodationsstörungen, Glaukomanfall Mundtrockenheit, Tachykardie

Kontraindikationen
Engwinkelglaukom, tachykarde Herzrhythmusstörungen

3.35 Leitsymptome der Gallenblase und Gallenwege

Cholestase:
- **Definition:** Retention der Gallenflüssigkeit durch ein Abflusshindernis
- **Symptome:** zunehmender Ikterus, Steatorrhö
- **Ursachen:**
  - Intrahepatisch: Virushepatitis, Leberzirrhose, primär biliäre Zirrhose
  - Extrahepatisch: Verschlussikterus durch Gallensteine, Tumoren, Parasiten, Strikturen

Schmerzen: im rechten Oberbauch, in den Rücken und die rechte Schulter ausstrahlend

3.36 Erkrankungen der Gallenblase und der Gallenwege

3.36.1 Cholelithiasis (K80.2)

■ Grundlagen

Synonyme
Gallensteinleiden

Definition
Steine in der Gallenblase (= Cholezystolithiasis) oder dem Gallengang (= Choledocholithiasis)

Epidemiologie
Volkskrankheit, 8 % der Männer und 20 % der Frauen >40 Jahre haben Gallensteine

Ätiologie
Steinentstehung immer in der Gallenblase, gefördert durch Hypomotilität und unvollständiger Entleerung:
- **Cholesterinsteine** (80 %), Ungleichgewicht zwischen Cholesterin und Gallensalzen:
  - Genetischer Mangel an Gallensäuren
  - Vermehrte Ausscheidung von Cholesterin (z. B. bei Fibrattherapie)
  - Resektion des terminalen Ileums
- **Pigmentsteine** (Bilirubin, Kalzium) (20 %), Ungleichgewicht zwischen Lezithin und Kalzium bzw. Bilirubin: je nach Cholesteringehalt braune bis schwarze Pigmentsteine
  - Bakterien bei eitriger Cholangitis oder entzündlichen Darmerkrankungen
  - Hämolyse
  - Lebererkrankungen

Genetik
Familiär gehäuftes Auftreten

Assoziierte Erkrankungen
- Leberzirrhose
- Morbus Crohn
- Diabetes mellitus
- Hyperparathyreoidismus

Pathologischer Befund
Cholesterinsteine:
- Hell, >70 % Cholesterinanteil
- Sandkornartig bis mehrere Zentimeter Durchmesser möglich
- Selten: solitärer Stein der gesamte Gallenblase ausfüllt („Ausgussstein")

Pigmentsteine:
- <20 % Cholesteringehalt
- Schwarz bei hohem Bilirubingehalt, braun bei Infektsteinen mit Bakterien
- Meist multiple, 1–2 cm Durchmesser

Pathophysiologie
- Abgang eines Gallensteines in den Ductus cysticus oder Ductus choledochus führt zu Verhinderung des Galleabfluss mit posthepatischem Ikterus und gestörter Fettverdauung
- Akute Cholezystitis oder Cholangitis meist als endogene Infektion durch Darmbakterien nach Vorschädigung des Organs durch erhöhten Druck der Gallensäuren
- Gallenkoliken mit starken Schmerzen bei Kontraktion der Gallengangsmuskulatur
- Kleine Steine können spontan ausgeschieden werden.

Risikofaktoren
- Weibliches Geschlecht
- Kaukasische Rasse
- Adipositas
- Alter
- Schwangerschaft
- Diabetes mellitus
- Östrogenpräparate
- Familiäre Disposition

 Tipp: 6 F-Regel: female, fair, fat, forty, fertile, family

Klinik

Anamnese
- 75 % der Fälle asymptomatisch (stumme Gallensteinträger)
- 25 % symptomatische Gallensteinkranke:
  - Unspezifische gastrointestinale Beschwerden (besonders nach fetten Speisen, Kaffee, Alkohol): Druck-/Völlegefühl, Meteorismen, Schweißausbrüche)
  - Gallenkolik: krampfartiger Oberbauchschmerz in die rechte Schulter und Rücken ausstrahlend von 15 min bis 5 h Dauer, evtl. begleitet von dyspeptischen Beschwerden und Ikterus
  - Bei akuter Cholezystitis: Charcot-Trias
  - Bei distalem Choledochusverschluss: Symptome einer akuten Pankreatitis (s. dort)

 Merke: Charcot-Trias = Schmerzen im rechten Oberbauch, Ikterus, Fieber.

Körperliche Untersuchung
- **Inspektion**: evtl. Ikterus, bräunliche Verfärbung des Urins bei Cholestase
- **Palpation**: Murphy-Zeichen (Druckschmerz am Ende der tiefen Inspiration in der Gallenblasenregion)

Diagnostik

Labor
- Bei asymptomatischen Steinträgern blande!
- Cholezystitis/Cholangitis: CRP, BSG und Leukozyten erhöht, evtl. leichter Transaminasenanstieg
- Choledochusverschluss: Anstieg der Cholestaseparameter (γ-GT, AP, LAP) und des direkten Billirubins
- Biliäre Pankreatitis: Amylase und Lipase erhöht

Technische Diagnostik
- **Abdomen-Sonographie** (sensitivste Methode zum Nachweis von Gallensteinen):
  - Steine: Kuppenreflex mit dorsalem Steinschatten, Pigmentsteine sedimentieren während Cholesterinsteine in der Gallenblase schweben.
  - Choledochus- bzw. Zystikusverschluss: Gallenblasenhydrops (>10×4 cm), erweiterter Ductus choledochus bzw. cysticus, evtl. Zeichen einer akuten Pankreatitis
  - Cholezystitis: verwaschene mehrschichtige Wand >4 mm mit echoarmen Randsaum

- Chronische Cholezystitis: Schrumpfgallenblase (verkleinert ohne Lumen, echodicht mit Schallschatten), Porzellangallenblase (großer ventraler Reflex mit breitem Schallschatten)
- Nachweis der Kontraktionsfähigkeit durch sonographische Untersuchung prä- und postprandial (verkleinert)

> Tipp: „Sludge" bezeichnet multiple, kleine, echodichte Konkremente ohne Schallschatten die durch stark eingedickte Galle verursacht werden.

- **Abdomen-Röntgen-Leeraufnahme**: nur kalkhaltige Steine sichtbar, Aerobilie bei Perforation in den Darm
- **ERCP**: Diagnostische und therapeutische Methode der Wahl bei Choledocholithiasis: Darstellung von Steinen als Kontrastmittelaussparung im Lumen
- **CT**: durch Dichtemessung kann die Konsistenz der Steine bestimmt werden
- **MRCP**: Darstellung der Steine als signalfreie Aussparung unabhängig von ihrer Zusammensetzung

Biopsie
Extrahierte Steine werden auf ihre Zusammensetzung untersucht.

■ Differenzialdiagnose
- Pankreatitis
- Nephrolithiasis
- Appendizitis
- Reizdarmsyndrom
- Herzinfarkt
- Gastrointestinale Ulkuskrankheit
- Gastroösophageale Refluxkrankheit
- Lungenembolie
- Ikterus anderer Genese
- Chronische Lebererkrankungen
- Tumoren
- Leber- und Gallengangsparasiten
- Pleuritis
- Interkostalneuralgie

■ Therapie – konservativ

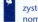

> Merke: Bei asymptomatischen Steinträgern meist kein Therapiebedarf! Ausnahme: Cholezystektomie bei asymptomatischer Porzellangallenblase aufgrund eines erhöhten Karzinomrisikos.

- Gallenkolik:
  - Nahrungskarenz
  - Analgesie nach Bedarf: Spasmolytika, Metamizol, Buprenorphin, Pethidin

> Achtung: Andere Morphinderivate sind wegen einer spasmogenen Wirkung auf den Sphinkter Oddi kontraindiziert!

  - Bei rezidivierenden Koliken elektive Cholezystektomie im freien Intervall
- Akute Cholezystitis/Cholangitis: Cholezystektomie innerhalb von 48 h oder nach Abklingen, kalkulierte Antibiotikatherapie mit Aminopenicillin + β-Laktamaseinhibitior oder Flourchinolon
- Choledocholithiasis: ERCP mit Steinentfernung und evtl. Papillotomie

- Bei unkomplizierter symptomatischer Cholezystolithiasis alternativ zur Operation medikamentöse Litholyse oder Stoßwellenlithotripsie
- Pankreatitis: s. dort

> Tipp: Extrakorporale Stoßwellenlithotripsie (ESWL) und systemische Litholyse mit Urodesoxycholsäure (UDC) sind wegen der relativ geringen Erfolgsquote und hohen Rezidivrate nurnoch Reservemethoden.

Spasmolytika (Butylscopolamin)
Präparate: Buscopan, Spasmam Scop

Wirkung/Wirkprinzip
Entspannung der glatten Muskulatur durch Antagonismus am Muscarinrezeptor

Dosierung/Anwendung
20–40 mg i.v. als Bolus, anschließend bei Bedarf 40–60 mg als 500 ml Infusion

Nebenwirkung
Unruhe, Akkommodationsstörungen, Glaukomanfall, Mundtrockenheit, Tachykardie

Kontraindikationen
Engwinkelglaukom, tachykarde Herzrhythmusstörungen

■ Therapie – operativ

Cholezystektomie

Beschreibung
- Laparoskopische Cholezystektomie: Methode der Wahl
- Konservative Cholezystektomie: primär bei Perforation, Tumoren, Phlegmone, sekundär bei laparoskopisch schlechter Übersicht
- Abtrennung der Gallenblase am Ductus cysticus nach intraoperative Beurteilung der gesamten Gallenwege durch Cholangiographie

Indikation
Relativ: symptomatische Gallensteine
Absolut: Auftreten von Komplikationen

Komplikationen
Bei elektiver Cholezystektomie Letalität 0,1 %, im Komplikationsstadium 10 %. Postcholezystektomie-Syndrom: persistierende Beschwerden durch übersehene Gallengangssteine, Verwachsungen der Gallenwege, andere Erkrankungen (z. B. Ulkus, Reizdarmsyndrom)

■ Minimalinvasive Chirurgie (MIC)

Endoskopische Steinextraktion mit Papillotomie (EPT)

Beschreibung
Endoskopische Inzision der Papilla Vateri, Steinextraktion mittels Fangkörbchens. Ist der Stein zu groß, um die Papille zu passieren, kann er zunächst mechanisch oder mittels ESWL zerkleinert werden.

Indikation
Symptomatische und asymptomatische Choledocholithiasis

Komplikationen
Blutung (2 %), Pankreatitis (1 %), Letalität ca. 0,1 %

■ Prophylaxe
Verminderung der Risikofaktoren: Gewichtsreduktion, strikte Einstellung eines Diabetes mellitus, Cholesterin-arme Kost, rechtzeitige Entscheidung zur elektiven Cholezystektomie zur Vermeidung von Komplikationen

■ Prognose

Natürlicher Verlauf
75 % der Steinträger bleiben lebenslang asymptomatisch. Nach einer Gallenkolik beträgt die Rezidivrate insgesamt 70 %. Die jährliche Komplikationsrate beträgt 1–2 %.

Komplikationen
Akute Cholezystitis, Cholangitis, Choledocholithiasis, biliäre Pankreatitis, Leberabszess, Gallensteinileus, Hämobilie: Blutung aus dem Gallengangssystem (auch bei Trauma, Tumoren, iatrogen), chronisch rezidivierende Cholezystitis, Gallenblasenkarzinom

3.36.2 Primär sklerosierende Cholangitis (PSC) (K83.0)

■ Grundlagen

Definition
Chronische cholestatische Erkrankung mit segmentaler Entzündung und Fibrose der intra- und extrahepatischen Gallenwege

Epidemiologie
Inzidenz: 1–5:100.000/Jahr, zu 75 % Männer, Erkrankungsgipfel zwischen dem 30.–50. Lebensjahr

Ätiologie
Unklar, eventuell infektiöse Ursache bei genetischer Disposition

Lokalisation
Herdförmig, intra- und/oder extrahepatische Gallenwege

Genetik
Familiäre Häufung, Assoziation mit HLA-B8, HLA-DR3

Assoziierte Erkrankungen
- 80 % der PSC Patienten haben eine Colitis ulzerosa (5 % der Colitis-ulcerosa-Patienten haben eine PSC)
- Rheumatoide Arthritis
- Sjögren-Syndrom
- Autoimmun-Hypothyreose
- Sarkoidose
- Sprue
- Thyreoiditis
- Akute Pankreatitis
- Psoriasis
- Diabetes mellitus Typ I

Pathologischer Befund
- Makroskopie: Strikturen und Erweiterungen der extrahepatischen Gallengänge, im Spätstadium geschrumpfte zirrhotische Leber
- Histologie: periportale periduktuläre Fibrose, Bindegewebssepten mit lymphozytärem Infiltrat, Atrophie und Obliteration der Gallengänge

Pathophysiologie
Obliteration der Gallenwege → intrahepatische und posthepatische Cholestase, bakterielle Infektion mit eitriger Cholangitis
Bindegewebiger Umbau der Leber → portale Hypertension, gestörte Syntheseleistung der Leber

Risikofaktoren
Männliches Geschlecht, familiäre Disposition, Vorliegen anderer Autoimmunerkrankungen

Einteilung/Klassifikation
Stadieneinteilung nach Histologie (Mayo-Clinic):
- Stadium I: portale Entzündung mit Degeneration der Gallengangepithelien
- Stadium II: periportale Fibrose mit oder ohne periportale Entzündung
- Stadium III: septale Fibrose mit Brückennekrosen
- Stadium IV: biliäre Zirrhose

■ Klinik
Anamnese
Familienanamnese, assoziierte Erkrankungen. Im Frühstadium asymptomatisch, Pruritus, Müdigkeit, Gewichtsverlust, Übelkeit, Durchfälle, Fieber

Körperliche Untersuchung
Leberhautzeichen
- Ikterus
- Teleangiektasien
- Spider naevi
- Palmar-/Plantarerythem
- Lacklippen und Lackzunge (glatt und rot)
- Weißnägel
- Pruritus mit Kratzeffloreszenzen

Hepatosplenomegalie

■ Diagnostik
Labor
- BSG erhöht
- Cholestaseenzyme erhöht: γ-GT, AP, LAP
- Transaminasen leicht erhöht: GOT, GPT
- p-ANCA in 90 % der Fälle positiv
- Bilirubin erhöht und Zeichen der Synthesestörung der Leber bei fortgeschrittener Erkrankung

Technische Diagnostik
- **ERCP**: Goldstandard, diffuse „perlschnurartige" Strikturen der Gallenwege als Zeichen einer akuten Cholangitis, sehr selten auch des Ductus pancreaticus
- **MRCP**: wie ERCP

Biopsie
Leberbiopsie: zur Sicherung der Diagnose und Bestimmung des Stadiums

■ Differenzialdiagnose
- Cholangitis anderer Genese:
  - Primär biliäre Cholangitis (PBC)
  - Bakterielle Cholangitis
  - Autoimmune Cholangitis
  - Überlappungssyndrome PSC/Autoimmunhepatitis
- Chronische Hepatitis
- Leberzirrhose anderer Genese

Erkrankungen der Gallenblase und der Gallenwege **323**

■ Therapie – konservativ
- Therapie des Pruritus und Verlangsamerung des Krankheitsprogress (wie bei PBC, s. dort): Ursodesoxycholsäure (UDC), Colestyramin (alternativ: Colestipol)
- Endoskopische Ballondilatation mit Stentimplantation bei Gallengangsstenosen mit relevanter Einengungen
- Endoskopische Gallensteinextraktion

■ Therapie – operativ
Lebertransplantation
Siehe Kap. 3.28

■ Prophylaxe
Prophylaxe von Mangelerscheinungen bei Maldigestion: Substitution der fettlöslichen Vitamine

■ Prognose
Natürlicher Verlauf
Mittleres Überleben 10–20 Jahre, 10-Jahres-Mortalität durch Cholangiokarzinom ca. 25 %

Komplikationen
- Gallensteine
- Rezidivierende bakterielle Cholangitiden (bei Abflussbehinderung der Galle durch Gallengangsstrikturen)
- Cholangiozelluläres Karzinom (8 % der PSC)
- Kolorektales Karzinom: Risiko bei langjähriger Colitis ulcerosa durch zusätzlich bestehender PSC noch erhöht

3.36.3 Gallenblasen- (C23) und Gallengangskarzinom (C24.9)

■ Grundlagen
Synonyme
Gallengangskarzinom = cholangiozelluläres Karzinom (CCC)

Definition
Neoplasie ausgehend von der Schleimhaut der Gallenblase oder der extrahepatischen Gallengänge

Epidemiologie
Ca. 0,5 % aller malignen Tumoren, Inzidenz 5:100.000 Einwohner pro Jahr, Erkrankungsgipfel nach dem 60. Lebensjahr
- 65 % Gallenblasenkarzinome, häufiger bei Frauen
- 35 % Gallengangskarzinome, häufiger bei Männern: $2/3$ hiliäre Gallengangskarzinome (= Klatskin-Tumor), $1/3$ Drittel sonstige extrahepatische Gallengangskarzinome

Ätiologie
Unklar, eventuell Reizung des Epithels durch Veränderung von Gallensalzen bei bakterieller Besiedlung

Lokalisation
Infiltrativ entlang der Gallenwege
Metastasierung:
- Lymphogen in regionäre Lymphknoten
- Direkt oder hämatogen in Leber oder Pankreas

Genetik
Genetische Disposition bei bestimmten ethnischen Gruppen: Hispanier, Ureinwohner Amerikas

Assoziierte Erkrankungen
Cholezystolithiasis, chronische Cholezystitis

Pathologischer Befund
- Tubuläre oder papilläre Adenokarzinome (90 %): eventuell schleimbildend, polypös wachsend
- Selten: Plattenepithelkarzinome, adenosquamöse Karzinome

Pathophysiologie
Behinderung des Galleabfluss mit Cholestase und vermehrter Füllung der Gallenblase

Risikofaktoren
- Gallenblasenkarzinom: Cholezystolithiasis insbesondere Porzellangallenblase, chronische Cholezystitis
- Gallengangskarzinom: Choledocholithiasis, PSC, parasitäre Erkrankungen der Gallenwege, Choledochuspapillomatose

Einteilung/Klassifikation

TNM-Stadium	
Primärtumor	
T1	Tumor auf die Gallenblasen- bzw. Gallengangswand beschränkt
T2	Tumor durchbricht die Muskelschicht der Gallenblasen- bzw. Gallengangswand
T3	Tumor durchbricht die äußerste Schicht der Gallenblase bzw. Gallenwege und/oder infiltriert ein benachbartes Organ
T4	2 oder mehr Nachbarorgane betroffen oder Leberbefall >2 cm
Lymphknotenbefall	
N0	Keine regionären Lymphknotenmetastasen
N1	Lymphknotenmetastasen im Ligamentum hepatoduodenale (das ist die Bauchfellplatte zwischen Leberpforte und Zwölffingerdarm)
N2	Andere regionäre Lymphknotenmetastasen
Metastasierung	
M0	Keine Fernmetastasen
M1	Fernmetastasen vorhanden

Tab. 3.46 TNM-Klassifikation des Gallenblasen- und Gallengangskarzinom.

Stadium	Tumorausdehnung
Typ 1	Karzinom im Ductus hepaticus ohne Hepatikusgabel
Typ 2	Karzinom auch in Hepatikusgabel
Typ 3	Karzinom bis segmentäre Gallengänge
Typ 4	Karzinom betrifft segmentäre Gallengänge beidseits

Tab. 3.47 Einteilung der Klatskin-Tumoren nach Bismuth.

Klinik

Anamnese

Grunderkrankung. Keine Frühsymptome! Oberbauchschmerzen, Gewichtsabnahme, Juckreiz

Körperliche Untersuchung
- Posthepatischer Ikterus: heller Stuhl und dunkler Urin (bei Verlegung der Gallenwege)
- Vergrößerte Gallenblase
- Zeichen der Malabsorption (s. dort)

 Merke: Courvoisier-Zeichen typisch für Gallengangskarzinom: schmerzloser Ikterus mit tastbar vergrößerter Gallenblase.

Diagnostik

Labor
- Tumormarker: CA19-9
- Evtl. Bilirubin und Cholestaseenzyme erhöht (γ-GT, AP, LAP)

Technische Diagnostik
- **Sonographie**: echoarme, unregelmäßig begrenzte Wandveränderung, intra- oder extravesikal ausdehnend, gelegentlich exophytisch in das Lumen hineinwachsend
- **CT, MRCP**: Inhomogene Wandverdickung, bei Leberinfiltration Leber-Gallenblasengrenze unscharf, gute Beurteilung des Lymphknotenbefalls in der CT

Biopsie

Falls nicht eine primäre chirurgische Resektion angestrebt wird

Differenzialdiagnose
- Benigne Tumoren der Gallenblase: Adenome, Zystadenome, Papillome (können selten entarten)
- Cholesterinpolypen (Cholesterineinlagerungen in der Mukosa)
- Mirizzi-Syndrom: Stenosierung des Ductus choledochus oder hepaticus durch einen benachbarten Stein im Ductus cysticus
- Choledocholithiasis
- Cholezystitis
- Primäres Leberzellkarzinom
- Lebermetastasen
- Pankreastumoren

Therapie – konservativ

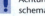 Achtung: Die Chemotherapie zeigt keine Vorteile, daher existiert kein etabliertes Therapieschema.

Strahlentherapie

Perkutane Strahlentherapie: Vorteil durch Studien nicht belegt
Perkutane, transhepatische Applikation von Radionukliden: verlängerte Offenheitsdauer bei zirkular wachsendem Gallengangskarzinom

Therapie – operativ

R0-Resektion mit kurativem Potenzial

Beschreibung

Resektionsausmaß nach TNM-Stadium:
- Gallenblasenkarzinom:
  - Tis, T1: Resektion der Gallenblase
  - T2, T3: Gallenblasenbett und atypische Leberresektion, Lymphknotendissektion

- Gallenwegskarzinom: bei mittlerer oder distaler Lokalisation Choledochusresektion mit partieller Duodeno-Pankreatektomie

Indikation
Nur bei potenziell kurativer R0-Resektion, da palliative Operationen keinen Vorteil gegenüber der konservativen Therapie zeigen.

■ Minimalinvasive Chirurgie (MIC)
Endoskopische oder perkutane transhepatische Stentimplantation
Palliative Therapie zur Dekompression der Gallenwege, Überlebensdauer 6–12 Monate

Transduodenale endoskopische Gallengangsdrainage
Palliative Therapie bei Gallestau, mittlere Offenheitsdauer 2–3 Monate

■ Prophylaxe
Cholezystektomie bei Porzellangallenblase, regelmäßige sonographische Kontrollen bei Patienten mit PSC

■ Prognose
Natürlicher Verlauf
Schlechte Prognose: mittleres Überleben wenige Monate, bei R0-Resektion beträgt die 5-Jahres-Überlebensrate 10–30 %

Komplikationen
Verschlussikterus, Empyem, Cholangitis

■ Weiterführende Informationen
Literatur
Bartelink H, Roelofsen F. Eschwege F, Rougier P, Bosset JF, Gonzales D, Peiffert D, Van Glabbekke M, Pierart M: Concomitant radiotherapy and chemotherapy is superior to radiotherapy alone in the treatment of locally advanced anal carcinoma: Results of a Phase III randomized trial of the European Organisation for Research and Treatment of Cancer Radiotherapy and Gastrointestinal Cancer Cooperative groups. J Clin Oncol 1997;15:2040-2049. PM:9164216

Biecker E, Heller J, Schmitz V et al.: Effiziente Diagnostik und Therapie obere gastrointestinaler Blutungen, Deutsche Ärzteblatt, Feb. 2008,885 –93

Bruch HP, Schiedeck T: Kolon und Rektum. In: Häring R, Zilch H (Hrsg.): Lehrbuch Chirurgie mit Repetitorium. 4. Aufl. de Gruyter, Berlin New-York, 1997

Caspary WF: Sprue – die vielen Gesichter der glutensensitiven Enteropathie. Dtsch Arztebl 2001; 98(49): A-3282/B-2769/C-2572

Dancygier H: Pathogenese und Therapie der nichtalkoholischen Fettlebererkrankungen: Von der Fettleber zur Zirrhose, Dtsch Arztebl 2006; 103(19): A-1301/B-1106/C-1066

Fuchs, K-H, Freys SM: Endoskopische Antirefluxtherapie, Dtsch Arztebl 2002; 99(13): A-859/B-711/C-665

Hahn J-M: Checkliste Innere Medizin, 5. Auflage. Stuttgart: Thieme; 2006

Häussinger D, Kircheis G, Fischer R, vom Dahl S (2000) Hepatic encephalopathy in chronic liver disease: a clinical manifestation of astrocyte swelling and chronic low grade cerebral edema. J Hepatol 32, 1035-1038

Heckmann M, Plewig G: Botulinumtoxin: Vom potenten Gift zum facettenreichen Medikament. Dtsch Arztebl 2003; 100(18): A-1204/B-1014/C-948

Herold G: Innere Medizin. Herold; 209

Hotz J., Enck P, Goebell H., Heymann-Mönnikes I, Holtmann G, Layer P für die Konsensuskonferenz der Deutschen Gesellschaft für Verdauungs- und Stoffwechselkrankheiten: Konsensusbericht: Reizdarmsyndrom – Definition, Diagnosesicherung, Pathophysiologie und Therapiemöglichkeiten Konsensus der Deutschen Gesellschaft für Verdauungs- und Stoffwechselkrankheiten

Jess T, Loftus EV, Velayos FS et al.: Risk of intestinal cancer in inflammatory bowel disease: a population-based study from Olsted county, Minnesota. Gastroenterology 2006; 130: 1039–46

Kasper et al.: Harrison's Principles of Internal Medicine, 16th ed.

Kleine-Tebbe J, Lepp U, Niggemann B, Werfel Th: Nahrungsmittelallergie und -unverträglichkeit: Bewährte statt nicht evaluierte Diagnostik, Dtsch Arztebl 2005; 102(27): A-1965/B-1660/C-1564

Lau JY, Leung WK, WU JC et al.: Omeprazol before endoscopy in patients with gastrointestinal bleeding. N Engl J Med 2007; 356; 1631-40

Mueller MH, Glatzle J, Kasparek MS, Becker HD, Jehle EC, Zittel TT, Kreis ME: Long-term outcome of conservative treatment in patients with diverticulitis of the sigmoid colon. Eur J Gastroenterol Hepatol 2005 Jun;17(6):649-54

Schupp W: Thiemes Innere Medizin TIM, Erkrankungen des Magens und Zwölffingerdarms. Thieme, Stuttgart 1999

Selinger CP, Ellul P, Smith PA, Cole NC., Oesophageal stent insertion for palliation of dysphagia in a District General Hospital: experience from a case series of 137 patients. QJM 2008 Apr 27

Vogelsang A, Schumacher B, Neuhaus H: Behandlung des Zenkerschen Divertikels, Dtsch Arztebl 2008; 105(7): 120-6, DOI: 10.3238/arztebl.2008.0120

White BC, Jeansonne LO, Morgenthal CB, Zagorski S, Davis SS, Smith CD, Lin E: Do recurrences after paraesophageal hernia repair matter? Ten-year follow-up after laparoscopic repair. Surg Endosc 2008 Apr;22(4):1107-11. Epub 2007 Nov

www.sodbrennen.net/mot.htm

Zagari RM, Fuccio L, Wallander MA, Johansson S, Fiocca R, Casanova S, Farahmand BY, Winchester CC, Roda E, Bazzoli F: Gastro-oesophageal reflux symptoms, oesophagitis and Barrett's oesophagus in the general population: Loiano-Monghidoro study. Gut 2008 Apr 18

Links

http://www.charite.de/chi/elearning/divertikulitis
http://www.dgvs.de/media/leitlinie_biopt_diagnostik.pdf
http://www.evidence.de/Leitlinien/leitlinien-intern
http://www.kmueller-anaesthesie.de/LeitChrpan.htm
http://www.kompetenznetz-hepatitis.de
http://www.krebsinformation.de/Krebsarten/magenkrebs.html
http://www.lebertransplantation.de
http://www.onkodin.de
http://www.tumorzentrum-son.de/leitlinien
http://www.uni-duesseldorf.de/awmf

Fachgesellschaften

Arbeitsgemeinschaft Adipositas im Kindes- und Jugendalter; www.a-g-a.de
Deutsche Gesellschaft für Chirurgie; www.dgch.de
Deutsche Gesellschaft für Ernährungsmedizin
Deutsche Gesellschaft für Hämatologie und Onkologie e.V.; www.dgho.de
Deutsche Gesellschaft für Verdauungs- und Stoffwechselkrankheiten, Diagnostik und Therapie der Helicobacter-pylori-Infektion
Deutsche Gesellschaft für Verdauungs- und Stoffwechselkrankheiten
Deutsche Gesellschaft für Viszeralchirurgie
Deutsche Gesellschaft zur Bekämpfung der Erkrankung von Magen, Darm, Leber-Gastro-Liga e.V.
Deutsche Krebsgesellschaft

Deutsche Zöliakie Gesellschaft; www.dzg-online.de
Gesellschaft für Pädiatrische Gastroenterologie und Ernährung (GPGE), Gastritis und Ulkus
Gesellschaft für Pädiatrische Gastroenterologie und Ernährung (GPGE)

Selbsthilfegruppen/Patienteninformationen
Arbeitskreis PSC der DCCV e.V.; www.dccv.de/psc/
Deutsche Krebsgesellschaft e.V.; www.krebsgesellschaft.de
Deutsche Krebshilfe e.V. Thomas-Mann-Str. 40, 53111 Bonn, Tel. 0228-729900, Fax 0228-7299011, E-Mail: www.krebshilfe.de
Deutsche Morbus Crohn/Colitis ulcerosa Vereinigung e.V.; www.dccv.de
Deutsche Reizdarmselbsthilfe e.V.; www.reizdarmselbsthilfe.de
Hämochromatose Vereinigung Deutschland e.V.; www.haemochromatose.org
Krebsinformationsdienst (KID) Im Neuenheimer Feld 280, 69120 Heidelberg, Tel 06221-410121; www.krebsinformation.de
Morbus Wilson e.V. (www.morbus-wilson.de)
www.medrapid.info

4 Wasser- und Elektrolythaushalt

M.C. Wilms

4.1 Physiologie

Der Wassergehalt des Organismus hängt von Alter und Geschlecht ab
Gesamtwassergehalt des Erwachsenen: ca. 60 % des Körpergewichts:
- 35 % intrazellulär
- 25 % extrazellulär
  - 19 % Interstitium
  - 4,5 % Plasmawasser
  - 1,5 % transzelluläre Flüssigkeit (Sekretion in Hohlräume

Tägliche Wasserbilanz (Abb. 4.1):
- Wassergewinn:
  - Aufnahme über Getränke und Nahrung ca. 2,3 l
  - Bei Stoffwechselreaktionen entstehendes Oxidationswasser ca. 0,3 l
- Wasserverluste:
  - Ausscheidung über Urin ca.1,5 l
  - Abgabe über Atemluft und Haut (Perspiratio insensibilis) ca. 0,9 l
  - Ausscheidung über Stuhl ca. 0,2 l

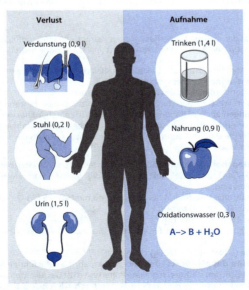

Abb. 4.1 Tägliche Wasserbilanz eines Erwachsenen.

Der Flüssigkeitsgehalt in verschiedenen Räumen des Körpers wird durch die Konzentration (angegeben in Osmolalität oder Osmolarität) gelöster Teilchen bestimmt (= osmotischer Druck)

> Merke: Osmolalität wird in mmol/kg angegeben, Osmolarität in mmol/l.

Elektrolyte	Extrazellulär	Tagesbedarf
Na^+	135–150 mmol/l	2–3 g/d
K^+	3,5–5 mmol/l	1,4–7,4 g/d
Ca^{++}	2,3–2,6 mmol/l	1–1,5 g/d
Mg^{++}	0,7–1,6 mmol/l	0,3 g/d
H^+	4 mmol/l	Körpereigene Bildung
Cl^-	98–112 mmol/l	3–12 g/d
HCO_3^-	22–26 mmol/l	Körpereigene Bildung
Nichtelektrolyte, die die Osmolalität wesentlich beeinflussen		
Harnstoff	1,7–9,3 mmol/l	Körpereigene Bildung
Glukose	3,05–6,1 mmol/l	Tagesbedarf an Kohlenhydraten insgesamt 3–5 g/kg KG/d

Tab. 4.1 Wichtige Elektrolyte und Nichtelektrolyte und ihre Konzentrationen und Tagesbedarf.

Die Osmolalität der meisten Körperflüssigkeiten beträgt 280–300 mmol/kg.
Serumosmolalität (mmol/kg) = 1,86 × Serum-Na^+(mmol/l) + Glukose (mg/dl) : 18 + Harnstoff (mg/dl) : 6 + 9
Strenge Regulation des Wasser- und Elektrolythaushalt des Extrazellularraums ermöglichen:
- Isotonie: Konstanthaltung der Osmolalität
- Isovolämie: Konstanthaltung des intravasalen Volumens

Diese werden im Wesentlichen durch die Natriumkonzentration bestimmt, da Konzentrationsänderungen anderer Kationen bereits wegen spezifischer Effekte nicht mit dem Leben vereinbar sind (s. Pathophysiologie der spezifischen Elektrolytabweichungen)
Achtung: Die Nichtelektrolyte Harnstoff und Glukose können ebenfalls die Serumosmolalität wesentlich beeinflussen!

Säure-Base-Haushalt: Konstanthaltung der extrazellulären Protonenkonzentration um pH 7,40 (7,35–7,44) für die Zellfunktion notwendig. Weitere Normalwerte des Säure-Basen-Haushaltes sind:
- Standardbikarbonat (Bikarbonat bei pCO_2 von 40 mmHg): 25 (23–27) mmol/l
- pCO_2 arteriell: 40 (37–43) mmHg
- pCO_2 venös: 48 (44–52) mmHg
- Basenüberschuss (base excess, BE, Abweichung vom Normwert der Pufferbasen): ±2 mmol/l
- Anionenlücke (= Na^+ – (Cl^- + HCO_3^-): 12 mmol/l
- Die **Regulation des pH-Werts** erfolgt über die in Tab. 4.3 aufgeführten Mechanismen.
- Das wichtigste und am stärksten regulierte Puffersystem ist das Bikarbonat-Kohlensäure-System, das sich durch die **Henderson-Hasselbach-Gleichung** beschreiben lässt:
$HCO_3^- + H = H_2CO_3 = H_2O + CO_2$

Situation	Detektion	Reaktion	Effekt
Anstieg der extrazellulären Osmolalität (Wassermangel)	• Osmorezeptoren des Hypothalamus • Periphere Osmorezeptoren des Pfortaderbereiches	Gesteigerte Sekretion von ADH aus dem Hypophysen-Hinterlappen	• Gesteigertes Durstgefühl • Verminderte Diurese durch Einbau von Aquaporinen im Sammelrohr
Abfall der extrazellulären Osmolalität (Wasserüberschuss)	• Osmorezeptoren des Hypothalamus • Periphere Osmorezeptoren des Pfortaderbereiches	Verminderte Sekretion von ADH aus dem Hypophysen-Hinterlappen	Wasserdiurese bis zur Elimination des Wasserüberschusses (meist in <1 h)
Anstieg des intravasalen Volumens	• Volumenrezeptoren (intrathorakale Hohlvene, Herzvorhöfe) • Barorezeptoren des Hochdrucksystems (Aortabogen, Karotissinus)	Sekretion von: • ANP = atriales natriuretisches Peptid • BNP = brain natriuretic peptide • CNP = Typ-C-natriuretisches Peptid	• Vasodilatation • Hemmung des Renin-Angiotensin-Aldosteron-System
Abfall des intravasalen Volumens	Barorezeptoren des juxtaglomerulären Zellen der Nieren	Aktivierung des Renin-Angiotensin-Aldosteron-Systems durch Sekretion von Renin	• Vasokonstriktion • Renale Natrium- und Wasserretention über Aldosteron

Tab. 4.2 Regulatorische Mechanismen zur Konstanthaltung des Wasser- und Elektrolythaushaltes.

Mechanismus	Wirkung
Puffersysteme: • Bikarbonat, Phosphat, Plasmaproteine (extrazellulär) • Phosphat, Hämoglobin und Proteine wie Albumin (intrazellulär)	Sofortige Wirkung
Respiratorische Regulation durch Steigerung oder Senkung der CO_2-Abatmung	Wirkung nach einigen Minuten
Renale Regulation durch Änderung der: • Bikarbonat Rückresorption • Bildung titrierbarer Säuren • Bildung von Ammoniumionen zur H+ Elimination	Wirkung nach Stunden bis Tagen

Tab. 4.3 Regulatorische Mechanismen zur Konstanthaltung des pH-Wertes.

- Die Dehydrierung von Kohlensäure zu Wasser und Kohlendioxid wird durch die Carboanhydrase beschleunigt (Enzym der Erythrozyten, Magenschleimhaut, Nierentubuli)

> Merke: Störungen in dem Säure-Base-Haushalt werden je nach Ursache unterschiedlich kompensiert:
> - Respiratorische Störungen werden metabolisch (renal) kompensiert.
> - Metabolische Störungen werden respiratorisch kompensiert.

4.2 Basisdiagnostik

Bestimmung der Serumelektrolytkonzentrationen: Normwerte s. oben
Bestimmung des Säure-Basen-Status: Normwerte s. oben

4.3 Basistherapie

4.3.1 Diuretika

Osmotische Diuretika

Wirkung/Wirkprinzip
- Ausscheidung über die Niere ohne Rückresorption mit osmotischer Bindung von Wasser im Tubuluslumen
- Vermehrte Wasserausscheidung ohne Mehrausscheidung von Elektrolyten

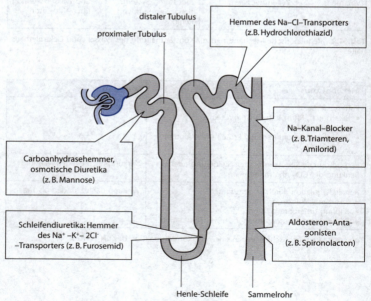

Abb. 4.2 Angriffspunkt der wichtigsten Diuretika.

Dosierung/Anwendung
Beginnendes akutes Nierenversagen: Senkung des intrakraniellen Drucks bei Hirnödem; wegen schlechter Resorption aus dem Darm nur i.v. Gabe

Wirkstoff	Handelsname	Dosierung
Mannit	Osmofundin, Mannitol, Osmosteril, Thomaemannit	Bis 1,5 g/kg KG/d i.v., max. 0,3 g/kg KG/h
Sorbit	40 Braun	Bis 1,5 g/kg KG/d i.v., max. 0,6 g/kg KG/h

Tab. 4.4 Wirkstoffe und Handelsnamen der osmotischen Diuretika und ihre Dosierungen.

Nebenwirkung
Volumenbelastung des Kreislaufs, Exsikkose, Hypernatriämie

Wechselwirkung
Nicht gemeinsam mit Cefepime, Imipenem, Cilastin und Filgrastim infundieren

Kontraindikationen
Plasma-Hyperosmolarität, manifeste Herzinsuffizienz, Störungen der Blut-Hirn-Schranke

Carboanhydrasehemmer (Acetazolamid/Diamox)

Wirkung/Wirkprinzip
Hemmung der Carboanhydrase-abhängigen H$^+$-Sekretion und HCO$_3^-$-Rückresorption an Auge (Senkung des Augeninnendrucks), Nierentubulus (Alkalisierung des Harns) und Erythrozyten (Steigerung des pCO$_2$)
Nicht zur alleinigen Steigerung der Diurese!

Dosierung/Anwendung
- Glaukom
- Harnalkalisierung bei Säureintoxikation
- Ateminsuffizienz zur Stimulation des Atemantriebs durch CO$_2$

Glaukomanfall: initial 500 mg p.o. oder i.v., dann 125–250 mg alle 4 h

Nebenwirkung
Hypokaliämie, metabolische Azidose, gastrointestinale Beschwerden, allergische Reaktionen

Kontraindikationen
Bekannte Überempfindlichkeit auf Sulfonamide, schwere Nieren- oder Leberinsuffizienz, schwere Hypokaliämie, Hypovolämie, Hyponatriämie, Schwangerschaft und Stillzeit

Thiaziddiuretika

Wirkung/Wirkprinzip
Hemmung des Na$^+$/Cl$^-$-Symporter im proximalen Tubulus mit vermehrter Natrium- und Chloridausscheidung und verminderter Kalziumausscheidung.
Diurese: max. 10–15 % des Glomerulumfiltrates

Dosierung/Anwendung
- Arterielle Hypertonie
- Ödeme jeglicher Genese
- Prophylaxe Ca^{2+}-haltiger Harnsteine
- Renaler Diabetes insipidus

Wasser- und Elektrolythaushalt

Wirkstoff	Handelsname	Dosierung
Chlorothalidon	Hygroton	Ödeme: 50–100 mg/d p.o. Hypertonus: 12,5–25 mg/d p.o. Diabetes insipidus: 1–2×100 mg/d p.o.
Hydrochlorothiazid	Disalunil, Diu-melusin, Esidrix, HCT Beta, HCT Hexal	Ödeme: 25–100 mg/d p.o. Hypertonus: 12,5–25 mg/d p.o.
Xipamid	Aquaphor, Xipamid Beta, Xipamid Hexal	Ödeme: 1–2×10–40 mg/d p.o. Hypertonie: 10–20 mg/d p.o.

Tab. 4.5 Wirkstoffe und Handelsnamen der Thiazidiuretika und ihre Dosierungen.

Nebenwirkung
Hypokaliämie, Hypomagnesiämie, Hyperkalzämie, hypochlorämische Alkalose, diabetogene Wirkung, Hyperurikämie, Steigerung der Lipide, allergische Reaktionen

Wechselwirkung
- Verstärkung der Wirkung von Antihypertensiva, Digitalis, verstärkte Kaliumausscheidung bei anderen Medikamenten mit hypokaliämischem Effekt (Glukokortikoide, Laxanzien)
- Verminderte renale Elimination von Lithium, Muskelrelaxanzien, Zytostatika

Kontraindikationen
Bekannte Überempfindlichkeit gegen Sulfonamide

Schleifendiuretika

Wirkung/Wirkprinzip
Hemmung des $Na^+/2\ Cl^-/K^+$-Symporter in der Henle-Schleife mit vermehrter Sekretion von Natrium, Kalium, Chlorid, Magnesium und Kalzium
Diurese: max. 30–40 % des Glomerulumfiltrats (stärkstes Diuretikum)

Dosierung/Anwendung
- Ödeme jeglicher Genese
- Akute Herzinsuffizienz
- Arterielle Hypertonie
- Beginnendes akutes Nierenversagen
- Chronische Niereninsuffizienz
- Forcierte Diurese bei Intoxikation, hyperkalzämischer Krise, Hirnödem

Wirkstoff	Handelsname	Dosierung
Furosemid	Diurapid, Furanthril, Furorese, Fusid, Lasix, Ödemase, Furosemid-rathiopharm	Ödeme, Hypertonie: 1–2×20–40 mg/d p.o., i.v. Niereninsuffizienz: 250–1000 mg/d p.o., i.v. Akutes Nierenversagen: 40 mg als Bolus i.v., 50–100 mg/h Dosierung je nach Diurese
Bumetanid	Burinex	0,5–2 mg/d p.o.
Piretanid	Arelix	1–2×6 mg/d p.o.
Torasemid	Unat, Torem, Toradiur, Torasemid Hexal	Ödeme, Hypertonie: 1×2,5–5 mg/d p.o. Niereninsuffizienz: 50–200 mg/d p.o., i.v.
Etacrynsäure	Hydromedin	0,5–1 mg/kg KG/d i.v.

Tab. 4.6 Wirkstoffe und Handelsnamen der Schleifendiuretika und ihre Dosierungen.

Nebenwirkung
Elektrolytverluste (siehe Wirkung), diabetogene Wirkung, Innenohrschäden (meist reversibel), allergische Reaktionen, gastrointestinale Beschwerden

Wechselwirkung
- Verstärkung der Wirkung von Antihypertensiva, Digitalis
- verstärkte Kaliumausscheidung bei anderen Medikamenten mit hypokaliämischem Effekt (Glukokortikoide, Laxanzien)
- Verminderte renale Elimination von Lithium, Muskelrelaxanzien, Zytostatika

Kontraindikationen
Bekannte Überempfindlichkeit gegen Sulfonamide, Anurie, schwere Leberinsuffizienz, Hypokaliämie, Hyponatriämie, Hypovolämie

Kaliumsparende Diuretika

Wirkung/Wirkprinzip
Hemmung der Natriumrückresorption durch Blockade der Na^+-Kanäle und kompensatorisch verminderte Kaliumsekretion

Dosierung/Anwendung
Nur noch in Kombination mit Thiaziden angewandt

Wirkstoff	Handelsname	Dosierung
Amilorid	Arumil	
Amilorid + Hydrochlorothiazid	Amiloretik, Aquaretic, Diursan, Moduretik, Rhefluin	1× (2,5–5 + 25–50 mg) p.o.
Triamteren	Jatropur	
Triamteren + Hydrochlorothiazid	Duradiuret, Dytide, Triarese	1–2× (50–100 + 25–50 mg) p.o.

Tab. 4.7 Wirkstoffe und Handelsnamen der kaliumsparenden Diuretika und ihre Dosierungen.

Nebenwirkung
Allergische Reaktionen, Hyperkaliämie, gastrointestinale Beschwerden, metabolische Azidose, megaloblastäre Anämie

Wechselwirkung
- Verstärkung der Wirkung von Antihypertensiva
- Verminderte Wirkung von Digitalis
- Verminderte renale Elimination von Lithium, Muskelrelaxanzien, Zytostatika

Kontraindikationen
Hyperkaliämie, schwere Leberinsuffizienz, Hypovolämie, Hyponatriämie, schwere Niereninsuffizienz wegen Gefahr der Hyperkaliämie

Aldosteronantagonisten

Wirkung/Wirkprinzip
Hemmung der Na^+-Resorption und K^+-Sekretion durch Bindung an Aldosteronrezeptoren
Diurese: max. 2–3 % des Glomerulumfiltrats

Dosierung/Anwendung

Wirkstoff	Handelsname	Dosierung
Eplerenon	Inspra	1×25–50 mg/d p.o.
Spironolacton	Aldactone, Duraspiron, Frumikal, Osyrol, Verospiron	100–200 mg/d p.o., max. 400 mg/d p.o.
Kaliumcanrenoat	Kalium-canrenoat-ratiopharm, Aldactone pro Injectione	1–2×200 mg/d i.v., max. 800 mg/d i.v.

Tab. 4.8 Wirkstoffe und Handelsnamen der Aldosteronantagonisten und ihre Dosierungen.

Nebenwirkung
Hyperkaliämie, endokrine Wirkungen von Spironolacton (Gynäkomastie, Impotenz, Amenorrhö, Hirsutismus)

Wechselwirkung
- Verstärkung der Wirkung von Antihypertensiva
- Verminderte Wirkung von Digitalis
- Erhöhter Kaliumspiegel durch andere kaliumsparende Pharmaka

Kontraindikationen
Hyperkaliämie, schwere Niereninsuffizienz, Hypovolämie, Hyponatriämie, Schwangerschaft und Stillzeit

4.4 Leitsymptome

4.4.1 Ödeme (R60.9)

Definition: pathologische Ansammlung von Flüssigkeit im Interstitium durch ein Ungleichgewicht zwischen hydrostatischem und onkotischem Druck

Ursachen:
- Lokalisiert: venöses Abflusshinderniss bei Thrombose oder chronischer, venöser Insuffizienz, allergisch, entzündlich, posttraumatisch, medikamenteninduziert (z. B. Kalziumantagonisten, NSAR, Diuretika, Glukokortikoide, Antidepressiva)
- Generalisiert (= Anasarka): Niereninsuffizienz, Rechtsherzinsuffizienz, akute Glomerulonephritis, Eiweißmangel bei nephrotischem Syndrom, exsudativer Enteropathie, Mangelernährung oder Leberzirrhose

Differenzialdiagnose:
- Lymphödem: Ansammlung von Lymphe durch mechanische Drainagestörung
- Myxödem bei Hypothyreose: teigige Konsistenz, nicht wegdrückbar, häufig prätibial
- Lipödem: Aufteibung durch Fetteinlagerung und sekundäres Lymphödem an den Beinen bei Frauen
- Angioödem (siehe dort)

4.5 Störungen des Wasser- und Elektrolythaushalts

4.5.1 Hydratationsstörungen

Hydratationsstörungen sind eng mit dem Natriumhaushalt verknüpft:

Merke:
- Hypovolämische Hyponatriämie = hypotone Dehydratation
- Hypervolämische Hyponatriämie = hypotone Hyperhydratation
- Hypovolämische Hypernatriämie = hypertone Dehydratation
- Hypervolämische Hypernatriämie = hypertone Hyperhydratation

Isotone Volumenschwankungen:
- **Isotone Dehydratation** (Hämatokrit und Serumeiweiß erhöht): Wasser- und Natriumverlust in isotonem Verhältnis, z. B. bei Diarrhö, Erbrechen, Pankreatitis, Peritonitis, Ileus, Verbrennungen, Diuretika, Morbus Addison. Symptome der Hypovolämie (s. Kap. 4.5.2)
- **Isotone Hyperhydratation** (Hämatokrit und Serumeiweiß erniedrigt): Niereninsuffizienz, Leberzirrhose, Herzinsuffizienz, nephrotisches Syndrom, idiopathische Ödeme. Symptome der Hypervolämie (s. Kap. 4.5.3)

4.5.2 Hyponatriämie (E87.7)

■ **Grundlagen**

Synonyme
Natriummangel

Definition
Serum-Na^+ <135 mmol/l:
- Relative Hyponatriämie: Natriummangel bei erhöhtem Volumen durch ungenügende Wasserausscheidung
- Absolute Hyponatriämie: Natriummangel bei normalem oder erniedrigtem Volumen durch Natriumverlust

Epidemiologie
Prävalenz: ca. 50% aller hospitalisierten Patienten, davon 3% eine schwere Hyponatriämie

Ätiologie
- **Hypovolämisch**:
- Extrarenaler Verlust (Urin-Na+ <20 mmol): Erbrechen, Diarrhö, Fieber, Pankreatitis, Trauma, Verbrennung
- Renaler Verlust (Urin-Na^+ >20 mmol): Diuretika, Mineralokortikoidmangel, osmotische Diurese, „salt-losing nephropathy"
- **Isovolämisch**:
- Medikamente: Vasopressinanaloga, Oxytozin, Antidepressiva, Neuroleptika, NSAID
- Syndrom der inadäquaten ADH-Sekretion = SIADH = Schwartz-Bartter-Syndrom (s. Kap. 7.29.4)
- Glukokortikoidmangel
- **Hypervolämisch**:
- Herzinsuffizienz
- Niereninsuffizienz
- Hypoproteinämie, z. B. bei nephrotischem Syndrom, Leberzirrhose, Hungerödem
- Iatrogene Einschwemmung elektrolytfreier Flüssigkeit, z. B. bei transurethraler Prostataresektion (TURP-Syndrom)

Assoziierte Erkrankungen
Je nach Ursache Störungen weiterer Elektrolyte und Hypoglykämie

Pathophysiologie
Veränderungen des Intra- und Extrazelluarraums durch Abweichungen des osmotischen Gradienten → erhöhtes intrazelluläres Volumen → Zellschwellung (Cave: Entstehung eines Hirnödems!)

 Tipp: Je langsamer die Hyponatriämie entsteht, desto besser kann die Zunahme des intrazellulären Volumens durch Verschiebung anderer Elektrolyte in den Extrazellulärraum kompensiert werden.

Einteilung/Klassifikation
- Leichte Hyponatriämie: 130–135 mmol/l
- Mittelschwere Hyponatriämie: 120–130 mmol/l
- Schwere Hyponatriämie: <120 mmol/l

■ Klinik

Anamnese
- Bekannte Grunderkrankung erfragen: Herzinsuffizienz, Leberzirrhose, Niereninsuffizienz, Trauma, Pankreatitis, langanhaltendes Erbrechen, Diarrhö
- Medikamentenanamnese, vor allem Diuretika
- Symptome der Hyponatriämie: Kopfschmerzen, Übelkeit, Erbrechen, Bewusstseinsstörung, Muskelschmerzen
- Symptome je nach Hydratationszustand:
  - Hypovolämie: Durst, Kollapsneigung, Oligurie
  - Hypervolämie: Husten, Dyspnoe, rasche Gewichtszunahme

Körperliche Untersuchung
- **Hypovolämie**: Tachykardie, Hypotonie, trockene Schleimhäute, verminderter Hautturgor, verminderte Venenfüllung
- **Hypervolämie**: Tachykardie, Hypertonie, gestaute Halsvenen, hepatojugulärer Reflux, Ödeme, feuchte Rasselgeräusche bei Lungenödem
- Zerebrale Krampfanfälle, Paresen, Koma (bei akutem Abfall der Natiurmkonzentration auf <120 mmol/l

■ Diagnostik

Labor
- Osmolalität <296 mmol/kg (bis auf wenige Ausnahmen, s. Differenzialdiagnosen)
- Weitere Parameter zur Bestimmung des Volumenstatus und des Natriumverlusts (Tab. 4.9)
- Bestimmung der Serumelektrolytkonzentrationen: Natrium, Kalium, Kalzium, Phosphat, Magnesium
- Bestimmung des Säure-Base-Status: pH, Standardbikarbonat, pCO_2: Basenüberschuss, Anionenlücke

Parameter	Hypovolämie	Isovolämie	Hypervolämie
Hämatokrit, Hämoglobin, Serumeiweiß	Erhöht	Normal	Erniedrigt

Tab. 4.9 Wichtige Parameter zur Bestimmung des Volumenstatus.

Technische Diagnostik
CT: Differenzialdiagnostisch bei unklarer Bewusstseinseinschränkung oder Verdacht auf zentrale, pontine Myelinolyse

■ Differenzialdiagnose
- Pseudohyponatriämie (isoosmolale Hyponatriämie): stark erhöhte Lipide, Hyperproteinämie und Hyperglykämie führen zu einer verminderten Natriumkonzentration im Gesamtplasma (normale Werte in der ionenselektiven Messung)
- Hyperosmolale Hyponatriämie: >296 mosml/kg, iatrogen nach Infusion hypertoner Lösungen (Glukose, Mannit) oder bei Hyperglykämien
- Bewusstseinsstörung anderer Genese

■ Therapie – konservativ
Kausal: Therapie der Grunderkrankung
Symptomatisch je nach Volumenstatus:
- Hypovolämische Hyponatriämie: Volumensubstitution:
  - Isotone NaCl-Lösung (0,9% NaCl) bei leichter bis mittelschwerer Hyponatriämie
  - Hypertone NaCl-Lösung bei schwerer Hyponatriämie (Serum-Na+<120 mmol/l)
- Isovolämische Hyponatriämie: nur bei klinischen Symptomen oder Serum-Natrium <120 mmol/l NaCl
  - Substitution mit hypertoner Lösung
  - Eventuell Gabe eines Diuretikums (z.B. Furosemid)
  - Flüssigkeitszufuhr beschränken
- Hypervolämische Hyponatriämie:
  - Gabe eines Diuretikums (z.B. Furosemid)
  - Flüssigkeitszufuhr beschränken
  - Ggf. Hämodialyse (insbesondere bei schwerer Niereninsuffizienz)

! Achtung: Wegen der Gefahr der zentralen pontinen Myelinolyse sollte die Natriumsubstitution mit hypertonen Lösungen anfangs schnell, aber nur partiell und anschließend langsam über Tage erfolgen!

Elektrolytkonzentrate zur Herstellung einer hypertonen Natriumlösung
Natriumchlorid-Lösung 5,85%/10%/20%-DeltaSelect, 1 molar Bernburg, 1 molar Baxter

Wirkung/Wirkprinzip
Ausgleich des Natriumdefizits und Volumenmangels

Dosierung/Anwendung
Zusatz zu Infusionslösungen, z. B. 60 mmol zu 500 ml isotoner Elektrolytlösung. Dosierung je nach Flüssigkeits- und Elektrolytbedarf, Richtwert der Gesamtsubstitution 3–6 mmol Natrium/kg KG. Langsame Infusion über 6–12 h, max. 0,5 mmol Natrium/l Serum/h

Nebenwirkung
Überschießende Natriumzufuhr mit Hypernatriämie insbesondere bei Niereninsuffizienz, zentrale pontine Myelinolyse bei zu schneller Substitution

Kontraindikationen
Hypernatriämie, Hyperhydratation, Exsikkose

■ Prophylaxe
Während der Therapie engmaschige Kontrollen des Serumnatriumwertes, der Flüssigkeitsbilanz und des Körpergewichts

Prognose

Natürlicher Verlauf
Abhängig von der Grunderkrankung

Komplikationen
Pontine Myelinolyse: Schrumpfung der Nervenzellen in der Pons bei zu schneller Natriumsubstitution durch hyperosmolare Lösungen, einhergehend mit Paralysen, Dysarthrie und Dysphagie

 Achtung: Je länger eine Hyponatriämie besteht desto langsamer gilt es diese auszugleichen.

4.5.3 Hypernatriämie (E87.0)

Grundlagen

Synonyme
Natriumüberschuss

Definition
Serum-Na+ >145 mmol/l:
- Relative Hypernatriämie: Natriumüberschuss bei Volumenmangel
- Absolute Hypernatriämie: Natriumüberschuss bei normalem Volumenstatus

Epidemiologie
Prävalenz: ca. 2 % aller hospitalisierten Patienten

Ätiologie
Hypovolämisch:
- Extrarenal:
  - Diarrhö, Erbrechen, Schwitzen
  - Verbrennungen
  - Hochkalorische eiweißreiche Ernährung
  - Hyperventilation und/oder unzureichende Wasserzufuhr
- Renal:
  - Osmotische Diurese bei Diabetes mellitus
  - Zentraler oder renaler Diabetes insipidus (mangelnde Sekretion von oder ungenügendes Ansprechen auf ADH, siehe dort)
  - Morbus Cushing

Isovolämisch, hypervolämisch:
- Iatrogen durch übermäßige Gabe isotoner oder hypertoner NaCl-Lösung bei Niereninsuffizienz
- Salzwasserintoxikation

 Tipp: 6 **D**'s als Ursachen der Hypernatriämie: **D**iuretika, **D**ehydratation, **D**iabetes insipidus, **D**oktor, **D**iarrhö, **D**isease (Tumoren, Cushing, Nierenfunktionsstörungen)

Assoziierte Erkrankungen
Andere Elektrolytstörungen, Störungen des Glukosestoffwechsels

Pathophysiologie
Hypernatriämie führt durch Hyperosmolalität kompensatorisch zur Auslösung von Durst und zur ADH-Stimulation. Bei Störung dieser Kompensationsmechanismen kommt zu einem absoluten (z. B. hyperosmolares diabetisches Koma) oder relativen (meist iatrogen) Wassermangel → Schrumpfung der Zellen durch intrazelluläre Exsikkose (v. a. zen-

tralnervöse Störungen) → Abnahme des intravasalen und interstitiellen Volumens durch extrazelluläre Exsikkose

Risikofaktoren
- Kleinkinder
- Hohes Alter
- Neurologische/physische Behinderung
- Hospitalisierung, Pflegeheim
- Infektionen, Fieber
- Diabetiker

Einteilung/Klassifikation
Schweregrad:
- Milde Hypernatriämie: 146–159 mmol/l
- Schwere Hypernatriämie: >160 mmol/l

Entscheidend für die Symptomatik und Therapie ist wie schnell die Hypernatriämie entstanden ist:
- <4 h: sofortige Korrektur
- >4 h: langsame Korrektur: 0,5–1 mmol/l/h (–24 mmol/d)
- >48 h: extrem langsame Korrektur: 0,5 mmol/l/h (–12 mmol/l/d)

■ Klinik

Anamnese
- Grunderkrankung: Diabetes mellitus, Diabetes insipidus centralis (z. B. nach Schädel-Hirn-Trauma auf Intensivstationen) oder Diabetes insipidus renalis
- Symptome der Hypernatriämie: Unruhe, Irritabilität, Konzentrationsschwäche
- Symptome je nach Hydratationszustand:
  - Hypovolämie: Durst, Kollapsneigung, Oligurie
  - Hypervolämie: Husten, Dyspnoe

Körperliche Untersuchung
Schwere Hypernatriämie: Bewusstseinsstörungen, Muskelzucken, Hyperreflexie, Krampfanfälle, Koma
- Hypovolämie: Tachykardie, Hypotonie, trockene Schleimhäute, verminderter Hautturgor, verminderte Venenfüllung
- Hypervolämie: Tachykardie, Hypertonie, gestaute Halsvenen, hepatojugulärer Reflux, Ödeme, feuchte Rasselgeräusche bei Lungenödem

■ Diagnostik

Labor
- Serumosmolalität <280 mmol/kg
- Bestimmung der Serumelektrolytkonzentrationen: Natrium, Kalium, Kalzium, Phosphat, Magnesium
- Bestimmung des Säure-Base-Status: pH, Standardbikarbonat, pCO_2: Basenüberschuss, Anionenlücke
- Urin-Osmolalität:
  - Erhöht: Patienten mit normaler Nierenfunktion
  - Erniedrigt: Patienten mit Diabetes insipidus

Technische Diagnostik
CT/MRT: bei Verdacht auf Diabetes insipidus (s. Kap. 7.29.3)

■ Differenzialdiagnose
- Bewusstseinsstörung anderer Genese
- Hyperosmolarität anderer Genese, z. B. hyperosmolares Koma bei Diabetes mellitus

Therapie – konservativ

Akute Hypernatriämie:
- Hypovolämische Hypernatriämie:

> Tipp: Wasserdefizit = Körpergewicht × 0,5 (bzw. 0,4 bei Frauen) × (Serumnatrium:140–1)

  - Volumensubstitution wenn möglich oral
  - Alternativ mit 5 %iger Glukoselösung (cave: osmotische Diurese bei Diabetes mellitus ausschließen) + 1/3 des Volumendefizits als isoionische Elektrolytlösung

  Achtung: Geschwindigkeit der Volumensubstitution je nach Schnelligkeit des Auftretens (s. Einteilung)

- Hypervolämische Hypernatriämie: Zufuhr der hypertonen Lösung beenden! Bei Serumnatrium >160 mmol/l oder Symptomen:
  - 5 % Glukoselösung
  - Schleifendiuretikum, z. B. Furosemid
  - Ggf. Hämodialyse (insbesondere bei Niereninsuffizienz)

Chronische Hypernatriämie:
- Natriumarme Diät
- Thiaziddiuretikum (s. Tab. 4.5)

Prophylaxe

Auf ausreichendes Trinken achten, insbesondere bei Risikopatienten. Engmaschige Kontrolle der Serumnatriumkonzentration unter Volumensubstitution

Prognose

Natürlicher Verlauf
Bei frühem Therapiebeginn meist komplikationslos, Prognose abhängig von der Grunderkrankung

Komplikationen
Erst bei schwerer Hypernatriämie: Krampfanfälle, Subduralhämatom bei Ruptur von Brückenvenen, diffuse Hirnblutungen

4.5.4 Hypokaliämie (E87.6)

Grundlagen

Synonyme
Kaliummangel

Definition
Serum-K$^+$ <3,5 mmol/l

Ätiologie
Kaliumverluste:
- Intestinal (Urin-K$^+$ <20 mmol/l):
  - Diarrhö
  - Fisteln
  - Erbrechen (z. B. Anorexia nervosa)
  - Laxanzien

 Achtung: Ein chronischer Laxanzienabusus verursacht eine Hypokaliämie, die die Obstipation wiederum verstärkt (Circulus vitiosus)!

- Renal (Urin-K$^+$ >20 mmol/l):
  - Polyurie, z. B. bei akutem Nierenversagen
  - Chronisch interstitielle Nephritis
  - Renale tubuläre Azidose
  - Bartter-Syndrome
  - Hyperaldosteronismus (bei gleichzeitiger Hypertonie Conn-Syndrom und Nierenarterienstenose ausschließen)
  - Diuretika

Mangelnde Kaliumzufuhr (selten)

Interne **Bilanzierungsstörung** (Verschiebung von Kalium aus dem Extrazellulärraum in den Intrazellulärraum):
- Alkalose: H$^+$ strömt kompensatorisch aus der Zelle, wodurch K$^+$ vermehrt in die Zelle aufgenommen wird)
- Medikamente: Insulin, Aldosteron, Katecholamine, β-Sympathomimetika, Lakritzabusus (Glycyrrhizinsäure)

Assoziierte Erkrankungen
Andere Elektrolytstörungen, Störungen des Säure-Base-Haushalts

Pathophysiologie
Der intrazelluläre/extrazelluläre Kaliumquotient nimmt zu:
- Akute Hypokaliämie: starke Abnahme der neuromuskulären Erregbarkeit
- Chronische Hypokaliämie: partielle Kompensation durch Verschiebung von intrazellulärem Kalium in den Extrazellularraum, womit die neuromuskulären Störungen geringer ausgeprägt ist

Einteilung/Klassifikation
Nach klinischem Schweregrad:
- Milde Hypokaliämie: 3,5–2,5 mmol/l
- Schwere Hypokaliämie: <2,5 mmol/l

■ Klinik

Anamnese
Medikamentenanamnese (insbesondere Laxanzien und Diuretika), Vorerkrankungen (insbesondere renal oder endokrin), anhaltendes Erbrechen oder Diarrhö. Chronische Hypokaliämien oft symptomlose Zufallsbefunde

Körperliche Untersuchung
Akute Hypokaliämie: Muskelschwäche, Adynamie, Paresen, Obstipation bis zum paralytischen Ileus, Blasenschwäche, Abschwächung bis Fehlen der Reflexe

■ Diagnostik

Labor
- Bestimmung der Serumelektrolytkonzentrationen: Natrium, Kalium, Kalzium, Phosphat, Magnesium
- Bestimmung des Säure-Base-Status: pH, Standardbikarbonat, pCO$_2$ arteriell/venös: Basenüberschuss, Anionenlücke

> **!** Achtung: Eine schwere Hypokaliämie zieht häufig eine metabolische Alkalose nach sich.

- Messung der Kaliumausscheidung im Urin zur Unterscheidung zwischen renaler oder intestinaler Ursache bei vermehrtem Kaliumverlust (siehe Ätiologie)

Technische Diagnostik
EKG: abgeflachte T-Welle, ST-Senkung, U-Welle (höher als T-Welle), evtl. verlängerte QT-Zeit, Extrasystolen (insbesondere unter Digitalistherapie)

Bildgebende Verfahren

■ Differenzialdiagnose
Pseudohypokaliämie: bei extremer Leukozytose, bei Verdacht Plasmakonzentration überprüfen

■ Therapie – konservativ
Therapie der Grunderkrankung
Symptomatisch:
- Orale Substitution: kaliumreiche Ernährung (Obst, Gemüse, Nüsse), Kaliumsalze als Brausetablette
- Parenterale Substitution: i.v. Kaliumchlorid, bei begleitender metabolischer Azidose Kaliumbikarbonat

Orale Kaliumsubstitution
Kaliumsalze:
- Kalinor-Brausetabletten
- Kalitrans 2,5 g/2,1 g Brausetabletten
- Kalium Verla

Wirkung/Wirkprinzip
Ausgleich des Kaliumdefizits durch intestinale Aufnahme

Dosierung/Anwendung
40–80 mmol Kalium pro Tag, nicht mehr als 160 mmol Kalium pro Tag (1–3×/d eine Brausetablette bzw. Beutel)

Nebenwirkung
Übelkeit, Erbrechen, Aufstoßen, Sodbrennen, Blähungen, Leibschmerzen, Durchfälle, Schleimhautulzerationen

Kontraindikationen
Niereninsuffizienz (bei normaler Nierenfunktion besteht im Allgemeinen keine Gefahr der Überdosierung bei oraler Substitution)

Parenterale Kaliumsubstitution
Kaliumhaltige Elektrolytkonzentrate: Kaliumchlorid 7,45 %/-14,90 % Braun, Inzolen-KM 21

Wirkung/Wirkprinzip
Ausgleich des Kaliumdefizits

Dosierung/Anwendung
Berechnung des Kaliumdefizits unter Berücksichtigung des pH-Werts (mittels Tabellen): 1 mmol Kaliumdefizit im Serum entspricht einem absoluten Kaliummangel von 100–200 mmol.
KCl-Lösung 7,45 %: 1 ml = 1 mmol
Maximal 20 mmol/h, nicht mehr als 150 mmol/d, bei peripherem Zugang mit isotoner Lösung zu 40 mmol/l verdünnen

Nebenwirkung
Venenreizend, Übelkeit, Erbrechen, Aufstoßen, Sodbrennen, Blähungen, Leibschmerzen, Durchfälle

Kontraindikationen
Hyperkaliämie, Vorsicht bei Nierenfunktionsstörung

■ Prophylaxe
Elektrolytkontrolle bei anhaltendem Erbrechen, Diarrhö. Keine lang andauernde Anwendung von Laxanzien

■ Prognose
Natürlicher Verlauf
Abhängig von der Grunderkrankung

Komplikationen
Digitalisunverträglichkeit (Verstärkung der Nebenwirkungen)

4.5.5 Hyperkaliämie (E87.5)

■ Grundlagen
Synonyme
Kaliumüberschuss

Definition
Serum-K^+ >5,5 mmol/l, klinisch relevant ab >6 mmol/l

Ätiologie
- **Übermäßige Kaliumaufnahme**:
  - Oral bei normaler Nierenfunktion kaum möglich
  - Iatrogen bei parenteraler Kaliumsubstitution
- **Verminderte Kaliumexkretion**:
  - Akutes/chronisches Nierenversagen: bei Anurie steigt das Serumkalium täglich um etwa 1 mmol/l
  - Hypoaldosteronismus: z. B. bei Morbus Addison, diabetischer hyporeninämischer Hypoaldosteronismus
- **Medikamentös**:
  - Durch Hemmen des RAAS: ACE-Hemmer, Angiotensin-II-Antagonisten, Spironolacton, NSAR
  - Durch Hemmen der Kaliumsekretion im distalen Tubulus: Ciclosporin A, Amilorid, kaliumsparende Diuretika, Cotrimoxazol, Pentamidin
- **Verlagerung** von intrazellulärem Kalium in den Extrazellularraum
- **Freisetzung** bei Zellschäden: Weichteilverletzungen, Zytostatikatherapie, Hämolyse

Assoziierte Erkrankungen
Andere Elektrolytstörungen, Störungen des Säure-Basen-Haushalts

Pathophysiologie
Der intrazellulär/extrazellulär Kaliumquotient wird verringert:
- Gesteigerte neuromuskuläre Erregbarkeit
- Depolarisationsblock bei ausgeprägter Hyperkaliämie mit Muskelschwäche und Lähmungen:
  - Abnehmende Kontraktionskraft und Erregungsleitung am Herzen
  - Hypoventilation bei Schwäche der Atemmuskulatur

Risikofaktoren
Niereninsuffizienz, Einnahme kaliumsparender Medikamente (s. o.)

Einteilung/Klassifikation
Nach klinischem Schweregrad:
- Klinisch relevant: >6 mmol/l
- Akut lebensbedrohlich: >6,5 mmol/l

■ Klinik
Anamnese
Grunderkrankung (Niereninsuffizienz), Medikamentenanamnese. Anfangs milde, unspezifische Symptome: Unlust, Schwächegefühl, Verwirrtheit. Später: Parästhesien (Kribbeln, Ameisenlaufen oder Brennen auf der Haut), metallischer Geschmack im Mund

Körperliche Untersuchung
Anfangs: Reflexsteigerung. Später: Abschwächung bis Erlöschen der Reflexe, Herzrhythmusstörungen (Bradykardie, Extrasystolen, Kammerflimmern, Asystolie), flache, langsame Atmung, schlaffe Lähmungen, Muskelzuckungen

■ Diagnostik

Labor
- Bestimmung der Serumelektrolytkonzentrationen: Natrium, Kalium, Kalzium, Phosphat, Magnesium
- Bestimmung des Säure-Base-Status: pH, Standardbikarbonat, pCO_2 arteriell/venös: Basenüberschuss, Anionenlücke
- Ursachensuche:
- Serumkreatinin und Kreatininclearance zum Ausschluss einer Niereninsuffizienz
- Haptoglobin, CK, Myoglobin, LDH zum Ausschluss verstärkter Zytolyse
- ACTH-Test zum Ausschluss eines Morbus Addison

Technische Diagnostik
EKG (Abb. 4.3): überhöhte, zeltförmige, schmalbasige T-Welle, abgeflachte P-Welle, deformierter, verbreiterter QRS-Komplex, Herzrhythmusstörungen (Bradykardie, Extrasystolen, Kammerflimmern, Asystolie)

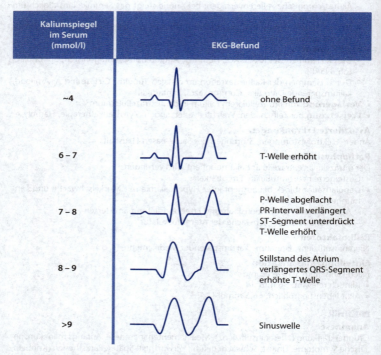

Kaliumspiegel im Serum (mmol/l)	EKG-Befund	
~4		ohne Befund
6–7		T-Welle erhöht
7–8		P-Welle abgeflacht, PR-Intervall verlängert, ST-Segment unterdrückt, T-Welle erhöht
8–9		Stillstand des Atrium, verlängertes QRS-Segment, erhöhte T-Welle
>9		Sinuswelle

Abb. 4.3 Typische EKG-Veränderungen bei Hyperkaliämie.

■ Differenzialdiagnose
- Pseudohyperkaliämie: falsch-hohe Werte bei Hämolyse der Blutprobe durch zu langes Stauen, zu schnelle Aspiration oder zu spätes Zentrifugieren (Serumkalium erhöht, Plasmakalium jedoch normal)
- Paresen anderer Genese

■ Therapie – konservativ
Kausal
Symptomatisch:
- Kaliumaufnahme reduzieren (wenig Fleisch, Obst, Gemüse, Nüsse)
- Förderung der Kaliumausscheidung:
  - Kationenaustauscherharze
  - Forcierte Diurese (Furosemid)
  - Dialyse (bei Nierenversagen)
- Förderung der Kaliumaufnahme in die Zelle
  - Insulin, in Kombination mit Glukose
  - Natriumbikarbonat
  - Kalziumglukonat
  - Salbutamol

Kationenaustauscher
Natrium- bzw. Kalziumharze: Anti-Kalium Na, Resonium A, Calcium Resonium, CPS Pulver

Wirkung/Wirkprinzip
Binden Kalium indem sie es im Darm gegen Natrium oder Kalzium austauschen und somit die Resorption verhindern.

Dosierung/Anwendung
Oral: 3×15 g/d in 100 ml Wasser oder Glukose 10 %
Rektal: 2×30 g/d in 200 ml als Klysma

Nebenwirkung
Obstipation (häufig, daher eventuell Laxanziengabe), Übelkeit, Diarrhö, Anorexie, Erbrechen, Ulzerationen und Nekrosen des Gastrointestinaltraktes, Hypokaliämie

Kontraindikationen
Für Natriumharze: Hypernatriämie
Für Kalziumharze: Hyperkalzämie

Insulin + Glukose
Wirkung/Wirkprinzip
Insulin fördert die Aufnahme von extrazellulärem Kalium in die Zelle

Dosierung/Anwendung
10–20 IE Normalinsulin mit z. B. 200 ml 20 % Glukoselösung über 30–60 min unter Blutzuckerkontrolle. Bei Hyperglykämien Glukose reduzieren.

Natriumbikarbonat 8,4 % Lösung
Wirkung/Wirkprinzip
Förderung der Kaliumaufnahme in die Zelle durch Förderung des H^+-Ausstroms aus der Zelle

Dosierung/Anwendung
Natriumbikarbonat 8,4 % (entspricht 1-molarer Lösung), 50–100 ml über 30 min

Nebenwirkung
Hypokaliämie, Alkalose, Hypernatriämie, CO_2-Retention bei respiratorischer Insuffizienz

Kontraindikationen
Hypernatriämie

Kalziumglukonat 10 %
Präparate: Calcium Braun, Calcium-Sandoz)

Wirkung/Wirkprinzip
Minderung der kardiotoxischen Wirkung der Hyperkaliämie. Schnellster Wirkungseintritt, jedoch nur kurzfristige Wirkung über ca. 30 min

Dosierung/Anwendung
10–20 ml über 3 min i.v.

Nebenwirkung
Hitze, Schweißausbrüche, Übelkeit, Erbrechen, Herzrhythmusstörungen, Kollaps, Blutdruckabfall

Kontraindikationen
Hyperkalzämie, Digitalisierung

β2-Sympathomimetikum (Salbutamol)
Präparat: Sultanol

Wirkung/Wirkprinzip
Umverteilung von Kalium vom Extrazellulärraum in den Intrazellulärraum

Dosierung/Anwendung
Inhalativ: 10–20 mg über 10 min

Nebenwirkung
Tachykardie, Herzrhythmusstörungen, Angina pectoris, Hyperglykämie

Wechselwirkung
- Verstärkte Nebenwirkungen durch indirekte und direkte Sympathomimetika, trizyklische Antidepressiva, MAO-Hemmer
- Verminderte Blutzuckersenkung durch Antidiabetika

Kontraindikationen
Hypertrophe obstruktive Kardiomyopathie, Phäochromozytom, Engwinkelglaukom, schwere Hyperthyreose

■ Prophylaxe
Kaliumarme Diät bei Niereninsuffizienz
rechtzeitige Therapie (ggf. Hämodialyse) bei Niereninsuffizienz

■ Prognose

Natürlicher Verlauf
Abhängig von der Grunderkrankung

Komplikationen
Kammerflimmern, Asystolie

4.5.6 Hypomagnesiämie (E83.4)

■ Grundlagen

Synonyme
Magnesiummangel

Definition
Serum-Mg^{2+} <0,7 mmol/l

Epidemiologie
Etwa jeder zehnte Krankenhauspatient (oft asymptomatisch), auf Intensivstationen häufiger

Ätiologie
- Mangelnde Zufuhr (Tagesbedarf 360–400 mg/d): Ernährung, Malabsorption, Alkoholismus, Antazida
- Vermehrter Bedarf z. B. in der Schwangerschaft
- Vermehrter Verlust:
  - Renal: Polyurie, medikamentös (Diuretika, Ciclosporin A, Cisplatin, Aminoglykoside), osmotische Diurese (z. B. bei Diabetes mellitus), tubuläre Störungen, Hyperthyreose, Nebenschilddrüsenerkrankungen
  - Enteral: akute Pankreatitis, Laxanzienabusus, Diarrhö
- Hereditäre Magnesiumverlustkrankheiten (selten, s. Genetik)

Genetik
Hereditäres Magnesiumverlustkrankheiten:
- Intestinale Hypomagnesiämie mit sekundärer Hypokalzämie und Krampfanfällen, autosomal-rezessiv
- Familiäre Hypomagnesiämie mit Hyperkalziurie und Nephrokalzinose (FHHNC), autosomal-rezessiv
- Gitelman-Syndrom: Hypomagnesiämie mit hypokaliämischer Alkalose, Salzverlust, Hypotension, Hypokalziurie, autosomal-rezessiv

Assoziierte Erkrankungen
Andere Elektrolytstörungen, Störungen des Säure-Basen-Haushalts

Pathophysiologie
Der Gesamtmagnesiumsgehalt des Körpers von 24–30 g findet sich zu 99 % intrazellulär, davon zu ca. 60 % in Knochen und 40 % in der Skelettmuskulatur.
Magnesiummangel führt zu:
- Gestörte Funktion vieler enzymatischer Reaktionen, insbesondere der Energiegewinnung durch ATP und der Funktion der Na^+/K^+-ATPase.
- Ungehemmte intrazelluläre Kalziumbereitstellung
- Fehlende Inhibition des NMDA-Rezeptors und Stimulation des GABA-Rezeptors mit allgemein gesteigerter neuronalen Erregbarkeit

Risikofaktoren
Schwangerschaft, Alkoholismus

Einteilung/Klassifikation
Nach Schweregrad:
- Milde Hypomagnesiämie: Serum-Mg^{2+} 0,5–0,7 mmol/l
- Schwere Hypomagnesiämie: Serum-Mg^{2+} <0,5 mmol/l

■ Klinik

Anamnese
- Grunderkrankungen (Diabetes mellitus, polyurische Störungen, chronische Diarrhö, Alkoholismus, Laxanzienabusus)
- Reizbarkeit, Depression, Lethargie, allgemeine Schwäche, Parästhesien
- Evtl. pektanginöse Beschwerden durch Koronarspasmen
- Symptome einer begleitenden Hypokalzämie und/oder Hypokaliämie (siehe dort)

Körperliche Untersuchung
Tremor, Krampfneigung, Tetanie, verstärkte Reflexe

■ Diagnostik

Labor
- Bestimmung der Serumelektrolytkonzentrationen: Natrium, Kalium, Kalzium, Phosphat, Magnesium
- Bestimmung des Säure-Base-Status: pH, Standardbikarbonat, pCO_2: Basenüberschuss, Anionenlücke

> **!** Achtung: Magnesiummangel kann mit normalen Serumwerten einhergehen, da nur ca. 0,3 % des Magnesiumbestandes im Serum gelöst sind.

- Bestimmung eines Magnesiummangels ohne Hypomagnesiämie mittels Magnesium-Loading-Test (MLT):
  - Messung der Magnesiumausscheidung im 24-h-Sammelurin nach einstündiger Infusion von 0,1 mmol Magnesium/kg KG in 500 ml isotonischer Kochsalzlösung
  - Bei Magnesiummangel ist die Retention erhöht (>28 %)

Technische Diagnostik
EKG: Arrhythmien, Extrasystolen, ST-Senkung, abgeflachte T-Welle, verlängerte QT-Strecke

■ Differenzialdiagnose
Andere Elektrolytstörungen: Hypokalzämie, Hypokaliämie
Pektanginöse Beschwerden anderer Genese

■ Therapie – konservativ
- Magnesiumreiche Kost: Obst, Gemüse, Nüsse
- Orale Magnesiumsubstitution:
  - Bei milder Hypomagnesiämie
  - Anheben eines normalen Magnesiumspiegels auf hochnormale Werte bei: Extrasystolen, Torsade-de-pointes Kammertachykardie, Eklampsie, vorzeitige Wehentätigkeit, Digitalis-induzierte ventrikuläre Tachykardien
- Parenterale Magnesiumsubstitution bei schwerer Hypomagnesiämie

Orale Magnesiumsubstitution
Magnesiumhydrogenaspartat: Magnerot, Magnaspart, Basti-Mag, Magnesium-Sandoz

Wirkung/Wirkprinzip
Ausgleich des Magnesiumdefizits

Dosierung/Anwendung
Als Tablette oder Pulver, 3×4 mmol/d

Nebenwirkung
Hypermagnesiämie mit Müdigkeit, Paresen, Koma, Reflexausfälle, Atemdepression, Herzrhythmusstörungen, periphere Vasodilatation

Kontraindikationen
AV-Block, Myastenia gravis, eingeschränkte Nierenfunktion (nur unter strikter Serumspiegelkontrolle), Hypophosphatämie, Kalzium-Magnesium-Ammoniumphosphat, Steindiathese

Parenterale Magnesiumsubstitution
Magnesiumsulfat: Magnesium Verla i.v. 50 %, Mg 5-Sulfat Amp. 50 % Artesan, Mg 50 % Inresa

Wirkung/Wirkprinzip
Ausgleich des Magnesiumdefizits

Dosierung/Anwendung
20 mmol (entspricht 10 ml Magnesiumsulfat-50 % Injektionslösung) in 1000 ml Glukose 5 % über 3 h

Nebenwirkung
Hypermagnesiämie mit Müdigkeit, Paresen, Koma, Reflexausfälle, Atemdepression, Herzrhythmusstörungen, periphere Vasodilatation

Kontraindikationen
AV-Block, Myasthenia gravis, eingeschränkte Nierenfunktion (nur unter strikter Serumspiegelkontrolle), Hypophosphatämie, Kalzium-Magnesium-Ammoniumphosphat, Steindiathese

■ Prophylaxe
Orale Magnesiumsubstitution bei Risikopatienten

■ Prognose

Natürlicher Verlauf
Gute Prognose bei rechtzeitiger Therapie

Komplikationen
Extrasystolen, Torsade-de-pointes-Kammertachykardie, Eklampsie, vorzeitige Wehentätigkeit, erhöhte Digitalisempfindlichkeit

4.5.7 Hypermagnesiämie (E83.4)

■ Grundlagen

Synonyme
Magnesiumüberschuss

Definition
Serum-Mg^{2+} >1,1 mmol/l

Ätiologie
- **Verminderte Ausscheidung** (<20 mg/24 h im Urin):
  - Akutes oder chronisches Nierenversagen durch verminderte Filtration
  - Erhöhte tubuläre Rückresorption: Hypoaldosteronismus, Hyperparathyreodismus, Hypothyreose, Morbus Addison, Hypokalzämie, Dehydratation
- **Erhöhte Zufuhr** (>10 mg/24 h im Urin): meist iatrogen: Magnesiumsulfat (oral ab ca. 30 g toxisch, ab ca. 50 g tödlich), Mg^{++}-haltige Antazida oder Klysma, parenterale Mg^{++}-Präparate z. B. bei Eklampsietherapie
- **Freisetzung** von intrazellulärem Magnesium: diabetische Ketoazidose, Rhabdomyolyse

Assoziierte Erkrankungen
Andere Elektrolytstörungen (v. a. Hyperkaliämie!), Störungen des Säure-Basen-Haushalts

Pathophysiologie
Die Niere kann das filtrierte Magnesium vollständig eliminieren und zusätzlich tubulär sezernieren. Bei normaler Nierenfunktion ist daher eine Hypermagnesiämie selten. Die Hypermagnesiämie führt über Beeinflussung des intrazellulären Kalziumstoffwechsels zu neuromuskulären und kardialen Symptomen

Risikofaktoren
Niereninsuffizienz, Typ-1-Diabetiker

Einteilung/Klassifikation
Klinische Schweregrade in Abhängigkeit vom Serum-Mg^{2+}:
- Erste Symptome ab Serum-Mg^{2+}: 1,7–2,5 mmol/l
- Lebensgefährliche Bewusstseinsstörung ab Serum-Mg^{2+} >5 mmol/l
- Therapeutische Serum-Mg^{2+}: 2–3,5 mmol/l

Klinik

Anamnese
Grunderkrankungen (Niereninsuffizienz, endokrine Erkrankungen), Medikamenteneinnahme. Evtl. asymptomatischer Zufallsbefund. Symptome: Erröten und Wärmegefühl, Muskelschwäche

Körperliche Untersuchung
Ausprägung der Symptome abhängig vom Serum-Mg^{2+} (s. Einteilung):
- Bradykardie bis zum Herzstillstand
- Hyporeflexie bis Areflexie
- Schwäche bis Lähmung der Atemmuskulatur mit respiratorische Insuffizienz
- Bewusstseinseintrübung
- Hypotension

Diagnostik

Labor
- Bestimmung der Serumelektrolytkonzentrationen: Natrium, Kalium, Kalzium, Phosphat, Magnesium
- Bestimmung des Säure-Base-Status: pH, Standardbikarbonat, pCO_2: Basenüberschuss, Anionenlücke, insbesondere vorliegen einer metabolischen Azidose

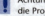
Achtung: Gleichzeitig bestehende Hypokalzämie und/oder Hyperkaliämie verschlechtern die Prognose und Symptome entscheidend!

- Ursachensuche:
- Endokrine Diagnostik: TSH, T3, T4, 17-OH-Progesteron, Renin, Steroide im Urin
- Serumkreatinin und Kreatinin-Clearance

Technische Diagnostik
EKG: Verlängerung des PQ-, QRS-, QT-Intervall, AV-Block bis Asystolie

Differenzialdiagnose
Siehe Ätiologie
Pseudo-Hypermagnesiämie durch Hämolyse bei fehlerhafter Blutabnahme

Therapie – konservativ
Kausal (z. B. Mg^{2+}-Zufuhr unterbrechen, Behandlung der endokrinen Störung)
Symptomatisch
- Ausscheidung verbessern durch Volumengabe (NaCl 0,9 %) und Lasix
- Antagonisierung der Magnesiumtoxizität durch Kalziumglukonat 10 %
- Therapie einer gleichzeitig bestehenden Hypokalzämie (s. Kap. 4.5.8) und/oder Hyperkaliämie (s. Kap. 4.5.5)
- Ggf. Hämodialyse

Kalziumglukonat 10 %-Injektionslösung
Präparate: Calcium Braun, Calcium-Sandoz

Wirkung/Wirkprinzip
Antagonisierung der toxischen Wirkungen der Hypermagnesiämie am Herzen

Dosierung/Anwendung
10 mg/kg i.v. über 10 min

Nebenwirkung
Hitze, Schweißausbrüche, Übelkeit, Erbrechen, Herzrhythmusstörungen, Kollaps, Blutdruckabfall, Überempfindlichkeitsreaktionen bis zum Schock oder Status asthmaticus

Wechselwirkung
- Verminderte Resorption verschiedener Antibiotika
- Erhöhtes Risiko für Herzrhythmusstörungen bei Digitalisierung

■ Prophylaxe
Regelmäßige Elektrolytkontrollen bei Niereninsuffizienz und bei Gabe von magnesiumhaltigen Medikamenten

■ Prognose
Natürlicher Verlauf
Abhängig von der Grunderkrankung. Schnelles Erkennen und Therapie erforderlich, insbesondere bei akutem Nierenversagen

Komplikationen
- Atemstillstand als häufigste Todesursache bei letaler Hypermagnesiämie
- Herzstillstand durch vollständige Blockierung der Erregungsausbildung und -leitung bei extremen Serummagnesiumkonzentrationen >7 mmol/l

4.5.8 Hypokalzämie (E83.5)

■ Grundlagen
Synonyme
Kalziummangel

Definition
Gesamt-Serum-Ca^{2+} <2,2 mmol/l; ionisiertes Serum-Ca^{2+} <1,1 mmol/l

Ätiologie
Gesamt-Serum-Ca^{2+} erniedrigt, ionisiertes Serum-Ca^{2+} normal:
- Hypoalbuminämie (z. B. nephrotisches Syndrom, Leberinsuffizienz)

Gesamt-Serum-Ca^{2+} und ionisiertes Serum-Ca^{2+} erniedrigt:
- Erhöhter Bedarf: Schwangerschaft, Stillzeit
- Erhöhter Verlust: Medikamenteninduziert bei Schleifendiuretika, Aminoglykosidantibiotika, Cisplatin
- Mit erhöhtem PTH:
  - Vitamin-D-Mangel (z. B. Malabsorptionssyndrom, Pankreatitis)
  - Pseudohyperparathyreoidismus
  - Rhabdomyolyse
  - Renale tubuläre Azidose
  - Chronische Niereninsuffizienz
- Mit erniedrigtem PTH:
  - Primärer Hypoparathyreoidismus
  - Nach Parathyreoidektomie
  - Hemmung der PTH-Sekretion durch Magnesiummangel

Assoziierte Erkrankungen
Andere Elektrolytstörungen, insbesondere Magnesiummangel und Hyperphosphatämie, Vitaminmangel (insbesondere Vitamin B_{12}) bei Malabsorptionssyndrom

Pathophysiologie
Gesamtkörperkalzium etwa 1200 g, davon:
- >99 % im Skelett
- 0,1–0,2 % im Extrazellulärraum

Im Serum:
- 50 % in ionisierter Form
- 40 % an Proteine gebunden (Albumin, Globulin)
- 10 % komplexgebunden (Phosphat, Zitrat, Bikarbonat)
- Das Serum-Ca^{2+} wird streng reguliert. Die Regulation des Kalziumstoffwechsels wird in Tab. 4.10 dargestellt.

Substanz	Wirkung	Störung bei Hypokalzämie
Parathormon (PTH)	<ul><li>Mobilisierung von Kalzium und Phosphat aus dem Knochen</li><li>Stimulation der intestinalen Resorption von Kalzium</li><li>Stimulation der renalen Rückresorption von Kalzium</li></ul>	<ul><li>Nebenschilddrüseninsuffizienz mit verminderter Sekretion</li><li>Pseudohypoparathyreodismus</li></ul>
Vitamin D, bzw. aktive Metabolite	<ul><li>Mobilisierung von Kalzium aus dem Knochen durch 1,25-$(OH)_2$-Vitamin D_3</li><li>Förderung der Knochenmineralisation über Vitamin D_3</li><li>Förderung der intestinalen Resorption von Kalzium</li></ul>	<ul><li>Vitamin-D-Mangel</li><li>Gestörter Vitamin-D-Metabolismus (Lebererkrankungen, chronische Niereninsuffizienz, Antikonvulsiva)</li></ul>
Kalzitonin	<ul><li>Hemmung der Freisetzung von Kalzium aus dem Knochen</li><li>Steigerung der renalen Kalziumausscheidung</li></ul>	<ul><li>Vermehrte Sekretion bei C-Zell-Karzinom</li></ul>
Phosphat	<ul><li>Komplexbildung mit Kalzium zu Kalziumphosphat</li></ul>	<ul><li>Hyperphosphatämie durch Freisetzung intrazellulären Phosphats, z. B. bei Rhabdomyolyse</li></ul>

Tab. 4.10 Physiologie und Pathophysiologie des Kalziumstoffwechsels.

Einteilung/Klassifikation
Nach Schweregraden abhängig von der Serumkalziumkonzentration:
- Milde Hypokalzämie: <0,8 mmol/l
- Schwere Hypokalzämie: <0,7 mmol/l

■ Klinik
Anamnese
Grunderkrankungen (Leber-/Nierenerkrankungen, Miktions- oder Defäkationsstörungen, endokrine Störungen)
- Parästhesien (perioral und an den Beinen), schmerzhafte symmetrische Muskelkrämpfe an Armen und Beinen
- Gastrointestinale Beschwerden bei Magen-, Darm- oder Blasenkoliken, Diarrhö

Körperliche Untersuchung
- Spasmen, fokale oder generalisierte Krampfanfälle mit Pfötchenstellung und Stimmritzenkrampf

 Merke: Krämpfe treten bei erhaltenem Bewusstsein auf.

Störungen des Wasser- und Elektrolythaushalts 355

- Verwirrtheit, psychotische Erscheinungen, Depression
- Atemnot bei Laryngospasmus, Bronchospasmus
- Hypotonie
- Hyperreflexie, Chvostek-Zeichen (Zuckungen der Mundwinkel bei Klopfen auf den Fazialisstamm vor dem Kiefergelenk), Trousseau-Phänomen (Pfötchenstellung bei Stauung durch eine Blutdruckmanschette zwischen systolischem und diastolischem Druck)
- Chronische Hypokalzämie: Allopezie, Ekzeme, Trockenheit der Haut und Schleimhäute

■ Diagnostik

Labor
- Bestimmung der Serumelektrolytkonzentrationen: Natrium, Kalium, Kalzium (Gesamt-Kalzium, ionisiertem Kalzium), Phosphat, Magnesium
- Bestimmung des Säure-Base-Status: pH, Standardbikarbonat, pCO_2: Basenüberschuss, Anionenlücke
- Bestimmung des Gesamteiweißes und Albumin im Serum

> Eine Azidose steigert, eine Alkalose senkt den ionisierten Anteil des Gesamtkalziums

Ursachensuche:
- Messung der Urinausscheidung von Kalzium, Phosphat
- Bestimmung von 25-OH-Vitamin-D3, 1,25-(OH)2-Vitamin-D3 und PTH
- Kreatinin, Kreatininclearance
- Erniedrigter Vitamin-B_{12}-Spiegel durch Malabsorption

Technische Diagnostik
- **EKG**: abgeflachte T-Welle, ST-Senkung, präterminale T-Negativierung, Überhöhung der U-Welle, verlängerte QT-Zeit
- **Spaltlampenuntersuchung**: Linsenkatarakt bei chronischer Hypokalzämie
- **Skelett-Röntgen**: Zeichen der Osteomalazie: Aufhellungslinien senkrecht zur Knochenachse nach unzureichend geheilten Insuffizienzfrakturen (Looser-Umbauzonen)

■ Differenzialdiagnose
Hyperventilationstetanie

■ Therapie – konservativ
Kausal
Symptomatisch:
- Akute Hypokalzämie mit Tetanie oder Laryngospasmus: i.v. Ca^{2+}-Substitution
- Chronische Hypokalzämie: Ca^{2+}-reiche Ernährung, orale Ca^{2+}-Substitution, Vitamin-D-Substitution

Intravenöse Kalziumsubstitution
Präparate: Kalziumglukonat 10 %-Injektionslösung: Calcium Braun, Calcium-Sandoz

Wirkung/Wirkprinzip
Ausgleich des Kalziumdefizits

Dosierung/Anwendung
10 mg/kg i.v. über 10 min, anschließende langsame Infusion unter Ca^{2+}-Spiegelkontrolle

Nebenwirkung
Hitze, Schweißausbrüche, Übelkeit, Erbrechen, Herzrhythmusstörungen, Kollaps, Blutdruckabfall, Überempfindlichkeitsreaktionen bis zum Schock oder Status asthmaticus

Wechselwirkung
Verminderte Resorption verschiedener Antibiotika
Erhöhtes Risiko für Herzrhythmusstörungen bei Digitalisierung

Kontraindikationen
Vitamin-D-Überdosierung, paraneoplastischer Syndrome, Knochenmetastasen, Sarkoidose der Lunge, Immobilisationsosteoporose, Nephrokalzinose, Kalziumnierensteine, schwere Hyperkalzurie, schwere Niereninsuffizienz

Orale Kalziumsubstitution

Kalziumglukonat: Tridin, Calcium-Sandoz forte 500 mg Tablette, -fortissimo 1000 mg Tablette, frubiase calcium T Trinkampullen

Wirkung/Wirkprinzip
Ausgleich des Kalziumdefizits

Dosierung/Anwendung
1–3 g/d

Nebenwirkung
Aufstoßen, Diarrhö, Obstipation, Völlegefühl, initial Hyperkalzurie mit Begünstigung einer Steinbildung, Verminderung der Phosphatresorption

Wechselwirkung
Verminderte Resorption verschiedener Antibiotika
Erhöhtes Risiko für Herzrhythmusstörungen bei Digitalisierung

Kontraindikationen
Vitamin-D-Überdosierung, paraneoplastischer Syndrome, Knochenmetastasen, Sarkoidose der Lunge, Immobilisationsosteoporose, Nephrokalzinose, Kalziumnierensteine, schwere Hyperkalzurie, schwere Niereninsuffizienz

■ Prognose

Natürlicher Verlauf
Abhängig von der Grunderkrankung

Komplikationen
Laryngo-/Bronchospasmus, Krampfanfälle, Rachitis/Osteomalazie, Linsenkatarakt, Bradykarde Herzrhythmusstörungen

4.5.9 Hyperkalzämie (E83.5)

■ Grundlagen

Synonyme
Kalziumüberschuss

Definition
- Gesamt-Serum-Ca^{2+} >2,7 mmol/l; ionisiertes Serum-Ca^{2+} >1,3 mmol/l
- Hyperkalzämische Krise: Gesamt-Serum-Ca^{2+} >3,5 mmol/l

Epidemiologie
Ca. 1 % der Patienten im Krankenhaus, davon ca. 60 % durch maligne Erkrankungen

Ätiologie
- Osteolyse durch Osteoklastenstimulation bei Knochenmetastasen
- Vermehrte Freisetzung aus dem Knochen durch Parathormon oder paraneoplastisch durch Parathormon-ähnlichen Substanzen (PTHrP):

- Bronchial-, Prostata-, Mamma- oder Nierenzellkarzinom, Plasmozytom
- Endokrine Erkrankungen: primärer Hyperparathyreoidismus, Nebenniereninsuffizienz (z. B. Morbus Addison), Hyperthyreose, selten: Phäochromozytom, im Rahmen multipler endokriner Neoplasien
- Medikamenteninduzierte vermehrte Rückresorption von Kalzium im proximalen Tubulus: Thiaziddiuretika, Überdosierung von Vitamin A oder D, Lithium
- Milch-Alkali-Syndrom: vermehrte Zufuhr leicht resorbierbarer alkalischer Kalziumsalze: längerfristige Gabe von kalziumhaltigen Antazida, kalziumhaltige Kationenaustauscher
- Immobilisation
- Andere Erkrankungen: Sarkoidose, Morbus Paget, familiäre hypokalzurische Hyperkalzämie, Tuberkulose

Assoziierte Erkrankungen
Andere Elektrolytstörungen, Störungen des Säure-Basen-Haushalts

Pathophysiologie
- Hyperkalzämie mit niedrigem PTH-Spiegel: Die Erhöhung des Gesamtkalziums führt über eine negative Rückkopplung physiologischer Weise zu einer Senkung des PTH-Spiegels.
- Hyperkalzämie mit hohem PTH-Spiegel: Die erhöhte PTH-Freisetzung bei primärem, sekundärem oder tertiärem Hyperparathyreodismus führt zur vermehrten Freisetzung von Kalzium aus dem Knochen.
- Hyperkalzämie führt zu einer Minderung der neuromuskulären Erregbarkeit

Risikofaktoren
Alter, pflegebedürftige Patienten, onkologische Patienten

Einteilung/Klassifikation
Klinische Schweregrade abhängig von der Serumkalziumkonzentration:
- Leichte Hyperkalzämie: 2,7–3,0 mmol/l
- Mittelschwere Hyperkalzämie: 3,0–3,5 mmol/l
- Hyperkalzämische Krise: >3,5 mmol/l

■ Klinik

Anamnese
Grunderkrankung (Malignome), Medikamentenanamnese
In 50 % asymptomatischer Laborbefund
Symptome:
- Müdigkeit, Abgeschlagenheit, Pruritus, Schlafstörungen, Kopfschmerz, Muskelschwäche, Knochenschmerzen
- Erbrechen, Obstipation, Durst, Polyurie, Gewichtsverlust

Körperliche Untersuchung Knochendeformität und -fraktur, Exsikkose
- Depression, Psychosen, Somnolenz bis Koma
- Hyporeflexie
- Hypertonie
- Bradyarrhythmien

■ Diagnostik

Labor
- Bestimmung der Serumelektrolytkonzentrationen: Natrium, Kalium, Kalzium (Gesamt-Kalzium, ionisiertem Kalzium), Phosphat, Magnesium
- Bestimmung des Säure-Base-Status: pH, Standardbikarbonat, pCO_2: Basenüberschuss, Anionenlücke

Ursachensuche:
- Serumkreatinin, Kreatininclearance
- Messung der Urinausscheidung von Kalzium, Phosphat
- Bestimmung von 25-OH-Vitamin-D_3, 1,25-$(OH)_2$-Vitamin-D_3 und PTH
- Parathormonverwandtes Peptid (PTHrP)
- Monoklonale Immunglobuline und Leichtketten im Serum zum Ausschluss eines Plasmozytoms

Technische Diagnostik
EKG: verkürzte QT-Zeit, Herzrhythmusstörungen

Bildgebende Verfahren
Tumorsuche: Sonographie, CT/MRT

■ Differenzialdiagnose
Siehe Ätiologie

■ Therapie – konservativ
Kausal
Symptomatisch:
- Bei leichter Hyperkalzämie (bis 3 mmol/l)
  - Kalziumarme Diät (Milchprodukte meiden)
  - Herzglykoside und Thiaziddiuretika meiden
  - Gesteigerte orale Flüssigkeitsaufnahme (bis 10 l/d)
- Zusätzlich bei hyperkalzämischer Krise (Notfallbehandlung):
  - Rehydrierung und forcierte Diurese mit 4–6 l/d (max. 10 l/d) NaCl 0,9 % und Furosemid unter Kontrolle des Wasser- und Elektrolythaushalts über ZVD ggf. Kalium-, Magnesium- und Natriumsubstitution
  - Bisphosphonate
  - Glukokortikoide
  - Kalzitonin
  - Hämodialyse bei Therapieresistenz mit kalziumarmen Dialysat

Bisphosphonate
Präparate:
- Chodronsäure: Bonefos pro infusione
- Pamidronsäure: Aredia 15 mg/-30 mg/-60 mg/-90 mg, PAMIDRO-cell 3 mg/ml
- Zoledronsäure: Zometa

Wirkung/Wirkprinzip
Hemmung der Osteoklastenaktivität und der ossären Kalziumfreisetzung

Dosierung/Anwendung
15–90 mg i.v. in NaCl 0,9 %, je nach Kalziumspiegel

Nebenwirkung
Überempfindlichkeitsreaktionen der Atemwege, grippeartige Symptome.; Hypomagnesiämie, Hypokaliämie, Anämie, Lymphopenie, Thrombozytopenie, Schlaflosigkeit, Somnolenz, Schwindel, Lethargie, Krampfanfälle, Hypertonie, Übelkeit, Erbrechen, Appetitlosigkeit, Abdominalschmerz, Diarrhö, Obstipation, Gastritis, Exanthem

Kontraindikationen
Niereninsuffizienz, floride Entzündungen des Gastrointestinaltraktes, Schwangerschaft und Stillzeit

Glukokortikoide
Präparate:
- Prednison: Decortin, Prednison HEXAL, Cutason
- Prednisolon: Decortin H

Wirkung/Wirkprinzip
Vitamin-D-Antagonisten

Dosierung/Anwendung
Indikation: Tumorhyperkalzämie, Vitamin-D-Überdosierung, Sarkoidose
100 mg/d, bei Besserung der Symptome langsam ausschleichen

Nebenwirkung
Überempfindlichkeitsreaktionen, z. B. Arzneimittelexanthem, Osteoporose, Sehnenruptur Depressionen, Psychosen, erhöhte Infektneigung, gastrointestinale Ulzera, adrenale Suppression und Induktion eines Cushing-Syndroms (mit Vollmondgesicht, Stammfettsucht, Plethora), verminderte Glukosetoleranz, Gewichtszunahme, Hypercholesterinämie, Hypertriglyzeridämie, Störungen der Sexualhormonsekretion, Natriumretention mit Ödembildung, vermehrte Kaliumausscheidung (auf eine ausreichende Kaliumzufuhr achten), Hypertonie

Kontraindikationen
Nicht wirksam bei Hyperparathyreodismus

Kalzitonin
Präparate: CalciHEXAL, Calcitonin-CT, Calcitonin-ratiopharm)

Wirkung/Wirkprinzip
- Hemmung der Kalziummobilisierung aus dem Knochen
- Steigerung der renalen Kalziumausscheidung

Dosierung/Anwendung
2–8 IE/kg KG langsam i. v. alle 6–12 h, dann 4 IE/kg KG s.c. alle 12–24 h. Wirkungseintritt nach 8–12 h, jedoch nur temporäre leichte Senkung

Nebenwirkung
Übelkeit, Erbrechen, Hautröte (Flush) im Gesicht, Durchfall, Hautausschlag, metallischer Geschmack im Mund, Schwindel, verstärkte Diurese, sehr selten schwere allergische Reaktion

Kontraindikationen
Hypokalzämie, relativ in Schwangerschaft und Stillzeit

■ Prophylaxe
Engmaschige Serumkalziumkontrollen unter Therapie!

■ Prognose

Natürlicher Verlauf
Letalität der hyperkalzämischen Krise bis zu 50 %

Komplikationen
- Ulcus duodeni
- Selten: Pankreatitis
- Konjunktivitis (Red-eye-Syndrom)
- Kalkablagerungen in Kornea, Gefäßen, Herzklappen
- Verschlechterung der Nierenfunktion
- Hyperkalziurie mit Nephrokalzinose
- Urolithiasis (Kalziumoxalat- und Kalziumphosphatsteine)
- Chondrokalzinose

4.5.10 Azidose (E87.2)

■ Grundlagen

Synonyme
Übersäuerung

Definition
Abfall des arteriellen pH-Werts auf <7,35
- Respiratorische Azidose bei respiratorischer Insuffizienz
- Metabolische Azidose bei stoffwechselbedingter Anhäufung saurer Valenzen

Ätiologie
Respiratorische Azidose:
- Atemwegsobstruktion: Aspiration, Larynxödem, Bronchospasmus, Schocklunge
- Thorax- und Atemwegserkrankungen: Pneumothorax, schwere Pneumonie, Rauchgasinhalation, Lungenödem, Lungenembolie
- Störung der Atemmuskulatur: kortikaler Schaden, Guillain-Barré-Syndrom, Myasthenia gravis, Botulismus, Poliomyelitis, Zwerchfelllähmung
- Iatrogen: Überdosierung von Narkotika, Sedativa, Tranquilizern, fehlerhafte maschinelle Beatmung

Metabolische Azidose:
- Vermehrter Anfall von Säure-Valenzen (Additionsazidose):
  - Ketoazidose: Diabetes, Hunger, Alkoholismus
  - Laktatazidose: Schock, Hypoxie, Biguanidgabe trotz Kontraindikationen (Leberinsuffizienz, Alkoholismus, Malignome), schwerer Thiaminmangel
  - Säureintoxikation mit Salizylaten, Methylalkohol, Glykol
- Verminderte Elimination (Retentionsazidose):
  - Niereninsuffizienz
  - Tubuläre Azidose (siehe Genetik)
- Bikarbonatverlust (Subtraktionsazidose):
  - Enteral: Diarrhö, Ureteroenterostomie
  - Renal: proximale tubuläre Azidose
  - Medikamentös: Carboanhydrase-Hemmer

Genetik
Tubuläre Azidose (s. dort):
- Distal: autosomal-rezessiv oder erworben
- Proximal: X-chromosomal rezessiv oder erworben

Assoziierte Erkrankungen
Elektrolytstörungen: Hyperkaliämie

Pathophysiologie
Respiratorische Azidose: Hypoventilation führt zur Erhöhung des pCO_2 und zum Absinken des pH-Werts. Kompensatorisch retiniert die Niere HCO_3^-, wodurch bei erhöhtem Bikarbonatspiegel der pH-Wert konstant gehalten werden kann. Bei akuter respiratorischer Insuffizienz setzt die renale Kompensation zu spät ein und der pH-Wert fällt ab.
Metabolische Azidose: Saure Valenzen werden durch Puffersysteme (vor allem Bikarbonat-System) gepuffert, wodurch die Bikarbonatkonzentration sinkt. Ist die Kapazität der Puffersysteme erschöpft, sinkt der pH-Wert. Ein Abfall des pH führt über eine Stimulation des Atemzentrums zur Hyperventilation und somit über eine vermehrte Abatmung von CO_2 zur Kompensation. Wenn die Abatmung von CO_2 nicht weiter gesteigert werden kann kommt es zur Dekompensation.
Die erhöhte H^+-Konzentration bewirkt:
- Kaliumverschiebung aus der Zelle in den Extrazellularraum mit Hyperkaliämie
- Steigerung des ionisiertem Kalziums vom Gesamtkalzium

- Liegt der Azidose keine renale Störung zugrunde wird durch die zusätzliche Protonenausscheidung der Urin pH saurer

Einteilung/Klassifikation

Wert	Respiratorisch (kompensiert)	Respiratorisch (dekompensiert)	Metabolisch (kompensiert)	Metabolische (dekompensiert)
pH	Normal	Erniedrigt	Normal	Erniedrigt
pCO$_2$	Leicht erhöht	Stark erhöht	Erniedrigt	Erniedrigt-normal
HCO$_3^-$	Erhöht	Normal-erhöht	Erniedrigt	Stark erniedrigt
BE	Positiv	Negativ	Negativ	Negativ

Tab. 4.11 Einteilung der Azidose nach Säure-Base-Status.

■ Klinik

Anamnese
Bekannte Grunderkrankung (Diabetes mellitus, Asthma bronichiale), Trauma, Infektionen, Medikamentenanamnese, Alkoholkonsum

 Merke: Die diabetische und alkoholische Ketoazidose sowie die Laktatazidose gehen mit abdominellen Beschwerden und Erbrechen einher.

Körperliche Untersuchung
Respiratorische Azidose:
- Je nach Ursache Tachypnoe oder Bradypnoe, Tachykardie, Hypertonie (durch Hypoxämie), Erweiterungen der Konjunktivalgefäße und der Gefäße der Gesichtshaut
- Zeichen eines intrakranielle Druckanstiegs durch zerebrale Vasodilatation: Kopfschmerz, Übelkeit, Erbrechen, Tremor
- Verwirrtheit, Bewusstseinstrübung (ab pCO$_2$-Werten >70 mmHg), Koma (CO$_2$-Narkose)
- Längerfristig: Zyanose, Atemnot, Erhöhung des pulmonalen Widerstands mit Zeichen der Rechtsherzbelastung, Polyglobulie und Trommelschlegelfinger

Metabolische Azidose:
- Vertiefte, beschleunigte Atmung (Kußmaul-Atmung)
- Verwirrtheit, Stupor und Koma
- Abnahme des Herzzeitvolumens, Herzrhythmusstörungen, Hypotonie
- Ketoazidose: Exsikkose, Azetongeruch
- Laktatazidose: selten plötzliche Blindheit

■ Diagnostik

Labor
- Bestimmung der Serumelektrolytkonzentrationen: Natrium, Kalium, Kalzium, Phosphat, Magnesium
- Bestimmung des Säure-Base-Status: pH, Standardbikarbonat, pCO$_2$: Basenüberschuss (s. Tab. 4.10), Anionenlücke besonders bei metabolischer Azidose:
  - Azidose durch Bikarbonatverlust (Subtraktionsazidose) mit normaler Anionenlücke, da der HCO$_3^-$ Mangel durch Hyperchlorämie ausgeglichen wird
  - Azidose durch Anstieg der Säurevalenzen (Additions- und Retentionsazidose) mit vergrößerter Anionenlücke, da HCO$_3^-$ als Anion wegfällt
- Urin-pH-Wert

■ Differenzialdiagnose
Siehe Ätiologie

Therapie – konservativ

 Achtung: Eine akut auftretende Azidose ist ein Notfall und muss schnell erkannt und behandelt werden!

Respiratorische Azidose:
- Akut: Beseitigung der Ateminsuffizienz, ggf. Intubation
- Chronisch (kausale Therapie oft nicht möglich): niedrig dosierte Sauerstofftherapie

 Tipp: Langfristige Sauerstofftherapie kann durch Minderung des Atemantriebs und dadurch mangelnde Abatmung von CO_2 zu einer CO_2-Narkose führen.

Metabolische Azidose: Kausal durch Behandlung der Grunderkrankung
- Akut:
  - Volumen- und Elektrolytersatz erforderlich (bei Beseitigung der Azidose kann eine Hyperkaliämie in eine Hypokaliämie umschwenken)
  - Bikarbonatgabe i.v. (Natriumhydrogenkarbonat)
  - Hämodialyse (wenn pH-Wert nicht über 7,2 angehoben werden kann)
- Chronisch: Bikarbonatgabe p.o. (Natriumhydrogenkarbonat)

Natriumhydrogenkarbonat
- Oral: Acetolyt, Alkala T, bicaNorm
- Intravenös: Natriumhydrogenkarbonat 4,2 %/-8,4 %, Infusionslösung B. Braun, Baxter

Wirkung/Wirkprinzip
H^+-Elemination durch Pufferung, überwiegend aus dem Extrazellularraum

Dosierung/Anwendung
- Oral: bei chronischer metabolischer Azidose mit Serum-HCO_3^- <18 mmol/l; Dosierung: $3 \times 1-2$ g/d
- Intravenös: Ab pH <7,15 oder HCO_3^--Konzentration <15 mmol/l Bikarbonatkorrektur bis zu einem pH von 7,25; Dosierung: je nach Bedarf (negativer BE ×0,3×kg KG= Bedarf in mmol), 1 ml 8,4 % Lösung entspricht 1 mmol

Nebenwirkung
Überkorrektur mit Umschlagen in eine Alkalose, Nekrosen bei paravenöse Fehlanwendung, Gefahr der hypokalzämischen Tetanie (bei Dosisüberschreitung) Hypernatriämie, Hyperosmolarität, Venenwandreizungen mit konsekutiver Venenentzündung und Thrombose (bei unverdünnter, schneller Applikation)

Wechselwirkung
Über die Erhöhung des pH-Wertes in Magen und Harn kann die Resorption und die Ausscheidung von schwachen Säuren und Basen beeinflusst werden

Kontraindikationen
Alkalosen, Hypokaliämie, natriumarme Diät, reine respiratorische Azidose, bei Laktatazidose ist die Korrektur mit Bikarbonat schwierig

Tris-Puffer
Trometamol:
- THAM-Köhler 3 M
- TRIS 36,34 % Braun
- 3 M-Trometamol-Lösung Baxter Lösung als Infusionszusatz

Wirkung/Wirkprinzip
- Bindet Protonen und senkt den $PaCO_2$ bei metabolischen und respiratorischen Azidosen
- Hebt extrazellulären und intrazellulären pH-Wert

Dosierung/Anwendung
Je nach Bedarf (negativer BE × 0,3 kg KG= Bedarf in mmol); kontinuierliche Zufuhr über Perfusor max. 5 mmol/kg KG/d

Nebenwirkung
Gewebsnekrosen bei paravasaler Injektion, Hypotonie bei zu rascher Bolusinfusion, Hypoglykämie (bei hoher Dosierung), Hypoventilation durch $PaCO_2$-Abfall

Kontraindikationen
Kumulationsgefahr bei Oligurie/Anurie (relativ kontraindiziert)

■ Minimalinvasive Chirurgie (MIC)
Endotrachiale Intubation
Indikation
- Atemfrequenz >35/min
- $paCO_2$ >55 mmHg
- Zyanose
- Somnolenz, Hirndruckzeichen, Koma
- Erschöpfung der Atemmuskulatur durch erschwerte Atemarbeit

Kontraindikation
Strengere Indikationsstellung bei chronischer respiratorischer Insuffizienz

■ Prophylaxe
Intensivmedizinische Überwachung bei schwerer Azidose mit pH<7,15; adäquate Therapie der Grunderkrankung

■ Prognose
Natürlicher Verlauf
Abhängig von der Grunderkrankung

Komplikationen
Minderdurchblutung der Niere mit Anurie durch starke Azidose, CO_2-Narkose, Umschlagen in eine Alkalose bei zu schnellem Ausgleich der Azidose, Hyperkaliämie

4.5.11 Alkalose (E87.3)

■ Grundlagen
Definition
Anstieg des arteriellen pH-Werts auf >7,45
- Respiratorische Alkalose bei alveolärer Hyperventilation
- Metabolische Alkalose aufgrund einer stoffwechselbedingten Anhäufung basischer Valenzen

Ätiologie
Respiratorische Alkalose (vermehrte Abatmung von CO_2):
- Zentral stimulierte Hyperventilation: psychogen (häufigste Ursache), Kopfverletzung, Hirnschaden, Fieber, Schmerz, Schwangerschaft
- Hyperventilation bei Hypoxie: Lungenembolie, Herzinsuffizienz, interstitielle Lungenerkrankung, Pneumonie, Höhenkrankheit
- Iatrogen: Hyperventilation bei künstlicher Beatmung, Salizylate

Metabolische Alkalose (Verlust oder Umverteilung von H^+-Ionen, vermehrte Retention von HCO_3^-):
- Gastrointestinale Störungen: Erbrechen, Magensonden, Kolonadenome, Diarrhö, massive diuretische Therapie, Mukoviszidose

- Mineralokortikoidexzess: Hyperaldosteronismus, Morbus Cushing, Bartter-Syndrom
- Iatrogen: schnelle Korrektur einer chronischen Hyperkapnie, Säurehemmer, Transfusion mehrer Blutkonserven (Kalziumzitrat), hochdosiertes Carbenicillin oder Penicillin, Therapie einer Azidose, Therapie mit kalziumhaltigen Antazida (Milch-Alkali-Syndrom), insbesondere bei Niereninsuffizienz
- Hyperkalzämie (nichtparathyreoidal)
- Glukoseaufnahme nach Hungerzuständen

Genetik
Bartter-Syndrom: autosomal-rezessiv

Assoziierte Erkrankungen
Elektrolytstörungen, insbesondere Hypokaliämie und Hypokalzämie

Pathophysiologie
Respiratorische Alkalose: Gesteigerte alveoläre Belüftung mit vermehrter Abatmung von CO_2 führt zur Hypokapnie. Die dadurch verminderte Bildung von Kohlensäure und Dissoziation zu HCO_3^- und H^+-Ionen führt zu einem pH-Anstieg, der verminderte pCO_2 zu zerebraler Vasokonstriktion mit Minderdurchblutung und Stoffwechselstörungen der Hirnrinde. Kompensatorisch erfolgen eine erhöhte Produktion von Laktat und anderen organischen Säuren sowie eine verminderte renale Säureelimination und erhöhte Bikarbonat Rückresorption.

Achtung: Je akuter die respiratorische Alkalose auftritt, desto schlechter kann sie kompensiert werden.

Metabolische Alkalose:
- H^+-Verluste oder vermehrte HCO_3^--Retention führt zu einem pH-Anstieg
- Bei Kaliummangel wird H^+ vermehrt renal ausgeschieden, anderseits wird bei Alkalose K^+ vermehrt in die Zelle aufgenommen.

 Merke: Hypokaliämie kann sowohl Ursache als auch Folge einer Alkalose sein.

- Mineralokortikoide fördern die renale Säureausscheidung und erhöhen die Bikarbonatschwelle in den Nieren.
- Starke Chloridverluste z. B. bei Diarrhö führen zu einer Erhöhung des Bikarbonatanteils der Anionen und somit zu einer Alkalose.
- Kompensatorisch erfolgt eine pCO_2-Anhebung durch Hypoventilation, die allerdings durch die gleichzeitig entstehende Hypoxie begrenzt wird.

Weiter Auswirkungen der Alkalose sind:
- Hypokaliämie durch Kaliumverschiebung aus dem Extrazellularraum in den Intrazellularraum und renalen Kaliumverlust
- Senkung des ionisierten Ca^{2+} am Gesamtkalzium (Symptome der Hypokalzämie)
- Urin-pH-Wert meist alkalisch

Einteilung/Klassifikation

Wert	Respiratorisch (kompensiert)	Respiratorisch (dekompensiert)	Metabolisch (kompensiert)	Metabolische (dekompensiert)
pH	Normal	Erhöht	Normal	Erhöht
pCO_2	Erniedrigt	Stark erniedrigt	Erhöht	Erhöht-normal
HCO_3^-	Erniedrigt	Normal	Erhöht	Stark erhöht
BE	Negativ	Positiv	Positiv	Positiv

Tab. 4.12 Säure-Basestatus bei den verschiedenen Formen der Alkalose.

■ Klinik

Anamnese
Grunderkrankung, Trauma, Beatmung, Medikamentenanamnese, chronisches Erbrechen, Diarrhö

 Tipp: Eine chronische Alkalose kann asymptomatisch bleiben und erst durch die begleitende Hypokaliämie zu Symptomen führen.

Körperliche Untersuchung
Symptome der Grunderkrankung
- Zeichen der Hypokaliämie (s. Kap. 4.5.4)
- Zeichen der Hypokalzämie, z. B. Tetanie (s. Kap. 4.5.8)

Respiratorische Alkalose:
- Hyperventilation
- Neuromuskuläre Symptome: Parästhesien („Ameisenlaufen"), Gefühllosigkeit und Zittern in den Extremitäten, Kribbeln sowie Verkrampfungen der Akren, Lähmungen
- Zerebrale Symptome: Benommenheit, Kopfschmerzen, Schwindel, Sehstörungen

Metabolische Alkalose:
- Verminderte flache Atmung

■ Diagnostik

Labor
- Bestimmung der Serumelektrolytkonzentrationen: Natrium, Kalium, Kalzium, Phosphat, Magnesium
- Bestimmung des Säure-Base-Status: pH, Standardbikarbonat, pCO_2: Basenüberschuss (s. Tab. 4.10), Anionenlücke

Zusätzlich bei metabolischer Alkalose: Chloridausscheidung im Urin nach Kochsalzzufuhr:
- <10 mmol/l im 24-h-Urin: Alkalose mit Chloridmangel, durch NaCl-Lösung korrigierbar
- >20 mmol/l im 24-h-Urin: Alkalose ohne Chloridmangel, durch NaCl-Lösung nicht korrigierbar

Technische Diagnostik
- **EKG** (s. Kap. 4.5.4)
- **Röntgen-Thorax**: Ursachenabklärung bei Vorliegen einer respiratorischer Alkalose

■ Differenzialdiagnose
Hyperventilation kann kompensatorisch bei einer metabolischen Azidose auftreten

■ Therapie – konservativ
Kausal (z. B. antiemetische Therapie bei Erbrechen, Antidiarrhoika bei Diarrhö)
Symptomatisch:
- **Respiratorische Alkalose**:
  - Psychogene Hyperventilation: Beruhigung, CO_2 Anreicherung der Atemluft durch Tütenatmung
- **Metabolische Alkalose**:
  - Mit Chloridmangel: 0,9 %iger NaCl-Infusion
  - Kaliumsubstitution (s. Kap. 4.5.4)
  - Intravenöse Säuresubstitution nur bei schwersten metabolischen Alkalosen (L-Argininhydrochlorid, Salzsäure)
  - Acetazolamid (Carboanhydrasehemmer) zur Hemmung der tubulären Bikarbonatrückresorption bei schweren chronischen Alkalosen

Säuresubstitution

Präparate: L-Arginin-HCl, Lysin-HCl

Wirkung/Wirkprinzip
Bikarbonatneutralisation durch HCl

Dosierung/Anwendung
Schwere metabolische Alkalose: je nach Bedarf (negativer BE × 0,3×kg KG = Bedarf in mmol), max. 20 mmol/h in verdünnter Lösung aus:
- L-Arginin-Hydrochlorid 21 %: 20 ml = 20 mmol H^+
- Salzsäure 7,25 %: 10 ml = 20 mmol H^+

Nebenwirkung
Nekrosen bei paravenöser oder intraarterieller Injektion, Gefahr eines Aminosäurenungleichgewichts

Kontraindikationen
Azidose

■ Prognose

Natürlicher Verlauf
Die Mortalität von schweren Alkalosen ist höher als bei vergleichbaren Azidosen, folglich sollten pH-Werte >7,5 therapeutisch behandelt werden.

Komplikationen
- Schwere Hypokaliämie (s. Kap. 4.5.4)
- Schwere Hypokalzämie (s. Kap. 4.5.8)
- Bewusstseinsstörung bis zum Koma

■ Weiterführende Informationen

Literatur

Bundesärztekammer (Hrsg.) Arzneimittelkommission der deutschen Ärzteschaft: Bisphosphonate und Knochennekrosen. Dtsch Ärztebl 2005; 102(8): A-529/B-449/C-417

Extended Abstracts der Magnesium-Sitzung der 33. Jahrestagung der Österreichischen Gesellschaft für Innere Medizin, 21. September 2002, Salzburg. Journal für Mineralstoffwechsel 2002; 9 (3), 22-27

Fliser D: Symptomatische Hyperkaliämie: Was notfallmäßig zu tun ist. Dtsch Ärztebl 2003; 100(24): A-1657/B-1374/C-1290

Habicht A, Watschinger B: Parathormon und Kalzium-Phosphat-Stoffwechselstörungen bei chronischer Niereninsuffizienz. Journal für Mineralstoffwechsel 2001; 8 (1), 18-21

Herrmann JM, Radvila A, Serie: Funktionelle Störungen – Funktionelle Atemstörungen – Das Hyperventilationssyndrom, Dtsch Ärztebl 1999; 96(11): A-694/B-532/C-490

Konrad M, Weber S: Angeborene Magnesiumverlusterkrankungen. Dtsch Ärztebl 2002; 99(18): A-1230/B-1023/C-956

Schaefer R, Kosch M: Störungen des Säure-Basen-Haushalts: Rationale Diagnostik und ökonomische Therapie. Dtsch Ärztebl 2005; 102(26): A-1896/B-1603/C-1509

Links

http://www.uni-koeln.de/med-fak/physiologie/Wasser_und_Elektrolythaushalt_Homepage.pdf

Fachgesellschaften

Arbeitsgemeinschaft Adipositas im Kindes- und Jugendalter; www.a-g-a.de
Deutsche Gesellschaft für Chirurgie; www.dgch.de
Deutsche Gesellschaft für Ernährungsmedizin

5 Niere

M.C. Wilms

5.1 Anatomie

Die Nieren liegen retroperitoneal in der Fossa lumbalis. Sie sind ca. 12 cm lang, 6 cm breit und 3 cm dick. Das Nierenparenchym ist eingehüllt in die schmerzempfindliche Capsula fibrosa und gemeinsam mit der Nebenniere von der Capsula adiposa umgeben.
Die Niere besteht aus:
- Nierenrinde (Cortex renalis)
- Nierenmark (Medulla renalis) mit 10–12 Markpyramiden
- Nierenkelche (Calix renalis), die in das Nierenbecken (Pelvis renalis) münden

Der ins Nierenbecken abgegebene Urin wird durch den Ureter zur Harnblase transportiert.

Blutversorgung:
- Aus der Aorta entspringenden Arteria renalis (beidseits je eine)
- Aufteilung vor dem Hilum in einen vorderen und hinteren Hauptstamm (Ramus anterior et posterior)
- Aufzweigung in die Segmentarterien
- Aufzweigung in die Arteriae interlobares
- Münden in Arteriae arcuatae
- Münden in Arteriae interlobulares, die schließlich die Vasa afferentia für die Nierenkörperchen der Nephrone abgeben

Die gleichnamigen Venen führen über die Vena renalis in die Vena cava inferior
Histologie: Jede Niere besteht aus 1–1,2 Mio. Nephronen. Das Nephron selbst besteht aus:
- Nierenkörperchen mit:
  - Glomerulum (Abb. 5.1)
  - Bowman-Kapsel
- Tubulusapparat mit
  - Proximales Konvolut
  - Henle-Schleife
  - Distales Konvolut

Mehrere Nephrone münden in ein Sammelrohr.
Das Glomerulum bildet mit dem glomerulären Filterapparat die **Blut-Harn-Schranke**. Sie zeigt einen dreischichtigen Aufbau:
- Gefenstertes Endothel der Blutkapillaren
- Glomeruläre Basalmembran (GBM)
- Podozytenfüßchen mit Schlitzmembran

Die Schlitzmembran bestimmt mit ihren Ankerproteinen (Nephrin und P-Cadherin) die Größenselektivität: Moleküle >70 kD können nicht passieren.
Die negativ geladener struktureller Bestandteile der GBM (z. B. Heparan-Sulfat-Proteoglykane) bestimmen die Ladungsselektivität und halten negativ geladene Teilchen (wichtig: Albumin) zurück.

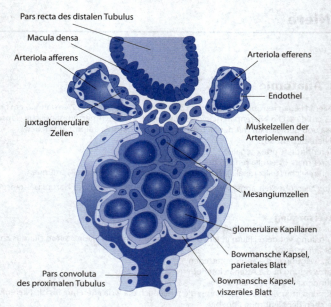

Abb. 5.1 Schematische Darstellung des lichtmikroskopischen Bildes eines Glomerulums mit dem glomerulären Filterapparat.

5.2 Physiologie

Die Niere reguliert:
- Osmolarität und Wasserhaushalt
- Elektrolythaushalts
- Säure-Basen-Haushalts
- Ausscheidung von harnpflichtigen Substanzen

Dies geschieht über feinabgestimmte Transportvorgänge des Nephrons (Tab. 5.1)

Abschnitt (Aufgabe)	Transportvorgang	Pharmakologische Beeinflussung
Glomerulum (glomeruläres Ultrafiltrat)	Freie Filtration des Ultrafiltrats abhängig vom hydrostatischen Filtrationsdruck	Osmotische Diuretika: Glukose, Mannitol
Proximales Konvolut (Resorption von Wasser, Natrium, Kalium, Bikarbonat, Kalzium, Harnsäure 60 %, Chlorid 55 %, Phosphat 70 %, Magnesium 30 %, Glukose, Aminosäuren 99 %, Harnstoff 50 %, Oxalat bis 20 %)	• Carboanhydrase spaltet intrazellulär CO_2 zu HCO_3^- und H^+ • H^+ wird über Na^+/H^+-Antiporter sezerniert • HCO_3^- verlässt die Zelle auf der Blutseite über Na^+/HCO_3^--Symporter • Organische Substanzen werden über Na^+-Symporter resorbiert • Anionen werden über Antiporter sezerniert • Kalium verlässt die Zellen basolateral über K-Kanäle	Carboanhydrasehemmer: Verhinderung der Aufnahme von Bikarbonat und Wasser, Förderung der Diurese
Henle-Schleife (Wasser 20 % Natrium, Kalzium, Harnsäure 30 %, Chlorid 35 % Kalium 25 % Phosphat, Oxalat 10 % Magnesium, Harnstoff 60 % Glukose 1 %)	• Na/K-ATPase erzeugt Membranpotenzial • Resorption von $K^+/N^+/Cl^-$ durch Cotransporter • Aufnahmen von K^+/Cl^- durch Symporter auf der basolateralen Seite	Blockade der Pumpen im aufsteigenden Teil der Henle-Schleife. Hierdurch wird der osmotische Gradient abgebaut und die Harnkonzentrierung nimmt ab. Substanzklasse: Schleifendiuretika – Furosemid. Hierdurch können bis 30 % des Primärharns ausgeschieden werden!
Distales Konvolut (Wasser 19 % Natrium, Bikarbonat 10 % Chlorid, Kalzium 9 % Kalium 5 %)	• Luminale Resorption durch Na^+/Cl^--Symporter • Kalziumresorption dem Membranpotenzial folgend durch Ionenkanal • Abtransport auf die Blutseite über Na/K ATPase • K^+/Cl^--Symporter an basolateralen Seite • N^+/Ca^{2+}-Antiporter an der basolateralen Seite	Thiazide: Hemmung des luminalen Na^+/Cl^--Symporter
Sammelrohr	**Typ A**: primär aktiver H^+-Carrier und primär aktiver H^+/K^+ Austauscher auf der luminalen Seite **Typ B** primär aktiven H^+-Carrier basolateral, Resorption von H^+ **Hauptzellen**: basolaterale Na/K -ATPase zum Aufbau des Membranpotenzials. Kaliumsekretion und Natriumresorption über Ionenkanäle an der luminalen Seite	Na-Kanal-Blocker die auf Natrium-Kanäle am Sammelrohr wirken. Hierdurch wird die Na-Resorption vermindert. Substanzen: Amilorid und Thiazid

Tab. 5.1 Wichtige Transportvorgänge im jeweiligen Abschnitt des Nephrons und ihre pharmakologische Beeinflussung.

Die endokrine Funktion umfasst die Sekretion verschiedener Hormone (Tab. 5.2).

Hormon	Sekretionsort	Funktion
Renin	Juxtaglomeruläre Zellen	Regulation des Blutdrucks durch aktivierung von Angiotensinogen zu Angiotensin 1
Erythropoetin	Endothelzellen der Nierenkapillaren	Stimulation der Erythopoese
Kalzitriol (D-Hormon)	Proximale Tubuluszellen	Suppression von PTH, Immunmodulatorisch
Prostaglandin, Kallikrein	Nierenparenchym	Stimulation von Renin, Entzündungsmediatoren

Tab. 5.2 Endokrine Funktion der Niere.

5.3 Basisdiagnostik

Urindiagnostik
- Harnschau: Farbe, Geruch
- Teststreifen: spezifisches Gewicht, pH-Wert, Nitrit, Bilirubin/Urobilinogen, Proteine, Glukose, Hämoglobin, Leukozyten, Zylinder
- Urinsediment

Spezifisches Gewicht
- Referenzwert (1,002–1,035 g/l)
- Bei Exsikose ist es erhöht (konzentrierter Urin bis 1200 mosm/kg)
- Nach starker Flüssigkeitszufuhr z. B. Diabetes insipidus ist es erniedrigt (verdünnter Urin bis 50 mosm/kg)

> Merke: Bei Diabetes mellitus ist trotz starker Flüssigkeitszufuhr das spezifische Gewicht durch die Glukosurie erhöht.

Urin-pH-Wert
Referenzwert (4,8–7,6) durch nahrungsabhängige Schwankungen
- Saurer Urin: bei Azidose (außer bei renaler Genese)
- Alkalischer Urin: Harnwegsinfekt durch Ammoniakbildung der Bakterien, Alkalose

Nitritnachweis: Der Nachweis von Nitrit mittels Teststreifen weist auf einen Harnwegsinfekt hin (cave: Einnahme nitrithaltiger Medikamente beachten).

Bilirubin-/Urobilinogennachweis: Der Nachweis von Bilirubin mittels Teststreifen spricht für eine Gallen- oder Lebererkrankung, von Urobilinogen für eine Lebererkrankung, Infektionen der Gallenwege, vermehrtem Hämoglobinabbau oder Darmerkrankung.

Proteinurie (R80): Proteinurie bezeichnet die Ausscheidung von >150 mg Proteine im 24-h-Urin (Referenzwert: 30–150 mg/d). Nachweis:
- Teststreifen weisen nur Albumin nach (Nachweisgrenze >200 mg/l = Makroalbuminurie), eine Mikroalbuminurie (<200 mg/l) oder das Vorkommen anderer Proteine wird nicht erfasst.
- Benzethoniumchlorid-Methode: quantitativer Nachweis von Gesamteiweiß (breites Spektrum); kleinmolekulare Proteine wie Bence-Jones-Proteine oder β2-Mikroglobulin werden jedoch nicht erfasst.
- Urin-Elektrophorese: Auftrennung der Proteine nach Molekulargewicht. Das Proteinmuster lässt Rückschlüsse auf die zugrunde liegende Störung zu (Tab. 5.3)

Proteinmuster	Störung	Markerprotein
Prärenal	Übermäßiges Auftreten bestimmter Proteine im Ultrafiltrat der Niere, sodass die tubuläre Rückresorption überlastet ist	• Bence-Jones-Proteine (Leichtketten) bei monoklonaler Gammopathie • Hämoglobin bei hämolytischer Krise • Myoglobin bei Rhabdomyolyse, Infarkt
Glomerulär selektiv	Schädigung der Glomeruli bei denen die Ladungseigenschaften der Barriere beeinträchtigt sind, die Größenselektivität jedoch erhalten ist	Albumin, Transferrin: diabetischen Nephropathie (Mikroalbuminurie), Hypertonie, Glomerulonephritis in der Anfangsphase
Glomerulär unselektiv	Schädigung der Glomeruli bei der Größen- und Ladungsselektivität verloren gegangen sind	Albumin, Transferrin, IgG: die meisten Glomerulonephritiden
Tubulär	Bei einer tubulären Läsion können glomerulär Filtrierte Proteine nicht mehr rückresorbiert werden	β2-Mikroglobulin, α1-Mikroglobulin, retinolbindendes Protein (RBP): Therapie mit Aminoglykosiden, interstitielle Nephritis, fortgeschrittene Glomerulonephritiden
Postrenal	Proteinsekretion in den ableitenden Harnwegen von sehr großen Proteinen die selbst geschädigte Nieren nicht passieren	α2-Makroglobulin und IgM: Blutungen, Infektionen, Tumoren der ableitenden Harnwege

Tab. 5.3 Proteinmuster und jeweils zugrunde liegenden Störungen bei Proteinurie.

- Benigne Proteinurie: passagere Proteinurie bei jungen Menschen nach körperlicher Anstrengung, emotionalem Stress und Unterkühlung, ein Fünftel aller Schwangeren. Normale Proteinkonzentration im Morgenurin (<300 mg/l)

Glukosurie (R81): Unphysiologisch hohe Ausscheidung von >65 mg Glukose/d im Urin. Die Nierenschwelle für Glukose beträgt normalerweise 160–180 mg/dl (8,9–10,0 mmol/l) Blutzucker. Nachweis mittels Teststreifen möglich.
- Nicht-renale Ursachen (überschrittene Nierenschwelle): Diabetes mellitus
- Renale Ursachen (verminderte Nierenschwelle): benigne Glukosurie, Fanconi-Syndrom, Morbus Wilson, Hereditäre Tyrosinämie, Zystinose, Schäden des Nierenparenchyms durch Nierentumoren, interstitielle Nephritis, Trauma, Vergiftungen (Schwermetalle)

Bakteriurie (N39.0)
- Mittelstrahlurin (Screeningtest): häufig kontaminiert durch Passage der Urethra, eine signifikante Bakteriurie liegt vor bei >10^5 Keimen/ml Urin (Kass-Zahl)
- Punktionsurin (suprapubische Blasenpunktion): Keimnachweis ist immer pathologisch
- Katheterurin: schlechte Aussage, da es durch Katheteranlage zur Kontamination kommen kann

Hämaturie (R31): Vorkommen von Erythrozyten bzw. Blut im Urin
- Mikrohämaturie: makroskopisch normaler Urin, mittels Urinsediment oder Teststreifen jedoch Erythrozyten nachweisbar (>5 Erythrozyten/μl)
- Makrohämaturie: sichtbare Rotfärbung des Urins

Die Morphologie der Erythrozyten bei der Untersuchung des Urinsediments im Lichtmikroskop lässt Rückschlüsse auf die Lokalisation der Störung zu:
- Glomeruläre Ursache: dysmorphe Erythrozyten (z. B. Anulozyten oder Akanthozyten) und Erythrozytenzylinder
- Postrenale Ursache: eumorphe Erythrozyten

Eine Hämaturie sollte immer diagnostisch abgeklärt werden. Möglichen Ursachen sind:
- Tumoren (Niere, Blase, Harnleiter, Prostata)
- Glomerulonephritis, Pyelonephritis, Nierentuberkulose, Zystitis
- Konkremente (Blase, Harnleiter, Niere)
- Medikamente: Antikoagulanzien, Zytostatika
- Kontamination durch Periodenblutung

Leukozyturie (R82.8): >10 Leukozyten/µl (Nachweisgrenze für Teststreifen 20 Leukozyten/µl)
- Renal (mit Leukozytenzylindern): Pyelonephritis
- Postrenal: Zystitis
- Bei sterilem Harn: Gonorrhö, Tuberkulose, Reitersyndrom, anbehandelter Harnwegsinfekt, Analgetikanephropathie

Zylinder: Entstehung in den Nierentubuli durch Ausfällung, daher beweisend für renale Herkunft:
- Erythrozytenzylinder: beweisend für Glomerulonephritis
- Leukozytenzylinder: Pyelonephritis
- Epithelzylinder: nephrotisches Syndrom, Schrumpfniere, nach Anurie
- Hyaline Zylinder: Proteinurie

Renale Clearancemessung: Plasmavolumen, das innerhalb einer bestimmten Zeit von einer Substanz durch renale Ausscheidung befreit wird. Kreatinin-Clearance: Kreatinin wird glomerulär frei filtriert (Primärharnkonzentration gleich Serumkonzentration) und tubulär weder resorbiert noch sezerniert, weswegen die Kreatinin-Clearance der GFR entspricht (normal: 95–110 ml/min)

> Tipp: Inulin erfüllt die gleichen Anforderungen wie Kreatinin, muss jedoch als Infusion zugeführt werden, wodurch die Bestimmung der Inulin-Clearance aufwendiger ist (normal: 100–150 ml/min).

GFR = Kreatininclearance (ml/min) = (Kreatininkonzentration im Urin × Urinvolumen in 24 h/(Kreatininkonzentration im Serum × Zeit)
- Paraaminohippursäure (PAH)-Clearance: PAH wird bei Nierenpassage durch glomeruläre Filtration und tubuläre Sekretion fast vollständig aus dem Plasma entfernt, weswegen die PAH-Clearance dem renalen Plasmafluss entspricht (normal: 500–800 ml/min)
- Filtrationsfraktion: Der Anteil des renalen Plasmaflusses, der glomerulär filtriert wird, ist die Filtrationsfraktion. Sie berechnet sich aus Inulin-Clearance/PAH-Clearance (normal: 0,16–0,21),

Labordiagnostik
Kreatinin: Stoffwechselprodukt des Muskelabbaus, das vollständig renal ausgeschieden wird (freie Filtration). Bei Nierenfunktionsstörung steigt das Serumkreatinin an und kann dann zur Abschätzung der Kreatininclearance eingesetzt werden (normal: 1,1 mg/dl).

Achtung: Zu einem Anstieg des Serumkreatinins kommt es erst bei einem Abfall der GFR um >50 %.

- **Cockroft-Gault-Formel**: Kreatinin-Clearance = (140−Alter) × Körpergewicht (kg) × 0,85 (bei Frauen)/Serumkreatinin
- **MDRD-Formel**: GFR (ml/min/1,73 m^2) = $1,86 \times (\text{Serumkreatinin})^{-1,154} \times (\text{Alter})^{-0,203}$

Harnstoff: Endprodukt des Eiweißstoffwechsel, das durch Eiweißaufnahme und Katabolismus beeinflusst und renal eliminiert wird. Zu einem Serumkonzentrationsanstieg durch Retention kommt es, wenn die GFR <25 % ist.

Bildgebung
- **Sonographie** (Flankenschnitt, Oberbauchquerschnitt, lateraler Oberbauchlängsschnitt): Lage und Größe der Niere, ableitenden Harnwege und Blase, des Parenchyms (Zysten, Tumoren), Nachweis einer Stauung oder eines Steins
- **Farbdoppler-Sonographie:** Durchblutung (Infarkt, Stenose, Thrombose)
- **Röntgen:** Steine und Verkalkungen
- **Ausscheidungsurographie:** (Röntgen nach i.v. Kontrastmittelgabe) Beurteilung der ableitenden Harnwege ab dem Nierenbecken (Anomalien, Deformitäten, Obstruktionen)
- **Miktionszystourographie:**
  - Durchführung: Röntgen nach Kontrastmittelgabe über einen Blasenkatheter
  - Indikation: Verdacht auf Blasenentleerungsstörungen, Urethrasteine
  - Befund: kugelige, glatt begrenzte Blase, unter Miktion zügige und vollständige Entleerung, normalbreite Urethra, keine Kontrastierung der Ureteren
- **CT, MRT**

Biopsie
- Indikationen: Goldstandard bei unklarer Proteinurie, unklarer Hämaturie, nephrotischem Syndrom, Verdacht auf rapid progressive Glomerulonephritis, Niereninsuffizienz bei Systemerkrankungen
- Durchführung: Ultraschallgesteuert, unter stationärer Überwachung (insbesondere Urinstatus)
- Komplikationen: Hämaturie, perirenale Hämatome, Blasentamponade, Infektionen, Verletzung anliegender Strukturen
- Kontraindikationen: Blutungsneigung, arterielle Hypertonie, Einzelniere, Niereninfektion, Hydronephrose

5.4 Basistherapie

Diuretika
Siehe Kap. 4.3

Nierenersatztherapie

Beschreibung
Hämodialyse: Entfernung harnpflichtiger Substanzen durch Passage an einer semipermeablen Membran mit einem entsprechenden Konzentrationsgefälle:
- Peritonealdialyse: Einschwemmung der Dialyseflüssigkeit ins Peritoneum (Peritoneum viscerale als Membran)
- Extrakorporale Dialyse: Vorbeiführen des Blutes an einer künstlichen Membran

Hämofiltration: extrakorporale Ultrafiltration des Blutes (insbesondere auch größerer Moleküle)

Indikation
- Akutes Nierenversagen: Serumkreatinin von >4–6 mg/dl und Serumharnstoff >120–140 mg/dl, Anurie länger als 12 h
- Chronisches Nierenversagen: Serumkreatinin von >8–10 mg/dl und Serumharnstoff >160–200 mg/dl, GFR <10,5 ml/min/1,73 m2, urämische Symptome und Komplikationen, Hyperhydratation, Hyperkaliämie
- Sonstige: Intoxikationen, Überwasserung kardialer Genese

Vorbereitung
Akutes Nierenversagen: Anlage eines zentralen Venenkatheters
Chronisches Nierenversagen: Venen schonen, Shuntanlage, Hepatitis B Impfung

Durchführung
- Akutes Nierenversagen: kontinuierliche Hämodialyse oder Hämofiltration bevorzugen
- Chronisches Nierenversagen:
  - Peritonealdialyse: Kontinuierlich, ambulant: 4–5×/d 2–2,5 l Beutel wechseln
  - Hämodialyse: intermittierend 3×/Woche in Dialysezentren, Dauer ca. 4–8 h
  - Hämofiltration: intermittierend 3×/Woche in Dialysezentren, Dauer ca. 4–6 h

Komplikationen
Shunt- bzw Katheterinfektion, Störungen des Flüssigkeitshaushaltes (Hypotonie, Hypertonie, Ödeme), Hyperkaliämie (lebensbedrohlich), Hepatitis-B- bzw. –C-Infektion, psychische Probleme

Nierentransplantation

Beschreibung
Extraperitoneale Transplantation in die linke oder rechte Fossa iliaca, Anastomosierung der Spendergefäße mit der A. und V. iliaca externa und des Harnleiter am Blasendach

Indikation
- Terminale Niereninsuffizienz
- Dringliche Indikationen: Shunt-Komplikation, schwere renale Osteopathie, progrediente Polyneuropathie, schwere Enzephalopathie, therapierefraktärer Hypertonus, schwere Anämie

Kontraindikation
- Unkontrollierte akute und aktive Infektionen
- Nicht sanierbare chronische Entzündungen (Osteomyelitis, Bronchiektasen, Tuberkulose)
- Metastasierende Malignome
- Therapierefraktäre Herzinsuffizienz
- Schwere chronische respiratorische Insuffizienz
- Fortgeschrittene Leberinsuffizienz
- Unkontrollierter Drogenabusus und Tablettenmissbrauch, chronischer Alkoholismus
- Schwere generalisierte Angiosklerose (koronar, peripher, zerebral)
- Zustand nach Beckenvenenthrombose mit partiellen Gefäßverschlüssen
- Aktiver Verlauf einer entzündlichen Nierenerkrankung
- Aktive systemische Erkrankungen: systemischer Lupus erythematodes, Goodpasture-Syndrom, Wegener-Granulomatose, rapid progressive Glomerulonephritis, akute intermittierende Porphyrie, progressive generalisierte Amyloidose, Anti-GBM-AK-GN mit Antikörpernachweis
- Angeborene Missbildungen der ableitenden Harnwege
- Adipositas mit BMI >35 kg/m^2
- Noncompliance

Vorbereitung
Registrierung aller Patienten über das Eurotransplantationszentrum
Spendersuche (Blutgruppenkompatibilität, Kompatibilität in der mixed lymphocyte cultur (MLC), häufig gefordert je eine Mindestübereinstimmung des HLA-A, B und DR)
- Leichenspende: Spende von Hirntoten
- Lebendspende

Durchführung
Nierenentnahme bis 15 min nach Kreislaufstillstand (warme Ischämiezeit). Transplantation bis 36 h nach Nierenentnahme (kalte Ischämiezeit)

Tipp: Je kürzer die Ischämiezeit, desto besser das Überleben der Spenderniere.

Komplikationen
- Operationsbedingt: Blutungen, Nierenruptur, Thrombosen der Nierengefäße, Leckage der ableitenden Harnwege
- Abstoßungsreaktionen:
  - Perakut: sofort, durch präformierte zytotoxische Antikörper, sollte durch mixed lymphozyte cluture (MLC)-Test ausgeschlossen werden
  - Akut: innerhalb von 2 Monaten nach Transplantation
  - Chronisch: >2 Monate nach Transplantation
- Infektneigung durch immunsuppressive Therapie

Nachbehandlung
Postoperativ:
- Ausreichende Hydrierung (zentralvenöser Druck!)
- Perioperative Antibiotika und Antimykotikatherapie

Immunsuppressive Basistherapie:
- Triple-Drug-Therapie mit Cyclosporin oder FK 506 und Cellcept oder Azathioprin und Steroide
- Polyvalente oder monoklonale Antikörper

Patienteninformation/Aufklärung
Die Lebenserwartung entspricht der eines Nierenersatzverfahrens, die Lebensqualität ist jedoch deutlich verbessert.

5.5 Leitsymptome

Störungen der Diurese
- Polyurie: vermehrte Harnproduktion >2000 ml/d
- Oligurie: verminderte Harnproduktion <500 ml/d
- Anurie: ausbleibende Harnproduktion <100 ml/d

Störungen der Miktion
- Pollakisurie: Häufiger Harndrang bei normaler Gesamtharnmenge
- Algurie: Schmerzhafte Miktion
- Strangurie: Starke krampfartige Schmerzen bei der Miktion
- Dysurie: erschwertes Wasserlassen bei Blasenentleerungsstörung
- Nykturie: >1–2 Miktionen/Nacht

Abnormer Harngeruch
- Ähnlich des Mäuseurins: Phenylazetat im Urin bei Phenylketonurie
- Sauer/obstartig: Ketoazidose bei dekompensierten Diabetes mellitus
- Nach verdorbenem Fleisch: Eiter im Harn bei z. B. Tumor, Nekrose im Harnapparat

Harninkontinenz
Harninkontinenz bezeichnet den ungewollten Abgang von Urin. Diagnostisch wird sie in 4 Formen eingeteilt:
- Dranginkontinenz (sog. Urge-Inkontinenz)
- Stressinkontinenz
- Reflexinkontinenz
- Überlaufinkontinenz (Überlaufblase)

Harnverfärbung bzw. -trübung
- Braunrot, trüb: Hämaturie (nur bei Makrohämaturie)
- Braunrot: Hämo-/Myglobinurie, auch bestimmte Lebensmittel (rote Beete)
- Milchig, trüb: Leukozyturie
- Ziegelrot: Urobilinogenurie
- Schaumig: Proteinurie
- Dunkelgelb: Dursten, Fieber

5.6 Erkrankungen der Niere

5.6.1 Akute Niereninsuffizienz (N17.9)

■ Grundlagen

Synonyme
Akutes Nierenversagen (ANV)

Definition
Reversibler, schnell progredienter Abfall der Nierenfunktion der Tage bis Wochen andauern kann

Epidemiologie
Inzidenz: 5:100.000 Einwohner pro Jahr, 2–5 % aller Krankenhauspatienten, ca. 30 % aller Intensivpatienten

Ätiologie
Prärenal (70 %):
- Volumenmangel: Hämorrhagien, Verbrennungen (Verlust von Plasmaproteinen und Flüssigkeit), Diarrhö, Perforationen von Hohlorganen mit Flüssigkeits- und/oder Blutverlust in Körperhöhlen, Hypoproteinämie
- Arterielle Hypotonie: Herzinsuffizienz, septischer und anaphylaktischer Schock
- Hepatorenales Syndrom

Intrarenal (20 %):
- Medikamentös: NSAR, Zytostatika, Aminoglykoside, Vancomycin, Kontrastmittel, Pflanzengifte, Tiergifte und Chemikalien, Drogen (im Sinne von Raushmitteln)
- Tubuläre Obstruktion: Rhabdomyolyse, Bence-Jones-Proteine
- Hämolyse (Hämolytisch-urämisches-Syndrom): häufigste Ursache des ANV bei Kindern, hervorgerufen durch bakterielle Toxine bei Escherichia-coli-0.151-Infektion. Nierenschaden durch Endothelläsion und Hämolyse mit Fragmentozyten der in 50 % zur terminalen Niereninsuffizienz führt
- Entzündliche Erkrankungen: rapid-progressive Glomerulonephritis, IgA-Nephritis, Infektionen (Hantavirus, CMV, EBV, Leptospiren)

Postrenal (10 %):
- Obstruktion: Urolithiasis, Prostatahypertrophie, Tumoren der Harn- und Geschlechtsorgane, Stenosen des Ureters und der Urethra, angeborene Fehlbildungen

Lokalisation
- Prärenal
- Intrarenal
- Postrenal

Pathologischer Befund
- Prärenales ANV: makroskopisch: blasse, geschwollene Nieren; histologisch: ischämische Tubulusschäden mit Nekrosen und ödematöser Schwellung des Interstitiums
- Intrarenales ANV: s. jeweilige Grunderkrankung

- **Postrenales ANV**: Nachweis der Obstruktion der ableitenden Harnwege: Steine, Stenosen, Tumoren. Morphologische Veränderungen der Niere erst nach längerem Bestehen: Aufweitungen des Urethers (Hydrourether) und Nierenbeckens (Hydronephrose) durch Drucknekrose

Pathophysiologie
Prärenales ANV: Verminderung des Blutvolumens führt zur ischämischen Schädigung der Nephrone. Die kompensatorische Aktivierung des Renin-Angiotensin-Aldosteron-Systems (RAAS), Katecholamin-Ausschüttung und erhöhte ADH-Ausschüttung, führt zur verminderten Ausscheidung von Wasser und Natrium.
Intrarenales ANV: Die primäre Schädigung von Nephronen mit Tubulusnekrosen führt zur Ablagerung von Zelltrümmern im Tubuluslumen mit Obstruktion.
Postrenales ANV: Eine Obstruktion in den ableitenden Harnwegen führt zur Anurie und zur Druckerhöhung oberhalb des Abflusshindernisses, wodurch die Durchblutung der Niere gedrosselt wird.

Risikofaktoren
- Bekannte Niereninsuffizienz
- Diabetes mellitus
- Herzinsuffizienz
- Nierenarterienstenose
- Sepsis
- Trauma
- Hämolyse
- Große chirurgische Eingriffe

Einteilung/Klassifikation
Klinische Einteilung:
- Oligurisches ANV (Harnmenge <400 ml/d)
- Nicht oligurisches ANV (Harnmenge normal)
- Hyperkataboles ANV (Harnstoff > Kreatinin)

■ Klinik

Anamnese
- Vorerkrankungen (Diabetes mellitus, Nierenerkrankungen, Hypertonie, Infekte), Operationen, Trauma, Medikamentenanamnese (Antirheumatika, Antibiotika, Diuretika, Allopurinol), Familienanamnese
- Symptome: Dysurie, Hämaturie, Nykturie, Oligurie, Polyurie, Gelenkschmerzen

Achtung: Urämiesymptome sind Übelkeit, Erbrechen, Diarrhö, Konzentrationsschwäche, Bewusstseinsstörung.

Körperliche Untersuchung
- Foetor uraemicus
- Ödeme
- Blässe bei renaler Anämie
- Hautturgor: initial Überwässerung, später Exsikose
- Herzrythmusstörung bei Elektrolytentgleisung, Perikardreiben bei Perikarderguss, Lungenödem durch Überwässerung, Pleurareiben bei Pleuritis
- Palpable Blase, (klopf-)schmerzhafte Nierenlager
- Engmaschige Gewichtskontrolle

■ Diagnostik

Labor
Tägliche Kontrollen:
- Serum-Kreatinin: Abschätzung der GFR mittels Cockcroft-Gault-Formel
- Serum-Harnstoff: Diurese-abhängig, stark erhöht bei Exsikkose, Proteinkatabolismus, intestinale Blutungen, niedriege Werte bei gestörtem Harnstoffmetabolismus (Hepatorenales Syndrom)
- Elektrolytstatus: Hyperkaliämie
- Blutgasanalyse: Azidose

Ursachenklärung:
- Blutbild: Anämie, Thrombozytopenie
- LDH, Elektrophorese, Blutkultur
- Urinstatus: Spezifisches Gewicht, Proteinurie, Hämaturie, Hämoglobinurie, Urinsediment (Erythrozytenmorphologie, Leukozyten)
- C3-C4-Komplementfaktoren (akute Glomerulonephritis)

Technische Diagnostik
- **EKG** (Zeichen der Elektrolytverschiebung, Herzinsuffizienz)
- **Sonographie**: große Nieren, Nierenbeckenstau (bei postrenalem ANV), Füllung der Blase
- **Dopplersonographie**: Verdacht auf Perfusionsstörungen, Nierenvenenthrombose
- **Röntgen-Thorax**: Verdacht auf Lungenödem

Biopsie
Perkutan bei Verdacht auf rapid-progressive Glomerulonephritis (s. Kap. 5.6.4)

■ Differenzialdiagnose
- Funktionelle Oligurie: nach langem Dursten oder extrarenalem Flüssigkeitsverlust. Abgrenzung vom ANV durch hohes spezifisches Gewicht und hohe Osmolalität des Urins.
- Chronische Niereninsuffizienz: Anamnese beachten, Abgrenzung vom ANV oft sonographisch durch Schrumpfnieren.

■ Therapie – konservativ

Kausal:
- Prärenales ANV: Schocktherapie, Kreislaufstabilisation, bei RR<80 mmHg trotz adäquater Volumenzufuhr Dopamin, Dobutamin, Noradrenalin
- Medikamente absetzen
- Antibiotikatherapie bei Infektionen
- Beseitigung der Obstruktion bei postrenalem ANV

Symptomatisch:
- Flüssigkeits- und Elektrolytzufuhr
- Ernährung: hohe Kalorienzufuhr (ca. 40 kcal/kg KG)
- Schleifendiuretika zur Unterstützung der Diurese
- Ggf. Substitution von Blutprodukten
- Dosisanpassung aller renal eliminierter Medikament an die Diurese
- Nierenersatztherapie mit großzügiger Indikationsstellung (s. Kap. 5.6.2)

Vollelektrolytlösungen
Präparate: Deltajonin, Sterofundin

Wirkung/Wirkprinzip
Ausgleich des Flüssigkeits- und Elektrolytdefizits, Blutdruckstabilisation (Zielwert: normaler MAP des Patienten)

Dosierung/Anwendung
Je nach Flüssigkeitsverlust. Der Bedarf berechnet sich nach folgender Formel:
Bedarf = renale Auscheidung + 800 ml Perspiratio insensibilis + 100 ml Fäzes – 300 ml Oxidationswasser – Flüssigkeitsaufnahme durch Nahrung
Zusätzlicher Verlust bei Fieber: 500 ml pro 1 °C erhöhte Körpertemperatur
Zielparameter: warme Extremitäten, gute Venenfüllung, ZVD 12 mmHg

Nebenwirkung
Hyperhydratation

Schleifendiuretikum: Furosemid
Präparate: Lasix, Furorese, Furosemid-ratiopharm (s. Kap. 4.3)

Dosierung/Anwendung
Oligurisches ANV mit GFR <20 ml/min. Initial 40 mg i.v., je nach Diurese 50–100 mg/h, maximal 1500 mg/d
Terminale CNV mit GFR <20 ml/min, 250–1000 mg/d p.o. je nach Diurese

■ Minimalinvasive Chirurgie (MIC)

Nierenersatztherapie
Siehe Kap. 5.4

Indikation
- ANV: Serumkreatinin von >4–6 mg/dl und Serumharnstoff >120–140 mg/dl, Anurie länger als 12 h
- Sonstige: Intoxikationen, Überwasserung kardialer Genese, Urämie, Hyperglykämie

■ Prophylaxe
Meidung potenziell nephrotoxischer Medikamente bei Risikopatienten. Intensivmedizinische Überwachung:
- Flüssigkeitsbilanzierung
- Invasive Blutdruckmessung
- Zentraler Venendruck

■ Prognose

Natürlicher Verlauf
- Initialphase: meist asymptomatisch, ggf. Symptome der jeweiligen Grunderkrankung.
- Erhaltungsphase: Zunahme der Retentionswerte (z. B. Kreatinin). Dieses Stadium des akuten Nierenversagens kann bis zu mehreren Wochen andauern.
  – 80 % oligurisch
  – 20 % polyurisch oder normurisch
- Erholungsphase: Wiederherstellung der Nierenfunktion mit Polyurie bis zu 10 l/d. Durch starke Schwankungen im Wasser- und Elektrolythaushalt hohe Mortalität

Die Mortalität liegt bei 28–90 %. Bei kritisch Kranken bleibt in 4 % eine Enschränkung der Nierenfunktion, davon werden 10 % dialysepflichtig. Die Prognose für die nichtoligurische Form besser.

Komplikationen
- Flüssigkeitsüberladung: Herzinsuffizienz, Lungenödem, Pleuritis, Hirnödem, periphere Ödem
- Enzephalopathie, Krampfanfälle, Koma
- Störungen des Elektrolythaushalts: Hyperkaliämie, Hypokalzämie, Hyponatriämie, Hyperphosphatämie, metabolische Azidose (Symptome s. dort)
- Anämie, gestörte Thrombozytenfunktion
- Schocklunge, Pneumonien, erhöhte Infektneigung
- Ulzera, gastrointestinale Blutung

5.6.2 Chronische Niereninsuffizienz (N18.9)

■ Grundlagen

Synonyme
Chronisches Nierenversagen (CNV)

Definition
Irreversible, progrediente Funktionseinschränkung der Niere mit Anstieg der harnpflichtigen Substanzen

Tipp: Die Intoxikation mit Folgen der Organschädigung durch harnpflichtige Substanzen wird als Urämie bezeichnet.

Epidemiologie
Inzidenz: 10:100.000 Einwohner pro Jahr

Ätiologie
- Diabetes mellitus (32 %)
- Nephrosklerose (23 %)
- Glomerulonephritiden (13 %)
- Interstitielle Nephritis (8 %)
- Zystennieren (4 %)
- Systemerkrankungen (4 %)
  - Lupusnephritis
  - Goodpasture-Syndrom
  - Monoklonale Gammopathien, Amyloidose
  - Vaskulitiden (Mikroskopische Polyangiitis, Wegener'sche Granulomatose, Churg-Strauss-Syndrom)
  - Anti-Phospholipid-Syndrom
  - Hämolytisch-urämisches Syndrom
  - Thrombotisch-thrombozytopenische Purpura
- Angeborene Krankheiten 1 %

Lokalisation
Je nach Grunderkrankung besteht initial eine:
- Vaskuläre Schädigung
- Glomeruläre Schädigung
- Tubuläre Schädigung

Pathologischer Befund
Initial je nach Grunderkrankung, im Endstadium gleich:
- Makroskopie: häufig Schrumpfniere (<80 g) mit blasser, trockener feingranulierter Oberfläche durch Glomerulosklerose
- Histologie: anfangs geschädigte Glomeruli neben hypertrophen Glomeruli und Tubuli, später zunehmende glomeruläre Sklerose und interstitielle Fibrose

Pathophysiologie
- Retention von harnpflichtigen Substanzen (ab GFR<60 ml/min): Harnstoff, Kreatinin, Harnsäure, Phenole, Guanidine, Amine mit toxischer Schädigung verschiedener Organsysteme

Achtung: Die Urämie führt zur toxischen Schädigung verschiedener Organe (s. Klinik)!

- Störungen des Elektrolythaushalts: Retention oder Verlust von Natrium, Kalium und Wasser mit Überwässerung, intrazellulärer Dehydratation, metabolische Azidose (GFR <30 ml/min)
- Osmotische Diurese mit Nykturie, Polyurie und Polydypsie mit Unfähigkeit der Harnkonzentrierung >1010 g/l (Isosthenurie)
- Renale Osteopathie: Vitamin D-Mangel mit sekundärem Hyperparathyreoidismus
- Zirkulationsstörungen mit Hypoxie des Gehirns, der Nieren und des Herzens
- Renale Anämie: durch toxische Knochenmarkschädigung, Erythropoetinmangel, Blutverluste im Rahmen einer hämorrhagischen Diathese, verkürzter Lebensdauer der Erythrozyten
- Inhibition des Plättchenfaktors III, Aggregations- und Ausbreitungsstörung der Plättchen durch Toxine

Risikofaktoren
- Alter
- Männliches Geschlecht
- Familiäre Belastung
- Diabetes mellitus
- Bluthochdruck
- Erhöhtes LDL-Cholesterin
- Vermindertes HDL-Cholesterin
- Bewegungsmangel
- Menopause
- Nikotin
- Übergewicht

Einteilung/Klassifikation

Stadium		GFR (ml/min/1,73 m^2)
1	Nierenschaden mit normaler Nierenfunktion	>90
2	Leichte Niereninsuffizienz	60–89
3	Mittelschwere Niereninsuffizienz	30–59
4	Schwere Niereninsuffizienz	15–29
5	Terminale Niereninsuffizienz	<15

Tab. 5.4 Stadieneinteilung der Niereninsuffizienz in Abhängigkeit von der GFR (nach der National Kidney Foundation).

■ Klinik

Anamnese

Grunderkrankungen (bekannte Nierenerkrankung), Medikamentenanamnese; Beschwerden je nach Stadium (Tab. 5.4)

Körperliche Untersuchung

Stadium	Labor	Klinik
Kompensiertes Stadium	• Kreatinin-Clearance leicht vermindert • Leichte Isosthenurie • Retentionswerte normal	• Polyurie, Nykturie, Polydipsie
Kompensierte Retention	• Serumkreatinin bis 6 mg/dl erhöht • Sekundärer Hyperparathyreodismus	• Renale Anämie • Hypertonus
Dekompensierte Retention	• Serumkreatinin >6 mg/dl • Natrium- und Wasserretention	• Renale Anämie • Ödeme, Herzinsuffizienz • Hypertonus • Pruritus • Müdigkeit, Konzentrationsschwäche • Übelkeit, Erbrechen, Diarrhö • Libidoverlust, Amenorrhö, Impotenz
Terminale Niereninsuffizienz	• Weiterer Anstieg aller Retentionswerte • Ausgeprägte Urämie	Zusätzlich weiter Urämiesymptome: • Foetor uraemicus • Gerinnungsstörung • Arrhythmien, Perikarditis • Pleuritis • Enzephalopathie: flapping Tremor, Tetanie, Krampfanfälle • Petechien • Schlechte Wundheilung, schmutzig-gelbliches Hautkolorit • Periphere Neuropathie: Vibrationsempfinden aufgehoben, später Sensibilitätsverlust, Reflexstörungen, motorische Ausfälle • Renale Osteopathie mit Frakturanfälligkeit und Knochenschmerzen

Tab. 5.5 Stadieneinteilung nach Laborbefund und Klinik.

■ Diagnostik

Labor
- Differenzialblutbild (renale Anämie: normochrome normozytäre Anämie, verminderte Retikulozyten)
- Retentionswerte: Kreatinin, Harnstoff erhöht
- Elektrolytstatus, Natrium, Kalium, Kalzium erniedrigt, Phosphat erhöht
- Cholesterin, Gesamteiweiß, Albumin, Blutzuckertagesprofil (gestörte Glukosetoleranz)
- Säure-Base-Status: metabolische Azidose
- Bestimmung der GFR (s. Kap. 5.3)
- Urindiagnostik: Hämaturie (je nach Ursache), Proteinurie (meist ab Stadium 3), spezifisches Gewicht (vermindert bei ca. 1010 g/l)

Technische Diagnostik
- **EKG**: eventuell Herzrhythmusstörungen (insbesondere bei Elektrolytverschiebungen, Herzinsuffizienz)

- **Sonographie**: häufig Schrumpfniere insbesondere bei Glomerulonephritis und Pyelonephritis, bei diabetischer Nephropathie erst im Terminalstadium, Zyten (echoarm, glatt), Erweiterung des Nierenbeckens bei Harnstau

Biopsie
Bei unklarer Genese, Verdacht auf Systemerkrankungen

■ Differenzialdiagnose
Akute Niereninsuffizienz (s. Kap. 5.6.1)

■ Therapie – konservativ

 Achtung: Frühzeitiger Therapiebeginn, um das Fortschreiten der Erkrankung zu verlangsamen!

Kausal: ja nach Grunderkrankung, z. B. optimale Blutzuckereinstellung, Immunsupressiva
Allgemeine Maßnahmen:
- Diät: Eiweißarm (0,8 g Eiweiß/kg KG/d), Natriumrestriktion bei Hypertonie (ca. 6 g/d), kaliumarm bei Hyperkaliämie
- Steigerung der Diurese: erhöhte Flüssigkeitszufuhr (2–2,5 l/d), forcierte Diurese mit Schleifendiuretika (s. Kap. 4.3)
- Blutdruckeinstellung auf 130/80 mmHg, vorzugsweise mit ACE-Hemmern wegen nephroprotektiver Wirkung
- Meiden nephrotoxischer Medikamente und Dosisanpassung aller renal eliminierten Medikamente an die GFR

Behandlung von Komplikationen:
- Hyperkaliämie (s. Kap. 4.5.5)
- Metabolische Azidose (s. Kap. 4.5.10)
- Renale Anämie: Erythropoetin
- Renale Osteopathie: diätische Phosphatrestriktion, Phosphatbinder, 1-OH-/1,25-(OH)-Vitamin-D_3-Substitution

Erythropoetin (Epoetin/NeoRecormon, ERYPO, Darbepoetin alfa/Aranesp, Dynepo)

Wirkung/Wirkprinzip
Steigerung der Erythropoese durch Stimulation am Erythropoetinrezeptor erythroider Vorläuferzellen

Dosierung/Anwendung
Anämie bei chronischer Niereninsuffizienz
- Erythropoetin: 50 IE/kg KG 3×/Woche
- Darpoetin: 0,45 µg/kg KG 1×/Woche

Dosisanpassung je nach HB (Zielwert: 10–12 g/dl)

Nebenwirkung
Hypertonie, Kopfschmerz, Schwindel, grippeähnliche Symptome, Krampfanfälle, Shuntthrombose

Wechselwirkung
Verminderte Serumkonzentrationen durch Ciclosporin

Kontraindikationen
Unkontrollierte Hypertonie, Auftreten einer Erythroblatopenie unter Therapie, Stillzeit, <12 Jahre

Phosphatbinder (Sevelamer/Renagel, Kalziumazetat/Kalziumazetat-Nefro, Kalziumazetat Prorenal AM)

Wirkung/Wirkprinzip
Hemmung der enteralen Phosphatresorption

Dosierung/Anwendung
Hyperphosphatämie bei terminaler Niereninsuffizienz
- Sevelamer: 3×800 mg/d
- Kalziumazetat: 3×500 mg/d

Dosisanpassung je nach Phosphatspiegel

Nebenwirkung
Übelkeit, Erbrechen, abdominelle Schmerzen, Diarrhö, Obstipation

Kontraindikationen
Hypophosphatämie, Ileus. Bei Kalziumazetat: Hyperkalzämie, Nephrokalinose, Vitamin-D-Überdosierung

1-OH-/1,25-(OH)-Vitamin-D3-Substitution (Kalzitriol/Calcitriol-Nefro, Bocatriol, Decostriol, Renatriol, Rocaltrol)

Wirkung/Wirkprinzip
Behandlung einer renalen Osteopathie durch Suppression der PTH-Sekretion

Dosierung/Anwendung
1×0,25 µg/d, einschleichend, Dosisanpassung unter Kontrolle des PTH-Spiegels (Zielwert: 2-fache Normwert)

Nebenwirkung
Hperkalzämie, Kalzifizierung verschiedener Organe, Übelkeit, Erbrechen,

Wechselwirkung
Phosphatbinder, Wirkungsverminderung von Barbituraten, Antikonvulsiva

Kontraindikationen
Hyperkalzämie, Überempfindlichkeit gegen Vitamin-D_3-haltige Präparate

■ Therapie – operativ

Nierentransplantation
Siehe Kap. 5.4

Indikation
- Terminale Niereninsuffizienz
- Dringliche Indikationen: Shunt-Komplikation, schwere renale Osteopathie, progrediente Polyneuropathie, schwere Enzephalopathie, therapierefraktärer Hypertonus, schwere Anämie

■ Minimalinvasive Chirurgie (MIC)

Nierenersatztherapie
Siehe Kap. 5.4

Indikation
CNV: Serumkreatinin von >8–10 mg/dl und Serumharnstoff >160–200 mg/dl, GFR <10,5 ml/min/1,73 m^2, urämische Symptome und Komplikationen, Hyperhydratation, Hyperkaliämie

■ Prophylaxe
- Früherkennung
- Verlangsamung der Progression (s. konservative Therapie)

- Frühzeitiges Kontaktieren eines Nephrologen
- Rechtzeitige Planung der Nierenersatztherapie bei schwerer Niereninsuffizienz (Venen schonen, Shuntanlage, Hepatitis-B-Impfung)

■ Prognose

Natürlicher Verlauf
Progredient fortschreitend (s. Einteilung). Patientenüberleben nach Nierentransplantation >95 %, Transplantatüberleben ca. 85 % nach 1 Jahr bei Leichenspende, bei Lebendspende ca. 95 %

Komplikationen
- Kardiovaskuläre Erkrankungen (Herzinsuffizienz, KHK, Apoplex, periphere arterielle Verschlusskrankheit)
- Urämische Komplikationen (Gastro-Enterokolitis selten mit Ileus, Anämie, urämische Enzephalopathie, Polyneuropathie)
- Renale Anämie
- Renale Osteopathie (N25.0: ossäre Veränderungen einhergehend mit Knochenschmerzen, Spontanfrakturen und Muskelschwäche)

5.6.3 Diabetische Nephropathie (E14.2)

■ Grundlagen

Synonyme
Nephropathia diabetica. Im weiteren Sinne: Kimmelstiel-Wilson-Syndrom, interkapilläre Glomerulonephritis

Definition
Progressive Nierenerkrankung aufgrund einer glomerulären Angiopathie als Komplikation eines langjährigen Diabetes mellitus

Epidemiologie
Häufigste Ursache eines dialysepflichtigen Nierenversagens. Lebenszeitprävalenz in Deutschland: 86 % Typ 2, 14 % Typ-1-Diabetiker. 30–40 % der Typ-1- und -2-Diabetiker ca. 5–25 Jahre nach Krankheitsbeginn. Starke Zunahme in Entwicklungsländern

Ätiologie
Langjährig bestehender Diabetes mellitus:
- Hyperglykämie: Störung des Aufbaus und der Eigenschaften des Nierenfilters:
  - Ablagerung von Matrixproteinen mit Verdickung der Basalmembran mit verminderter Selektivität der Filtrationsmembran (Proteinurie)
  - Vermehrte Sekretion der Wachstumsfaktoren TGF- und VEGF (Vascular Endothelial Growth Factor) mit interstitieller Fibrose
- Blutdruckerhöhung: Störung der Blutfluss- und Blutdruckregulation:
  - Anstieg des Kapillardrucks in den Glomeruli (Hyperfiltration)
  - Glomerulosklerose

Genetische Disposition

Lokalisation
Diffus oder nodulär, glomerulär, beidseitig

Assoziierte Erkrankungen
- Hypertonie
- Hyperlipidämie
- Koronare Herzkrankheit
- Arterielle Verschlusskrankheit
- Diabetische Retinopathie
- Diabetische Neuropathie

Pathologischer Befund
Makroskopie: beidseits geschrumpfte Nieren
Histologie:
- Diffuse Glomerulosklerose
  - Mesangiale Expansion
  - Verdickung der Basalmembran
  - Interstitielle Fibrose
- Noduläre Sklerose der Glomeruli = Morbus Kimmelstiel-Wilson (insbesondere bei Diabetes mellitus Typ 1):
  - Meist gemeinsam mit diffuser Glomerulosklerose
  - Zusätzlich noduläre Matrixablagerungen der Mesangien

Pathophysiologie
Durch die strukturelle Schädigung der Glomeruli kommt es zu Albuminurie mit Hypalbuminämie, zu Hyperlipidämie sowie zur Hypertonie (Aktivierung des RAAS). Dies führt zu einem stark erhöhtem kardiovaskulären Risiko und fortschreitender Niereninsuffizienz.

Risikofaktoren
- Arterielle Hypertonie
- Schlechte Diabeteseinstellung (HbA1c erhöht)
- Eiweißreiche Diät
- Zigarettenkonsum

Einteilung/Klassifikation

Stadium	Albuminausscheidung (mg/l)	Kreatininclearance (ml/min)	Pathophysiologie
1. Nierenschädigung mit normaler Nierenfunktion	Mikroalbuminurie 20–200	>90	Serum-Kreatinin normal, Hypertonie, Hyperlipidämie, rasche Progression assoziierter Erkrankungen
	Makroalbuminurie >200		
2. Nierenschädigung mit Niereninsuffizienz: • Leicht • Mäßig • Schwer • Terminal	>200; bei terminaler Niereninsuffizienz mit Oligurie abnehmend	60–89	Serumkreatinin erhöht je nach GFR, Hypertonie, Hyperlipidämie, rasche Progression assoziierter Erkrankungen, renale Anämie, renale Osteopathie
		30–59	
		15–29	
		<15	

Tab. 5.6 Stadieneinteilung der diabetischen Nephropathie.

■ Klinik

Anamnese
- Meist asymptomatischer Laborbefund bei Screeninguntersuchung
- Langjähriger Diabetes mellitus, Begleiterkrankungen und Risikofaktoren, bekannte Nierenerkrankungen
- Extrarenale Ursachen einer Mikroalbuminurie: körperliche Aktivität, Harnwegsinfekte, akute febrile Infektionen, operative Eingriffe, Schwangerschaft, Menses

Körperliche Untersuchung
Siehe Kap. 5.6.2

■ Diagnostik

Labor
- Mikroalbuminurie:
  - Screening: Bestimmung der Albuminkonzentration im Morgenurin (Urinstix)
  - Sammelurin: 30–300 mg/l im 24-h-Urin, 20–200 µg/min bei variabler Zeit
  - Urin-Albumin/Urin-Kreatinin-Quotient: >2,5 bzw. 3,5 mg/mmol Urin-Kreatinin bei Männer bzw. Frauen
- Makroalbuminurie: >300 mg/l im 24-h-Urin bei fortgeschrittener Nephropathie
- Dyslipoproteinämie: Cholesterol, LDL-Cholesterin und Triglyzeride erhöht, HDL-Cholesterin erniedrigt
- Harnsediment zum Ausschluss Nierenerkrankungen anderer Genese
- Verlaufskontrolle 2- bis 4-mal jährlich:
  - HbA1C, Lipide
  - Serum-Kreatinin, Harnstoff und Kalium
  - Messung der Kreatinin-Clearance, Albuminurie im 24-h-Urin
  - Hämoglobin, Hämatokrit
  - Serum-Phosphat, Serum-Kalzium, ggf. Parathormon
- Weitere Diagnostik der chronischen Niereninsuffizienz (s. Kap. 5.6.2)

Technische Diagnostik
- **Blutdruckmessung** (Selbstkontrolle und 24-h-Blutdruckmessung)
- **(Belastungs-)EKG**: Ausschluss einer KHK
- **Fundoskopie**: Ausschluss einer diabetischen Retinopathie
- **(Doppler-)Sonographie**: Nierengröße, Zysten? Makroangiopathie?

Biopsie
Unklare Ursache, Verdacht auf Nephropathie anderer Genese

■ Differenzialdiagnose
- Nephropathien anderer Genese mit Mikroalbuminurie: pathologisches Harnsediment, Proteinurie >6 g/24 h, rascher Kreatininanstieg, verkleinerte Nieren oder asymmetrische Nierengröße, Diabetesdauer unter 5 Jahren bei Typ-1-Diabetes
- Hypertensive Nephropathie bei fehlender Albuminurie

■ Therapie – konservativ
- Anpassung der medikamentösen Therapie an die Nierenfunktion, z. B.:
  - Metformin: kontraindiziert bei eingeschränkter Nierenfunktion
  - Sulfonylharnstoffe: Dosisreduktion, Ausnahme Gliquidon
  - Repaglinide: Dosisreduktion bei Kreatinin-Clearance <30 ml/min
  - Insulin: Dosisreduktion
- Blutdruckeinstellung:
  - Normotension mit persistierend erhöhter Albuminausscheidung: ACE-Hemmer bzw. AT1-Blocker
  - Hypertension: Blutdrucksenkung bis 120–139/70–89 mmHg (je höher die Proteinurie, umso niedriger der Zielblutdruck): ACE-Hemmer/AT1-Blocker allein oder Kombination mit Diuretika
- Senkung des kardiovaskulären Risikos:
  - Thrombozyten-Aggregationshemmung, z. B. mit ASS 100 mg/d
  - LDL-Cholesterin unter 100 mg/dl absenken
  - Rauchen einstellen
  - Eiweißrestriktion bis 0,8 g/kg KG

Weitere allgemeine Maßnahmen zur Verlangsamung der Progression des Nierenversagens s. Kap. 5.6.2

Therapie – operativ

Kombinierte Pankreas-/Nierentransplantation

Indikation
Diabetes Typ 1 bei terminaler Niereninsuffizienz

Komplikationen
Transplantatabstoßung, Infektionen, Thrombosen, Pankreatitis

Prophylaxe
Screenings auf Mikroalbuminurie:
- Diabetes mellitus Typ 1 spätestens ab dem 5. Jahr nach Diagnosestellung
- Diabetes mellitus Typ 2 sofort mit Diagnosestellung

Kontrollintervalle bei beginnender diabetischer Nephropathie:
- Alle 3 Monate: Albuminausscheidungsrate
- 1- bis 2× pro Jahr: Kreatinin, Kreatinin-Clearance, Harnstoff
- 1× pro Jahr: Fundoskopie, 24-h-Blutdruck-Messung, Lipide, EKG, Ultraschalldoppler peripher
- Alle 2–3 Jahre: extrakranieller Duplex

Prognose

Natürlicher Verlauf
Unbehandelt schreitet die Nephropathie schnell fort (ca. 2,5 Jahren bis zur terminalen Niereninsuffizienz). Das terminale Nierenversagen macht 40 % der Todesursachen bei Diabetikern aus.

Komplikationen
Komplikationen der chronischen Niereninsuffizienz (s. Kap. 5.6.2), Retinopathie, Hypertonie, KHK, periphere arterielle Verschlusskrankheit, Karotisstenose

5.6.4 Glomerulonephritiden (GN)

Grundlagen

Definition
Inhomogene Gruppe von Nierenerkrankungen, die mit einer abakteriellen Entzündung der Glomeruli einhergehen.

> Tipp: Die verschiedenen Formen unterscheiden und überschneiden sich in Klinik, Ätiologie, Histologie und Verlauf, weswegen zur Diagnose alle diese Aspekte berücksichtigt werden müssen

Epidemiologie
Insgesamt seltene Erkrankungen, jedoch zweithäufigste Ursache für eine terminale Niereninsuffizienz (ca. 21 %)

Ätiologie
- Primär: Erkrankung der Glomeruli ohne Zeichen einer systemischen Ursache
- Sekundär: glomeruläre Manifestation einer Systemerkrankung bei malignen Erkrankungen, Autoimmunerkrankungen, Infektionen

> Merke: Dasselbe Krankheitsbild kann sowohl primäre als auch sekundäre Ursachen haben.

Akute postinfektiöse Glomerulonephritis (N00.9):
- Poststreptokokken Glomerulonephritis nach Infektion mit β-hämolysierenden Streptokokken der Gruppe A
- Selten: Infektionen durch Staphylokokken (MRSA), Salmonelleninfektion, Viren (z. B. Hepatitis B + C, HIV), Protozoen (Malaria), Treponemen (Lues)

Rasch-progressive Glomerulonephritis (RPGN) (N01.9):
- RPGN Typ I durch Antibasalmembran Antikörper:
  - Mit pulmonaler Beteiligung = Goodpasture Syndrom
  - Ohne pulmonale Beteiligung = idiopathische RPGN Typ I
- RPGN Typ II durch Immunkomplexablagerung:
  - Postinfektiöse Immunkomplexnephritis
  - Systemischen Immunkomplexerkrankungen bei SLE-Nephritis, Purpura Schoenlein-Henoch, Kryoglobulinämie
  - Bei primären GN (IgA-Nephropathie, membranoproliferative GN)
- RPGN Typ III durch Vaskulitiden: Wegener-Granulomatose, Churg-Strauss-Syndrom, Panarteritis nodosa, Morbus Kawasaki, Polyangiitis

Chronische Glomerulonephritis:
- IgA-Nephropathie = Morbus Berger (N02.8): häufigste primäre, idiopathische Immunkomplex-GN
- Membranoproliferative GN (N.05.0): Immunkomplex-GN bei Jugendlichen, idiopathisch oder sekundäre Ursachen
- Fokal sklerosierende GN (N05.1): idiopathisch (30 % hereditär) oder sekundäre Ursachen (HIV-Infektion, Morbus Hodgkin)
- Membranöse GN (N05.2): idiopathische Immunkomplex-GN, in 80 % keine pathognomischen Antikörper nachweisbar, sekundär bei Malignomen (solide Tumoren, Lymphome, Leukämien) oder Systemerkrankungen (z. B. SLE), Infektionserkrankungen (z. B. Hepatitis B) und Medikamenten, z. B. Gold, D-Penicillamin
- Minimal-change-GN (N04.0): häufigste Ursache des nephrotischen Syndroms im Kindesalter, primär oder sekundär
- Alport-Syndrom: hereditäre GN mit Innenohrschwerhörigkeit und Augenfehlbildungen (Katarakt, Linsenektopie)

Lokalisation
Ablagerungen bei Immunkomplex-GN je nach Größe:
- Große Immunkomplexe: subendothelial von Mesangiumzellen phagozytiert
- Mittlere Immunkomplexe: zwischen Endothel und Basalmembran
- Kleine Immunkomplexe: zwischen Basalmembran und Podozyten oder intrabasale Ablagerung

Genetik
- Alport-Syndrom: X-chromosomal-dominant vererbte Erkrankung mit fehlerhafter Kollagen IV Synthese, was sich auf den Aufbau der Basalmembranen auswirkt insbesondere an Auge, Innenohr und Niere
- Fokal sklerosierende GN: 3 Mutationen bekannt:
  - Kongenitales nephrotisches Syndrom: rezessiv, Nephrin betroffen
  - Steroidresistentes nephrotisches Syndrom: rezessiv, Podocin betroffen
  - Familiäre fokale sklerosierende GN: α-Aktinin-4 betroffen

Pathologischer Befund
Histologie (Elektronenmikroskopie und Immunhistologie):
- **Akute postinfektiöse Glomerulonephritis**: Diffuse oder fokale proliferative Glomerulonephritis, häufig mit IgG-, IgM- und C3-Ablagerungen endothelial und mesangial
- **Rasch-progressive Glomerulonephritis**: ausgeprägte extrakapilläre Proliferation, Kapillarwandnekrosen und Halbmondbildung:
  - Typ I: lineare Ablagerungen von IgG und C3 entlang der Basalmembran, ggf. auch alveolär
  - Typ II: granuläre Ablagerungen („humps") entlang der Basalmembran
  - Typ III: negative Immunfloureszenz
- **IgA-Nephropathie**: Ablagerungen von IgA, IgM und C3 im Mesangium
- **Membranoproliferative Glomerulonephritis**: massive Verbreiterung des Mesangiums, Zerschichtung und Verbreiterung der peripheren Basalmembranen, subendotheliale, mesangiale oder intramembranöse Ablagerung
- **Fokal sklerosierende Glomerulonephritis**: einzelne Glomeruli (fokal) mit einzelnen Kapillarschlingen (segmental), von Sklerose betroffen mit IgM und C3 Ablagerungen
- **Membranöse Glomerulonephritis**: Immunkomplexe und Komplement an der Außenseite der Basalmembran
- **Minimal-change-Glomerulonephritis**: Immunhistologisch keine Auffälligkeiten, elektronenmikroskopisch Verschmelzung der Epithelfortsätze

Pathophysiologie
Autoimmungeschehen mit entzündlicher Schädigung der Glomeruli und membranöser und mesangialer Proliferation durch reaktive Ausschüttung lokaler Wachstumsfaktoren:
- **Immunkomplex-Glomerulonephritis**: bei Antigenüberschuss durch systemische Immunreaktionen entstehen gelöste Immunkomplexe im Blut, die sich in den Glomeruli ablagern. Über die Aktivierung des Komplementsystems kommt es zur Freisetzung von Histamin und Serotonin, zur Chemotaxis von Entzündungszellen und zur Bildung von Entzündungsmediatoren (Eikosanoiden Zytokinen). Das Endothel, Mesangium und die Podozyten proliferieren reaktiv, die Basalmembran verdickt.
- **Anti-Basalmembran-Glomerulonephritis**: Bildung von autogenen Antikörpern gegen glomeruläre Basalmembranen, die sich linear an der Basalmembran anlagern.
- **Vaskulitiden**: Entzündungsreaktion der glomerulären Membran bei ANCA-positiven Vaskulitiden

Risikofaktoren
Erhöhtes Risiko für das Fortschreiten in eine terminale Niereninsuffizienz:
- Hypertonie
- Proteinurie
- Hyperlipoproteinämie
- Hoher Proteinkonsum
- Rezidive nach spezifischer Therapie
- Rauchen

Einteilung/Klassifikation
Einteilung in glomeruläre Syndrome nach klinischer Erscheinung (Tab. 5.7)

Syndrom	Klinik	Erkrankung
Asymptomatische Urinabnormitäten	• Proteinurie <3,5 g/24 h • Mikrohämaturie • GFR normal • Ödeme und Hypertonie	Milder Verlauf aller GN
Rezidivierende Makrohämaturie	• Intermittierende schmerzlose Makrohämaturie	IgA-Nephropathie
Nephritisches Syndrom	• Rascher Beginn, selbstlimitierend • Oligurie mit Salz- und Wasserretention • Hypertonie • Proteinurie <3,5 g/24 h • Erythrozytenzylinder	Akute postinfektiöse GN SLE-GN
Schnelles Fortschreiten in eine akute oder subakute Niereninsuffizienz	• Serumkreatininanstieg innerhalb Tagen bis Wochen • Nephritisches Harnsediment • Proteinurie	RPGN
Nephrotische Syndrom	• Proteinurie >3,5 g/24 h • Hyperlipidämie • Hypalbuminämie • Ödeme	Membranöse GN Minimal-change-GN Fokale-segmentale Glomerulosklerose
Chronische GN	• Persistierende Proteinurie • Evtl. Hämaturie • Über Jahre progrediente Niereninsuffizienz	Chronischer Verlauf aller Formen

Tab. 5.7 Zuordnung der verschiedenen Erkrankungen zu der typischen klinischen Verlaufsform.

Verschiedene Grunderkrankungen können unterschiedlich in Erscheinung treten (Tab. 5.8). Siehe auch die Differenzierung primär/sekundär unter Ätiologie.

Form der GN	Nephrotisches Syndrom	Nephritisches Syndrom
Minimal-change-GN	+++++	
Membranöse GN	++++	+
Fokal segmentale GN	++++	+
IgA Nephropathie	+++	++
Membranoproliferative GN	++	+++
Akute postinfektiöse GN	+	++++
RPGN		++++

Tab. 5.8 Zuordnung der verschiedenen Glomerulonephritiden zu den klinischen Erscheinungsbildern Nephrotisches und nephritisches Syndrom.

Klinik

Anamnese

Vorerkrankungen (z. B. Nierenerkrankungen, Diabetes und Hypertonie in der Familie; Schwerhörigkeit, Kopfschmerzen), Medikamenten- und Drogenanamnese, Familienanamnese
Angaben zur Veränderung von Farbe und Menge des Urins, Episoden von Makrohämaturie, Gelenkbeschwerden, respiratorische Probleme unklarer Ursache, anamnestische Hinweise auf Infektionen oder Tumoren

Körperliche Untersuchung

Je nach Verlauf Zeichen einer akuten oder chronischen Niereninsuffizienz (s. Kap. 5.6.1 und 5.6.2)
Häufige Befunde sind:
- Periphere Ödeme
- Blässe, Petechien
- Hauterscheinungen bei Leberzirrhose
- Urämie oder immunologischen Systemkrankheiten
- Lymphknotenvergrößerungen
- Hypertonie

Diagnostik

Labor
- Blutbild
- Entzündungsparameter: BSG, CRP
- Serum: Kreatinin, Elektrolyte, Harnstoff, Gesamteiweiß, Albumin
- Serumelektrophorese
- Blutzucker
- Urinstatus:
  - Urinstix als Screening auf Proteinurie
  - Proteine im 24-h-Urin: Differenzierung der Leitproteine Albumin, IgG, α1-Mikroglobulin (selektive/unselektive glomeruläre Schädigung, s. Kap. 5.3)
- Urinsediment: Dysmorphe Erythrozyten, Erythrozytenzylinder insbesondere bei nephritischer Erscheinungsform
- Kreatinin(-Clearance)

 Tipp: Als Leitbefunde finden sich Hämaturie und Proteinurie, die unterschiedlich stark ausgeprägt sind, je nachdem ob die Glomerulonephritis eher die Erscheinungsform eines nephrotischen oder nephritischen Syndroms zeigt (Tab. 5.9).

Parameter	Nephrotisches Syndrom	Nephritisches Syndrom
Proteinurie	Stark >3,5 g/24 h	Selektiv. Fast ausschließlich Albumin
Serumprotein	Signifikante Hypoproteinämie	Keine bis leichte Hypoproteinämie
Urinsediment	Selten Mikrohämaturie Leukozyten Hyaline Zylinder Fetttröpfen Fetttröpfchenzylinder Tubuläre Epithelien	(Makro-)Hämaturie, Erythrozytenzylinder, dysmorphe Erythrozyten
Cholesterin	Hyperlipoproteinämie	Normal
Hypertonie	Selten	Oft

Tab. 5.9 Befunde zur Abgrenzung zwischen nephrotischem und nephritischem Syndrom.

- Ursachendiagnostik:
  - Akute postinfektiöse GN: Serumantikörper auf Streptokokken, Staphylokokken, Hanta-Virus, Leptospiren, TPHA, Brucella, Toxoplasmen, Hepatitis-B/C-Diagnostik
  - Kollagenosen, SLE: ANA-Antikörper, ds-DNS-Antikörper
  - RPGN Typ III: ANCA
  - RPGN Typ II: Basalmembran-Antikörper
  - Akute postinfektiöse GN, SLE, IgA-Nephropathie: C3/C4-Komplementfaktoren erniedrigt

Technische Diagnostik
Sonographie: evtl. große geschwollene Nieren bei akutem entzündlichem Prozess, verkleinerte Nieren bei fortgeschrittener Erkrankung, Ausschluss von Steinen, anatomischen Fehlbildungen, Neoplasien

Biopsie
Goldstandard zur Sicherung der Diagnose, insbesondere bei Verdacht auf RPGN. Weniger bedeutend bei asymptomatischem Verlauf oder bereits jahrelang bestehender GN (Material wenig aussagekräftig)

■ Differenzialdiagnose
- Nicht-entzündliche glomeruläre Störungen (z. B. bei Diabetes mellitus, arterieller Hypertonie, Amyloidose)
- Differenzialdiagnose der akut verlaufenden GN:
  - Akute interstitielle Nephritis
  - Akutes Nierenversagen anderer Genese (s. Kap. 5.6.1)
  - Thrombotische Mikroangiopathie (hämolytisch-urämisches Syndrom, thrombotische-thrombozy-topenische Purpura)
- Differenzialdiagnose der chronisch verlaufenden GN:
  - Chronisch interstitielle Nephritis (s. Kap. 5.6.6)
  - Refluxnephropathie oder interstitielle Nephropathie anderer Genese
  - Nephrosklerose (z. B. sekundär bei Hypertonie)
  - Zur GN mit schweren Ödemen: Herzinsuffizienz, chronische Lebererkrankungen, enteraler Eiweißverlust

■ Therapie – konservativ

Symptomatische Therapie:
- Bettruhe während aktiver Phase
- Salzarme Kost bei ausgeprägter Hypertonie und Flüssigkeitsretention
- Eiweißrestriktion (bei Urämie)
- Flüssigkeitsbilanzierung: Flüssigkeitsbedarf = Ausscheidung/24 h + 400–600 ml
- Forcierte Diurese mittels Schleifendiuretika
- Hypertoniebehandlung

Spezifische Therapie:
- Akute Glomerulonephritis: Penicillin (z. B. Phenoxymethylpenicillin) über ca. 2–3 Monate (alternative: Makrolide)
- RPGN:
  - Plasmaaustausch gegen Frischplasma
  - Initial Methylprednisolon 500–1000 mg i.v. über 3 Tage Erhaltung über 3 bis 6 Monate: Prednisolon 1 mg/kg KG/Tag
  - Cyclophosphamid 2 mg/kg KG/Tag p.o.
- IgA-Nephropathie:
  - Ausschöpfen aller supportiver Maßnahmen
  - Bei GFR >70 ml/min: 1 g Methylprednisolon i.v. am Tag 1, 2 und 3 des Monats 1, 3 und 5; alle anderen Tage: 0,5 mg/kg KG Prednisolon p.o. jeden 2. Tag über 6 Monate

- Bei GFR 30–70 ml/min: Prednisolon (initial 40 mg/Tag, reduziert auf 10 mg/Tag nach 2 Jahren)
- Cyclophosphamid (1,5 mg/kg KG/Tag) für 3 Monate
- Azathioprin (1,5 mg/kg KG/Tag, Monate 4 bis 24)
- Membranoproliferative Glomerulonephritis: 3×75 mg Dipyridamol und 3×325 mg Acetylsalicylsäure pro Tag, mittelfristige Besserung der Proteinurie (bei Nichtansprechen nach 6–12 Monaten beenden)
- Fokal-segmental sklerosierende Glomerulonephritis:
  - Prednisolon 1 mg/kg KG/Tag über mindestens 6–8 Wochen, Reduktion bei eiweißfreiem Urin, Erhaltungstherapie über 3 Monate
  - Cyclosporin A: 3–5 mg/kg KG/Tag zur Stabilisation der Remission, bei Steroidresistenz mindestens 6 Monate
  - Immunadsorption oder Plasmapherese bei Therapieresistenz
- Membranöse Glomerulonephritis: immunsuppressiven Therapie bei persistierendem (>6 Monate) nephrotischen Syndrom oder sehr schwerem nephrotischen Syndrom (Proteinurie >10–15 g/Tag):
  - 1 g Methylprednisolon i.v. am Tag 1, 2 und 3 des Monates 1, 3 und 5 jeweils gefolgt von 0,4 mg/kg/Tag Prednison für 27 Tage, zusätzlich Cyclophosphamid (1,5–2,5 mg/kg/Tag p.o.) im Monat 2, 4 und 6
  - Alternative: Cyclosporin A Monotherapie 3–5 mg/kg/Tag p.o., evtl. Kombination mit niedrigdosiertem Steroid (Prednisolon 0,1 bis 0,15 mg/kg/Tag)
- Minimal-change-Nephropathie:
  - Prednisolon 1 mg/kg KG/Tag Initialdosis über 4–8 Wochen; bei Remission (Proteinurie <1 g/Tag) Dosisreduktion über 3 Monate.
  - Bei Steroidresistenz (fehlende Remission nach 8 Wochen Initialtherapie) Cyclosporin A 3–5 mg/kg KG/Tag über 1–2 Jahre

Systemisch wirksame Kortikoide: Prednisolon, Prednison

Präparate: Decortin H, Decortin

Wirkung/Wirkprinzip

Entzündungshemmend, Hemmung von Exsudation und Proliferation, immunsuppressiv und antiallergisch (Lympho-/Eosinopenie, Reduktion der T-/B-Zellaktivität und des lymphatischen Gewebes), proteinkatabol, Steigerung der Glukoneogenese

Dosierung/Anwendung

Siehe spezifisches Krankheitsbild

Nebenwirkung

Bei Langzeittherapie oder Überschreiten der Cushingschwelle von 7,5 mg Prednisolonäquivalent: diabetogene Stoffwechsellage, Magenulzera, Myopathien, Osteoporose, Stammfettsucht, Hautatrophie, Glaukom, Nebennierenrindenatrophie (daher langsames Ausschleichen)

Wechselwirkung

- Kortikoidwirkung verstärkt durch Östrogene, Ketoconazol, Itraconazol
- Kortikoidwirkung vermindert durch Rifampicin, Phenytoin, Carbamazepin, Barbiturate, Primidon
- Wirkungsverstärkung von Ephedrin, Herzglykoside
- Wirkungsschwächung von Antikoagulanzien
- Kaliumausscheidung verstärkt: Saluretika, Laxanzien
- Blutzuckersenkung vermindert: Antidiabetika
- Gefahr von Magen-Darm-Blutungen erhöht: NSAR, Salicylate, Indometacin

Kontraindikationen

Keine Kontraindikationen bei kurzzeitiger Anwendung

Immunsuppressiva: Ciclosporin A
Präparate: Cicloral HEXAL, Immunosporin, Sandimmun Optoral

Wirkung/Wirkprinzip
Blockade ruhender Lymphozyten, Hemmung der Freisetzung von Lymphokinen und T-Zell-Wachstumsfaktoren

Dosierung/Anwendung
Siehe spezifische Erkrankung

Nebenwirkung
Anämie, Gingivitis hypertrophicans, gastrointestinale Beschwerden, Hypertrichose, arterielle Hypertonie, erhöhtes Infektionsrisiko, Myopathie, Tremor, Müdigkeit, Parästhesien, Konvulsionen, Nierenschäden (z. B. interstitielle Fibrose), Gewichtszunahme, Hyperglykämie, Hyperurikämie, Gicht, Hyperkaliämie, Gesichtsödeme, reversible Dysmenorrhö

Wechselwirkung
- Erhöhte Infektionsanfälligkeit, Bildung von malignen Lymphomen: Immunsuppressiva
- Verstärkte Nephrotoxizität durch Aminoglykoside, Amphotericin B, Ciprofloxacin, Melphalan, Trimethoprim, Sulfamethoxazol, Vancomycin, NSAR, Fibrate

Kontraindikationen
Lebendvakzinen, Nierenfunktionsstörung (Ausnahme: nephrotisches Syndrom), unkontrollierte Hypertonie, unkontrollierte Infektionen, maligne Tumoren

■ Therapie – operativ

Nierentransplantation
Siehe Kap. 5.4

Indikation
- Terminale Niereninsuffizienz
- Dringliche Indikationen: Shunt-Komplikation, schwere renale Osteopathie, progrediente Polyneuropathie, schwere Enzephalopathie, therapierefraktärer Hypertonus, schwere Anämie

■ Prophylaxe
Postinfektiöse Glomerulonephritis: antibiotische Therapie bei Streptokokkeninfektion

■ Prognose

Natürlicher Verlauf
- Gute Prognose: Minimal-change-GN, akute GN
- Fragliche Prognose: membranöse GN, mesangioproliferative GN, IgA-Nephritis
- Schlechte Prognose: RPGN, membranoproliferative GN, fokalsklerosierende Glomerulosklerose
- Akute GN: meist Normalisierung der Nierenfunktion innerhalb von 6 Wochen, Mikrohämaturie und Proteinurie können bis zu 2 Jahren persistieren. Selten prolongierte Niereninsuffizienz mit schlechter Prognose
- RPGN: unbehandelt 90 % innerhalb eines Jahres niereninsuffizient
- IgA-Nephropathie: dauerhaft normaler Nierenfunktion, chronisch fortschreitend oder rasch progredienten Nierenversagen. Bei 20–30 % der Patienten nach 20 Jahren ohne therapeutische Intervention terminales Nierenversagen
- Membranoproliferative GN: 50–60 % innerhalb von 10–15 Jahren dialysepflichtig
- Fokal sklerosierende Gomerulosklerose: 40 % der Patienten kompletten Remission nach Therapie mit guter Prognose, meist jedoch Therapieresistenz mit schlechter Prognose

- **Membranöse GN:** Etwa 20 % innerhalb von 5 Jahren eine terminale Niereninsuffizienz, 20 % eine komplette Remission, 30 % haben eine Proteinurie mit langsam fortschreitender Niereninsuffizienz, 30 % haben eine Proteinurie ohne Nierenfunktionsverschlechterung.
- **Minimal-change-GN:** nie Niereninsuffizienz, aber Risiken durch nephrotisches Syndrom

Komplikationen
Nephrotisches oder nephritisches Syndrom (s. dort), chronische Niereninsuffizienz (s. Kap. 5.6.2)

5.6.5 Harnwegsinfektionen (N39.0)

■ Grundlagen

Synonyme

Definition
Infektion der ableitenden Harnwege oberhalb des Blasensphinkters (abzugrenzen von der Urethritis). Im engeren Sinne:
- Asymptomatische Bakteriurie
- Akute Zystitis (N30.9): Entzündung der Harnblase
- Akute/chronische Pyelonephritis (N12) (= akute/chronische bakterielle interstitielle Nephritis): Interstitielle, herdförmige, bakterielle Infektion der Nieren, meist mit Beteiligung der ableitenden Harnwege

Zur abakteriellen interstitiellen Nephritis (s. Kap. 5.6.6)

Epidemiologie
Häufige Erkrankung, häufigste nosokomiale Infektion. Drei Manifestationsgipfel:
- Säuglingsalter, m>w, bei Fehlbildungen des Urogenitaltrakts oder Schmierinfektionen
- Geschlechtsreifes Alter, w>m, begünstigt durch kürzere Harnröhre der Frau im Gegensatz zum Mann (4–7 % der Frauen haben eine asymptomatische Bakteriurie). Erhöhtes Risiko in der Schwangerschaft: 1–4 % der Schwangeren, mit Häufung im zweiten Trimenon
- Jenseits des 50. Lebensjahres, m=w

Ätiologie
Meist Bakterien aus dem Darm als aszendierende Infektion (97 % der Fälle), selten hämatogen, lymphogen oder per continuitatem:
- Escherichia coli (60–80 %)
- Staphylococcus saprophyticus (ca. 13 %): insbesondere bei sexuell aktiven Frauen („Honeymoon-Zystitis")
- Proteus, Klebsiella, Enterobacter, Pseudomonas aerguinosa (je 5 %, vor allem bei kompliziertem Harnwegsinfekt)
- Staphylococcus aureus, Tuberkelbakterien (vor allem bei hämatogener Infektion)
- Sonstige: Enterokokken, Chlamydien, Mykoplasmen, Candida, Trichomonaden, Gonokokken

Lokalisation
Ein- oder beidseitig

Assoziierte Erkrankungen
- Angeborene Fehlbildungen: Zystenniere, Blasenhalsstenose, Hufeisenniere
- Stoffwechselerkrankungen: Diabetes mellitus, Gicht

 Tipp: Bei Männern sind Harnwegsinfekte selten primär, sondern meist sekundär im Rahmen urologischer Erkrankungen.

- Obstruktionen: Prostatitis, Prostataadenom, Nierensteine, Ureter- und Blasensteine, Missbildungen von Nieren, Harnleiter, Blase, Harnröhrenstrikturen, Blasentumoren
- Blasenfunktionsstörungen: neurogene Störungen, vesiko-uretero-renale Reflux (VUR)

Pathologischer Befund

Akute Pyelonephritis:
- Makroskopie: vergrößerte Nieren durch entzündliches Ödem, subkapsulär stecknadelkopfgroße erhabene Abszesse mit hämorrhagischem Randsaum. Eiterstraßen vom Kortex zu den Papillen ziehend. Verdickte Schleimhäute, narbige Abheilung besonders bei Kindern (selten nach 5. Lebensjahr)
- Histologie: dichte granulozytäre Entzündung mit Einschmelzung und Gewebezerstörung im Nierenparenchym und Nierenbecken, vor allem die Tubuli betreffend

Chronische Pyelonephritis:
- Makroskopie: gehöckerte, narbig zerfurchte Nierenoberfläche, asymmetrisch geschrumpftes Nierenparenchym, erweitertes Nierenbeckenkelchsystem
- Histologie: ausgeprägte tubuläre Atrophien mit bindegewebigem Umbau, fokal entzündliche Infiltrate aus Makrophagen und Lymphozyten, periglomeruläre und interstitielle Fibrose, sekundäre Glomerulosklerose, dilatierte Tubuli der Restnephrone

Sonderformen (selten):
- Emphysematöse Pyelonephritis: fast ausschließlich Diabetiker, Gasansammlung im Parenchym der Niere sowie des umliegenden Gewebes durch gasproduzierende Bakterien.
- Xanthogranulomatöse Pyelonephritis: vor allem bei Harnabflussstörungen, knotig vergrößerte Niere mit Einlagerung von lipidhaltigen Makrophagen

Pathophysiologie
- Zunächst Adhäsion der Erreger am Urothel über Fimbrien mit Membran-Komponenten der Zelloberflächen. Anschließend Invasion. Schädigung des Urothels durch die Erreger selbst oder die Entzündungsreaktion. Bakterienfragmente können nach Abtötung im Gewebe, fortbestehen (sog. „Persister") und so eine chronische Pyelonephritis unterhalten können.

Risikofaktoren
Siehe auch assoziierte Erkrankungen
- Instrumentelle Eingriffe
- Katheterismus
- Schwangerschaft (Pyelonephritis gravidarum)
- Geschlechtsverkehr (bei Infektion mit Mykoplasmen, Chlamydien oder Gonokokken oft Miterkrankung des Sexualpartners)
- Analgetikaabusus
- Immunsuppression

Einteilung/Klassifikation
Verlauf:
- Akuter HWI
- Chronisch rezidivierender HWI (>3×/Jahr; meist Reinfektion)
- Persistierender HWI (sehr selten)

Klinisch:
- Unkomplizierter HWI
- Komplizierter HWI: Veränderungen im Bereich des Harntraktes, die die Ausbreitung und Persistenz der Infektion begünstigen (s. assoziierte Erkrankungen und Risikofaktoren)

■ Klinik

Anamnese
Bekannte Grunderkrankung, Risikofaktoren, Medikamentenanamnese, vorherige Harnwegsinfekte
- Zystitis: Schmerzen über dem Schambein, eventuell Krämpfe, terminale Algurie, Pollakisurie, Dysurie, Hämaturie
- Akute Pyelonephritis: plötzlich einsetzendes schweres Krankheitsgefühl, Fieber, Schüttelfrost, Flankenschmerz (bei Kindern häufig als Bauchschmerz), Übelkeit, Erbrechen, Symptome der Zystitis

> Merke: Typische Symptomtrias der akuten Pyelonephritis: Fieber, Dysurie, Flankenschmerz!

- Chronische Pyelonephritis: unspezifische Symptome wie Leistungsminderung, Kopfschmerzen, Inappetenz mit Gewichtsabnahme, Müdigkeit, diffuse Rückenschmerzen evtl. subfebrile Temperaturen, Polyurie, Nykturie, seltener Dysurie oder Algurie

> Achtung: Bei Kindern und alten Patienten können abdominelle Beschwerden und Kopfschmerzen im Vordergrund stehen!

Körperliche Untersuchung
Pyelonephritis:
- Klopfschmerz im Bereich des Nierenlagers
- Abdomineller Druckschmerz, Abwehrspannung, evtl. Loslassschmerz
- Verringerte Darmgeräusche
- Tachykardie, Hypotonie

■ Diagnostik

Labor
- **Urindiagnostik**:
  - Inspektion: flockig trüb (Pyurie bei Pyelonephritis), Makrohämaturie (bei hämorrhagischer Zystitis)
  - Niedrige Osmolalität
  - Harn pH>6
  - Signifikante Bakteriurie:
    - >10^5 Kolonien/ml im Mittelstrahlurin
    - Jeglicher Keimnachweis im Punktionsurin
  - Urinkultur mit Keimdifferenzierung (chronische Pyelonephritis wenn über einen langen Zeitraum die gleichen Stämme isoliert werden)
  - Leichte Proteinurie (tubulär vor allem α_1-Mikroglobulin bei chronischer Pyelonephritis)
  - Leukozyturie, evtl. mit Leukozytenzylindern
  - Erythrozyturie, evtl. mit Erythrozytenzylindern

> Tipp: Eine Leukozyturie ohne Bakteriurie findet sich z. B. bei Gonorrhö, Urogenitaltuberkulose, Reiter-Syndrom, Analgetikanephropathie oder unter Antibiotikatherapie.

- **Blutdiagnostik**:
  - BSG und CRP erhöht
  - Leukozytose, bei chronischer Pyelonephritis ist der Anteil aktivierter Blutmonozyten (CD14+/CD16+) auf über 10 % der Gesamtmonozyten (normal bis 8 %)
  - Blutkultur bei Verdacht auf Urosepsis
  - Anämie bei chronischer Pyelonephritis mit Niereninsuffizienz

- Anstieg des Harnstoffes und Kreatinin im Serum bei Exkretionseinschränkung (bei akuter Pyelonephritis normale Nierenfunktion)
- Abstrich bei Verdacht auf Urethritis

> Tipp: Die Diagnose eines akuten Harnwegsinfekts lässt sich allein durch Anamnese, Klinik und Labor stellen. Die Bildgebung gewinnt erst bei komplizierten und rezidivierenden Harnwegsinfekten an Bedeutung.

Technische Diagnostik
- **Sonographie**: Evtl. Harnabflussstörung, Fehlbildungen, Größenveränderung
  - Akute Pyelonephritis: Parenchymmantel echoärmer und verbreitert, bei emphysematöser Pyelonephritis Lufteinschlüsse als echogene Strukturen mit dorsaler Schallauslöschung, Nierenabszesse als echoarme Raumforderungen
  - Chronische Pyelonephritis: Unregelmäßigkeiten der Nierenoberfläche, lokal verschmälerter Parenchymsaum, fokal hypertrophierte Areale, aufgehobene Rinden-Mark-Differenzierung, u. U. diffuse Verdichtung der Echotextur, Kelchzysten, ektatisches Pyelon
- **Urogramm**: bei sonographischem Verdacht auf eine Harnabflussstörung, Harnsteinen, Hypodynamie des Hohlraumsystems, evtl. vesikoureteraler Reflux. Chronische Pyelonephritis: Kelchverplumpungen, abgerundete Fornices, Kelchhalsstenosen, Pyektasie, Kavitationen, fehlende Kelchhalsmotilität, Papillennekrosen (Kontrastmittelringe), kerbige Einziehungen, unregelmäßiges Parenchymprofil
- **Computertomographie**: indiziert bei fehlender Entfieberung unter Therapie innerhalb von 72 h und Verdacht auf renalen/perirenalen Abszess, Nephrolithiasis, emphysematöser Nephritis oder Obstruktion
- **Miktionszystourethrographie** (MCU): Ausschluss eines vesiko-urethralen-Reflux durch ein bei rezidivierender Pyeloniphritis insbesondere bei Kindern
- **Zystoskopie**: nach Abklingen der akuten Phase bei Verdacht auf Blasensteine, Missbildungen, Blasentumoren, Fremdkörper, Harnröhrenstriktur, Harnröhrendivertikel

Biopsie
Punktion des Nierenbeckens mit gleichzeitiger Anlage einer perkutanen Nephrostomie: Abgrenzung einer Pyelonephritis von einem schweren unteren Harnwegsinfekt

■ Differenzialdiagnose
- Urethritis (Urethralsyndrom): schleimiger oder eitriger Ausfluss, Jucken und Brennen in der Harnröhre, Rötung des Orificium externum, in 20 % durch Chlamydia trachomatis, seltener durch Neisseria gonorrhoeae, Trichomonas vaginalis, Candida albicans, Herpes simplex
- M. Reiter (Urethritis, Konjunktivitis, Arthritis)
- Zystitis: radiogene Zystitis („Strahlenblase"), Medikamenten-induzierte Zystitis Vaginitis, Adnexitis mit Begleiturethritis, Blasentumoren, Steine, Fremdkörper
- Pyelonephritis: Pankreatitis, basale Pneumonie, akute Appendizitis, akute Cholezystitis, Sigmadivertikulitis, Adnexitis, renaler und perirenaler Abszess, Nierenzellkarzinom

■ Therapie – konservativ
Behandlung assoziierter Erkrankungen:
- Operative Therapie bei Fehlbildungen
- Optimale Einstellung einer Stoffwechselstörung
- Beseitigung einer Obstruktion

> Achtung: Die infizierte Harnstauungsniere ist durch eine drohende Urosepsis ein potenziell lebensbedrohlicher Notfall und erfordert sofortige Drainierung des Harntraktes, z. B. durch retrograde Pyelographie oder perkutane Nephrostomie.

Asymptomatischen Bakterurie: nur bei komplizierenden Faktoren therapiebedürftig (s. assoziierte Erkrankungen und Risikofaktoren)
Zystitis: Antibiose über 3–5 Tage
- Trimethoprim/Sulfamethoxazol
- Alternativ: Trimethoprim Monotherapie
- Alternativ: orale Cephalosporine bzw. Amoxicillin

Akute Pyelonephritis:
- Allgemeine Maßnahmen: Bettruhe, Analgetika/Antipyretika (Metamizol, bei Kindern Paracetamol), reichlich Flüssigkeitszufuhr zur Steigerung der Diurese
- Antibiose: zunächst kalkulierte Antibiotikatherapie, später nach Antibiogramm)
  - Erwachsene: Flourchinolone, alternativ (z. B. bei Schwangeren: Amoxicillin, Clavulansäure oder Cephalosporin)
  - Bei schwerer Erkrankung oder fehlender Entfieberung: Antibiotikakombination aus einem Cephalosporin oder Amoxicillin/Clavulansäure kombiniert mit Gentamicin
  - Kinder: Cephalosporin
  - Bei unkomplizierter Pyelonephritis ist eine primäre orale Antibiose möglich.

> ! Achtung: Wegen häufiger Resistenzen (bis 40 %) sind Ampicillin alleine oder Cotrimoxazol ungeeignet!

  - Bei Rezidiven (in 10–30 % der Fälle) ist eine weitere Antibiose für 14 Tage indiziert, ggf. ist eine Langzeitantibiose für 6 Wochen sinnvoll

Chronische Pyelonephritis: unspezifische Maßnahmen
- Die Ansäuerung des Harns kann erfolgen mit: L-Methionin 500 mg, 3× tgl. 1–2 Filmtabletten. Kontraindikationen sind u. a. Hyperurikämie, metabolische Azidose, Oxalose, Leberinsuffizienz.
- Experimentell und auch klinisch erprobt: Blasenspülungen mit bestimmten Zuckerlösungen (α-Methyl-Mannosid, Galaktose-Galaktose) sollen eine bakterielle Zytoadhärenz mindern.
- Antibiotika: nur nach Antibiogramm, Einleitung möglichst parenteral

Medikamentöse Therapie
- Trimethoprim +Sulfamethoxazol = Cotrimoxazol (Bactrim, Eusaprim, Drylin, Cotrimstada, Bactoreduct): 2×160 mg + 800 mg p.o. über 3–5 Tage
- Flourchinolon = Gyrasehemmer (Ciprofloxacin/Ciprobay, Baycip, Gyracip): 500 mg 1–0–1 p.o. oder 400 mg 1–0–1 i.v. bei Erbrechen über 7–14 Tage
- β-Laktamantibiotikum plus β-Laktamase-Inhibitor (Amoxicillin plus Clavulansäure/Augmentan): 3×1000–2000 mg +200 mg i.v.
- Cephalosporin der 3.Generation (Ceftriaxon/Cefotrix, Ceftriaxon Curamed, Rocephin):
  - Erwachsene: 1–2 g alle 24 h i.v.
  - Kinder: initial z. B. Ceftriaxon 50 mg/kg KG i.v., nach Entfieberung Wechsel auf ein orales Cephalosporin möglich, z. B. Ceftibuten 9 mg/kg KG 1–0–0
- Aminoglykosid (Gentamicin/Genta ct, Refobacin): 1×3 mg/kg KG/d i.v.

■ Therapie – operativ

Nephrektomie

Beschreibung
Einfache Nephrektomie. Bei Verwachsungen Nephrektomie mit Entfernung der Gerotafaszie oder subkapsuläre Nephrektomie

Indikation
Anhaltende Urosepsis trotz maximaler Therapie (insbesondere bei schlechter Organfunktion), emphysematöser Nephritis

Kontraindikation
Einzelniere

■ Prophylaxe
Bei rezidivierender Pyelonephritis ohne Möglichkeit der Ursachenbehebung Antibiotikaprophylaxe

■ Prognose

Natürlicher Verlauf
- Akute Zystitis/Pyelonephritis: meist Ausheilung unter Antibiotikatherapie. Selten kann eine akute Pyelonephritis in eine chronische Pyelonephritis übergehen.
- Chronische Pyelonephritis: meist keine Ausheilung, progredienter Verlauf mit zunehmender Niereninsuffizienz

Komplikationen
- Zystitis: aszendierende Infektion mit Pyelonephritis, hämorrhagische Zystitis mit Makrohämaturie
- Akute Pyelonephritis:
  - Perinephritischer Abszess: Durchbruch der Entzündung durch die Nierenkapsel,
  - Paranephritischer Abszess: Durchbruch durch die Nierenfettkapsel
- Urosepsis, evtl. mit septischem Schock. Klinik: Schüttelfrost, Fieber, feucht-kühle Haut, Tachypnoe, Hypotonie trotz Flüssigkeitszufuhr, Tachykardie, Bewusstseinseintrübung
- Emphysematöse Pyelonephritis mit hoher Mortalität (43 %)
- Nierenparenchymschäden durch narbige Heilung
- Erhöhte Frühgeburtlichkeitsrate in der Schwangerschaft
- Chronische Pyelonephritis: chronische Niereninsuffizienz

5.6.6 Abakterielle interstitielle Nephritiden

■ Grundlagen

Synonyme
Tubulointerstitielle Nephritis (TIN)

Definition
Akute oder chronische abakterielle Entzündung des Nierenparenchyms

Epidemiologie
Relativ seltene Erkrankung, etwa 2–3 % aller Nierenbiopsien, ca. 7–15 % aller Fälle von akutem Nierenversagen, Inzidenz steigend

Ätiologie
Akut:
- Toxisch: vor allem Antibiotika
- Allergisch: grundsätzlich bei jedem Medikament möglich, insbesondere Allopurinol, Cimetidin, Ciclosporin, Sulfonamide, Aciclovir, Rifamipicin, 5-Aminosalicylate, NSAR
- Viral:
- CMV
- EBV: TINU-Syndrom: interstitielle Nephritis kombiniert mit Uveiitis als seltene Komplikation bei Kindern
- Hanta-Virus-Infektion (A98.5) (=Feldnephritis), verschiedene Serotypen bekannt mit verschiedenen Krankheitsbildern:
  - Hantaan, Seoul, Dobrava: hämorrhagisches Fieber mit renalem Syndrom
  - Puumala: Nephropathia endemica
  - Sin Nombre: Hantavirus Lungensyndrom

Chronisch:
- Toxisch:
  - Analgetikanephropathie (N14.0) („Phenacetin-Niere") langjährige Analgetikaeinnahme, besonders Mischpräparate, Paracetamol bzw. Phenacetin plus Codein, Barbiturate, Koffein
  - Schwermetalle (Cadmium, Blei)
- Pysikalisch: Strahlennephritis
- Metabolisch: Hyperkalzämie, Oxalaturie, Hypokaliämie, Hyperurikämie
- Neoplastisch: Leukämie, multiples Myelom
- Immunologisch: Kollagenosen, Transplantatabstoßung
- Balkannephritis (N15.0): unklare Ätiologie, endemisches Auftreten in Balkanländern, Beginn im jugendlichen Alter, in 5–10 % fortschreitende Niereninsuffizienz

Lokalisation
Diffus interstitiell, vor allem die Tubuluszellen betreffend

Pathologischer Befund
- Akute interstitielle Nephritis:
  - Interstitielles Ödem
  - Diffuse Infiltrate aus Monozyten, Makrophagen, T-Zellen, Plasmazellen, seltener auch Eosinophilen und Leukozyten
- Chronische interstitiellen Nephritis:
  - Interstitielle Fibrose
  - Tubuluszellatrophie mit dilatierten Tubuluslumina
  - Verdickung der tubulären Basalmembran
  - Später: Glomerulosklerose und medulläre Zysten
- Bei Analgetikaniere vor allem Papillennekrose, Schrumpfnieren, Hypertrophie der Bertinschen Säulen, glatte Außenkonturen

Pathophysiologie
Akute Nephritis: Bildung eines entzündlichen Infiltrates aus Lymphozyten, Plasmazellen, Histiozyten in den Tubuli und im angrenzenden Interstitium. Schädigung der Tubuluszellen durch Toxine (dosisabhängig) oder Virusinfektion mit Nekrose sowie durch immun-zytotoxische Reaktion gegen die Tubuluszellen nach Anlagerung der Allergene (dosisunabhängig) bei allergischen Reaktionen oder Virusinfektion

Chronische Nephritis: Analgetikanephropathie: Anreicherung der Substanzen in den Tubuluszellen mit Hemmung der Synthese von Prostaglandin und Leukotrien, die für die Regulation der Nierenperfusion zuständig sind. Die Entzündungsreaktion führt zur Steigerung der Kollagensynthese der Tubuluszellen mit Fibrose, zunächst reversibel, später auch nach Beseitigung der Noxe fortschreitende Papillennekrose mit anschließender Abstoßung des untergegangenen Gewebes mit Koliken

Risikofaktoren
- Langjährige Medikamenteneinnahme
- Berufliche Exposition zu Schwermetallen (z. B. Herstellung von Farben)

■ Klinik

Anamnese
Medikamenteneinnahme (akut: insbesondere innerhalb der letzten 14 Tage; chronisch: kumulative Menge von >1000 g Phenacetin oder Paracetamol), Infekte, Allergien, mögliche Exposition mit Schwermetallen, Grunderkrankungen (Stoffwechselstörungen, hämatologische Erkranungen)
- Akute Symptome: Fieber, Flankenschmerz, Arthralgien, Schwäche, Müdigkeit, bei Hantavirusinfektion Übelkeit, Erbrechen, Durchfall

- Chronische Symptome: zunächst symptomlos, fortschreitende chronische Niereninsuffizienz (s. Kap. 5.6.2). Analgetikanephropathie häufig Kopfschmerzen, Gelenkschmerzen, Nierenkoliken

Körperliche Untersuchung
- Akut:
  - Makulopapulöses Exanthem
  - Zeichen einer Anämie: Blässe der Haut und Schleimhäute
  - Verminderte Diurese
  - Eventuell Hypertonie
  - Eventuell Entwicklung einer akuten Niereninsuffizienz (s. Kap. 5.6.1)
- Chronisch: s. Kap. 5.6.2
- Analgetikanephritis:
  - Frühzeitige Anämie unterstützt durch gastrointestinale Blutungen, Hämolyse oder verminderte Bildung bei Erythropoetinmangel und toxische Einwirkungen auf das Knochenmark
  - Bräunliche Verfärbung der Haut insbesondere periorbital

■ Diagnostik

Labor
- Akut:
  - Retentionswerte: Kreatinin, Harnstoff erhöht
  - Elektrolytenstatus
  - Differenzialblutbild (Eosinophilie bei allergischer Genese, Thrombozytopenie bei Hantavirus-Infektion)
  - Serologische Diagnostik: Hantavirus-IgM-AK, Erregernachweis mittels PCR
  - Urindiagnostik: Hämaturie, sterile Leukozyturie, Proteinurie, Elektrophorese mit tubulärer Proteinurie (α1-Mikroglobulin erhöht)
- Chronisch:
  - Nachweis des Paracetamolmetaboliten N-Acetyl-Paraaminophenol im Urin bei Verdacht auf Analgetikanephropathie
  - Zeichen der chronischen Niereninsuffizienz (s. Kap. 5.6.2)

Technische Diagnostik
- **Sonographie**: akut: unauffällig oder vergrößerte Nieren; chronisch: verkleinerte Nieren, höckrige Oberfläche, Papillenverkalkungen (echodichte Reflexe)
- **CT**: bei chronischer interstitieller Nephritis

Biopsie
Bei unklarer Ursache, insbesondere bei akutem Nierenversagen.

■ Differenzialdiagnose
- Bakterielle interstitielle Nephritis (s. Kap. 5.6.5)
- Akut: Ursachen der akute Niereninsuffizienz, respiratorische Infekte anderer Genese bei Hantavirusinfektion
- Chronisch: andere Ursachen der chronischen Niereninsuffizienz, Urogenitaltuberkulose, Sichelzellanämie, Niereninfarkt

■ Therapie – konservativ
- **Kausal**:
  - Absetzen der auslösenden Medikamente/Noxe
  - Therapie der Grunderkrankung bei z. B. Stoffwechselstörungen, hämatologischen Erkrankungen
  - Therapie der Hantavirus-Infektion mit Ribavirin

- **Supportiv**:
  - Bei allergischer Genese: Steroide, 1 mg/kg KG/d über 4 Wochen ausschleichend oder Steroidpulstherapie (0,5–1 g)
  - Therapie der akuten oder chronischen Niereninsuffizienz (s. Kap. 5.6.1 und 5.6.2)

■ Prophylaxe
Analgetikanephropathie: längerfristige Analgetikaeinnahme meiden
Hantavirus-Infektion: aktive Immunisierung in klinischer Erprobung

■ Prognose
Natürlicher Verlauf
- Akut: bei frühzeitiger kausaler Therapie reversibel, bei anhaltender Exposition mit der Noxe Verlauf einer chronisch interstitiellen Nephritis
- Chronisch: langsam progredienter Verlauf einer chronischen Niereninsuffizienz. Bei Analgetikanephropathie in bis zu 10 % Entwicklung eines Urothel- oder Mammakarzinoms

Komplikationen
- Akut: akute Niereninsuffizienz, Übergang in eine chronische interstitielle Nephritis
- Chronisch: fortschreitende chronische Niereninsuffizienz, rezidivierende Harnwegsinfekte, Ureterobstruktion, Urotheliome, Nephrolithiasis

Extrarenale Komplikationen bei Analgetikanephropathie (Gastroduodenale Ulzera, Mammakarzinom)

5.6.7 Angeborene tubuläre Funktionsstörungen

■ Grundlagen
Definition
Angeborene Störungen der Tubulusfunktion durch Defekte spezifischer Transportproteine des Nephrons, abzugrenzen von erworbenen Störungen z. B. im Rahmen von interstitiellen Nephritiden

Epidemiologie
- Zystinurie: Häufigkeit 1:2000 bis 1:7000
- Bartter-Syndrom: Die Erkrankung weist in verschiedenen ethnischen Gruppen eine unterschiedliche Inzidenz auf, etwa 0,05–1: 100.000.

Ätiologie
- **Zystinurie**: autosomal-rezessiv, Transportstörung von Ornithin, Arginin, Lysin und Zystin
- **Renale Glukosurie**: angeboren, gestörte Rückresorption von Glukose im proximalen Tubulus
- **Phosphatdiabetes**: angeboren, Defekt des Phosphattransportes
- **Renaler Diabetes insipidus** (s. Kap. 7.29.3)
- **Renale tubuläre Azidose**:
  - Typ 1 (distal): autosomal-rezessiv oder erworben, Defekt der H^+-Sekretion im distalen Tubulus
  - Typ 2 (proximal): X-chromosomal-rezessiv oder erworben, gestörte Rückresorption von Bikarbonat im proximalen Tubulus
- **Bartter-Syndrom** (E26.8): autosomal-rezessiv, Defekt tubulärer Ionentransportprotein, verschiedene Typen:
  - Typ 1 (antenatales Bartter-Syndrom): Natrium-Kalium-2-Chlorid-Kotransporter
  - Typ 2 (klassisches Bartter-Syndrom): apikaler ATP-abhängiger Kaliumkanal
  - Typ 3: Chloridkanal der Henle-Schleife

- Typ 4: Barttin
- Typ 5: calcium-sensing receptors
- **Gitelman-Syndrom**: autosomal-rezessiv, Defekt des Natrium-Chlorid-Kotransporter im distalen Tubulus

Lokalisation
Luminale und apikale Seite der Tubuluszellen

Genetik
Siehe Ätiologie

Pathophysiologie
Durch den Defekt des Transportproteins kommt es zu mangelnder Rückresorption der spezifischen Substanz aus dem Tubuluslumen. Zu Symptomen kommt es durch:
- Verlust der Substanz mit Störungen im Wasser- und Elektrolythaushalt → gestörte Rückresorption von Bikarbonat (z. B. bei renaler tubulärer Azidose Typ 2)
- Retention der Substanz mit Störungen im Wasser- und Elektrolythaushalt → H^+-Retention mit Azidose (z. B. bei renaler tubulärer Azidose Typ 1)
- Erhöhte Konzentration der Substanz im Urin → osmotischer Diurese (z. B. bei Glukosurie), Neigung zur Steinbildung (z. B. Zystinurie)

Risikofaktoren
Familiäre Disposition

■ Klinik

Anamnese
Familienanamnese, frühzeitiges Auftreten von Nierensteinen, Frühgeburt (obligat bei Bartter-Syndrom), Wachstumsverzögerung, Polyurie, Polydipsie

Körperliche Untersuchung
Klinik der jeweiligen Elektrolytstörung (s. Kap. 4)

Erkrankung	Manifestationsalter	Elektrolytstörung	Weitere Folgen
Zystinurie	Kindesalter	Keine	Nephrokalzinose
Renale Glukosurie		Keine	Asymptomatische Glukosurie
Phosphatdiabetes	Kindesalter	Hypophosphatämie, Hyperphosphaturie	Vitamin-D-resistente Rachitis
Renale tubuläre Azidose		Hyperchlorämische Azidose, Hypokaliämie	Typ 1 schwerer als Typ 2: Vitamin-D-resistente Osteomalazie, Nephrokalzinose
Bartter-Syndrom	Säuglingsalter	Hypokaliämie, metabolische Alkalose, Hyponatriämie	Hyperreninämie, Hyperaldosteronämie, Hypotonie Typ 4: Schwerhörigkeit, Niereninsuffizienz
Gitelman-Syndrom		Hypokaliämie, metabolische Alkalose, Hyponatriämie, Hypomagnesiämie	Hypotonie

Tab. 5.10 Manifestationsalter und Befunde der verschiedenen tubulären Funktionsstörungen.

■ Diagnostik

Labor
- Elektrolytstatus
- Säurebasenhaushalt
- Urinstatus:
  - Elektrolyt-, Glukose-, Aminosäurenkonzentration
  - Urinsediment: Kristalle bei Zystinurie, renale tubuläre Azidose

Technische Diagnostik
Entsprechend der jeweiligen Elektrolytstörung (s. Kap. 4)

■ Differenzialdiagnose

Pseudo-Bartter-Syndrom (E26.8): bei Laxanzien- oder Diuretikaabusus

■ Therapie – konservativ

- Zystinurie:
  - Hohe Flüssigkeitszufuhr, insbesondere harnalkalisierende Getränke
  - Verminderte Aufnahme von Zystin
  - Medikamentös: D-Penicillamin oder Captopril
- Bartter-Syndrom und Gitelman-Syndrom:
  - Kaliumsubstitution
  - Kaliumsparende Diuretika

■ Prophylaxe

Überwachung: Regelmäßige Kontrollen der Elektrolyte und des Säure-Base-Status

■ Prognose

Natürlicher Verlauf
Gute Prognose unter Therapie, meist keine Einschränkung der Lebensqualität

Komplikationen
Nephrolithiasis, Komplikationen der Hypokaliämie, Rachitis/Osteomalazie

5.6.8 Urolithiasis (N20.0)

■ Grundlagen

Synonyme
Harnsteinerkrankung

Definition
Vorhandensein von Harnsteinen in der Niere oder den ableitenden Harnwegen

Epidemiologie
Wohlstandserkrankung, in Deutschland Lebenszeitprävalenz 4 %, Männer : Frauen = 4:1, Manifestationsgipfel 30.–60. Lebensjahr

Ätiologie
Die Bildung von Konkrementen wird unterstüzt durch:
- Ungleichgewicht zwischen steinbildenden (Kalzium, Phosphat, Oxalat, Harnstoff, Zystein) und steinlösenden Substanzen (Zitrat, Magnesium)
- Änderung des Lösungsprodukts für lithogene Substanzen bei pH-Wert-Schwankungen
- Der Einbau organischer Matrix (im reifen Stein ca. 2–10 %)

Es kommt zur Kristallisation lithogener Substanzen, Aggregation von Kristallen und Steinwachstum durch Anlagerung organischer Matrix.

- Kalziumsteine (80 %)
  - Weddellit-Steine= Kalziumoxalatdihydrat
  - Whewellit-Steine= Kalziumoxalatmonohydrat
  - Kalziumphosphatsteine

Ursachen der Hyperkalziurie:
- Hyperkalzurie bei Hyperkalzämie (s. Kap. 4.5.9)
- Renale hyperkalziurische Nephrolithiasis: tubulärer Defekt mit Hyperkalziurie bei Hypokalziämie
- Hyperurikosurische Kalzium-Nephrolithiasis (HUCN): Hyperurikosurie begünstigt die Bildung von Harnsäuresteinen (s. u.) und Kalziumsteinen
- Hypozitraturie: mangelnde Inhibiton der Lithogenese durch Komplexbildung von Zitrat mit Kalzium z. B. bei der distalen renalen tubulären Azidose (= Typ 1), Hypokaliämie, chronischer Diarrhö, Hypomagnesiämie, Fasten, Androgenabusus und übermäßigem körperlichen Training (Bodybuildersteine), Harnwegsinfekte
- Struvit-Steine („Infektsteine") (10 %): bestehend aus Magnesium, Ammonium und Phosphat durch Harnwegsinfekte mit Harnstoff-spaltenden Bakterien, die zur Alkalisierung des Urins führen
- Harnsäuresteine (10 %): erhöhte Harnsäureausscheidung mit saurem Urin pH-Wert z. B. bei Hyperurikämie
- Zystinsteine: 1–2 % aller Harnsteine. Heterozygote (1:200) und homozygote (1:20 000) Manifestation der Zystinurie mit Präzipitation bei saurem Urin-ph-Wert
- Xanthinsteine: bei angeborenem Xanthinoxidase-Defekt
- Indinavir-Steine: entstehen durch Medikation mit dem HIV-Virostatikum Indinavir

Lokalisation
- Nierenkelche, Nierenbecken (Nephrolithiasis)
- Urether (Harnleitersteine)
- Blase
- Urethra (selten)

Genetik
Meist familiäre Häufung unklarer Genetik
bekannte Erbkrankheiten:
- Primärer Hyperoxalurie
- Adenin-Phosphoribosyltransferase-Mangel
- Renaltubulärer Azidose
- X-chromosomale-Nephrolithiasis

Pathologischer Befund
Steinzusammensetzung s. Ätiologie
Indirekte Zeichen:
- Lokale Reizung des Urothels mit Erosionen durch Steinpassage
- Hydronephrose bei chronischem Harnstau
- Zeichen einer chronischen Pyelonephritis bei rezidivierenden bakteriellen Infekten durch Obstruktion

Pathophysiologie
Gebildet werden Harnsteine in den Nierenkelchen. Nach Abstoßung können kleine Steine asymptomathisch oder unter leichten Symptomen abgehen. Symptomatisch werden Harnsteine durch Verlegung der ableitenden Harnwege mit Harnstau rezidivierenden bakteriellen Pyelonephritiden und Gefahr der Urosepsis sowie bei Einklemmung eines größeren Steins im Ureter mit Ureterkolik.

Risikofatoren
- Bewegungsmangel
- Eiweißreiche Ernährung, Mangelernährung (z. B. bei Malassimilation)

- Mangelnde Flüssigkeitszufuhr
- Harnwegsinfektionen
- Obstruktion der ableitenden Harnwege
- Stoffwechselerkrankungen: Diabetes mellitus, Gicht

■ Klinik

Anamnese
Bekannte Grunderkrankung (Stoffwechselstörungen, Erbkrankheiten), Ernährungsgewohnheiten, rezedivierende Harnwegsinfektionen, familiäre Disposition
- Ureterkolik: plötzlicher Beginn mit stärkstem kolikartigem Flankenschmerz mit Ausstrahlung in den Rücken, Unterbauch, Skrotum oder große Labien, begleitet von Übelkeit, Erbrechen, Stuhlverhalt
- Miktionsstörungen: Pollakisurie (durch Blasenirritation bei prävesikalen Steinen), Rotfärbug des Urins bei Makrohämaturie (in 30 % der Fälle)

Körperliche Untersuchung
Hyperästhesie der Leistengegend

 Achtung: Bei Urosepsis: Tachykardie, Hypotonie, Tachypnoe, Schüttelfrost, Fieber, feuchtkühle Haut, Bewusstseinseintrübung!

■ Diagnostik

Labor
- Urin-Teststreifen: pH-Wert, Hämaturie, Leukozyturie, Bakteriurie, Proteinurie, Zyteinurie
- Urinkonzentrationen wichtiger Substanzen:
  - Kalzium (>5 mmol/d), Hyperkalziurie: >7,5 mmol (bzw. >250 mg Kalzium/24 h Urin) in 50 % der Fälle
  - Phosphat (>35 mmol/d)
  - Harnsäure (>3 mmol/d)
  - Zystin (800 µmol/d)
  - Oxalat (0,5 mmol/d)
  - Magnesium (<3 mmol/d)
  - Zitrat (<2,5 mmol/l)
- Urinsediment: Hämaturie, Kristallurie (mit Steinanalyse durch Infrarotspektroskopie oder Röntgendifraktometrie)

Technische Diagnostik
- **Sonographie**: Stein als echogenen Reflex mit dorsalem Schallschatten, prävesikale Harnsteine nur bei ausreichender Harnblasenfüllung, Harnstau (Pyelonektasie, Ureterschlängelung, verschmälertes Parenchym)
- **Röntgenleeraufnahme**: Darstellung röntgendichter Steine (Kalziumoxalat und -phosphat)
- **Urogramm** (mit i.v. Kontrastmittelgabe): Stein als Kontrastmittelaussparung sichtbar (keine Abgrenzung zu Tumoren möglich), Harnstau. Keine Durchführung der Untersuchung während Koliken, wegen Gefahr einer Fornixruptur
- **CT-Abdomen nativ**: zuverlässige Darstellung von Steinen (außer Indinavirsteine) und Harnstau, gute differenzialdiagnostische Beurteilung, Vermeidung von Kontrastmittel
- **MRT-Abdomen**: bei Kindern oder Verdacht auf Indinavirkonkremente

■ Differenzialdiagnose
- Andere Erkrankungen der Nieren und ableitenden Harnwege: Tumoren, Nierenvenenthrombosen, Niereninfarkt, Nephrokalzinose
- Cholelithiasis, Cholangitis
- Pankreatitis
- Divertikulitis
- Ulkus-/Divertikelperforation
- Gastroenteritis
- Myokardinfarkt
- Inkarzerierte Hernien
- Intestinale Ischämien
- Ileus
- Hodentorsion
- Gynäkologische Erkrankungen: Adnexitis, Ovarialzystenruptur/-torsion, Extrauteringravidität

■ Therapie – konservativ
Akute Koliken: Schmerztherapie und Spasmolyse
- Mittelstarke Schmerzen: Metamizol
- Starke Schmerzen: Piritramid 4–8×15–30 mg/i.v.
- Leichte Schmerzen: N-Butylscopolamin

Konservative Steinaustreibung (bei Steinen oder Steinfragmenten nach ESWL <5 mm):
- Aufklärung des Patienten über eventuelles Wiederauftreten der Koliken
- Reichlich Flüssigkeit und Bewegung
- Diclophenac 50 mg 1–0–1
- Bei prävesikalen Harnleitersteinen α_{1A}-Blocker (Tamsulosin, Alfuzosin) oder N-Butylscopolamin

Pyrazolinon-Derivate
Präparate: Metamizol/Berlosin, Metamizol HEXAL, Novalgin (s. Kap. 3.22)

1–2 g als Kurzinfusion (Tageshöchstdosis von Metamizol 6 g [70 mg/kg KG])

Spasmolytika: Butylscopolamin
Präparate: Buscopan, Spasmam Scop (s. Kap. 3.34)
20–40 mg i.v. als Bolus, anschließend bei Bedarf 40–60 mg als 500 ml Infusion

α_{1A}-Blocker
Wirkung/Wirkprinzip
Relaxation der glatten Muskulatur im Harnblasenhals durch Hemmung der α_1-Rezeptoren

Dosierung/Anwendung
Prävesikale Harnleitersteine, benigne Prostatahyperplasie
- Tamsulosin (Alna, Omnic): 1×0,4 mg/d retard p.o.
- Terazosin (Flotrin, Heitrin, Teranar): 1×1–5 mg/d p.o.
- Doxazosin (Cardular Uro, Diblocin Uro): 1×1–2 mg/d p.o.

Nebenwirkung
Schwindel Hypotonie, orthostatische Dysregulation, Kopfschmerzen, Tachykardie, retrograde Ejakulation

Kontraindikationen
Orthostatische Dysregulation, schwere Leberinsuffizienz

■ Therapie – operativ

Offene Steinoperationen

Beschreibung
Siehe Lehrbücher der Chirurgie
Vor Steinsanierung ist die Überprüfung der Nierenfunktion obligat. Bei funktionsloser Niere Nephrektomie.

Indikation
Nur bei endoskopisch therapierefraktären Steinen!

■ Minimalinvasive Chirurgie (MIC)

Extrakorporale Stoßwellenlithotripsie (ESWL)

Beschreibung
Nichtinvasive Zertrümmerung der Steine durch Fokussierung von Stoßwellen auf das Konkrement

Indikation
Goldstandard bei 5–25 mm großen Kelch-, Becken- und Uretersteinen, ggf. Kelchkonkremente unter 5 mm

Kontraindikation
Nicht sicher lokalisierbare Konkremente, Harnabflussstörung

Vorbereitung
Einlage einer Harnleiterschiene, die die Passage der Steinfragmente gewährleistet

Nachbehandlung
Bei Kelchsteinen nach 3 Monaten ungefähr 73 % steinfrei, bei Nierenbecken- und Harnleitersteinen bis zu 90 %

Ureterorenoskopie (URS)

Beschreibung
Extraktion von Harnleitersteinen mittels Schlinge oder Zange, bei größeren Konkrementen vorherige Zertrümmerung durch Lithotriptoren oder Laser

Indikation
Vor allem mittlere und distale Uretersteine, eventuell auch proximale Uretersteine

Nachbehandlung
Erfolgsrate: 90 % der unteren und 60 % der oberen Harnleitersteine

Perkutane Nephrolithotomie

Beschreibung
Perkutane Nephrolithotomie = perkutane Nephrolitholapaxie (PCN, PCNL oder PNL)
Perkutane Endoskopie des Nierenbeckens mit direkter Zertrümmerung des Steines durch Ultraschall, Laser oder elektrohydraulisch unter sonographischer Kontrolle. Anschließend Zangen- oder Schlingenextraktion der Fragmente

Indikation
Nierenausgusssteine, Nierenbeckensteine >25 mm, mit der ESWL therapierefraktäre Nierensteine

Komplikationen
Letalität <1 %. Selten: Nachblutungen, Infektionen, Perforation

■ Prophylaxe

Allgemeine Maßnahmen zur Rezidivprophylaxe:
- Steigerung der Trinkmenge bis zu einer Diurese von >2,5 l
- Ausreichend Bewegung
- Normalisierung des Körpergewichtes
- Ernährung: Reduzierung der tierischen Eiweißmenge in der Nahrung
- Kaliumzitrat: Dosierung 5 g/d in 3 Portionen

Spezifische Maßnahmen abhängig von der Steinart:
- Harnsäuresteine:
  - Senkung der Harnsäurekonzentration durch Allopurinol
  - Reduzierung der Purinzufuhr
  - Alkalisierung des Urins durch Alkalizitrate (Ziel Urin-pH >6,5)
- Infektsteine:
  - Ansäuerung des Urins mit L-Methionin
  - Langzeitantibiose mit z. B. Cotrimoxazol nach Steinsanierung
- Zystinsteine:
  - Alkalisierung des Harns mit Alkalizitraten
  - Reduktion der Eiweißzufuhr
  - Ascorbinsäure bis zu 5 g täglich
  - Evtl. Thiol-Medikation (z. B. ACC). Bei einer Zystinsekretion über 700 mg/Tag unter o. g. Maßnahmen ist eine orale Therapie mit Tiopronin indiziert. Dosierung initial 250 mg 1–0–1, Steigerung bis 2 g/Tag möglich

■ Prognose

Natürlicher Verlauf
Harnleitersteine <5 mm: 50 % Chance des spontanen Abgangs. Harnleitersteinen >5 mm Chance eines spontanen Abgangs um 5 %. Je distaler der Stein, desto eher ist ein spontaner Abgang wahrscheinlich. Fast alle spontan abgehenden Steine passieren innerhalb von 6 Wochen nach Beginn der Symptomatik.
Achtung: Rezidivrisiko bei unbehandelten Patienten 25–60 %!

Komplikationen
Harnstau, Fornixruptur, Urinom, Urosepsis, infizierte Hydronephrose, Nierenabszess, Niereninsuffizienz

5.6.9 Nierenzysten (Q61.3) und Zystennieren (Q61.9)

■ Grundlagen

Definition
- Nierenzysten: Solitär oder multipel, uni- oder bilateral auftretende Zysten, meist symptomloser Zufallsbefund
- Zystennieren: Zystische Veränderung des gesamten Nierenparenchyms, meist im Rahmen hereditärer Syndrome, häufig einhergehend mit weiteren Fehlbildungen

Epidemiologie
Nierenzysten: einfache Zysten: Prävalenz steigt mit dem Alter: 20 % mit 40. Lebensjahr, 33 % mit 60. Lebensjahr
Zystennieren:
- ARPKD: Inzidenz 1:30.000
- ADPKD: 1:500 bis 1:1000, Manifestation zwischen 30.–50. Lebensjahr, 15 % der dialysepflichtigen Patienten haben ADPKD
- Markschwammniere: 5–50:100.000 Geburten, 75 % beidseitig

Ätiologie

- **Nierenzysten**:
  - Einfache Nierenzyste: Zyste ohne Verbindung mit dem Nierenbeckenkelchsystem, warscheinlich ausgehend von einem Nephronabschnitt
  - Parapelvine Zysten: Zysten in Nachbarschaft des Nierenbeckens oder im Sinus renalis, meist ausgehend von Lymphgefäßen, oft nach Nephrolithiasis oder Harnstau.

- **Zystennieren**:
  - Autosomal-rezessive polyzystische Nierenerkrankung (ARPKD) (Q61.1): Polyzystische Nierenerkrankung und Leberfibrose mit variabler Manifestation bei Neugeborenen, Kindern und Jugendlichen.
  - Zystische Nierendysplasien: angeborene, nicht-erbliche Fehlbildung, ein- oder beidseitig, häufig gleichzeitige Obstruktion des Ureters.
  - Autosomal-dominante polyzystische Nierenerkrankung (ADPKD) (Q61.2): häufige polyzystische Nierenerkrankung mit Ausbildung einer terminalen Niereninsuffizienz im Erwachsenenalter
  - Markschwammniere (Q.61.5): angeborene, nicht-erbliche zystische Fehlbildungen durch Erweiterung der Sammelrohre und kleine Zysten gekennzeichnet, meist beidseitig, nur das Nierenmark betreffend, >50 % asymptomatischer Zufallsbefund.
  - Juvenile Nephronophthisis: im Kindesalter beginnend mit Entwicklung einer terminaler Niereninsuffizienz bis zur 2. Lebensdekade
  - Medulläre zystische Erkrankung: Manifestation ab 30. Lebensjahr mit Entwicklung einer terminalen Niereninsuffizienz bis zum 50. Lebensjahr
  - Sonstige: im Rahmen des von-Hippel-Lindau-Syndroms, Meckel-Syndroms

Lokalisation
Ein- oder beidseitig je nach Ätiologie

Genetik

Erkrankung	Erbgang	Ort des Gendefekts
ARPKD	Autosomal-rezessive	Chromosom 6
ADPKD	Autosomal-dominante, fast 100 % Penetranz	3 Gene bekannt: 90 % PKD1 (Chromosom 16), 10 % PKD2 (Chromosom 4). Als Rarität PKD3
Juvenile Nephronophthisis	Autosomal-rezessiv	NPHP1-Gen auf Chromosom 2
medulläre zystische Erkrankung	Autosomal-dominant	MCDKD1 auf Chromosom 1 MCDKD2 auf Chromosom 16

Tab. 5.11 Hereditäre zystische Erkrankungen der Niere.

Tipp: Genetische Beratung: Bei der ADPKD beträgt das Erkrankungsrisiko für Kinder von Betroffenen 50 %, bei der ARPKD für (zukünftige) Geschwister von betroffenen Kindern 25 %.

Assoziierte Erkrankungen
ARPKD:
- Respiratorische Insuffizienz
- Leberfibrose

ADPKD:
- Zysten in Leber, Pankreas, Milz und Lunge
- Aneurysma der Hirnarterien
- Kolondivertikel
- Mitralklappenprolaps
- Juvenile Nephronophthisis:
- Einhergehend mit Retinadegeneration und Wachstumsretardierung

Pathologischer Befund
Nierenzysten: fibröse Zystenwand ausgekleidet mit einfachem flachen bis kubischen Epithel
Zystenieren:
- ARPKD: bilateral vergrößerte Nieren mit zystischer Dilatation der Sammelrohre, kongenitale Leberfibrose
- ADPKD: stark vergrößerte Nieren, komplett von Zysten durchzogen, Ausbildung von Zysten auch in anderen Organsystemen.
- Markschwammniere: kleine Zysten im Papillenbereich mit Kalkablagerungen (Kalziumoxalat/-phosphat)

Pathophysiologie
Destruktion des Nierenparenchyms durch:
- Zystische Aufweitung
- Druckatrophie
- Rezidivierende Pyelonephritiden

Der Parenchymverlust führt zur fortschreitenden chronischen Niereninsuffizienz.

Risikofaktoren
Nierenzysten: Schrumpfniere bei terminaler Niereninsuffizienz
Zystennieren: familiäre Disposition (s. Genetik)

Einteilung/Klassifikation
American Academy of Pediatrics (AAP) Klassifikation:
- Hereditäre zystische Nierenerkrankungen:
  - Autosomal-rezessive polyzystische Nierenerkrankung (ARPKD)
  - Autosomal-dominante polyzystische Nierenerkrankung (ADPKD)
  - Juvenile Nephronophthisis
  - Medulläre zystische Erkrankung
- Nicht-hereditäre zystische Nierenerkrankungen:
  - Einfache Nierenzyste
  - Parapelvine Nierenzysten
  - Zystische Nierendysplasie
  - Markschwammniere

Einteilung einfacher Zysten nach Sonographie- oder CT-Befund (nach Bosniak):
- Bosniak I: eindeutig benigne Zyste.
- Bosniak II: hohe Dichte, harmlose Septierung, wenig Verkalkung. Engmaschige Kontrollen sind notwendig.
- Bosniak III: nicht eindeutig benigne Zyste mit Wandverdickung, vermehrt Verkalkungen oder Septierung. Eine chirurgische Freilegung ist notwendig.
- Bosniak IV: eindeutig maligne Zyste, eine Tumornephrektomie ist notwendig.

Historische Klassifikation nach Potter (basierend auf Mikrodissektionsstudien der Nephrone und Einteilung anhand der Zystenentstehung):
- Potter I: autosomal-rezessive polyzystische Nierenerkrankung (ARPKD)
- Potter II: multizystische Nierendysplasie
- Potter III: autosomal-dominante polyzystische Nierenerkrankung (ADPKD)
- Potter IV: zystische Nierendysplasie bei fetaler Obstruktion der unteren Harnwege

■ Klinik

Anamnese
- Einfache und parapelvine Zysten: meist symptomloser Zufallsbefund, bei großen Zysten eventuell Flankenschmerz
- Zystennieren: Familienanamnese (über mindestens 3 Generationen), andere Fehlbildungen, rezidivierende Harnwegsinfekte, Nephrolithiasis und Harnleiterkoliken (insbesondere bei Markschwammniere), Hämaturie Flankenschmerzen, gastrointestinale Symptome (Verdrängung durch die Nieren)

Körperliche Untersuchung
Nierenzysten: unauffälliger Befund
Zystennieren: tastbarer Tumor durch Nierenvergrößerung, Hypertonie, Zeichen einer chronischen Niereninsuffizienz (s. Kap. 5.6.2)

■ Diagnostik

Labor
- Urindiagnostik: Hämaturie (bei polyzystischen Nierenerkrankungen oder Komplikationen von Nierenzysten), Proteinurie, Hyperkalziurie (insbesondere bei Markschwammniere), Bakteriurie und Leukozyturie (bei Harnwegsinfekten)
- Genetische Diagnostik auf die entsprechenden Gendefekte (s. Genetik)

Technische Diagnostik
- **Sonographie** (Goldstandard):
  - Nierenzysten: echofreier Inhalt, keine Septen, runde bis ovale Zystenwand, keine Verkalkungen dorsale Schallverstärkung
  - ARPKD hyperechogene vergrößerte Nieren, teilweise schon fetal nachweisbar, makroskopisch sichtbare Zysten erst im späteren Krankheitsverlauf
  - ADPKD: bilateral vergrößerten Nieren mit multiplen Zysten, multiple Leberzysten, Milzzyste
  - Markschwammniere: Papillenverkalkungen und Nierensteine
- **CT-Abdomen**:
  - Nierenzyste: bei suspektem Sonographie-Befund wie Septierung, Zystencluster, Wandverstärkung oder Verkalkung.

  ! Wichtig Kriterium für Benignität: fehlende Kontrastierung der Zystenwand und des Zysteninhaltes nach Kontrastmittelgabe.

  - ADPKD: Nachweis von Zysten auch in anderen Organen, evtl. kranielles CT zur Risikoabschätzung der Hirnaneurysmen
- **Urogramm**:
  - ARPKD: vergrößerte Nieren, in den Spätbildern strahlenförmige Kontrastmittelanreicherung in den dilatierten Sammelrohren.
  - ADPKD: Kelchverdrängung und „Schweizer Käse"-Aspekt durch Zysten
  - Markschwammniere: strahlenförmig aufgereihte Konkremente in den Papillen

Biopsie
ARPKD: Leberbiopsie in unklaren Fällen

Differenzialdiagnose
- Nierenzysten: Abszess, Hämatom, tuberkulöse Kaverne, Echinokokkuszyste, Hämangiom, Dermoidzyste, Nierenzellkarzinom und andere maligne Nierentumoren
- Zystennieren: Zystennieren verschiedener Genese (s. Ätiologie), multiple Nierenzysten

Therapie – konservativ
Keine kausale Therapie!

Nierenzysten:
- Bei symptomlosen Zysten keine Therapie erforderlich
- Bei Komplikationen: Punktion mit Aspiration und eventuell Sklerosierung

Zystennieren:
- Frühzeitige konsequente Einstellung der Hypertonie auf niedrignormale Werte
- Therapie der chronischen Niereninsuffizienz (s. Kap. 5.6.2)
- Therapie eines Harnwegsinfekts (s. Kap. 5.6.5)
- Bei Komplikation durch große Zysten: Punktion mit Aspiration, Sklerosierung oder laparoskopische Zystostomie

Therapie – operativ
Nierentransplantation
Siehe Kap. 5.4

Indikation
- Terminale Niereninsuffizienz
- Dringliche Indikationen: Shunt-Komplikation, schwere renale Osteopathie, progrediente Polyneuropathie, schwere Enzephalopathie, therapierefraktärer Hypertonus, schwere Anämie

Minimalinvasive Chirurgie (MIC)
Perkutane Nierenzystensklerosierung
Beschreibung
Einlage einer dünnen Nephrostomie unter Sonographie-Kontrolle. Ablassen des Zysteninhalts mit Volumenmessung, Bestimmung der Kreatininkonzentration und zytologischer Untersuchung. Instillation des Sklerosierungsmittels (99 % Ethanol, 20 % vom Zystenvolumen, maximal 100 ml) über 90–120 min

Indikation
Große symptomatische Zyste

Nachbehandlung
In ungefähr 10–30 % entsteht ein Rezidiv. Die Therapie kann wiederholt werden.

Laparoskopische Nierenzystenabtragung
Beschreibung
Laparoskopische Nierendarstellung und Identifikation des Harnleiters bei anatomischer Nähe zur Zyste, Abtragung des Zystendaches am Nierenparenchym, die Basis der Zyste verbleibt.

Indikation
Therapie der zweiten Wahl bei Rezidiven nach Zystensklerosierung

Nierenersatztherapie
Siehe Kap. 5.4

Indikation
Chronisches Nierenversagen: Serumkreatinin von >8–10 mg/dl und Serumharnstoff >160–200 mg/dl, GFR <10,5 ml/min/1,73 m², urämische Symptome und Komplikationen, Hyperhydratation, Hyperkaliämie

■ Prophylaxe
Genetische Beratung bei ADPKD

■ Prognose
Natürlicher Verlauf
- Einfache Zyte: in 25 % Wachstumstendenz
- ARPKD: 50 % der betroffenen Kinder sterben in den ersten Lebenstagen an respiratorischer Insuffizienz oder Nierenversagen. 25 % werden älter als 10 Jahre.
- Zystische Nierendysplasien: bei Beidseitigkeit dialysepflichtig, bei Einseitigkeit normale Lebenserwartung
- ADPKD: terminale Nierninsuffizienz bei 2 % der 40-Jährigen, 23 % der 50-Jährigen und 48 % der 73-Jährigen betroffenen Patienten

Komplikationen
Bei großen Nierenzysten: Ruptur in das Hohlsystem mit Hämaturie, Hypertonie bei Kompression einer Segmentarterie, Hydronephrose bei Kompression des Hohlsystems, Infizierung der Zysten, Zystennieren, chronische Niereninsuffizienz, Harnwegsinfekte, Nephrolithiasis, Hypertonus, Subarachnoidalblutung (9 % der ADPKD)

5.6.10 Nierenzellkarzinom (C64)

■ Grundlagen
Synonyme
Grawitz-Tumor, Adenokarzinom der Niere, Nierenkrebs, früher: Hypernephrom

Definition
Maligne Neoplasie des Nierenparenchyms ausgehend vom Epithel des Nephrons

Epidemiologie
95 % aller solider Tumoren der Niere, 3 % aller Tumorerkrankungen, Inzidenz in westlichen Ländern: 10–20:100.000 Einwohner pro Jahr, Tendenz steigend, Altersgipfel 60–70. Lebensjahr, Männer : Frauen = 2:1

Ätiologie
Multifaktoriell

Lokalisation
Früher Einbruch in die V. renalis mit hämatogener Metastasierung in Lunge, Muskel, Knochen, Leber, ZNS

Genetik
Verschiedene histologische Typen zeigen Assoziation zu bestimmten Genmutationen (s. Tab. 5.12). Diese können sowohl bei sporadischen Nierenzellkarzinomen auftreten als auch im Rahmen Multisystemerkrankungen vorliegen (s. Assoziierte Erkrankungen).

Assoziierte Erkrankungen
- Von-Hippel-Lindau-Syndrom: autosomal-dominante Multisystemerkrankung mit Mutation des VHL-Gens auf Chromosom 3, welches für ein Tumorsuppressorprotein kodiert. Verschiedene Organmanifestionen in z. B. ZNS, Retina, Nebennieren, zystische Veränderungen in parenchymatösen Organen. Die Inzidenz des Nierenzellkarzinoms (klarzellig) bei Hippel-Lindau Patienten beträgt 25–70 %.
- Tuberöse Sklerose: autosomal-dominant vererbt, Bildung von Tumoren in Haut, ZNS, Nieren, Herz und anderen Organen. Klinik: vielgestaltig, Trias aus Epilepsie, geistige Retardierung, Adenoma sebaceum.
- Birt-Hogg-Dube-Syndrom: Nierenzellkarzinome, fibrofollikulome der Haut und pulmonale Zysten mit Gefahr des Spontanpneumothorax

Pathologischer Befund
Makroskopie: inhomogen durch Einblutungen und Nekrosen, eventuell Ausbildung von Tumorsatelliten, eventuell zystisches Wachstumsmuster, Verkalkungen in 10–20 %, Invasion der Nierenvene durch kontinuierliches Wachstum in 10 %
Histologie: → Tab. 5.12

Typ	Häufigkeit	Histologie	Gendefekt
klarzellig	70–80 %	Glykogen- und fettreiches Zytoplasma mit klarem Aussehen	In 75 % sind VHL-Mutationen nachweisbar
Papillär	10 %	Basophile oder eosinophile Zellen, die papilläre oder tubuläre Muster bilden	Diploidie von Chromosom 7 das für das MET-proto-Onkogen kodiert
Chromophobzellig	5 %	Ausgehend vom Sammelrohr, Zytoplasma nicht anfärbbar, elektronenmikroskopisch Mikrovesikel mit Mukopolysacchariden	Birt-Hogg-Dube(BHD)-Gen
Sammelrohrkarzinom oder Ductus-Bellini-Karzinom	<1 %	Mischbild aus dilatierten Tubuli und papillären Strukturen	
Medullärzelliges Nierenzellkarzinom	<1 %	Fast nur bei Sichelzellanämie, entspringt dem Kelchepithel, histologisch ähnlich dem Sammelrohrkarzinom	
Onkozytom	5 %	Eosinophiles, granulozytäres Zytoplasma	Birt-Hogg-Dube(BHD)-Gen

Tab. 5.12 Histologische Typen des Nierenzellkarzinoms.

Pathophysiologie
Verdrängung und Kompression der umliegenden Strukturen im Spätstadium, paraneoplastische Syndrome

Risikofaktoren
- Exposition mit karzinogene Substanzen: Rauchen, Kautabak, Cadmium, Blei, petrochemische Substanzen, Thorotrast, Teer, Holzschutzmittel
- Adipositas

- Arterieller Hypertonie
- Niedriger sozialer Status
- Urbane Herkunft

Einteilung/Klassifikation

TNM-Stadium	
Primärtumor	
T1	Tumor begrenzt auf die Niere, kleiner als 7 cm
T2	Tumor begrenzt auf die Niere, größer als 7 cm
T3	Tumor infiltriert das perirenale Fettgewebe, Venen oder Nebenniere, noch begrenzt innerhalb der Gerota-Faszie
T4	Infiltration durch die Gerota-Faszie
Lymphknotenbefall	
N0	Keine Lymphknotenmetastasen
N1	Metastase in einem Lymphknoten
N2	Metastase in mehreren Lymphknoten
Metastasierung	
M0	Keine Fernmetastasen
M1	Fernmetastasen

Tab. 5.13 TNM-Klassifikation des Nierenzellkarzinoms.

Stadium	
I	Begrenzt auf die Niere
II	Begrenzung innerhalb der Gerota-Faszie
III	Invasion von großen Venen, regionale Lymphknotenmetastasen
IV	Infiltration von Nachbarorganen, Fernmetastasen

Tab. 5.14 Tumorstadien nach Robson 1963.

■ Klinik

Anamnese
Ca. 50 % asymptomatischer Zufallsbefund!
Keine spezifischen Frühsymptome, unspezifische Symptome sind Müdigkeit, Kopfschmerz, Schwindel und Gewichtsverlust, später Nachtschweiß, Fieber
Bei Metastasen: Husten, Atemnot, Knochenschmerzen

 Tipp: Trias aus Flankenschmerzen, Hämaturie und palpable Tumormasse bei fortgeschrittener Erkrankung!

Körperliche Untersuchung
Palpabler Tumor. Bei Metastasen: neurologische Ausfälle oder Ikterus. Bei paraneoplastischen Syndromen: Hypertonie

■ Diagnostik
Labor
- Blutbild, Serum-Kreatinin, Serum-Kalzium (Hyperkalzämie bei paraneoplastischen Syndromen), Leberwerte (Lebermetastasen), AP (Knochenmetastasen), LDH, Gerinnung
- Urin: Hämaturie, Zytologie

Technische Diagnostik
- **Sonographie**: echoarmer bis echogleicher Tumor in der Niere, zentral oder peripher, eventuell Veneninvasion in der Dopplersonographie. Lebersonographie zur Metastasensuche
- **CT-Abdomen** (Goldstandard): präoperativen Staging, lymphonoduläre Metastasierung, Abschätzung der Nierenfunktion der Gegenseite
- **MRT**: bei Kontraindikationen für Kontrastmittel, zweifelhaften Befunden in der CT, Verdacht auf Nachbarorganinfiltration, Tumorzapfen in die V. cava.
- **CT-/Röntgen-Thorax**: Erfassen von Lungenmetastasen
- **Knochenszintigraphie**: bei fortgeschrittenen Tumoren, erhöhter AP, bei Knochenschmerzen, Metastasen anderer Lokalisation

Biopsie
Bei Verdacht auf Nierenabszess, Lymphom, Metastasen oder zur histologischen Sicherung fortgeschrittener Krankheitsstadien. Komplikationen: Blutung, Infektion, arteriovenöse Fistel, Pneumothorax, sehr selten Tumorkontamination des Stichkanals

■ Differenzialdiagnose
Nierenabszess, xanthogranulomatöse Pyelonephritis

Andere maligne Tumoren:
- Wilms-Tumor (Nephroblastom): häufigster Nierentumor bei Kindern, selten bei Erwachsenen, hochmaligner embryonaler Mischtumor (Adenomyosarkom), 80 % Heilung unter Therapie
- Sarkome: 2–3 % aller Nierentumoren, hochmaligne, schlechte Prognose
- Lymphome: selten, meist bei systemischen Erkrankung,
- Metastasen von Ovarial-, Mamma-, Dickdarm-, Bronchialkarzinomen und Lymphomen

Benigne Tumoren:
- Adenom: seltener hochdifferenzierter Nierentumor, potenzielle Entartung zum Nierenzellkarzinoms
- Onkozytom selten typisches kompaktes Wachstumsmuster, braune Schnittfläche, zentrale Narbe, keine Metastasierung
- Angiomyolipom: selten, gehäuft bei tuberöser Sklerose, oft bilateral, bei Wachstum Rupturgefahr, strenge Kontrolle
- Juxtaglomerulärer Zelltumor (Reninom): selten reninproduzierender Tumor des juxtaglomerulären Apparates, meist klein, symptomatisch durch arterielle Hypertonie
- Lipom, Fibrom: seltene, meist sehr große Tumoren

■ Therapie – konservativ
Strahlen- oder Chemotherapie sind wirkungslos.
Therapieversuch mit Interferon-α2 möglich.

Interferon-α2 (Roferon, Intron)

Wirkung/Wirkprinzip
Antivirale, antiproliferative und immunmodulatorische Wirkung durch Bindung an den Interferonrezeptor

Dosierung/Anwendung
Initial 1×3 Mio. IE/d s.c. oder i.m., Steigerung je nach Verträglichkeit

Nebenwirkung
Grippe-ähnliche Symptome, Knochenmarkssuppression, Depression, Leberfunktionsstörungen, Thyreoiditis, Autoimmunhepatitis

Kontraindikationen
Schwere Leber- oder Niereninsuffizienz, schwere kardiovaskuläre Erkrankungen, Autoimmunerkrankungen, Depression

■ Therapie – operativ

Nierenteilresektion

Beschreibung
Transperitoneale oder lumbale Nierenfreilegung, Exzision des Tumors (mindestens 10 mm Sicherheitsabstand), alternativ laparoskopische oder retroperitoneoskopische Nierenteilresektion

Indikation
Falls onkologisch möglich, insbesondere bei:
- Einzelnieren
- Kompensierter Niereninsuffizienz
- Bilaterale Tumoren
- Diabetes mellitus, Nephrolithiasis, Nierenarterienstenose

Radikale Tumornephrektomie

Beschreibung
Transperitoneale oder lumbale Tumornephrektomie (alternativ laparoskopische oder retroperitoneoskopische) Tumornephrektomie, bei großen Tumoren eventuell präoperative Embolisierung der Nierentumorgefäße.
Je nach Ausdehnung zusätzlich:
- Eröffnung der Vena cava und Entfernung des Tumorzapfens bei Veneninfiltration
- Adrenalektomie: bei Nebennierenbefall im CT-Befund
- Lymphadenektomie: bei Lymphknotenmetastasen
- Metastasenchirurgie

Indikation
Goldstandard der Therapie für das große Nierenzellkarzinom, auch im Metastasenstadium

Kontraindikation
Möglichkeit einer organerhaltenden Nierenteilresektion bei kleinen Tumoren, insbesondere bei erhöhtem Risiko für eine Niereninsuffizienz

■ Prophylaxe

Screening-Untersuchungen bei Risikopatienten: terminale Niereninsuffizienz, tuberöser Hirnsklerose, von-Hippel-Lindau-Syndrom, zystischen Nierenerkrankungen

■ Prognose

Natürlicher Verlauf

5-Jahres-Überlebensrate nach klinischem Stadium nach Robson (s. o.):
- Stadium 1: 75-92 %
- Stadium 2: 63–77 %
- Stadium 3: 38–47 %
- Stadium 4: 11–12 %

Komplikationen

Metastasierung, Niereninsuffizienz

Paraneoplastische Syndrome (in 20 %): Polyglobulie und Hypertonus, Renin- und/oder Erythropoetinproduktion, leukämoide Reaktion, Thrombozytose, Cushing-Syndrom, Hirsutismus, Gynäkomastie

■ Weiterführende Informationen

Literatur

Arzneimittelkommission der deutschen Ärzteschaft: Mitteilungen: UAW-News – International – Interstitielle Nephritis unter der Gabe von Moxifloxacin (Avalox). Dtsch Arztebl 2006; 103(41): A-2739/B-2379/C-2291

Wolf G, Schrenck T von: Das hepatorenale Syndrom: Pathophysiologie, Diagnostik und Therapie. Dtsch Arztebl 2000; 97(43): A-2858/B-2423/C-2158

Links

http://www.bundesrecht.juris.de/tpg/index.html
http://www.pkdcure.org
http://www.uni-duesseldorf.de/awmf
http://www.urologielehrbuch.de
http://www.zystennieren.de

Fachgesellschaften

Deutsche Arbeitsgemeinschaft für klinische Nephrologie; www.nephrologie.de
Deutsche Diabetes Gesellschaft
Deutsche Gesellschaft für Urologie
Deutsche Interdisziplinäre Vereinigung für Intensiv- und Notfallmedizin (DIVI)
Gesellschaft für Nephrologie: www.nierengesellschaft.de
Verband deutscher Nuierenzentren; www.ddnae.de

Selbsthilfegruppen/Patienteninformationen

Bundesverband Niere – Selbsthilfenetzwerk der Patientinnen und Patienten; www.bundesverband-niere.de

Dialyse-Online Forum für Dialysepatienten und Nierentransplantierte; www.dialyse-online.de

Familiäre Zystennieren e.V. Gruppe Nürnberg; www.znshg.de

Junge Nierenkranke Deutschlands e.V. – Gemeinnütziger Verein, der die Interessen junger nierenkranker Menschen vertritt; www.junge-nierenkranke.de

Selbsthilfegruppe der Region Rhein-Main-Neckar; www.zystenniere.de

Selbsthilfegruppe Familiäre Zystennieren e.V. – Patienten mit Zystennieren und deren Familienangehörige; www.znshg.de

Selbsthilfegruppe Familiäre Zystennieren e.V. Sektion Duisburg, Krefeld, Niederrhein; www.zystennieren-rhein-ruhr.de

6 Rheumatologie

M.C. Wilms

6.1 Physiologie

Bei Autoimmunerkrankungen unterscheiden sich 4 Typen der Hypersensitivitätsreaktionen:
- **Typ-1-Allergie** (Sofort-Typ, Abb. 6.1)
  - Häufigste Allergieform
  - Innerhalb von Sekunden oder Minuten
  - Zellständige IgE-Antikörper vermitteln Freisetzung diverser Mediatoren (Histamin, Prostaglandine, Leukotriene) aus basophilen Granulozyten und Mastzellen
  - Vorkommen: Churg-Strauss-Syndrom, Urtikaria, allergische Rhinitis und Konjunktivitis, allergisches Asthma, angioneurotische Ödem (Quincke-Ödem), anaphylaktische Schock
- **Typ-2-Allergie** (zytotoxischer Typ, Abb. 6.2)
  - Innerhalb weniger Stunden
  - Bildung von Immunkomplexen zwischen zellständigen Antigenen und körpereigenen freien IgG-Antikörpern mit Aktivierung zytotoxischer Killerzellen und des Komplementsystems und Lyse körpereigener Zellen

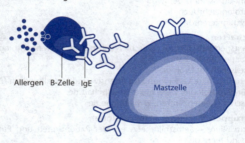

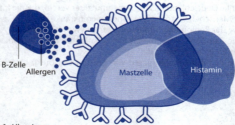

Abb. 6.1 Typ-1-Allergie.

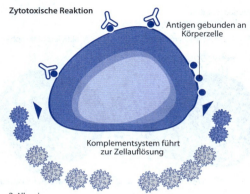

Abb. 6.2 Typ-2-Allergie.

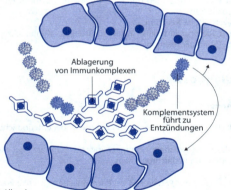

Abb. 6.3 Typ-3-Allergie.

- Vorkommen: Wegener-Granulomatose, mikroskopische Polyarteriitis, Kawasaki-Syndrom, medikamenteninduzierte Thrombopenie, hämolytische Anämie nach Transfusionszwischenfall, allergische Agranulozytose
- **Typ-3-Allergie** (Immunkomplex-Typ = Arthus-Typ, Abb. 6.3)
  - Innerhalb von Stunden
  - Bildung von Immunkomplexen aus Antikörpern und zellständigen oder freien Antigenen mit Aktivierung des Komplementsystems. Phagozytose der Komplexe durch Leukozyten mit Freisetzung zytotoxischer Enzyme
  - Vorkommen: Polyarteriitis nodosa, Purpura Schönlein-Henoch, essenzielle Kryoglobulinämie, kutane leukozytoklastische Vaskulitis

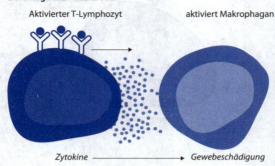

Abb. 6.4 Typ-4-Allergie.

- **Typ-4-Allergie** (Spättyp, Abb. 6.4)
  - Nach Stunden bis Tagen
  - Freisetzung von Lymphokinen durch sensibilisierte T-Lymphozyten, mit Anlocken weiterer Leukozyten
  - Einzige zellvermittelte Reaktion
  - Vorkommen: Riesenzellarteriitis, Takayasu-Arteriitis, Kontaktekzem, Transplantatabstoßung, Tuberkulinreaktion

6.2 Basisdiagnostik

Rheumaanamnese
Schmerzen:
- Ruhe- und Nachtschmerz: „entzündlicher Schmerz" bei entzündlichen Gelenkerkrankungen
- Anlauf- und Belastungsschmerz: „biomechanischer Schmerz" bei degenerativen Gelenkerkrankungen und Periarthropathien

Steifigkeit:
- Längerdauernde (>30 min) Steifigkeit bei entzündlichen Gelenkerkrankungen
- Kurzdauernde (<30 min) bei degenerativen Gelenkerkrankungen und Periarthropathien

Bewegungseinschränkung: Beurteilung mittels Health Assessment Questionnaire (HAQ) durch Fragen zur Bewältigung von Alltagstätigkeiten, z. B. Ankleiden, Körperpflege, Aufstehen, Essen, Gehen, Heben, Greifen, Öffnen

Fieber: bei infektiöser Arthritis, reaktiver Arthritis, Kollagenosen, juveniler chronischer Arthritis (jcA)

Körperliche Untersuchung
Gelenkschwellung:
- Synovialitis (Schwellung der Gelenkinnenhaut): verdickte Gelenkkapsel, freier Gelenkspalt
- Gelenkerguss: bulge phenomen: Ausstreichen der Gelenkflüssigkeit aus Recessi, Ursachen: traumatisch, Gelenkchondromatose, Neoplasien, Hämarthros bei Hämophilie
- Bursitis: periartikuläre Schwellung, bei mechanische Überbeanspruchungen, Gicht

Größe der Gelenke	Anzahl der Gelenke	Verlauf	Verdachtsdiagnose
Kleine Gelenke	Monoartikulär	Akut	Gicht, infektiöse Arthritis
		Chronisch	Neoplasie, Psoriasis-Arthritis
	Oligo-/polyartikulär	Akut	Rheumatoide Arthritis, Kollagenose/Vaskulitis, reaktive Arthritis
		Chronisch	Handarthrosen
Mittelgroße und große Gelenke	Monoartikulär	Akut	Reaktive Arthritis (vorwiegend untere Extremität), Chondrokalzinose, Lyme-Arthritis, Spondylarthritis, infektiöse Arthritis
		Chronisch	Arthrosen, Tumor
	Oligo-/polyartikulär	Akut	Kollagenosen, rheumatoide Arthritis, Spondylarthritis, Psoriasis-Arthritis (asymmetrisch), reaktive Arthritis (vorwiegend untere Extremität), Sarkoidose (Löfgren-Syndrom)
		Chronisch	Psoriasis-Arthritis (asymmetrisch), Arthrose

Tab. 6.1 Differenzialdiagnose der Gelenkschwellung.

Gelenkpunktion
Nicht-entzündliches Punktat:
- Gelb, klar (Lesetest), hochviskös (Fadentest >6 cm). Leukozytenzahlen <2000
- Ursache: Arthrose, Kristallarthropathien

Entzündliches Punktat:
- Trüb, Farbveränderung, niedrigviskös (Fadentest), eventuell Bakteriennachweis (mikroskopisch, PCR oder Kultur), eventuell Kristallnachweis polarisationsmikroskopisch
- Ursache: reaktive Arthritis, infektiöse Arthritis, Kristallarthropathien

Labordiagnostik
Entzündungsparametern: BSG, CRP erhöht, mikrozytäre normochrome Anämie (Serumeisen erniedrigt, Hb und Erythrozyten erniedrigt)
Antikörper:
- Rheumafaktor (RF)
  - Autoantikörper gegen das Fc-Fragment des IgG
  - Erhöht bei ca. 85 % der fortgeschrittenen Fälle rheumatoider Arthritis (zu Beginn nur 50 %, schlechtere Prognose), 30 % der Patienten mit Kollagenosen, 5 % der Normalbevölkerung
- Antinukleären Antikörpern (ANA):
  - Mit verschiedenen Unterformen gegen Zellkernstrukturen
  - Vor allem bei Kollagenosen

6.3 Basistherapie

6.3.1 Nichtsteroidale Antirheumatika (NSAR)

Propionsäurederivate, z. B. Ibuprofen
Präparate: Aktren, Anco, Ibuhexal, Imbun

Wirkung/Wirkprinzip
Minderung der Prostaglandinsynthese durch Hemmung der Cyclooxygenase

Dosierung/Anwendung
1–3×800 mg/d p.o.

Essigsäurederivate, z. B. Diclofenac (Allvoran, Diclac, Effekton, Voltaren)

Wirkung/Wirkprinzip
Minderung der Prostaglandinsynthese durch Hemmung der Cyclooxygenase

Dosierung/Anwendung
1–3×50 mg/d p.o.

Coxibe, z. B. Celecoxib (Celebrex)

Wirkung/Wirkprinzip
Selektive Hemmung der Cyclooxygenase 2; antipyretisch, antiphlogistisch, analgetisch

Dosierung/Anwendung
1–2×100–200 mg/d p.o.

6.3.2 Kortisontherapie: Glukokortikoide

- Prednison (Cutason, Decortin, Prednison Hexal)
- Prednisolon (Decortin H, Prednihexal)

Wirkung/Wirkprinzip
Minderung der Krankheitsaktivität bis zum Wirkungseintritt der Basistherapie

Dosierung/Anwendung
25 mg bis 1 g/kg KG Prednisolonäquivalent
Dauertherapie nicht über der Cushing-Schwellen-Dosis (von etwa 5,5 mg/Tag Prednisolon) und nur unter Osteoporoseprophylaxe
Kristalline Steroide: intraartikulär unter aseptischen Kautelen

Nebenwirkung
Nach Absetzen Rebound-Effekt

6.3.3 Basistherapeutika: DMARD

DMARD (disease modifying anti-rheumatic drugs) haben symptom und krankheitsmodifizierende Wirkung bei rheumatoider Arthritis. Anwendung einzelner Medikamente auch bei anderen rheumatologischen Erkrankungen

Folsäureantagonist: Methotrexat/Lantarel, Metex, MTX Hexal

Wirkung/Wirkprinzip
Immunsuppressiv, Verminderung der Zytokinbiosynthese

Dosierung/Anwendung
1× wöchentlich 15–30 mg (p.o. abends, 1 h nach dem Abendessen, oder s.c.); zeitverschoben Folsäuresubstitution

Nebenwirkung
Übelkeit, Schleimhautaphthen, Leberfunktionsstörung, selten Blutbildveränderungen, sehr selten Agranulozytose und Methotrexatpneumonitis

Kontraindikationen
Akute Infektionen, schwere Knochenmarksdepression, Nieren-/Leberfunktionsstörung, gastrointestinale Ulzera, Schwangerschaft und Stillzeit

Sulfasalazin (Azulfidine RA, Pleon RA, Salazopyrine)

Wirkung/Wirkprinzip
Hemmung der Prostaglandinsynthese

Dosierung/Anwendung
2–3×500 mg/d; Kombinationsmöglichkeit mit Methotrexat, Resorchin

Nebenwirkung
Gastrointestinale Beschwerden, depressives Zustandsbild, Leberfunktionsstörung, Proteinurie, Blutbildveränderungen, sehr selten: medikamenteninduzierter Lupus, Agranulozytose, lebensbedrohliche Exantheme

Kontraindikationen
Sulfonamidallergie

Leflunomid (Arava)

Wirkung/Wirkprinzip
Hemmung der Lymphozytenproliferation durch Hemmung der Pyrimidinsynthese

Dosierung/Anwendung
1×20 mg/d; Kombinationsmöglichkeit mit Biologicals, Methotrexat, Resorchin

Nebenwirkung
Durchfall, Hypertonie, Haarausfall, Leberfunktionsstörung, sehr selten: Agranulozytose, akutes Leberversagen

Kontraindikationen
Schwere Immundefekte, eingeschränkte Knochenmarksfunktion, Schwangerschaft, relativ: Leberschaden

Chloroquin (Chloroquin Berlin Chemie, Resorchin, Weimerquin)

Wirkung/Wirkprinzip
Positive Beeinflussung der Grundaktivität bei rheumatoider Arthritis

Nebenwirkung
Gastrointestinale Beschwerden, Juckreiz, Photosensibilität, Kopfschmerzen, Schwindel, Hörstörungen, Hornhauttrübung

Wechselwirkung
- Erhöhtes Risiko für Myopathien bei Gabe von Kortikoiden
- Erhöhte Toxizität von Methotrexat
- Verstärkte Hepatotoxizität von Alkohol, Isoniazid, Rifampicin, Paracetamol, MAO-Hemmer

Kontraindikationen
Schwangerschaft und Stillzeit, Retinopathie, Glukose-6-Phosphat-Dehydrogenasemangel (Gefahr der Hämolyse)

Biologicals: TNF-Blocker (Infliximab, Etanercept, Adalimumab)

Wirkung/Wirkprinzip
Monoklonaler Anti-TNF-Antikörper

Dosierung/Anwendung
Second- bis Third-line-Therapie, Kombination mit Methotrexat oder Leflunomid
- Infliximab: 3–5 mg/kg KG i.v. alle 4–10 Wochen
- Eternacept: TNF-Rezeptor, 50 mg (oder 2×25 mg) pro Woche s.c.
- Adalimumab: 40 mg s.c. alle (1–) 2 Wochen.

Nebenwirkung
Leberfunktionsstörungen, Blutbildveränderungen. Selten schwere Infusionsreaktionen, schwere Infektionen, vor allem mit intrazellulären Erregern (Tbc, Histoplasmose, Listeriose), sehr selten medikamenteninduzierter Lupus, Agranulozytose, Lymphome, sehr fraglich auch solide Tumoren.

Kontraindikationen
Unbedingter Ausschluss einer Tbc- und Hepatitis-B-Infektion vor Gabe

Immunsuppressiva: Azathioprin (Imurek, Azafalk, Colinsan)
Wirkung/Wirkprinzip
Purinantimetabolit

Nebenwirkung
- Gastrointestinale Beschwerden, erhöhtes Infektionsrisiko, Nierenschäden, Panzytopenie, Fieber

Wechselwirkung
Erhöhte Infektionsanfälligkeit, Bildung von malignen Lymphomen bei Gabe von anderen Immunsuppressiva

Kontraindikationen
- Azathioprin: schwere Infektionen, bekannte Überempfindlichkeit, Nieren-, Leber- und Knochenmarksinsuffizienz

Immunsuppressiva: Ciclosporin A (Cicloral HEXAL, Immunosporin, Sandimmun Optoral)
Wirkung/Wirkprinzip
Blockade ruhender Lymphozyten, Hemmung der Freisetzung von Lymphokinen und T-Zell-Wachstumsfaktoren

Nebenwirkung
Anämie, Gingivitis hypertrophicans, gastrointestinale Beschwerden, Hypertrichose, arterielle Hypertonie, erhöhtes Infektionsrisiko, Myopathie, Tremor, Müdigkeit, Parästhesien, Konvulsionen, Nierenschäden (z. B. interstitielle Fibrose), Gewichtszunahme, Hyperglykämie, Hyperurikämie, Gicht, Hyperkaliämie, Gesichtsödeme, reversible Dysmenorrhö

Wechselwirkung
- Erhöhte Infektanfälligkeit, Bildung von malignen Lymphomen: Immunsuppressiva
- „Additive Nephropathie": Aminoglykoside, Amphotericin B, Ciprofloxacin, Melphalan, Trimethoprim, Sulfamethoxazol, Vancomycin, NSAR, Fibrate

Kontraindikationen
Lebendvakzine, Nierenfunktionsstörung (Ausnahme: nephrotisches Syndrom), unkontrollierte Hypertonie, unkontrollierte Infektionen, maligne Tumoren

Cyclophosphamid (Endoxan)
Wirkung/Wirkprinzip
Alkylierung der Nukleinsäuren mit immunsuppressiven Effekten

Nebenwirkung
Myelosuppression, Übelkeit, Erbrechen, hämorrhagische Zystitis, Haarausfall, Leberfunktionsstörung

Kontraindikationen
- Schwere Infektionen, schwere Knochenmarksuppression, Harnabflussstörung

6.4 Leitsymptome

Gelenkschmerzen: s. Kap. 6.2

Raynaud-Syndrom:
- Klinik: Weißverfärbung der Hand oder einzelner Finger oder nur von Teilen der Finger (Fingerkuppen), gefolgt von einer tiefblauen Verfärbung und anschließenden Rötung
- Ursachen: idiopathisch oder im Rahmen einer chronische Polyarthritis, Sklerodermie, CREST-Syndrom, systemischen Lupus erythematodes (SLE), Kollagenosen, Vaskulitiden

6.5 Erkrankungen des rheumatischen Formenkreis

6.5.1 Rheumatisches Fieber (I00)

■ Grundlagen

Definition
Entzündliche Systemerkrankung nach tonsillo-pharyngealer Infektionen durch β-hämolysierende Streptokokken der Gruppe A

Epidemiologie
In Industrieländern aufgrund Antibiotikatherapie selten, ca. 3 % der nicht antibiotisch behandelten pharyngealen Infektionen durch A-Streptokokken, Erkrankungsgipfel 5.–15. Lebensjahr

Ätiologie
Nach Angina tonsillaris und Pharyngitis:
- Hypersensitivitätsreaktion gegen Zellwandbestandteile der A-Streptokokken
- Infektallergische Kreuzreaktion zwischen dem M-Protein der A-Streptokokken und körpereigenen Antigenen

Lokalisation
Systemerkrankung mit Manifestation vor allem an Haut, Herz, Gelenken, seltener Lunge und ZNS

Pathologischer Befund
Histologischer Verlauf:
- Exsudative Frühphase (2.–3. Woche): entzündliches Infiltrat des Parenchyms, Degeneration des Kollagens, fibrinogene Nekrose, am Herzen verruköse Endokarditis (Exulzeration des Endothels, Thrombenbildung auf den Klappen)
- Proliferative Phase: perivaskuläre Granulombildung (Aschoff-Geipel-Knötchen) mit zentraler Nekrose und Infiltrat aus T-Lymphozyten, Plasmazellen, Anitschkow-Zellen, Aschoff-Zellen (mehrkernige Riesenzellen)
- Nach 3–6 Monaten: Abheilung mit Bildung einer rheumatischen Narbe

Pathophysiologie
- Kreuzreaktive Antikörper binden an Myo- und Endokard und führen zur Myo- bzw. Endokarditis
- Ablagerung von Immunkomplexen (Typ-3-Hypersensitivitätsreaktion) an Myo- bzw. Endokard
- Kreuzreaktive Antikörper gegen Antigene des Nucleus caudatus und subthalamicus mit Chorea minor
- Sterile Arthritis durch Ablagerung von Immunkomplexen mit Synovitis

Risikofaktoren
- Vorgeschädigte Herzklappen
- Fehlbildungen des Herzen

Klinik

Anamnese

Angina tonsillaris/Pharyngitis bzw. Scharlach mit typischem Exanthem vor 10–20 Tagen

 Tipp: Zum rheumatischen Fieber kommt es nicht nach Hautinfektionen durch A-Streptokokken.

Körperliche Untersuchung

Diagnosekriterien nach Jones (bei einem Hauptkriterium und zwei Nebenkriterien oder 2 Hauptkriterien positiv, wenn anamnestisch eine Streptokokkeninfektion vorlag)
- **Hauptkriterien**
  - Karditis: subakute Endokarditis, Perikarditis, Myokarditis
  - Polyarthritis (= Jaccoud-Arthritis): wandernder Befall der großen Gelenke mit Schwellung, Überwärmung und starken Schmerzen
  - Chorea minor: unkontrollierte Bewegungen der Hände, Ungeschicklichkeit
  - Erythema marginatum: rosarote, kreisrunde Flecken
  - Subkutane Knötchen (Rheuma-Knoten)
- **Nebenkriterien**
  - Arthralgien
  - Fieber
  - Akut-Phasen-Proteine (BSG, CRP) erhöht

Diagnostik

Labor

Entzündungsparameter: BSG und CRP erhöht, eventuell mikrozytäre Anämie
Nachweis einer vorausgegangenen Streptokokkeninfektion:
- Erhöhte Titer (>300 IE) oder Titeranstieg von Antistreptolysin-O, Antihyaluronidase, Anti-DNase-B, Antistreptokinase
- Rachenabstrich auf A-Streptokokken in 50 % positiv

Technische Diagnostik
- **EKG**, eventuell 24-h-Langzeit-EKG: Tachykardie, PQ-Verlängerung und Erregungsrückbildungsstörungen
- **Echokardiographie**: Nachweis funktioneller und struktureller Anomalien, z. B. Klappenveränderungen, Vergrößerung und Funktionsbeeinträchtigung des linken Ventrikels bei Myokarditis, Perikarderguss bei Perikarditis
- **Röntgen-Thorax**: Beurteilung der Herzgröße, bei Dyspnoe Ausschluss pulmonaler Veränderungen

Differenzialdiagnose
- Karditis anderer Genese
- Dilatative Kardiomyopathie
- Kongenitale Herzklappenfehler
- Spondylitis ankylosans
- Arthritis psoriatica
- Enteropathische Arthritiden
- Morbus Whipple
- Morbus Behçet
- Virusinduzierte Arthritiden
- Lyme-Arthritis
- Septische Arthritis
- Atypisch beginnende rheumatoide Arthritis

- Juvenile idiopathische Arthritis
- Kollagenosen
- Vaskulitiden
- Fibromyalgie-Syndrom

■ Therapie – konservativ

Kausal: Antibiose wegen möglicherweise persistierender Streptokokkenbesiedlung
- Penicillin V: 100.000 IE/kg KG/d (bei Kindern) bzw. 3–4 Mio. IE/d (bei Erwachsenen) über 10 Tage
- Alternativ bei Penicillin-Allergie: Erythromycin 40 mg/kg KG/d (bei Kindern) über 10 Tage

Supportiv:
- Bettruhe und körperliche Schonung (bis zu 2–3 Monate)
- Entzündungshemmend: Azetylsalizylsäure 2–3 g/d (bei Erwachsenen), nach Besserung 1/3 der Dosis über 6–9 Wochen
- Bei Karditis: Kortikosteroide Prednisolonäquivalent 2 mg/kg KG/d (bei Kindern) bzw. 80 mg/d (bei Erwachsenen) über 3–4 Wochen
- Bei Chorea minor: ggf. leichte Sedierung

■ Therapie – operativ

Herzchirurgische Maßnahmen nur bei Beeinträchtigung der Hämodynamik bei Herzklappenschädigung

■ Prophylaxe

- Primärprävention: Antibiotikatherapie bei A-Streptokokkeninfekten der oberen Atemwege
- Sekundärprävention: antibiotische Prophylaxe über 5–10 Jahre und später bei diagnostischen oder operativen Eingriffen:
  - Benzyl-Penicillin-Benzathin 1,2 Mio. IE i.m. 1× monatlich oder Penicillin V 2× tgl. 400.000 IE p.o.
  - Alternativ: Erythromycin 2×250 mg/d p.o.

■ Prognose

Natürlicher Verlauf
Letalität 2–5 %, etwa 50 % der Patienten erleiden eine chronische rheumatische Herzerkrankung. Bei Ausheilung liegt das Rezidivrisiko ohne Sekundärprävention bei ca. 20 %. Bei Rezidiven steigt das Risiko für eine Klappenschädigung.

Komplikationen
Schädigung der Herzklappen mit Herzklappeninsuffizienz oder Stenose

6.5.2 Rheumatoide Arthritis (RA) (M06.9)

■ Grundlagen

Synonyme
Chronische Polyarthritis

Definition
Systemische Autoimmunerkrankung mit chronisch progredienter Gelenkdestruktion, Rheumaknoten und gelegentlich extraartikuläre Organbeteiligungen

Epidemiologie
Prävalenz 0,5–1 %, Inzidenz ca. 30:100.000 Einwohner pro Jahr, Manifestationsgipfel 40.–50. Lebensjahr, w:m 3:1

Ätiologie
Nicht vollständig geklärt, multifaktoriell:
- Autoimmun (autoreaktive T-Helferzellen, B-Lymphozyten, Rheumafaktor)
- Eventuell nach viralen oder bakteriellen Infekten
- Genetisch

Lokalisation
Symmetrische Polyarthritis vor allem der Fingergrund- und Mittelgelenke

Genetik
Schwere Krankheitsverläufe assoziiert mit HLA-DR4 und HLA-DR1

Pathologischer Befund
- Entzündliches Infiltrat und Synvialzellhyperplasie
- Pannusbildung: destruktiv-infiltrierend wachsendes Granulationsgewebe
- Destruktion des Knorpels, des Knochens, der Sehnen und des periartikulären Gewebes

Pathophysiologie
Destruktion der Gelenkstrukturen durch Entzündungsreaktion:
- Aktivierung neutrophiler Granulozyten, Lymphozyten und Plasmazellen mit Einwanderung in die Synovialis
- Sekretion von Zytokinen
- Bildung des Rheumafaktors: Autoantikörper gegen das Fc-Fragment der IgG mit Ablagerung von Immunkomplexen in der Synovialis, Synovia und extraartikulär

Risikofaktoren
Weibliches Geschlecht, Rauchen

Einteilung/Klassifikation

Stadium	Befund	Funktion
Frühstadium	• Fehlen destruktiver Gelenksveränderungen im Röntgenbild • Leichte bandförmige, gelenknahe Osteoporose	• Vollständige funktionelle Kapazität
Mäßig fortgeschritten	• Gelenknahe Osteoporose mit oder ohne Gelenkdestruktionen • Usuren • Keine Gelenkdeformitäten	• Beginnende Einschränkung der Gelenkbeweglichkeit • Beginnende Muskelatrophie (z. B. interossär)
Fortgeschritten	• Ausgeprägte Knorpel- und Knochendestruktion • Gelenkdeformationen, Subluxationen, Achsendeviationen • Fehlen fibröser oder ossärer Ankylosen	• Ausgesprochene Muskelatrophie • Arbeitsfähigkeit stark eingeschränkt • Selbsthilfe oft ungenügend
Endstadium	• Fibröse oder knöcherne Ankylosen • Sonst wie in Stadium III	• Bett- oder fahrstuhlinvalid • Selbsthilfe ohne Training praktisch ausgeschlossen

Tab. 6.2 Phasen der rheumatoiden Arthritis (nach Steinbrocker).

■ Klinik

Anamnese
Rheumaanamnese (s. Kap. 6.2), Grunderkrankungen (des Bewegungsapparats, Psoriasis), ärztliche Eingriffe (Gelenkpunktion, Operationen), Schmerzanamnese, Befallsmuster der Gelenke

Zeitlicher Verlauf der Symptome, allgemeines Krankheitsgefühl, Antriebslosigkeit, Muskelschmerzen

Körperliche Untersuchung

Kriterien des „American College of Rheumatology (ACR)": rheumatoide Arthritis wahrscheinlich, wenn 4 von 7 positiv über mindestens 6 Wochen:
- Morgensteifigkeit in mindestens einem Gelenk für mindestens eine Stunde
- Gelenksentzündungen (gallertartig weiche, spindelförmige Schwellung, schmerzhafte Bewegungseinschränkung, Rötung, Überwärmung) in mindestens drei verschiedenen Gelenkregionen
- Gelenkentzündungen an Hand- oder Fingergelenken
- Beidseitige Gelenkentzündungen der selben Gelenke beider Körperhälften
- Rheumaknoten (derbe, bewegliche, subkutane Granulome)
- Nachweis von Rheumafaktoren
- Radiologische Veränderungen der Gelenke

Weitere Befunde:
- Raynaud-Syndrom
- Sehnenscheidenentzündungen
- Sekundäres Karpaltunnelsyndrom
- Muskelatrophie der Musculi interossi

Sonderformen der rheumatoiden Arthritis:
- Morbus Still: juvenile rheumatoide Arthritis mit Hepato- und Splenomegalie, Lymphknotenschwellung, Exanthem
- Felty-Syndrom: schwere rheumatoide Arthritis mit Lymphknoten- und Milzschwellung, Leukopenie, selten Thrombopenie
- Caplan-Syndrom: rheumatoide Arthritis bei gleichzeitiger Silikose (Lungenrundherde!)

■ Diagnostik

Labor
- Blutbild: Entzündungsanämie Thrombozytose, BSG und CRP erhöht
- Rheumafaktor (RF) positiv bei 65 – 80 % (weniger in der Frühphase)
- Antikörper gegen zyklische zitrullinierte Peptide (CCP): Spezifität (~95 %), Sensitivität (~50 %)

Differenzialdiagnostisch:
- Urinuntersuchung: Ausschluss Hämaturie, Proteinurie bei z. B. Kollagenosen
- Antinukleäre Antikörper (ANA), Antineutrophilen-Zytoplasma-Antikörper (ANCA): Kollagenosen (z. B. SLE), Vaskulitiden (z. B. M. Wegener)

Technische Diagnostik
- **Röntgen, MRT** (Hände, Vorfüße, symptomatische Gelenke): Knochenerosionen, subchondrale Osteoporose, Destruktionen des umliegenden Knochens, Ankylosen, Gelenkfehlstellungen (Knopflochdeformität, Schwanenhalsdeformität, Ulnardeviation)
- **Weichteil- und Knochenszintigraphie**: Verteilungsmuster der Entzündungsaktivität

Biopsie

Gelenkpunktat: Abgrenzung zu polyartrikulären Gicht und infektiösen Arthritiden
Befund: steril, Granulozyten-Vermehrung, hohe Zahl von Phagozyten (Rhagozyten)

■ Differenzialdiagnose

- (Para-)artikuläre Neoplasie: langsam zunehmende Auftreibung des Gelenkes, evtl. mit tastbarer Substanzvermehrung
- Infektiöse Arthritis: akuter Beginn, heftiger Schmerz, Gelenkrötung, Fieber, herabgesetztem Allgemeinzustand, ggf. vorangegangene Punktion des betroffenen Gelenkes, bekannte Drogenabhängigkeit, AIDS oder bakterielle Grunderkrankung

- Reaktive Arthritis
- Gicht
- Kristallarthropathien
- Arthrose
- Ankylosierende Apondylitis
- Psoriasis-Arthritis
- Morbus Behçet
- Arthralgien: vorübergehende Alltagssymptome bei Erkältungen, fieberhaften Infekten oder idiopathisch

■ Therapie – konservativ

> Merke: BEPOS-Schema: **B**asistherapie, **E**rgotherapie, **P**hysikalische Therapie, **O**rthopädische Eingriffe, **S**chulung/**S**chmerztherapie

Basistherapie (= disease modifying antirhematic drugs, DMARD): Wirksamkeitseintritt nach 3–4 Wochen; Monotherapie über 3 Monate. Bei mangelnder Remission Kombinationstherapie
- Goldstandard: Methotrexat
- Alternativ: Sulfasalazin, Leflunomid
- Nur in Kombination: Resorchin, Biologicals, Cyclosporin A

Folsäureantagonist (Methotrexat)
Präparate: Lantarel, Metex, MTX Hexal (s. Kap. 6.3)
1× wöchentlich 15–30 mg (p.o. abends, 1 h nach dem Abendessen, oder s.c.); zeitverschoben Folsäuresubstitution

Sulfasalazin
Präparate: Azulfidine RA, Pleon RA, Salazopyrine (s. Kap. 6.3)
2–3×500 mg/d; Kombinationsmöglichkeit mit Methotrexat, Resorchin

Leflunomid (Arava)
Siehe Kap. 6.3
1×20 mg/d; Kombinationsmöglichkeit mit Biologicals, Methotrexat, Resorchin

Chloroquin
Präparate: Chloroquin Berlin Chemie, Resorchin, Weimerquin (s. Kap. 6.3)
2,5 mg/kg KG/d, Abbruch, wenn über 6 Monate keine Besserung eintritt

Biologicals (TNF-Blocker)
Präparate: Infliximab, Etanercept, Adalimumab (s. Kap. 6.3)
Second- bis Third-line-Therapie, Kombination mit Methotrexat oder Leflunomid
- Infliximab: 3–5 mg/kg KG i.v. 0, 2, 6, alle 4–10 Wochen
- Eternacept: TNF-Rezeptor-AK, 50 mg (oder 2×25 mg) pro Woche s.c.
- Adalimumab: 40 mg s.c. alle (1–) 2 Wochen

Immunsuppressiva (Ciclosporin A)
Präparate: Cicloral HEXAL, Immunosporin, Sandimmun Optoral (s. Kap. 6.3)
2,5 mg/kg KG/d über 6 Wochen, Langzeittherapie mit niedrigster wirksamer Dosis

Ergotherapie
Schienentherapie, Funktionstraining, Hilfsmittel

Physikalische Therapie
Aktive und passive Maßnahmen, Trainingstherapie

Orthopädische Eingriffe
Frühsynovektomie, rekonstruktive Eingriffe

Schmerztherapie
Supportiv und in Schüben (s. Kap. 6.3)

- Nichtsteroidale Antirheumatika (NSAR)
- Coxibe
- Glukokortikoide

 Tipp: Azetylsalizylsäure wird wegen der vergleichsweise hohen Nebenwirkungen in der für Rheumapatienten nötigen Dosis nicht mehr verwendet.

Dosierung/Anwendung
- Ibuprofen: 1–3×800 mg/d p.o.
- Diclofenac: 1–3×50 mg/d p.o.
- Celecoxib: 1–2×100–200 mg/d p.o.
- Glukokortikoide: 25 mg bis 1 g/kg KG Prednisolonäquivalent. Dauertherapie nicht über der Cushing-Schwellen-Dosis (von etwa 5,5 mg/d Prednisolon) und nur unter Osteoporoseprophylaxe. Kristalline Steroide: intraartikulär unter aseptischen Kautelen

■ Therapie – operativ

Rheumachirurgie
- Synovektomie: arthroskopisch oder chirurgisch
- Gelenkresektion: ersatzlose Entfernung des zerstörten Gelenkes; Nachbehandlung mit Gips und Schienen, z. B. an Zehengrundgelenken
- Arthrodese (Gelenkversteifung): Entfernung des erkrankten Gelenkes, Fixation der Knochenstümpfe in einer funktionell günstigen Stellung, z. B. an den Fingergelenken
- Plastische Operationen: Teilresektion des Gelenkes, Auffüllung mit körpereigenem Gewebe (eingerollte Sehne), z. B. an der Handwurzel
- Endoprothesen: oft schon bei relativ jungen Leuten (Ziel: Entlastung anderer Gelenke); frühe Ablockerung durch spröden Knochen

■ Prophylaxe
Verhinderung der Progression der Erkrankung durch frühzeitigen Beginn der DMARD-Therapie

■ Prognose

Natürlicher Verlauf
30 % leichte bis wechselnde Krankheitsaktivität, 70 % schwerer progredienter Krankheitsverlauf. Prognostisch ungünstige Faktoren sind:
- Frühzeitig hoher Rheumafaktor, CRP, BSG
- Höheres Alter bei Beginn der Erkrankung (>60 Jahre)
- Stärkere Funktionseinschränkung bei Frauen
- Frauen: erhöhte Morbidität und Mortalität
- Fehlende soziale Bezugssysteme, schlechte ökonomische Bedingungen und niedriges Bildungsniveau

Komplikationen
- Deformitäten: ulnare Instabilität der Hand, Knopfloch- und Schwanenhalsdeformität der Finger, Subluxation verschiedener Gelenke, Ankylosierungen
- Sekundäre Arthrose
- Beteiligung der oberen Halswirbelsäule: atlantodentale Instabilität, basiläre Impression
- Organbeteiligung: Rheumaknoten, Vaskulitis, Amyloidose
- Erhöhte Mortalität durch kardiovaskuläre Folgekrankheiten, Infekte, gehäuftes Auftreten von Lymphomen

6.6 Seronegative Arthritiden

6.6.1 Reaktive Arthritis (M02.9) und Reiter-Syndrom (M02.3)

■ Grundlagen

Synonyme
Reiter-Syndrom: urethro-okulo-synoviales Syndrom, Arthritis dysenterica, postenteritische reaktive Arthritis, sexually acquired reactive arthritis (SARA)

Definition
- Reaktive Arthritis: entzündliche Gelenkerkrankung nach gastrointestinalen oder urogenitalen Infekten
- Reiter-Syndrom: reaktive Arthritis, zusätzlich Urethritis und Konjunktivitis bzw. Iritis

Epidemiologie
2–3 % aller Patienten mit gastrointestinaler oder urethrischer Infektion

Ätiologie
- Folgeerkrankung nach Gonorrhö oder nicht-gonorrhoischen Urethritis
- Enteropathische Arthritis
- Gastrointestinale Infekte: Salmonella enterica, Campylobacter jejuni, Yersinia enterocolitica, Yersinia pseudotuberculosis, Shigella flexneri
- Chronisch entzündlichen Darmerkrankungen
- Morbus Whipple
- Autoimmunologischen Kreuzreaktion zwischen Oberflächenantigenen der auslösenden Bakterien und körpereigeroteinen (molekulares Mimikry)

Lokalisation
Arthritis: häufig Knie und Sprunggelenke, seltener Zehen-, Hand- oder Fingergelenke)

Genetik
HLA-B27 (bei 80 % positiv)

Assoziierte Erkrankungen
Morbus Bechterew, Morbus Crohn, Colitis ulcerosa

Pathologischer Befund
- Entzündliches Infiltrat und Synvialzellhyperplasie
- Pannusbildung: destruktiv-infiltrierend wachsendes Granulationsgewebe
- Destruktion des Knorpels, des Knochens, der Sehnen und des periartikulären Gewebes

Pathophysiologie
Destruktion der Gelenkstrukturen durch sterile Entzündung

Risikofaktoren
Chronisch entzündliche Darmerkrankungen. Reiter-Syndrom: gehäuft bei HIV-Infektionen

■ Klinik

Anamnese
Ca. 2–6 Wochen nach Infekt. Allgemeine Symptome: Fieber, Abgeschlagenheit

Körperliche Untersuchung
Reaktive Arthritis: aseptische, asymmetrische Oligoarthritis

> Tipp: Reiter-Trias: reaktive Arthritis, Konjunktivitis bzw. Iritis und Urethritis (can't see, can't pee, can't climb a tree)

Weitere typische Befunde:
- Sakroiliitis, Daktylitis, die Schwellung eines ganzen Fingers oder einer ganzen Zehe
- Schmerzhafte Sehnenansätze (vor allem Achillessehne)
- Hautveränderungen:
  - Sterile Pusteln auf erythematösem Grund an Handflächen und Fußsohlen, selten: Erythema nodosum
  - Psoriasisähnliche Herde vor allem über den Gelenken
  - Erosionen der Mundschleimhaut
- Nagelveränderungen: subunguale Keratosen, Onycholyse und Onychodystrophie

■ Diagnostik

Labor
- Entzündungsparameter: BSG, CRP erhöht
- Rheumafaktoren und Autoantikörper sind negativ
- Titerbestimmung: Salmonellen-, Campylobacter und Yersinien-Antikörper

Technische Diagnostik
- Urethralabstrich bzw. Zervixabstrich: Erregerkultur bzw. PCR auf Chlamydien und Mykoplasmen
- Röntgen, MRT der betroffenen Gelenke

Biopsie
Gelenkpunktat: kein Erregernachweis, evtl. Nachweis des Antigens oder bakterieller DNA

■ Differenzialdiagnose
- Psoriasis-Arthritis: 10–20 % der Psoriasispatienten; verschiedene klinische Formen mit symmetrischer Polyarthritis, asymmetrischer Oligoarthritis, Spondylarthritis mit Sakroilitis
- Septische Arthritis
- Infektion bei chronischer Polyarthritis
- Sekundäre Lues
- Rezidivierende Polychondritis
- Pilzerkrankungen (Tinea manus, Tinea pedis)

■ Therapie – konservativ

Kausal:
- Antibiotische Therapie bei nachweisbarer Urethritis oder Enteritis bis zu 3 Monaten
- Behandlung assoziierter Erkrankungen (chronisch entzündlichen Darmerkrankung) führt zur Besserung der Arthritis

Symptomatisch (s. Kap. 6.3):
- Nichtsteroidale Antirheumatika (NSAR)
- Physikalische Therapie (z. B. Kryotherapie)
- Schwerer Verlauf: Glukokortikoide
- Chronischer Verlauf: Sulfasalazin

Dosierung/Anwendung
- Ibuprofen: 1–3×800 mg/d p.o.
- Diclofenac: 1–3×50 mg/d p.o.
- Celecoxib: 1–2×100–200 mg/d p.o.
- Glukokortikoide: 25 mg bis 1 g/kg KG Prednisolonäquivalent. Dauertherapie nicht über die Cushing-Schwellen-Dosis (von etwa 5,5 mg/d Prednisolon) und nur unter Osteoporoseprophylaxe. Kristalline Steroide: intraartikulär unter aseptischen Kautelen
- Sulfasalazin: 2–3×500 mg/d

Prognose

Natürlicher Verlauf
Heilung: ca. 80 % nach 12 Monaten, Rezidive in 15 %. In 15 % chronischer Verlauf (insbesondere HLA-B27-positive Patienten und schwere Verläufe)

Komplikationen
Iridozyklitis, Karditis, Pleuritis (selten), Gelenkdestruktion

6.6.2 Ankylosierende Spondylarthritis (M45)

Grundlagen

Synonyme
Ankylosierende Spondylitis, Spondylitis ancylosans, Morbus Bechterew

Definition
Chronisch entzündliche, seronegative rheumatische Erkrankung mit Manifestation im Bereich der distalen Wirbelsäule und der Iliosakralgelenke

Epidemiologie
Prävalenz ca. 1 % der Bevölkerung, m : w = 3 : 1, Manifestationsgipfel 15.–30. Lebensjahr. Juvenile Form: Beginn vor dem 15. Lebensjahr

Ätiologie
Unklar

Lokalisation
Vor allem Iliosakral- und Wirbelsäulengelenke

Genetik
HLA-B27-assoziiert (95 %), familiäre Häufung

Pathologischer Befund
- Entzündliches Granulationsgewebe mit Destruktion der Iliosakralgelenke, Zwischenwirbelscheiben und Zwischenwirbelgelenke
- Verknöcherung des Bandapparates und der Zwischenwirbelscheiben
- Periphere Gelenke: pathologischer Befund wie rheumatoide Arthritis

Pathophysiologie
Destruktion der Gelenkstrukturen durch Entzündungsreaktion

Risikofaktoren
Familiäre Disposition

Einteilung/Klassifikation
ESSG-Kriterien zur Diagnose einer Spondylarthropathie (nicht ausschließlich ankylosierende Spondylarthritis):
- Entzündlicher Rückenschmerzen und/oder asymmetrische Oligoarthritis, vor allem der unteren Extremitäten
- Plus eine der Folgenden:
  - Enthesitis (Ferse)
  - Vorausgehende symptomatische Infektion (urogenital oder enteral)
  - Psoriasis
  - Morbus Crohn ähnliche Darmläsionen
  - Familienanamnese für Spondylarthropathie
  - Eindeutige radiologische Sakroiliitis

Grad	Befund im Röntgenbild
1	Verwaschener Gelenkspalt, Pseudoerweiterung, mäßige Sklerosierung
2	Unregelmäßige Gelenkspalterweiterung, ausgeprägte Sklerosierung, Erosionen, „Perlschnurbild"
3	Gelenkspalterweiterung oder -verengung, Erosionen
4	Sklerosierung, partielle Ankylosierung, totale Ankylose

Tab. 6.3 Schweregradeinteilung der pathologischen Veränderung im Röntgenbild.

■ Klinik

Anamnese
Langsamer schubartiger Beginn
Symptome: Müdigkeit, Gewichtsverlust und subfebrile Temperaturen, nächtliche, dumpfe, tiefsitzende Kreuz- oder Gesäßschmerzen in die Kniekehlen ausstrahlend, später gesamter Rücken, morgendliche Steifigkeit der Wirbelsäule

Körperliche Untersuchung
Initial:
- Mono- oder Oligoarthritis (meist Hüftgelenks, seltener Knie-, Sprung- und Schultergelenke)
- Mennell-Zeichen: Schmerzen bei Verschiebung im Iliosakralgelenk
- Bewegung: reduziert im Schober- (<5 cm) und Ott- (<3 cm) Test, Finger-Fuß-Boden-Abstand (>0 cm)

Später:
- Ankylose: Einsteifung der Wirbelsäule
- Thorakale Hyperkyphose und eventuell Skoliose
- Abflachung der lumbalen Lordose
- Kontrakturen der Muskelpartien
- Enthesiopathie: schmerzhafte, geschwollene Entzündungen an Insertionsstellen von Sehnen und Bändern (Achillessehne, Plantaraponeurose, Sitzbeinhöcker)
- Gürtelförmige Thoraxschmerzen und Brustwandstarre mit eingeschränkten Thorax-Atemexkursionen: Unterschied zwischen Inspiration und Exspiration meist weniger als 2 cm

■ Diagnostik

Labor
- Im Schub Entzündungsparameter (CRP, BSG) erhöht
- Rheumafaktor-negativ
- HLA-B27-positiv (95 %)

Technische Diagnostik
Röntgenbild:
- Doppelseitige Iliosakralgelenkarthritis (beweisend für eine Spondylarthritis): Sklerosierungen und Erosionen
- Spondylarthritis: knöcherne Ankylosierung der Intervertebralgelenke
- Knöcherne Brückenbildung zwischen Wirbelkörpern (Syndesmophyten)
- Verknöcherung des Wirbelsäulenbandapparats („Bambusstabform")
- Kyphotische Fehlstellung

Differenzialdiagnose
- Spondyloarthritiden anderer Genese
- Osteoporose
- Diskusprolaps
- Infektiöse Spondylitis
- Wirbelsäulenmetastasen/-tumoren
- Diffuse idiopathische skelettale Hyperostose

Therapie – konservativ
Allgemeine Maßnahmen: Physiotherapie
Medikamentöse Maßnahmen (s. Kap. 6.3):
- Nichtsteroidalen Antiphlogistika, Coxibe
- Sulfasalazin
- Kortikosteroide: während schwerer Schübe

Dosierung/Anwendung
- Ibuprofen: 1–3×800 mg/d p.o.
- Diclofenac: 1–3×50 mg/d p.o.
- Celecoxib: 1–2×100–200 mg/d p.o.
- Sulfasalazin: 2–3×500 mg/d
- Glukokortikoide: 25 mg bis 1 g/kg KG Prednisolonäquivalent. Dauertherapie nicht über der Cushing-Schwellen-Dosis (von etwa 5,5 mg/d Prednisolon) und nur unter Osteoporoseprophylaxe

Therapie – operativ
Aufrichtungsosteotomie
Bei Einsteifung in hochgradiger Fehlstellung

Prophylaxe
Frühzeitige konsequente Bechterew-Gymnastik. Bei körperlich anstrengenden Berufen eventuell Umschulung notwendig

Prognose
Natürlicher Verlauf
Individuell stark variabel, chronisch-progredienter Verlauf, intermittierende Schübe. Unter konsequenter Therapie (Patientencompliance entscheidend) Vermeidung von Komplikationen möglich mit normaler Lebenserwartung

Komplikationen
- Uveitis anterior (ca. 30 % der Patienten): einseitig, häufig rezidivierend, selten Einschränkung des Sehvermögens
- Abakterielle Urethritis
- Kardiovaskuläre Störungen: Herzrhythmusstörungen, Aortitis mit Aorteninsuffizienz (10 %)
- Lungenfibrose (ca. 1 % der Patienten): Oberlappen beidseits
- Neurologische Kompressionssymptomatik
- Sekundäre Amyloidose 4–5 %

6.7 Kollagenosen

 Merke: Kollagenosen sind rheumatische Systemerkrankungen ungeklärter Ätiologie mit wechselndem Befall des Bindegewebes verschiedener Organe.

6.7.1 Systemischer Lupus erythematodes (M32.9)

■ **Grundlagen**

Synonyme
Lupus erythematodes disseminatus

Definition
Maximalvariante einer chronisch-rezidivierenden Kollagenose mit krankheitstypischem Multiorganbefall, insbesondere des Bewegungssystems, der Haut und Schleimhäute, der inneren Organe (Niere, Herz, Lunge und andere) und des Zentralnervensystems

Epidemiologie
Häufigste Kollagenose, Prävalenz 15–50:100.000 Einwohnern, zu 90 % Frauen im gebärfähigen Alter, Manifestationsgipfel 20.–30. Lebensjahr

Ätiologie
Unklar
- Eventuell nach viralem Infekt (insbesondere humane Herpesviren) mit Freisetzung großer Mengen DNA und Bildung von Autoantikörpern gegen DNA und Kernstrukturen
- Autoantikörperbildung gegen Zellstrukturen durch dysregulierte polyklonale und antigenspezifische T- und B-Zellaktivierung
- Immunkomplexbildung mit mangelnder Entfernung durch Phagozytenfunktionsstörung

Lokalisation
- Gelenke (ca. 80 % der Fälle)
- Haut (ca. 70 % der Fälle)
- Herz und Lunge (60–70 % der Fälle)
- Niere (60–70 % der Fälle)
- Zentrales Nervensystem (60 %), peripheres Nervensystem (15 %)

Genetik
Gehäuft bei HLA-DR2, -DR3

Pathologischer Befund
- Diskoide Lupusläsionen:
  - Makroskopisch: Erythem, Schuppung, Atrophie
  - Mikroskopisch: Hyperkeratose, bandartiges lymphozytäres Infiltrat, in der Immunfloureszenz als Ablagerungen von IgG und Komplement erkennbar („Lupusband")
- Lupusnephritis (s. Einteilung)
- Arthritis: nicht destruktiv, neutrophile, fibrinöse Synovitis
- Serositis: fibrinöse Entzündung, eventuell mit Erguss, später Fibrosen und Verwachsungen

Pathophysiologie
Organunspezifische Reaktion der Autoantikörper:
- Typ-2-Hypersensitivitätsreaktion: zytotoxische Reaktion gegen Erythrozyten, Lymphozyten, Thrombozyten mit hämatologischen Komplikationen
- Typ-3-Hypersensitivitätsreaktion: Ablagerung von Immunkomplexen mit Entzündungsreaktion durch Komplementaktivierung: Vaskulitis, Perivaskulitis, Glomerulonephritis

Risikofaktoren
Weibliches Geschlecht, Exazerbation bei UV-B-Lichtexposition

Einteilung/Klassifikation
Klinische Verlaufsformen des Lupus erythematodes
- Chronisch kutaner LE (CCLE, CDLE): lokalisiert oder generalisiert, 10 % entwickeln einen SLE
- Subakut kutaner LE (SCLE)
  - Psoriasisforme oder anuläre Herde bei 10 % der Patienten mit SLE
  - 50 % erfüllen 4 oder mehr ACR-Kriterien
  - 75 % der Patienten sind fotosensitiv
  - Anti-RoAK (60 %)
- Systemischer Lupus erythematodes: s. u. ACR-Kriterien

Klasse	Pathologie der Lupusnephritis
Klasse 1	Minimal mesangial
Klasse 2	Mesangial proliferativ
Klasse 3	Fokal-segmentale proliferative Glomerulonephritis (<50 % der Glomeruli betroffen) Aktiv Chronisch-aktiv Chronisch-inaktiv
Klasse 4	Diffus proliferative Glomerulonephritis
Klasse 5	Membranöse Glomerulonephritis: meist mit nephrotischem Syndrom
Klasse 6	Sklerosierende Glomerulonephritis: Funktionsverlust >90 % der Glomeruli mit chronischer Niereninsuffizienz

Tab. 6.4 Klassifikation verschiedener Nephritistypen bei Lupusnephritis (Internationale Gesellschaft für Nephrologie 2003).

■ Klinik

Anamnese
Grunderkrankungen, Familienanamnese, Aborte in der Vorgeschichte, Rheumaanamnese (siehe Basisdiagnostik)
Allgemeinsymptome: Fieber, Gewichtsverlust, Nachtschweiß, Lymphadenopathie, Fatigue, Arthralgien, Myalgien

Körperliche Untersuchung
ACR-Kriterien (Klassifikationskriterien, 4 von 11 Kriterien müssen positiv sein für die Diagnose SLE):
- UV-Empfindlichkeit
- Schleimhautulzera: Orale oder nasopharyngeale Ulkusbildungen, meist schmerzlos
- Schmetterlingserythem: im Bereich der Wangen, meist Aussparung der nasolabialen Falten
- Diskoide Lupus-Läsionen erythematöse, erhabene, keratotische Hautflecken
- Blutbildveränderungen: Leukopenie, Lymphopenie, Thrombopenie, hämolytische Anämie
- Nicht-erosive Arthritis: Steifigkeit, Schwellung oder Gelenkerguss
- Serositis
  - Pleuritis: Pleuraschmerz, auskultatorisches Reibegeräusch
  - Perikarditis: auskultatorisches Reibegeräusch
  - Peritonitis
- Lupusnephritis
  - Akutes nephritisches Syndrom
  - Nephrotisches Syndrom

- Rasch progrediente Glomerulonephritis
- Chronische Niereninsuffizienz
- Renale Hypertonie
• Neurologische Störungen (60 %)
  - Krampfanfälle (aseptische Meningitis, zerebrovaskuläre Erkrankungen, demyelinisierende Erkrankungen
  - Kopfschmerzen (einschließlich Migräne und Pseudotumor cerebri)
  - Bewegungsstörungen (Chorea)
  - Organische Psychosyndrome
  - Depressive Verstimmung
  - Kognitive Störungen: auffälliger Mini-Mental-Status-Test (MMST)
  - Periphere motorische und sensible Störungen: Guillain-Barré-Syndrom (GBS), Mono-/Polyneuropathie, Myasthenia gravis, Hirnnervenstörungen, Plexusläsionen
• Immunologische Befunde (dsDNA, Sm, ACL, LAK, falsch-positive Lues-Serologie)
• positive ANA

Weitere Befunde:
• Vernarbende Alopezie
• Zwerchfellhochstand mit basalen Atelektasen: Überproportionale Atemnot bei nur geringer Lungenfunktionseinschränkung, Zunahme der Atemnot im Liegen
• **Antiphospholipid-Antikörper-Syndrom**: erhöhtes Risiko für Thrombosen, Aborte und Thrombozytopenie (typischer Laborbefund siehe unten)

■ Diagnostik

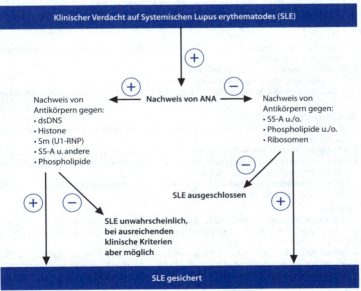

Abb. 6.5 Diagnostischer Algorithmus bei Verdacht auf SLE.

Labor
- **Entzündungsparameter**: BSG und α_2-/γ-Globuline erhöht
- **Blutbild**:
  - Hypochrome Anämie mit Retikulozytose
  - Leukopenie (<4000 Leukozyten/µl)
  - Lymphopenie (<1500/µl)
  - Thrombozytopenie (<100.000/µl)
- **Immunologische Befunde**:
  - Suchtest: antinukleäre Antikörper (ANA) (Titer >1:160 im Immunfluoreszenztest), 99 % der SLE-Patienten

Tipp: Bei negativem ANA-Suchtest meist keine weitere Diagnostik indiziert.

  - Anti-DNS-Antikörper: Konzentration proportional zur Krankheitsaktivität, 70 % der SLE-Patienten
  - Anti-Sm-Antikörper
  - Anti-Histon-Antikörper

Tipp: Manche Antikörper sind mit bestimmten klinischen Manifestationen assoziiert

  - Anti-Ro (SSA): häufiger neuropsychische Symptome
  - U1-RNP-Antikörper: bei Mischkollagenosen =Sharp-Syndrom
  - Nachweis von Phospholipid-Antikörper: Anti-Cardiolipin-Antikörper oder Lupus-Antikoagulanz (LAK), 40 % der SLE-Patienten, assoziiert mit Anti-Phospholipid-Syndrom
  - Abfall des Serumkomplements (C3, C4, CH50) durch Verbrauch bei akuter Immunkomplexerkrankung
- **Urindiagnostik** bei Nierenbeteiligung:
  - Persistierende Proteinurie von mehr als 0,5 g/Tag
  - Zelluläre Zylinder, Erythrozyten-, Hämoglobin-, granuläre, tubuläre oder gemischte Zylinder

Technische Diagnostik
- **EMG**: SLE-Myopathie mit Abnahme der Potenzialdauer, polyphasischer Aufsplitterung, Spontanaktivitäten
- **Röntgen-Thorax**: basale Atelektasen, Zwerchfellhochstand, „verkleinerte Lungen"
- **Röntgen betroffener Gelenke**: in 10–15 % deformierende Arthritis mit „Schwanenhalsbildung" und Ulnardeviation
- **Gelenkssonographie**: Nachweis von Gelenkserguss, Synovialishyperplasie, entzündliches Weichteilödem, Erosionen

Biopsie
- **Gelenkspunktion**: Zellzahl >2000–15000 Zellen/µl, Lymphozytose, Glukosekonzentration Serum/Punktat 1:1, Gesamteiweiß normal oder erhöht, ev. Nachweis von ANA, Komplement normal oder erniedrigt
- **Muskelbiopsie**: bei Verdacht auf Myositis (1×1×1 cm aus M. deltoideus, ev. M. quadriceps femoris; bei Verdacht auf distal betonte Muskelläsionen M. brachioradialis). Befund: lymphozytäre Vaskulitis, Verdickung der kapillären Basalmembranen, Immunglobulin-Depots im Bereich der Gefäße und des Sarkolemms
- **Perkutane Nierenbiopsie**: bei signifikanter Proteinurie und Verdacht auf Lupusnephritis

■ Differenzialdiagnose
- Andere Kollagenosen
- metabolische Stoffwechselstörung, z. B. Urämie, Ketoazidose oder Elektrolytstörungen
- Rheumatoide Arthritis
- Epilepsien
- Multiple Sklerose
- Hämatologische Erkrankungen (z. b. idiopathische thrombozytopenische Purpura)
- Medikamenteninduzierter LE: Procainamid, Hydralazin, Isoniazid, Chlorpromazin, D-Penicillamin, Practolol, Methyldopa, Chinidin, Interferon-α, evtl. orale Kontrazeptiva. Reversible bei Absetzten der Medikamente

■ Therapie – konservativ
Therapie nach Form, Stadium und Begleiterscheinung (s. Kap. 6.3):
- Kutaner Lupus erythematodes: steroidhaltige Salbe, Lichtschutzsalbe
- Systemischer Lupus erythematodes:
  - Leichte Form: NSAR und Chloroquin
  - Schwere Form: Prednisolon-Stoßtherapie und/oder Immunsuppressiva (Azathioprim, Cyclophosphamid)
- Anti-Phospholipid-Syndrom (APS): Antikoagulation, keine Immunsuppression!
  - Asymptomatisch: eventuell ASS 100 mg/d, bis zum Verschwinden der Antikörper
  - Symptomatisch (z. B. nach Thrombose): lebenslang ASS 100 mg/d
  - Schwangerschaft: ASS 100 mg/d (bis 2 Wochen vor Geburtstermin), eventuell plus niedermolekulares Heparin

Dosierung/Anwendung
- Chloroquin:2,5 mg/kg KG/d, Abbruch wenn über 6 Monate keine Besserung eintritt
- Ibuprofen: 1–3×800 mg/d p.o.
- Diclofenac: 1–3×50 mg/d p.o.
- Celecoxib: 1–2×100–200 mg/d p.o.
- Glukokortikoide: 25 mg bis 1 g/kg KG Prednisolonäquivalent in entzündlichen Schüben

■ Prophylaxe
Regelmäßige Kontrolle der Nierenfunktion (alle 3 Monate): Urinsediment, Proteinurie und Kreatininclearance

■ Prognose
Natürlicher Verlauf
5-Jahres-Überlebensrate 82–90 %, 10-Jahresüberlebensrate 71–80 % bei 20 % Remission innerhalb von 5 Jahren. Krankheitsbezogene Todesursachen meist Nierenversagen, thromboembolische Ereignisse und Infektionen

Komplikationen
- Lupusnephritis: Ausprägung s. Einteilung
- Libman-Sacks-Syndrom: abakterielle, verruköse Endokarditis der Herzklappen
- Sekundäre Atherosklerose
- Interstitielle Lupuspneumonie mit Übergang in eine chronisch interstitielle Lungenfibrose
- Anti-Phospholipid-Syndrom:
  - Hyperkoagulabilitätssyndrom durch Anti-Phospholipid-Antikörper gegen die Zellmembranen von Thrombozyten und Endothelzellen
  - Klinik in Abhängigkeit von der Titerhöhe: Thrombosen, arterielle und embolische Ereignisse, Fehlgeburten im ersten und zweiten Trimenon, Frühgeburten wegen Plazentainsuffizienz, Migräne-artige Kopfschmerzen

6.7.2 Polymyositis (M33.2) und Dermatomyositis (M33.1)

■ Grundlagen

Synonyme
Dermatomyositis: Lilakrankheit

Definition
- Dermatomyositis: Kollagenose mit Befall der quergestreiften Muskulatur der Haut und der inneren Organe (Niere, Lunge, Herz)
- Polymyositis: Dermatomyositis ohne Hautbeteiligung

Epidemiologie
Inzidenz: <1:100.000 Einwohner pro Jahr, Erkrankungsgipfel: 30.–50. Lebensjahr und in der Kindheit juvenile Dermatomyositis (Durchschnittsalter 9 Jahre), w:m = 2,5:1

Ätiologie
- Meist unklar, Auto-Antikörper-Bildung bzw. Immunkomplexablagerungen
- In 10 % paraneoplastisch (s. Einteilung): Karzinomen des Gastrointestinaltraktes, des weiblichen Genitales, der Mamma, der Lunge oder T-Zell-Lymphome

Lokalisation
- Schulter- oder Beckengürtelbereich (100 % der Fälle)
- Ösophagus (ca. 30 % der Fälle)
- Herz (ca. 30 % der Fälle)
- Haut bei Dermatomyositis

Genetik
Assoziation mit HLA-B8 und -DR3

Assoziierte Erkrankungen
- Ggf. Begleiterscheinung bei anderen Autoimmunerkrankungen (s. Einteilung)
- Assoziiert mit Komplementdefizienz

Pathologischer Befund
- Haut: vakuolisierte Basalzelldegeneration, epidermale Atrophie, milde perivaskuläre Infiltrate ohne Follikelbezug
- Muskel: Rundzellinfiltrate zwischen Muskelfaszikeln und Gefäßen, Fibrinthromben, obliterierende Vaskulopathie, Degeneration der Muskeln in Bündeln (Nekrose, Atrophie, Regeneration)
  - DD Einschlusskörperchenmyositis: innerhalb des Faszikels liegende Entzündung mit disseminierten Einzelzellnekrosen

 Tipp: Kein Lupusband in der Immunflouresenz!

Pathophysiologie
Wahrscheinlich Typ-2-Hypersensitivitätsreaktion: Autoantikörper gegen Zellbestandteile, Aktivierung zytotoxischer T-Zellen. Destruktion des betroffenen Gewebes durch Entzündungsreaktion

Risikofaktoren
Weibliches Geschlecht

Einteilung/Klassifikation
Haupttypen (nach Messner):
- Idiopathische Polymyositis (30 %)
- Idiopathische Dermatomyositis (25 %)
- Polymyositis/Dermatomyositis bei malignen Tumoren (10 %)
- Polymyositis/Dermatomyositis mit zusätzlicher Vaskulitis im Kindesalter (5 %)
- Polymyositis/Dermatomyositis als Begleiterkrankungen bei anderen Autoimmunerkrankungen, z. B. systemischen Lupus erythematodes (30 %)

■ Klinik

Anamnese
Familienanamnese, bekannte Grunderkrankung (Neoplasien, andere Autoimmunerkrankungen)

Körperliche Untersuchung

 Merke: Leitsymptom ist die rasch progrediente, meist symmetrische und proximal lokalisierte Muskelschwäche mit ausgeprägter Atrophie.

Myositis:
- Myalgien
- Bei Beteiligung der Schlund- und Atemmuskulatur: Dysphagie u. Dyspnoe

Hautmanifestation bei Dermatomyositis:
- Heliotroperythem: violett-rotes Erythem periorbital, im vorderen Hals-und Brustbereich, an den Streckseiten der Extremitäten und Finger
- Gottron-Papeln an der Streckseite von Fingergelenken: weißliche blassrote Papeln
- Druckschmerzhafte Nagelfalzhyperkeratosen (KEINIG-Zeichen)
- Eventuell Raynaud-Syndrom
- Hypomimie: trauriger Gesichtsausdruck

Organbeteiligung:
- Polyarthritis
- Schluckstörungen durch Befall von Pharynx und oberen Ösophagusanteilen
- Interstitielle Lungenerkrankungen bis zur Fibrose (10 %)
- Myokarditis: meist milde Tachykardie und EKG-Veränderungen (Reizleitungsstörungen)
- Glomerulonephritis
- Sonderform Anti-Jo1-Syndrom: Myositis, Raynaud-Syndrom, häufig Arthritis, Lungenfibrose

■ Diagnostik

Labor
- Entzündungsparameter: BSG erhöht, ev. Leukozytose
- Muskelenzyme: Aldolase, MM-CK, GOT, LDH erhöht, Myoglobin in Serum und Urin erhöht
- Autoantikörper:
  - ANA (50 %)
  - Anti-Jo-1 = Pl-1 (5 %, bei Lungenbefall 50 %)
  - Anti-Mi2 (10 %)
- Bei Nierenbeteiligung Proteinurie und Hämaturie

Technische Diagnostik
- **EMG**: pathologische Spontanaktivität (Fibrillationen, positive scharfe Wellen), bei Willkürinnervation verkürzte, polyphasische Potenziale mit niedriger Amplitude

> Tipp: Das Ausmaß der pathologischen Spontanaktivität ist ein Indikator für die Krankheitsaktivität

- **MRT**: Entzündungszeichen der Muskulatur, Tumorsuche

Biopsie
Sicherung der Diagnose durch Muskel- und evtl. Hautbiopsie

■ Differenzialdiagnose
- Systemischer Lupus erythematodes
- Progressive systemische Sklerodermie
- Sharp-Syndrom
- Rheumatische Muskelerkrankungen
- Myasthenia gravis
- Einschlusskörperchen-Myositis (inclusion body myositis)
- Polymyalgia rheumatica
- Muskeldystrophien
- Sekundäre Myositiden: Trichinose, medikamentös (Steroide, Chloroquin, Cimetidin, Lovastatin, Emetin)

■ Therapie – konservativ
- Therapie der Grunderkrankung bei paraneoplastischer Polymyositis/Dermatomyositis: Heilung des Tumorleidens kann zur Spontanremission führen
- Akuter Schub: hochdosierte Glukokortikoide: 60–100 mg/d Prednisolonäquivalent über 4–6 Wochen (s. Kap. 6.3)
- Langzeittherapie: Erhaltungsdosis Glukokortikoide: 20 mg/d Prednisolonäquivalent (s. Kap. 6.3)
- Immunsuppression (s. Kap. 6.3):
  - Methotrexat 10–15 mg/Woche peroral oder parenteral, ggf. Steigerung bis 25 mg/Woche
  - Azathioprin 2 mg/kg KG/d
- Bei Therapieversagen:
- TNF-α-Antikörper (s. Kap. 6.3)
  - Infliximab: 3–5 mg/kg KG i.v. Tag 0, 2, 6, alle 4–10 Wochen
  - Eternacept: TNF-Rezeptor-AK, 50 mg (oder 2×25 mg) pro Woche s.c.
  - Adalimumab: 40 mg s.c. alle (1–) 2 Wochen
  - Hochdosierte Immunglobuline

■ Prognose
Natürlicher Verlauf
Schlechte Prognose, Mortalität in den ersten 2 Jahren rund 30 % (Haupttodesursachen: Malignome, Infektionen im Rahmen der immunsuppressiven Langzeittherapie)

Komplikationen
Atemlähmung, Aspirationspneumonie, progrediente Lungenfibrose, Kardiomyopathie, Infektionen, starke Deformierungen

6.7.3 Progressive systemische Sklerose (PSS) (M34.0)

■ Grundlagen

Synonyme
Systemische Sklerose, systemische Sklerodermie, SSc

Definition
Kollagenose mit Schädigung der Endothelzellen, diffuser Fibrose der Haut, Synovia und innerer Organe

Epidemiologie
Prävalenz: 20/100.000 Einwohner, Manifestationsgipfel 30.–50. Lebensjahr, w:m = 4:1

Ätiologie
Unklar
Immunologische Reaktion auf Endothelzellläsion mit Fibroblastenaktivierung:
- Obliterierende Angiopathie
- Organsklerosierung

Lokalisation
- Haut (100 % der Fälle)
- Gastrointestinaltrakt (ca. 80 % der Fälle)
- Lunge (ca. 50 % der Fälle)
- Muskulatur und Gelenke (ca. 50 % der Fälle)
- Niere (ca. 35 % der Fälle)
- Herz (<10 % der Fälle)

Genetik
- Limitierte Verlaufsform: HLA-DR1, 4 und 8 assoziiert
- Diffuse Verlaufsform: HLA-DR5 assoziiert

Pathologischer Befund
Histologie:
- Intimafibrose der Kapillaren und kleinen Arterien, Verdickung der Basalmembran, später Gefäßobstruktion
- Perivaskuläre Infiltration von CD4-T-Lymphozyten, Fibrose

Pathophysiologie
Wahrscheinlich Typ-2-Hypersensitivitätsreaktion: Autoantikörper gegen Zellbestandteile, Aktivierung zytotoxischer T-Zellen → Destruktion des betroffenen Gewebes durch Entzündungsreaktion → ischämische Schädigung der Organe durch Gefäßobliteration

Risikofaktoren
Weibliches Geschlecht

Einteilung/Klassifikation
- Systemische Sklerose mit diffusem Hautbefall (= diffuse Sklerodermie)
- Systemische Sklerose mit limitiertem Hautbefall (lokalisierte Sklerodermie)
- CREST-Syndrom
- Systemische Sklerose sine scleroderma: keine Hautveränderungen
- Systemische Sklerose als Overlapsyndrom mit:
  - Poly-/Dermatomyositis
  - Systemischer Lupus erythematodes
  - Sjögren-Syndrom
  - Vaskulitis
  - Andere Krankheiten

■ Klinik

Anamnese
Rheumaanamnese (s. Kap. 6.2), neu aufgetretenes, rasch-progredientes Raynaud-Syndrom

Körperliche Untersuchung
- Limitierte systemische Sklerose: Hautveränderungen distal der Ellenbogen- und der Kniegelenke und im Gesicht
- Diffuse systemische Sklerose: großflächige Hautveränderungen auch proximal der Ellenbogen- und Kniegelenke und am Rumpf, generalisierte Ödeme, frühe Organbeteiligung
- CREST-Syndrom: Calcinosis cutis, Raynaud-Syndrom, Ösophagusbeteiligung, Sklerodaktylie, Teleangiektasien
- Hautveränderungen
  - Stadium 1: Ödeme an der Hand, Raynaud-Syndrom
  - Stadium 2: derbe Indurationen
  - Stadium 3: straffe, gespannte Haut, Ulzerationen und Nekrosen der Fingerspitzen („Rattenbissnekrosen"), Mikrostomie (Kleinerwerden der Mundöffnung), periorale Fältelung, Teleangiektasien
- Organbeteiligung
  - Gastrointestinaltrakt: Dysphagie, Sodbrennen bei Sklerose des Zungenbändchens und Ösophagitis
  - Lunge: Dyspnoe bei interstitielle Lungenfibrose, ggf. mit pulmonaler Hypertonie
  - Muskulatur und Gelenke: Arthralgien bei milder Arthritis mit Tendosynovitis, Flexionskontrakturen, vor allem Fingergelenke, Myalgien, Myopathie mit Muskelschwäche und Muskelatrophie
  - Niere: renale Hypertonie, akute/chronische Niereninsuffizienz durch multiple Infarkte
  - Herz: Symptome der Herzinsuffizienz durch Myokardfibrose, Perikarditis, Cor pulmonale

■ Diagnostik

Labor
- Entzündungszeichen: BSG erhöht, Eisenmangelanämie
- Antinukleäre Antikörper (ANA): Titer >1:160 (90 %)
- Anti-PmScl-70 (50–70 %)
- Anti-Centromer (ACA): typisch für limitierte systemische Sklerodermie (70 %)
- Anti-Ul-RNP vor allem bei Sharp-Syndrom (s. unten)
- Kontrolle der Nierenfunktion: Kreatinin, Kreatinin-Clearance

Technische Diagnostik
- **Thermographie**: Raynaud-Nachweis
- **Kapillarmikroskopie** der Nagelfalzkapillaren: Kapillardilatation, avaskuläre Felderung
- **Lungenfunktionstest**: mindestens 1× jährlich
- **Hand-Röntgen**: Kalkablagerungen, akrale Osteolysen, selten erosive Fingergelenkveränderungen
- **Thorax-Röntgen**: eventuell Lungenfibrose, eventuell Cor pulmonale
- **Ösophagusbreischluck-Röntgen:** Motilitätsstörungen, Stenosen, Strikturen
- **Echokardiographie** (mindestens 1× jährlich): Myokardfibrose, Herzinsuffizienz

Biopsie
Eventuell Hautbiopsie vor Therapiebeginn

■ Differenzialdiagnose
- Andere Kollagenosen
- Raynaud-Syndrom anderer Genese
- Zirkumskripte Sklerodermie: Sklerodermie mit lilafarbenen Ringen ohne Organbeteiligung
- Eosinophile Faszitis (= Shulman-Syndrom): Sklerose tiefer Faszien mit Schwellung der proximalen Extremitäten und initialer Eosinophilie
- Mischkollagenosen (Sharp-Syndrom): Überlappungssymptomatik aus SLE, Sklerodermie, Polymyositis und rheumatoider Arthritis mit obligater Raynaud-Symptomatik. Aufgrund der seltenen Organbeteiligung gute Prognose
- Exogene Noxe: Langzeitexposition von z. B. Vinylchlorid, Siliziumdioxid

■ Therapie – konservativ
Keine kausale Therapie!
Symptomatisch:
- Refluxösophagitis: Protonenpumpenblocker (siehe dort)
- Gelenkschwellung und Ödeme (im Frühstadium)
  - Physiotherapie, Lymphdrainage
  - Niedrigdosierte Prednisonäquivalent, z. B. Prednison 10 mg/d, eventuell kurzfristig höherdosierte Prednisonäquivalent, z. B. Prednison 20–30 mg/d
  - Evtl. nichtsteroidale Antirheumatika
- Persistierende Arthritis: Chloroquin 250 mg/d
- Raynaud-Syndrom: Kälteschutz Kalziumblocker, z. B. Nifedipin 3×5–10 mg/d

■ Prophylaxe
Jährliche Kontrolle von Herz-, Lungen- und Nierenfunktion

■ Prognose
Natürlicher Verlauf
Stark variabel, abhängig von Organmanifestationen, bei diffuser systemischer Sklerose 10-Jahres-Überlebensrate 70 %, bei limitierter systemischer Sklerose besser

Komplikationen
Siehe Organbeteiligungen

6.7.4 Sjögren-Syndrom (M35.0)

■ Grundlagen
Synonyme
Sicca-Krankheit, autoimmune Exokrinopathie, autoimmune Epitheliitis

Definition
Kollagenose mit Entzündung exokriner Drüsen (Tränendrüsen, Speicheldrüsen, Drüsen im Genitalbereich, exokrines Pankreas), konsekutiver Sicca-Symptomatik und deutlicher B-Zell-Aktivierung

Epidemiologie
Prävalenz: ca.1–3 % der über 50-Jährigen, w:m = 9:1

Ätiologie
- Primär: unklar
- Sekundär bei Systemerkrankungen: rheumatoider Arthritis, systemischer Lupus erythematodes, Mischkollagenosen, Sklerodermie, Dermatomyositis, Autoimmunthyreoiditis (Hashimoto), Autoimmunhepatitis, primär biliäre Zirrhose, primär sklerosierende Cholangitis

Lokalisation
Exokrine Drüsen und innere Organe

Genetik
HLA-DR2-, -DR-3 assoziiert

Assoziierte Erkrankungen
Grunderkrankungen des sekundären Sjögren-Syndroms (s. Ätiologie)

Pathologischer Befund
- Sialoadenitis (Speicheldrüsenentzündung): Parenchymatrophie, lymphozytäres Infiltrat, myoepitheliale Proliferation
- Dakryoadenitis (Tränendrüsenentzündung): lymphozytäres Infiltrat, Ödem

Pathophysiologie
Wahrscheinlich Typ-2-Hypersensitivitätsreaktion: Autoantikörper gegen Zellbestandteile, Aktivierung zytotoxischer T-Zellen → Destruktion des betroffenen Gewebes durch Entzündungsreaktion

Risikofaktoren
Weibliches Geschlecht

Einteilung/Klassifikation
Beurteilung des Schweregrades epithelialer Defekte am Auge nach Anfärbung der Horn- und Bindehaut mit Bengalrosa (Bewertung mit maximal 9 Punkten für jedes Auge) (Abb. 6.6)

■ **Klinik**

Anamnese
Grunderkrankungen (vor allem autoimmune Systemerkrankungen), Familienanamnese, Rheumaanamnese (s. Kap. 6.2), Medikamentenanamnese

 Merke: Leitsymptome des Sicca-Syndrom: Mundtrockenheit, Augentrockenheit, Dyspareunie.

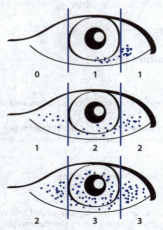

Abb. 6.6 Van-Bijsterveld-Score zur semiquantitativen Bestimmung epithelialer Defekte der Bindehaut und Hornhaut.

Körperliche Untersuchung

Funktionsstörung exokriner Drüsen:
- Xerophthalmie: trockene, brennende Augen und Fremdkörpergefühl bei Keratoconjunctivitis sicca, Schwellung und Rötung im oberen temporalen Orbitabereich
- Xerostomie: trockene Mundschleimhaut, Parotisschwellung bei Parotisbefall
- Larynx: Heiserkeit, Hustenreiz
- Vagina: Dyspareunie (brennende Schmerzen beim Geschlechtsverkehr)
- Exokrine Pankreas: Maldigestion durch mangelnde Enzymsekretion bei Pankreatitis

Weitere Symptome bei Befall innerer Organe:
- Arthralgie, Arthritis
- Lungen: gehäufte Lungenentzündung, chronische Bronchitis, Bronchiektasen, Alveolitis, Lungenfibrose
- Nieren: interstitielle Nephritis (selten)
- Herz: Perikarditis, Herzrhythmusstörung (selten)
- Blutgefäße: Vaskulitis, Raynaud-Syndrom, Purpura, Exanthem, Thromboseneigung
- Magen: chronisch-atrophische Gastritis, Motilitätsstörungen
- Neurologisch: symmetrische sensorische Polyneuropathie, Mononeuritis z. B. Ausfall einzelner Hirnnerven

■ Diagnostik

Labor
- Entzündungsparameter: BSG erhöht, Fibrinogen erhöht
- Blutbild: Eisenmangelanämie, Leukopenie, Thrombozytopenie
- Immunologie:
  - Polyklonale Hypergammaglobulinämie
  - Antinukleäre Antikörper (ANA): meist Titer >1:1.280
  - Anti-Ro (SS-A), Anti-La (SS-B)
  - Häufig Rheumafaktor-positiv
  - DD: kein Komplementverbrauch, keine Anti-dsDNA- oder Histon-Antikörper

Technische Diagnostik
- **Augenarztuntersuchung**:
  - Schirmer-I-Test: Einlegen eines Papierfilterstreifens in das Unterlid, positiv bei Durchfeuchtung <5 mm/5 min
  - Spaltlampenuntersuchung auf Keratitis
- **Saxontest**: unstimulierter Speichelfluss: <1,5 ml/15 min
- **Sonographie** der Speicheldrüsen und Halsorgane: Ausschluss Speicheldrüsensteine, Lymphome
- **Speicheldrüsenszintigraphie**: Verspätetes Uptake, reduzierte Konzentration verlängerte Exkretion des Tracers

Biopsie
Speicheldrüsen oder kleine Speicheldrüsen (Lippeninnenseite): lymphozytärer Infiltrate

■ Differenzialdiagnose
- Medikamenteninduziertes Sicca-Syndrom: trizyklische Antidepressiva, β-Blocker, Antihistaminika
- Sarkoidose
- Virale Infektionen: Mumps, Influenza, Epstein-Barr, CMV, HIV, Hepatitis C
- Bakterielle Sialadenitis
- Hyperlipoproteinämie
- Neoplasmien
- Amyloidose

Therapie – konservativ
- Allgemeine Maßnahmen:
  - Reichlich Flüssigkeitsaufnahme
  - Förderung des Speichelflusses durch Kaugummis oder Bonbons
  - Augen vor Wind und Rauch schützen
  - Medikamentöse Therapie
  - Medikamentöse Steigerung der Speichelproduktion: Pilocarpin-Derivate, Bromhexin
  - Künstliche Speichelflüssigkeit
- Augentrockenheit: künstliche Tränenflüssigkeit
- Dyspareunie: östrogenhaltige Zäpfchen oder Cremes, Vagiflor, Joghurt, Vitamin-E-Öl
- Arthritis: s. rheumatoide Arthritis
- Bei Pankreasinsuffizienz: Pankreasenzymsubstitution (s. Kap. 3.24.2)
- Bei Beteiligung innerer Organe: systemische Glukokortikoiden

Prognose
Natürlicher Verlauf
Bei primärem Sjögren-Syndrom gute Prognose, außer bei Auftreten eines Non-Hodgkin-Lymphoms. Bei sekundärem Sjögren-Syndrom abhängig von der Grunderkrankung

Komplikationen
Ulzerationen der Cornea, Befall innerer Organe (s. Klinik), Non-Hodgkin-Lymphome (6 %)

6.8 Vaskulitiden

> Merke: Bei Vaskulitiden handelt es sich um Gefäßentzündungen unklarer Ätiologie mit variablem klinischem Erscheinungsbild durch den Befall von unterschiedlichen Gefäßregionen und Organen.

Einteilung/Klassifikation
Primäre Vaskulitiden:
- Vaskulitiden kleiner Gefäße
  - ANCA-assoziierte Vaskulitiden: Wegener-Granulomatose, Churg-Strauss-Syndrom, mikroskopische Panarteriitis
  - Nicht-ANCA assoziierte Vaskulitiden: Purpura Schönlein-Henoch, kryoglobulinämische Vaskulitis, kutane leukozytoklastische Angiitis
- Vaskulitiden mittelgroßer Gefäße
  - Panarteriitis nodosa
  - Kawasaki-Syndrom
- Vaskulitiden großer Gefäße (Riesenzellarteriitiden)
  - Arteriitis cranialis und Polymyalgia rheumatica
  - Takayasu-Arteriitis

Sekundäre Vaskulitiden:
- Autoimmun: rheumatoide Arthritis, Sarkoidose, Kollagenosen, Morbus Crohn, Morbus Behçet, Autoimmunhepatitis, primär biliäre Cholangitis
- Infektiös: Streptokokken, Hepatitis B, Lues, Borreliose, Tbc, HIV
- Medikamentös: Antibiotika, Zytostatika, D-Penicillinamin, NSAR, Gold, Allopurinol, Statine, Antihistaminika, ACE-Hemmer u. a.
- Paraneoplastisch: Leukämien, Lymphome, multiples Myelom

6.8.1 ANCA-assoziierte Vaskulitiden

■ Grundlagen

Definition
Granulomatöse, nekrotisierende Vaskulitiden der kleinen und mittelgroßen Gefäße mit Nachweis antineutrophiler zytoplasmatischer Antikörper (ANCA):
- Wegenersche Granulomatose (= Morbus Wegener, WG) (M31.3)
- Churg-Strauss-Syndrom (= allergische Granulomatose, CSS) (M30.1)
- Mikroskopische Polyangiitis (= mikroskopische Polyarteritis, mPAN) (M30.0)

Epidemiologie
WG-Inzidenz 2:100.000 Einwohner/Jahr, CSS und mPAN seltener, Manifestationsgipfel 30.–50. Lebensjahr, m:w = 2:1

Ätiologie
Unklar

Lokalisation
Kleine Gefäße (Arteriolen, Kapillaren und Venolen)

Pathologischer Befund
Histologie: nekrotisierende leukozytenreiche Vaskulitis (Tab. 6.5)

Organbefall	Wegener-Granulomatose	Churg-Strauss-Syndrom	Mikroskopische Polyarteiitis
Obere Atemwege	Eitrig-granulomatöse Sinusitiden oder Otitiden	Eitrig-granulomatöse Sinusitiden oder Otitiden	Selten betroffen
Lunge	Nekrotisierende Epitheloidzellgranulome und Riesenzellen	Eosinophilenreiche Entzündung, nekrotisierende Epitheloidzellgranulome und Riesenzellen	Kapillaritis, keine Granulombildung
Niere	Nekrotisierende Glomerulonephritis mit Halbmondbildungen	Selten betroffen	Nekrotisierende Glomerulonephritis mit Halbmondbildungen

Tab. 6.5 Histologie der verschiedenen ANCA-assoziierten Vaskulitiden. Beim Churg-Strauss-Syndrom sind zusätzlich häufig Herz und Milz befallen

Pathophysiologie
WG, mPAN: Typ-2-Hypersensitivitätsreaktion: Freie IgG-antineutrophile zytoplasmatische Antikörper (ANCA) führen zur Lyse von neutrophilen Granulozyten und Komplementaktivierung.
CSS: Typ-1-Hypersensitivitätsreaktion: Zellgebundene IgE-antineutrophile zytoplasmatische Antikörper (ANCA) führen zur Lyse von neutrophilen Granulozyten und Komplementaktivierung, Eosinophilie und eosinophile, extravaskuläre, granulomatöse Infiltrate.
Folgen:
- Nekrotisierende granulomatöse Vaskulitis: Leukozytenadhäsion an Endothelzellen mit Akkumulation von Entzündungszellen in der Gefäßwand
- Aktivierung der Gerinnungskaskade mit Thrombenbildung
- Nekrotisierende Glomerulonephritis
- Pulmonale Kapillaritis mit Hämorrhagien

Risikofaktoren
Weibliches Geschlecht

Einteilung/Klassifikation
ACR-Klassifikationskriterien zur WG (2 von 4 Kriterien positiv):
- Entzündung in Nase oder Mund (ulzerierend, hämorrhagisch, purulent)
- Infiltrationen der Lunge im Röntgenthoraxbild (Rundherde, Kavernen, Infiltrationen)
- Nephritisches Urinsediment (Erythrozyturie von mehr als 5 Erythrozyten pro Gesichtsfeld, Erythrozytenzylinder)
- Histologisch granulomatöse Entzündung (in der Gefäßwand, peri- und extravaskulär)

ACR-Klassifikationskriterien zum CCS (bei 4 von 6 Kriterien positiv):
- Asthmaanamnese
- Eosinophilie von über 10 % im Differenzialblutbild
- Polyneuropathie oder Mononeuritis multiplex
- Flüchtige pulmonale Infiltrate
- Akute oder chronische Nasennebenhöhlenaffektionen
- Bioptischer Nachweis von Eosinophilen im extravaskulären Gewebe

■ Klinik

Anamnese
Grunderkrankungen, Medikamentenanamnese
Prodromalphase (Monate bis Jahre):
- Erkältungssymptome
- Rezidivierende Sinusitiden und Rhinitiden mit blutiger Schnupfen, borkige Nasenschleimhaut und Ulzerationen im Oropharynx
- Bei CCS allergisches Asthma

Später: Fieber, Nachtschweiß, Gewichtsverlust (B-Symptomatik), Arthralgien und Gelenkschwellung bei Arthritis

Körperliche Untersuchung
Wegener-Granulomatose:
- Lokalisiert: auf obere Atemwege beschränkt
- Generalisiert: zusätzlich mit pulmorenalem Syndrom:
  - Hämoptyse bei alveolären Hämorrhagien
  - Zeichen der fortschreitenden Niereninsuffizienz bei rapid-progressiver Glomerulonephritis

Churg-Strauss-Syndrom: Relativ milde renale Symptomatik (kein pulmorenales Syndrom)

Mikroskopische Polyangitis:
- Wie Wegener-Granulomatose, jedoch selten Beteiligung der oberen Atemwege
- Unterschiedlich starke Ausprägung des pulmorenalen Syndroms, Nierenbeteiligung in 70 %

■ Diagnostik

Labor
Entzündungszeichen: BSG und CRP erhöht, Leukozytose, Thrombozytose, Anämie, Eosinophilie bei CCS
Antikörpertiter korrelieren mit der Schwere des Verlaufs (Tab. 6.6).

Erkrankung	Antikörper	Spezifität/Sensitivität
Wegener-Granulomatose	cANCA mit PR3-Spezifität	90 %/90 %
Churg-Strauss-Syndrom	cANCA	*/10 %
	pANCA	*/40 %
Mikroskopische Polyangiitis	cANCA	*/<50 %
	pANCA	*/50 %
	pANCA mit MPO-Spezifität	60 %/95 %

Tab. 6.6 Antikörper und ihr Vorkommen bei ANCA-assoziierten Vaskulitiden.
*keine Zahlen bekannt.

Bei Nierenbeteiligung: Anstieg der Retentionswerte (Kreatinin, Harnstoff), Urinstatus (Proteinurie, Hämaturie)

Technische Diagnostik
- **Röntgen**: pulmonale Infiltrate mit Abszessbildung
- **MRT/CT der Nasennebenhöhlen**: Granulome bei WG und CCS

Biopsie
Goldstandard zur Diagnosesicherung. Je nach Organbefall, möglichst wenig invasiv: Nasenschleimhautbiopsie, Haut, Lungenbiopsie (transbronchial bzw. offen), Nierenbiopsie (fokal nekrotisierende Glomerulonephritis)

■ Differenzialdiagnose
- Kutane leukozytoklastische Angiitis
- Purpura Schönlein-Henoch
- Urtikariavaskulitis
- Nekrotisierende Vaskulitis bei Kryoglobulinämie
- Purpura hyperglobulinaemica Waldenström
- Systemischer Lupus erythematodes
- Pulmorenales Syndrom anderer Genese, z. B. Good-Pasture-Syndrom
- Infektiöse Kleingefäßvaskulitiden: Hepatitis C, CMV
- Medikamentös: Thyreostatika, Antirheumatika, Antibiotika, Antihypertensiva

■ Therapie – konservativ
Initial und zur Remissionserhaltung:
- Lokalisiert:
  - Cotrimoxazol (2×800 mg Sulfomethoxazol + 160 mg Trimethoprim)
- Generalisiert:
  - Methotrexat 10–25 mg/Woche + Folinsäure 5 mg 1 Tag nach Methotrexat
  - Alternativ: Azathioprin 2 mg/kg KG/d in Kombination mit Steroid (z. B. Prednisolon initial 1 mg/kg KG/Tag)
- Generalisiert mit vitaler Bedrohung:
  - Fauci-Schema: Cyclophosphamid 2 mg/kg KG/Tag in Kombination mit Steroid (z. B. Prednisolon initial 1 mg/kg KG/Tag), über 6–12 Monate
  - Nach 6–12 Monaten niedrigdosiertes Methotrexat (0,3 mg/kg/Woche) oder niedrigdosierte Steroidtherapie
- Bei Therapieversagen:
  - TNF-α-Blocker (Infliximab: 5 mg/kg KG alle 2–6 Wochen. Etanercept: 2×25 mg/Woche s.c.)
  - Additiv i.v. Immunglobuline (150 g/Monat), Interferon-α (3–10 Mio./Woche s.c.)

Prophylaxe
- Kontrolle der Nieren- und Lungenfunktion alle 3 Monate
- Pneumocystis-carinii-Prophylaxe bei starker Immunsuppression
- Blasenschutz bei Gabe von Cyclophosphamid (2–3 l Flüssigkeit pro Tag, Mesna dosisgleich mit Cyclophosphamid aufgeteilt auf 3 Dosen in 3 Einzeldosen)

Prognose
Natürlicher Verlauf
- WG: ohne Therapie 2-Jahres-Überlebensrate ca. 20 %, durch Therapie 5-Jahres-Überlebensrate 85 %
- CCS: initial gutes Ansprechen auf Therapie, durch Rezidive 5-Jahres-Überlebensrate jedoch 70 %
- mPAN: 5-Jahres-Überlebensrate 70 %, Rezidive nach Monaten oder Jahren

Komplikationen
- Respiratorische Insuffizienz, eventuell lebensbedrohlich
- Akute Niereninsuffizienz
- Neurologisch: motorische und sensible Störungen, Apoplex, Diabetes insipidus
- Angina abdominalas
- WG: Hörverlust, subglottische Stenose
- CSS: Angina pectoris, häufigste Todesursache: Myokardinfarkt

6.8.2 Nicht-ANCA-assoziierte Vaskulitiden

Grundlagen
Synonyme
Kryoglobulinämie: Kryoglobulinkrankheit, Nekrotisierende Vaskulitis bei Kryoglobulinämie, Purpura cryoglobulinaemica

Definition
Primäre oder sekundäre Hypersensitivitätsvaskulitiden mit Manifestation in den kleinen Gefäßen (Arteriolen und Venolen) der Haut, des Darmes und der Glomeruli

Epidemiologie
Purpura Schönlein-Henoch: Inzidenz: 15–25:100.000 Kinder pro Jahr, Manifestationsgipfel 6.–7. Lebensjahr; krypglobulinämische Vaskulitis: selten

Ätiologie
Primär:
- Purpura Schönlein-Henoch (PSH) (D69.0):
  - Häufig nach vorausgegangenem Atemwegsinfekt
  - Typ-3-Hypersensitivitätsreaktion mit subendothelialer Ablagerung von IgA-Immunkomplexen
- Kryoglobulinämische Vaskulitis (KV) (D89.1): durch Kälte provozierte Präzipitation von IgM-IgG-Immunkomplexen
- Sonderform: kutane leukozytoklastische Angitis (KLA) (M31.8): Vaskulitis bleibt auf die Haut beschränkt

Sekundär:
- Assoziiert mit anderen Grunderkrankungen (s. assoziierte Erkrankungen)

Lokalisation
Kleine Gefäße (Arteriolen, Kapillaren und Venolen)

Assoziierte Erkrankungen
KV: HCV-Infektion, paraneoplastisch, Schwangerschaft, arterielle Verschlusskrankheit, Thrombosen, Kollagenosen, Leberzirrhose, metallische Fremdkörper

 Tipp: Persistierende HCV-Infektionen sind bei den Kryoglobulin-Typen 2 und 3 in 30–50 % nachweisbar.

Pathologischer Befund
Morphologisch ähnlich der Polyarteriitis nodosa:
- Fibrinoide Nekrose die gesamte Gefäßwand durchziehend bis in das angrenzende Gewebe
- Entzündliches Infiltrat aus Leukozyten und mononukleären Zellen
- Mikrothromben mit multiplen Organinfarkten

Pathophysiologie
Typ-3-Hypersensitivitätsreaktion: Immunkomplexvaskulitis mit Ablagerung von Antigen-Antikörperkomplexen an der Gefäßwand, eventuell mit Komplementaktivierung, bei Kryoglobulinen verstärkte Präzipitation bei Temperaturen <37°C
Folgen:
- Nekrotisierende granulomatöse Vaskulitis: Leukozytenadhäsion an Endothelzellen mit Akkumulation von Entzündungszellen in der Gefäßwand
- Aktivierung der Gerinnungskaskade mit Thrombenbildung
- Nekrosen und Hämorrhagien in den betroffenen Organen

Risikofaktoren
Infektionen (s. Ätiologie)

Einteilung/Klassifikation
Klassifikation der Kryoglobuline nach vorherrschendem Globulintyp:
- Typ 1: monoklonale Immunglobuline, meist IgM, seltener IgG oder IgA
- Typ 2: monoklonaler IgM-Rheumafaktor und polyklonales IgG
- Typ 3: polyklonales IgG plus polyklonales IgM oder IgA oder undefinierbares Protein

Klassifikationskriterien zur KV (Diagnose, wenn alle positiv):
- Akral betonte leukozytoklastische und/oder nekrotisierende kutane Läsionen
- Auslösung oder Verstärkung durch Kälte
- Histologischer Nachweis einer Vaskulopathie kleiner Gefäße (Arteriolen, Kapillaren, Venolen)
- Nachweis eines deutlichen, kältelabilen Serum- oder Plasmaeiweißes (Kryoglobulin, Kryofibrinogen)

■ Klinik

Anamnese
Vorangegangener Infekt der oberen Luftwege, bei KV HCV-Infektion, Lymphom, oder Kollagenose. Meist akuter Beginn mit Hauterscheinungen

Körperliche Untersuchung
PSH:
- Haut (in 100 %): tastbare Purpura (makulopapulöses Exanthem) vor allem Streckseiten der Extremitäten und Glutäalregion
- Fieber (in 75 %)
- Schmerzhafte Gelenkschwellungen (in 70 %): vor allem Sprunggelenke
- Abdomen (in 50 %): kolikartige Schmerzen, Übelkeit, Erbrechen (ggf. Hämatemesis)
- Glomerulonephritis (in 40 %): Hämaturie

KV:
- Tastbare Purpura der Akren
- Raynaud-Syndrom
- Arthralgien
- Myalgien
- Hepatosplenomegalie (ca. 60 % der Fälle)
- Glomerulonephritis mit Hämaturie und Proteinurie
- Neuropathie (ca. 50 % der Fälle)

■ Diagnostik

Labor
Entzündungsparameter: BSG und CRP erhöht
PSH:
- Serum-IgA erhöht
- Nachweis IgA-haltiger Immunkomplexe im Serum,
- IgA-Ablagerungen in vaskulitischen Läsionen (Haut, Niere)

KV:
- Nachweis von Kryoglobulinen oder Kryofibrinogen (Transport ins Labor bei 37°C!)
- Komplementdiagnostik: CH50, C3d, C3, C4 (einige Kryoglobuline aktivieren Komplement)
- Quantitative Bestimmung von IgG, IgA, IgM und IgE; Nachweis monoklonaler Immunglobuline (je nach Typ, s. Einteilung)
- ANA, ANCA, Rheumafaktor
- Virustiter und Antigennachweis (HCV, HBV, HIV, EBV, CMV)

Biopsie
Hautbiopsie, Nierenbiopsie bei Glomerulonephritis unklarer Genese, eventuell Leberbiopsie

■ Differenzialdiagnose
- Urtikariavaskulitis
- ANCA-assoziierte Vaskulitis

■ Therapie – konservativ
- Initial Kortikosteroide: 1 mg/kg KG/d Prednisolon
- Bei schweren Verläufen zusätzlich Cyclophosphamid
- Bei KV mit HCV-Infektion antivirale Therapie (s. Kap. 3.30.2)

■ Prophylaxe
Erhaltungstherapie nach Erreichen der Vollremission über 6–12 Monate fortsetzen, Langzeitkontrollen der Nierenfunktion nach PSH

■ Prognose

Natürlicher Verlauf
Gute Prognose mit Ausheilen der Vaskulitis unter Therapie innerhalb von 6 Wochen
PSH: in 10 % Fortschreiten in chronische Niereninsuffizienz
KV: Prognose abhängig von der Grunderkrankung

Komplikationen
Akrozyanose, Nekrosen der Akren, multiple Organinfarkte, chronische Niereninsuffizienz (Jahre nach PSH)

6.8.3 Panarteriitis nodosa (M30.0)

■ Grundlagen

Synonyme
Polyarteriitis nodosa, klassische Polyarteriitis nodosa

Definition
Nekrotisierende Vaskulitis der mittelgroßen Arterien mit Beteiligung aller Gefäßwandabschnitte, welche alle Organe betreffen kann

Epidemiologie
Inzidenz 7–18/100.000 Einwohner pro Jahr, Manifestationsalter 5. Lebensjahrzehnt, m:w 3:1

Ätiologie
Unklar

Lokalisation
Mittelgroße Arterien insbesondere in den Nieren (85 %), Herz (76 %), Leber (62 %), Gastrointestinaltrakt (51 %), Skelettmuskulatur (39 %), Pankreas (35 %), Hoden (33 %) und seltener Haut und Nervensystem

Assoziierte Erkrankungen
Persistierende Hepatitis-B-Virus-Infektion (5–40 %), Zytomegalie-Virusinfektion

Pathologischer Befund
Fibrinoide Nekrose die gesamte Gefäßwand, bis in das angrenzende Gewebe durchziehend → entzündliches Infiltrat aus Leukozyten und mononukleären Zellen → Mikrothromben mit multiplen Organinfarkten. Später: Gefäßwandnarben mit aneurysmatischen Ausweitungen, makroskopisch als Knötchen entlang des Gefäßes sichtbar

Pathophysiologie
Typ-3-Hypersensitivitätsreaktion: Ablagerung von Immunkomplexen an der Gefäßwand und konsekutiver Entzündungsreaktion. Die Nekrose der Gefäßwand führt zu thrombotischen Verschlüssen mit Ischämie des Stromgebiets:
- Im zentralen Nervensystem als Hirninfarkt oder Krampfanfall
- In der viszeralen Strombahn als Darminfarkt, Darmperforation,
- Leber- oder Pankreasinfarzierung
- Am Herzen als Myokardinfarkt
- In der Niere mit Niereninsuffizienz und renaler Hypertonie

Die Zerstörung der Gefäßwand führt zu Mikroaneurysmen, die rupturieren können.

Risikofaktoren
Hepatitis-B-Infektion, Zytomegalie-Virusinfektion, Drogenabusus

Einteilung/Klassifikation
ACR-Kriterien (bei 3 von 10 Kriterienpositiv):
- Gewichtsverlust von 4 kg seit Erkrankungsbeginn
- Livedo reticularis
- Hodenschmerz (nach Ausschluss einer anderen Erkrankung)
- Diffuse Myalgien
- Diastolischer RR >90 mmHg
- Erhöhung harnpflichtiger Substanzen (nach Ausschluss anderer Erkrankungen)
- HBV-Nachweis, Hbs-Antigen oder Antikörpernachweis, angiographischer Befund mit Aneurysmen oder Verschluss viszeraler Arterien

Klinik

Anamnese
Grunderkrankung (Infektionen), Drogenabusus, Medikamentenanamnese
Allgemeinsymptome: Schwäche, Fieber, Gewichtsverlust, Arthralgien, Myalgien, Bauchschmerzen (bei Befall der Viszeralarterien mit Darmnekrosen)

Körperliche Untersuchung
Siehe Einteilung. Typischer histologischer Befund
- Weitere Hauterscheinungen: Knötchen, Ulzera- Fingerkuppennekrosen Digitalarterienverschlüssen
- Neurologische Symptome: zentral, Polyneuropathie, Mononeuritis multiplex
- Symptome der dilatative Kardiomyopathie
- Leber
- Epididymitis
- Arthralgien bei Gelenksbefall

Diagnostik

Labor
- **Entzündungsparameter**: BSG und CRP stark erhöht
- **Antikörper**:
  - ANCA, ANA und Rheumafaktor-negativ
  - Eventuell Kryoglobuline positiv
  - Eventuell Nachweis einer persistierenden Hepatitis B Infektion: HBs-AG, Anti-HBc, kein Anti-HBs
  - Eventuell deutlich erhöhte Streptokokkenantikörper

Technische Diagnostik
- **Abdomensonographie**
- **Computertomographie**: bei unklarem Sonographiebefund oder Verdacht auf ZNS-Befall
- **Angiographie**: Mikroaneurysmen, thrombotische Verschlüsse, Stenosen, insbesondere der Nierenarterien

Biopsie
- Sensitiv nur in betroffenen Gefäßregionen
- Wegen Blutungsgefahr bei Mikroaneurysmata bevorzugt wenig invasiv (z. B. M. gastrocnemius, N. suralis)

Differenzialdiagnose
- ANCA-positive Vaskulitiden: Morbus Wegener, mikroskopische Polyangiitis, Churg-Strauss-Vaskulitis
- Isolierte Angiitis des ZNS
- Sekundäre ANCA-negative Vaskulitiden im Rahmen von Infektionen, Malignomen, Kryoglobulinämien, medikamentenallergischen Reaktionen
- Morbus Winiwarter-Bürger

Therapie – konservativ
Bei Hepatitis-B-Virus-Trägern: antivirale Therapie
Symptomatisch:
- Intensiviertes Fauci-Schema: Cyclophosphamid 2 mg/kg KG/Tag in Kombination mit Steroid (z. B. Prednisolon initial 1 mg/kg KG/Tag), über 12 Monate
- Bei leichterem Verlauf: Azathioprin 2–3 mg/kg KG/d
- Cyclophosphamid (Endoxan): s. Kap. 6.3

■ Minimalinvasive Chirurgie (MIC)

Plasmapherese

Beschreibung
Extrakorporale Trennung des Plasmas von korpuskulären Bestandteilen, anschließende Reinfusion der korpuskulären Anteile mit Plasmaersatzflüssigkeit

Indikation
Schwere Verläufe der Panarteriitis nodosa

■ Prognose

Natürlicher Verlauf
Unbehandelt 5-Jahres-Überlebensrate 10–20 %, unter Therapie 80–90 %

Komplikationen
Aneurysmarupturen, ischämische Kolitis, Darmperforation, Mesenterialarterienverschlüsse, Niereninsuffizienz

6.8.4 Kawasaki-Syndrom (M30.3)

■ Grundlagen

Synonyme
Mukokutanes Lymphknotensyndrom, Morbus Kawasaki

Definition
Nekrotisierende Panarteriitis der mittelgroßen Arterien bei Kindern unter 10 Jahren (früher „infantile Verlaufsform der Panarteriitis"), mit einem mukokutanen Lymphknotensyndrom

Epidemiologie
Inzidenz 3:100.000 Kindern pro Jahr, meist 1.–2. Lebensjahr; 80 % aller betroffenen Kinder <4 Jahre, in Japan 10-mal häufiger, Jungen etwas häufiger als Mädchen, regionale Häufungen

Ätiologie
Unklar

 Merke: Nach der sog. Superantigenhypothese stimulieren im Rahmen einer Infektion auftretende Antigene eine große Zahl T-Zellen unspezifisch unter Umgehung der T-Zell-Rezeptor-Spezifität (= Superantigene).

Lokalisation
Mittelgroße Arterien

Assoziierte Erkrankungen
Eventuell Infektionen durch Organismen mit Wirkung als T-Zell-Superantigen: Staphylokokken, Streptokokken Yersinien, Clostridium perfringens, Pseudomonas aeruginosa, Mycobacterium tuberculosis, Toxoplasma gondii, Mycoplasma arthritidis, Tollwut-Virus, CMV, EBV

Pathologischer Befund
- Fibrinoide Nekrose die gesamte Gefäßwand durchziehend bis in das angrenzende Gewebe
- Entzündliches Infiltrat aus Leukozyten und mononukleären Zellen
- Mikrothromben mit multiplen Organinfarkten
- Später: Gefäßwandnarben mit aneurysmatischen Ausweitungen, makroskopisch als Knötchen entlang des Gefäßes sichtbar

Pathophysiologie
T-Zell-Aktivierung führt zur gesteigerten Freisetzung von Zytokinen und einer sich selbst unterhaltenden Entzündungsreaktion mit Fieber bis zum kardiogenen Schock. Die Nekrose der Gefäßwand führt zu thrombotischen Verschlüssen mit Ischämie des Stromgebiets:
- Im zentralen Nervensystem als Hirninfarkt oder Krampfanfall
- In der viszeralen Strombahn als Darminfarkt, Darmperforation,
- Leber- oder Pankreasinfarzierung
- Am Herzen als Myokardinfarkt
- In der Niere mit Niereninsuffizienz und renaler Hypertonie

Die Zerstörung der Gefäßwand führt zu Mikroaneurysmen, die rupturieren können.

Risikofaktoren
Infektionen

■ Klinik

Anamnese
Vorerkrankungen (Infektionen), plötzlicher Beginn der Symptome

Körperliche Untersuchung
Diagnostische Kriterien (bei 5 von 6 Kriterien positiv, Fieber obligat, bei nachgewiesenen Aneurysmen bei 4 von 6 Kriterien positiv):
- Antibiotikaresistentes Fieber von über 5 Tagen Dauer;
- Polymorphes Exanthem
- Veränderungen an den Extremitäten: Erythem der Hand- und Fußsohlen, Ödem, membranöse Desquamation in der Rekonvaleszenz
- Bilaterale konjunktivale Injektion
- Veränderungen im Mundbereich: rissige gerötete Lippen, Erdbeerzunge, Pharyngitis, Exanthem
- Akute, nichteitrige zervikale Lymphadenopathie

Akute Phase (1–2 Wochen):
- Fieber bis 40°C
- Stark reduzierter Allgemeinzustand, Irritabilität, beeinträchtigte Bewusstseinslage

Subakute Phase (ca. 25 Tage):
- Zurückbildung von Fieber, Exanthem und Lymphadenopathie
- Gesteigerte Irritabilität, Inappetenz, persistierende seröse Konjunktivitis
- Periunguale Schuppung der Finger- und Zehenspitzen
- Arthralgien und Arthritis
- Gallenblasenhydrops (abdominelle Schmerzen, Erbrechen, Ikterus)
- Urethritis (Brennen beim Wasserlassen, Rötung der Urethramündung)
- Palpable periphere Aneurysmen
- Myokardiale Dysfunktion: Herzgeräusche, Arrhythmien, Angina pectoris (Schmerzen in der Brust in die Schulter ausstrahlend)
- ZNS-Störungen: Meningeale Reizung (Babinski positiv), Krampfanfällen und sensorineuralen Hörverlusts, Hirn- (v. a. Nervus facialis) oder periphere Nervenlähmungen

Rekonvaleszenzphase (ca. 1 Monat):
- Keine Symptome mehr
- Langsame Normalisierung der Blutsenkungsgeschwindigkeit

■ Diagnostik

Labor
- Entzündungsparameter: BSG und CRP erhöht
- Blutbild: Leukozytose, Thrombozytose, Anämie

- Serologie:
  - Antiendothelzellantikörper (AECA) häufig positiv
  - IgE, thrombozytenaggregierenden Faktoren und Immunkomplexe erhöht
  - Differenzialdiagnostisch: Virus-, Streptokokken- und Kollagenoseserologie negativ
- Nach Organbefall:
  - Urethritis: sterile Leukozyturie, Proteinurie
  - ZNS: Pleozytose im Liquor

Technische Diagnostik
- **EKG**, eventuell Dobutamin-Stress-Echokardiographie: verlängertes PR-Intervall, Q-Wellen, unspezifische ST-T-Wellen-Veränderungen, links-ventrikuläre Hypertrophie, ventrikuläre Arrhythmien
- **Echokardiographie**: vor dem 7. Krankheitstag und 6–8 Wochen später, Darstellen von Aneurysmen, Klappendefekten oder Ischämiezeichen
- **Angiographie**: bei persistierenden Aneurysmen um Stenosen aufzudecken, Klappendefekten oder Ischämiezeichen

Biopsie
Sensitiv nur in betroffenen Gefäßregionen. Wegen Blutungsgefahr bei Mikroaneurysmata bevorzugt wenig invasiv (z. B. M. gastrocnemius, N. suralis)

Differenzialdiagnose
- Akutes rheumatisches Fieber (nach betahämolysierende A-Streptokokken-Infektion)
- Systemische juvenile chronische Arthritis (Morbus Still)
- Virusinfekte: EBV-Infektion, Masern, Adeno- oder Influenzavirusinfekte
- Bakterielle Infekte: Scharlach, Staphylokokken oder Streptokokken verursachtes Toxic-Shock-Syndrom, Leptospirose
- Steven-Johnson-Syndrom

Therapie – konservativ
- Akute Phase: hochdosierte intravenöse Immunglobuline (IVIG): 1×2 g/kg KG/d über 6–12 h; Azetylsalizylsäure: 4×20–25 mg/kg KG/d für 2 Wochen
- Rekonvaleszenzphase: Azetylsalizylsäure: 1×3–5 mg/kg KG/d für 6–8 Wochen
- Bei Koronararterienbeteiligung: Azetylsalizylsäure: 1×3–5 mg/kg KG/d, solange Aneurysmen bestehen, evtl. Dipyridamol: 1 mg/kg KG/Tag
- Bei Thrombosen: Antikoagulation und/oder Fibrinolyse

Therapie – operativ
PTCA, Bypass-Operation
Bei chronischer myokardialer Ischämie sowie Myokardinfarkt

Prophylaxe

! Achtung: Diagnosestellung und Therapiebeginn innerhalb der ersten 10 Tage nach Krankheitsbeginn reduzieren das Komplikationsrisiko entscheidend!

Prognose
Natürlicher Verlauf
Insgesamt gute Prognose, bei Entwicklung von Riesenaneurysmen und Stenosen schlecht, Letalität 1–2 % durch Myokardinfarkt. In ca. 4 % erneute klinische Exazerbation nach Rückbilden der Symptome in der subakuten Phase

Komplikationen
Peri- und Myokarditis, Riesenkoronararterienaneurysmen: Durchmesser >9 mm (1 % aller Patienten), Koronararterienstenose, Myokardinfarkt

6.8.5 Arteriitis cranialis (M31.6) und Polymyalgia rheumatica (M35.3)

■ Grundlagen

Synonyme
Arteriitis cranialis: Arteriitis temporalis Horton, Riesenzellarteriitis im engeren Sinne, Polymyalgia rheumatica: Polymyalgia arteriitica

Definition
- Arteriitis cranialis: granulomatöse Arteriitis der Aorta und ihrer Hauptäste mit Prädilektion der extrakraniellen Äste der Arteria carotis (am häufigsten betroffen A. temporalis), häufig assoziiert mit der Polymyalgia rheumatica
- Polymyalgia rheumatica: in 60 % mit der Arteriitis cranialis assoziiertes Krankheitsbild mit symmetrischen Schulter- und Beckengürtelschmerzen

Epidemiologie
Inzidenz: 20–30:100.000 Einwohner pro Jahr; bei >50-Jährigen 80:100.000 Einwohner pro Jahr, w:m = 2:1

Ätiologie
Unklar, wahrscheinlich infektallergisch, gehäuft nach Infektionen mit HBV, VZV, Mycoplasma pneumoniae, Parvovirus B19, Chlamydia pneumoniae

Lokalisation
- Fast immer Äste der A. carotis externa, vor allem A. temporalis superficialis, seltener A. occipitalis und andere
- A. ophthalmica und Aa. ciliares posteriores (in ca. 30 %)
- Aortenbogen und Aortenbogenäste (in ca. 10–15 %)
- Intrakranielle Gefäße, Koronarien oder andere Organsysteme (in <1 %)

Genetik
Assoziation mit HLA-DR4, -DR1

Pathologischer Befund
Makroskopie: stark geschlängeltes Gefäß
Histologie: segmentale Entzündung mit granulomatösem histiozytärem Infiltrat der Intima und Media mit Ausbildung zahlreicher Riesenzellen. Später: Fibrosierung mit Lumenverengung

Pathophysiologie
Obliteration des betroffenen Gefäßes oder Thromboembolien führen zu Ischämien des jeweiligen Stromgebiets.

■ Klinik

Anamnese
Grunderkrankungen (Infekte). Plötzlicher Krankheitsbeginn mit polymyalgischen Beschwerden, Arteriitis cranialis eventuell erst Monate bis Jahre später. Allgemeinsymptome: Abgeschlagenheit, Gewichtsabnahme, Appetitlosigkeit, subfebrilen Temperaturen

Körperliche Untersuchung
ACR-Kriterien für die Arteriitis cranialis (bei 3 von 5 Kriterien positiv):
- Alter bei Erkrankungsbeginn mindestens 50 Jahre
- Neuauftreten lokalisierter Kopfschmerzen
- Lokaler Druckschmerz oder abgeschwächte Pulsation einer Temporalarterie (ohne offensichtliche arteriosklerotische Ursache)
- BSG-Beschleunigung von über 50 mm/h
- Bioptischer Nachweis: Vaskulitis durch mononukleäre Zellinfiltration oder granulomatöse Gefäßentzündung meist mit Nachweis von Riesenzellen

Weitere Befunde:
- Augen (30 %): Schleiersehen, Diplopie, Amaurosis fugax
- Claudicatio masticatoria (30 %)
- Peripheres Nervensystem (14 %): Mononeuritis multiplex (<10 %)

Sonderform okkulte Riesenzellarteriitis: systemische Entzündungszeichen ohne typische Kopfschmerzen und erkennbaren Organbezug („Malignoidsyndrom", Fieber unklarer Genese)

Diagnosekriterien der Polymyalgia rheumatica (nach Bird):
- Beidseitige Schulterschmerzen und/oder beidseitige Steifigkeit (alternativ auch Schmerzen in Nacken, Oberarme, Gesäß, Oberschenkel)
- Akuter Krankheitsbeginn (innerhalb von 2 Wochen)
- Initiale BSG-Beschleunigung von über 40 mm/h
- Morgendliche Steifigkeit von mehr als einer Stunde
- Alter >65 Jahre
- Depression und/oder Gewichtsverlust
- Beidseitiger Oberarmdruckschmerz

■ Diagnostik

Labor

 Merke: Keine spezifischen Autoantikörper!

- Entzündungsparameter: BSG, CRP, α1- und α2-Globuline erhöht
- Erhöhte Cholestaseenzyme in 30 %: aP, γ-GT
- Thrombozytose und starke Fibrinogenerhöhung gehen mit erhöhtem Erblindungsrisiko einher

Technische Diagnostik
Ophthalmologische Untersuchung
- Arteriitis cranialis: Farbduplexsonographie der Temporalarterien: Wandverdickung (echoarmer „Halo"), Stenosen, Verschlüsse, verminderte Wandpulsation, Kalibersprünge
- Polymyalgia rheumatica: Sonographie, MRT oder Szintigraphie: oligoartikuläre Synovialitiden (z. B. der Hand-, Schulter-, Hüft- und/oder Kniegelenke), bilaterale Bursitiden (B. subacromialis, subdeltoidea)

Biopsie
Temporalarterienbiopsie: nach Ausschluss von Kollateralkreisläufen bei Verschluss der A. carotis interna über die A. temporalis superficialis. Bei negativem Befund eventuell Biopsie anderer Gefäßabschnitte

■ Differenzialdiagnose
- Kopfschmerz anderer Genese
- Amauosis fugax anderer Genese (arteriosklerotisch, embolisch)
- Rheumatoide Arthritis
- Veränderungen der Schultergelenke/Rotatorenmanschette
- Fibromyalgie
- Para- oder postinfektiöse Myalgien
- Bakterielle Endokarditis
- Paraneoplastische Syndrome
- Polymyositis
- Kollagenosen (z. B. SLE)
- Vaskulitiden anderer Genese
- Plasmozytom
- Schilddrüsenerkrankungen

Therapie – konservativ
Glukokortikoide: z. B. Prednison oder Prednisolon

 Achtung: Wegen Gefahr der Erblindung bereits bei Verdacht Therapie beginnen!

Dosierung je nach Ausprägung
- Ohne Augenbeteiligung: 60–100 mg/d (1 mg/kg KG) p.o.
- Einseitige Erblindung (frisch): z. B. 500–1000 mg/d i.v. für 3 Tage, dann 1 mg/kg KG p.o.
- Einseitige Erblindung (älter): z. B. 100–200 mg/d für 3 Tage, dann 1 mg/kg KG p.o.
- Drohende Erblindung (Cotton Wool, Amaurosis-fugax-Attacken): z. B. 500–1000 mg/d i.v. für 3 Tage, dann 1 mg/kg KG p.o.
- Osteoporoseprophylaxe: Kalzium (1000 mg/d) und Vitamin D (500–1000 IE/d)
- Antithrombotische Therapie: zusätzlich im akuten Stadium, empfohlen: ASS 100 mg/d

Prophylaxe
Regelmäßige CRP/BSG-Kontrolle unter Therapie

Prognose
Natürlicher Verlauf
Unter adäquater Therapieführung können 50 % der Patienten innerhalb von 2 Jahren die Steroide mit kompletter Remission absetzen. Bei unzureichender Kortikoidtherapie Komplikationen vor allem in den ersten 2–3 Jahren nach Diagnosestellung

Komplikationen
Erblindung (10–20 %), Untergang der minderversorgten Organe (Gangrän der Kopfhaut, Zungengeschwüre, apoplektischer Insult, Myokardinfarkt, periphere arterielle Verschlusskrankheit), Aortitis (3 %) mit Aortenaneurysmen und Aortenruptur

6.8.6 Takayasu-Arteriitis (M31.4)

Grundlagen
Synonyme
Entzündliches Aortenbogensyndrom

Definition
Riesenzellarteriitis der Aorta und ihrer großen Äste mit bevorzugter Lokalisation im Aortenbogen und den Pulmonalarterien

Epidemiologie
Sehr selten, Inzidenz in Westeuropa <1:1.000.000 Einwohner pro Jahr, fast ausschließlich Frauen <40 Jahren

Ätiologie
Unklar

Lokalisation
Große Arterien vom elastischen Typ: Aortenabgänge meist A. subclavia, seltener abdominelle Abgänge und Koronararterien

Pathologischer Befund
- Granulomatöse Entzündung im Bereich der Media und Adventitia
- Infiltrat aus Histiozyten, Lymphozyten, Plasmazellen und Riesenzellen
- Destruktion der elastischen Fasern mit Fibrosierung und Stenosierung des Gefäßes

Pathophysiologie
Unklare Hypersensitivitätsreaktion. Stenosierung des Gefäßes führt zu ischämischen Störungen → Schmerzen des betroffenen Gefäßgebietes. Neurologische Störungen bei Befall der A. carotis. Renale Hypertonie bei Befall der A. renalis

Risikofaktoren
Weibliches Geschlecht

■ Klinik

Anamnese
Allgemeinsymptome: Fieber, Nachtschweiß, Gewichtsabnahme, Myalgien, Arthralgien

Körperliche Untersuchung
ACR-Diagnosekriterien (bei 3 von 6 Kriterien positiv):
- Alter bei Krankheitsbeginn <40 Jahre
- Durchblutungsstörungen der Extremitäten (bewegungsabhängige Muskelbeschwerden mindestens einer Extremität, insbesondere der Arme)
- Abgeschwächte Pulsationen der A. radialis und/oder A. ulnaris
- Systolische Blutdruckdifferenz von mehr als 10 mmHg zwischen beiden Armen
- Auskultierbare Gefäßgeräusche über der A. subclavia (ein- oder beidseits) oder über der abdominellen Aorta
- Arteriographischer Nachweis typischer Gefäßveränderungen der Aorta, der aortalen Äste oder der großen proximalen Extremitätenarterien

„Prepulseless"-Phase:
- Schleichender Beginn mit über Jahre
- Subfebrile Temperaturen
- Müdigkeit und Gewichtsverlust
- Arthralgien und Synovitiden

„Pulseless"-Phase:
- Verstärkung der Allgemeinsymptome
- Abgeschwächte oder fehlende Pulse, Blutdruckdifferenzen zwischen den Armen sowie zwischen den Armen und Beinen, Aortenklappeninsuffizienz, Stenosegeräusche,
- Renale Hypertonie (60 %)
- Hautveränderungen: Erythema nodosum, Pannikulitis, Urtikaria
- Raynaud-Syndrom
- Claudicatiobeschwerden der Arme und Beine

■ Diagnostik

Labor

 Merke: Keine spezifischen Autoantikörper!

- Entzündungsparameter: BSG, CRP, α1- und α2-Globuline erhöht
- Blutbild: leichte Anämie, Leukozytose

Technische Diagnostik
- **Ophthalmologische Untersuchung**
- **Farbdoppler, Arterio-CT, -MRT**: Darstellung des Aortenbogens und seiner Abgänge, fokal-segmentale, stenosierende oder okkludierende Veränderungen, selten Aneurysmen
- **MRT** nach Kontrastmittelgabe: Aktivität der Gefäßentzündungen anhand der Wandverdickung und des Wandödems, Befall der Pulmonalarterien
- **Szintigraphie**:
  - Ventilations-Perfusions-Szintigraphie: Nachweis einer Beteiligung der Lungenstrombahn
  - Thalliumszintigraphie: Beteiligung der Koronararterien

■ Differenzialdiagnose
- Aortitis luetica bei Lues-Infektion
- Kollagenosen (z. B. SLE)
- Vaskulitiden anderer Genese

■ Therapie – konservativ
- Glukokortikoide (s. Kap. 6.3): initial Prednisolonäquivalent 1 mg/kg KG/d p.o., langsame Dosisreduktion bis zur Erhaltungsdosis von 7,5 mg/d über mindestens 2 Jahre
- Kombiniert Azetylsalizylsäure: 100 mg/d p.o. über mindestens 2 Jahre
- Bei Therapieversagen:
  - Fauci-Schema: Cyclophosphamid 2 mg/kg KG/d (s. Kap. 6.3)
  - Austin-Schema: Prednisolon 1 g + Cyclophosphamid 15 mg/kg KG alle 14 Tage über 6 Wochen, danach alle 4 Wochen über 1 Jahr (s. Kap. 6.3)
  - Ggf. Therapie der Hypertonie

■ Therapie – operativ
Bypass-Operation

■ Minimalinvasive Chirurgie (MIC)
PTCA/Stent-Implantation

■ Prognose
Natürlicher Verlauf
Insgesamt schlechte Prognose, unter Therapie erreichen 60 % ein stabiles Stadium mit Vermeidung von Komplikationen.

Komplikationen
Zerebrovaskuläre Insuffizienzen einschließlich visueller Symptome, Sehstörungen (30 %) bis zum Visusverlust.

6.8.7 Fibromyalgie-Syndrom (M79.0)

■ Grundlagen
Synonyme
Generalisierte Fibromyalgie, generalisierte Tendomyopathie

Definition
Chronisches Schmerzsyndrom mit multilokulären Schmerzen und typischen schmerzhaften Druckpunkten im Bereich der Muskeln, Sehnen und Sehnenansätze ohne bekannte organische Ursache

Epidemiologie
Prävalenz ca. 3 % der Bevölkerung, Manifestationsgipfel 40.–50. Lebensjahr, w:m = 7:1

Ätiologie
- Primär: unklar, eventuell vermehrt nach bestimmten Infektionen
- Sekundär:
  - Erkrankungen des rheumatischen Formenkreises
  - Infektionen (EBV-, HCV-Infektion)

Lokalisation
Typische „**tender points**" (Abb. 6.7:
- Ansätze der subokzipitalen Muskeln
- Querfortsätze der Halswirbelsäule C5 bis C7

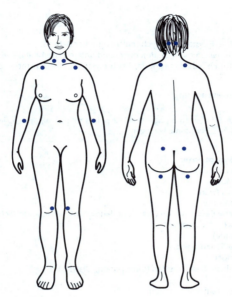

Abb. 6.7 „Tender points".

- M. trapezius (Mittelpunkt der Achsel)
- Supraspinatus (am Ansatz oberhalb der Spina scapulae)
- Knochen-Knorpel-Grenze der 2. Rippe
- Epicondylus radialis (2 cm distal)
- Regio glutaea (oberer äußerer Quadrant)
- Trochanter major
- Fettpolster des Kniegelenkes medial, proximal der Gelenklinie

ACR-Diagnosekriterien:
- Schmerzen an 11 von 18 diese Punkte (auf beiden Körperhälften)
- Anamnese generalisierter Schmerzen

Genetik
Korrelation mit Mutationen auf Chromosom 22 (COMT-GEN, Position 158 Val/Met)

Assoziierte Erkrankungen
Schlafstörungen, Erschöpfungszustände und psychopathologische und neuropsychiatrische Symptome, Hypermobilität

Pathophysiologie
Unklar

Risikofaktoren
Weibliches Geschlecht, psychosomatische Erkrankungen

■ Klinik

Anamnese

Schmerzanamnese, Biographie, psychopathologischer Befund
Generalisierte Schmerzen (>3 Monate): obere und untere Extremität beider Körperhälften
Allgemeinsymptome: Schlafstörungen, Leistungsabfall, Konzentrationsschwäche, Müdigkeit

Körperliche Untersuchung

 Tipp: Neben Schmerzen an den TENDER points sollten mindestens je 3 vegetative und funktionelle Symptome vorliegen.

- **Vegetative Symptome**:
  - Kalte Akren (Hände)
  - Trockener Mund
  - Hyperhidrosis (Hände)
  - Dermographismus
  - Orthostatische Beschwerden (lage- und lagewechselabhängiger Schwindel)
  - Respiratorische Arrhythmie
  - Tremor (Hände)
- **Funktionelle Störungen**:
  - Schlafstörungen
  - Gastrointestinale Beschwerden (Obstipation, Diarrhö)
  - Globusgefühl
  - Funktionelle Atembeschwerden
  - Par-(Dys-)ästhesien
  - Funktionelle kardiale Beschwerden
  - Dysurie und/oder Dysmenorrhö

■ Diagnostik

Technische Diagnostik

Neurologische Untersuchung zum Ausschluss lokaler Einklemmungssyndrome

■ Differenzialdiagnose

- Myopathien anderer Genese: endokrinologisch-metabolisch, medikamentös
- Myalgien anderer Genese: Morbus Parkinson, paraneoplastische Syndrome, Virusinfekten, Osteoporose
- Kollagenosen
- Borreliose
- Chronisches Müdigkeitssyndrom (= cronic fatigue syndromr) (G93.3): Prävalenz ca. 1 %, unklare Ätiologie, kein spezifischer Organbefund Ausschlussdiagnose, Diagnose nach CDC-Kriterien (bei allen Hauptkriterien und 6 von 8 Nebenkriterien positiv):
  - Hauptkriterien: neu aufgetreten Erschöpfungszustände seit >6 Monaten, kein Besserung durch Ruhe, Verringerung der frühren Aktivität, keine Folge von Anstrengung
  - Nebenkriterien: mildes Fieber, subjektive Gedächtnisstörungen, schmerzhafte Lymphknoten, Muskelschmerzen, Gelenkschmerzen, Kopfschmerzen, nicht erholsamer Schlaf, >24 h Krankheitsgefühl nach Anstrengung

■ Therapie – konservativ

Nicht-medikamentös:
- Krankengymnastik
- Schmerz- und Stressbewältigung
- Progressive Muskelrelaxation nach Jacobson
- Wärmeanwendungen
- Thermalbäder

Medikamentös in Einzelfällen wirksam:
- Amitriptylin
- Tramadol
- Lokalanästhetische Infiltrationen

Amitriptylin
Präparate: Saroten, Amineurin, Novoprotect, Syneudon

Wirkung/Wirkprinzip
Unselektiver Monoamin-Reuptake-Inhibitor, sedierend, antinozizeptiv

Dosierung/Anwendung
50–100 mg/d

Nebenwirkung
Mundtrockenheit, Obstipation, Glaukom, Miktionsstörungen, Hypotonie, Schwindel, Kopfschmerz, Unruhe, Verwirrtheit, Herzrhythmusstörungen

Wechselwirkung
Verstärkung der Sedierung durch Alkohol, Antihistaminika, Barbiturate, Benzodiazepine, Hypnotika, Narkotika

Kontraindikationen
Glaukom, AV-Block III°, MAO-Hemmer, strenge Indikationsstellung in Schwangerschaft und Stillzeit

Tramadol
Präparate: Tramal, Tial, Amadol, Tramadolor
3–4×50–100 mg/d p.o.

■ Prognose

Natürlicher Verlauf
Meist chronisch-progrediente Verläufe, Spontanremission möglich

Komplikationen
Nach langem Krankheitsverlauf: Depression, Angststörung, soziale Isolation, Suizidalität

■ Weiterführende Informationen

Literatur
Abel G, Zhang QX, Agnello V: Hepatitis C virus infection in type II mixed cryoglobulinemia. Arthr Rheum 1993; 36:1341–1349

Masi AT, Rodnan GP, Medsger TA, Altman RD, D'Angelo WA, Fries JF, LeRoy EC, Kirsner AB, MacKenzie AH, McShane DJ, Myers AR, Sharf GC: Preliminary criteria for the classification of systemic sclerosis (scleroderma). Arthritis Rheum 1980; 23:581–590

Vitali C, Bombardieri S, Jonsson R, Moutsopoulos HM et al: Classification criteria for Sjögren's syndrome: a revised version of the European criteria proposed by the American-European Consensus Group. Ann Rheum Dis 2002; 61:554–558

Links

http://www.antibiotikamonitor.at
http://www.autoimmun.org
http://www.cardiovasc.de
http://www.dermis.net
http://www.dgkl.de
http://www.dgrh.de
http://www.uni-duesseldorf.de/awmf

Fachgesellschaften

Deutsche Gesellschaft für Psychiatrie, Psychotherapie und Nervenheilkunde; www.dgppn.de

Deutsche Gesellschaft für Neurologie; www.dgn.org

Deutsche Gesellschaft für Rheumatologie; www.dgrh.de

Selbsthilfegruppen/Patienteninformationen

http://www.rheuma-online.de
http://www.rheumanet.org/

7 Endokrinologie

M.C. Wilms

7.1 Stoffwechsel

Glukosestoffwechsel:
Insulinsekretion:
- Produktion des Hormons Insulin aus Präproinsulin und Proinsulin durch Abspaltung des C-Peptids
- Sekretion ins Blut, Transport über V. porta in die Leber
- Insulinbedarf insgesamt ca. 40 IE/d (basale Sekretion, mahlzeitenabhängige Sekretion)

Wirkung des Insulins:
- Anabol: Förderung der Glykogen-, Lipid- und Proteinsynthese in Leber und Muskulatur
- Antikatabol: Hemmung der Glykogeno-, Lipo- und Proteolyse
- Förderung der intrazellulären Aufnahme von Glukose, Aminosäuren und Kalium

Lipidstoffwechsel:
Aufgabe der verschiedenen Lipide
- Triglyzeride: Energieversorgung
- Cholesterin: Membranaufbau, Hormon- und Gallensäuresynthese
- Phospholipide: Membranaufbau und Prostaglandinsynthese
- Lipoproteine: Transport der hydrophoben Lipide im Plasma (Tab. 7.1)

Lipoprotein	Aufbau	Aufgabe
Chylomikronen	Apolipoproteine: AI, AII, E, B-48	Triglyzeridtransport von Mukosazellen über Lymphe ins Blut, Abbau zu Chylomikronen-remnants, Aufnahme in die Leber
VLDL (very low density lipoproteins)	Apolipoproteine: B-100, C, E	Synthese in der Leber, Transport von Triglyzeriden und Cholesterin in die Peripherie, Abbau durch Lipoproteinlipase zu IDL und LDL
LDL (low density lipoproteins)	Apolipoproteine: B-100	Transport und Aufnahme in Zellen der Peripherie und Leber über membranständige LDL-Rezeptoren
IDL (intermediate density lipoproteins)	Apolipoproteine: B-100, E	Zwischenstufe beim Abbau von VLDL zu LDL
HDL (high density lipoproteins)	Apolipoproteine: AI, AII	Cholesterintransport aus der Peripherie zur Leber
Lipoprotein(a)	Apolipoprotein(a)	Wie LDL, zusätzlich fibrinolytische Aktivität, medikamentös nicht zu beeinflussen

Tab. 7.1 Lipoproteine, ihr Aufbau und ihre Aufgabe.

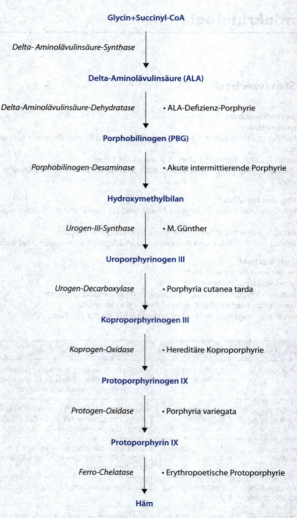

Abb. 7.1 Metabolite der Hämsynthese und die katalysierenden Enzyme.

Apolipoproteine bilden die Grundstruktur der Lipoproteine und haben folgende weitere Aufgaben:
- Liganden für den LDL-Rezeptor und das LDL-Rezeptor-related-Protein
- Clearance von VLDL, Chylomikronen, Chylomikronen-Remnants
- Steigerung der Affinität von Cholesterinester-Transferproteinen zu Lipoproteine
- Verminderte Aufnahme von oxidiertem VLDL durch Makrophagen und Verhinderung der Transformation in Schaumzellen
- Wachstum und Regeneration von Neuronen und glatten Muskelzellen

Regulation durch Lipoproteinlipase: aktiviert durch Insulin und endogenes Heparin, teilweise Abbau der Chylomikronen durch Abspaltung freier Fettsäuren zur Aufnahme in die Zelle, Chylomikronen bleiben als Chylomikronen-Remnants

Harnsäurestoffwechsel:
Harnsäure ist das Endprodukt des Abbaus von Purinen. Purine fallen an durch:
- Zellzerfall mit Freisetzung aus z. B. DNA, RNA
- Aufnahme durch tiersche Nahrung
- Körpereigene Biosynthese

Der Purinabbau erfolgt von Purin über Hypoxanthin zu Xanthin katalysiert durch die Xanthinoxidase:
- Purin
- Hypoxanthin
- Xanthin katalysiert durch Xanthinoxidase
- Harnsäure (ca. 700 g/d)

Ausscheidung der Harnsäure:
- Renal ca. 70 %
- Enteral ca. 30 %

Hämbiosynthese:
- Bildung in 8 enzymatischen Schritten aus Glycin und Succinyl-CoA (Abb. 7.1)
- Gendefekt für jedes Enzym möglich mit spezifischem Krankheitsbild

7.2 Basisdiagnostik der Stoffwechselstörungen

Spezifisch für die jeweilige Stoffwechselstörung (s. dort)

7.3 Basistherapie der Stoffwechselstörungen

Spezifisch für die jeweilige Stoffwechselstörung (s. dort)

7.4 Leitsymptome der Stoffwechselstörungen

Adipositas (E66.9)
Anteil der Fettmasse am Körpergewicht >30 % bei Frauen bzw. >20 % bei Männern. Indirekte Abschätzung über den BMI (Body-Mass-Index) möglich.
Wohlstandserkrankung, Prävalenz in Deutschland: Übergewicht (BMI ≥25) ca. 55 % der Erwachsenen, Adipositas (BMI ≥30) ca. 20 %

Ätiologie:
- Primär: Überernährung, Bewegungsmangel, psychischer Stress
- Sekundär: Morbus Cushing, Hypothyreose, Insulinom, Testosteronmangel bei Männern, Erkrankungen des Zwischenhirns, Medikamenten-assoziiert

- In 40–60 % ein genetischer Einfluss wahrscheinlich; 5 monogenen Formen bekannt:
  - Leptin-Gen
  - Leptin-Rezeptor-Gen
  - Proconvertase-Gen
  - Propiomelanokortin-Gen
  - Melanokortin-4-Rezeptor-Gen

Einteilung:

Kategorie	BMI (kg/m²)	Risiko für Begleiterkrankungen
Untergewicht	<18,5	Niedrig
Normalgewicht	18,5–24,9	Durchschnittlich
Präadipositas	25–29,9	Gering erhöht
Adipositas Grad 1	30–34,9	Erhöht
Adipositas Grad 2	35–39,9	Hoch
Adipositas Grad 3	≥40	Sehr hoch

Tab. 7.2 Gewichtsklassifikation bei Erwachsenen anhand des BMI (nach WHO 2000).

Hyperglykämie
„Überzuckerung", einhergehend mit Glukosurie, Polyurie, Durstgefühl, Exsikkose, Ketonurie, Gewichtsverlust, Nausea und Erbrechen, Bewusstseinstrübung

Hypoglykämie
„Unterzuckerung" einhergehend mit Zittern, Schwitzen, Palpitationen, Heißhunger, Kopfschmerzen, Schwindel, Sprachstörungen, Sehstörungen, Bewusstseinsstörungen, Psychose

7.5 Stoffwechselstörungen

7.5.1 Metabolisches Syndrom (E88.9)

■ **Grundlagen**

Synonyme
Wohlstandssyndrom

Definition
Gemeinsames Auftreten folgender Störungen:
- Abdominelle Adipositas: Bauchumfang bei Europäern ≥94 cm (m) und 80 cm (w)
- Dyslipoproteinämie:
  - Hypertriglyzeridämie (>150 mg/dl)
  - Niedriges HDL-Cholesterin <40 mg/dl (m) und <50 mg/dl (w)
- Essenzielle Hypertonie (>140/90 mmHg)
- Gestörte Glukosetoleranz/Typ-2-Diabetes

Epidemiologie
Prävalenz: in entwickelten Länder ca. 25 % der Bevölkerung

Ätiologie
Multifaktoriell: genetische Faktoren, Fehlernährung, Bewegungsmangel

Genetik
Familiäre Häufung für jede der Störungen

Assoziierte Erkrankungen
- Hyperurikämie/Gicht
- Gestörte Fibrinolyse
- Hyperandrogenämie bei Frauen

Pathophysiologie
- Gestörte Glukosetoleranz der Zellen
- Kompensatorisch erhöhte Insulinsekretion
- Vermehrtes Hungergefühl durch Hyperinsulinämie mit Entwicklung einer Adipositas
- Fettreiche Ernährung steigert Triglyzeride, senkt HDL und steigert LDL, wodurch das Arterioskleroserisiko steigt (Abb. 7.2)

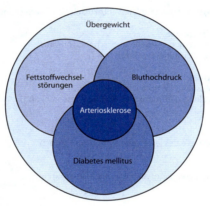

Abb. 7.2 Arteriosklerose ist die Folge des „Tödlichen Quartetts".

Risikofaktoren
- Hoher Lebensstandard
- Adipositas
- Familiäre Belastung mit Diabetes mellitus Typ 2

■ Klinik

Anamnese
Familienanamnese (Diabetes mellitus, Hypertonie, Fettstoffwechselstörungen, Adipositas, kardiovaskuläre Erkrankungen)

Körperliche Untersuchung
- Pykniker, Adipositas mittels Body-Mass-Index und Bauchumfang quantifizieren, ggf. Körperfettmessung
- Frauen häufig männliches Fettverteilungsmuster
- Eventuell Gesichtsröte
- Tophi oder Arthropathien bei begleitender Hyperurikämie

Diagnostik

Labor
- Glukosestoffwechsel: Nüchternblutzucker, evtl. stimuliertes Insulin im i.v. Glukagontest, oraler Glukosetoleranztest (s. Kap. 7.5.3)
- Lipidstoffwechsel: Gesamtcholesterin, HDL-Cholesterin, Triglyzeride, LDL-Cholesterin, Chol./HDL-Chol.-Quotient
- Harnsäurestoffwechsel: Harnsäure im Serum erhöht
- Gerinnung: Fibrinogenspiegel, Plasminogen-Aktivator-Inhibitor-1 (PAI-1), Faktor VII, von-Willebrand-Faktor
- Albumin im Urin erhöht bei Nephropathie

Technische Diagnostik
- **Ruhe- bzw. Belastungs-EKG**: bei Verdacht auf koronare Herzkrankheit
- **Doppler-Sonographie**: Erfassung arteriosklerotischer Läsionen (Intimaverdickung, Plaques)
- **Echokardiographie**: Erfassung linksventrikulärer Wandverdickungen

Differenzialdiagnose
- Adipositas ohne Vorliegen eines metabolischen Syndroms
- Stammfettsucht bei Cushing-Syndrom

Therapie – konservativ
Änderung des Lebenstils („life-style modification"):
- Ernährungsumstellung (Fettreduktion, Kochsalzbeschränkung)
- Bewegung
- Nikotinkarenz
- Stressabbau

Medikamentöse Therapie des jeweiligen Symptoms (s. dort)

Prophylaxe
Gesunde Ernährung, Bewegung, Alkohol- und Nikotinkarenz

Prognose

Natürlicher Verlauf
Schleichender Beginn über Jahre

Komplikationen
Angiopathie, Neuropathie, Nephropathie, diabetisches Fußsyndrom, Blindheit, NASH, koronare Herzkrankheit, zerebraler Insult

7.5.2 Lipidstoffwechselstörung (E78.9)

Grundlagen

Synonyme
Hyperlipoproteinämie, Hyperlipidämie, Dyslipoproteinämie

Definition
Störung des Lipidstoffwechsels mit:
- Hypercholesterinämie (>200 mg/dl)
- Hypertriglyzeridämie (>200 mg/dl)
- Kombinierte Hyperlipidämie

Epidemiologie
In Industriestaaten 20–40 % der Bevölkerung

Ätiologie
- Primäre (familiäre) Hyperlipoproteinämie (95 %; s. Genetik)
- Sekundäre Hyperlipoproteinämie (5 %): durch Erkrankungen oder Medikamente induziert
  - Hypercholesterinämie: cholesterinreiche Ernährung, Diabetes mellitus, Schwangerschaft, nephrotisches Syndrom, Hypothyreose, Cholestase, Kortison
  - Hypertriglyzeridämie: Alkoholkonsum, kohlenhydratreiche Ernährung, Diabetes mellitus, Adipositas, Schwangerschaft, Hämodialyse, Kortison, Thiazide
- Reaktive Hyperlipoproteinämie: leichte Lipiderhöhung bei stark lipidreicher Kost

Genetik
- **Hypercholesterinämien:**
  - Polygene Hypercholesterinämie: Ursache unklar, häufigste Lipidstoffwechselstörung
  - Familiäre Hypercholesterinämie: autosomal-dominant, Heterozygoten-Häufigkeit 1:500, genetische Defekte im LDL-Rezeptorgen
  - Familiärer Apo-B-100-Defekt: autosomal-dominant, Häufigkeit 1:600
- **Hypertriglyzeridämien:**
  - Familiäre Hypertriglyzeridämie: Genetik unklar, Häufigkeit 1:300, stark erhöhte Triglyzeride bei niedrigem HDL-Cholesterin
  - Familiär kombinierte Hyperlipidämie: autosomal-dominant, Häufigkeit 1:400, unterschiedliche Phänotypen von LDL-Partikeln mit Überproduktion von VLDL- bzw. LDL-Partikeln durch die Leber
  - Familiärer Lipoproteinlipasemangel oder Apo-C-II-Mangel: sehr selten
- Andere Fettstoffwechselstörungen:
  - Familiäre Hypoalphalipoproteinämie: autosomal-dominant, Häufigkeit 1:20, Erniedrigung des HDL<35 mg/dl
  - Lipoprotein(a)-Hyperlipoproteinämie: häufig, erhöhte Lipoprotein(a)-Spiegel

Assoziierte Erkrankungen
Häufig im Rahmen eines metabolischen Syndroms, Hyperurikämie

Pathologischer Befund
Artherosklerotische Veränderungen an Gefäßen mit Intimaverdickung

Pathophysiologie
Atherombildung: Ablagerung von lipidspeichernden Makrophagen (Schaumzellen) in der Intima → Fortschreiten in einem arteriosklerotischen Plaque. Erhöhte Artherogenität durch kleine, dichte LDL Partikel (Typ B) wegen besserer Penetrationsfähigkeit in das subendotheliale Gewebe, eine verstärkte oxidative Reaktionsbereitschaft (oxidiertes LDL) sowie eine verminderte Affinität zu LDL-Rezeptoren

Risikofaktoren
Familiäre Disposition, westlicher Lebensstil

Einteilung/Klassifikation

Typ	Erhöhung	Ursache	Atherogenes Risiko
I	Triglyzeride, Chylomikronen	LPL-Mangel	Nein
IIa	Cholesterin, LDL	LDL-Rezeptor-Defekt	Groß
IIb	Cholesterin, Triglyzeride, LDL, VLDL	Kombination aus IIa und IV	Groß
III	Cholesterin, Triglyzeride, VLDL	Bildung eines abnormen Apo E (Genotyp E2/E2)	Sehr groß
IV	Triglyzeride, VLDL	Sekundär, hepatische Überproduktion von Triglyzeriden	Gering
V	Cholesterin, Triglyzeride, Chylomikronen, VLDL	LPL-Mangel und hepatische Überproduktion von Triglyzeriden	Nein

Tab. 7.3 Einteilung nach Lipoproteinkonzentrationen in der Elektrophorese (nach Fredrickson).

■ Klinik

Anamnese
Familiäre Hyperlipidämien bekannt, Hinweise für sekundäre Ursachen (Medikamente, Alkoholkonsum), weitere Grunderkrankung (Hypertonie, Diabetes mellitus, Homocysteinämie, Adipositas, kardiovaskuläre Erkrankungen), Abschätzung des individuellen kardiovaskulären Risikos (Raucher, Lebensstil)

Körperliche Untersuchung
- Xanthome: an Sehnen, planar, eruptiv (meist an Unterarmstreckseiten), Xanthelasmen (an Augenoberlid)
- Arcus lipoides corneae: Trübungsring am Hornhautrand durch Lipidablagerungen
- Bestimmung des Body-Mass-Index, Körperfettbestimmung
- Eventuell Zeichen der Fettleber (s. Kap. 3.30.3)
- Eventuell Zeichen der Pankreatitis (s. Kap. 3.24.1)

■ Diagnostik

Labor
- Lipidbestimmung (nach >10 h Nahrungskarenz, >72 h Alkoholkarenz): Gesamtcholesterin, HDL, LDL, Triglyzeride

> Meke: Berechnung des LDL mittels Friedewald-Formel (wenn Triglyzeride <400 mg/dl): LDL = Gesamtcholesterin − HDL − Triglyzeride/5

- Ausschluss sekundärer Ursachen: Blutzucker, TSH, Kreatinin, Bilirubin, aP, γ-GT, GPT, GOT, Fibrinogen
- Verdacht auf primäre Ursachen: Bestimmung von Lipoprotein(a), Apolipoprotein, LDL-Rezeptor, Lipoproteinelektrophorese
- Diagnostik auf Begleiterkrankungen

■ Differenzialdiagnose
Verschiedene Ursachen der Lipidstoffwechselstörung (s. Ätiologie)

■ Therapie – konservativ
- Kausal bei sekundärer Hypercholesterinämie
- Änderung des Lebensstils („life-style modification"): Ernährungsumstellung (Fettreduktion, Reduktion schnell verwertbarer Kohlenhydrate), Bewegung

- Medikamentös:
  - Hypercholesterinämie: CSE-Hemmer und/oder Anionenaustauscher
  - Hypertriglyzeridämie: Fibrate oder Nikotinsäure
  - Kombinierte Hyperlipidämie: Fibrate oder Nikotinsäure mit Anionenaustauschern

Cholesterinsyntheseenzym(CSE)-Hemmer (HMG-CoA-Reduktase-Hemmer, Statine)

Wirkung/Wirkprinzip
- Kompetitive Hemmung der HMG-CoA-Reduktase
- Senkung der intrazellulären Cholesterinsynthese und des LDL, Steigerung des HDL

Dosierung/Anwendung
- Bei Hypercholesterinämie und kombinierter Hyperlipidämie
- Mit niedrigster Dosierung beginnen, Steigerung nach Laborwerten

Wirkstoff	Handelsname	Dosierung
Atorvastatin	Sortis	1×10 mg/d p.o., max. 80 mg/d
Lovastatin	Lovabeta, Lovahexal, Mevacor, Mevinacor	1×20–40 mg/d p.o., max. 80 mg/d
Pravastatin	Mevalotin, Pravasin, Selipran	1×10–40 mg/d p.o.
Simvastatin	Denan, Simvabeta, Simvahexal, Zemox, Zocor	1×10–20 mg/d p.o., max. 80 mg/d
Fluvastatin	Cranoc, Lescol, Locol	1×20–40 mg/d p.o., max. 80 mg/d

Tab. 7.4 Dosierung der wichtigsten Statine.

Nebenwirkung
Kopfschmerzen, Bauchschmerzen, Hautreaktionen, Myopathie, Vaskulitis, Schlafstörungen

Wechselwirkung
Nicht mit Fibraten kombinieren wegen Gefahr der Rhabdomyolyse!

Kontraindikationen
Schwangerschaft und Stillzeit, Lebererkrankungen, Cholestase, Myopathie

Fibrate

Wirkung/Wirkprinzip
Steigerung der Lipoproteinlipase-Aktivität mit Senkung der Triglyzeride und LDL, Steigerung des HDL

Dosierung/Anwendung

Wirkstoff	Handelsname	Dosierung
Bezafibrat	Befibrat, Bezacur, Bezafibrat-ratiopharm, Cedur	3×200 mg/d p.o.
Etofyllinclofibrat	Duolip	1×500 mg/d p.o.
Etofibrat	Lipo-Merz	1×500 mg/d p.o.
Fenofibrat	Cil, durafenat, Lipanthyl, Lipidil, Normalip	3×100 mg/d p.o., 1×160–200 mg/d p.o.
Gemfibrozil	Gemfi, Gevilon	1×900 mg/d p.o.

Tab. 7.5 Dosierung der wichtigsten Fibrate.

Nebenwirkung
Myalgien, Rhabdomyolyse, Nausea, Erbrechen, Cholelithiasis, ventrikuläre Rhythmusstörungen

Wechselwirkung
- Verstärkte Wirkung: Antikoagulanzien, orale Antidiabetika, Insulin Phenytoin
- Gefahr der Rhabdomyolyse: HMG-CoA-Reduktasehemmer
- Resorption von Clofibraten durch Colestyramin
- Hepatotoxizität u. Hepatitisrisiko: MAO-Hemmer

Kontraindikationen
Schwangerschaft und Stillzeit, primär biliäre Zirrhose

Anionenaustauscher

Wirkung/Wirkprinzip
Unterbrechung des enterohepatischen Kreislaufs von Gallensäuren durch Bindung im Darm, erhöhte Cholesterinausscheidung über Gallensäuren

Dosierung/Anwendung

Wirkstoff	Handelsname	Dosierung
Colestyramin	Colesthexal, Lipocol, Vasosan	3×4–8 g/d p.o.
Colestipol	Cholestabyl, Colestid	1–3×5–10 g/d p.o.

Tab. 7.6 Dosierung der wichtigsten Anionenaustauscher.

Nebenwirkung
Obstipation, Völlegefühl, Nausea, Diarrhö, Resorptionsstörungen

Wechselwirkung
Verringerte Resorption verschiedener Medikamente, z. B. Phenylbutazon, Hydrochlorothiazid, Tetracyclin, Penicillin G, Phenobarbital und Schilddrüsenpräparate

Kontraindikationen
Gallengangsverschluss, Darmverschluss

Nikotinsäurederivate

Wirkung/Wirkprinzip
- Ezetimib: Selektive Hemmung der intestinalen Cholesterinresorption
- Nicotinat: Senkung der Triglyzeride und des Cholesterins durch Steigerung der Lipoproteinlipase

Dosierung/Anwendung

Wirkstoff	Handelsname	Dosierung
Ezetimib	Ezetrol Inergy (in Kombination mit 80 mg Simvastation)	1×10 mg/d p.o.
Nicotinat	Naspan	Steigerung von 1×375 mg/d p.o. auf 1–2 g/d p.o.

Tab. 7.7 Dosierung der wichtigsten Nikotinsäurederivate.

Nebenwirkung
Kopfschmerzen, Schwindel, Tachykardie, Herzklopfen, Kurzatmigkeit, Schwitzen, Schmerzen, Schwäche, Kältegefühl, periphere Ödeme, Blutbildveränderungen

Wechselwirkung
- Alkohol oder heiße Getränke: Verstärkung der Nebenwirkungen
- Anionenaustauscherharze: Bindung von Niaspan

Kontraindikationen
Schwangerschaft und Stillzeit, Herzinsuffizienz

■ Prophylaxe
Fettarme Ernährung, Bewegung

■ Prognose
Natürlicher Verlauf
Morbidität und Mortalität vor allem durch Ausprägung der Artherosklerose bestimmt. Individuelles Risiko abhängig von Grunderkrankungen und weiteren Risikofaktoren (Vervierfachung des Herzinfarktrisikos bei LDL>300 mg/dl)

 Tipp: Abschätzung der individuellen Prognose durch Risikorechner, z. B. unter www.nhlbi.nih. gov/guidelines/cholesterol.

Komplikationen
Artherosklerose mit Folgeerkrankungen (KHK, Herzinfarkt, periphere arterielle Verschlusskrankheit, Schlaganfall), Pankreatitis (ab Hypertriglyzeridämie >500 mg/dl)

7.5.3 Diabetes mellitus (E14.9)

■ Grundlagen
Synonyme
DM, Zuckerkrankheit, honigsüßer Durchfluss

Definition
Chronische Erhöhung des Blutzuckers, in Folge eines absoluten oder relativen Insulinmangels mit Gefahr der Ausbildung schwerer Folgeerkrankungen

Epidemiologie
Prävalenz in Deutschland insgesamt ca. 6 % der Bevölkerung, davon ca. 5–7 % Diabetes mellitus Typ 1
- Typ 2: Wohlstandskrankheit, Prävalenz mit dem Alter zunehmend: 40- bis 45-Jährige: 1,9 % bzw. 1,3 % (Männer bzw. Frauen), 80- bis 85-Jährige: 14,5 % bzw. 18,7 % (Männer bzw. Frauen)
- Typ 1: Prävalenz in Deutschland ca. 130–150:100.000, Einwohner, Manifestationsgipfel 15.–24. Lebensjahr

Ätiologie
Einteilung nach der Ursache in 4 Kategorien:
- **Typ 1:** Zerstörung der Inselzellen des Pankreas mit absolutem Insulinmangel
  - Typ 1a (immunvermittelt, auch LADA=latent autoimmune diabetes with onset in adults)
  - Typ 1b (idiopathisch)
- **Typ 2:** Insulinresistenz mit relativem Insulinmangel, später absoluter Insulinmangel
- Andere Diabetes-Typen:
  - A: genetische Defekte der Betazellen (z. B. MODY = „maturity-onset diabetes of the young" 2–5 % aller Diabetiker)
  - B: genetische Defekte der Insulinsekretion
  - C: sekundär (z. B. bei chronischer Pankreatitis)
  - D: Endokrinopathien (z. B. Akromegalie, Cushing-Syndrom etc.)

- E: medikamentös (z. B. Glukokortikoide, Schilddrüsenhormone, Betaadrinergika, Thiazide)
- F: Infektionen (z. B. CMV-Infektion)
- G: seltenere Formen des immunvermittelten Diabetes (z. B. Anti-Insulin-Rezeptor-Antikörper)
- H: genetische Syndrome (z. B. Down-, Klinefelter-, Turner-Syndrom)
- **Gestationsdiabetes**: erstmals während der Schwangerschaft diagnostiziert, verschwindet in 50 % postpartum, erhöhtes Risiko eines Typ-2-Diabetes

Genetik
Multifaktorielle Vererbung mit unterschiedlicher Expression diabetogener Gene.

 Merke: Typ-2-Diabetes weist mit 30–40 % eine höhere genetische Korrelation auf als Typ-1-Diabetes mit 10–15 %.

Assoziierte Erkrankungen
Typ-2-Diabetes: im Rahmen des metabolischen Syndroms (Adipositas, Hypertonie, Dyslipoproteinämie)

Pathologischer Befund
Typ-1-Diabetes:
- Bei frischer Manifestation Infiltration von T-Lymphozyten
- 3 verschiedene Autoantikörper: Insulinautoantikörper (IAA), Antikörper gegen Glutamat-Decarboxylase in der B-Zelle (GAD), Antikörper gegen Tyrosinphosphatase IA-2 (IA-2A)

Typ-2-Diabetes:
- Amyloidablagerungen in den Langerhans-Inseln

Pathophysiologie
Insulinmangel hat 2 entscheidende Konsequenzen:
Intrazelluläre Hypoglykämie (vor allem bei Typ 1):
- Steigerung der Glukoneogenese
- Lipolyse mit Gewichtsverlust und Ketokörperproduktion bis zur Ketoazidose!
- Verminderte Proteinsynthese mit Kachexie, Lethagie, Polyphagie, verringerter Produktion von Gammaglobulinen mit Infektanfälligkeit und Beeinträchtigung der Wundheilung

Extrazelluläre Hyperglykämie (vor allem bei Typ 2):
- Hyperosmotisches Plasma mit Dehydratation der Zellen bis zum hyperosmolaren Koma!
- Überschreitung der Nierenschwelle (Blutzucker >180 mg/dl), folglich Glukosurie mit Polyurie, Polydypsie, Hyponatriämie, Hypokaliämie
- Glykolysierung vaskulärer Proteine mit verschiedenen Manifestationen der Mikro- und Makroangiopathie (s. Komplikationen)

Risikofaktoren
- Adipositas
- Dyslipoproteinämie
- Positive Familienanamnese
- Manifestation bei Infektionen, Trauma, Operationen, Endokrinopathien, Medikamenten

Einteilung/Klassifikation
Siehe Ätiologie

■ Klinik

Anamnese

 Merke: Klassische Symptome sind Polydipsie, Polyurie, Gewichtsabnahme, Müdigkeit.

Weitere Symptome:
- Inappetenz, Heißhunger (Typ 2)
- Sehstörungen
- Infekte (Haut-, Harnwegsinfekte, Pilzinfektionen)
- Pruritus
- Potenz-, Libidostörungen, Amenorrhö
- Nächtliche Wadenkrämpfe
- Verwirrtheit, Schwindel

Typ 1: rascher Beginn
Typ 2: schleichender Beginn, eventuell Zufallsbefunde im Screening

Körperliche Untersuchung
- **Typ 1:** asthenischer Körperbau, Ketongeruch der Atemluft, eventuell rasche Entwicklung eines ketoazidotischen Komas (s. Komplikationen)
- **Typ 2:** meist adipös, eventuell Symptomatik eines hyperosmolaren Komas (s. Komplikationen)
- Periphere Reflexe (vor allem ASR) vermindert bei sensomotorischer Polyneuropathie

■ Diagnostik
Labor
Blutzuckerbestimmung:
- Gesicherter Diabetes mellitus:
  - Klassische Symptome und Gelegenheits-Blutglukosewert: ≥200 mg/dl (11,1 mmol/l)
  - Nüchternblutglukose: ≥126 mg/dl (7,0 mmol/l) im venösen Plasma bzw. ≥110 mg/dl 6,1 mmol/l) im kapillären Vollblut
  - Oraler Glukosetoleranztest: 2-h-Wert ≥200 mg/dl (11,1 mmol/l)
- Abnormale Nüchternglukose = IFG (impaired fasting glucose, „abnorme Nüchternglukose"): Nüchternblutglukose 110–126 mg/dl (6,1–7,0 mmol/l) im venösen Plasma oder 100–110 mg/dl (5,6–6,1 mmol/l) im kapillären Vollblut
- Gestörte Glukosetoleranz = IGT (impaired glucose tolerance): 2-h-Wert im OGTT ≥140 mg/dl (7,8 mmol/l)

Bestimmung von Ketonkörpern: bei diabetische Ketoazidose β-Hydroxyvutyrat im Blut >3,0 mmol/l

Oraler Glukosetoleranztest (OGTT): Orale Aufnahme eine wässrige Lösung mit 75 g Glukose (Kinder 1,75 g/kg KG) innerhalb von 5 min. Blutzuckermessung zum Zeitpunkt 0 und 120 min. Wichtig:
- 10 h vorher Nahrungs- und Alkoholkarenz
- Vorhergehende 3-tägige kohlenhydratreiche Kost (>150 g KH/d)
- Im Sitzen oder Liegen

Urinuntersuchung: ggf. Glukosurie, Ketonurie

Glukagontest mit Bestimmung des C-Peptid (selten): Gabe von 1 mg Glukagon i.v. und Bestimmung des C-Peptides zum Zeitpunkt 0 und 6 min. Bei einem Anstieg um >0,5 nmol/l und/oder auf >1,0 nmol/l sind funktionsfähige Beta-Zellen vorhanden.

Technische Diagnostik
- **Simmgabeltest:** Vermindertes Vibrationsempfinden (<6 von 8) bei peripherer sensomotorischer Polyneuropathie
- **Nervenleitgeschwindigkeit:** vermindert bei Polyneuropathie
- **Fundoskopie:** Erkennung und Verlauf einer Retinopathie (Nicht-proliferativ, proliferativ oder diabetische Makulopathie)
- Bildgebende Verfahren im Regelfall nicht erforderlich

■ Differenzialdiagnose
Polydipsie bei SiADH, Bewusstseinsstörung anderer Genese

Therapie– konservativ

Typ 1: Insulintherapie! HbA$_{1c}$ (Zielwert 7,0 %)
Typ 2: Stufentherapie, Therapieversuch jeweils über 3 Monate, Erfolgskontrolle durch HbA$_{1c}$ (Zielwert 6,5 %):
- Basistherapie: Ernährung, Gewichtsreduktion, Schulung, Bewegung

> **Achtung:** Gewichtsnormalisierung hat einen stärkeren antidiabetischen Effekt als orale Antidiabetika!

- Bei Therapieversagen: Monotherapie mit Metformin (bei BMI>26 kg/m²) oder Sulfonylharnstoffe oder Glitazone (bei Kontraindikationen für Metformin oder BMI<26 kg/m²)
- Bei Therapieversagen: Kombinationstherapie zweier oraler Antidiabetika (cave: Glinide nicht mit Sulfonylharnstoffen)
- Bei Therapieversagen: Kombination oraler Antidiabetika mit Insulin oder Insulintherapie

Coma diabeticum: intensivmedizinische Betreuung
- Atmung: eventuell assistiert
- Kreislauf: Messung des ZVD
- Wasser- und Elektrolythaushalt: vorsichtige Rehydrierung mit 0,9 % NaCl-Lösung, Korrektur der Azidose nur bei pH <7,1 durch Bikarbonatgabe
- Insulintherapie: nur Normalinsulin, initial 10–20 I.E i.v., anschließend 5–10 IE/h

Hypoglykämie:
- 20 g Glukose oral und langwirksame Kohlenhydrate
- Bei Bewusstlosigkeit: initial 25–100 ml 40 % Glukoselösung i.v., anschließend 5 % Glukose als Infusion (bis Blutzucker ca. 200 mg/dl)

Insulintherapie

Wirkung/Wirkprinzip
Substitution des Insulintagesbedarf (0,5–1,0 IE/kg KG), davon 50 % basales Insulin.

> **Achtung:** Erhöhter Insulinbedarf bei fieberhaften Infekten, Ketose, erhöhtem Spiegel kontrainsulinärer Hormone!

Insulinarten:
- Kurzwirksame/intermediäre Insuline (Tab. 7.8): ersetzen mahlzeitenabhängige Insulinsekretion
- Basalinsuline = Verzögerungsinsuline (Tab. 7.9): Intermediär- bzw. Langzeitinsuline1 bzw. 2×/d, decken basalen Insulinbedarf

Kurzwirksame/intermediäre Insulin	Applikation	Wirkdauer/ Wirkmaximum	Spritz-Ess-Abstand
Normalinsulin (Altinsulin): Insuman Rapid, Actrapid HM, Berlinsulin H,	s.c. und i.v.	Ca. 4–6 h/2–3 h	15–30 min
Kurzwirksame Insulinanaloga: • Insulinaspart: Novorapid • Insulinlispro: Humalog • Insulinglulisin: Apidra	s.c.	2–4 h/1–1,5 h	Keiner

Tab. 7.8 Die wichtigsten kurzwirksamen und intermediären Insuline.

Basalinsulin	Applikation	Wirkdauer/Wirkmaximum
Intermediäre Humaninsuline (NPH-Insuline): Protaphan HM	s.c.	8–12 h 4–5 h
Intermediäre Insulinanaloga: Insulindetemir: Levemir	s.c.	
Langwirksame Analoga: Lantus	s.c.	24 h/kein Maximum

Tab. 7.9 Die wichtigsten Basalinsuline.

Mischpräparate aus kurzwirksamen und Intermediärinsulinen (die Zahl gibt den prozentualen Anteil des Normalinsulins an):
- Humaninsuline:
  - Actraphane 10, 20, 30, 40, 50
  - Berlinsulin H 30
  - Huminsulin 30
  - Insuman COMB 15, 25, 50
- Insulinanaloga:
  - Humalog Mix 25, 50
  - NovoMix 30

Dosierung/Anwendung
Indikationen:
- Typ-1-Diabetes
- Nicht-Erreichen der metabolischen Therapieziele mit oralen Antidiabetika bei Typ-2-Diabetes
- Perioperativ
- Akute Stoffwechselentgleisung
- Ketonurie (außer Hungerketonurie)
- Akuter Myokardinfarkt bei Diabetes mellitus
- Gestationsdiabetes, wenn diätetisch nicht ausreichend behandelbar)

Applikation: Spritze, Pen oder Pumpe

Therapie	Indikation	Schema
Konventionelle Therapie	Geregelter Tagesablauf notwendig (feste Mahlzeiten zur selben Tageszeit), bei älteren Typ-2-Diabetikern	Mischinsulin aus Normalinsulin und Intermediärinsulin, morgens (2/3 der Tagesdosis) und abends (1/3)
Intensivierte Therapie (Basis-Bolus-Prinzip)	Flexible Nahrungsaufnahme, bei Typ-1-Diabetes zu bevorzugen	Basalinsulin 1–2×täglich, Kurzwirksames Insulin je nach Blutzuckerspiegel und Mahlzeit wählen
Insulinpumpe	z. B. Schwangerschaft, Vorteil: kontinuierliche Insulinabgabe, niedriger Insulinbedarf	Ausschließlich Normalinsulin, zusätzliche Bolusinsulinabgabe vor der Mahlzeit

Tab. 7.10 Indikation und Anwendung der Insuline.

Nebenwirkung
- Hypoglykämien
- Lipodystrophie an der Injektionsstelle (daher täglicher Wechsel des Injektionsortes)

- Selten Antikörperbildung (bei Nicht-Humaninsulin)
- Insulinresistenz: Mehrbedarf an Insulin (z. B. bei Übergewicht, Infektionen, Hypertriglyzeridämie)
- Somogyi-Effekt: morgendliche reaktive Hyperglykämie wegen nächtlicher Hypoglykämie auf Grund zu hoher abendlicher Insulindosis

Wechselwirkung
Normalinsulin nicht mit Zink-Insulin kombinieren

Kontraindikationen
Hypoglykämien
Insulinanaloga: Schwangeschaft, Kinder

Biguanide: Metformin (Biocos, Mediabet, Met, Juformin)

Wirkung/Wirkprinzip
- Steigerung des zellulären Glukoseverbrauchs
- Steigerung der Insulin-Rezeptor-Zahl
- Hemmung der Glukoseresorption aus dem Darm
- Hemmung der hepatischen Glukoneogenese
- Appetitzügelnder Effekt

 Tipp: Biguanide sind besonders bei übergewichtigen Patienten geeignet.

Dosierung/Anwendung
500–1000 mg/d p.o., nach den Mahlzeiten, mit geringster Dosis beginnend

Nebenwirkung
Übelkeit, Erbrechen, Durchfall, Abdominalschmerzen, Appetitverlust, Laktakazidose ggf. mit Koma bei Missachtung der Kontraindikationen

 Achtung: Vor Beginn der Therapie Nierenwerte kontrollieren!

Kontraindikationen
Niereninsuffizienz (Kreatinin im Serum >1,24 mg/dl), Leberinsuffizienz, schwere Herzinsuffizienz, akuter Myokardinfarkt, respiratorische Insuffizienz, hypoxische oder katabole Zustände, Azidose, Präkoma oder Coma diabeticum, schwere Infektionen, schwere pAVK, Alkoholismus, Schwangerschaft, Stillzeit

 Merke: Metformin hat in Studien bezüglich Mikro- und Makroangiopathie die besten Ergebnisse.

Sulfonylharnstoffe

Wirkung/Wirkprinzip
Insulinfreisetzung aus β-Zellen des Pankreas (Voraussetzung: erhaltene körpereigene Insulinproduktion)

 Tipp: Sulfonylharnstoffe sind nsulinotrop!

Dosierung/Anwendung
Einnahme nach dem Essen, mit niedrigster Dosis beginnend

Wirkstoff	Handelsname	Standarddosis
Glibenclamid	Euglocon, Duraglucon	1,75–10,5 mg/d
Glimepirid	Amaryl	1–6 mg/d
Glibornurid	Glutril	12,5–50 mg/d
Gliclazid	Diamicron Uno	30–120 mg/d
Gliquidon	Glurenorm	15–120 mg/d
Tolbutamid	Orabet	500–3000 mg/d

Tab. 7.11 Standarddosierung der wichtigsten Sulfonylharnstoffe.

Nebenwirkung
Hypoglykämie, gastrointestinale Störung, allergische Reaktion, selten Blutbildveränderung (Agranulozytose)

 Achtung: Hypoglykämiegefahr!

Wechselwirkung
Verminderte Hypoglykämie-Wahrnehmung: β-Rezeptorenblocker, ACE-Hemmer, Cumarinderivate, ASS, NSAR, Sulfonamide, Clarithromycin, Gatifloxacin, Alkohol!

Kontraindikationen
Diabetes mellitus Typ 1, Schwangerschaft, schwere Niereninsuffizienz, diabetische Stoffwechselentgleisung, diabetische Gangrän, Sulfonylharnstoffallergie

Glinide
Wirkung/Wirkprinzip
Insulinfreisetzung aus β-Zellen des Pankreas über Blockade der ATP-sensitiven Kaliumkanäle

 Tipp: Glinide sind insulinotrop!

Dosierung/Anwendung
Einnahme zu den Mahlzeiten, mit geringster Dosis beginnend

Wirkstoff	Handelsname	Standarddosis
Nateglinid	Starlix	3×60–180 mg/d
Repaglinid	NovoNorm	3×2–4 mg/d

Tab. 7.12 Standarddosierung der wichtigsten Glinide.

Nebenwirkung
Hypoglykämie, gastrointestinale Störungen, allergische Reaktion, selten Blutbildveränderungen (Transaminasenerhöhung)

 Achtung: Hypoglykämiegefahr bei Auslassen der Mahlzeiten!

Wechselwirkung
Verminderte Hypoglykämie-Wahrnehmung: β-Rezeptorenblocker, ACE-Hemmer, Cumarinderivate, ASS, NSAR, Sulfonamide, Clarithromycin, Gatifloxacin, Alkohol!

Kontraindikationen
Diabetes mellitus Typ 1, Schwangerschaft, schwerste Niereninsuffizienz, diabetische Stoffwechselentgleisung, Kinder <12 Jahre

Glitazone

Wirkung/Wirkprinzip
- „Insulinsensitizer" über Verminderung der Insulinresistenz der Muskulatur, Leber- und Fettzellen
- häufig in Kombination mit Metformin

Dosierung/Anwendung
Einnahme zu den Mahlzeiten, mit geringster Dosis beginnend

Wirkstoff	Handelsname	Standarddosis
Rosiglitazon	Avandia	4–8 mg/d
Pioglitazon	Actos	15–30 mg/d

Tab. 7.13 Standarddosierung der Gitazone.

Nebenwirkung
Gewichtszunahme, Ödeme, evtl. Verschlechterung einer Herzinsuffizienz, Leberwerterhöhung

Wechselwirkung

 Achtung: In Kombination mit Sulfonylharnstoff Hypoglykämiegefahr!

Kontraindikationen
Kombination mit Insulin, Herzinsuffinzienz, schwere Leber- und Nierenschäden, Schwangerschaft und Stillzeit

α-Glukosidasehemmer: Acarbose (Glucobay)

Wirkung/Wirkprinzip
Hemmung der α-Glukosidasen im Dünndarm, verminderte Aufnahme von Disacchariden

Dosierung/Anwendung
Einnahme vor den Mahlzeiten, mit geringster Dosis beginnend
3×50–200 mg/d

Nebenwirkung
Blähungen, Durchfall, krampfartige Bauchschmerzen

Kontraindikationen
Chronische Darmerkrankungen, schwere Niereninsuffizienz (GFR <25 ml/min), Alter <18 Jahre, Schwangerschaft und Stillzeit

■ Therapie – operativ

Pankreastransplantation

Indikation
Meist nur in Verbindung mit Nierentransplantation, daher nur bei präterminaler oder terminaler Niereninsuffizienz. Nur in wenigen spezialisierten Zentren

Patienteninformation/Aufklärung
1-Jahres-Überlebensraten zwischen 70–90 %, die meisten Patienten benötigen nach erfolgreicher Transplantation kein Insulin mehr.

■ Prophylaxe
- Screening: Messung des Nüchternblutzuckers ab 45 Jahre, Wiederholung alle 3 Jahre, häufiger bei Vorliegen von Risikofaktoren, ggf. OGTT bei Verdacht auf gestörte Glukosetoleranz

! Achtung: HbA_{1c} ist zum Screening auf gestörte Glukosetoleranz nicht geeignet.

- Prävention von Komplikationen durch Einhalten der Zielwerte:
  - 50 % der Blutzuckerwerte im Zielbereich 80–120 mg/dl
  - HbA_{1c}-Werte so niedrig, wie ohne Auftreten schwerer Hypoglykämien möglich (HbA_{1c} <6,5–7,0 %)
- Schulung von Diabetikern zur Vermeidung und Erkennung von Hypoglykämien
- Management begleitender Risikofaktoren

■ Prognose
Natürlicher Verlauf
Abhängig von der Diabeteseinstellung und weiteren Risikofaktoren und Komorbiditäten. Häufigste Todesursachen sind kardiovaskuläre Erkrankungen (80 %)

Komplikationen
Mikroangiopathisch:
- Retinopathie: häufig bei Typ 1 (90 % nach 15 Jahren)
- Neuropathie: ca. 50 % nach 10 Jahren
  - Sensomotorische Polyneuropathie: distale, symmetrische Parästhesien, Analgesie, Areflexie
  - Autonome Neuropathie: kardiovaskulär (Arrythmien, Blutdruckdysregulation), intestinal (Motilitätsstörungen), urogenital (Blasenentleerungsstörungen, erektile Dysfunktion), gestörte Thermoregulation, gestörter Pupillenreflex, verminderte Katecholaminausschüttung

> Merke: Neuropathischer diabetischer Fuß: reduzierte Sensibilität, Temperatur- und Schmerzempfinden, warme trockene Haut, gestörte Abrollbewegung, schmerzlosen Ulzera, bei tastbaren Fußpulsen!

- Diabetische Nephropathie (s. Kap. 5.6.3): als Glomerulosklerose (Morbus Kimmelstiel-Wilson) oder unspezifische tubulointerstitielle Veränderungen im Rahmen des metabolischen Syndroms
- **Makroangiopathisch**: KHK, Apoplex, periphere arterielle Verschlusskrankheit (pAVK)

> Merke: Ischämischer Fuß bei pAVK: kühl, blass, livide Verfärbung, erhaltene Sensibilität aber keine tastbaren Fußpulse!

- **Coma diabeticum** (E14.0):
  - Hyperosmolares Koma (Hyperglykämie >600 mg/dl): v. a. Typ 2, schleichender Beginn; Bewusstseinsstörung durch intrazelluläre Dehydratation; extrazelluläre Dehydratation durch osmotische Diurese und Elektolytverlust
  - Klinik: Appetitlosigkeit, Erbrechen, Polydipsie, Polyurie, Schwäche, Tachypnoe, Exsikkose, Schock
- **Ketoazidotisches Koma**, Hyperglykämie >300 mg/dl: v. a. Typ 1, rapide Verschlechterung
  - Metabolische Azidose durch Ketose
  - Klinik: Kussmaulsche Atmung, Bauchschmerzen, Erbrechen, Azetongeruch, Exsikkose, Schock

Achtung: Das Coma diabeticum ist eine Notfallsituation!

Hypoglykämie (BZ<50 mg/dl) mit hypoglykämischem Schock: (Blutzucker <40 mg/dl oder Blutzucker <45 mg/dl mit hypoglykämischen Symptomen die nach Glukosegabe verschwinden)
- Ursachen: Überdosierung von Insulin oder Sulfonylharnstoffen, seltener durch körperliche Belastung, Alkoholkonsum, suizidal
- Klinik: Heißhunger, Übelkeit, Erbrechen, Schwäche, Unruhe, Tremor, Schwitzen, Tachykardie, Mydriasis, Hypertonie, Kopfschmerzen, später Bewusstseinsstörungen, Konvulsionen, fokale neurologische Ausfälle, Atem- und Kreislaufstörung

7.5.4 Hyperurikämie (E79.0) und Gicht (M10.9)

■ Grundlagen

Synonyme
Gicht: Arthritis urica

Definition
- Hyperurikämie: Erhöhung des Harnsäurespiegels im Serum (>6,4 mg/dl, >380 µmol/l) durch Störung im Purin- und Pyrimidinstoffwechsel
- Gicht: Ausfallen von Harnsäurekristallen mit akuter Arthritis, später chronische Polyarthritis mit Tophi und eventuell Nierenbeteiligung

Epidemiologie
Hyperurikämie: ca. 20–28 % der Männer und 2,5 % der Frauen; Gicht: ca. 1–2 % der Bevölkerung. Manifestationsgipfel meist 40.–60. Lebensjahr

Ätiologie
Primär (99 % der Fälle):
- Multifaktoriell vererbte Minderung der tubulären Harnsäureclearance
- Überprodukiton von Harnsäure:
  - Lesch-Nyhan-Syndrom: X-chromosomal-rezessiv
  - Kelley-Seegmiller-Syndrom
- **Sekundär:**
- Vermehrte Harnsäurebildung bei Zelluntergang: Leukämien, Polycythaemia vera, hämolytische Anämien, Zytostatika- oder Strahlentherapie, Gewebsuntergang nach Operation, Psoriasis
- Verminderte Harnsäureclearance: Nierenerkrankungen, Laktatazidose, Ketoazidose, Diuretika, Glukose-6-Phosphatase-Mangel

Lokalisation
- **Akut**: Großzehengrundgelenk (Podagra), Daumengrundgelenk (Chiragra), Sprung- und Kniegelenk (selten), bei älteren Patienten polyarthritisch mit atypischen Lokalisationen, asymmetrisch
- **Chronisch**: Tophi an Ohrmuschel, Großzehe, Ferse, Olekranon, Sehnenscheiden, Knochen

Genetik
Mono- oder polygen vererbte Störung bei primärer Hyperurikämie (s. Ätiologie)

Assoziierte Erkrankungen
Häufig im Rahmen eines metabolischen Syndroms (Adipositas, Typ-2-Diabetes oder gestörte Glukosetoleranz, Fettstoffwechselstörung, essenzielle Hypertonie)

Pathologischer Befund
Tophi: Uratablagerungen mit entzündlicher Fremdkörperreaktion (mehrkernige Riesenzellen) und Fibrosierung, meist in Gelenksnähe nach Auskristallisierung von Urat in der Gelenkflüssigkeit

Pathophysiologie
Normale Gesamtharnsäure des Körpers ca. 1 g. Bei Überschreitung der pH-abhängigen Löslichkeitsgrenze von 6–8 mg/dl (Gesamtharnsäure ≥30 g) Ausfällung von Uratkristallen vor allem in der Gelenkflüssigkeit

Risikofaktoren
Familiäre Disposition. Auslösende Faktoren: Ess- und Alkoholexzesse, Stress, Fasten

Einteilung/Klassifikation
Einteilung nach Klinik:
- Asymptomatische Hyperurikämie (95 %)
- Akuter Gichtanfall
- Interkritisches Stadium (asymptomatisches Intervall zwischen 2 Gichtanfällen)
- Chronische tophöse Gicht

■ Klinik

Anamnese
95 % mit Hyperurikämie bleiben asymptomatisch! Familienanamnese, Grunderkrankungen zum Ausschluss einer sekundären Hyperurikämie
Symptome: rezidivierende Arthralgien

Körperliche Untersuchung
- Akuter Gichtanfall:
  - Plötzlich einsetzende, stark schmerzhafte Monoarthritis: heftiger Berührungsschmerz, Rötung, Schwellung, Überwärmung
  - Fieber
  - Seltener Kopfschmerzen, Erbrechen, Tachykardie
  - Spontanes Abklingen der Beschwerden nach einigen Tagen (maximal 3 Wochen)
- Chronisch: palpable Tophi: (weißliche subkutane Weichteilknoten)
- Bei Uratnephrolithiasis Symptome der Urolithiasis (s. Kap. 5.68.), Hypertonie

■ Diagnostik

Labor
- Blutbild: Leukozytose, erhöhte BSG, CRP
- Harnsäure im Serum und 24 h Urin erhöht (eventuell nicht im Anfall)
- Pathognomonisch (doppelbrechende intrazelluläre Harnsäurekristalle im Gelenkpunktat)
- Bei Uratnephropathie: Albuminurie

Technische Diagnostik
Röntgen: Knochentophi: gelenknahe Knochendefekte (Usur), Osteophytenbildung

■ Differenzialdiagnose
- Monarthritis anderer Genese, z. B. reaktive Arthritis, eitrige Arthritis bei Infektionen
- Chondrokalzinose (Pseudogicht): aktivierte Arthrose des Großzehengrundgelenks

Tipp: Pathognomonisch für akuten Gichtanfall: prompte Besserung durch Colchicingabe.

■ Therapie – konservativ

Allgemeine Maßnahmen:
- Ernährungsumstellung: Gewichtsreduktion (kein Fasten!), purinarme Kost (wenig Fleisch, Fisch, Linsen), Alkoholkarenz, reichlich Flüssigkeit
- Ruhigstellung und Kühlen des Gelenks im akuten Anfall

Medikamentöse Therapie:
- Akut: NSAR, alternativ kurzfristig Glukokortikoide
- Chronisch (Harnsäurezielwert <6,5 mg/dl):
  - Allopurinol
  - Alternativ oder in Kombination: Benzbromaron, Probenecid

Colchicin

Präparate: Colchicum-Dispert, Colchysat

Wirkung/Wirkprinzip
Hemmung der Phagozytose von abgelagerten Uratkristallen durch Leukozyten, Unterdrückung der lokalen Entzündungsreaktion

Dosierung/Anwendung
Initial 1 mg p.o., anschließend 0,5–1,5 mg alle 1–2 h bis zur Besserung der Beschwerden, maximal 8 mg/d, insgesamt maximal 12 mg/Anfall

Nebenwirkung
Gastrointestinale Beschwerden, Schwindel, Alopezie, Leukopenie

Kontraindikationen
Schwangerschaft und Stillzeit

Xanthin-Oxidase-Inhibitor: Allopurinol

Präparate: Cellidrin, Foligan, Remid, Uripurinol, Urtias, Zyloric

Wirkung/Wirkprinzip
Senkung der Harnsäureproduktion durch Hemmung der Xanthinoxidase

Dosierung/Anwendung
1×100–300 mg/d p.o., maximal 900 mg/d, Dosisreduktion bei Niereninsuffizienz
Hyperurikämie >9 mg/dl, manifeste Gicht, Zytostatikatherapie

Nebenwirkung
Übelkeit, Erbrechen, Vaskulitis, Myalgien, Leukopenie, Xanthinsteine

Wechselwirkung
- Azathioprin, Mercaptopurin: erhöhte Serumspiegel
- Thiazide, Etacrynsäure: verminderte Allopurinolwirkung

Kontraindikationen
Relativ in Schwangerschaft und Stillzeit

Urikosurika: Benzbromaron (Narcaricin) bzw. Probenecid

Wirkung/Wirkprinzip
Hemmung der tubulären Harnsäurerückresor

Dosierung/Anwendung
Benzbromaron: Initial 25 mg/d p.o. über 1 Woche, dauerhaft 50–100 mg/d p.o.
Probenecid: Initial 250 g/d p.o. über 1 Woche, dauerhaft 2×500 mg/d p.o.

Nebenwirkung
Allergische Reaktionen, Übelkeit, Erbrechen

Tipp: Wegen initialer Gefahr des Gichtanfalls mit Uratnephrolithiasis: Reichlich Trinken und Alkalisierung des Harns mit z. B. Kalium-Natrium-Hydrogenzitrat (Uralyt-U) je nach Urin-pH (3 × 1–2 Messlöffel/d).

Kontraindikationen
Nephrolithiasis, Niereninsuffizienz, relativ in Schwangerschaft und Stillzeit

Prophylaxe
Meiden auslösender Faktoren

Prognose

Natürlicher Verlauf
Akuter Gichtanfall oft Erstsymptom einer manifesten Hyperurikämie

Komplikationen
- Zerstörung des Gelenkknorpels
- Knochenatrophie
- Uratnephrolithiasis: eventuell abakterielle interstitielle Nephropathie, chronische Niereninsuffizienz
- Uratnephropathie: eventuell akute Niereninsuffizienz

7.5.5 Porphyrien (E80.2)

Grundlagen

Synonyme
Porphobilinogen-Synthase-Defekt = Doss-Porphyrie
Chronische hepatische Prophyrie = Porphyria cutanea tarda

Definition
Klinisch heterogene Gruppe enzymatischer Störungen der Hämsynthese mit Akkumulation von Porphyrinen in Körperzellen oder vermehrter Ausscheidung

Epidemiologie
- Akute intermittierende Porphyrie: zweithäufigste, Prävalenz 5–10/100.000 Einwohner, w:m 3:1, Manifestationsgipfel 30.–40. Lebensjahr
- Porphobilinogen-Synthase-Defekt = Doss-Porphyrie: sehr selten
- Hereditäre Koproporphyrie: selten
- Porphyrie variegata: selten, Manifestationsalter um 20. Lebensjahr
- Chronische hepatische Prophyrie: häufigste, Prävalenz 20–50/100.000 Einwohner, w:m 1:5
- Kongenitale erythropoetische Porphyrie: selten
- Erytropoetische (= erythrohepatische) Protoporphyrie: selten

Ätiologie
Primär: s. Tab. 7.13 und 7.14

Typ	Enzymdefekt	Akkumulation	Genetik
Akute intermittierende Porphyrie	Verminderte Aktivität der Uroporphyrinogen-I-Synthetase und vermehrte Aktivität der Delta-Aminolävulinsäure-Synthetase	Vermehrter Ausscheidung von Delta-Aminolävulinsäure und Porphobilinogen im Urin	Autosomal-dominant
Porphobilinogen-Synthase-Defekt	Delta-Aminolävulinsäure-Dehydrase	Delta-Aminolävulinsäure	Autosomal-rezessiv
Hereditäre Koproporphyrie	Verminderte Aktivität der Koproporphyrinogen-Oxidase in Erythrozyten und Leberzellen	Delta-Aminolävulinsäure und Porphobilinogen	Autosomal-dominant
Porphyria variegata	Protoporphyrinogen-oxidase	Erhöhte Kopro- und Protoporphyrinausscheidung im Stuhl.	Autosomal-dominant
Chronische hepatische Prophyrie = Porphyria cutanea tarda	Defekt der Uroporphyrinogen-Decarboxylase und erhöhte Aktivität der Uroporphyrinogen-I-Synthetase		Autosomal-dominant

Tab. 7.14 Hepatische Porphyrien.

Typ	Enzymdefekt	Akkumulation	Genetik
Kongenitale erythropoetische Porphyrie = Morbus Günther	Verminderter Aktivität der Uroporphyrinogen-III-Synthase	Uroporphyrinogen-I	Autosomal-rezessiv
Erythropoetische (= erythrohepatische) Protoporphyrie (EPP)	Verminderte Aktivität der Ferrochelatase	Protoporphyrin,	Autosomal-dominant

Tab. 7.15 Erythropoetische Porphyrien.

Sekundär:
- Akut toxisch: Bleivergiftung
- Asymptomatisch: Lebererkrankungen, Alkohol, Infektionen, Malignome, hereditäre Hyperbilirubinämien, Schwangerschaft, Diabetes mellitus, Anämien unterschiedlicher Genese, Isoniazidtherapie

Lokalisation
Betroffene Gewebe vor allem Haut, Darm, zentrales Nervensystem, Auge

Genetik
Siehe Tab. 7.14 und 7.15

Assoziierte Erkrankungen
Porphyria cutanea tarda: Diabetes mellitus, Dupuytren Kontraktur, peptische Ulzera

Pathologischer Befund
Makroskopie: ohne Befund
Histologie: Porphyrinablagerungen im betroffenen Gewebe rotfluoreszierend unter Anregung mit UV-Licht

Pathophysiologie
Schädigung der betroffenen Gewebe durch Ablagerung der akkumulierenden Stoffwechselprodukte

Hepatische Porphyrie:
- Akut:
  - Neurotoxizität
  - Krisen bei Steigerung der Hämsynthese (z. B. durch Barbiturate, Sedativa, Tranquilizer Sulfonamiden, Diphenylhydantoin, Östrogene, Griseofulvin, Meprobamat)
- Chronisch:
  - Hepatotoxizität
  - Phototoxizität, mit Dermatosen
  - Verstärkt durch Alkohol, Östrogeneinnahme, chronische Hepatitis
- **Erythropoetische Porphyrie:**
  - Phototoxizität, mit Dermatosen
  - Freisetzung der Metabolite aus Erythrozyten durch Hämolyse, Ablagerung in Haut, Auge, Knochen und Zähnen, ggf. auch Leber

Risikofaktoren
Auslöser für Krisen bei hepatischen Porphyrien: porphyrinogene Medikamente, Alkoholexzesse, Östrogene, Progesteron, stark eingeschränkte Energiezufuhr, Infekte, Trauma, Operationen

Einteilung/Klassifikation
Einteilung nach Verlauf:
- Akute Porphyrien
  - Akute intermittierende Porphyrie
  - Porphyria variegata
  - Hereditäre Koproporphyrie
  - Proporphobilinogen-Synthase-Defekt
- Nichtakute Porphyrien
  - Chronisch hepatische Porphyrie
  - Erythropoetische Protoporphyrie
  - Kongenitale erythropoetische Porphyrie

Einteilung nach Erscheinungsbild:
- Kutane Porphyrien
  - Chronisch hepatische Porphyrie
  - Porphyria variegata
  - Erythropoetische Protoporphyrie
  - Hereditäre Koproporphyrie
  - Kongenitale erythropoetische Porphyrie
- Nichtkutane Porphyrien
  - Akute intermittierende Porphyrie
  - Proporphobilinogen-Synthase-Defekt

Klinik

Anamnese
Familienanamnese, akutes Auftreten nach Medikamenteneinnahme, Alkoholkonsum, häufig symptomlose Anlageträger mit Manifestation durch zusätzliche Stressfaktoren

Körperliche Untersuchung
- Akute intermittierende Porphyrie:
  - Kolikartige abdominelle Schmerzen, Erbrechen, Meteorismus, paralytischer Ileus
  - Schmerzen, Parästhesien, Lähmungen (vor allem Beine), Tetraplegie, epileptiforme Krämpfe

- Reizbarkeit, Halluzinationen, Verwirrtheit bis Delir
- Tachykardie, Hypertonie
- Porphobilinogen-Synthase-Defekt, hereditäre Koproprophyrie, Porphyria variegata:
  - Geringe Lichtdermatose
  - Abdominelle Krisen
  - Neuropsychiatrische Symptome
- Chronische hepatische Prophyrie:
  - Photodermatose und blasenbildene Hauterkrankungen, leichte Verletzbarkeit der Haut
  - Hypertrichose
  - Vergrößerte palpable Leber (s. Kap. 3.30.1 bis 3.30.4)
- Kongenitale erythropoetische Porphyrie
  - Schwere Lichtdermatose im Kindesalter
  - Hämolytische Anämie, Hepatosplenomegalie, dunkelroter Urin
  - Photodermatose mit Hautläsionen an Akren und stark der Sonne ausgesetzten Partien bis zu Verstümmelungen
- Erythropoetische Protoporphyrie
  - Photodermatose (besonders Nase, Ohrmuscheln, Handrücken)
  - Leichte normo- bis hypochrome Anämie

■ Diagnostik

Labor

Porphyrinausscheidung:
- 24 h-Urin: Erhöhung der Porphyrinvorläufer:
  - Uroporphyrin (normal: <33 µg)
  - Heptacarboxyporphyrin (normal <10 µg)
  - Hexacarboxyporphyrin (normal <7 µg)
  - Pentacarboxyporphyrin (<5 µg)
  - Koproporphyrin (<120 µg)
  - Gesamtporphyrine (normal: <150 µg)
- Stuhl: Erhöhung der Porphyrine (normal <34 µg/g)
- Erythrozytenporphyrine bei erythropoetischen Porphyrien im EDTA-Blut: (normal <40 µmol/mol Hb)
- Gesamtporphyrine im Serum (normal: <2 µg/dl)

Spezifische Parameter:
- Hepatische Porphyrien: Transaminasenerhöhung durch Leberschaden
- Kongenitale erythropoetische Porphyrie: Im UV-Licht Rotfluoreszenz der Zähne, der Erythroblasten und des Urins
- Genetischer Nachweis des jeweiligen Defektes

Biopsie

Chronische hepatische Prophyrie: Leberbiopsie

■ Differenzialdiagnose

- Ausschluss einer sekundären Porphyrie
- Abdominelle Erkrankungen anderer Genese
- Neurologische und psychiatrische Erkrankungen anderer Genese
- Dermatologische Erkrankungen anderer Genese
- Alkoholintoxikation
- Insbesondere bei akuter intermittierender Porphyrie: Poliomyelitis, KHK, Hypertonie, Hyperthyreose, Karditis, Panarteritis nodosa

■ Therapie – konservativ

 Achtung: Die akute intermittierende Porphyrie ist ein lebensbedrohlicher Notfall, intensivmedizinische Überwachung erforderlich!

Allgemeine Maßnahmen:
- Porphyrinogenen Medikamente absetzen!
- Kontrolle des Flüssigkeits- und Elektrolythaushalts, forcierte Diurese mit Furosemid
- Behandlung von Komplikationen mit Porphyrie-geeigneten Medikamenten, z. B.:
  - Infektionen: Penicillin, Amoxycillin, Gentamicin
  - Krämpfe: Diazepam, Clonazepam
  - Subileus: Neostigmin
  - Erbrechen: Chlorpromazin
  - Hypertonie, Tachykardie: β-Rezeptoren-Blockern

Akute Krise: Unterdrückung der δ-Aminolävulinsäure-Synthase in der Leber:
- Glukose- und/oder Fruktoseinfusion, z. B. 500 ml 40 % Glukose/24 h
- Bei Therapieversagen: Häminfusionen, z. B. Normosang 3 mg/kg/d als Kurzinfusion über 3–5 Tage

Porphyria cutanea tarda:
- Chloroquin
- Aderlässe

Erythropoetische Protoporphyrie: supportiv β-Karoten

Kongenitale erythropoetische Porphyrie: eventuell allogene Knochenmarkstransplantation

Chloroquin (Resochin)

Wirkung/Wirkprinzip
Bildung von Komplexen mit Porphyrinen und Porphyrinvorstufen, vermehrte renale Ausscheidung

Dosierung/Anwendung
125 mg jeden 3. Tag. Bei schweren kutanen Verläufen: initial 2×250 mg/Woche über 4 Wochen. Langzeittherapie in niedriger Dosierung über etwa 1 Jahr

Nebenwirkung
Retinopathie (regelmäßige Kontrollen des Augenhintergrunds erforderlich), Magen-Darm-Beschwerden, Schlafstörungen, neuropsychiatrische Symptome, Hautrötungen

Wechselwirkung
- Veringerte Resorption bei MAO-Hemmstoffe. Antazida und Kaolin, Myopathien bei Kortikosteroiden
- Krampfanfallrisiko mit Mefloquin und Bupropion
- Wirkungsminderung von Neostigmin, Pyridostigmin

Kontraindikationen
Retinopathie, Glukose-6-Phosphat-Dehydrogenase-Mangel, Schwangerschaft und Stillzeit

Hämin (Normosang)

Wirkung/Wirkprinzip
Ausgleich des auftretenden Häminmangels, Minderung der Porphyrinsynthese und deren Metabolite

Dosierung/Anwendung
3 mg/kg KG/d i.v über 4–7 Tage

Nebenwirkung
Venenreizend, selten Thrombophlebitis; äußerst selten Gerinnungsstörungen

Kontraindikationen
Kinder, Leber- und Niereninsuffizienz, Gerinnungsstörungen, Alkoholkonsum während der Therapie, Schwangerschaft und Stillzeit

■ Minimalinvasive Chirurgie (MIC)
Aderlass
Indikation
Hämosiderose, Polycythämia vera, schwere kutane Verläufe der chronischen hepatischen Porphyrie

Kontraindikation
Leberschaden

Durchführung
Ableitung von 50–500 ml Blut durch eine großlumige Kanüle, eventuell mit Erythrozytapherese (isolierte Verminderung der Erythrozytenzahl mittels Blutzellseperators und zurückführen des Plasmas)

■ Prophylaxe
- Patientenaufklärung: insbesondere über Meidung porphyrinogener Substanzen
- Porphyrieausweis erstellen
- Verlaufskontrolle: Messung der Porphyrinmetabolite in Urin und Stuhl
- Bei chronischen Porphyrien UV-Licht meiden (insbesondere kongenitale erythropoetische Porphyrie), lokal Lichtschutzsalben

■ Prognose
Natürlicher Verlauf
Bei rechtzeitigem Erkennen und Prophylaxe gut! Ausnahme: kongenitale erythropoetische Prophyrie mit schlechter Prognose

Komplikationen
- Akute intermittierende Porphyrie: erhöhten Inzidenz des hepatozellulären Karzinomen (HCC)
- Chronisch hepatische Porphyrie: Leberschaden (Fettleber, Hepatitis, Zirrhose)
- Kongenitale erythropoetische Porphyrie: ausgedehnte Nekrosen mit Verstümmelungen vor allem an Akren

7.5.6 Osteoporose (M81.9)

■ Grundlagen
Synonyme
Knochenschwund

Definition
Systemische Skeletterkrankung durch Störung der Mikroarchitektur des Knochengewebes, mit erniedrigter Knochendichte und erhöhter Frakturanfälligkeit

Epidemiologie
Häufigste Knochenerkrankung des höheren Lebensalters, Prävalenz ca. 10 % der Bevölkerung. Primäre Osteoporose:
- Typ 1: 80 % Frauen >50 Jahre, davon 30 % mit klinisch relevanter Ausprägung
- Typ 2: m = w, Manifestationsalter meist >70. Lebensjahr

Ätiologie
Ungleichgewicht zwischen der Aktivität der Osteoblasten (vermindert) und Osteoklasten (erhöht)

Primäre Osteoporose (95 %):
- Postmenopausale (präsenile) Osteoporose (Typ-1-Osteoporose)
- Senile Osteoporose (Typ-2-Osteoporose)
- Idiopatische juvenile Osteoporose (selten)

Sekundäre Osteoporose (5 %):
- Endokrine Ursachen: Hyperkortisolismus, Hypogonadismus, Hyperthyreose
- Immobilisation
- Medikamentös: Heparin, Kortison
- Hypokalzämie unterschiedlicher Genese (s. Kap. 4.5.8)
- Bewegungsmangel bei längerer Immobilisation

Lokalisation
Alle Skelettabschnitte betroffen, häufigste Frakturenlokalisationen:
- Wirbelkörper
- Distaler Radius
- Oberschenkelhals
- Humerus

Primäre Osteoporose:
- Typ 1: spongiosabetonter Knochenmarkverlust
- Typ 2: Spongiosa- und Compacta-Verlust

Genetik
Hereditäre Formen:
- Osteogenesis imperfecta
- Marfan-Syndrom

Assoziierte Erkrankungen
Hypogonadismus, primärer Hyperparathyreodismus, insulinpflichtiger Diabetes mellitus, Malignome, gastrointestinale Erkrankungen, Lebererkrankungen, Laktoseintoleranz

Pathologischer Befund
- Makroskopie: Rarefizierung der Spongiosabälkchen, Frakturen an typischen Lokalisationen, Verformung der Wirbelkörper durch Frakturen
- Histologie: Verminderte Vernetzung der Knochentrabekel, Ersetzung der Spongiosabälkchen durch Fettmark und blutbildenes Knochenmark, Beurteilung von Anzahl und Aktivität der Osteoklasten und Osteoblasten

Pathophysiologie
Zunächst Resorption der statisch am wenigsten belasteten Trabekel und der endostalen Kortikalis. Die Wirbelkörperfrakturen an den ventral stark belasteten Stellen („Keilwirbelbildung") führen zu Größenverlust, Schmerzen und evtl. neurologischen Störungen.

Risikofaktoren
- Weibliches Geschlecht
- Untergewicht
- Nikotinkonsum
- Immobilität

Einteilung/Klassifikation
WHO-Einteilung bei der Beurteilung der Knochendichte (Verminderung gemessen in Standardabweichung (SD) von dem mittleren Wert einer 30-jährigen Frau)
- Niedrige Knochenmasse: Knochendichte >1–2,5 negative SD
- Latente Osteoporose: Knochendichte >2,5 negative SD ohne Frakturen
- Manifeste Osteoporose: Knochendichte >2,5 negative SD mit Frakturen
- Fortgeschrittene Osteoporose: Knochendichte >2,5 negative SD, >3 Wirbelkörperfrakturen und extraspinale Frakturen

Klinik

Anamnese
- Medikamentenanamnese (Glukokortikoide, L-Thyroxin, Antikonvulsiva, Heparin)
- Frakturanamnese (akut oder seit Menopause, pathologische Fraktur ohne größeres Trauma)
- Stürze ohne äußere Einwirkung
- Abnahme der Körpergröße >4 cm seit dem 25. Lebensjahr oder >2 cm seit der letzten Messung
- Rückenschmerzen bei Wirbelkörperfrakturen

> Merke: Eine alleinige Verminderung der Knochendichte verursacht keine Schmerzen!

Körperliche Untersuchung
Bei Wirbelkörperfrakturen:
- Bildung von Hautfalten am Rücken („Tannenbaumphänomen")
- Verminderter Rippen-Becken-Abstand
- Verminderter Finger-Boden-Abstand
- Druckschmerzhaftigkeit einzelner Wirbelkörper
- Neu aufgetretene Kyphose oder Skoliose

Diagnostik

Labor
Ausschluss einer sekundären Osteoporose: Blutbild, BSG, CRP, Kalzium, Phosphat, alkalischer Phosphatase, γ-GT, Eiweißelektrophorese, Kreatinin und TSH

 Tipp: Die primäre Osteoporose ist eine Ausschlussdiagnose!

Technische Diagnostik
- **Knochendichtemessung** (Densitometrie):
  - Dual-Energy-X-Ray-Absorptiometrie (DEXA) oder Dual-X-Ray-Absorptiometrie (DXA): Messung der Flächendichte (g/cm^2)
  - Quantitative Computertomographie (QCT): Messung der Volumendichte (g/cm^3)
  - Röntgen: Abnahme der Knochendichte ist erst ab >30 % erkennbar, Rarifizierung horizontalen Trabekel, Verschmälerung der Kortikalis, typische Wirbelkörperverformungen bei Frakturen („Fischwirbel", „Flachwirbel", „Keilwirbel", oder Bodenplatteneinbruch)
- **CT**: ggf. zur Abklärung einer komplizierteren Wirbelkörperfraktur etc.
- **Szintigraphie**: Aktivitätsnachweis

Biopsie
Bei Verdacht auf Osteomalazie, Knochenmetastasen oder Plasmozytom

Differenzialdiagnose
- Malignome, z. B. Knochenmetastasen
- Primärer Hyperparathyreodismus
- Osteomalazie
- Fraktur nach Trauma

Therapie – konservativ
- Medikamentöse Therapie (Tab. 7.16)

Ohne Wirbelkörperfraktur/Alter		Standardabweichungen des T-Wertes*				
Frau (Jahre)	Mann (Jahre)	−2,0 bis −2,5	−2,5 bis −3,0	−3,0 bis −3,5	−3,5 bis −4,0	<−4,0
50–60	60–70	Nein	Nein	Nein	Nein	Ja
60–65	70–75	Nein	Nein	Nein	Ja	Ja
65–70	75–80	Nein	Nein	Ja	Ja	Ja
70–75	80–85	Nein	Ja	Ja	Ja	Ja
>75	>85	Ja	Ja	Ja	Ja	Ja
Mit Wirbelkörperfraktur	Ja	Ja	Ja	Ja	Ja

Tab. 7.16 Empfehlung zum Einleiten einer spezifischen medikamentösen Therapie nach den DVO-Leitlinien. Der T-Wert gibt die Spitzenknochenmasse junger, gesunder Erwachsener an, gemessen mit der Dual-X-Ray-Absorptiometrie.

Achtung: Bei Vorliegen von Wirbelkörperfrakturen ist eine rasche Therapie wichtig, da diese hohe akute Folgerisiken mit sich bringen!

Kalzium
Präparate: Calci-GRY, Calcipot, Calcitrat, Calcium beta

Wirkung/Wirkprinzip
Anreicherung des Knochens mit Kalzium

Dosierung/Anwendung
1000 mg/d bei Erwachsenen <65. Lebensjahr, 1500 mg/d p.o. ab dem 65. Lebensjahr

Nebenwirkung
Leichte gastrointestinale Störungen, Völlegefühl, initiale Hyperkalzurie, Hyperkalzämie, Verminderung der Phosphatresorption, metabolische Alkalose

Wechselwirkung
Gesteigerte Resorption bei Gabe von Vitamin D
Verminderte Wirksamkeit von Antibiotika

Kontraindikationen
Hyperkalzämie, Nephrokalzinose, Kalziumnierensteine, schwere Hyperkalzurie, schwere Niereninsuffizienz

1-OH-/1,25-(OH)-Vitamin-D_3-Substitution: Kalzitriol
Präparate: Calcitriol-Nefro, Bocatriol, Decostriol, Renatriol, Rocaltrol

Wirkung/Wirkprinzip
Prophylaxe der Osteoporose, Verringerung des Risikos von Oberschenkelhalsfrakturen

Dosierung/Anwendung
600–800 IE/d, ohne zeitliche Begrenzung

Nebenwirkung
Hyperkalzämie, Kalzifizierung verschiedener Organe, Übelkeit, Erbrechen

Wechselwirkung
Phosphatbinder, Wirkungsverminderung von Barbituraten, Antikonvulsiva

Kontraindikationen
Hyperkalzämie, Überempfindlichkeit gegen Vitamin-D_3 haltige Präparate

Bisphosphonate
Präparate: Alendronat, Etidronat, Risedronat

Wirkung/Wirkprinzip
Antiresorptive Wirkung durch Hemmung der Osteoklastenaktivität, dadurch Senkung der vertebralen und extravertebralen Frakturen

Dosierung/Anwendung
Alendronat: 1 × 10 mg/d p.o.
Etidronat: 1 × 400 mg/d p.o. für 14 Tage
Disedronat: 1 × 5 mg/d p.o.

Nebenwirkung
Ösophagusreizung, gastrointestinale Beschwerden

Kontraindikationen
Niereninsuffizienz, Schwangerschaft und Stillzeit, floride gastrointestinale Entzündungen, Kinder

Raloxifen
Präparate: Evista, Optruma

Wirkung/Wirkprinzip
Förderung des Knochenaufbaus bei postmenopausalen Frauen durch selektive Östrogenrezeptormodulation

Dosierung/Anwendung
60 mg/d p.o., über mindestens 3–5 Jahre

Nebenwirkung
Hitzewallungen, Grippe-ähnliche Symptome, Wadenkrämpfe, periphere Ödeme, Cholelithiasis, Thromboembolien

Wechselwirkung
Verminderte Resorption bei Gabe von Colestyramin

Kontraindikationen
Gebärfähige Frauen, Schwangerschaft und Stillzeit, erhöhtes thromboembolisches Risiko

Parathormon: Teriparatid
Präparat: Forsteo

Wirkung/Wirkprinzip
Förderung des Knochenaufbaus durch Aktivierung der Osteoblasten, erhöhte intestinale und renale Kalziumresorption
Nur bei schwerer Verlaufsform

Dosierung/Anwendung
20 µg/d s.c. für max. 16 Monate

Nebenwirkung
Übelkeit, Gliederschmerzen, Anämie, Hypercholesterinämie, Depression, Kopfschmerzen, Schwindel, Ischiassyndrom, Vertigo, Herzpalpitation, Hypotonie, Dyspnoe, Hiatusbruch, Refluxösophagitis, vermehrtes Schwitzen, Muskelkrämpfe, Müdigkeit, Thoraxschmerzen, Ödeme

Kontraindikationen
Hyperkalzämie, schwere Niereninsuffizienz, Hyperparathyreoidismus, ungeklärte Erhöhung der alkalischen Phosphatase, externer oder implantierter Strahlenquelle, maligne Skeletterkrankungen, Knochenmetastasen, Kinder vor Schluss der Epiphysenfugen, Schwangerschaft und Stillzeit

 Merke: Die Verwendung von Östrogenen wird bei primärer Osteoporose nicht mehr empfohlen, da sie das Risiko für Herzinfarkt, Schlaganfall, Brustkrebs und andere Erkrankungen erhöht.

■ Therapie – operativ
Operative Versorgung von Frakturen

■ Prophylaxe
- Bewegung zum Erhalt der Muskelkraft und Koordination
- Ausgewogene Ernährung, Kalzium- und Vitamin-D-Substitution
- Meidung sturzfördernder Medikamente (Sedativa, Antiepileptika, Orthostase auslösender Medikamente)
- Tragen eines Hüftprotektors bei Sturzgefahr

■ Prognose
Natürlicher Verlauf
Ohne Therapie chronisch-progredient, häufig mit Komplikationen

Komplikationen
Schmerzen, Bewegungseinschränkung, Invalidität, multiple Frakturen

7.6 Anatomie der Schilddrüse

Makroskopie: rechter und linker Seitenlappen (jeweils ca. 4–8 cm hoch, 2–4 cm breit, 1,5–2,5 cm dick), über Isthmus glandulae thyreoidea verbunden, eingehüllt in Capsula interna und gemeinsam mit den Epithelkörperchen der Nebenschilddrüse in Capsula externa

Blutversorgung:
- A. thyroidea superior aus A. carotis externa
- A. thyroidea inferior aus Truncus thyrocervicalis
- V. thyroidea superior in V. jugularis interna
- V. thyroidea inferior in V. brachiocephalica

Mikroskopie: unregelmäßige Läppchenstruktur aus:
- Epithelfollikeln mit:
  - Einschichtigem Epithel: flach bis isoprismatisch während Sekretspeicherung, hochprismatisch während Sekretbildung
  - Lumen der Follikel kolloidgefüllt
- Bindegewebige Septen mit gefensterten Kapillaren
- Parafollikulären Zellen = C-Zellen

7.7 Physiologie der Schilddrüse

Schilddrüsenhormone L-Trijodthyronin (T3) und L-Thyroxin (T4)
Synthese in den Follikeln:
- Jodination: Aufnahme von Jodid aus dem Blut in die Epithelzelle über Natrium-Jodid-Symporter
- Jodisation: Jodierung der Aminosäure Thyrosin zu Monojodthyrosin (MJT) und Dijodthyrosin (DJT)
- Koppelung:
  - T3-Synthese aus einem Molekül MJT und einem Molekül DJT
  - T4-Synthese aus zwei Molekülen DJT
- Speicherung: im Follikel im Protein Thyreoglobulin
- Sekretion: Abgabe des T3 und T4 ans Blut durch Proteolyse von Tyreoglobulin

- Transport: größtenteils proteingebunden (an Tyroxin-bindendes-Globulin (TBG), tyroxinbindendes Präalbumin (TBPA), Albumin), nur ca. 0,1 % als biologisch aktive freie Schilddrüsenhormone (fT3, fT4)
- Umwandlung: Konversion von fT4 zu fT3 (etwa 80 % des fT3), dabei entsteht zur Hälfte biologisch inaktives reverses T3 (rT3)

Wirkung: Bindung an den nukleären Schilddrüsenrezeptor, Transkription spezifischer Zielgene:
- Steigerung des Stoffwechsels (Glukoseresorption, Lipolyse, Proteinkatabolismus, Sauerstoffverbrauch, Wärmeproduktion)
- Wachstumsfördernd (insbesondere Reifung des ZNS)
- Steigerung der neuromuskulären Erregbarkeit
- Steigerung des Knochenstoffwechsels: erhöhter Kalzium- und Phosphatumsatz
- Sensibilisierung der Zellen gegenüber Katecholaminen

Regulation: über hypothalamisch-hypophysäre Achse:
- Hypothalamus: Sekretion von Thyreotropin-Releasing-Hormone (TRH), stimuliert Hypophysenvorderlappen zur Sekretion von Thyreoidea-stimulierenden-Hormon (TSH)
- Hypophysenvorderlappen: Sekretion von TSH, Steigerung der Jodination, Jodisation und Freisetzung der Schilddrüsenhormone über membrangebundene TSH-Rezeptoren der Schilddrüse
- Schilddrüse: Sekretion von T3, T4, Hemmung der TRH- und TSH-Sekretion durch negative Rückkopplung (fT3>fT4)

Kalzitonin
- Synthese in den parafollikulären Zellen der Schilddrüse (C-Zellen)
- Wirkung: Antagonist des Parathormons, Hemmung der Osteoklastenaktivität, Senkung der Kalziumkonzentration
- Stimulation: hohe Kalziumkonzentrationen, gastrointestinale Hormone, z. B. Pentagastrin

7.8 Basisdiagnostik der Schilddrüse

Labordiagnostik
- **Basale TSH-Bestimmung**: Goldstandard als Sreeningparameter, Normwerte: 0,3–3,5 mU/l
- **Schilddrüsenhormone**: fT3, fT4, rT3, nur bei pathologischen TSH-Werten notwendig
- **TRH-Test**: TSH Bestimmung vor und 25 min nach i.v. Gabe von 200 µg synthetischem TRH, bei Schilddrüsengesunden TSH-Sekretion von 4–25 mU/l
- **Schilddrüsenautoantikörper**:
  - Thyreoglobulin-Antikörper (TAK oder Anti-TG): Morbus Basedow (20 %), Immunthyreoiditis (50 %)
  - Thyreoidale Peroxidase Antikörper (Anti-TPO-Antikörper oder MAK = mikrosomale Antikörper): Morbus Basedow (70 %), Immunthyreoiditis (85 %)
  - TSH-Rezeptorantikörper (TRAK): morbus Basedow (70 %)
- **Tumormarker**:
  - Thyreoglobulin (TG): Bildung durch Follikelepithelzellen, Speicherung und Synthese der Schilddrüsenhormone, Verlaufskontrolle des differenzierten Schilddrüsenkarzinoms, Hyperthyreosis factitia (Marker der Schilddrüsenhormonsynthese)
  - Kalzitonin: Diagnose sowie Verlaufskontrolle bei medullärem Schilddrüsenkarzinom, extrem erhöhte basale und pentagastrinstimulierte Werte (nach Pentagastringabe von 0,5 µg/kg KG)

7.8.1 Technische Diagnostik

Sonographie (Goldstandard):
- Durchführung: Querschnitt oberhalb des Jugulums mit seitlicher Verschiebung, Längsschnitt beidseits über der A. carotis communis, median zur Beurteilung des Isthmus
  - Volumenbestimmung: Größe jedes Lappens einzeln bestimmen, Gesamtvolumen m<25 ml, Frauen<18 ml

> Tipp: Das Lappenvolumen wird mit der Formel für das Rotationsellipsoid berechnet:
> Volumen (cm³) = Länge (cm) × *Breite (cm)* × *Tiefe (cm)* × 0,5

  - Echomuster: normalerweise homogen reflexreich, inhomogen echoarm bei Morbus Basedow und Immunthyreoiditis
  - Zysten: echofreie, glatt begrenzte Areale mit dorsaler Schallverstärkung, bei Beschwerden ggf. Punktion
  - Fokale Autonomie, Adenome, Karzinome: echoarme fokale Läsionen, weitere Differenzierung mittels Szintigraphie und Feinnadelaspiration
  - Strukturen im Halsbereich: zervikale Lymphknoten, Nebenschilddrüsen

Szintigraphie:
- Indikation: bei Funktionsdiagnostik von Knoten oder Hyperthyreose
- Durchführung: Gabe eines Radionuklids (^{99m}TC i.v. oder ^{123}J p.o.), Aufnahme durch die Schilddrüse je nach Funktion, zweidimensionale Darstellung des Schilddrüsengewebes mittels Gammakamera
- Befund:
  - Kalte Knoten: keine Aufnahme des Radionuklids, stoffwechselinaktiv, karzinomverdächtig
  - Warme Knoten: Aufnahme wie umliegendes Schilddrüsengewebe, Knoten nur sonographisch oder durch Palpation nachweisbar
  - Heiße Knoten: starke Aufnahme des Radionuklids, stark stoffwechselaktiv, toxisches Adenom

Szintigraphie mit Suppressionstest:
  - Indikation: Verdacht auf funktionelle Autonomie bei Euthyreose und normalem basalem TSH
  - Durchführung: Schilddrüsenhormongabe über einige Tage, erneute Szintigraphie, Dokumentation der TSH-Suppression
  - Befund: Kontrolle der intakten Regulation mit Identifikation autonomer Areale

Feinnadelaspirationzytologie
Indikation: Karzinomausschluss bei kalten Knoten, Differenzierung bei Thyreoiditis

 Achtung: Ein negativer zytologischer Befund schließt ein Karzinom nicht aus (Karzinome <1 cm oft nicht getroffen).

Befundauswertung:
- Negativ (kein Hinweis für Malignität)
- Histologisch weiter abklärungsbedürftig
- Positiv

7.9 Basistherapie

Jodidsubstitution: Jodid
Präparate: Jodetten Henning, Jodgamma, Jodid HEXAL, Jodid Verla

Wirkung/Wirkprinzip
Beseitigung des intrathyreoidalen Jodmangels, Rückbildung des Schilddrüsenvolumens um ca. 30–40 % des Ausgangswertes möglich

Dosierung/Anwendung
Bei euthyreoter Struma ohne Autonomie: 100–200 µg/d

Nebenwirkung
Hyperthyreose bei größeren autonomen Bezirken

Wechselwirkung
- Jodüberschuss vermindert das Ansprechen auf Thyreostatika.
- Jodaufnahme in die Schilddrüse wird durch Perchlorat und Thiocyanat gehemmt, durch TSH stimuliert.

Kontraindikationen
Latente Hyperthyreose, fokale und diffuse Autonomien in der Schilddrüse, Jodüberempfindlichkeit, Dermatitis herpetiformis Duhring

Schilddrüsenhormon: L-Thyroxin
Präparate: Euthyrox, L-Thyroxin Henning

Wirkung/Wirkprinzip
- Förderung von geistiger und körperlicher Entwicklung, Steigerung der Proteinsynthese, des Abbaus von Fetten und Kohlenhydraten
- Senkung der TSH-Synthese mit Minderung der Hypertrophie der Thyreozyten

Dosierung/Anwendung
- In Kombination mit Jodid (s. o.) empfohlen, fixe Kombination z. B. Jodthyrox
- Euthyreote Struma: 75–200 µg/d p.o. über 6–12 Monate
- Hormonsubstitution bei Hypothyreose: initial 25–50 µg/d p.o., über 2–4 Wochen auf 100–200 µg/d p.o. steigern
- Einnahme morgens nüchtern!

Nebenwirkung
Hyperthermie, Gewichtsabnahme, Tachykardie, Extrasystolen, Angina pectoris, Diarrhö, Nervosität, Insomnia, Tremor, Muskelschwäche

Wechselwirkung
Wirkungsverstärkung von Antikoagulanzien (Quickkontrolle!)

Kontraindikationen
Hyperthyreose

Subtotale Schilddrüsenresektion

Beschreibung
Resektion unter Belassen eines Schilddrüsenrestes und der Nebenschilddrüse

Indikation
- Struma: Starke lokale Beschwerden (Struma Grad 3), Versagen der konservativen Therapie
- Hyperthyreose: Versagen der konservativen Therapie
- Thyreotoxische Krise: Stadium II und III oder bei Versagen der konservativen Therapie nach 2–3 Tagen
- Malignomverdacht

- Große Zysten
- Kompressionssymptome (Tracheomalazie, hochgradige Trachealstenose, Stridor)
- Intrathorakale Struma
- Knoten im Kindes- und Jugendalter
- Ablehnung der Radiojodtherapie

 Achtung: Totale Strumaresektion mit Neck Dissektion bei Schilddrüsenkarzinom!

Kontraindikation
Allgemeine Inoperabilität, floride Hyperthyreose (außer Frühoperation bei thyreotoxischer Krise)

Vorbereitung
Stimmbandbeurteilung (Funktion des Nervus larnygeus recurrens erfassen). Bei Hyperthyreose thyreostatische Therapie bis Erreichen der Euthyreose

Komplikationen
Recurrensparese (ca. 1 %) mit Heiserkeit, Nachblutungen, Hypoparathyreodismus (ca. 1%), narbige Strikturen der Trachea. Bei Nachresektionen Komplikationsrate stark erhöht!

Nachbehandlung
Lebenslange Schilddrüsenhormonsubstitution mit L-Thyroxin; Laborkontrolle (TSH basal, fT4, PTH, Ca^{2+}) 2 Wochen postoperativ

Radiojodtherapie (RIT)
Beschreibung
Zerstörung funktionell stark aktiven Schilddrüsengewebes

Indikation
- Struma Grad 3 bei Inoperabilität
- Funktionelle Autonomie
- Morbus Basedow
- Nachbehandlung differenzierter Schilddrüsenkarzinome
- Hyperthyreoserezidiv nach subtotaler Strumektomie
- Kontraindikationen zur Operation
- Erhöhtes Operationsrisiko, z. B. bei vorbestehender Rekurrensparese
- Ablehnung der Operation

Kontraindikation
- Schwangerschaft und Stillzeit
- Floride Hyperthyreose
- Malignitätsverdacht

Vorbereitung
Keine Jodapplikation oder L-Thyroxingabe 4 Wochen vorher. Thyreostatika bei manifester Hyperthyreose bis zur Radiojodtherapie und überbrückend bis zum Wirkungseintritt. TSH-Zielwert: ≤0,3 mU/l

Durchführung
Unter Isolation in Bestrahlungseinrichtungen, Entlassung nach Abklingen der Strahlung (3 Tage bis 4 Wochen)
Nüchterngabe des Radionukleids ^{131}Jod p.o.:
- Bei Autonomie mit und ohne Hyperthyreose:
  - Unifokale Autonomie: 300–400 Gy Herddosis
  - Multifokale und disseminierte Autonomie: 150 Gy
- Bei der Immunhyperthyreose Morbus Basedow: ablativ etwa 200–300 Gy; bei niedrigem Rezidivrisiko etwa 150 Gy
- Verkleinerung der Struma und der Rezidivstruma: etwa 120–150 Gy

Komplikationen
- Rezidivrate je nach Verfahren 5–20 %, passagere Strahlenthyreoidits (spontane Ausheilung nach ca. 4 Wochen), chronische Entzündung der Speicheldrüsen, Immunthyreopathie nach RIT einer funktionellen Autonomie bei etwa 1 % der Behandlungen

Nachbehandlung
Bei Hyperthyreose: thyreostatische Therapie weiter bis zum Wirkungseintritt der Radiojodtherapie. Bei ablativem Vorgehen lebenslange L-Thyroxinsubstitution notwendig

> Tipp: Der Wirkungseintritt der RIT ist nach etwa 2–3 Monaten zu erwarten.

7.10 Leitsymptome

Myxödem: Einlagerung von Glukosaminoglykanen im subkutatnen Gewebe, z. B. bei Morbus Basedow, Hypothyreose jeglicher Genese
Hyperhidrosis: (inadäquate übermäßige Schweißproduktion):
- Primäre Hyperhidrosis: ausgelöst durch emotionalen Stress bei genetische Disposition, meist Handinnenflächen, Füße, Achseln, Gesicht, Kopfhaut
- Sekundär: endokrine Ursachen: Menopause, Schwangerschaft, Hyperthyreose, Phäochromozytom, Karzinoid, Diabetes mellitus, männlicher Hypogonadismus, neurologische Erkrankungen, Malignome, Vitamin-D-Mangel, Medikamente (Opioide, Neuroleptika)

7.11 Erkrankungen der Schilddrüse

7.11.1 Struma (E04.9)

■ Grundlagen

Synonyme
Kropf

Definition
Deskriptiver Begriff für Vergrößerung der Schilddrüse unterschiedlicher Genese

Epidemiologie
Am häufigsten Jodmangelstruma (ca. 80 %), Prävalenz in Deutschland: 20 % der 25-Jährigen, 50 % der 50-Jährigen, w:m 2:1, Ursache von ca. 100.000 Schilddrüsenoperationen jährlich

Ätiologie
- Jodmangel
- Einnahme strumigene Substanzen: Lithium, Hydantoin, Phenytoin, Thyreostatika, Kalzium, Flourid
- Thyreoidale Autonomie: disseminiert, uni- oder multifokal
- Immunthyreopathien, Entzündungen: Morbus Basedow, Hashimoto-Thyreoiditis
- Enzymdefekte mit Jodfehlverwertung
- Akromegalie: bei allgemeiner Organvergrößerung
- Schilddrüsentumoren: Adenome, Karzinome, Zysten, Metastasen

Lokalisation
- Eutop: im Halsbereich oder substernal
- Dystop: intrathorakal oder am Zungengrund

Genetik
Familiäre Disposition bei Immunthyreopathien

Pathologischer Befund
- **Struma diffusa**: reversibel, Hypertrophie und Hyperplasie der Follikelepithelzellen. Bei hypothyreoter Struma kleine Follikel, bei euthyreoter Struma große kolloidgefüllte Follikel
- **Struma nodosa** (= Knotenstruma): irreversibel, nach längerem Bestehen einer diffusen Struma, inhomogene Hyperplasie und Kolloidakkumulation, Fibrose, Verkalkungen, Zysten

Pathophysiologie
Jodmangelstruma: Der Jodmangel verursacht eine Hyperplasie der Thyreozyten. Die verminderte Synthese der Schilddrüsenhormone erhöht kompensatorisch die TRH- und TSH-Ausschüttung, was eine Hypertrophie der Thyreozyten verursacht (s. funktionelle Hypo-/Hyperthyreose, Kap. 7.11.2, 7.11.3)
Tipp: Anfangs meist Euthyreose, später Hypothyreose, bei Auftreten von Autonomien Hyperthyreose möglich (toxische Knotenstruma).

Risikofaktoren
Leben in Jodmangelgebieten (Gebirge), vermehrter Jodbedarf in Pubertät, Schwangerschaft, Klimakterium

Einteilung/Klassifikation

Grad	Befund	Mittleres Volumen (sonographisch)
Grad 1a	Tastbare Struma, nicht sichtbar bei Reklination des Kopfes	30 ml
Grad 1b	Tastbare Struma, sichtbar bei Reklination des Kopfes	30 ml
Grad 2	Sichtbare Struma	60 ml
Grad 3	Struma mit lokalen Beschwerden	120 ml

Tab. 7.17 Klinische Stadieneinteilung der Struma nach WHO.

■ Klinik

Anamnese
Familienanamnese, Herkunft (Jodmangelgebiete). Häufig asymptomatisch, nur bei großen Strumen durch mechanisches Hindernis: Globusgefühl, Dysphagie

Körperliche Untersuchung
- Inspektion: ggf. sichtbare Vergrößerung (Reklination des Halses)
- Palpation: Knoten, Druckdolenz (subakute Thyreoiditis de Quervain), Überwärmung, Verschieblichkeit des Kehlkopfs, tastbares Schwirren (Morbus Basedow)
- Auskultation: lokales Strömungsgeräusch bei entzündlicher Hyperämie, Dyspnoe, inspiratorischer Stridor, Heiserkeit

■ Diagnostik

Labor
- Euthyreot: TSH normal (wenn TSH pathologisch weitere Diagnostik s. Kap. 7.11.2, 7.11.3)
- Schilddrüsenautoantikörper, BSG, CRP: Ausschluss einer Thyreoiditis
- Kalzitonin: bei echoarmen Knoten Ausschluss eines C-Zell-Karzinoms

Technische Diagnostik
- **Lungenfunktionstest**: bei Einengung der Trachea pathologische Fluss-Volumen-Kurve
- **Sonographie**: Volumenbestimmung (vergrößert?), Inhomogenität bei Morbus Basedow und Immunthyreoiditis, eventuell Knoten
- **Szintigraphie**: bei nicht eindeutig als Zyste identifizierbaren Knoten
- **Röntgen-Thorax**: retrosternale Strumaanteile

Biopsie
Feinnadelpunktion: bei kalten Knoten (Karzinomverdacht) oder Thyreoiditis

■ Differenzialdiagnose
Siehe Ätiologie
Mediastinalverbreiterung anderer Genese, z. B. Lymphome, Teratom, Thymom, Bronchialkarzinom, Aortenaneurysma

■ Therapie – konservativ
- Jodmangel: Jodsubstitution
- Einnahme strumigene Substanzen: Absetzten des entsprechenden Medikamentes
- Behandlung der jeweiligen Grunderkrankung (s. dort)

Jodidsubstitution: Jodid
Siehe Kap. 7.9

Schilddrüsenhormon: L-Thyroxin
Siehe Kap. 7.9

■ Therapie – operativ
Subtotale Schilddrüsenresektion
Siehe Kap. 7.9

Indikation
- Struma: Starke lokale Beschwerden (Struma Grad 3), Versagen der konservativen Therapie, verdächtige Aspirationszytologie
- Hyperthyreose: Versagen der konservativen Therapie
- Thyreotoxische Krise: Stadium II und III oder bei Versagen der konservativen Therapie nach 2–3 Tagen
- Malignomverdacht

■ Minimalinvasive Chirurgie (MIC)
Radiojodtherapie
Siehe Kap. 7.9

Indikation
- Struma Grad 3 bei Inoperabilität
- Funktionelle Autonomie
- Morbus Basedow
- Nachbehandlung differenzierter Schilddrüsenkarzinome
- Kontraindikationen zur Operation
- Hyperthyreoserezidiv nach subtotaler Strumektomie

■ Prophylaxe
Prophylaktische Jodidgabe (100–200 µg/d) bei Schwangeren und familiärer Belastung!
Rezidivprophylaxe: lebenslange Jodidsubstitution in Jodmangelgebieten, jährliche sonographische Kontrollen

■ Prognose
Natürlicher Verlauf
Bei Struma diffusa gute Prognose unter Therapie, Schilddrüsenverkleinerung meist innerhalb von 6 Monaten

Tipp: Je knotiger die Struma, desto geringer der Erfolg bei konservativer Therapie.

Komplikationen
Einengung der Trachea, ggf. mit Atemnot, Tracheomalazie (Säbelscheidentrachea), obere Einflussstauung, Läsionen des Nervus laryngeus recurrens, Entwicklung einer Schilddrüsenautonomie

7.11.2 Hypothyreose (E03.9)

■ Grundlagen

Synonyme
Schilddrüsenunterfunktion

Definition
Mangel an Schilddrüsenhormonen

Epidemiologie
0,5–1 % der Bevölkerung, zu 99 % primäre Ursache

Ätiologie
Primär:
- Chronisch-lymphozytäre Thyreoiditis = Hashimoto-Thyreoiditis: irreversible autoimmunologische Schädigung des Schilddrüsengewebes. Sonderform: Post-partum-Thyreoiditis, einige Monate nach Schwangerschaft eintretend
- Subakute Thyreoiditis de Quervain: selten im Endstadium
- Iatrogen: nach Schilddrüsenoperation, Radiojodtherapie, Thyreostatika, Jodexzess
- Angeborene Schilddrüsendysplasie bis Athyreose
- erbliPche Hypothyreose (s. Genetik)

Sekundär (selten): Hypophysenvorderlappeninsuffizienz
Tertiär (selten): hypothalamische Insuffizienz

Genetik
Erbliche Hypothyreose:
- Inaktivierung des TSH-Rezeptors (autosomal-dominant)
- Defekt der Hormonsynthese oder -inkretion durch verschiedene Enzymdefekte (autosomal-rezessiv)
- Hormonresistenz bei T3/T4-Rezeptordefekt (autosomal dominant)

Assoziierte Erkrankungen
Hashimoto-Thyreoiditis (s. Kap. 7.11.5)

Pathologischer Befund
Je nach Ätiologie, z. B. entzündliche Zerstörung der Follikelstruktur (s. Kap. 7.11.5)

Pathophysiologie
Verlust von funktionellem Schilddrüsengewebe (primäre Hypothyreose) oder verminderte Stimulation der Schilddrüse durch das hypothalamisch-hypophysäre System (sekundäre und tertiäre Hypothyreose) führt zu verminderter Sekretion von T3/T4: Schilddrüsenhormonunterproduktion senkt Grundumsatz, Antrieb und körperliche Aktivität.

Risikofaktoren
- Familiäre Disposition
- Jodmangel

Einteilung/Klassifikation

Schweregrad	TSH-Wert
Grad 1	2,6–4,0 mU/l
Grad 2	4,1–10 mU/l
Grad 3	>10 mU/l

Tab. 7.18 Schweregrade einer primären Hypothyreose in Abhängigkeit vom TSH-Wert.

■ Klinik
Anamnese
Familienanamnese, Vorerkrankungen, Schilddrüsenoperationen, Radiojodtherapie, Medikamentenanamnese (Amiodaron, β-Blocker, Steroide, Carbamazepin, Salizylate, Furosemid, jodhaltiges Kontrastmittel innerhalb der letzten 6 Monate)
Schleichender Beginn der Symptomatik, eventuell über Jahre unbemerkt

> Merke: Leitsymptome sind Müdigkeit, Gewichtszunahme, Obstipation, Kälteintoleranz.

Körperliche Untersuchung
- Haut: kühl, blass, rau, trocken, teigig geschwollen (generalisiertes Myxödem, nicht wegdrückbar)
- Herz: Bradykardie, eventuell Herzinsuffizienz mit Ödemen
- Neuropsychologisch: verlangsamte Reflexe, geistiger Abbau, Depression

> Achtung: Bei Depression sollte eine Hypothyreose ausgeschlossen werden.

- Endokrine Störungen: Dysmenorrhö, erhöhtes Abortrisiko, Infertilität, gestörte Spermatogenese
- Angeborene Hypothyreose: Ikterus neonatorum prolongatus, Trinkschwäche, Obstipation, Bewegungsarmut, abgeschwächte Muskeleigenreflexe

■ Diagnostik
Labor
- Schilddrüsenhormone (fT3, fT4) erniedrigt (bei latenter Hypothyreose noch normal)
- TSH basal:
  - Primäre Hypothyreose: erhöht (s. Einteilung)
  - Sekundäre Hypothyreose: erniedrigt
- Spezifische Diagnostik bei Hashimoto-Thyreoiditis: Antikörpernachweis von Anti-TPO (= MAK, in ca. 90 % der Fälle), Anti-Thyreoglobulin (TAK, in ca. 60–70 %)

Technische Diagnostik
- **EKG**: Bradykardie, eventuell Herzinsuffizienz, Perikarderguss, pulmunale Hypertension bei Lungenödem
- **Sonographie**:
  - Volumenbestimmung: vergrößert bei Hashimoto-Thyreoiditis, vermindert nach Teilresektion und Hashimoto-Thyreoiditis im Spätstadium
  - Echogenität: vermindert bei Hashimoto-Thyreoiditis
- **Szintigraphie** (nicht obligat): verminderte oder fehlende Radionuklidspeicherung

Biopsie
Feinnadelaspiration: Verdacht auf Hashimoto-Thyreoiditis

■ Differenzialdiagnose
Low-T3/T4-Syndrom: niedriges fT3/fT4 bei normalem rT3 und TSH, oft bei Schwerkranken, keine Hormonsubstitution!

■ Therapie – konservativ

Manifeste Hypothyreose:
- Lebenslange Substitutionstherapie mit L-Thyroxin
- Regelmäßige Kontrollen des TSH-Werts

Myxödemkoma: Intensivmedizinische Überwachung!
- Ggf. Intubation und Beatmung
- Kreislaufstabilisierung, Flüssigkeits- und Elektrolytsubstitution (häufig Hyponatriämie)
- Thyroxingabe (s. u.)
- Hydrokortison: 200 mg/d i.v.
- Langsames Erwärmen

Schilddrüsenhormon: L-Thyroxin
Siehe Kap. 7.9
- **Manifeste Hypothyreose:** initial 25–50 µg/d p.o., Steigerung um 25 µg/d pro Monat bis auf 100–200 µg/d p.o. (individuelle Dosis nach Wohlbefinden), Einnahme morgens nüchtern!

> Achtung: Je ausgeprägter die Hypothyreose, desto langsameres Einschleichen der Substitution!

- **Myxödemkoma**: initial 500 µg i.v. in 100 ml NaCl 0,9 %, dann 100 µg/d i.v. über ca. 1 Woche

Nebenwirkung
Hyperthermie, Gewichtsabnahme, Tachykardie, Extrasystolen, Angina pectoris, Diarrhö, Nervosität, Insomnia, Tremor, Muskelschwäche

Wechselwirkung
Wirkungsverstärkung von Antikoagulanzien (Quickkontrolle!)

Kontraindikationen
Hyperthyreose

■ Prophylaxe
TSH-Sreening bei Neugeborenen

■ Prognose

Natürlicher Verlauf
Unter lebenslanger Therapie keine Einschränkung der Lebensqualität. Myxödemkoma selten, jedoch hohe Letalität

Komplikationen
- **Myxödemkoma** (= hypothyreotes Koma): Hypothermie, Hypoventilation mit Hyperkapnie, Bradykardie, Bewusstseinsminderung, generalisierte Myxödeme; Manifestation unter Stress (Infektionen, Trauma, Operationen)
- Unbehandelte angeborene Hypothyreose: Kretinismus, Wachstumsrückstand (Körpergröße, Knochen- und Zahnreifung), Schwerhörigkeit, Sprachstörungen

7.11.3 Hyperthyreose (E05.9)

■ Grundlagen

Synonyme
Schilddrüsenüberfunktion

Definition
Vermehrte Schilddrüsenhormonproduktion

Epidemiologie
Prävalenz: 1–3 % bei Frauen, 0,1 % bei Männern
- Morbus Basedow: häufigste Ursache außerhalb von Jodmangelgebieten, Inzidenz 500:100.000 Einwohner pro Jahr
- Funktionelle Autonomie: häufigste Ursache in Jodmangelgebieten

Ätiologie
- **Immunthyreopathie Morbus Basedow** (=Graves disease): TSH-Rezeptorantikörper (TRAK), stimulieren T3/T4-Synthese und Sekretion
- **Funktionelle Autonomie** (toxischer Knotenkropf, toxisches Adenom): Entwicklung meist aus lange bestehender diffuser Struma aufgrund von Jodmangel, TSH-unabhängige Produktion von Schilddrüsenhormonen durch vermutlich Punktmutationen im TSH-Rezeptor der Follikelepithelzellen

Selten:
- Strahlenthyreoiditis
- Schilddrüsenkarzinom
- Übermäßige TSH-Ausschüttung: TSH-produzierende Hypophysenadenome, paraneoplastische TSH-Bildung
- Iatrogen (Hyperthyreosis factitia): Überdosierung von Schilddrüsenhormonen
- Transient bei Hashimoto-Thyreoiditis, subakuter Thyreoiditis de Quervain

Lokalisation
Morbus Basedow: diffus
Funktionelle Autonomie:
- Disseminiert (toxischer Knotenkropf)
- Unifokal (toxisches Adenom)
- Multifokal

Genetik
Morbus Basedow: familiäre Häufung, HLA-DR3-assoziiert

Assoziierte Erkrankungen
Morbus Basedow: endokrine Orbitopathie (ca.90 %) s. Kap. 7.11.3

Pathologischer Befund
- Morbus Basedow: diffuse Struma, zum umliegenden Gewebe verschieblich, Hyperplasie und Hypertrophie der Follikelepithelzellen, lymphozytäre Infiltrate, Hyperämie
- Toxischer Knotenkropf: morphologisch schwierig zu identifizieren, hyperäme Herde mit Hypertrophie und Hyperplasie des Follikelepithels
- Toxisches Adenom: follikulärer Tumor, morphologisch ähnlich einem nicht-toxischen Adenom

Pathophysiologie
Schilddrüsenhormonüberproduktion steigert Grundumsatz, Antrieb und körperliche Aktivität.

Risikofaktoren
- Familiäre Disposition
- Jodmangelgebiete

 Achtung: Exogene Jodzufuhr kann ein Manifestationsfaktor bei latenter Hyperthyreose sein, insbesondere bei vorherigem Jodmangel und autonomen Arealen (Vorsicht mit jodhaltigem Kontrastmittel!).

Einteilung/Klassifikation
Nach Schweregraden:
- Latent: TSH basal erniedrigt, Schilddrüsenhormone normal
- Subklinisch: TSH basal erniedrigt, Schilddrüsenhormone erhöht, asymptomatisch
- Manifest: TSH basal erniedrigt, Schilddrüsenhormone erhöht, symptomatisch

■ Klinik

Anamnese
Familienanamnese, Herkunft aus Jodmangelgebieten, Vorerkrankungen (Struma?), Medikamentenanamnese (Schilddrüsenhormone, Jodsubstitution, Kontrastmittelgabe)
Symptome: Schlaflosigkeit, Nervosität, Gewichtsverlust mit Heißhunger, Diarrhö, Dysmenorrhö

Körperliche Untersuchung
- **Inspektion**:
  - Struma (ca. 80 %)
  - Haut: warm, feucht, gerötet
  - Vermehrtes Schwitzen
  - Feinschlägiger Tremor der Hand
  - Auge: endokrine Orbitopathie (s. Kap. 7.11.4)
- **Auskultation**:
  - Tachykardie, Palpitationen, Herzrhythmusstörungen
  - Bei starker Vaskulation Schwirren über der Schilddrüse
- **Funktionsprüfung**:
  - Schwäche der Oberschenkelmuskulatur bei Myopathie
- Zusätzlich bei Morbus Basedow:
  - Prätibiales Myxödem
  - Endokrine Orbitopathie (s. Kap. 7.11.4)
  - Akropachie: keulenförmige Schwellung der Finger und Zehen

Tipp: Merseburger Trias bei Morbus Basedow (in 50 %): Struma, Tachykardie, Exophthalmus!

■ Diagnostik

Labor
TSH-basal <0,3 mU/l (bei hypophysärer oder paraneoplastischer Hyperthyreose normal oder erhöht):
- Latente Hyperthyreose: fT3, fT4 normal
- Manifeste Hyperthyreose: fT3, fT4 erhöht (im Frühstadium eventuell isolierte fT3-Hyperthyreose)

Spezifisch:
- Morbus Basedow: TRAK (spezifisch, >95 % positiv), TPO (unspezifisch, 70 % positiv), Anti-Thyreoglobulin (TAK, in 20–40 %)
- Hyperthyreosis factitia: Thyreoglobulin-Serum-Konzentrationen vermindert

Nebenbefunde bei lange bestehender Hyperthyreose:
- Milde Leukopenie, normozytäre Anämie
- Gering erhöhte Transaminasen, niedriges Albumin
- Erhöhte alkalische Phosphatase, milde Hyperkalzämie
- Niedriges Cholesterin

Technische Diagnostik
- **EKG**: ggf. Herzrhythmusstörungen (Vorhofflimmern, Extrasystolen)
- **Sonographie**:
  - Morbus Basedow: diffus vergrößerte, nicht knotige, echoarme Schilddrüse
  - Funktionelle Autonomie: hyperäme Knoten oft teilweise zystisch degeneriert
  - Thyreoiditis: heterogene Echogenität, die sich im Verlauf der Erkrankung ändern, variable Durchblutung
- **Szintigraphie**: Differenzierung kalter bzw. heißer Knoten, keine Radionuklidaufnahme bei Hyperthyreosis factitia und hyperthyreoten Phase einer Thyreoiditis

Differenzialdiagnose
- Panikattacken
- Vegetative Labilität
- Frühe Entzugssymptomatik bei chronischem Alkoholismus
- Hyperkinetisches Herzsyndrom
- Drogenkonsum (Kokain, Amphetamin)
- Hyperhydrosis anderer Genese (s. Leitsymptome)
- Diarrhö anderer Genese
- Tachykardie anderer Genese

Therapie – konservativ
Thyreostatische Therapie
Therapie der **thyreotoxische Krise**:
- Allgemeinmaßnahmen:
  - Intensivmedizinische Überwachung
  - Flüssigkeits- und Elektrolytbilanzierung
  - Hochkalorische Ernährung (mindestens 3000 kcal/d)
  - Ggf. Sauerstoffgabe, assistierte Beatmung
  - Fiebersenkung
  - Kardioprotektiv: β-Blocker nach Bedarf (z. B. Propanolol bis 100 mg/6 h p.o. oder 1–5 mg/6 h i.v.)
  - Ggf. Glukokortikosteroide wegen relativer Nebennierenrindeninsuffizienz
- Thyreostatisch:
  - Thiamazol: 40–80 mg/8 h i.v.
  - Perchlorat: 3×15 Tropfen
- Frühoperation: subtotale Schilddrüsenresektion; Indikation: Stadium II und III oder bei Versagen der konservativen Therapie nach 2–3 Tagen

Carbimazol
Präparate: Carbimazon Henning, Neo-Thyreostat

Wirkung/Wirkprinzip
Prodrug von Thiamazol
- Hemmung der Schilddrüsenhormonsynthese durch Hemmung der thyreoidalen Peroxidase
- Hemmung der Konversion von T4 zu T3

Dosierung/Anwendung
Initial 3×5–10 mg/d p.o., Erhaltung 1×5–20 mg/d p.o.

Nebenwirkung
Gastrointestinale Beschwerden, allergische Reaktionen, Agranulozytose, Leberenzymveränderung, Cholestase

Kontraindikationen
Schwere bekannte Überempfindlichkeitsreaktionen

Thiamazol
Präparate: Favistan, Methizol, Thyrozol, Thiamazol

Wirkung/Wirkprinzip
Hemmung der Schilddrüsenhormonsynthese durch Hemmung der thyreoidalen Peroxidase

 Keine Hemmung der Inkretion bereits synthetisierter Hormone, Wirkungseintritt nach ca. 6–8 Tagen.

Dosierung/Anwendung
Initial 2–4×10 mg/d, Erhaltung 1×2,5–10 mg/d
Thyreotoxische Krise: initial 80 mg i.v. als Bolus, dann Dauerinfusion 120–240 mg/d

Nebenwirkung
Gastrointestinale Beschwerden, allergische Reaktionen, Agranulozytose, Leberenzymveränderung, Cholestase

Kontraindikationen
Schwere bekannte Überempfindlichkeitsreaktionen

Propylthiouracil (Propycil, Thyreostat II)
Wirkung/Wirkprinzip
Hemmung der Schilddrüsenhormonsynthese durch Hemmung der thyreoidalen Peroxidase

 Achtung: Bei Carbamizol, Thiamizol und Propylthiouracil keine Hemmung der Inkretion bereits synthetisierter Hormone, Wirkungseintritt nach ca. 6–8 Tagen.

Dosierung/Anwendung
Initial 3×75–100 mg/d, Erhaltung 1×25–150 mg/d

Nebenwirkung
Gastrointestinale Beschwerden, allergische Reaktionen, Agranulozytose, Leberenzymveränderung, Cholestase

Kontraindikationen
Schwere bekannte Überempfindlichkeitsreaktionen

Perchlorat (Irenat)
Wirkung/Wirkprinzip
- Hemmung der thyreoidalen Jodaufnahme
- Rascher Wirkungseintritt

Dosierung/Anwendung
100 mg = 5 Tropfen. Initial 4–5×200 mg/d p.o. über 1–2 Wochen, Erhaltung 4×100 mg/d p.o.

Nebenwirkung
Gastrointestinale Beschwerden, allergische Reaktionen, Arthritiden, Agranulozytose, Leberenzymveränderung, Cholestase

Kontraindikationen
Schwere bekannte Überempfindlichkeitsreaktionen

■ Therapie – operativ
Subtotale Schilddrüsenresektion
Siehe Kap. 7.9

■ Minimalinvasive Chirurgie (MIC)
Radiojodtherapie
Siehe Kap. 7.9

■ Prophylaxe
- Meidung von jodhaltigem Kontrastmittel
- Prophylaxe vor Gabe jodhaltigem Kontrastmittel bei latenter und manifester Hyperthyreose (Perchlorat: 500 mg p.o. 2–4 h vor und nach Kontrastmittelgabe und 3×300 mg/d über 7–10 Tage)

■ Prognose
Natürlicher Verlauf
- Morbus Basedow: Spontanremission in 50 % der Fälle, häufig Rezidive nach Therapie
- Thyroetoxischer Krise: Letalität in Stadium 3 >30 %

 Tipp: Risikoabschätzung bei thyreotoxischer Krise mittels Burch-Wartofsky-Score (www.formatio-reticularis.de/burch-wartofsky.html).

Komplikationen
Thyreotoxische Krise: Auslöser: jodhaltiger Kontrastmittel, Infekte, Beenden einer Thyreostatikatherapie oder Operationen bei manifester oder latenter Hyperthyreose. Klinik nach Stadien:
- Stadium 1: Tachykardie (>150/min), Vorhofflimmern, Fieber, Schwitzen, psychomotorische Unruhe, Tremor, Erbrechen, Diarrhö, Muskelschwäche
- Stadium 2: zusätzlich Somnolenz, deliranter Zustand
- Stadium 3: Koma

7.11.4 Endokrine Orbitopathie (E05.0)

■ Grundlagen
Synonyme
Endokrine Ophthalmopathie, endokriner Exophthalmus

Definition
Autoimmune Entzündung der Orbita und des umliegenden Gewebes meist im Rahmen eines Morbus Basedow

Epidemiologie
Prävalenz: ca. 60 % der Patienten mit Morbus Basedow

Ätiologie
Nicht eindeutig geklärt, warscheinlich Reaktion von TSH-Rezeptor-Antikörpern (TRAK) bei Morbus Basedow mit TSH-Rezeptoren am Auge

Lokalisation
Orbita, retroorbitaler Fettkörper, Augenmuskeln, Lider

Assoziierte Erkrankungen
Hyperthyreose, prätibiales Myxödem, Akropachie

Pathologischer Befund
Lymphozytäres Infiltrat, Fibrose, Einlagerung von Glukosaminoglykanen

Pathophysiologie
Einlagerungen führen im periorbitalen Gewebe führen zur Verdrängung und Kompression des umliegenden Gewebes mit Exophthalmus und Funktionsverlust der Augenmuskeln.

Risikofaktoren
Weibliches Geschlecht, Rauchen

Einteilung/Klassifikation

Schweregrade nach **LEMO-Klassifikation**, 0–3 bzw. 4 Punkte pro Befund

- **L**idveränderung (L):
  - 0: fehlend
  - 1: nur Lidödem
  - 2: echte Retraktion (beeinträchtigter Lidschluss)
  - 3: Retraktion plus Oberlidödem
  - 4: Retraktion plus Ober- und Unterlidödem
- **E**xophthalmus (E):
  - 0: fehlend
  - 1: ohne Lidschlussinsuffizienz
  - 2: Bindehautreizung morgens
  - 3: Bindehautreizung ständig
  - 4: Hornhautkomplikationen
- **M**uskelveränderungen (M):
  - 0: fehlend
  - 1: nur mit bildgebenden Verfahren nachweisbar
  - 2: Pseudoparese
  - 3: Pseudoparalyse
- **O**ptikusbeteiligung (O):
  - 0: fehlend
  - 1: nur im Farbsehen
  - 2: periphere Gesichtsfelddefekte
  - 3: zentrale Gesichtsfelddefekte

Aktivitätsgrad (bei mindestens 4 der Symptome aktive Erkrankung):
- Spontaner retrobulbärer Schmerz
- Schmerzen bei Augenbewegungen
- Erythem der Augenlider
- Injektion der Konjunktiven
- Chemosis: Ödem der Bulbusbindehaut mit blasenartiger Abhebung von der Lederhaut
- Schwellung der Caruncula lacrimalis
- Lidödem
- 2 mm Zunahme der Proptose in 3 Monaten
- Abnahme der Sehschärfe in den letzten 3 Monaten
- Abnahme der Aufenbewegungen in den letzten 3 Monaten

■ Klinik

Anamnese
Bekannte Schilddrüsenerkrankung, Raucher, Photophobie, Fremdkörpergefühl, schmerzhafter Druck hinter den Augen, Visusminderung, Doppelbilder

Körperliche Untersuchung

 Tipp: Meist doppelseitiger Befall – differenzialdiagnostisch wichtig!

- Augenzeichen:
  - Stellwag-Zeichen: seltener Lidschlag
  - Dalrymple-Zeichen: Sichtbarer Sklerastreifen beim Blick geradeaus
  - Graefe-Zeichen: Zurückbleiben des Augenlids bei Blick nach unten
  - Möbius-Zeichen: Konvergenzschwäche (ein Auge weicht nach außen ab)
  - Lagophthalmus: Unfähigkeit des kompletten Lidschluss
  - Schwellung der lateralen Augenbrauenpatie

- Aktivitätsparameter s. Einteilung
- Symptome einer Hyperthyreose (s. Kap. 7.11.3)
- Weitere Symptome eines Morbus Basedow (s. Kap. 7.11.3)

■ Diagnostik
Labor
Meist manifeste Hyperthyreose (>90 %): TSH basal erniedrigt, fT3, fT4 erhöht
Achtung: Selten auch bei Euthyreose oder Hypothyreose!
Meist TRAK-positiv (>90 %): spezifisch für Morbus Basedow

Technische Diagnostik
- **Augenärztliche Untersuchung**:
  - Proptosis-Beurteilung
  - Sehschärfe
  - Gesichtsfeld
  - Augendruckmessung
- **Sonographie, CT/MRT** der Orbita: Ausdehnung der Entzündung, keine Aktivitätsbeurteilung möblich

■ Differenzialdiagnose
- Retrobulbärer Tumor
- Sinus-cavernosus-Thrombose
- Abszess
- Mukozele

■ Therapie – konservativ
- Einstellung einer euthyreoten Stoffwechsellage
- Kortikosteroide (3×1 g, oral in absteigender Dosierung)
- Retrobulbärbestrahlung (10×2 Gy über 10 Tage)

■ Therapie – operativ
Operative Orbitadekompression

■ Prophylaxe
Meiden von Rauchen, frühzeitige Einstellung einer euthyreoten Stoffwechsellage bei Hyperthyreose

■ Prognose
Natürlicher Verlauf
Unter Therapie in 30 % Besserung der Symptome, 60 % Konstanz, in 10 % Progredienz

Komplikationen
Sehstörung bis zum Visusverlust

7.11.5 Inflammatorische Schilddrüsenerkrankungen

■ Grundlagen
Synonyme
Entzündung der Schilddrüse

Definition
Entzündung der Schilddrüse verschiedener Ursache

Epidemiologie
- Akute Thyreoiditis: <1 % aller Thyreoiditiden
- Subakute granulomatöse Thyreoiditis de Quervain: selten, w>m, Manifestationsalter 30.–50. Lebensjahr

- Chronisch-lymphozytäre Thyreoiditis: sehr häufig, Prävalenz bis 10 % der Bevölkerung, w:m 10:1, häufigste Ursache der Hypothyreose. Sonderform Post-partum-Thyreoiditis: bis zu 5 % aller Schwangerschaften

Ätiologie
Akute Thyreoiditis (E06.0):
- Noxe:
  - Traumatische Thyreoiditis
  - Strahleninduzierte Thyreoiditis
  - Amiodaron-induzierte Thyreoiditis
- Infektiös (meist hämatogene Streuung nach Tonsillitis oder Laryngopharyngitis):
  - Akute eitrige Thyreoiditis (Streptokokken, Staphylokokken)
  - Akute nicht-eitrige Thyreoiditis (Mykobakterien, HIV)

Autoimmun:
- Chronisch-lymphozytäre Thyreoiditis (E06.3) = Hashimoto-Thyreoiditis (mit Struma)
- Post-partum-Thyreoiditis (O90.5)

Nicht-autoimmun, Ursache unklar:
- Subakute Thyreoiditis de Quervain
- Invasiv-fibrosierende Thyreoiditis Riedel: idiopathisch oder im Rahmen von Systemerkrankungen, z. B. multifokalen Fibrose, Zystinose, Hämochromatose, Sklerodermie, Sarkoidose, Amyloidose

Lokalisation
Meist diffus, selten fokal bei z. B. traumatische oder strahleninduzierte Thyreoiditis

Genetik
Chronisch-lymphozytäre Thyreoiditis: in 50 % Verwandte mit TPO-AK, assoziiert mit HLA-DR3, -DR5, -B8

Assoziierte Erkrankungen
Hashimoto-Thyreoiditis: im Rahmen polyglandulärer Autoimmunsyndrome, z. B. Typ-1-Diabetes, Morbus Addison

Pathologischer Befund
Je nach Form der Entzündung:
- Akute Thyreoiditis: abszendierende Entzündung mit Erregernachweis bei bakterieller Infektion, Einblutungen bei Trauma, Fibrosierung und Follikeldestruktion bei Strahlenthyreoiditis
- Subakute granulomatöse Thyreoiditis de Quervain: Epitheloidzellgranulome, Riesenzellen
- Chronisch-lymphozytäre Thyreoiditis und Post-partum-Thyreoiditis:
  - Makroskopisch: anfangs Schilddrüse derb, vergrößert, nicht verwachsen, später Verkleinerung
  - Histologisch: lymphozytäres Infiltrat mit Lymphfollikeln, Destruktion der Schilddrüsenfollikel, später Fibrose
- Invasiv fibrosierende-Riedel Struma: harte Konsistenz, Entzündung und Fibrosierung über die Schilddrüse hinaus in umliegendes Gewebe

Pathophysiologie
Eventuell zunächst Euthyreose oder passagere Hyperthyreose, im Endstadium Hypothyreose durch Destruktion der Follikel. Bei invasiv fibrosierender Riedel-Struma zusätzlich Einengung umliegender Strukturen (Ösophagus, Trachea, Kompression des N. laryngeus recurrens)

Risikofaktoren
Familiäre Disposition, weibliches Geschlecht

Einteilung/Klassifikation
- Nach Ätiologie s. oben
- Nach Verlauf:
  - Akut: durch Noxe und Infektionen
  - Subakut: subakute granulomatöse Thyreoiditis de Quervain, Post-partum-Thyreoiditis
  - Chronisch: chronisch lymphozytäre Thyreoiditis, invasiv-fibrosierende Thyreoiditis Riedel

■ Klinik

Anamnese

Familienanamnese, assoziierte Erkrankungen, Medikamenteneinnahme, Strahlenanamnese, Virusinfekt vor 2–4 Wochen

Körperliche Untersuchung

Form	Symptome	Labor	Bildgebung
Akute Thyreoiditis verschiedener Ursache	Plötzlicher Beginn, allgemeines Krankheitgefühl, Fieber, lokale Schmerzen, Rötung, Schwellung, geschwollene Halslymphknoten	CRP, BSG erhöht, Leukozytose Keine Schilddrüsenfunktionsstörung	Sonographie: inhomogen, echoarm bis -frei, teilweise fluktuierend, Lymphknotenschwellung Szintigraphie: lokal verminderte Radionuklidaufnahme, ggf. kalte Knoten
Subakute Thyreoiditis de Quervain	Allgemeines Krankheitsgefühl, Fieber, lokale Schmerzen, keine Lymphknotenschwellung	BSG extrem erhöht, CRP erhöht, initial hyperthyreot, später euthyreot, ggf. passagere Hypothyreose	Sonographie: inhomogen, echoarme, unscharf begrenzte Areale mit verminderter Durchblutung Szintigraphie: verminderte Radionuklidaufnahme, ggf. kalte Knoten
Post-partum-Thyreoiditis	Häufig asymptomatisch, ggf. Hypothyreose, innerhalb eines Jahres post partum, meist Spontanremission, selten Übergang in Morbus Basedow	Meist latente Hypothyreose (TSH-basal erhöht, fT4 normal), ggf. TPO-AK-positiv	Sonographie: inhomogen, echoarm, eventuell verminderte Durchblutung Szintigraphie: verminderte Radionuklidaufnahme
Chronisch-lymphozytäre Thyreoiditis	Schleichender Beginn, Spätstadium mit Hypothyreose	TSH-basal erhöht, fT4 und fT3 erniedrigt, TPO-AK-positiv (in 95 %)	Sonographie: echoarm, inhomogen, meist verkleinert, initial vermehrte, später verminderte Vaskulation Szintigraphie: verminderte Radionuklidaufnahme
Invasiv-fibrosierende Thyreoiditis	Schmerzlose, schnelle Strumaentwicklung („eisenharter" Tastbefund), Dysphagie und Druckgefühl durch Ummauerung von Trachea und Ösophagus	Unauffällig	Sonographie: inhomogen, echoarm bis -frei Szintigraphie: unauffällig

Tab. 7.19 Diagnostik der verschiedenen Thyreoitiden.

■ Diagnostik

Labor
Siehe Tab 7.18

Technische Diagnostik
Siehe Tabelle 7.18

Biopsie
Feinnadelbiopsie: bei subakuter Thyreoiditis, unklaren Fällen der chronisch-lymphozytären Thyreoiditis, Malignomverdacht

■ Differenzialdiagnose
- Schilddrüsenmalignome
- Funktionelle Autonomie
- Jodmangelstruma
- Lymphangiopathie

■ Therapie – konservativ
- Akute Thyreoiditis:
  - Antibiotika nach Antibiogramm
  - Lokal kühlend
  - Punktion mit Drainage bei Abszessen
  - Inzision: bei Strikturen, Abszessen
- Subakute Thyreoiditis de Quervain: NSAR (z. B. Diclofenac 50–150 mg/d), Glukokortikoide (z. B. Prednisolon 30–60 mg/d)
- Post-Partum-Thyreoiditis: bei manifester Hypothyreose Schilddrüsenhormonsubstitution mit L-Thyroxin (s. Kap. 7.11.2)
- Chronisch-lymphozytäre Thyreoiditis: lebenslange Schilddrüsenhormonsubstitution mit L-Thyroxin (s. Kap. 7.11.2)
- Invasiv-fibrosierende Thyreoiditis Riedel: Glukokortikoide (z. B. Prednisolon 30–60 mg/d)

■ Therapie – operativ
Operative Beseitigung von Strikturen bei invasiv-fibrosierender Riedel-Struma

■ Prophylaxe
Regelmäßige Kontrolle der Schilddrüsenwerte TSH, T3/T4 unter Therapie

■ Prognose

Natürlicher Verlauf
- Akute Thyreoiditis: meist komplikationsloses Ausheilen nach 4 Wochen
- Subakute granulomatöse Thyreoiditis de Quervain: schnelle Besserung unter Therapie, nach 3–6 Monate Restitutio ad integrum, selten Entwicklung einer Hypothyreose
- Post-partum-Thyreoiditis: spontane Ausheilung, erhöhtes Risiko für Entwicklung einer chronisch-lymphozytären Thyreoiditis
- Chronisch-lymphozytäre Thyreoiditis: meist lebenslange Substitiution mit L-Thyroxin notwendig, darunter keine Einschränkung der Lebensqualität
- Invasive-fibrosierende Thyreoiditis: abhängig von Invasion und Befall anderer Organe

Komplikationen
- Manifeste Hypothyreose mit entsprechenden Komplikationen (s. Kap. 7.11.2)
- Erhöhtes Risiko für die Entwicklung eines Non-Hodgkin-Lymphoms bei Hashimoto-Thyreoiditis
- Schluckstörungen, Atemnot bei invasiv fibrosierender Riedel Struma

7.11.6 Schilddrüsenmalignom (C73)

■ Grundlagen

Synonyme
Schilddrüsenkrebs, Neoplasien der Schilddrüse

Definition
Bösartige Neubildung der Schilddrüse

Epidemiologie
Inzidenz: ca. 2:100.000 Einwohner pro Jahr, 1 % aller Krebserkrankungen, Erkrankungsgipfel 30.–60. Lebensjahr

Ätiologie
Multifaktoriell:
- Ionisierende Strahlen
- Jodmangel
- Genetische Faktoren (medulläres Schilddrüsenkarzinom)

Lokalisation
Sehr selten Metastasierung (Lunge, Knochen)
- Papilläre Karzinome vorwiegend lymphogen
- Follikuläre Karzinome meist hämatogen

Genetik
Medulläres Schilddrüsenkarzinom: zu 15 % familiäre Form (davon 80 % im Rahmen einer multiplen endokrinen Neoplasie (MEN), autosomal-dominant)

Pathologischer Befund

Follikuläres Karzinom (15 %, häufiger in Jodmangelgebieten):
- Solitärer, unilateraler Tumor, häufig bindegewebiger Abkapselung
- Zytologisch wie follikuläre Adenome
- Malignitätskriterien: Invasion in Kapselvenen und/oder der vollständige Kapseldurchbruch, nur histologisch sichern
- Sonderform: onkozytäre Karzinom (Hürthle-Zell-Tumor): Zellen mit eosinphiler Zytoplasmakörper, zahlreichen Mitochondrien, speichern kein Radiojod, synthetisieren meist Thyreoglobulin

Papilläres Karzinom (80 %):
- Grob invasiver, nicht gekapselter Tumor
- Nachweis großer „Milchglas"-Kerne, typische Kerneinschlüsse
- Verkalkungsherde, sog. Psammomkörper
- Auch: papillär-follikuläre Mischtumoren

Undifferenziertes Karzinom (= anaplastisches Karzinom) (5 %):
- Hoch-maligner epithelialer Tumor

Medulläres Karzinom (5 %): Maligner Tumor auf dem Boden einer C-Zell-Hyperplasie. Hereditäre Karzinome häufig bilateral, sporadische Karzinome meist einseitig

Selten: Sarkome, Lymphome, Metastasen bei Nierenzellkarzinom, Mamma- und Bronchialkarzinom, malignes Melanom

Pathophysiologie
Kompression und Verwachsung mit umliegenden Strukturen

Risikofaktoren
Strahlenexposition (besonders im Kopf-Hals-Bereich); Jodmangel

Einteilung/Klassifikation

TNM-Stadium	
Primärtumor	
T0	Kein Anhalt für Primärtumor
Tis	Carcinoma in situ
T1a	Tumor bis 1 cm in größter Ausdehnung, begrenzt auf die Schilddrüse
T1b	Tumor 1–2 cm in größter Ausdehnung, begrenzt auf die Schilddrüse
T2	Tumor >2 cm, aber <4 cm in größter Ausdehnung, begrenzt auf die Schilddrüse
T3a	Tumor >4 cm in größter Ausdehnung, begrenzt auf die Schilddrüse
T3b	Tumor >4 cm in größter Ausdehnung, kapselüberschreitend
T4	Tumor jeder Größe mit Infiltration in Nachbarorgane
Lymphknotenbefall	
N0	Keine regionären Lymphknotenmetastasen
N1	Regionäre Lymphknotenmetastasen
Metastasierung	
M0	Keine Fernmetastasen
M1	Fernmetastasen vorhanden

Tab. 7.20 TNM-Klassifikation der Schilddrüsenkarzinome.

■ Klinik

Anamnese
Strahlenexposition, Familienanamnese (insbesondere medulläres Schilddrüsenkarzinom), fortschreitendes Strumawachstum trotz Hormonsubstitution, Symptome durch Kompression erst bei fortgeschrittenen Karzinomen

Körperliche Untersuchung
- Palpation: derber, schlecht schluckverschieblicher Strumaknoten, zervikale Lymphknotenschwellungen
- Durch Tumorausbreitung:
  - Heiserkeit bei Rekurrensparese, Stridor
  - Horner-Syndrom (Miosis, Ptosis, scheinbarer Enophthalmus)
  - Schmerzen im Kieferwinkel, in die Ohren ausstrahlend
  - Obere Einflussstauung

■ Diagnostik

Labor
Ggf. Hyperthyreose oder Hypothyreose
Medulläres Karzinom:
- Kalzitoninbestimmung im Serum
- Immunhistochemisch: Nachweis von Kalzitonin und Chromogranin A
- Molekulargenetisch: Nachweis von Mutationen am ret-Onkogen bei MEN-Syndrom

Technische Diagnostik
- **Sonographie**: unscharf begrenzte, echoarme Areale, meist hyperäm
- **Szintigraphie**: kalter Knoten
- **Röntgen-Thorax**: Einengung der Trachea oder des Ösophagus

Biopsie
Feinnadelpunktion: eingeschränkte Sensitivität, daher bei Karzinomverdacht auch bei negativer Feinnadelpunktion: Operation mit Histologie

■ Differenzialdiagnose
- Schilddrüsenzyste
- Funktionelle Autonomie
- Thyreoiditis unterschiedlicher Genese (vor allem invasiv fibrosierende Riedel Struma)

■ Therapie – konservativ

 Merke: Immer kombiniert chirurgische, strahlentherapeutische, nuklearmedizinische und medikamentöse Therapie!

Suppression der Schilddrüsenaktivität: hochdosierte L-Thyroxintherapie mit Suppression der TSH-Ausschüttung (Zielwert: TSH-basal 0,1 mU/l)

■ Therapie – operativ
Totale Thyreoidektomie
Beschreibung
- Entfernung der gesamten Schilddrüsen und selektive Lymphknotendissektion paratracheal und parajugulär
- Belassen der Nebenschilddrüsen wenn möglich
- bei Lymphknotenbefall Neckdissektion auf der betroffenen Seite

Indikation
Schilddrüsenkarzinom (außer: papilläres Mikrokarzinom)

Vorbereitung
Laryngoskopie Befund: Feststellung vorbestehender Schäden des N. laryngeus recurrens

Nachbehandlung
3–4 Wochen postoperativ: Kontrolle von Schilddrüsenresten oder Metastasen durch Ganzkörper-^{131}Jod-Szintigraphie bei jodspeichernden Schilddrüsenkarzinomen

■ Minimalinvasive Chirurgie (MIC)
Radiojodtherapie
Beschreibung
Siehe Kap. 7.11.3

Indikation
Nur bei differenzierten Schilddrüsenkarzinomen (undifferenzierte und medulläre Karzinome speichern kein Jod)

Externe Bestrahlung
Indikation
Statt Radiojodtherapie bei undifferenziertem Karzinom (medulläre Karzinome sind nicht strahlensenibel)

■ Prophylaxe
Nachsorge:
- TSH, Thyreoglobulin, Hals-Sonographie: erst halbjährlich, nach 5 Jahren alle 2 Jahre
- ^{131}J-Ganzkörperszintigraphie: nach einem Jahr

- PET, CT, Skelettszintigraphie: bei Thyreoglobulin-Anstieg oder auffälliger ^{131}J-Ganzkörperszintigraphie

Prophylaxe bei radioaktivem Fallout (z. B. Reaktorunfälle): Blockade der Jodaufnahme der Schilddrüse durch hochdosierte Jodidgabe (100–200 mg p.o. Kaliumjodid)

■ Prognose

Natürlicher Verlauf

10-Jahres-Überlebenszeit:
- Papilläres Karzinom 95 %
- Follikuläres Karzinom 79 %
- Undifferenziertes Karzinom 14 %

Schlechtere Prognose bei Patienten >45 Jahre

Komplikationen

Kompression umliegender Strukturen

7.12 Anatomie der Nebenschilddrüse

Bestehend aus 4 Epithelkörperchen, ca. 4–6 mm Durchmesser, von einer dünnen Kapsel umgeben, meist jeweils zwei an den oberen und unteren Polen der Schilddrüse gelegen. Häufig atypische Lagen, z. B. retrosternal.
Nebenschilddrüsenagenesie und -aplasie: sehr selten, mit dem Leben nicht vereinbar

7.13 Physiologie der Nebenschilddrüse

Bildung und Sekretion des Parathormons (PTH, Abb. 7.3):

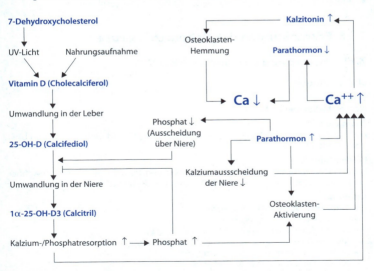

Abb. 7.3 Rolle des PTH in der Regulation des Kalzium- und Phosphathaushaltes.

- Wirkung:
  - Reifung und Aktivierung der Osteoklasten, dadurch Kalzium-Phosphat-Mobilisierung aus dem Knochengewebe
  - Hemmung der Phosphatresorption im proximalen Tubulus, erhöhte Kalziumresorption im distalen Tubulus
  - Förderung der Kalzitriol-Biosynthese
- Regulation: negative Rückkopplung über den Plasmakalziumspiegel: maximale PTH-Sekretionsrate 1 mmol/l ionisiertem Plasma-Kalzium, minimale Sekretionsrate von 10 % bei 1,25 mmol/l

7.14 Basisdiagnostik der Nebenschilddrüse

Labor
Serum: Kalzium, Phosphat, PTH intakt, Kreatinin, Harnstoff, alkalische Phosphatase

7.15 Basistherapie der Nebenschilddrüse

Therapie der Hyperkalzämie (s. Kap. 4.5.9)
Therapie der Hypokalzämie (s. Kap. 4.5.8)

7.16 Leitsymptome der Nebenschilddrüse

- Hyperkalzämie (s. Kap. 4.5.9)
- Hypokalzämie (s. Kap. 4.5.8)
- Osteopathie (Osteodystrophia fibrosa cystica Recklinghausen)

7.17 Erkrankungen der Nebenschilddrüse

7.17.1 Hyperparathyreoidismus (HPT) (E21)

■ **Grundlagen**

Synonyme
Nebenschilddrüsenüberfunktion

Definition
Erhöhte Produktion und Sekretion des Parathormons (PTH) (normal: 12–72 ng/l bzw. 1,5–6,0 pmol/l)

Epidemiologie
Primärer HPT: Prävalenz ca. 0,1–0,5 % der Bevölkerung, Inzidenz: 30:100.000 Einwohner pro Jahr, 5.–6. Lebensdekade, w>m, dritthäufigste endokrine Erkrankung

Ätiologie
- **Primärer Hyperparathyreoidismus** (E21.0): inadäquat erhöhte PTH-Sekretion unabhängig vom Kalziumspiegel
  - Solitäre Adenome der Nebenschilddrüse (80 %)
  - Multiple Adenome im Rahmen von MEN 1, MEN 2A (2–7 %)
  - Hyperplasie der Nebenschilddrüsen (5 %)
  - Nebenschilddrüsenkarzinom (0,1–3 %)
  - Neonataler schwerer Hyperparathyreoidismus (s. Genetik)

Erkrankungen der Nebenschilddrüse 533

- **Sekundärer Hyperparathyreoidismus** (E21.1): reaktiv erhöhte PTH-Sekretion bei Hypokalzämie
  - Chronische Niereninsuffizienz
  - Malassimilation mit verminderter Kalziumaufnahme
  - Mangelernährung mit verminderter Kalziumzufuhr
- **Tertiärer Hyperparathyreoidismus**: Entkopplung der Parathormon-Sekretion vom Blutkalziumspiegel auf dem Boden eines sekundären Hyperparathyreoidismus

Lokalisation
Adenome, Karzinome: solitärer oder multipler Befall der Epithelkörperchen
Hyperplasie: alle Epithelkörperchen betroffen

Genetik
- Selten im Rahmen von MEN (s. Kap. 3.24.5)
- Neonataler schwerer Hyperparathyreoidismus: Mutationen im Kalziumsensorgen der Epithelkörperchen, homozygot, ohne totale Parathyreoidektomie tödlich, selten

Pathologischer Befund
- Adenome: einzelnes Epithelkörperchen betroffen, gelb-braune Schnittfläche, von einer Kapsel umgeben, überwiegend Hauptzellen, wenig Fettgewebe
- Hyperplasie: Differenzierung zum Adenom schwierig, alle Epithelkörperchen betroffen, immer bei sekundärem Hyperparathyreoidismus
- Karzinome: Differenzierung zum Adenom schwierig, trabekulärer Aufbau, Mitosen, Einbrüche in Blutgefäße, Invasion der Kapsel und des umliegenden Gewebes, selten Metastasierung in regionäre Lymphknoten

Pathophysiologie
Erhöhung des Serumkalziums mit konsekutiver Hyperkalzämie durch:
- Aktivierung der Osteoklasten und antikalziurische Wirkung auf die Nieren
- Stimulation der renalen Vitamin-D-Produktion (1,25-Dihydroxicholekalziferol) mit Erhöhung der gastrointestinale Kalziumabsorption
- Vermehrte Phosphatausscheidung über die Niere, ggf. Hypophosphatämie

Risikofaktoren
Familiäre Disposition

■ Klinik

Anamnese
Familienanamnese, Grunderkrankungen die mit einem Kalziummangel einhergehen

Körperliche Untersuchung
Symptome der Hyperkalzämie:
- Appetitlosigkeit, Übelkeit, Obstipation, Gewichtsverlust, gastrointestinale Ulzera
- Symptome der Nephrolithiasis, Nephrokalzinose mit Polyurie und Polydypsie
- Muskelschwäche/-atrophie
- Depression
- Osteopathie (Osteodystrophia fibrosa cystica Recklinghausen): Spontanfrakturen, Kreuz-, Gelenk- und Gliederschmerzen
- Tastbarer Tumor (bei paratyreoidalem Karzinom), später eventuell mit Rekurrensparese

Diagnostik

Labor

Untersuchung	Primärer HPT	Sekundärer HPT
Serumelektrolyte	Hyperkalzämie Hypophosphatämie	Hypokalzämie Bei renaler Ursache: Hyperphosphatämie, Kreatinin und Harnstoff erhöht
PTH	Erhöht (bei starker Hyperkalzämie bereits geringgradige PTH-Erhöhung signifikant)	erhöht
Urindiagnostik	Hyperkalzurie Hyperphophaturie	Bei renaler Ursache (s. Kap. 5.6.2)
Alkalische Phosphatase	Bei Osteolyse erhöht (unspezifisch)	Meist erhöht

Tab. 7.21 Labordiagnostik des primären und sekundären Hyperparathyreoidismus.

> Achtung: Bei gleichzeitigem Vitamin-D-Mangel oder Hypoproteinämie bei primärem HPT Normokalzämie möglich!

Technische Diagnostik
- **EKG**: QT-Verkürzung als Zeichen der Hyperkalzämie
- **Knochendensiometrie**: Abnahme der Knochendichte
- **Röntgen**:
  - Knochenresorptionsherde: subperiostal (Phalangen, Klavikula), kortikal (Hand)
  - Knochenzysten: braune Tumoren
  - Gelegentlich generalisierte Skelettentkalkung („Osteoporose")
- **Sonographie, CT, MRT** des Halses, ggf. des Abdomens bei Verdacht auf Nierensteine und andere Organverkalkungen
- **Knochenszintigraphie**: ^{99m}Tc-Sestamibi-Szintigraphie

Differenzialdiagnose
- Primär: Hyperkalzämie anderer Genese (s. Kap. 4.5.9)
- Pseudohyperparathyreoidismus: neoplastische Sekretion von Parathormon ähnlich aufgebaute Peptide, z. B. PTHrP (PTH related peptide)

Therapie – konservativ
- Primärer HPT: symptomatische Therapie der Hyperkalzämie (s. Kap. 4.5.8)
- Sekundärer HPT:
  - Symptomatische Therapie der Hypokalzämie (s. Kap. 4.5.8)
  - Therapie der renalen Osteopathie
  - Therapie der Malassimilation (s. Kap. 3.18.1)

Therapie – operativ

Exstirpation der Epithelkörperchen

Beschreibung
- Solitäre Adenome: Entfernung des betroffenen Epithelkörperchens
- Multiple Adenome: Entfernung aller Epithelkörperchen
- Hyperplasie: Entfernung aller Epithelkörperchen, Implantation eines funktionellen Geweberestes in den M. brachioradiales

Indikation
- Primärer HPT: symptomatisch; asymptomatischer primärer HPT bei hohem Risiko für Komplikationen, Nebenschilddrüsenkarzinome
- Sekundärer HPT: therapierefraktär bei koservativer Therapie
- Tertiärer HPT

Vorbereitung
Stimmbandbeurteilung (Funktion des Nervus larnygeus recurrens erfassen)

Durchführung
- Darstellung aller Epithelkörperchen (sämtliche ektope Lagen aufsuchen)
- Darstellung der Nn. laryngei recurrentes
- Intraoperativer Schnellschnitt zur Kontrolle auf Nebenschilddrüsengewebe
- Intraoperative Kontrolle des Therapieerfolgs durch Messung des intakten PTH (Abfall >50 % nach 10 min)

Komplikationen
Blutung, Infektion, Rekurrensschädigung, Tetanie durch iatrogenen Hypoparathyreoidismus

■ Prognose

Natürlicher Verlauf
Abhängig von der Grunderkrankung, unter Therapie gute Prognose, Gefahr der hyperkalzämischen Krise <5 %

Komplikationen
Hyperkalzämische Krise (s. Kap. 4.5.9)
Organverkalkungen

7.17.2 Hypoparathyreoidismus (E20.9)

■ Grundlagen

Synonyme
Nebenschilddrüsenunterfunktion

Definition
Verminderte Produktion und Sekretion des Parathormons (PTH)

Epidemiologie
Sehr selten, meist iatrogen

Ätiologie
- Iatrogen:
  - Nach Operationen im Halsbereich (z. B. Strumektomie), bereits bei Beschädigung der Gefäßversorgung
  - Parathyreoidektomie als Therapie des pHPT bei Hyperplasie
  - Externe Bestrahlung
  - Radiojodtherapie
- Hämochromatose
- DiGeorge-Syndrom: sehr seltene angeborene Hypoplasie der Nebenschilddrüsen

Genetik
DiGeorge-Syndrom: autosomal-dominant, Deletion auf 22q11

Assoziierte Erkrankungen
DiGeorge-Syndrom: häufig Auftreten von Vitiligo, mukokutaner Candidiasis und Alopecia areata

Pathologischer Befund
Makroskopie:
- Verkalkungen insbesondere der intrakraniellen Arterienwände und der Kornea
- Zahnschmelzdefekte

Pathophysiologie
Folgen des PTH-Mangels sind Hyperphosphatämie, verminderte renale Bildung des Vitamin-D-Hormons, gestörte Osteoklastenfunktion sowie gestörte intestinale Kalziumresorption. Dies führt zu Hypokalzämie! (s. Kap. 4.5.8).

Risikofaktoren
Operationen im Halsbereich (z. B. Strumektomie), insbesondere bei ektoper Lage der Nebenschilddrüsen oder Neck-Dissektion

Einteilung/Klassifikation
Klinik abhängig von der Schwere der Hypokalzämie:
- Milde Hypokalzämie: >0,8 mmol/l
- Schwere Hypokalzämie: <0,7 mmol/l

■ Klinik

Anamnese
Voroperationen, Bestrahlung, Familienanamnese

Körperliche Untersuchung
Symptome der Hypokalzämie:
- Irritabilität, Depression, Psychosen
- Zahnhypoplasie, Schmelzdefekte
- Kribbelparästhesien, Verkrampfungen (vor allem Hände), Tetanie
- Extrapyramidale Bewegungsstörungen

■ Diagnostik

Labor
Serum:
- Intaktes PTH vermindert, Hypokalzämie, Hypomagnesiämie, Hyperphosphatämie
- Kreatinin normal (Ausschluss einer Niereninsuffizienz)
- Albumin normal (Ausschluss eines Malassimilationssyndroms)

Technische Diagnostik
- **EKG**: Verlangsamte Erregungsausbreitung (verlängertes QT-Intervall, verbreiterte T-Zacke)
- **Röntgen**: eventuell intrakranielle Verkalkungen

■ Differenzialdiagnose
- Pseudo-Hypoparathyreoidismus: hereditäre Osteodystrophie mit Kleinwuchs bei Defekt der Interaktion des PTH mit dem Rezeptor, normale bis erhöhte PTH-Spiegel
- Hypokalzämie anderer Genese (s. Kap. 4.5.8)
- Hyperventilationstetanie
- Osteomalazie/Rachitis

■ Therapie – konservativ

 Tipp: Wegen der kurzen Halbwertszeit des PTH (ca. 3 min) kann es nicht substituiert werden. Anhebung des Serumkalziums (s. Kap. 4.5.8)

- Bei Tetanie: initial 20 ml 10 %ige Kaluiumglukonatlösung i.v.
- Langzeittherapie: Kalzium 1–3 g/d p.o. + Cholekalziferol 40.000 IE/d p.o. bzw. Kalzitriol 0,5–1,5 μg/d p.o.

> Achtung: Die Langzeittherapie mit Kalzium ist nur in Kombination mit Vitamin-D-Substitution wirksam.

Intravenöse Kalziumsubstitution
Siehe Kap. 4.5.8, initial 20 ml i.v. 10 % Kalziumglukonat-Injektionslösung unter Kontrolle des Serumkalziumspiegels

Orale Kalziumsubstitution
Siehe Kap. 4.5.8, 1–3 g/d Kalziumglukonat p.o.

1-OH-/1,25-(OH)-Vitamin-D_3-Substitution
Siehe Kap. 4.5.8, 0,5–1,5 μg/d Kalzitriol p.o.

■ Prophylaxe
Unter Therapie engmaschige Kontrollen des Serumkalziums und -phosphats

■ Prognose

Natürlicher Verlauf
Ein postoperativer Hypoparathyreoidismus kann in den ersten Wochen spontan verschwinden (Normalisierung des Serumkalziumspiegels), andernfalls lebenslange Substitution mit Vitamin D und Kalzium erforderlich.

Komplikationen
- Katarakt, Nephrokalzinose, Wesensveränderungen
- Morbus Fahr: Stammganglienverkalkung mit extrapyramidalen Symptomen
- Vitamin-D-Intoxikation

7.18 Anatomie der Nebennieren

Makroskopie: Die Nebennieren liegen kappenartig auf dem oberen Nierenpol. Sie sind ca. 5–10 g schwer, etwa 5 cm lang und 3 cm breit.

Arterielle Versorgung:
- A. suprarenalis superior aus Arteria phrenica inferior
- A. suprarenalis media aus Aorta abdominalis
- A. suprarenalis inferior aus Arteria renalis

Venöser Abfluss: rechts über die Vena cava inferior, links über Vena renalis sinistra
Mikroskopie: Nebennierenrinde mit 3 Zonen:
- Zona glomerulosa: Synthese der Mineralokortikoide (v. a. Aldosteron)
- Zona fasciculata: Synthese der Glukokortikoide (v. a. Kortisol)
- Zona reticularis: Synthese der Androgene (v. a. Dehydroepiandrosteron)

Nebennierenmark: chromaffine Zellen neuroektodermalen Ursprungs: Synthese von Adrenalin und Noradrenalin

7.19 Physiologie der Nebennieren

Synthese der Nebennierenrindenhormone zeigt Abb. 7.4, die Physiologie der Nebennierenrindenhormone Tab. 7.20

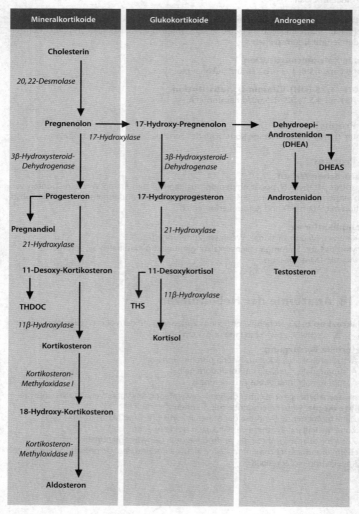

Abb. 7.4 Steroidsynthese in den verschiedenen Zonen der Nebennierenrinde.

	Zona glomerulosa	Zona fasciculata	Zona reticularis
Produkt	Mineralokortikoide (v. a. Aldosteron)	Glukokortikoide (v. a. Kortisol)	Androgene (v. a. Dehydroepiandrosteron)
Regulation	Stimuliert durch Kalium, ACTH, Angiotensin II	ACTH	ACTH
Wirkung	Niere: Natriumretention, Kaliumsekretion	• Steigerung der Glukoneogenese • Hemmung der Proteinbiosynthese • Hyperlipidämie, Fettumverteilung aus der Peripherie • Mineralokortikoide Wirkung	
Sekretionsrate	50–250 µg/24 h	20–30 mg/24 h	m: 3 mg/24 h w: 0,7 mg/24 h
Plasma-konzentration	2–15 µg/100 ml	6–25 µg/100 ml	m: 0,3–0,85 µg/dl w: 0,2–0,6 µg/dl

Tab. 7.22 Physiologie der Nebennierenrindenhormone.

7.20 Basisdiagnostik der Nebennieren

Dexamethasontest:
- Niedrigdosiert:
  - Durchführung: Einnahme von 2 mg Dexamethason um 23 Uhr, Serumkortisolbestimmung um 8 Uhr des Folgetages
  - Befund: normalerweise Suppression des Serumkortisols auf <2 µg/dl

> **Achtung:** Eventuell falsch-positive Ergebnisse bei Stress, Einnahme von hormonellen Antikonzeptiva, Antiepileptika, Alkoholabusus, Adipositas.

- Hochdosiert:
  - Durchführung: 8 Uhr Bestimmung des basalen Serumkortisols, Einnahme von 8 mg Dexamethason um 23 Uhr, erneute Serumkortisolbestimmung um 8 Uhr des Folgetages
  - Befund: Suppression um >50 % bei zentralem, nicht jedoch bei ektopem oder adrenalem Cushing-Syndrom

CRH-Test:
  - Durchführung: Gabe von 1 µg/kg CRH i.v., ACTH und Kortisolbestimmung 15 min davor, während, 30 und 60 min danach
  - Befund: Anstieg von ACTH und Kortisol

- **ACTH-Test:**
  - Durchführung: Serumkortisol vor und 60 min nach Gabe von 250 µg ACTH i.v.
  - Befund: Kortisolanstieg auf >20 µg/dl oder das zweifache des Ausgangswertes

Insulin-Hypoglykämietest: Durchführung: Gabe von 0,10 bis 0,15 IE Normalinsulin/kg KG i.v., Kortisolbestimmung 15 min davor, während, 30, 45, 60 und 90 min danach

Sinus-petrosus-Katheter
- Durchführung: nach CRH-Stimulation Messung der ACTH-Spiegel in beiden Sinus petrosi und Vergleich mit den peripheren Werten
- Befund: bei ektoper ACTH-Sekretion kein zentral-peripherer Unterschied

7.21 Basistherapie der Nebennieren

Glukokortikoide

Wirkung/Wirkprinzip

Glukokortikoide Wirkung:
- Entzündungshemmend: antiphlogistisch, antiproliferativ
- Immunsuppressiv und antiallergisch: Lympho-/Eosinopenie, Reduktion der T-/B-Zellaktivität und des lymphatischen Gewebes
- Erythrozytose, Thrombozytose, Neutrozytose
- Proteinkatabol
- Steigerung der Glukoneogenese und Lipolyse
- Osteoblastenhemmung

Mineralokortikoide Wirkung:
- Natriumretention, Volumenretention, Hypertonie
- Kaliumsekretion

Dosierung/Anwendung

Wirkstoff	Handelsname	Relative glukokortikoide Potenz	Relative mineralokortikoide Potenz
Kortisol, Hydrokortison	Hydrocortison Hoechst	1	1
Kortisonazetat	Cortison-CIBA	0,8	0,8
Prednison	Decortin, Cutason, Ultracorten	4	0,6
Prednisolon	Decortin H, Ultracorten H, Prednihexal, Solu-Decortin	4	0,6
6-Methyl-Prednisolon	Urbason, Medrate	5	–
Fluokortolon	Ultralan	5	–
Triamcinolon	Volon, Berlicort	5	–
Paramethason	Monocortin	10	–
Betamethason	Celestamine, Celestan	30	–
Dexamethason	Fortecortin, Dexahexal, Lipotalon	30	–

Tab. 7.23 Systemisch wirksame Glukokortikoide und ihre relative glukokortikoide und mineralokortikoide Potenz bezogen auf Kortisol.

Wirkstoff	Handelsname	Relative glukokortikoide Potenz	Relative mineralokortikoide Potenz
Beclomethason (inhalativ)	Sanasthmax	>18.000	–
Budesonid (inhalativ)	Pulmicort	>30.000	–
Flunisolid (inhalativ)	Inhacort	>3500	–
Fluticason (inhalativ)	Flutide	>90.000	–
Prednison (rektal)	Rectodelt	4	0,6

Tab. 7.24 Topisch wirksame Glukokortikoide und ihre relative glukokortikoide und mineralokortikoide Potenz bezogen auf Kortisol.

Nebenwirkung

Topisch wirksame Glukokortikoide haben wesentlich weniger Nebenwirkunge als systemisch wirksame Glukokortikoide. Bei Langzeittherapie mit Überschreiten der Cushing-Schwellendosis von 7,5 mg/d Prednisolonäquivalent:
- Diabetogene Stoffwechsellage
- Infektneigung
- Magenulzera
- Myopathien
- Osteoporose
- Hyperlipidämie, Stammfettsucht
- Hautatrophie, Wundheilungsstörungen
- Glaukom, Katarakt
- Hypertonie
- NNR-Atrophie (daher langsames Ausschleichen) mit Addison-Krise: Schwindel, Schwäche, Schock

 Merke: Die Cushing-Schwellendosis ist die Tagesdosis, die bei Langzeittherapie zu einem Cushing-Syndrom führt.

Wechselwirkung
- Kortikoidwirkung verstärkt durch Östrogene, Ketoconazol, Itraconazol
- Kortikoidwirkung vermindert durch Rifampicin, Phenytoin, Carbamazepin, Barbiturate, Primidon
- Wirkungsverstärkung von Ephedrin, Herzglykoside
- Wirkungsschwächung von Antikoagulanzien
- Kaliumausscheidung verstärkt: Saluretika, Laxanzien
- Blutzuckersenkung vermindert: Antidiabetika
- Gefahr von Magen-Darm-Blutungen erhöht: NSAR, Salizylate, Indometacin

Kontraindikationen
Keine Kontraindikationen bei kurzzeitiger Anwendung. Bei längerer Anwendung: gastrointestinale Ulzera, schwere Osteoporose, flouride Infektionen, Glaukom, psychiatrische Grunderkrankung, Thromboseneigung, Schwangerschaft

Mineralokortikoide

Wirkung/Wirkprinzip
- Geringe glukokortikoide Wirkung
- Starke mineralokortikoide Wirkung (s. oben), jedoch geringer als Aldosteron

Dosierung/Anwendung

Wirkstoff	Handelsname	Relative glukokortikoide Potenz	Relative mineralokortikoide Potenz
Fludrokortison	Astonin H	10	125

Tab. 7.25 Mineralokortikoide und ihre relative glukokortikoide und mineralokortikoide Potenz bezogen auf Kortisol.

Nebenwirkung
Hypokaliämie, metabolische Azidose, Gewichtszunahme, kardiale Hypertrophie

Wechselwirkung
- Verstärkte Wirkung von Herzglykosiden
- Vermehrte Kaliumausscheidung bei Saluretika, Laxanzien
- Wirkungsverminderung durch Rifampicin, Phenytoin, Barbiturate und Primidon
- Wirkungsverstärkung durch Östrogene

Kontraindikationen
Hypotonie aufgrund organischer Herzerkrankungen, Hypertonie, Hypokaliämie, metabolische Alkalose

Adrenalektomie

Beschreibung
Komplette operative Entfernung der Nebennierenrinde, unilateral, selten bilateral

Indikation
Unilateral:
- Nebennierenrindenadenom
- Nebennierenrindenkarzinom
- Phäochromozytom
- Bilateral:
- Vorsichtige Indikationsstellung bei Hyperplasie
- Bilaterales Phäochromozytom

Vorbereitung
- Einstellung des Hypertonus: 2-bis 3-wöchige Gabe eines Aldosteronantagonisten (z. B. Spironolacton 200–400 mg/d p.o.)
- Ausgleich der Hypokaliämie
- Phäochromozytom:
  - α-Blocker präoperativ in steigender Dosierung über 5–14 Tage, beginnend mit 4×5 mg/d bis zu 160–320 mg/d unter ausreichender Volumenzufuhr
  - Bei persistierender Tachykardie über 100/min ggf. zusätzliche Gabe eines β-Blockers

Durchführung
Retroperitonealer oder transperitonealer Zugang (bei Karzinomen zu bevorzugen)

Komplikationen
Milz- und Pankreasverletzungen, Blutungen, Notwendigkeit einer adrenokortikale Substitution, Operationsletalität ca. 3 %, Nelson-Syndrom (ACTH-produzierender Tumor des Hypophysenvorderlappens nach bilateraler Adrenalektomie in 7 % der Fälle)

Nachbehandlung
Bei bilateraler Entfernung lebenslange adrenokortikale Substitution notwendig

7.22 Leitsymptome der Nebenniere

Gynäkomastie (N62)
Ein- oder beidseitige Brustvergrößerung beim Mann durch relative Östrogenerhöhung gegenüber Testosteron
Ursachen:
- Physiologisch bei Neugeborenen, Pubertät, Alter
- Östrogenüberschuss: Hormontherapie, östrogen- oder hCG-bildende Tumoren
- Androgenmangel: Anorchie, Kastration, Hypogonadismus, Klinefelter-Syndrom, testikuläre Feminisierung, Hyperthyreose
- Iatrogen: Gabe von Östrogenen, Antiandrogenen, Spironolakton, Cimetidin, Ranitidin, Omeprazol, Finasterid
- 50 % idiopathisch

Hirsutismus (L68.0)
Androgenabhängige Zunahme des männlichen Behaarungstyps bei Frauen (Gesicht, Brust, Schamregion, Oberschenkelinnenseiten)
Ursachen:
- Ohne Testosteronerhöhung: genetische Disposition (90 %)
- Mit Testosteronerhöhung:
  - Ovariell: androgenproduzierender Ovarialtumor, Polyzystisches Ovarialsyndrom
  - Adrenal: Adipositas, Diabetes mellitus Typ 2, Cushing-Syndrom, adrenogenitales Syndrom, androgenproduzierender NNR-Tumor

Virilisierung (E25.9)
Hirsutismus und androgenabhängige Vermännlichung bei Frauen (Stimme, Kehlkopfs, Wachstums, Klitorishypertrophie, Amenorrhö)
Ursache: vermehrte Androgenausschüttung bei:
- Androgenproduzierender Ovarialtumor, polyzystisches Ovarialsyndrom
- Adipositas, Diabetes mellitus Typ 2, Cushing-Syndrom, adrenogenitales Syndrom, androgenproduzierender NNR-Tumor

Hypogonadismus (E23.0)
Unterfunktion der Keimdrüsen, beim Mann verminderte Testosteronproduktion mit Feminisierung und Azospermie, bei der Frau verminderte Östrogenproduktion, Amenorrhö, hypoplastischer Uterus
Ursachen beim Mann:
- Primär: Schädigung der Leydig-Zellen nach Trauma, Kastration, Orchitis, Kryptorchismus, Klinefelter-Syndrom
- Sekundär: hypothalamischer- oder hypophyärer Schaden

Ursachen bei der Frau:
- Primär: Zerstörung des Keimepithels durch Entzündungen oder Tumoren, Stein-Leventhal-Syndrom, Ullrich-Turner-Syndrom
- Sekundär: hypothalamischer- oder hypophyärer Schaden

Pseudohermaphroditismus (Q56.3)
Chromosomensatz und Gonaden stimmen überein, jedoch inneres und äußeres Geschlecht unvollständig, intersexuell oder zum anderen Geschlecht
Ursachen des Pseudohermaphroditismus masculinus:
- 3-β-Hydroxysteroid-Dehydrogenase-Defekt
- Androgen-Rezeptor-Defekt
- 5α-Reduktase-Defekt
- Leydigzellagenesie oder -hypoplasie
- Verabreichung von Östrogenen oder Progesteron in der Schwangerschaft

Ursachen des Pseudohermaphroditismus femininus:
- 21-Hydroxylase-Defekt
- Androgenbildende Tumoren

Hermaphroditismus (Q56.0)
Vorhandensein von testikulärem und ovariellen Gewebe bei weiblichem, intersexuellem oder männlichem äußeren Genital. Die Chromosomenanalyse ergibt in 70 % einen 46,XX-, in 10 % einen 46,XY-Befund und in 20 % ein Mosaik (46,XX/46,XY).

7.23 Erkrankungen der Nebennieren

7.23.1 Hyperaldosteronismus (E26)

■ Grundlagen

Synonyme
Aldosteronüberproduktion

Definition
Erhöhte Synthese von Aldosteron durch die Zona glomerulosa der Nebennierenrinde

Epidemiologie
Primär: 2 % der Ursachen für Hypertonie, w=m, meist 30.–50. Lebensjahr

Ätiologie
Primärer Hyperaldosteronismus (= Conn-Syndrom): inadäquate Aldosteronproduktion bei erniedrigter Plasma-Reninkonzentration und entkoppelten Regulationsmechanismen:
- Aldosteronproduzierende Adenome (= Conn-Adenom) (75 %)
- Bilaterale mikronoduläre Hyperplasie der Zona glomerulosa (20 %): inadäquate ACTH-Ausschüttung
  - Hypophysenadenom
  - Hypophysäre Regulationsstörung, z. B. bei Stress
  - Paraneoplastische ACTH oder CRH Ausschüttung
- Selten: Aldosteronproduzierende Karzinome, familiärer Glukokortikoid-supprimierbarer Hyperaldosteronismus, makronoduläre uni- oder bilaterale Hyperplasie

Sekundärer (reaktiver) Hyperaldosteronismus: reaktive Aldosteronausschüttung nach Stimulation durch das RAAS bei erhöhter Plasma-Reninkonzentration:
- Essenzielle Hypertonie
- Renovaskuläre Hypertonie (Nierenarterienstenose)
- Herzinsuffizienz
- Leberinsuffizienz
- Wasser- und Elektrolytstörungen: Hyponatriämie, Hypovolämie, Bartter-Syndrom
- Renin-produzierende Tumoren

Lokalisation
- Primär: adrenal, hypothalamisch-hypophysär oder paraneoplastisch (bei bilateraler Hyperplasie)
- Sekundär: extraadrenal

Genetik
Familiärer Glukokortikoid-supprimierbarer Hyperaldosteronismus: autosomal-dominant

Pathologischer Befund
- Conn-Adenom: goldgelbe Tumoren mit Kapsel, mikroskopisch polymorphe glomerulosa-ähnliche Zellen
- Hyperplasie: bei Hyperplasie aller Zonen Vergrößerung beider Nebennieren auf über 12 g, isolierte Hyperplasie der Zona glomerulosa nur mikroskopisch als mikronoduläre Verbreiterung erkennbar

Pathophysiologie
Folgen der Aldosteronüberproduktion sind Blutdruckerhöhung durch Natrium- und Wasserretention, eine Hypokaliämie durch vermehrte K^+-Ausscheidung sowie eine metabolische Alkalose durch vermehrte Ausscheidung von H^+-Ionen infolge einer vermehrten Ammoniakbildung im Urin.

Risikofaktoren
Familiäre Disposition

■ Klinik

Anamnese

Grunderkrankungen, Medikamentenanamnese, Familienanamnese
Primär: oft asymptomatisch, gelegentliche Kopfschmerzen, Müdigkeit, Muskelschwäche, Polyurie, Polydipsie, Obstipation (bei Hypokaliämie)

Körperliche Untersuchung
- Primär: schwer einstellbare Hypertonie
- Sekundär: je nach Grunderkrankung Hypertonie und/oder Ödeme

■ Diagnostik

Labor
Plasmaaldosteron erhöht (Normwert nach 2 h strenger Bettruhe: 25–450 pmol/l (20–100 ng/ml))
Primär:
- Plasma-Reninkonzentration und -aktivität vermindert
- Aldosteron-Renin-Quotient erhöht
- Eventuell Hypokaliämie (<3,7 mmol/l), metabolische Alkalose

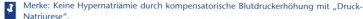 Merke: Keine Hypernatriämie durch kompensatorische Blutdruckerhöhung mit „Druck-Natriurese".

- NaCl-Belastungstest:
  - Bestimmung der Plasmaaldosteronkonzentration vor und nach 2000 ml NaCl 0,9 % über 4 h
  - Befund bei Conn-Syndrom: fehlende Suppression des Plasmaaldosterons auf <70 pg/ml
- Orthostasetest:
  - Plasmaaldosteronbestimmung um 8 Uhr liegend und um 12 Uhr stehend
  - Befund: bei aldosteronproduzierendes Adenom Abfall des Aldosteronspiegels, bei Hyperplasie Anstieg des Aldosteronspiegels
- Nebennierenvenenkatheter: in unklaren Fällen nach Bildgebung zur seitengetrennten Aldosteronbestimmung

Sekundär:
- Plasma-Reninkonzentration erhöht
- Elektrolytstörungen der Grunderkrankung

Technische Diagnostik
- **EKG**: Zeichen der Hypokaliämie: abgeflachte T-Welle, ST-Senkung, U-Welle (höher als T-Welle), evtl. verlängerte QT-Zeit, Extrasystolen (insbesondere unter Digitalistherapie)
- **Nebennierenvenenkatheter** (selten notwendig): bei unklarer Seitendiagnostik des primären Hyperaldosteronismus
- **Sonographie** (Screeningverfahren): niedrige Sensitivität bei Tumoren <1,5 cm
- **CT** (Goldstandard): Differenzierung zwischen Hyperplasie, Adenome oder Karzinome anhand der Dichte
- **MRT**: eventuell bessere Darstellung der Infiltration in umliegendes Gewebe

■ Differenzialdiagnose

- Pseudohyperaldosteronismus: Lakritzabusus (mineralokortikoide Wirkung)
- Hormoninaktive Tumoren der Nebenniere: Karzinome oder Adenome, meist größer als hormon-aktive Tumoren

■ Therapie – konservativ

- Aldosteronproduzierendes Adenom: operative Therapie (s. u.)
- Bilaterale Hyperplasie: Langzeitbehandlung mit einem Aldosteronantagonisten (z. B. Spironolacton); zusätzliche Therapie der Hypertonie

- Aldosteronproduzierendes Karzinom: operative Therapie (s. u.), Chemotherapie (Mitotane)
- Sekundärer Hyperaldosteronismus: Therapie der Grunderkrankung, Langzeitbehandlung mit einem Aldosteronantagonisten (z. B. Spironolacton); zusätzliche Therapie der Hypertonie

Aldosteronantagonisten
Siehe Kap. 4.3

Wirkstoff	Handelsname	Dosierung
Eplerenon	Inspra	1×25–50 mg/d p.o.
Spironolacton	Aldactone, Duraspiron, Frumikal, Osyrol, Verospiron	100–200 mg/d p.o., max. 400 mg/d p.o.
Kaliumcanrenoat	Kalium-canrenoat-ratiopharm, Aldactone pro Injectione	1–2×200 mg/d i.v., max. 800 mg/d i.v.

Tab. 7.26 Dosierung der wichtigsten Aldosteronantagonisten.

■ Therapie – operativ

Adrenalektomie
Siehe Kap. 7.21

■ Minimalinvasive Chirurgie (MIC)

Laparoskopische Adrenalektomie

Indikation
Benigne Tumoren, Tumorgröße <6–7 cm Durchmesser

Kontraindikation
Malignität

■ Prophylaxe
Regelmäßige Kontrolle des Aldosteronspiegels, der Serumkaliumkonzentration und des Blutdrucks nach Therapie

■ Prognose

Natürlicher Verlauf
- Aldosteronproduzierendes Adenom: Heilung nach operativer Entfernung
- Bilaterale Hyperplasie: meist lebenslange medikamentöse Therapie notwendig
- Nebennierenrindenkarzinome: schlechte Prognose, da meist metastasiert

Komplikationen
Schwere Hypokaliämie (s. Kap. 4.5.4), Hypertonie bis hypertone Krise

7.23.2 Hypoaldosteronismus (E27.4)

■ Grundlagen

Synonyme
Aldosteronunterproduktion

Definition
Verminderte Synthese von Aldosteron durch die Zona glomerulosa der Nebennierenrinde

Epidemiologie
- Primär: am häufigsten im Rahmen einer primären Nebennierenrindeninsuffizienz (s. Kap. 7.23.4)
- Sekundär: mittleres Lebensalter, m=w

Ätiologie
Primär (Renin erhöht): Manifestation ab einer Zerstörung von 90 % des Nebennierenrindenparenchyms:
- Primäre Nebennierenrindeninsuffizienz (Morbus Addison)
- 21-Hydroxylase-Mangel (gestörte Aldosteronsynthese)
- Hämochromatose
- Idiopathischer Hypoaldosteronismus
- Chronischer Stress

Sekundär (Renin erniedrigt): verminderte Stimulation der Aldosteronausschüttung bei Störung der juxtaglomerulären Reninsekretion
- Chronische Niereninsuffizienz
- Interstitielle Nephritis
- Lupus erythematodes
- AIDS
- Diabetes mellitus Typ 1
- Sichelzellanämie
- Medikamentös:
  - Inhibitoren der Reninfreisetzung: α1-Blocker, NSAR, COX2-Hemmer
  - Inhibitoren der Aldosteronproduktion: ACE-Hemmer, Mineralokortikoide, Trimethoprim, Heparin-Langzeittherapie
  - Inhibitoren der tubulären Kaliumexkretion: Spironolacton, Triamteren, Amilorid, Ciclosporin A, Tacrolimus
  - Kaliumhaltige Medikamente einschließlich Penicillin

Lokalisation
- Adrenal: primärer, hyperreninämischer Hypoaldosteronismus
- Renal: sekundärer, hyporeninämischer Hypoaldosteronismus

Assoziierte Erkrankungen
Insuffiziente Hormonproduktion in anderen Nebennierenrindenzonen mit Hypokortisolismus (s. Kap. 7.23.3)

Pathologischer Befund
Degeneration und Verschmälerung der Zona glomerulosa

Pathophysiologie
Folgen der mangelnden Aldosteronproduktion sind verminderte renale Kaliumausscheidung mit Hyperkaliämie sowie vermehrte renale Natriumausscheidung mit Hypovolämie und Hypotonie.

Risikofaktoren
Alter, Einnahme Aldosteron- bzw. Renin-supprimierender Substanzen (s. Ätiologie)

■ Klinik

Anamnese
Grunderkrankungen, Medikamentenanamnese. Schleichender Beginn mit Schwindel, Schwäche, Müdigkeit, Anorexie, Nausea, Erbrechen, Gewichtsverlust

Körperliche Untersuchung
- Zeichen der hypovolämischen Hyponatriämie (s. Kap. 4.5.2)
- Zeichen der Hyperkaliämie (s. Kap. 4.5.5)
- Hypotonie

■ Diagnostik

Labor
Plasmaaldosteron erniedrigt (Normwert nach 2 h strenger Bettruhe: 25–450 pmol/l (20–100 ng/ml))
- Primär: Plasma-Reninkonzentration und -aktivität erhöht
- Sekundär: Plasma-Reninkonzentration und -aktivität vermindert

Elektrolytstörungen: Hyponatriämie, Hyperkaliämie, metabolische Azidose

Technische Diagnostik
- **EKG**: Zeichen der Hyperkaliämie: überhöhte, zeltförmige, schmalbasige T-Welle, abgeflachte P-Welle, PQ-, deformierter, verbreiterter QRS-Komplex
- **Sonographie**: eventuell Parenchymdestruktion durch Tumoren

Biopsie
Eventuell Nierenbiopsie bei Verdacht auf sekundären Hypoaldosteronismus

■ Differenzialdiagnose
- Hyperkaliämie anderer Genese (s. Kap. 4.5.5)
- Pseudohypoaldosteronismus: Defekt des Aldosteronrezeptors im distalen Tubulus

■ Therapie – konservativ
- **Primärer Hypoaldosteronismus**:
  – NaCl-Substitution
  – Mineralokortikoid-Substitution z. B. Fludrokortison
  – Eventuell Glukokortikoide: Kortisonazetat oder Hydrokortison
- **Sekundärer Hypoaldosteronismus**:
  – Absetzen der renin- oder aldosteronsenkende Medikamente (s. Risikofaktoren)
  – Bei Normotonie: niedrig dosierte Mineralokortikoide in Kombination mit Kortisonazetat oder Hydrokortison
  – Eventuell Schleifendiuretikum z. B. Furosemid
  – Bei Hypertonie: kaliuretischen Diuretika (z. B. Chlorthalidon, Hydrochlorothiazide)

Mineralokortikoide
Siehe Kap. 3.22 und Tab. 7.25
Substitution bei Hypoaldosteronismus: 0,1–0,2 mg/d Fludrokortison p.o., Dosisanpassung nach Plasmareninspiegel

Glukokortikoide
Siehe Kap. 7.21

Wirkung/Wirkprinzip
Substitution des Glukokortikoid- und Mineralokortikoidmangels

> Tipp: Reine Glukokortikoide sind wegen fehlender Mineralokortikoidwirkung zur Substitution nicht geeignet.

Dosierung/Anwendung
Verteilt auf 3–4 Einzeldosen/d
- Kortisonazetat: 25–35 mg/d
- Hydrokortison: 25 mg/d

Schleifendiuretika
Siehe Kap. 4.3

Thiaziddiuretika
Siehe Kap. 4.3

■ Prophylaxe
Regelmäßige Kontrolle des Reninspiegels und Elektrolytstatus unter Therapie

Erkrankungen der Nebennieren **549**

■ Prognose
Natürlicher Verlauf
Abhängig von der Grunderkrankung
Komplikationen
Herzrhythmusstörungen bei Hyperkaliämie, Addison-Krise (s. Kap. 7.23.4)

7.23.3 Hyperkortisolismus (E24.9)

■ Grundlagen
Synonyme
Cushing-Syndrom

Definition
Symptomkomplex bei langanhaltendem Überangebot von Glukokortikoiden

Epidemiologie
Morbus Cushing: Inzidenz 20/10 Mio. Einwohner pro Jahr, meist 20.–50. Lebensjahr, w:m = 3:1

Ätiologie
Exogen (häufig): iatrogen bei Langzeittherapie mit Glukokortikoiden oberhalb der Cushing-Schwelle
Endogen (selten):
- Zentral (hypothalamisch-hypophysär, 70% der endogenen Ursachen) = Morbus Cushing:
  – ACTH-produzierendes Mikroadenom der Hypophyse
  – Hypothalamische Überfunktion
- Ektop (paraneoplastische ACTH-Sekretion, 15 % der endogenen Ursachen), CRH-Sekretion (selten)
  – Kleinzellige Bronchialkarzinome
  – Karzinoide
- Adrenal (15 % der endogenen Ursachen):
  – NNR-Adenome
  – Selten: NNR-Karzinome, NN-Hyperplasie

Lokalisation
Siehe Ätiologie
- Zentral: Hypothalamus, Hypophyse
- Ektop: Lunge, Gastrointestinaltrakt, Pankreas
- Adrenal: Nebennierenrinde

Assoziierte Erkrankungen
Überproduktion anderer Nebennierenrindenhormone: Hyperaldosteronismus

Pathologischer Befund
- Iatrogen: Atrophie der Nebennierenrinde
- Zentral: Mikroadenom der Hypophyse (s. Kap. 7.29.1), Hyperplasie beider Nebennierenrinden, vor allem der Zona fasciculata und reticularis
- Ektop: bilaterale Hyperplasie der Nebennierenrinden vor allem der Zona fasciculata und reticularis
- Adrenal: meist kleines hormon-aktives Adenom der NNR

Pathophysiologie
Folgen des Hyperkortisolismus:
- Steigerung der Glukoneogenese
- Förderung einer diabetogenen Stoffwechsellage
- Proteinanabol

- Hemmung der enteralen Kalziumresorption, Kalziummobilisation aus dem Knochen, Förderung der renalen Kalziumausscheidung
- Hemmung von Entzündung und Narbenbildung
- Suppression vor allem der zellulären Immunität
- Mineralokortikoide Wirkung: gesteigerte renale Kaliumretention und Natriumexkretion

Risikofaktoren

Grunderkrankungen, die eine Langzeittherapie mit Glukokortikoiden notwendig machen (rheumatische Erkrankungen, chronisch entzündliche Darmerkrankungen, Asthma bronchiale, COPD)

■ Klinik

Anamnese

Medikamentenanamnese (Steroidtherapie), Grunderkrankung (Malignome). Schleichender Beginn mit Gewichtszunahme, erhöhte Infektanfälligkeit

 Achtung: Bei NNR-Karzinomen setzt die Symptomatik meist sehr plötzlich ein.

Körperliche Untersuchung
- Stammfettsucht, Vollmondgesicht, Stiernacken
- Hypertonie
- schlechte Wundheilung, Akne, Striae rubrae, Atrophie der Haut
- Virilisierung, Hirsutismus, Dysmenorrhö
- Osteoporose mit Knochenschmerzen
- Muskelatrophie, Adynamie
- Psychische Veränderungen (Depression, Manien)

■ Diagnostik

Labor
- Blutbild: Leukopenie, Hyperlipoproteinämie, Thrombozytose, Erythrozytose, Neutrophilie
- Erhöhte Blutzuckerwerte
- Selten: Hypokaliämie, Verdacht auf NNR-Tumor oder ektope ACTH-Produktion
- Niedrigdosierter Dexamethasontest (Screening): Befund: mangelnde Suppression, Serumkortisols >3 µg/dl
- Freies Kortisol im 24-h-Urin (Bestätigungstest): >250 µg/24 h
- Blutzuckermessung
- Ursachendifferenzierung (Tab. 7.27):
  - Basaler ACTH-Plasmakonzentration
  - CRH-Test
  - Hochdosierter Dexamethasontest
- Tumormarker: ACTH-Metabolit Lipotropin (LPH) bei ektopem Cushing Syndrom

Diagnose	Basale ACTH-Plasmakonzentration	CRH-Test	Hochdosierter Dexamethasontest
Zentral	Normal bis erhöht	ACTH-Anstieg	Kortisolsuppression
Ektop	Stark erhöht	Kein ACTH-Anstieg	Keine Kortisolsuppression
Adrenal	Erniedrigt	Kein ACTH-Anstieg	Keine Kortisolsuppression

Tab. 7.27 Befunde der differenzialdiagnostischen Tests.

Technische Diagnostik
- **Sinus-petrosus-Katheter**: bei fehlendem Nachweis eines Mikroadenoms im MRT bei Verdacht auf Morbus Cushing, Differenzialdiagnose ektope oder hypophysäre ACTH-Sekretion: zentral-periphere ACTH-Differenz bei Morbus Cushing
- **cCT/kraniales MRT**: Verdacht auf Morbus Cushing
- **CT oder MRT-Abdomen**: Verdacht auf Nebennierenadenom/-karzinom:
  - Adenome: meist >2 cm, Nebenniere der Gegenseite atrophiert
  - Karzinome: oft >5 cm, inhomogen, Verkalkungen

■ Differenzialdiagnose
- Erhöhte Kortisolwerte bei: Stress, Sport, Schwangerschaft, Alkoholismus, Anorexia nervosa, endogene Depression
- Adipositas
- Inzidentialome: asymptomatische Nebennierentumoren als Zufallsbefund, meist hormon-inaktive NNR-Adenom

■ Therapie – konservativ
- Iatrogenes Cushing-Syndrom: Reduktion der Glukokortikoiddosis
- Inoperables NNR-Karzinom oder ektopes Cushing-Syndrom: Blockade der Kortisolsynthese durch Adrenostatika

Adrenostatika

Wirkung/Wirkprinzip
Hemmung der Kortisolproduktion

Dosierung/Anwendung
- Ketoconazol, Fluoconazol: 200–1200 mg/d
- Mitotane: 1,5–12 g/d
- Metyrapon: 500–2000 mg/d
- Aminogluthetimid: 500–2000 mg/d
- Etomidat: 60–80 mg/d
- Mifepriston (RU486): 400–2000 mg/d

■ Therapie – operativ
Adrenalektomie
Siehe Kap. 7.21

Transsphenoidale Hypophysenadenom-Exstirpation
Siehe Kap. 7.27

Indikation
Hypophysenvorderlappenadenome (Goldstandard)

■ Minimalinvasive Chirurgie (MIC)
Laparoskopische Adrenalektomie
Bei benignen Tumoren, Tumorgröße <6–7 cm Durchmesser

■ Prophylaxe
Einstellung eine Diabetes mellitus, Osteoporoseprophylaxe durch Vitamin-D-Gabe

■ Prognose
Natürlicher Verlauf
Ohne Therapie versterben innerhalb von 5 Jahren ca. 50 % der Patienten. Nach operativer Therapie keine Einschränkung der Lebenserwartung nach Nebennierenrindenadenom, bei anderen Ursachen schlechtere Prognose durch Operationsfolgen (Nelson-Syndrom, Addison-Krise)

Komplikationen
Diabetes mellitus, Osteoporose, Hypertonie mit hypertoner Krise, kardiovaskuläre Komplikationen

7.23.4 Nebennierenrindeninsuffizienz (E27.4)

■ Grundlagen
Synonyme
Nebennierenrindenunterfunktion

Definition
Unzureichende Hormonproduktion der Nebennierenrinde

Epidemiologie
Primär: Prävalenz 4–6:100.000 Einwohner, Manifestationsgipfel 30.–50. Lebensjahr

Ätiologie
Primäre Nebennierenrindeninsuffizienz (=Morbus Addison): Destruktion von >90 % des Nebennierenrindenparenchyms durch:
- Autoimmunadrenalitis: Autoantikörper gegen Zytochrom-P450-abhängige Enzyme der Steroidbiosynthese (C17- und C21-Hydroxylase)
- Infektionen mit Befall der Nebenniere: Tuberkulose, CMV-Infektion bei Immunsupprimierten
- Hämorrhagische Infarzierung:
  - Waterhouse-Friderichsen-Syndrom: disseminierte intravasale Gerinnung durch Endotoxinschock bei Meningokokken-Sepsis
  - Gerinnungsstörungen
  - Hypertonie
- Systemerkrankungen: Hämochromatose, Amyloidose
- Nebennierenmetastasen: Bronchialkarzinom, malignes Melanom, Nierenzellkarzinom
- Zustand nach bilateraler Adrenalektomie

Sekundäre Nebennierenrindeninsuffizienz:
- Hypophysäre Erkrankung mit ACTH-Mangel
- Hypothalamische Erkrankung mit CRH-Mangel
- Abruptes Absetzen von Kortikosteroiden nach Langzeittherapie mit Suppression der körpereigenen Steroidproduktion

Lokalisation
- Primäre Ursachen oder iatrogen: adrenal
- Sekundäre Ursachen: hypothalamisch-hypophysär

Assoziierte Erkrankungen
Morbus Addison im Rahmen eines autoimmunen polyglandulären Syndroms (APS):
- APS Typ I mit primärem Hypoparathyreoidismus und chronisch mukokutanen Candidiasis
- APS Typ II mit Autoimmunthyreoiditis und Diabetes mellitus Typ 1

Pathologischer Befund
- Autoimmunadrenalitis: lymphozytäres Infiltrat mit Destruktion und Atrophie der Nebennierenrinde
- Waterhouse-Friderichsen-Syndrom: ausgedehnte Hämorrhagien und Nekrosen

Pathophysiologie
Primär:
- Mangel an allen Nebennierenrindenhormonen, Symptome meist erst wenn >90 % der NNR zerstört sind
- Vermehrte ACTH-Produktion durch fehlende negative Rückkopplung

- Stimulation der Melanozyten durch vermehrte MSH (melanozytenstimulierendes Hormon) -Produktion (abgeleitet vom Proöpiomelanokortin = POMC, gemeinsame Peptidvorstufe von ACTH und MSH)

Sekundär:
- Aldosteronproduktion durch ACTH-unabhängige Stimulation meist erhalten
- Bei Hypophyseninsuffizienz häufig komplexe endokrine Mangelerscheinungen: sekundäre Hypothyreose durch TSH-Mangel, sekundärer Hypogonadismus durch Gonadotropinmangel, erniedrigtes Wachstumshormon und Prolaktin (meist subklinisch
- Stimulation der Melanozyten vermindert durch erniedrigte MSH-Produktion

Risikofaktoren
Dekompensation der Erkrankung: Stress, Trauma, Operationen, akute Infektionen

Einteilung/Klassifikation
Primär: Einteilung in 4 Stadien:
- Latente Nebennierenrindeninsuffizienz
- Manifeste Nebennierenrindeninsuffizienz
- Addison-Krise
- Koma

■ Klinik

Anamnese
Medikamentenanamnese (Beendigung einer Steroidtherapie), Grunderkrankungen. Meist schleichender Beginn, bei Waterhouse-Friderichsen-Syndrom jedoch akuter Beginn mit schnell progredientem Verlauf

Körperliche Untersuchung
- Gewichtsverlust, Dehydratation
- Erbrechen, Neigung zu Obstipation, gelegentlich Durchfälle
- Hypotonie, Schwindel
- Muskuläre Adynamie, Muskelkrämpfe
- Verminderte Körperbehaarung
- Psychische Veränderungen: Ermüdbarkeit, Antriebsarmut, Konzentrationsminderung, depressive Verstimmung

Tipp: Primäre NNR-Insuffizienz mit Hyperpigmentierung der Haut, sekundäre mit verminderter Pigmentierung und Blässe!

■ Diagnostik

Labor
- Blutbild: Leukopenie, relative Lymphozytose, Anämie
- Elektrolyte: Hyponatriämie, Hyperkaliämie, eventuell Hyperkalzämie, metabolische Azidose (vor allem bei primärer NNR-Insuffizienz durch Mineralokortikoidmangel)
- Hypoglykämie
- Kortisolspiegel erniedrigt

Primäre NNR-Insuffizienz:
- Basale ACTH-Plasmakonzentration erhöht
- ACTH-Test: unzureichender Anstieg des Serumkortisols (<8 µg/dl)
- NNR-Autoantikörper: positiv bei Autoimmunadrenalitis

Sekundäre NNR-Insuffizienz:
- Basale ACTH-Plasmakonzentration erniedrigt
- CRH-Test: Anstieg von ACTH/Kortisol bei hypothalamischer Läsion, kein Anstieg bei hypophysärer Läsion

Technische Diagnostik
- **EKG**: Zeichen der Hyperkaliämie: überhöhte, zeltförmige, schmalbasige T-Welle, abgeflachte P-Welle, deformierter, verbreiterter QRS-Komplex
- **Sonographie, Röntgenleeraufnahme, CT-/MRT-Abdomen**: Verdacht auf Nebennierenadenom/-karzinom, Infektion (Verkalkungen), Einblutungen
- **CCT/kraniales MRT**: Verdacht auf sekundäre Nebennierenrindeninsuffizienz

■ Differenzialdiagnose
Elektrolytstörungen anderer Genese (s. Kap. 4.5)
Schock anderer Genese

■ Therapie – konservativ
- **Substitution**:
  - Glukokortikoide: Kortison oder Hydrokortison
  - Mineralokortikoide: Fludrokortison bei Zeichen des Mineralokortikoidmangels
- Ggf. Therapie der sekundären Hypothyreose: 50 µg/d L-Thyroxin, alle 2 Wochen um 50 µg erhöhen, Ziel: 100–150 µg/d (Schilddrüsenhormonsubstitution einige Tage nach Glukokortikoidsubstitution beginnen)
- Ggf Therapie des sekundären Hypogonadismus:
  - Mann: Testosteron z. B. 250 mg Testosteron-Depot alle 3 Wochen i.m.
  - Frau: vor der Menopause Östrogene und Gestagene in Kombinationspräparaten, in der Menopause: Östrogen Monopräparate
- **Addison-Krise**
  - Glukokortikoide: 100 mg Hydrokortison in 0,9 % NaCl als Bolus, anschließend 10 mg/h in 0,9 % NaCl-Dauerinfusion, nach der Krise langsame Reduktion
  - Mineralokortikoide: Aldosteron 1 mg i.v. bei Bedarf
  - Volumenersatz
  - Allgemeine Schocktherapie, Azidosetherapie

Glukokortikoide
Siehe Kap. 7.21 und 7.23.2

> Achtung: Bei Stress, fieberhaften Infekten, operativen Eingriffen und nach Unfällen Dosissteigerung auf bis zu 50–200 mg/d!

Mineralokortikoide
Siehe Kap. 7.21; 0,05–0,1 mg/d Fludrokortison p.o., Dosisanpassung nach Plasmareninspiegel

■ Prophylaxe
Überwachung des Plasmareninspiegels unter Therapie

■ Prognose

Natürlicher Verlauf
Bei adäquater Therapie gute Prognose, bei sekundärer NNR-Insuffizienz abhängig von der Grunderkrankung: Waterhouse-Friderichsen-Syndrom in >70 % letal

Komplikationen
Hyperkaliämie mit Herzrhythmusstörungen, Addison-Krise: akut lebensbedrohlich mit extremer Hypotonie, Dehydratation, evtl. akuter abdomineller Schmerz, Hypoglykämie, Koma

7.23.5 Adrenogenitales Syndrom (E25.9)

■ Grundlagen

Synonyme
AGS

Definition
Gruppe autosomal-rezessiv vererbter Störungen der Kortisolsynthese in der Nebennierenrinde mit inadäquater Sekretion von adrenalen Androgenen und ggf. Aldosteron

Epidemiologie
- 21-Hydroxylase-Defekt: Häufigkeit: 1:7000 (homozygot), Heterozygotenfrequenz 1:40; in 90 % Ursache eines AGS, davon 75 % mit Salzverlustsyndrom
- 11-Hydroxylase-Defekt: in 5 % Ursache eines AGS

Ätiologie
Enzymdefekt der Kortisolsynthese mit Akkumulation der jeweiligen Vorstufe

AGS mit Androgenüberproduktion:
- 21-Hydroxylase-Defekt
- 11-Hydroxylase-Defekt

AGS ohne Androgenüberproduktion (selten):
- Cholesterindesmolasedefekt
- 17-Hydroxylasedefekt
- 17,20-Lyasedefekt
- 3-OH-Steroiddehydrogenasedefekt

Erworbenes adrenogenitales Syndrom: bei androgenbildendem NNR- oder Gonadentumor

Genetik
21-Hydroxylase-Defekt: auf dem kurzen Arm des Chromosoms 6, an HLA System gekoppelt:
- „Simple-virilizing" Form: HLA-B51
- AGS mit Salzverlustsyndrom: HLA-Bw47
- Spätmanifestation (late onset): HLA-B14
- Kryptische Form (subklinisch): HLA-DR1

Pathologischer Befund
Bilaterale Hyperplasie der gesamten Nebennierenrinde

Pathophysiologie
Störung der Steroidsynthese führt zu verminderter Bildung von Kortisol und Aldosteron, zu vermehrter Bildung von Androgenen sowie zu vermehrter ACTH-Ausschüttung mit NNR-Hyperplasie durch fehlende negative Rückkopplung.

Risikofaktoren
Familiäre Disposition

Einteilung/Klassifikation
21-Hydroxylase-Defekt:
- Klassische Form:
  - „Simple-virilizing" Form
  - Mit Salzverlustsyndrom
- Nicht-klassische Form:
  - Late-onset-Form
  - Kryptische Form

Klinik

Anamnese
Familienanamnese, genetische Beratung, Schwangerschaftsverlauf, Indexfälle in der Familie, Virilisierungserscheinungen bei der Mutter durch exogene Hormone oder hormonaktive Tumoren (Arrhenoblastome, Luteome, Nebennierentumoren)
Nicht-klassische Form: unerfüllter Kinderwunsch

Körperliche Untersuchung
21-Hydroxylase-Defekt:
- Klassische Form bei Jungen:
  - Bei Geburt ein unauffälliges äußeres Genitale, eventuell stärker pigmentiert
  - Virilisierung bei Hypogonadismus (Hodenatrophie mit Azoospermie)
  - Pseudopubertas praecox
  - Erst Übergröße, dann Minderwuchs (vorzeitiger Epiphysenschluss)
- Klassische Form bei Mädchen:
  - Pseudohermaphroditismus femininus
  - Virilisierung
  - Amenorrhö
  - Fehlende Brustentwicklung
  - Erst Übergröße, dann Minderwuchs (vorzeitiger Epiphysenschluss)

 Tipp: Erscheinungsbild als Kind groß, als Erwachsene klein.

- Bei Salzverlustsyndrom (60 % der Neugeborenen): Erbrechen, Durchfälle, Trinkschwäche und Exsikkose, Unruhe, zunehmende Zyanose, rasche, mühsame Atmung, kaum tastbarer Puls, Fieber, Krämpfe, Eintrübung
- Nicht-klassische Form: prämature Pubarche, Hirsutismus, Dysmenorrhö, Infertilität

11-Hydroxalyse-Defekt:
- Bei beiden Geschlechtern: Pseudohermaphroditismus
- Ausbleibende Pubertät
- Hypertonie

Diagnostik

Labor
- Kortisol und Aldosteron erniedrigt, ACTH erhöht
- Bei Salzverlustsyndrom: Hyponatriämie, Hyperkaliämie, metabolische Azidose
- Erhöhte Hormonkonzentrationen (Tab. 7.28)
- HLA-Typisierung: Bestimmung der genetischen Disposition (wichtig auch bei Heterozygotie)

Defekt	Plasma	Urin
21-Hydroxylase-Defekt	17-Hydroxy-Progesteron, Androstendion, Testosteron	Pregnantriol
11-Hydroxylase-Defekt	11-Deoxy-Kortikosteron, 11-Deoxykortisol	Tetrahydro-11-Desoxykortisol
3b-Hydroxysteroid-Dehydrogenase	DHEA	Pregnentriol

Tab. 7.28 Enzymdefekte mit den nachzuweisenden Hormonerhöhungen in Plasma und Urin.

Technische Diagnostik
EKG: Zeichen der Hyperkaliämie: überhöhte, zeltförmige, schmalbasige T-Welle, abgeflachte P-Welle, PQ-, deformierter, verbreiterter QRS-Komplex

Biopsie
Selten: Gonadenbiopsie bei Neugeborenen zur Unterscheidung eines „echten" Hermaphroditismus

■ Differenzialdiagnose
- Polyzystisches Ovarialsyndrom
- Androgen-produzierende Tumoren: Ovarien, Nebennierenrinden, paraneoplastisch
- Gonadendysgenesie
- Hermaphroditismus
- Medikamentös: Testosteron, Anabolika, Gestagene, Glukokortikoide

■ Therapie – konservativ
Lebenslange Substitution von Gluko- und ggf. Mineralokortikoiden (s. Kap. 7.23.4)

■ Prophylaxe
Bei heterozygoten Merkmalsträgern: genetische Beratung, ggf. pränatale Diagnostik
Bei 21-Hydroxylase-Mangel:
- Regelmäßige Kontrollen des 17α-Hydroxyprogesteron-Plasmaspiegels oder Pregnantriol im 24 h Urin
- Anpassen der Glukokortikoiddosis bei Stress, fieberhaften Infekten, Operationen

■ Prognose
Natürlicher Verlauf
Unter Therapie normale Lebensqualität und Fertilität

Komplikationen
Salzverlustkrise, Herzrythmusstörungen durch Hyperkaliämie, Addison-Krise (s. Kap. 7.23.4)

7.23.6 Phäochromozytom (D35.0)

■ Grundlagen

Synonyme
Paragangliome im weiteren Sinne

Definition
Katecholaminproduzierende Tumoren des chromaffinen Gewebes: 85 % gutartig, 15 % bösartig

Epidemiologie
Inzidenz: 1–2:100.000 Einwohner pro Jahr, 0,1–1 % aller Hypertonien, Manifestationsgipfel 40.–50. Lebensjahr

Ätiologie
Unklar, in 20 % im Rahmen familiärer Syndrome

Lokalisation
- 90 % adrenal (davon 10 % bilateral)
- 10 % extraadrenal (als Paragangliome bezeichnet)

Genetik
Familiäre Disposition (s. assoziierte Erkrankungen)

Assoziierte Erkrankungen
Erkrankungen neuroektodermalen Ursprungs:
- MEN Typ II a/b
- Von-Hippel-Lindau-Syndrom
- Neurofibromatose Typ I
- Tuberöse Sklerose
- Sturge-Weber-Erkrankung

Pathologischer Befund
Makroskopisch: Meist kleine, selten mehrere hundert Gramm schwere Tumoren
Histologisch: große polygonale Zellen, Malignität erst durch hämatogene oder lymphogene Aussaat zu beweisen

Pathophysiologie
Adrenale Tumoren können Adrenalin, Noradrenalin und Dopamin bilden, extraadrenale Tumoren nur Noradrenalin und Dopamin. Effekte der inadäquaten Katecholaminausschüttung:
- Stimulierung der α_1-Rezeptoren:
  - Kontraktion der glatten Muskulatur (Bronchien, Gastrointestinaltrakt, Urogenitaltrakt, Gefäße)
  - Gesteigerte Glykolyse und Gluconeogenese in der Leber
- Stimulation der β_1-Rezeptoren:
  - Positiv-inotrop und dromotrop am Myokard
  - Vermehrte Reninsekretion an juxtaglomerulären Zellen der Niere
- Stimulation des Sympathikus: katabolen Stoffwechsellage

Risikofaktoren
Familiäre Disposition

■ Klinik
Anamnese
Familienanamnese, bekannte Grunderkrankungen (assoziierte Erkrankungen)

Körperliche Untersuchung
- Konstante Hypertonie (ca. 50 % der Fälle)
- Anfallsartige Hypertonieattacken (ca. 50 % der Fälle): 5–10 min anhaltend, systolischer Blutdruck >300 mmHg
- Begleitsymptome: Schwindel, Nervosität, Tachykardie, Tremor, Gesichtsblässe, Kaltschweißigkeit

■ Diagnostik
Labor
- Plasmakonzentration der Katecholamine und Katecholaminmetabolite erhöht

Angesäuerter 24-h-Urin (Screeningtest): erhöhte Werte für:
- Katecholamine: Adrenalin, Noradrenalin, Dopamin (vor allem bei malignem Phäochromozytom)
- Katecholaminmetabolite: Metanephrin, Normetanephrin, Vanilinmandelsäure

 Tipp: Falsche Ergebnisse bei Stress, Alkohol-, Tee- und Kaffeekonsum, Medikamenteneinnahme (α-Methyldopa, Barbiturate, Chlorpromazin, Clonidin, Insulin, Reserpin, Salicylate, β-Rezeptoren-Blocker, Sulfonamide, Tetrazykline)!

Clonidin-Test:
- Durchführung: 2-malige Blutabnahme in 10 minütigem Abstand vor und 3 h nach Gabe von 300 µg Clonidin (z. B. Catapressan) p.o.

- Befund: fehlende Suppression der Katecholaminplasmakonzentration (normalerweise um 30 %)

Technische Diagnostik
- **24-h-Blutdruckmessung**: fehlende Nachtabsenkung
- **Sonographie, CT (oder MRT)**: Lokalisationsdiagnostik
- **^{131}Jod-Meta-Benzylguanidin (MIBG)-Szintigraphie**: Bestimmung intra- und extraadrenaler Phäochromozytome, Metastasen

■ Differenzialdiagnose
- Hypertonie (hypertone Krisen) anderer Genese
- Hyperthyreose
- Drogenmissbrauch (Kokain, Amphetamin)

■ Therapie – konservativ
- Therapie der hypertensiven Krise
- Bei Inoperabilität: α-Blocker oder Methyl-p-Tyrosin = MPT
- Bei Metastasierung:
  - Nuklearmedizinisch: ^{131}Jod-Meta-Benzylguanidin
  - Chemotherapie: Interferon, Octreotid
  - Chemoembolisation von Lebermetastasen

α-Blocker: Phenoxybenzamin
Präparat: Dibenzyran

Wirkung/Wirkprinzip
Irreversible α_1- und α_2-Blockade

Dosierung/Anwendung
in steigender Dosierung, beginnend mit 4 × 5 mg/d bis zu 160–320 mg/d unter ausreichender Volumenzufuhr

Nebenwirkung
Orthostase, Tachykardie, Schwellung der Nasenschleimhaut, Ejakulationsstörungen

Kontraindikationen
Schwangerschaft und Stillzeit

■ Therapie – operativ
Adrenalektomie
Siehe Kap. 7.21

Beschreibung
- Unilateral: totale Adrenalektomie
- Bilateral: subtotale Adrenalektomie unter Belassen eines funktionellen Nebennierenrestes

Indikation
Grundsätzlich bei lokalisiertem Phäochromozytom

■ Prophylaxe
Symptomkontrolle durch konservative Therapie bis zur Operation

■ Prognose
Natürlicher Verlauf
- Benigne Phäochromozytome: nach operativer Entfernung meist Normotension, gute Prognose: 5-Jahres-Überlebensrate 95 %
- Maligne Phäochromozytome: 5-Jahres-Überlebensrate 44 %

Komplikationen
Hypertensive Krise, Katecholamin-Myopathie (Nekrosen durch Vasokonstriktion), plötzlicher Herztod, Herzinfarkt, Arrhythmien, Hirnblutung, zerebrale Ischämien

7.24 Anatomie der hypothalamisch-hypophysären Achse

Hypophyse bestehend aus
- Adenohypophyse (Hypophysenvorderlappen)
- Neurohypophyse (Hypophysenhinterlappen)

Blutversorgung:
- Äste der Arteria carotis interna: A. hypophysalis superior et inferior
- Kapilläres Portalsystem: von Infundibulum des Hypothalamus entlang des Hypophysestils bis Adenohypophyse

7.25 Physiologie

Hypothalamus:
- Synthese der Releasing-Hormone, Sekretion an Kapillarnetz des Infundibulum mit Weiterleitung an Adenohypophyse
- Synthese der hypothalamischen Hormone (antidiuretisches Hormon = ADH und Oxytozin), neuronaler Transport als Granula zur Neurohypophyse

Hypophyse:
- Adenohypophyse: Sekretion der Steuerhormone nach Stimulation durch hypothalamische Releasing-Hormone
- Neurohypophyse: Sekretion der hypothalamischen Hormone nach neuronalem Stimulus (Neurosekretion)

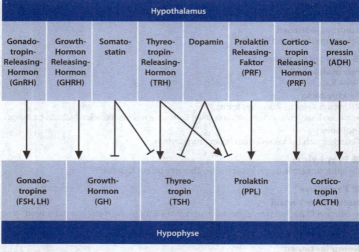

Abb. 7.5 Regulation der hypophysären Steuerhormone durch hypothalamische Releasing-Hormone.

7.26 Basisdiagnostik hypothalamisch-hypophysären Achse

Siehe jeweiliges Krankheitsbild

7.27 Basistherapie hypothalamisch-hypophysären Achse

Tumorresektion bei Hypophysentumor

Beschreibung
- Transsphenoidal:
  - Mikrochirurgischer Eingriff vom Gesichtsschädel über die Keilbeinhöhle
  - Adenomresektion unter Erhalt der Hypophyse
- Transfrontale Kraniotomie: offene Resektion des Adenoms

Indikation
Bei allen symptomatischen Hypophysenadenome. Ausnahme: Prolaktinome nur bei fehlendem Ansprechen auf konservative Therapie oder Makroprolaktinomen

Vorbereitung
Makroprolaktinomen, ggf GH-produzierende Adenome: Vorbehandlung mit Dopaminagonisten, Schrumpfung in etwa 60 %

Komplikationen
Rhinoliquorrhö, Meningitis, hypothalamische Regulationsstörungen

Nachbehandlung
Häufig substitutionsbedürftige Hypophysenvorderlappeninsuffizienz (s. Kap. 7.29.2)
ACTH-produzierende Adenome: falls keine postoperative endokrinologische Normalisierung, bilaterale Adrenalektomie

7.28 Leitsymptome der hypothalamisch-hypophysären Achse
Siehe jeweiliges Krankheitsbild

7.29 Erkrankungen der hypothalamisch-hypophysären Achse

7.29.1 Hypophysenvorderlappenadenome (D44.3)

■ **Grundlagen**

Definition
Gutartige Neubildungen des Hypophysenvorderlappens

Epidemiologie
Inzidenz: 5:100.000 Einwohnern pro Jahr, Mikroadenome in 20 % der Autopsien (= Inzidentalome). Das Prolaktinom ist mit 40 % das häufigste der endokrin aktiven Adenome

Ätiologie
- Endokrin inaktive Hypophysentumoren (40 %): chromophobe Adenome
- Endokrin aktiv (60 %):
  - Prolaktinom
  - GH-produzierendes Adenom
  - ACTH-produzierendes Adenom
  - Selten: TSH- oder gonadotropinproduzierende Adenome

Lokalisation
Hypophysenvorderlappen

Assoziierte Erkrankungen
Prolaktinom: vermehrtes Auftreten von Mamma- und Kolonkarzinomen

Pathologischer Befund
Makroskopisch:
- Mikroadenome (<1 cm): meist ACTH-produzierende Tumoren und Prolaktinom bei jüngeren
- Makroadenom: GH-produzierende und endokrin inaktive Tumoren, Prolaktinom bei älteren

Histologisch:
- Immunhistochemische Differenzierung der Hormonproduktion

Pathophysiologie
Endokrin inaktiv:
- Verdrängung des funktionellen Hypophysenparenchyms mit Hypophysenvorderlappeninsuffizienz und Diabetes insipidus
- Kompression des N. opticus
- Eventuell Destruktion des umliegenden Gewebes und Gefäße

Endokrin aktiv:
- Zusätzlich Überproduktion eines oder mehrerer Hormone der Adenohypophyse (= Hyperpituitarismus)
  - Prolaktinom: Prolaktinämie
  - Growth-hormone-produzierendes Adenom: Akromegalie
  - ACTH-produzierendes Adenom: gesteigerte Stimulation der NNR mit Hyperkortisolismus
- Aufgehobene zirkadiane Rhythmik der Sekretion

Risikofaktoren
Bei Prolaktinom: Schwangerschaft (kann zu starke Größenzunahme führen)

Einteilung/Klassifikation
Einteilung nach Hormonsekretion (s. Ätiologie)

■ Klinik

Anamnese
Familienanamnese, Medikamentenanamnese, s. Tab. 7.29

Körperliche Untersuchung

Adenom	Anamnese	Klinik	Labor
Endokrin inaktiv	• Sehstörungen • Kopfschmerzen, Schwindel, Übelkeit	• Hypophysenvorderlappeninsuffizienz (s. Kap. 7.29.2) • Diabetes insipidus centralis (s. Kap. 7.29.3)	• Nicht relevant, eventuell Hypophyseninsuffizienz (s. Kap. 7.29.2)
Prolaktinom	• Frauen: Amenorrhö, Libidoverlust • Männer: Libido- und Potenzverlust, Gynäkomastie • Sehstörungen • Kopfschmerzen, Schwindel, Übelkeit	• Eventuell Galaktorrhö • Zeichen der Osteoporose (s. Kap. 7.5.6) • Hirsutismus, Akne	Serumprolaktin erhöht: • Mikroprolaktinom <200 ng/ml • Makroprolaktinom >200 ng/ml • Prolaktin nach TRH-Gabe: bei Prolaktinom kein Prolaktinanstieg
ACTH-produzierendes Adenom	• Gewichtszunahme • Erhöhte Infektanfälligkeit	• Siehe Hyperkortisolismus	• Siehe Hyperkortisolismus
GH-produzierendes Adenom	• Diagnosestellung Jahre nach Krankheitsbeginn • Vermehrtes Schwitzen • Frauen: Amenorrhö, Libidoverlust • Männer: Libido- und Potenzverlust	• Periphere Neuropathien (z. B. Karpaltunnelsyndrom) • Vergrößerung der Akren, Vergrößerung der Gesichtszüge (Vergleich mit älteren Photos), Zunahme der Schuh-, Handschuh- und Hutgröße • Diabetes mellitus • Hypertonie • Kardiovaskuläre Erkrankungen	• Erhöhte GH-Serumkonzentrationen im Tagesprofil • IGF-Serumkonzentration erhöht • Ggf. pathologische Glukosetoleranz

Tab. 7.29 Klinische und labordiagnostische Befunde des Hypophysenvorderlappenadenoms.

■ Diagnostik

Labor

Bei nachgewiesenem Hypophysenvorderlappenadenom Kontrolle der gesamten Hypophysenfunktion (Ausschluss Mischadenome)

Technische Diagnostik
- **Ophthalmologische Untersuchung**: bitemporale Hemianopsie bei Kompression des Chiasma opticum
- **Schädel-MRT/CT**: Lokalisationsdiagnostik

■ Differenzialdiagnose
- Hypophysenkarzinome (Rarität!)
- Sekundäre Hypophysentumoren: Kraniopharyngeome, Dermoidzysten, Teratome, Metastasen
- Bei ACTH-produzierenden Adenomen: Cushing-Syndrom anderer Genese

■ Therapie – konservativ
- Prolaktinom:
  - Mikroadenome: Dopaminagonisten
  - Makroadenome: operative Therapie

 Tipp: Großzügigere Indikationsstellung zur operativen Therapie vor der Schwangerschaft.

- Akromegalie: bei Kontraindikationen oder Therapieversagen der operativen Therapie und Strahlentherapie:
  - Somatostatinanaloga
  - Dopaminagonisten (besonders bei Mischtumoren mit Prolaktinsekretion)
  - GH-Rezeptorantagonisten

Dopaminagonisten
Präparate:
- Bromocriptin (Pravidel)
- Cabergolin (Cabaseril)
- Lisurid (Dopergin)

Wirkung/Wirkprinzip
Inhibition der Prolaktin- und GH-Sekretion durch direkten dopaminergen Agonismus

Dosierung/Anwendung
Initial 0,5 mg/Woche, in 1–2 Gaben, Steigerung um 0,5 mg wöchentlich in monatlichen Intervallen, bis eine optimale therapeutische Reaktion erreicht ist (1–4,5 mg/pro Woche). Regelmäßige Kontrolle zur Ermittlung der niedrigsten therapeutischen Dosis

Nebenwirkung
Übelkeit, Erbrechen, orthostatische Hypotension, Dyskinesien, Aggitation, Halluzination, Psychosen

Wechselwirkung
- Verstärkung zentral dämpfender Effekte bei Gabe sedierender Substanzen
- Wirkungsabschwächung durch Neuroleptika
- Verstärkte Vasokonstriktion bei Gabe von Ergotamin

Kontraindikationen
Überempfindlichkeit gegenüber Mutterkornalkaloiden, schwere Leberinsuffizienz, Neuroleptikatherapie, Frauen mit Wochenbettpsychose in der Anamnese. Frauen mit Präeklampsie bzw. Post-partum-Hypertonie. Patienten <16 Jahre, Schwangerschaft und Stillzeit

Somatostatinanaloga: Octreotid
Präparat: Sandostatin

Wirkung/Wirkprinzip
Hemmung der Sekretion von Somatotropin, Insulin, Glukagon, TSH und verschiedener gastrointestinaler Hormone

Dosierung/Anwendung
Initialdosis 0,05–0,1 mg s.c. in 8- bis 12-stündigen Intervallen. Dosierungsanpassungen anhand des IGF-I-Plasmaspiegel und der klinischen Symptome (durchschnittliche Tagesdosis 0,3 mg, selten bis zu 1,5 mg)

Nebenwirkung
Lokale Reaktionen an der Injektionsstelle, gastrointestinale Beschwerden, Hepatitis

Wechselwirkung
Verminderter Insulinbedarf bei insulinpflichtigem Diabetes mellitus

Kontraindikationen
Schwangerschaft und Stillzeit, eingeschränkte Erfahrungen bei Kindern

GH-Rezeptorantagonisten: Pegvisomant
Präparat: Somavert

Wirkung/Wirkprinzip
Hemmung der GH-Wirkung durch Antagonismus am GH-Rezeptor mit Reduktion der IGF-1-, und IGF-1-Bindungsproteinsekretion

Dosierung/Anwendung
Initial 80 mg s.c., dann 10 mg/d s.c. mit Steigerung um 5 mg alle 4–6 Wochen unter IGF-1-Serumkontrolle. Maximaldosis 30 mg/d

Nebenwirkung
Lokale Reaktionen an der Injektionsstelle, gastrointestinale Beschwerden, grippeähnliche Symptome, Gewichtszunahme, psychiatrische Erkrankungen

Wechselwirkung
Verminderter Insulinbedarf bei insulinpflichtigem Diabetes mellitus, gesteigertes Hypoglykämierisiko bei oralen Antidiabetika

Kontraindikationen
Kinder, Nieren- oder Leberinsuffizienz, Kombination mit anderen Medikamenten gegen Akromegalie, Schwangerschaft und Stillzeit

■ Therapie – operativ
Tumorresektion
Siehe Kap. 7.27

■ Minimalinvasive Chirurgie (MIC)
Strahlentherapie

Beschreibung
- Konventionelle Röntgenbestrahlung
- Radiochirurgisch: Gamma-Knife

Indikation
- Hohes Operationsrisiko
- Unvollständiger Adenomentfernung

Komplikationen
Lange Latenzzeit bis zur Normalisierung der Hormonspiegel, Entwicklung einer Hypophyseninsuffizienz, Strahlenschäden benachbarter Strukturen (Hirnnerven)

■ Prophylaxe
- Prolaktinom: regelmäßige Kontrolle des Prolaktinspiegels zu Beginn der Therapie. Mehrmalige Gesichtsfeldkontrollen während der Schwangerschaft
- GH-produzierendes Adenom: lebenslange jährliche Kontrolle von IGF-1, GH-Bestimmung unter Glukosebelastung, fT4, Prolaktin, LH/FSH, ACTH

■ Prognose
Natürlicher Verlauf
- Prolaktinom: gute Kontrolle unter medikamentöser Therapie, häufig Volumenreduktion möglich, nach 2 Jahren kann Medikamentendosis reduziert werden, eventuell Absetzen der Medikamente nach 3–4 Jahren möglich
- Akromegalie: 2- bis 3-fach erhöhte Letalität durch Entwicklung eines Diabetes mellitus und Hypertonie mit entsprechenden Komplikationen

Komplikationen
Siehe Klinik

7.29.2 Hypophysenvorderlappeninsuffizienz (E23.0)

■ Grundlagen

Synonyme
Hypopituitarismus

Definition
Erniedrigte Sekretion einzelner oder mehrerer Hormone der Adenohypophyse

Epidemiologie
Prävalenz: 45:100.000 Einwohner, Inzidenz: 4:100.000 Erkrankungen pro Jahr, davon 60 % durch Hypophysentumoren

Ätiologie
- Tumoren: Hypophysen(makro-)adenome, Kraniopharyngeome, Dermoidzysten, Teratome, Metastasen, Gliom
- Granulome bei Systemerkrankungen: Sarkoidose, Morbus Wegener, Hämochromatose, Tuberkulose, Autoimmunhypophysitis
- Trauma: Unfälle, Operationen, Bestrahlung
- Sheehan-Syndrom: ischämische Nekrose durch starken Blutverlust, Kreislaufstillstand, disseminierter intravasaler Gerinnung

Lokalisation
Hypophysenvorderlappen: partiell
Generalisiert: Schädigung meist im Bereich des Hypophysenstiels

Genetik
- Selten im Rahmen genetischer Syndrome: hypogonadotroper Hypogonadismus
- Kallmann-Syndrom (Deletion auf Xp22.3)
- Prader-Labhard-Willi-Syndrom (Deletion auf 15q11)

Pathologischer Befund
Je nach Ursache:
- Raumforderung mit histologischer Differenzierung in Kraniopharyngeom, Dermoidzyste, Teratom, Metastase, Gliom oder Adenom
- Sheehan-Syndrom: zunächst Nekrose, später Fibrose mit Parenchymschrumpfung („leere Sella")
- Entzündliche Veränderungen bei Autoimmunerkrankungen oder Infektionen

Pathophysiologie
Das klinische Bild entspricht dem Ausfall der Funktion des Endorgans.

Tipp: Bei fortschreitenden partiellen Störungen typische Reihenfolge der Ausfälle der Hormonproduktion:
GH – Gonadotropine – TSH – ACTH – Prolaktin

Einteilung/Klassifikation
- Partieller Hypopituitarismus: Störung der Synthese einzelner Hypophysenvorderlappenhormone
- Panhypopituitarismus: Störung der Synthese aller Hypophysenvorderlappenhormone

■ Klinik

Anamnese
Systemerkrankungen, Voroperationen, Zyklusanamnese, Sexualanamnese, Trauma, Schwangerschaft

Körperliche Untersuchung
- GH-Mangel:
  - Bei Kindern Zwergenwuchs
  - Bei Erwachsenen: Muskelatrophie, Stammfettsucht, Adynamie
- Gonadotropinmangel: sekundärer Hypogonadismus (Amenorrhö, Libido- und Potenzverlust, verminderte Sekundärbehaarung, Depression)
- TSH-Mangel: sekundäre Hypothyreose (s. Kap. 7.11.2)
- ACTH-Mangel: sekundäre Nebennierenrindeninsuffizienz (Hypotonie, Abgeschlagenheit, Blässe der Haut durch gleichzeitigen MSH-Mangel, Gewichtsabnahme, Symptome der Hyperkaliämie
- Prolaktin-Mangel: Agalaktie bei stillenden Frauen

■ Diagnostik

Labor
Hormondiagnostik
- Somatotrophe Achse (GH):
  - Basales IGF-1 erniedrigt
  - GRH-Test, Insulin-Hypoglykämietest: mangelnder IGF-1-Anstieg
- Gonadotrophe Achse (LH/FSH):
  - Mann: Testosteron, LH, FSH erniedrigt
  - Frau: Östradiol, LH, FSH erniedrigt
- Thyreotrophe Achse (TSH):
  - fT4, fT3 erniedrigt, TSH normal bis erniedrigt
  - TRH-Test: Mangelnder TSH-Anstieg
- Kortikotrophe Achse (ACTH):
  - Basales morgendliches Serumkortisol erniedrigt (<3,6–18,0 µg/dl)
  - CRH-Test, Insulin-Hypoglykämietest (s. Kap. 7.20): Mangelnde Kortisolstimulation (<18–20 µg/dl bzw. 500–550 nmol/l)
- Laktotrope Achse (Prolaktin):
  - Serumprolaktinkonzentration erniedrigt
  - Mangelnde Stimulation durch TRH (<2-fache des Basalwertes)

> Merke: Bei Hypopituitarismus hypothalamischer Genese bei intakter Hypophyse ist das Prolaktin im Serum durch mangelnde Hemmung des hypothalamisch sezernierten Dopamins (prolactin inhibiting factor = PIF) erhöht.

Technische Diagnostik
MRT, CT: Ausschluss eines Tumors

■ Differenzialdiagnose
- Anorexia nervosa
- Polyglanduläre Autoimmunerkrankungen
- Endokrine Störungen einzelner Zeilorgane
- Endokrine Störungen bei schweren Allgemeinerkrankungen (Leber-/Niereninsuffizienz)

■ Therapie – konservativ
- Therapie der Grunderkrankung: z. B. operative Entfernung des Hypophysenadenoms
- **Substitutionstherapie**:
  - Lebenslang
  - Regelmäßiger Kontrolle der Serumspiegel der Zielhormone
  - Anpassung an unterschiedliche Lebenssituationen (Stress, Infekte, Schwangerschaft)

- Somatotrope Achse: rekombinantes Somatotropin
- Gonadotrope Achse: Männer: Testosteronsubstitution; Frauen: Östrogen-Gestagen-Kombination
- Thyreotrope Achse: L-Thyroxin (s. Kap. 7.11.2)
- Kortikotrope Achse: Kortison oder Hydrokortison (s. Kap. 7.23.4)
- **Therapie des hypophysären Komas:**
  - Notfallsituation, intensivmedizinische Betreuung
  - Hyrokortison: 100 mg i.v. als Bolus, 100 mg/24 h i.v.
  - Flüssigkeits- und Glukosesubstitution
  - Später L-Thyroxinsubstitution

Rekombinantes Somatotropin: Genotropin
Präparate: Humatrope, Norditropin

Wirkung/Wirkprinzip
Somatotropinwirkung durch Substitution: Wachstumsfördernd, Verminderung der Glukoseverwertung, Anabolismus

Dosierung/Anwendung
Bei Kindern: 0,025–0,035 mg/kg KG/d; bei Erwachsenen: 0,25–0,3 mg/d, Steigerung nach Klinik, selten >1 mg/d

Nebenwirkung
Parästhesien, Steifigkeit der Extremitäten, Arthralgien, Myalgien

Wechselwirkung
Beschleunigte Clearance von durch Zytochrom-P450-3A4 metabolisierte Substanzen, z. B. Sexualsteroide, Kortikosteroide, Antikonvulsiva, Ciclosporin

Kontraindikationen
Maligne Erkrankungen, nach großen operativen Eingriffen, strenge Indikationsstellung in Schwangerschaft und Stillzeit

Testosteron: Andriol
Präparate: Androderm, Androtop, Testogel

Wirkung/Wirkprinzip
Testosteronwirkung durch Substitution: Entwicklung der sekundären Geschlechtsmerkmale, Regulation der Spermatogenese, Steigerung von Potenz, Libido, Talgproduktion, Proteinaufbau

Dosierung/Anwendung
Initial 120–160 mg/d p.o., nach 2–3 Wochen 40–120 mg/d nach Klinik. Alternativ: Gel oder Plaster 50–100 mg/d

Nebenwirkung
Akne, cholestatische Hepatitis, Leberkarzinom (bei Langzeittherapie), Ödeme, Hypertonie, Haarausfall, vorzeitiger Schluss der Epiphyse bei Kindern

Wechselwirkung
Verstärkte Gerinnungshemmung bei oraler Antikoagulation

Kontraindikationen
Prostatakarzinom, schwere Hypertonie

■ Therapie – operativ

Tumorresektion
Siehe Kap. 7.29.1

Indikation
Tumoren mit starker Größenzunahme und Kompressionssymptomen

Erkrankungen der hypothalamisch-hypophysären Achse **569**

■ Prophylaxe
Kontrolle der Ziel und/oder Steuerhormone unter Therapie

■ Prognose
Natürlicher Verlauf
Unter Substitutionstherapie meist keine Einschränkung der Lebenserwartung. Bei Minderwuchs durch Somatotropinmangel im Kindesalter keine Wachstumsförderung durch Somatotropingabe nach Schluss der Epiphysen möglich

Komplikationen
Simmonds-Kachexie, Addison-Krise

7.29.3 Diabetes insipidus (E23.2)

■ Grundlagen
Synonyme
Wasserharnruhr, bei Säuglingen: Durstfieber

Definition
Gestörte Konzentrierung des Urins durch:
- Verminderte Sekretion des antidiuretischen Hormons (ADH = Arginin-Vasopressin) bei zentralem Diabetes insipidus
- Vermindertes Ansprechen der ADH-Rezeptoren der distalen Nierentubuli bei renalem Diabetes insipidus

Epidemiologie
Prävalenz in Deutschland: ca. 5000 Einwohner

Ätiologie
Zentraler Diabetes insipidus:
- Erworben:
  - Intra- oder suprasselläre Tumoren
  - Granulome bei Systemerkrankungen (Sarkoidose, Tuberkulose, Hämochromatose)
  - Zustand nach Hypophysektomie
  - Meningoenzephalitiden
  - Hirnblutungen
  - Idiopathisch, autoimmun
- Angeboren (s. Genetik)

Renaler Diabetes insipidus:
- Erworben:
  - Chronische Nierenerkrankungen (Niereninsuffizienz, polyzystische Nieren)
  - Medikamente (Lithium, Demeclocyclin, Barbiturate)
  - Metabolische Störungen (Hyperkalzämie, Hypokaliämie, Amyloidose)
- Angeboren

Lokalisation
- **Zentral**:
  - Osmorezeptoren des Hypothalamus im Nucleus supraopticus und paraventricularis
  - Hypophysenstiel
  - Hypophysenhinterlappen (Neurohypophyse)
- **Renal**:
  - Tubuläre Störung

Genetik
- Angeborener zentraler Diabetes insipidus: autosomal-dominante Mutation des ADH-Gens mit biologisch inaktivem Genprodukt

- Angeborener renaler Diabetes insipidus: autosomal-rezessiv
  - Defekt des Vasopressin-2-Rezeptor-Gens
  - Defekt des Aquaporin-2-Gens

Assoziierte Erkrankungen
Je nach Ursache eventuell Hypophysenvorderlappeninsuffizienz

Pathologischer Befund
Je nach Ursache:
- Raumforderung mit histologischer Differenzierung in Kraniopharyngeom, Dermoidzyste, Teratom, Metastase, Gliom oder Adenom
- Entzündliche Veränderungen bei Autoimmunerkrankungen oder Infektionen

Pathophysiologie
ADH-Mangel oder verminderte ADH-Wirkung → ungenügende Konzentrierung des Harns durch verminderte Wasserresorption aus den distalen Sammelrohren der Nierentubuli → vermehrte Ausscheidung verdünnten Urins (Polyurie und Asthenurie)

Risikofaktoren
- Familiäre Disposition
- Schädelhirntrauma
- Operationen im Bereich der Sella

■ Klinik

Anamnese
Grunderkrankungen, Medikamentenanamnese, Familienanamnese

Körperliche Untersuchung
- Trockene Haut und Schleimhäute
- Obstipation
- Exsikkose
- Bei Säuglingen: Fieber, Durst
- Neurologische Symptome, Krämpfe bei Hypernatriämie
- Symptome der Grunderkrankung

> Merke: Leitsymptome sind Asthenurie, Polyurie (5–20 l/d) mit Nykturie und Polydipsie.

■ Diagnostik

Labor
- **Durstversuch:**
  - Durchführung: stationär, Patient darf 12 h nicht trinken, kontinuierliche Kontrolle der Urin- und Plasmaosmolarität alle 2 h, ggf. ADH-Kontrolle
  - Befund: fehlender Anstieg der Urinosmolarität nach 12 h (Gesunde 900–1200 mosmol/kg, Diabetes insipidus <250 mosmol/kg), Anstieg der Plasmaosmolarität (>295 mosmol/kg)
- **Hickey-Hare-Test** bzw. **Carter-Robbins-Test:**
  - Durchführung: Infusion einer 5 % bzw. 2,5 %-NaCl-Lösung
  - Befund: fehlender Anstieg der Urinosmolarität (<250 mosmol/kg), Anstieg der Plasmaosmolarität (>295 mosmol/kg)

> Achtung: Abbruch des Versuchs: bei Kreislaufinstabilität, Temperaturerhöhung, Gewichtsverlust >5 %!

- Ursachensuche:
  - Renaler Diabetes insipidus: Elektrolytstörungen, interstitielle Nierenerkrankungen (s. Kap. 5.6.6)
  - Zentraler Diabetes insipidus: Diagnostik der Hypophysenvorderlappeninsuffizienz (s. Kap. 7.29.2), Autoantikörper gegen Vasopressinzellen bei autoimmunem Diabetes insipidus

Technische Diagnostik
- **Ophthalmologische Untersuchung**: Verdacht auf hypophysäre Raumforderung, Gesichtsfeldausfälle bei Schädigung des Chiasma opticum
- **Schädel-MRT/-CT**: Lokalisationsdiagnostik bei Verdacht auf hypophysäre Raumforderung

Differenzialdiagnose
- Osmotische Diurese bei Diabetes mellitus
- Diuretikaüberdosierung
- Polyurische Phase der akuten Niereninsuffizienz
- Hyperkalzämische Krise
- Psychogene Polydipsie

Therapie – konservativ
Kausal: Therapie der Grunderkrankung
Symptomatisch:
- Elektrolyt- und Wasserausgleich
- Zentraler Diabetes insipidus: Vasopressinsubstitution: Desmopressin
- Diabetes insipidus renalis: Thiazid-Diuretika, kochsalzarme Diät: Abnahme des Blutvolumens mit gesteigerter renaler Rückresorption von Natrium und Wasser in der Niere

Vasopressinsubstitution : Desmopressinazetat
Präparate: Desmogalen, Desmopressin, Minirin, Nocutil, Octostim

Wirkung/Wirkprinzip
Steigerung der Konzentrierungsfähigkeit der Niere

Dosierung/Anwendung
- Nasenspray: 10 µg/Sprühstoß bzw. Hub, 1–4 Hub/d
- Nasentropfen: 1–4×5–20 µg/d
- Tabletten: 2–3×0,1–0,4 µg/d
- Einstellung der Dosis nach Klinik

Nebenwirkung
Asthenie, Konjunktivitis, nasale Kongestion, Epistaxis, Rhinitis, Nausea, abdominale Krämpfe, Erbrechen, Kopfschmerzen, Hirnödem, Hyponatriämie, Überempfindlichkeitsreaktion

Wechselwirkung
- Wirkungssteigerung durch Clofibrat, Indometacin und Carbamazepin
- Wirkungsminderung: Glibenclamid

Kontraindikationen
Polydipsie bei Alkoholismus, Hyponatriämie, Herzinsuffizienz, Syndrom der inadäquaten ADH-Sekretion

Thiaziddiuretika: Chlorthalidon
Präparat: Hygroton

Wirkung/Wirkprinzip
Hemmung des Na^+/Cl^--Symporters im proximalen Tubulus mit vermehrter Natrium- und Chloridausscheidung und verminderter Kalziumausscheidung
Diurese: max. 10–15 % des Glomerulumfiltrates

Dosierung/Anwendung
Renaler Diabetes insipidus: 1–2×100 mg/d p.o. Chlorothalidon (s. Kap. 4.3)

■ Therapie – operativ

Tumorresektion
Siehe Kap. 7.29.1

Indikation
Tumoren mit starker Größenzunahme und Kompressionssymptomen

■ Prophylaxe
Kontrolle des Wasser- und Elektrolythaushaltes unter Therapie

■ Prognose

Natürlicher Verlauf
Unter Therapie gute Symptomkontrolle, Prognose abhängig von der Grunderkrankung

Komplikationen
Dehydratation, Bewusstseinsstörung bis Koma

7.29.4 Syndrom der inadäquaten ADH-Sekretion (SIADH) (E22.2)

■ Grundlagen

Synonyme
Schwartz-Bartter-Syndrom

Definition
Übermäßige ADH-Sekretion mit pathologisch gesteigerter Antidiurese (normale Plasmakonzentration: 6–12 pg/ml)

Epidemiologie
Häufigste Ursache einer Hyponatriämie

Ätiologie
- Paraneoplastisch: kleinzelliges Bronchial- (80 %), Pankreas-, Duodenum-, Ureter-, Prostatakarzinom u. a.
- Trauma
- Lungenerkrankungen durch Stimulation der Barorezeptoren: Pneumonie, Tuberkulose, Lungenabszess, künstliche Beatmung, Asthma, Pneumothorax
- Zentralnervöse Störungen: Meningitis, Enzephalitis, Schädelhirntrauma
- Medikamente: Vasopressin, Oxytocin, Vincristin, Cyclophosphamid, Chlorpropamid, Thiazid-Diuretika, Clofibrat, Carbamazepin, Phenothiozine, Haloperidol, trizyklische Antidepressiva
- Idiopathisch

Lokalisation
Meist ektope ADH-Sekretion in Lunge, Pankreas, Duodenum, Ureter, Prostata, seltener zentral bei Meningitis, Enzephalitis, Schädelhirntrauma

Assoziierte Erkrankungen
Andere paraneoplastische Syndrome bei Bronchialkarzinom

Pathologischer Befund
Befund der jeweiligen Grunderkrankung (s. dort)

Pathophysiologie
Gesteigerte ADH-Wirkungen:
- Vermehrte Wasserresorption im distalen Tubulus und Sammelrohren der Niere
- Hypoosmolarität und relative Hyponatriämie des Blutes mit Hirnödem
- Hyperosmolarität und relative Hypernatriurie des Urins

■ Klinik

Anamnese
Grunderkrankungen (Neoplasien, Lungenerkrankungen), Trauma, ggf. asymptomatisch

Körperliche Untersuchung
- Zeichen der Hyponatriämie: Appetitlosigkeit, Übelkeit, Erbrechen, Kopfschmerzen, Muskelkrämpfe
- Zeichen der Hypervolämie: Tachykardie, Hypertonie, gestaute Halsvenen, hepatojugulärer Reflux, feuchte Rasselgeräusche bei Lungenödem

> Tipp: Keine peripheren Ödeme beim SIADH!

■ Diagnostik

Labor
- Erniedrigte Plasmaosmolalität, Dilutionshyponatriämie (Na <135 mmol/l im Serum)
- Erhöhte Urinosmolalität, erhöhte Urinnatriumkonzentration
- Erhöhte ADH-Plasmakonzentration

Technische Diagnostik
- **Röntgenthorax**: Lungenerkrankungen
- **Schädel-CT/-MRT**: Ausscluss Hirnödem
- Weitere Untersuchungen nach Verdacht, Tumorsuche

■ Differenzialdiagnose
- Hyponatriämie anderer Genese
- Hypothyreose
- Morbus Addison
- Wasserintoxikation

■ Therapie – konservativ
- Therapie der Grunderkrankung
- Flüssigkeitsrestriktion: 500–800 ml/d
- ADH-Antagonisten
- Bei Serumnatriumkonzentration <100 mmol/l:
  - Langsame Natriumsubstitution mit hypertoner NaCl-Lösung (Steigerung der Serum-Natriumkonzentration um maximal 10 mmol/l pro 24 h)
  - Forcierte Diurese durch z. B. Furosemid

ADH-Antagonisten
Präparate: Conivaptan, Tolvaptan, Satavaptan

Wirkung/Wirkprinzip
Hemmung der Wasserrückresorption und Natriumexkretion durch Antagonismus an den renalen ADH-Rezeptoren

Nebenwirkung
Durst, Kopfschmerzen, Hypokaliämie, Übelkeit, Erbrechen, Pollakisurie, periphere Ödeme, Diarrhö, Polyurie, Phlebitis

■ Prophylaxe
Kontrolle des Serumnatriumspiegels unter Therapie

> Achtung: Gefahr der pontinen Myelinolyse bei zu schnellem Ausgleich des Natriumspiegels unter Therapie!

■ Prognose
Natürlicher Verlauf
Gute Symptomkontrolle unter Therapie, Prognose abhängig von der Grunderkrankung

Komplikationen
Zerebrale Krampfanfälle, Paresen, Koma (bei akutem Abfall der Natiurmkonzentration auf <120 mmol/l), Dekompensation einer Herzinsuffizienz, Kreislaufstillstand

■ Weiterführende Informationen
Literatur
Arlt W, Fremerey C, Callies F, Reincke M, Schneider P, Timmermann W, Allolio B: Well-being, mood and calcium homeostasis in patients with hypoparathyroidism receiving standard treatment with calcium and vitamin D. Eur J Endocrinol. 2002 Feb;146(2):215-22

Cook DM: AACE medical guidelines for clinical practice for the diagnosis and treatment of acromegaly. Endocr Pract 2004 May-Jun;10(3):213-25

Fliser D: Symptomatische Hyperkaliämie: Was notfallmäßig zu tun ist. Dtsch Arztebl 2003; 100(24): A-1657/B-1374/C-1290

Haslbeck M et al.: Diabetische Neuropathie, DDG-Praxisleitlinie, Diabetologie 2007; 2 Suppl 2: S150–S156

Knopp U, Arnold H: Operative Behandlung benigner intrakranieller Raumforderungen, Dtsch Arztebl 2002; 99(43): A-2854/B-2428/C-2273

Matthaei S, Häring H:: Behandlung des Diabetes mellitus Typ 2. Diabetologie 2007; 2 Suppl 2: S173–S177

Reincke M, Seiler L, Rump LC: Normokaliämischer primärer Hyperaldosteronismus, Dtsch Arztebl 2003; 100(4): A-184/B-169/C-165

Vetter C: Porphyrien: Erhebliche Dunkelziffer, Dtsch Arztebl 2006; 103(38): A-2446/B-2121/C-2045

Wirth A: Klinik Teutoburger-Wald, Bad Rothenfelde, Metabolisches Syndrom und kardiovaskuläre Komplikationen Clin Res Cardiol Suppl 2006 DOI 10.1007/s11789-006-0005-1

Links
http://www.doss-porphyrie.de
http://www.heinrich-heine-universitaet.de/WWW/AWMF
http://www.idf.org
http://www.lutherhaus.de/dvo-leitlinien
http://www.nuklearmedizin.de/publikationen/leitlinien
http://www.porphyria-europe.com/
http://www.uni-duesseldorf.de/awmf
http://www.uniklinik-freiburg.de/tumorzentrum/live/Medizin-Info/Leitlinien

Fachgesellschaften
Deutsche Diabetes-Gesellschaft
Deutsche Gesellschaft für Chirurgie Deutsche Gesellschaft für Neurologie Deutsche Gesellschaft für Nuklearmedizin

Selbsthilfegruppen/Patienteninformationen
Schilddrüsen-Liga Deutschland e.V.; schilddruesenliga.de
http://www.nebenniere.de
http://www.diabetes-forum.com

8 Hämatologie

M. Crysandt

8.1 Anatomie der roten Blutzellen

Das normale **Blutvolumen** beim Erwachsenen beträgt 5–6 l (ca. 7 % des Körpergewichts). Es teilt sich auf in einen zellulären Teil, bestehend aus Erythrozyten, Leukozyten und Thrombozyten und Plasma. Das Plasma enthält das für die Gerinnung wichtige Fibrinogen.

Erythropoese: Die Bildung der roten Blutkörperchen ist beim Erwachsenen fast ausschließlich an das Knochenmark gebunden, kann jedoch im Bedarfsfall auch in der Leber oder Milz (extramedullär) stattfinden. Die Erythrozyten, ebenso wie die Mono- und Thrombozyten, leiten sich aus den myelopoetischen Stammzellen (determinierte Stammzellen) ab. Die Vorläuferzellen sind Proerythroblasten, Erythroblasten und Retikulozyten. Die Entwicklung bis zum Erythrozyten dauert ca. 5 Tage und kann durch Erythropoetin auf 2 Tage verkürzt werden. Die Retikulozyten werden nach 1–2 Tagen aus dem Knochenmark in die Blutbahn freigesetzt, wo sie nach weiteren 1–2 Tagen durch Verlust der RNA zu Erythrozyten reifen. Wichtige Komponenten der Erythropoese sind das Eisen zur Hämoglobinsynthese, Vitamin B_{12} und Folsäure zur DNA-Synthese, verschiedene andere Vitamine und Spurenelemente.

Erythrozyten sind etwa 7 µm dicke, elastische, bikonkave mit Hämoglobin gefüllte Scheiben (Abb. 8.1). Die Zellform der Erythrozyten ist durch sein Volumen und seinen Hämoglobingehalt bestimmt. Die normale Lebensdauer von Erythrozyten beträgt ca. 120 Tage. Sie werden überwiegend im Monozyten-Makrophagensystem der Milz abgebaut. Bei splenektomierten Patienten übernimmt die Leber den Erythrozytenabbau. Viele Erythrozyten weisen dann sog. Howell-Jolly-Körper auf (Kernreste), die die Funktion der Zelle aber nicht beeinflussen. Bei Splenomegalie speichert die Milz vermehrt Zellen. Daraus resultiert ein Hypersplenismus mit Panzytopenie.

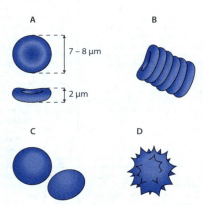

Abb. 8.1 Erythrozyten. a) von oben; b) Geldrollenphänomen, c) Stomatozyt, d) Echinozyt (c und d stellen deformierte Erythrozyten dar).

8.2 Physiologie der roten Blutzellen

Das zirkulierende Blutvolumen sowie der Zellanteil können normal, vermindert oder erhöht sein. Eine Verminderung von Zellelementen des Blutes kann durch eine verminderte Produktion, einen vermehrten Abbau oder eine Kombination aus beidem entstehen. Tab. 8.1 gibt einen Überblick über die Speicherformen der roten Blutzellen.

Speicherform	Aufgabe
Stammzellspeicher	Reserve omnipotenter und pluripotenter Stammzellen
Proliferations- und Reifungsspeicher	Dieser Speicher wird durch Zytokine aktiviert, wenn ein vermehrter peripherer Bedarf besteht. Der Pool umfasst determinierte Stammzellen und weiter differenzierte Vorläuferzellen (Myeloblasten, Promyelozyten, Myelozyten)
Reservespeicher	Umfasst nicht mehr teilungsfähige Zellen im Knochenmark. Zellmenge ist ca. 20-mal höher als im Funktionsspeicher
Funktionsspeicher	Ausgereifte Zellen, die vom Knochenmark in das zirkulierende Blut abgegeben werden

Tab. 8.1 Speicherformen der roten Blutzellen.

Zytokine: Sie regulieren das Wachstum und die Differenzierung von Zellen, insbesondere des hämatopoetischen Systems (Tab. 8.2). Meist ist die Regulation ein Zusammenspiel von vielen Faktoren.

	Bildung	Wirkung
Interferone	INF-α: von Monozyten gebildet INF-β: von Fibroblasten gebildet INF-γ: von T-Lymphozyten gebildet	Aktivierung natürlicher Killerzellen (NK-Zellen) Hemmung des Virusreplikationszyklus Antitumorale Aktivität
Interleukine	Regulatorproteine, dienen der Kommunikation zwischen verschiedenen Lymphozyten, Granulozyten und Makrophagen	IL-2: Differenzierung der Lymphozyten zu lymphokinaktivierenden Killerzellen
Kolonie-stimulierende Faktoren	Granulozyten-CSF-Granulozyten	Expansion der myeloischen Vorläuferzellen und Verkürzung der Neutropeniedauer postzytostatisch
Erythropoetin	Glykoprotein, wird in den peritubulären Zellen der Niere (90%) und der Leber (10%) synthetisiert	Die Bildung wird durch Sauerstoffmangel (z. B. bei Anämie) stimuliert. Es erfolgt die Bindung an Rezeptoren der Vorläuferzellen und veranlasst eine rasche Differenzierung und Proliferation. Normale Plasmakonzentration: 10–25 U/l
Tumornekrosefaktor (TNF)	TNF-α: wird von Makrophagen und Monozyten gebildet TNF-β: wird von Lymphozyten gebildet	Bewirken eine hämorrhagische Tumornekrose ohne gesundes Gewebe zu zerstören

Tab. 8.2 Übersicht über die wichtigsten Zytokine.

8.3 Basisdiagnostik der roten Zellreihe

Kleines und großes Blutbild

Bestimmung der Leukozytenzahl, des Hämoglobins und des Hämatokrits sowie der Thrombozytenzahl (kleines Blutbild). Zur weiteren Differenzierung der Leukozyten dient das große oder Differenzialblutbild. Es bestimmt die Anzahl von Lymphozyten, Monozyten, sowie von neutrophilen, eosinophilen und basophilen Granulozyten. Tab. 8.3 listet die Normwerte des Blutbildes auf.

Parameter	Normwert
Erythrozyten	F: 4,1–5,1/pl; M 4,5–5,9/pl
Retikulozyten	0,8–2,5 % der Erythrozyten
Hämatokrit	F: 0,36–0,46; M: 0,42–0,52
Hämoglobin	F:12,3–15,3 g/dl; M :14,0–17,5 g/dl
MCV	Mittleres korpuskuläres Volumen; Normalwert: 80–96 fl
MCH	Mittlerer korpuskulärer Hb; Normalwert: 28–33 pg
MCHC	Mittlere korpuskuläre Hb-Konzentration; Normalwert 33–36 g/dl Erythrozyten

Tab. 8.3 Normwerte des Blutbildes.

Zellmorphologie

Mikroskopische Beurteilung der Leukozyten- und Erythrozytenmorphologie. Tab. 8.4 gibt einen Überblick über pathologisch veränderte Erythrozyten.

Pathologischer Erythrozyt	Aussehen	Vorkommen
Anisozytose	Ungleiche Größe der Erythrozyten („keine Zelle gleicht der anderen")	Alle Anämien
Anulozyt	Ringform der Erythrozyten bei erniedrigtem Hb-Gehalt (zentrale Abblassung)	Eisenmangelanämie
Basophile Tüpfelung	Punktförmig verteilte basophile Substanz in Erythrozyten bei gesteigerter und gestörter Erythropoese	Bleiintoxikation, Thalassämie
Dakryozyt	Tränentropfenform	Osteomyelofibrose
Howell-Jolly-Körperchen	Kernreste in Erythrozyten	Nach Splenektomie
Makrozyt	Erythrozyt mit Durchmesser von >10 µm, erhöhtem Volumen aber normaler Form	Alkoholismus
Megalozyt	Vergrößerter, hyperchromer, ovaler Erythrozyt	Vitamin-B_{12}-Mangel, Eisenmangel, Folsäuremangel, Thalassämie

Tab. 8.4 Pathologische Erythrozytenformen.

Pathologischer Erythrozyt	Aussehen	Vorkommen
Mikrozyt	Erythrozyt mit einem Durchmesser <7 μm, erniedrigtem Volumen aber normaler Form	Eisenmangel, Thalassämie
Poikilozyt	Abnorm, geformter Erythrozyt	Jede schwere Anämie
Fragmentozyt	Zerrissener Erythrozyt	Hämolytisch-urämisches Syndrom, Moschkowitz-Syndrom, mechanische Hämolyse (z. B. Herzklappen)
Sichelzelle	Kurzlebiger Erythrozyt (<42 Tage), der HbS enthält und unter Sauerstoffentzug Sichelform annimmt	Sichelzellanämie
Sphärozyt	Kugelzelle	Kugelzellanämie
Targetzelle	Erythrozyt mit abnormer Farbverteilung: Hämoglobin ist im Zentrum und ringförmig am Rand verdichtet	Thalassämie, hämolytische Anämie, schwere Eisenmangelanämie

Tab. 8.4 Pathologische Erythrozytenformen (Fortsetzung).

8.4 Leitsymptome der roten Zellreihe

- Schwäche, Müdigkeit, Kopfschmerzen, Schwindel, Ohrensausen, Synkope, Atemnot, Angina pectoris, Herzklopfen, Claudicatio intermittens
- Blässe (besonders an Konjunktiven Schleimhaut und Nagelbett)
- Tachykardie (durch erhöhte Blutdruckamplitude)
- Systolisches Herzgeräusch (verschwindet nach Ausgleich der Anämie)

8.5 Erkrankungen der roten Zellreihe

8.5.1 Anämie (D64.9)

■ **Grundlagen**

Synonyme
Blutarmut

Definition
Verminderung der Sauerstofftransportkapazität des Blutes aufgrund einer verminderten Erythrozytenzahl oder einer Hb-Konzentration.

Ätiologie
Blutverlust (Blutungsanämie): Metomenorrhagien, Magengeschwür, Hämorrhoiden, Darmtumoren
Verminderte Erythropoese:
- Eisenmangelanämie: Schwangerschaft, gestörte Eisenresorption im Darm, Mangelernährung
- Hypochrome Anämie: Vitamin-B_{12}-Mangel, Folsäuremangel
- Infektiös-toxische Anämie: Eisenverwertungsstörung durch Tumor, chronische Entzündung

Gesteigerte Hämolyse (hämolytische Anämien): Erbkrankheiten, Infektionen, künstliche Herzklappen, Autoimmunerkrankungen

Genetik
Siehe Pathogenese

Pathogenese
Verminderte Produktion:
- Aplastische Anämie
- Knochenmarkverdrängung durch Leukämie, Tumoren, Speicherkrankheiten, MDS
- Störung der DNS-Synthese: Vitamin-B_{12}-Mangel
- Störung der Hämoglobinsynthese: medikamententoxisch
- Erythropoetinmangel: renale Anämie
- Kombinierte Störung: bei Entzündung, Infekt, Tumor

Gesteigerter Abbau:
- Angeborener Membrandefekt: hereditäre Sphärozytose, Elliptozytose, Stomatose, Akanthozytose, paroxysmale nächtliche Hämoglobinurie
- Angeborene Enzymdefekte: Mangel z. B. an Pyruvatkinase, Glukose-6-Phosphat-Dehydrogenase, Porphyrien
- Angeborene Hämoglobindefekte: z. B. Sichelzellanämie, Hämoglobin C, Thalassämien
- Antikörpervermittelt: z. B. Wärme/Kälte-Antikörper,
- Infektionen: z. B. Malaria
- Mechanisch: Marschhämoglobinurie, mikroangiopathische hämolytische Anämie, Anämie bei künstl. Herzklappe
- Chemisch: Kupfer
- Lipidstoffwechselstörung: z. B. Zieve-Syndrom

Blutverlust:
- Über Gastrointestinaltrakt: Anämie entsteht nach Erschöpfung der Eisenspeicher
- Traumatisch: in Akutphase normales Hämoglobin und Hämatokrit

Einteilung/Klassifikation
Einteilung nach Größe der Erythrozyten:
- Mikrozytär: kleines Erythrozytenvolumen
- Normozytär: normales Erythrozytenvolumen
- Makrozytär: vergrößertes Erythrozytenvolumen

Einteilung nach Hämoglobingehalt:
- Hypochrom: verminderter Hämoglobingehalt
- Normochrom: normaler Hämoglobingehalt
- Hyperchrom: vermehrter Hämoglobingehalt

■ Klinik

Anamnese
- Bei chronischem Eisenmangel: langsam über Wochen
- Bei Blutverlust: plötzlicher Beginn
- Essgewohnheiten: fleischfreie, eisenarme Diät (Vegetarier)
- Bei Frauen: verlängerte, verstärkte Menstruation, Schwangerschaft
- Verfärbung von Stuhl (Teerstuhl bei GI-Blutung), Urin (Bierbraun bei Hämolyse)
- Medikamente, Alkohol, Drogen
- Familienanamnese: topographisch gehäuftes Auftreten

Körperliche Untersuchung
- Ikterus: Verdacht auf Hämolyse (kein Pruritus, wie bei Cholestase)
- Gefäßmissbildungen: Verdacht auf okkulte Blutung
- Zungenatrophie und neurologische Auffälligkeiten bei perniziöser Anämie
- Nagelveränderungen und Mundwinkelrhagaden z. B. bei Eisenmangel

- Beinulzera: Sichelzellanämie
- Splenomegalie, Lymphadenopathie z. B. bei hämolytischer Anämie
- Graues Hautkolorit bei renaler Anämie

■ Diagnostik

Labor
- Hämoglobinkonzentration
- Hämatokrit
- Retikulozyten:
  - Erniedrigt bei Bildungsstörungen
  - Erhöht bei vermehrtem Verlust
- MCV:
  - Erniedrigt bei Eisenmangel, Thalassämie, chronische Erkrankungen
  - Normale bei Hämolyse, renale Anämie
  - Erhöht bei Vitamin-B_{12}- oder Folsäuremangel
- MCH:
  - Erniedrigt bei Verdacht auf Eisenmangel
  - Normal bei Hämolyse, renaler Anämie
  - Erhöht: bei Vitamin-B_{12}-Mangel
- Morphologische Veränderungen der Erythrozyten im Blutausstrich (s. o.)
- Bestimmung von Ferritin und Transferrin
- Bestimmung der Hämolyse Parameter: LDH, Haptoglobin, Retikulozyten

Biopsie
Bei Verdacht auf auf Bildungsstörung weitere Abklärung mittels KMP erforderlich

Histologie
- Eisenfärbung: Quantifizierung des Eisenspeichers
- Bestimmung der Zellularität: erniedrigt bei Bildungsstörungen, erhöht bei Umsatzstörungen
- Beurteilung der Erythropoese
- Nachweis einer Knochenmarkinfiltration

8.5.2 Eisenmangelanämie (D50.9)

■ Grundlagen

Epidemiologie
Häufigste Anämieursache mit ca. 80 %; m:w 1:8

Ätiologie
- Blutverlust: mit 80 % die häufigste Ursache
- Erhöhter Eisenbedarf: z. B. Schwangerschaft und Wachstum
- Mangelhafte Resorption: z. B. nach Gastrektomie, Mangelhafte Zufuhr: Vegetarier

Assoziierte Erkrankungen
Nach Gastrektomie, Malassimilation oder chronisch-entzündlicher Darmerkrankung

Pathophysiologie
Prälatenter Eisenmangel: Ferritin erniedrigt, d. h. die Eisenspeicher sind erschöpft; keine Veränderung von Blutbild, Serumeisen und Eisenbindungskapazität.

Latenter Eisenmangel: Zusätzliche Erniedrigung des Serumeisens, Erhöhung der Eisenbindungskapazität. Als Ausdruck der eisendefizitären Erythropoese kann das MCV erniedrigt sein. Auch ohne Vorliegen einer Anämie können bereits in diesem Stadium klinische Symptome auftreten.

Manifester Eisenmangel: Eisenmangelanämie: MCV und MCH erniedrigt (mikrozytär, hypochrom), Ferritin und Eisen erniedrigt, Transferrin und damit Eisenbindungskapazität erhöht.

 Merke: Sonderform Plummer-Vinson-Syndrom: Eisenmangelanämie mit Schleimhautatrophie mit schmerzhafter Dysphagie. Ursache der Schluckstörung sind ringförmig vorspringende Schleimhautfalten im Ösophagus.

Pathologischer Befund
Poikilozytose, Anisozytose, mikrozytäre Erythrozyten, hypochrome Erythrozyten

Risikofaktoren
Vegetarier, Schwangerschaft

Einteilung/Klassifikation
- Prälatenter Eisenmangel
- Latenter Eisenmangel
- Manifester Eisenmangel

■ Klinik
Anamnese
Fragen nach Essgewohnheiten (Vegetarier), Medikamenten (NSAR), Blutverlust (Teerstühle)
Leistungsminderung, Atemnot, Herzklopfen

Körperliche Untersuchung
- Trockene Haut, brüchige Fingernägel und Haare, Glossitis, Stomatitis, Mundwinkelrhagaden, Teerstühle, Menorrhagien
- Rektale Untersuchung (obligat): z. B. Blutverlust durch Rektumkarzinom
- Hämoccultest
- Endoskopie, urologische, gynäkologische Untersuchung

■ Diagnostik
Labor
- MCH und MCV erniedrigt; häufig Anulozyten oder Targetzellen
- Erythrozytenzahl ist anfangs noch normal

 Merke: Eisenmangel führt primär zu einer Störung der Hämoglobinsynthese, nicht aber zur Störung der Erythropoese.

- Eisen und Ferritin sind erniedrigt
- Transferrin und damit Eisenbindungskapazität erhöht

> Tipp: Ferritin wird als Maß für das Speichereisen verwendet. Als Akut-Phase-Protein ist es bei Erkrankungen (z. B. chronischer Infekt, Tumor) erhöht, ohne dass das Speichereisen selbst erhöht sein muss.

■ Differenzialdiagnose
- Andere Anämieformen
- Schwangerschaftshydramie: Verdünnungsanämie durch Wasserretention
- Runner anemia: Verdünnungsanämie durch Zunahme des Plasmavolumens und mechanische Hämolyse bei intensivem Laufen, Joggen

■ Therapie – konservativ
Eisendragees (z. B. Ferro 66)

Merke: Nur Fe II wird zu 20 % aus dem Darm resorbiert.

Dosierung/Anwendung
100–200 mg/d Fe II verteilt auf 2 Tagesdosen. Die orale Eisensubstitution sollte ca. 3–6 Monate zur Auffüllung der Eisenspeicher durchgeführt werden.

Nebenwirkung
Schwarzfärbung des Stuhls, gastrointestinale Beschwerden, Überdosierung

Wechselwirkung
Tetrazykline, Antazida, Colestyramin

■ Therapie – konservativ

Eisen-(III)Glukonat (Ferrlecit)

Dosierung/Anwendung
Maximale Einzeldosis 62,5 mg

Nebenwirkung
Kopfschmerzen, Hitzegefühl, Übelkeit, erbrechen, Metallgeschmack, Herzschmerzen, anaphylaktischer Schock, Thrombophlebitis

■ Prophylaxe
Eisensubstitution bei Schwangeren, Frühgeborenen

8.6 Physiologie der weißen Blutzellen

Die **Lymphozytopoese** findet im Knochenmark, im Lymphknoten, submukösenlymphatischen Geweben (z. B. Tonsillen, darmassoziiertes lymphatisches Gewebe), in der Milz und im Thymus (beim Kind) statt.

Unter **Myelopoese** versteht man die Bildung der knochenmarksgebundenen Zellsysteme Granulozyten, Thrombozyten und Monozyten. Die Erythrozyten und Megakaryozyten spalten sich frühzeitig unter dem Einfluss von Erythropoetin von der pluripotenten Stammzelle.

Die **T- und B-Lymphozyten** leiten sich aus den lymphopoetischen Stammzellen ab. Mittels Immunphänotypisierung können Lymphozyten nach ihren Oberflächenantigenen klassifiziert werden. (wichtig zur Klassifikation von Lymphomen oder Leukämien). Die Reifung der B-Lymphozyten erfolgt im Knochenmark und in den Lymphknoten. Die funktionelle Differenzierung der T-Lymphozyten erfolgt im Thymus.

Reife **Granulozyten** und **Thrombozyten** sind nicht mehr teilungsfähig, die Verweildauer im Blut beträgt für Thrombozyten 10 Tage und für Granulozyten <1 Tag.

Monozyten wandern ins Gewebe aus und differenzieren sich zu Makrophagen, die zur Teilung befähigt sind. Sie bilden gemeinsam das Monozyten-Makrophagen-System, das das retikulo-histiozytäre System abgelöst hat.

8.7 Erkrankungen der Milz

8.7.1 Hyperspleniesyndrom (D73.1)

■ Grundlagen

Synonyme
Hypersplenismus

Definition
Bei Splenomegalie auftretende Milzüberfunktion mit vermehrtem Pooling und nachfolgender Sequestration von Blutzellen. Folge ist eine Panzytopenie.

Epidemiologie

Ätiologie

Meist hämatologische Erkrankungen, portale Hypertension und rheumatoide Arthritis

Pathogenese

Pooling der Blutzellen mit vermehrter Sequestration der Blutzellen

■ Klinik

Anamnese

Zeichen eine Anämie (s. Kap. 8.5.1)

Körperliche Untersuchung
- Palpation: Milz unter Rippenbogen tastbar
- Sonographie: vergrößerte Milz (Normwerte 4–7–11 cm)

■ Diagnostik

Labor

Panzytopenie, Hämolysezeichen

Technische Diagnostik

Biopsie

Knochenmarkpunktion

Histologie

Kompensatorische Knochenmarkhyperplasie

■ Therapie – konservativ

Therapie der Grunderkrankung. Bei persistierender Panzytopenie: Splenektomie

8.8 Leukämien

8.8.1 Akute lymphatische Leukämie (C91.0)

■ Grundlagen

Synonyme

ALL

Definition

20 % der Leukämien im Erwachsenenalter und 80 % der Leukämien im Kindesalter

Epidemiologie

Inzidenz im Kindesalter 5/100.000. Zwischen 30. und 40. Lebensjahr liegt die Inzidenz bei 0,5/100.000. Zweiter Häufigkeitsgipfel ist im Alter von 80 Jahren mit einer Inzidenz von 2/100.000.

Ätiologie

Weitgehend unbekannt; die T-ALL wird durch den HTLV 1 verursacht; durch Knochenmarkschädigungen mit ionisierenden Strahlen, Benzol, Zytostatika

Assoziierte Erkrankungen

Down-Syndrom, Ataxia teleangiectaticia, Bloom-Syndrom. Zunahme von sekundären ALL durch aggressives Therapieprotokoll in der Hämatologie und Onkologie

Pathogenese

Durch Schädigung des Knochenmarks erfolgt eine neoplastische Transformation der hämatopoetischen Stammzellen und Expansion des malignen Zellklons. Daraus resultiert die Verdrängung der normalen Hämatopoese.

Hämatologie

Einteilung/Klassifikation

ALL-Subtyp	Definition
B-Vorläufer-Zell-ALL	2 von 3 Markern positiv: CD19 und/oder CD79a und/oder CD22; außerdem meist TdT+, HLA-DR+
• Pro-B-ALL	• Keine zusätzlichen Marker
• Common-ALL	• CD10+, zytoplasmatisches IgM-
• Prä-B-ALL	• Zytoplasmatisches IgM+, CD10+/-, Oberflächen(Surface)-IgM-
B-ALL	Wie B-Vorläufer, aber zusätzlich SIgM+ (mit Kappa- oder Lambda-Leichtkettenrestriktion), CD10+/-, TdT-/(+)
T-Vorläufer-Zell-ALL	Zytoplasmatisch/membranös CD3+; meist TdT+, HLA-DR-, CD34-
Frühe T-ALL (pro- und prä-T)	CD7+ (pro-T); CD2+ und/oder CD5+ und/oder CD8+ (prä-T)
Intermediäre (kortikale T-ALL)	CD1a+, CD7+
Reife T-ALL	Membran CD3+, CD1a-
AUL	Unklassifizierbar; unabhängig von HLA-DR, TdT oder CD34-Reaktion; CD45 positiv, ohne Nachweis von B-, T- oder myeloischen Antigenen

Tab. 8.5 Einteilung der ALL.

Morphologische Klassifikation nach FAB:
- L1: morphologisch typische Lymphoblasten
- L2: undifferenzierte Blasten (Peroxidase-negativ)
- L3: (selten) Burkitt-Typ der Blasten

■ Klinik

Anamnese
Müdigkeit, Leistungsknick, Dyspnoe, Tachykardie, Blässe, erhöhte Infektanfälligkeit, Petechien, Ekchymosen, Menorrhagien, Epistaxis
Zeichen einer Leukostase: Hypoxie, diffuse pulmonale Verschattung, retinale Einblutungen, Verwirrtheit oder andere neurologische Ausfälle, arterielle Verschlüsse

 Achtung: Immer Indikation zur Notfalltherapie!

Körperliche Untersuchung
- Inspektion: Petechien, Hämatome, Fazialisparese (ZNS-Befall in 6 %), obere Einflussstauung bei mediastinalen Lymphknotenvergrößerungen
- Palpation; Lymphadenopathie, Splenomegalie, Hepatomegalie (extramedullärer Befall)

■ Diagnostik

Labor
- Blutbild: Hämoglobin ↓, Leukozyten ↑↑, Thrombozyten ↓
- Differenzialblutbild: neutrophile Granulopenie mit Blastenvermehrung
- Virusserologie: Hepatitis A, B, C, HIV, CMV, HSV, VZV (zum Ausschluss)
- Vor Therapieeinleitung: Blutgruppenbestimmung, Antikörperbestimmung, HLA-Typisierung des Patienten und Geschwister vor anstehender allogener Transplantation

Technische Diagnostik
- EKG: Ausschluss kardialer Vorschädigungen
- Röntgen-Thorax und Nasennebenhöhlen zum Ausschluss von Infekten
- CT-Thorax und Abdomen zum Ausschluss mediastinaler und abdominaler Lymphknoten

Biopsie
- Liquorpunktion: Ausschluss einer ZNS-Beteiligung
- Knochenmarkpunktion mit Histologie und Zytologie

Histologie
- Zytologie: >20 % blastären Zellen
- Morphologische und immunologische Klassifikation s. o.
- Zytogenetik: Aberrationen bei ca. 85 % der Patienten
  - t(9;22) Philadelphia-Chromosom (am häufigsten)
  - t(4;11) bei 70 % der Patienten mit Pro-B-ALL

■ Differenzialdiagnose
Aplastisches Syndrom, MDS, Mononukleose

■ Therapie – konservativ
- Vorphasetherapie mit Prednison und Vincristin bei hohen Leukämiezahlen, um ein Tumorlysesyndrom zu verhindern
- Remissionsinduktionstherapie mit Prednison, Vincristin, Daunorubicin, L-Asparaginase (führt in 95 % zur Vollremission)
- Konsolidierungstherapie nach Erreichen einer kompletten Remission mit den gleichen Substanzen
- Erhaltungstherapie mit Methotrexat und 6-Mercaptopurin für 24 Monate

Vincristin (Vincristin Bristol)

Wirkung/Wirkprinzip
Mitosehemmstoff. Hemmung der RNA-Polymerasen, dadurch wird die RNA-Synthese vermindert. Apoptoseindukton. Zytochrom-P450-abhängige hepatische Metabolisierung. Vorwiegend biliäre Elimination (80 %)

Dosierung/Anwendung
1–1,4 mg/m² KOF/d i.v.; max. Dosis 2 mg

Nebenwirkung
Übelkeit, Erbrechen, Diarrhö, Dermatitis, Stomatitis, Neurotoxizität, Polyneuropathie (dosisbegrenzend)

Wechselwirkung
- Antagonismus mit Cisplatin, Erniedrigung von Phenytoin- und Digoxinspiegel
- Erhöhte Toxizität durch Kalziumantagonisten

Kontraindikationen
Floride Entzündung. Eingeschränkte Leberfunktion. Neuropathien

Daunorubicin (Daunoblastin)

Wirkung/Wirkprinzip
Hemmung von DNA- und Proteinsynthese. Hepatische Metabolisierung

Dosierung/Anwendung
Je nach Protokoll; meistens an Tag 1–3 30–60 mg/m²/KOF/d, Dosisanpassungen bei Kreatininwerten von 3,0 mg/dl

Nebenwirkung
Panzytopenie, Arrhythmien, Ischämien, Infarkte, dilatative Kardiomyopathie, Übelkeit, Erbrechen, Diarrhö, Leberschäden, Stomatitis, Tubulusschädigungen der Niere, Paravasate

Wechselwirkung
Unverträglichkeit mit Heparin-Natrium und Dexamethasonphosphat
Kontraindikationen
Kardiale Erkrankungen, schwere Infekte, Leberfunktionsstörungen

L-Asparaginase (Erwinase)
Wirkung/Wirkprinzip
G1-Phase-Arrest. Apoptoseinduktion. Hemmt die Metabolisierung von Asparagin zu Aspartat und Ammoniak.
Dosierung/Anwendung
200(–1000) IE/kg KG/d über 10–20 Tage
Nebenwirkung
Mögliche hämolytische Anämie, Übelkeit, Erbrechen, Diarrhö, Leberfunktionsstörungen, Pankreatitis, allergisches Exanthem, akute Enzephalopathie, hirnorganisches Psychosyndrom
Wechselwirkung
Verstärkung der Wirkung von Methotrexat und Ara-C
Kontraindikationen
- Gerinnungsstörungen
- Leberfunktionsstörungen
- Pankreatitis

Methotrexat (Lantarel)
Wirkung/Wirkprinzip
Folsäureantagonist, Spezifische Hemmung der Dihydrofolatreduktase, dadurch Hemmung der Purinbiosythese. Antagonisierbar durch Tetrahydrofolsäurederivate (Leukovorin)
Dosierung/Anwendung
Abhängig vom Protokoll. Anpassung der Dosis bei eingeschränkter Nierenfunktion
Nebenwirkung
Knochenmarksuppression, Übelkeit, Erbrechen, GI-Blutungen, Ulzerationen, Alopezie, Dermatitis, Exantheme, Juckreiz, Osteoporose, Hyperurikämie, Niereninsuffizienz, Enzephalopathie, allergische Reaktionen
Wechselwirkung
Verstärkung der Nephrotoxizität durch andere nephrotoxische Präparate
Kontraindikationen
Eingeschränkte Nierenfunktion (Kreatinin-Clearance <60 ml/min), „dritter Raum" (Pleuraergüsse, Aszites), schwere Leberfunktionseinschränkung

6-Mercaptopurin (Puri-Nethol)
Wirkung/Wirkprinzip
Hemmung der Purinbiosynthese. Zellzyklusspezifische Wirkung in S-Phase
Dosierung/Anwendung
2,5 mg/kg KG
Nebenwirkung
Knochenmarksuppression, Anorexie, Übelkeit, Erbrechen, Leberschäden, Stomatitis, Alopezie, Hautausschlag, Hyperurikämie
Wechselwirkung
Verminderung der oralen Antikoagulanzien
Kontraindikationen
Schwere Einschränkungen der Leberfunktion

■ Prognose
Natürlicher Verlauf

Faktor	Günstige Prognose	Ungünstige Prognose
Leukozyten	<20.000/µl	>100.000/µl
Alter	1–5 (9) Jahre	<1 Jahre, ≥10 (>14) Jahre
Ansprechen nach 7 Tagen Prednison Vortherapie (plus i.th. MTX)	<1000 Blasten/µl	≥1000 Blasten/µl
Ansprechen auf initiale Induktionstherapie (Dauer: 4–5 Wochen)	M1-Mark*	M2-, M3-Mark* (z. B. NR Tag 33)
Nachweis einer minimal residual disease	Negativ nach 5 Wochen	Positiv (≥10^{-3}) nach 12 Wochen
Chromosomenzahl	>50	<46
DNA-Index	≥1,16	<1,0
Translokationen/Fusionsgene	t(12;21)/TEL-AML1	t(9;22)/BCR-ABL; t(4;11)/mIL-AF4
Wahrscheinlichkeit des ereignisfreien Überlebens nach 5 Jahren	0,80	Abhängig von Konstellation zwischen 0,10 und 0,60

*M1-Mark: <5 % Blasten ; M2-Mark: ≥5 % bis <25 % Blasten ; M3-Mark: ≥25 % Blasten im Knochenmark.

Tab. 8.6 Prognostische Faktoren bei der Therapie der ALL.

Komplikationen
Rezidiv

8.8.2 Akute myeloische Leukämie (C92.1)
■ Grundlagen
Synonyme
AML

Epidemiologie
Ca. 80 % der akuten Leukämien des Erwachsenen, ca. 15–20 % der akuten Leukämien im Kindesalter. Die Inzidenz nimmt mit dem Alter deutlich zu. Medianes Erkrankungsalter 65 Jahre

Ätiologie
Unbekannt

Assoziierte Erkrankungen
- Angeborene: Fanconi-Anämie, Kostman-Syndrom, Down-Syndrom
- Erworben: myelodysplastisches Syndrom, chronische myeloische Leukämie, Polycythaemie vera, Osteomyelofibrose, essenzielle Thrombozytämie, aplastische Anämie, paroxysmale nächtliche Hämoglobinurie

Pathogenese
Durch Schädigung des Knochenmarks erfolgt eine neoplastische Transformation der hämatopoetischen Stammzellen und Expansion des malignen Zellklons. Daraus resultiert die Verdrängung der normalen Hämatopoese.

Risikofaktoren
Benzol, Strahlung, Chemotherapeutika

Einteilung/Klassifikation

FAB-Subtyp	Bezeichnung	Zytogenetische Aberrationen
M0	Akute myeloische Leukämie mit minimaler Differenzierung	–
M1	Akute myeloische Leukämie ohne Ausreifung	–
M2	Akute myeloische Leukämie mit Ausreifung	t(8;21)
M3	Akute Promyelozyten-Leukämie (APL)	t(15;17)
M3v	Akute Promyelozyten-Leukämie, mikrogranuläre Form	t(15;17)
M4	Akute myelomonozytäre Leukämie	–
M4Eo	Akute myelomonozytäre Leukämie mit Eosinophilie	inv(16)
M5a	Akute Monoblasten-Leukämie	–
M5b	Akute Monozyten-Leukämie	–
M6	Akute Erythroleukämie	–
M7	Akute Megakaryoblasten-Leukämie	–

Tab. 8.7 FAB-Klassifikation der AML.

AML mit typischen genetischen Aberrationen	Fusionsgen
AML mit t(8;21)(q22;q22)	AML1/ETO
AML mit inv(16)(p13q22)* oder t(16;16)(p13,q22)	CBFβ/MYH11
Akute Promyelozytenleukämie mit t(15;17)(q22;q12)	PML/RARα
AML mit 11q23-Aberration	MLL/XX-Rearrangements
AML mit einer Mehrliniendysplasie	
AML ohne vorangegangenes myelodysplastisches Syndrom (MDS)	
AML nach MDS	
AML mit einer Mehrliniendysplasie	
AML nach Alkylanzien	
AML nach Topoisomeraseinhibitoren	
Andere	
AML, die in den o. g. Gruppen nicht kategorisiert werden können	**Entspricht nach FAB**
Minimal differenzierte AML	M0
AML ohne Reifung	M1

Tab. 8.8 WHO-Klassifikation der AML.

AML mit Reifung	M2
Akute myelomonozytäre Leukämie	M4
Akute monozytäre Leukämie	M5
Akute Erythro-Leukämie	M6
Akute Megakaryoblasten-Leukämie	M7
Akute Basophilen-Leukämie	M2 baso
Akute Myelofibrose	
Myelosarkom/extramedulläre Leukämie	
Akute Leukämien mit unklarer Linienzugehörigkeit	
Akute undifferenzierte Leukämie	
Akute bilineale Leukämie	
Akute biphänotypische Leukämie	

* Die AML mit inv(16) ist typischerweise morphologisch mit der „akuten myelomonozytären Leukämie mit atypischen Eosinophilen (M4eo)" korreliert.

Tab. 8.8 WHO-Klassifikation der AML (Fortsetzung).

■ Klinik

Anamnese
Müdigkeit, Leistungsknick, Dyspnoe, Tachykardie, Blässe, erhöhte Infektanfälligkeit, Petechien, Ekchymosen, Menorrhagien, Epistaxis
Zeichen einer Leukostase: Hypoxie, diffuse pulmonale Verschattung, retinale Einblutungen, Verwirrtheit oder andere neurologische Ausfälle, arterielle Verschlüsse

 Achtung: Immer Indikation zur Notfalltherapie!

Körperliche Untersuchung
- Inspektion: Petechien, Blutungen, Hautinfiltrate, Gingivahyperplasie
- Palpation: Hepatosplenomegalie (bei extramedullärem Befall besonders bei FAB M4/5)

■ Diagnostik

Labor
- Blutbild: Hämoglobin ↓, Leukozyten ↑↑, Thrombozyten ↓
- Differenzialblutbild: neutrophile Granulopenie mit Blastenvermehrung
- Gerinnungskontrolle: Gefahr eine disseminierten intravasalen Koagulopathie, v. a. bei FAB M3
- Virusserologie: Hepatitis A, B, C, HIV, CMV, HSV, VZV (zum Ausschluss)
- Vor Therapieeinleitung: Blutgruppenbestimmung, Antikörperbestimmung, HLA-Typisierung des Patienten und Geschwister vor anstehender allogener Transplantation

Technische Diagnostik
- EKG: Ausschluss kardialer Vorschädigungen
- Röntgen-Thorax und Nasennebenhöhlen zum Ausschluss von Infekten

Biopsie
Knochenmarkpunktion mit Histologie und Zytologie

Histologie
- Zytologie: >20 % blastären Zellen
- Morphologische Klassifikation s. o.
- Immunphänotypisierung: weniger Bedeutung, als bei ALL
- Zytogenetik oder FISH (Fluoreszenz-in-situ-Hybridisierung)

 Merke: Der Karyotyp liefert unabhängige prognostische Informationen und ist für die Therapieentscheidung von Bedeutung.

■ Differenzialdiagnose
Aplastisches Syndrom, myelodysplastisches Syndrom, Mononukleose

■ Therapie – konservativ
- Induktionschemotherapie: Ziel ist eine komplette hämatologische Remission (<5 % Blasten im Knochenmark)
- Applikation von 2 Zyklen Kombinationschemotherapie
- Aplasiestanze zur Verlaufskontrolle an Tag 15
- Konsolidierungstherapie nach Erreichen einer kompletten Remission zur weiteren Verringerung der Leukämie und Senkung des Rezidivrisikos

Daunorubicin (Daunoblastin)

Wirkung/Wirkprinzip
Hemmung von DNA- und Proteinsynthese. Hepatische Metabolisierung

Dosierung/Anwendung
Je nach Protokoll; meistens an Tag 1–3 30–60 mg/m² KOF/d; Dosisanpassungen bei Kreatininwerten von 3,0 mg/dl

Nebenwirkung
Panzytopenie, Arrhythmien, Ischämien, Infarkte, dilatative Kardiomyopathie, Übelkeit, Erbrechen, Diarrhö, Leberschäden, Stomatitis, Tubulusschädigungen der Niere, Paravasate

Wechselwirkung
Unverträglichkeit mit Heparin-Natrium und Dexamethasonphosphat

Kontraindikationen
Kardiale Erkrankungen, schwere Infekte, Leberfunktionsstörungen

Ara-C (Alexan)

Wirkung/Wirkprinzip
Antimetabolit, Hemmung der von DNA-Polymerasen, Verminderung der DNA-Synthese

Dosierung/Anwendung
Je nach Protokoll

Nebenwirkung
Panzytopenie, Übelkeit, Erbrechen Diarrhö, Kolitis, akute Pankreatitis, Haut- Schleimhautentzündungen, Hyperurikämie, Herzrhythmusstörungen, Thrombophlebitis, Pneumonie, Nierenfunktionsstörung, Fieber, ZNS-Störungen, Korneatoxizität mit hämorrhagischer Konjunktivitis

 Achtung: Bei Hochdosis-Ara-C immer Steroide als Augentropfen!

Wechselwirkung
- Inkompatibel mit 5-FU, Methotrexat
- Digoxinspiegel erniedrigt

Kontraindikationen
Überempfindlichkeit, ausgeprägte Zytopenie

Allogene Stammzelltransplantation
Konsolidierung der 1. Wahl. Therapie mit höchstem antileukämischen Potenzial. Indikation: Patienten<50 Jahre; in Remission und infektfrei

 Merke: Wichtig ist ein histokompatibler Spender.

■ Prognose
Natürlicher Verlauf

Internationale Einteilung	Gute Prognose	Schlechte Prognose
Zytogenetik	FAB M3, t(15;17)	
	t(8;21), inv(16)	del5, -7, komplexe Aberrationen
In Deutschland übliche Einteilung	**Standardrisiko***	**Hochrisiko**
	FAB M1/M2 Auer**, FAB M3**	
	FAB M4Eo*	Andere
Zusätzliche Bedingung für Standardrisiko: Blastenreduktion Tag 15 <5 %, FLT3-ITD-negativ (Ausnahme FAB M3; AML bei M. Down)		
* oder günstige Zytogenetik wie international üblich		

Tab. 8.9 Prognostische Faktoren bei der Behandlung der AML.

8.9 Lymphome

8.9.1 Hodgkin-Lymphome (C81.9)

■ Grundlagen

Synonyme
Morbus Hodgkin, Lymphogranulomatose, Hodgkin´s disease

Definition
Monoklonales B-Zell-Lymphom. Im Frühstadium eine lokalisierte Lymphknotenerkrankung, im fortgeschrittenen Stadium ist es eine Systemerkrankung

Epidemiologie
Inzidenz: 2-4/100.000/Jahr, Häufigkeitsgipfel 20.–30. Lebensjahr und 60. Lebensjahr; m:w 10:6

Ätiologie
Unbekannt

Lokalisation
Im lokalisierten Stadium Befall eines Lymphknotens; im fortgeschrittenen Stadium Manifestation in extralymphatischen Organen (Knochenmark, Leber)

Assoziierte Erkrankungen
HIV und EBV

Pathogenese
Immunglobulinumlagerung und Hypermutation in den malignen Zellen (Sternberg-Reed-Zellen) mit Ursprung in den Keimzentren der B-Lymphozyten. Durch fehlende Antigenproduktion existieren keine B-Zell-Marker.

Pathologischer Befund
Buntes Zellbild durch reaktive CD-4-positive Lymphozyten, Monozyten, Eosinophile und Fibroblasten

Einteilung/Klassifikation
Histologische Klassifikation nach WHO:
- Nodulär-sklerosierende Form: 82 %
- Mischzelliger Typ: 14 %
- Lymphozytenreicher Typ: 3 %
- Lymphozytenarmer Typ: 1 %
- Noduläres lymphozytenprädominantes Hodgkin-Lymphom 5 %

Stadium	Klinik
I	Befall einer einzelnen Lymphknotenregion (I) oder lokalisierter Befall eines einzelnen extralymphatischen Organs oder Bezirks (IE)
II	Befall von 2 oder mehr Lymphknotenregionen auf der gleichen Seite des Zwerchfells (II) oder lokalisierter Befall eines einzelnen extralymphatischen Organs oder Bezirks und seines (seiner) regionären Lymphknoten mit oder ohne Befall anderer Lymphknotenregionen auf der gleichen Zwerchfellseite (IIE)
III	Befall von Lymphknotenregionen auf beiden Seiten des Zwerchfells (III), ggf. zusätzlich lokalisierter Befall eines extralymphatischen Organs oder Bezirks (IIIE) oder gleichzeitiger Befall der Milz (IIIS) oder gleichzeitiger Befall von beiden (IIIE+S)
IV	Disseminierter (multifokaler) Befall eines oder mehrerer extralymphatischer Organe mit oder ohne gleichzeitigen Lymphknotenbefall; oder isolierter Befall eines extralymphatischen Organs mit Befall nichtregionärer Lymphknoten

Jedes Stadium wird in A- und B-Kategorien unterteilt:
A: Fehlen definierter Allgemeinsymptome
B. Folgende definierten Allgemeinsymptome
- a) Unerklärlicher Gewichtsverlust von mehr als 10 % in den letzten 6 Monaten und/oder
- b) unerklärtes persistierendes oder rekurrierendes Fieber mit Temperaturen über 38°C und/oder
- c) starker Nachtschweiß

Tab. 8.10 Ausbreitungsstadien des Morbus Hodgkin, modifiziert nach der durch die UICC aktualisierten Ann-Arbor-Klassifikation.

■ Klinik

Anamnese
Schmerzlose Lymphadenopathie. Klassische B-Symptomatik: Fieber, Nachtschweiß, Gewichtsverlust

Körperliche Untersuchung
- Inspektion: Lymphadenopathie
- Palpation: Hepato- und/oder Splenomegalie

Diagnostik

Labor
- Blutbild mit Differenzialblutbild: LDH-Erhöhung, BSG-Erhöhung, Lymphozytopenie, Eosinophilie
- Virusdiagnostik zum Ausschluss von EBV, HIV, Hepatitis

Technische Diagnostik
- EKG
- Röntgen-Thorax
- Sonographie Abdomen
- CT Hals, Thorax, Abdomen

Biopsie
- Lymphknotenbiopsie
- Knochenmarkpunktion zum Ausschluss einer Knochenmarkinfiltration

Histologie

Differenzialdiagnose

Lymphknotenschwellungen anderer Genese: Non-Hodgkin-Lymphome, Metastasen regionaler Tumoren, Lokalinfektionen, Infektionskrankheiten (Mononukleose, Röteln, Toxoplasmose, HIV) Tbc, M. Boeck, Bronchialkarzinome, Magen-Darm-Tumoren

Therapie – konservativ

 Achtung: Therapie immer in Zentren nach Therapieprotokollen der DHSG!

Gruppe	Stadium	Standardtherapie	DHSG-Studienprotokoll
Lokalisiert	I + II ohne RF	2× ABVD + 30 Gy IF-RT	HD 13
Intermediär	I + II mit RF	4× ABVD + 30 Gy IF-RT	HD 14
Fortgeschritten	IIB mit RF III + IV	8× BEACOPP (eskaliert) + RT von initialem Bulktumor oder Restlymphom	HD15

Tab. 8.11 Chemotherapie der Hodgkin-Lymphome. ABVD-Schema: Adriamycin, Bleomycin, Vinblastin, Dacarbazin; Wiederholung an Tag 29; BEACOPP-Schema (eskaliert mit G-CSF ab Tag 8): Bleomycin, Etoposid, Adriamycin, Cyclophosphamid, Vincristin, Procarbazin, Prednison; Wiederholung Tag 22. RF= Risikofaktoren, IF= involved field, RT= Radiotherapie.

Rezidivtherapie:
- Strahlentherapie bei Lokalrezidiv einer nicht vorbestrahlten Region
- Konventionelle alternierende Chemotherapie bei chemonaiven Patienten
- Hochdosischemotherapie mit autologer Stammzelltransplantation
- Hochdosischemotherapie nach dem BEAM-Protokoll mit BCNU, Etoposid, Ara-C, Melphalan

Prognose

Natürlicher Verlauf
Heilungsquote:
- Limitierte Stadien: 90 %
- Intermediäre Stadien: 70 %
- Fortgeschrittene Stadien: 50 %

Komplikationen

Häufigste Todesursachen: therapierefraktäres Rezidiv, Sekundärneoplasien, Infektionen, kardiopulmonale Schäden

8.9.2 Non-Hodgkin-Lymphome

■ Grundlagen

Synonyme

NHL

Definition

Heterogene Gruppe von malignen Erkrankungen der Lymphozyten, meist von den B-, selten auch von den T-Lymphozyten ausgehend

Epidemiologie

Inzidenz ca. 10/100.000 jährlich mit zunehmender Tendenz. Männer erkranken etwas häufiger als Frauen. Immunsupprimierte, insbesondere AIDS-Patienten, haben eine bis zu 1000-fach erhöhtes Risiko.

Ätiologie

- Viren: HTLV1 bei t-Zell-Lymphomen, EBV, bei endemischen und bei HIV-assoziierten Burkitt-Lymphomen
- Chromosomenaberration: Blockierung der Apoptose und Inaktivierung der Tumorsuppressorgene
- Bakterien: H. pylori gehäuftes Auftreten von niedrig malignen MALT-Lymphome
- Erworben: Zytostatika, HIV-Infektion

Lokalisation

Befall von Lymphknoten oder extralymphatischer Organe

Genetik

- t(8;14)(q24;q32) – typisch für Burkitt-Lymphom, diffus-großzelliges B-NHL, selten multiples Myelom
- t(11;14)(q13;q32) – typisch für Mantelzelllymphom, gelegentlich multiples Myelom oder chronische lymphatische Leukämie
- t(14;18)(q32;q21) – typisch für das follikuläre Lymphom

Assoziierte Erkrankungen

Siehe Ätiologie

Pathogenese

Vermutlich spielen sog. Hybridgene eine Rolle.

Einteilung/Klassifikation

Die **WHO-Klassifikation** klassifiziert (wie auch schon die R.E.A.L.-Klassifikation) die NHL nach zytomorphologischen, immunologischen und genetischen Merkmalen.

- Vorläufer-B-Zell-Lymphome
  - Vorläufer-B-lymphoblastisches Lymphom/Leukämie
- Reife-B-Zell-Lymphome
  - B-CLL/kleinzelliges lymphozytisches Lymphom
  - Haarzell-Leukämie
  - Plasmozytom
  - Extranodales MALT-Lymphom
  - Mantelzell-Lymphom
  - Diffuses großzelliges B-Zell-Lymphom
  - Burkitt-Lymphom/-Leukämie

- Vorläufer-T-Zell-Lymphome
  - Vorläufer-T-lymphoblastisches Lymphom/Leukämie
- Reife-T-Zell-Lymphome
  - Mycosis fungoides/Sézary-Syndrom
  - Peripheres T-Zell-Lymphom
  - NK-Zell-Leukämie
  - Angioimmunoblastisches T-Zell-Lymphom
  - Anaplastisches großzelliges Lymphom, T-/Null-Zell-Typ

Stadieneinleitung nach Ann Arbor:

- Stadium I: Befall einer einzigen Lymphknotenregion ober- oder unterhalb des Zwerchfells
- Stadium II: Befall von zwei oder mehr Lymphknotenregionen ober- oder unterhalb des Zwerchfells
- Stadium III: Befall auf beiden Seiten des Zwerchfells
- Stadium IV: Befall von nicht primär lymphatischen Organen (z. B. Leber, Knochenmark)

Zusatz A = keine Allgemeinsymptome (Fieber, Nachtschweiß, Gewichtsverlust), B = mit Allgemeinsymptomen, S = mit Milzbefall (die Milz wird in dieser Stadieneinteilung wie ein Lymphknoten behandelt), E = Befall außerhalb von Lymphknoten und Milz

■ Klinik

Anamnese

B-Symptomatik, vermehrte Blutungsneigung, rezidivierende Infekte

Körperliche Untersuchung

- Progrediente, meist schmerzlose Lymphknotenvergrößerung, Splenomegalie, Hepatomegalie (selten)
- Extralymphatische Raumforderungen (Gastrointestinaltrakt, HNO, Auge, Haut, ZNS)
- Petechien

■ Diagnostik

Labor

- Anämie, Thrombopenie, Granulopenie, CRP-Erhöhung, CA125, β2-Mikroglobulin, Thymidinkinase erhöht
- Molekulare Diagnostik:
  - t(8;14)(q24;q32) – typisch für Burkitt-Lymphom, diffus-großzelliges B-NHL, selten multiples Myelom
  - t(11;14)(q13;q32) – typisch für Mantelzelllymphom, gelegentlich multiples Myelom oder chronische lymphatische Leukämie
  - t(14;18)(q32;q21) – typisch für follikuläres Lymphom

Technische Diagnostik

- Sonographie: Splenomegalie, Hepatomegalie, Lymphknotenvergrößerungen
- CT: s. o., Lymphominfiltration der Organe
- PET: Ausbreitungsdiagnostik

Biopsie

- Knochenmarkpunktion: Frage nach Knochenmarkinfiltration
- Lymphknotenbiopsie

Histologie

Differenzialdiagnose
Reaktive Lymphknotenvergrößerungen, Metastasen, Tuberkulose, Sarkoidose, andere granulomatöse Erkrankungen

Therapie – konservativ

 Achtung: Alle Lymphomtherapien sollten in onkologischen Zentren durchgeführt werden.

Niedrig maligne NHL:
- Stadium I und II: Strahlentherapie mit kurativer Zielsetzung
- Stadium III und IV: fortgeschrittenes Stadium; palliative Zielsetzung, Polychemotherapie mit Rituximab (R-CHOP: Rituximab, Cyclophosphamid, Vincristin, Doxorubicin, Prednisolon)

Bei Erreichen einer kompletten Remission muss bei Patienten <65 Jahren die autologe Stammzelltransplantation angedacht werden.

Prognose
International-Prognostic-Index (IPI):
- Alter von >60 Jahren
- Fortgeschrittenes Stadium (Stadium III und IV)
- Extranodaler Befall in >1 Region
- Erhöhter LDH-Wert im Serum
- Reduzierter Allgemeinzustand: ECOG-Performance-Status >2

Pro vorhandenes Merkmal wird ein Punkt vergeben, sodass der IPI einen Wert zwischen 0 und 5 erreicht. Damit werden die Patienten in 4 Risikogruppen eingeteilt, nach welchem sich insbesondere bei aggressiven Lymphomen die risikoadaptierte Therapie richten kann.

Natürlicher Verlauf
Remissionsbeurteilungen:
- CR (komplette Remission): Verschwinden aller objektiven Krankheitszeichen. Rückgang vor Organveränderungen und Lymphknotenschwellungen: Knochenmark muss frei sein. Normalisierung des Blutbilds
- PR (partielle Remission): weiterhin Nachweis von Lymphomgewebe; jedoch Reduktion aller Lokalisation um 50 %
- NC (no change): Keine Vergrößerung der Lymphommanifestation um >25 %; Keine Reduktion um <50 %
- PD (Progression): Wiederauftreten von Krankheitssymptomen, Zunahme der Lymphommanifestation um >25 %
- Rezidiv: nach mindestens 2 Monaten andauernder CR Neuauftreten von Lymphommanifestationen

8.9.3 Multiples Myelom (C90.0)

Grundlagen

Synonyme
Plasmozytom, MM, M. Kahler

Definition
Aggressives B-NHL mit Zerstörung des Knochens und Infiltration des Knochenmarks

Epidemiologie
Inzidenz: 4/100.000/Jahr, Häufigkeitsgipfel: 60.–70. Lebensjahr

Ätiologie

Unbekannt, fraglich Pestizide und ionisierte Strahlung

Lokalisation

Ubiquitär

Genetik

Bei den meisten Patienten beobachtet man Translokationen, die meist bewirken, dass ein Onkogen unter die Kontrolle eines regulatorischen Gens gelangt und somit stark aktiviert wird. Beim Plasmozytom ist dies am häufigsten (ca. 80 %) das Immunglobulin-Enhancer-Gen auf Chromosom 14q31. Häufige Partner dieser Translokation sind Teile des Chromosoms 4 (4p16.3; fibroblast growth factor receptor), Chromosom 6 (6p21; Cyclin D3), 11 (Bcl-1, Cyclin D1), 20 (20p11; maf8), und 16 (16q23; C-maf). Selten findet man 8q24 (c-myc) und noch seltener 18q21 (bcl-2), 11q23 (MLL-1) sowie 20q11 (maf B). Im weiteren Verlauf der Erkrankung treten noch andere genetische Veränderungen hinzu. Die unterschiedlichen genetischen Veränderungen gehen mit unterschiedlichen Krankheitsverläufen einher und definieren vielleicht eigene Krankheiten.

Der Nachweis bestimmter genetischer Veränderungen in Plasmozytomzellen eines Patienten lässt in manchen Fällen Rückschlüsse auf die Prognose zu. So weiß man beispielsweise, dass eine Deletion von Chromosom 13 (Monosomie 13) ein Hinweis auf eine kürzere Überlebenszeit sein kann.

Pathogenese

Ausgangspunkt ist ein Klon maligner transformierter Plasmazellen. Myelomzellen haben die Fähigkeit, Immunglobuline oder Leichtketten zu produzieren. IgA und IgG sind am häufigsten. Durch Erhöhung der Ig-Konzentration im Plasma kann ein Hyperviskositätssyndrom entstehen, das zu Nierenfunktionsstörungen führt.

Häufig liegt aufgrund der Hemmung der nicht Myelom-beteiligten Immunglobuline ein Antikörpermangelsyndrom mit daraus resultierender Immunsuppression vor. Durch Aktivierung der Osteoklasten gibt es häufig Osteolysen.

 Achtung: Gefahr der Hyperkalzämie!

Einteilung/Klassifikation

Stadium	Merkmale
Stadium I	Hämoglobin >10 g/dl Kalzium im Serum normal Maximal eine Osteolyse IgG <5 g/dl bzw. IgA <3 g/dl Leichtkettenausscheidung im Urin <4 g/24 h
Stadium II	Zwischen Stadium I und III
Stadium III	• Mindestens eines der folgenden Kriterien: Hämoglobin <8,5 g/dl • Erhöhtes Kalzium Mehrere Osteolysen IgG >7 g/dl IgA >5 g/dl Leichtkettenausscheidung im Urin >12 g/dl/24 h
Zusatz A B	Falls Kreatinin <2 mg/dl (177 µmol/l) Falls Kreatinin ≥2 mg/dl (177 µmol/l)

Tab. 8.12 Einteilung nach Salmon und Durie.

■ Klinik

Anamnese
Müdigkeit, neu aufgetretene Knochenschmerzen

Körperliche Untersuchung
Klinische Untersuchung mit Frage nach Knochenschmerzen

■ Diagnostik

Labor
- Blutbild mit Differenzialblutbild, Immunfixation, quantitative Bestimmung der Immunglobulinfraktion IgG, IgA und IgM
- 24-h-Sammelurin: Immunfixation, Proteinausscheidung pro Tag, Leichtkettenausscheidung pro Tag
- Serumelektrophorese: die Eiweiße des Blutserums (Serumproteine) werden mittels einer Elektrophorese (Zelluloseazetatgel) aufgetrennt. Je nach Wanderung im elektrischen Feld unterscheidet man die in Tab. 8.13 aufgeführten Fraktionen.

Protein-fraktion	Anteil (%)	Wichtige Bestandteile (Auswahl)	Vermindert	Erhöht
Albumin	58,0–70,0		Leberzirrhose, nephrotisches Syndrom, chronisch entzündliche Darmerkrankungen	
α₁-Globuline	1,5–4,0	α₁-Antitrypsin, α₁-Lipoprotein (HDL)	Leberzirrhose	Entzündung, nephrotisches Syndrom
α₂-Globuline	5,0–10,0	Coeruloplasmin, Haptoglobin	Leberzirrhose	Entzündung, Nephrotisches Syndrom
β-Globuline	8,0–13,0	β-Lipoprotein, Transferrin, β2-Mikroglobulin, Plasminogen	Leberzirrhose	Nephrotisches Syndrom, Paraproteinämie
γ-Globuline	10,0–19,0	Immunglobuline (Antikörper)	Nephrotisches Syndrom	Chronische Krankheiten, Plasmozytom

Tab. 8.13 Serumelektrophorese: die verschiedenen Proteinfraktionen.

Technische Diagnostik
Röntgen nach Pariser Schema: Schädel, HWS, BWS, LWS, Beckenübersicht, knöcherner Hemithorax beidseits, Humerus, Femur beidseits

 Merke: Eine Skelettszintigraphie ist beim multiplen Myelom obsolet, da sie die Osteoklastenaktivität widerspiegelt, die beim multiplen Myelom nicht erhöht ist.

Biopsie
- Knochenmarkpunktion: Knochenmarkzytologie und -histologie
- Immunphänotypisierung des Knochenmarkaspirats
- Zytogenetik
- FISH (Fluoreszenz-in-situ-Hybridisierung)

Histologie
Plasmazellinfitration des Knochenmarks >15 %

■ Differenzialdiagnose
- Monoklonale Gammopathien unklarer Signifikanz
- Rheumatismus, Knochenschmerzen, Nierenerkrankungen, Skelettmetastasen anderer solider Tumoren, Osteoporose

■ Therapie – konservativ
Patienten im Stadium I nach Salmon und Durie sind nicht behandlungsbedürftig. Alle weiteren Stadien erfordern eine Chemotherapie. Die Erstlinienchemotherapie beinhaltet häufig die Substanzen Melphalan und Prednison. Bei Patienten <65 Lebensjahr muss die autologe Stammzelltransplantation in Betracht gezogen werden.

Melphalan (Alkeran)

Wirkung/Wirkprinzip
Alkylierung führt zu DNA-Strangabbrüchen; Apoptoseinduktion

Dosierung/Anwendung
Tablette oder Injektionslösung; orale Bioverfügbarkeit von 20–90%

Nebenwirkung
- Knochenmark: verzögerte, dosisbegrenzende Myelosuppression, hämolytische Anämie
- Gastrointestinaltrakt: Übelkeit, Erbrechen, Diarrhö
- Haut: Alopezie, Dermatitis, Stomatitis
- Anaphylaktischer Schock

Kontraindikationen
Schere Nierenfunktionsstörung

Lenalidomid (Revlimid)

Wirkung/Wirkprinzip
Thalidomidanaloga, immunmodulatorische/angiogeneseinhibitorisch bei 5q-Anomalie
In 2/3 der Fälle zytogenetische und hämatologische Remission

Nebenwirkung
Selten im Vergleich zu Thalidomid, Zytopenien

Bortezomib (Velcade)

Wirkung/Wirkprinzip
Proteasominhibitor: Inhibition eines Multiproteasenkomplexes, der eine zentrale Rolle in der Stoffwechselregulierung von Proteinen spielt. Apoptoseinduktion

Dosierung/Anwendung
1,3 mg/m² KOF i.v. als Bolus an den Tagen 1, 4, 8 und 11; Wiederholung am Tag 22

Nebenwirkung
- Knochenmark: Thrombopenie, Leukopenie, Anämie
- Gastrointestinaltrakt: Anorexie, Übelkeit, Erbrechen, Mukositis
- Haut: Alopezie, Exantheme

Kontraindikationen
- Schwere Leberfunktionsstörungen

Prognose

Natürlicher Verlauf
Abhängig vom Tumorstadium:
- Stadium I: 64 Monate
- Stadium II: 32 Monate
- Stadium III: bis 12 Monate

Ungünstig sind die Chromosomentranslokation: t(4;14)(p16;q32), Deletion der Chromosomenregion 17q13 und 13q14. Günstig ist die Translokation t(11;14) (q13;q32).

Komplikationen
Niereninsuffizienz, Hyperkalzämie, periphere Zytopenie, Infekte

8.10 Myeloproliferative Erkrankungen

8.10.1 Chronische myeloische Leukämie (C92.1)

Grundlagen

Synonyme
CML, chronische Myelose

Definition
Maligne Entartung der pluripotenten Stammzelle des Knochenmarks

Epidemiologie
Inzidenz: 2/100.000/Jahr, 20 % aller Leukämien, Altersgipfel 50–55 Jahren

Ätiologie
Strahlen, Benzol, unbekannte Faktoren

Genetik
Bei 90 % der Patienten Nachweis des Philadelphia-Chromosoms (22q-) aufgrund der Translokation t(9;22) und der Genumlagerung zum BCR-ABL-Fusionsgen. Varianten: Trisomie 8 oder 19, Isochromosom 17 oder ein zweites Philadelphia-Chromosom

 Tipp: Chromosomenvarianten bestehen initial nur bei 10 % der Patienten und nehmen im Verlauf zu. Dies ist prognostisch ungünstig und kündigt eine Akzeleration der Erkrankung an.

Einteilung/Klassifikation

Krankheitsstadium	Charakteristika
Chronische stabile Phase	Schleichender Beginn (ca. 5 Jahre), Leitsymptome sind Leukozytose und Splenomegalie, Müdigkeit, Leistungsminderung, Nachtschweiß
Akzelerationsphase	Übergangsphase zwischen chronischer Phase und Blastenschub (ca. 1 Jahr); 10–30 % Blasten im Blut oder Knochenmark, Leukozytose, Anämie, Thrombozytopenie, zunehmende Splenomegalie
Blastenkrise	Blastenkrise mit Anstieg der Myeloblasten und Promyelozyten bis auf >30 % im Blut oder Knochenmark. 75 % der Patienten entwickeln eine myeloische Blastenkrise, 25 % eine lymphatische Blastenkrise

Tab. 8.14 Krankheitsstadien der CML.

■ Klinik
Anamnese
Körperliche Untersuchung
Palpation: Splenomegalie

■ Diagnostik
Labor
Blutbild und Differenzialblutbild: geringe bis mäßige Leukozytose; Linksverschiebung und Basophilie. Harnsäure und LDH-Erhöhung bei vermehrtem Zellumsatz
Technische Diagnostik
Sonographie des Abdomens: Milzgröße, Lebegröße
Biopsie
Knochenmarkpunktion mit Histologie und Zytologie
Histologie
- Hyperplasie der Myelopoese und Megakaryopoese
- Zytogenetik: Nachweis des Philadelphia-Chromosoms, des BCR-ABL-Gens
- Zytochemie: starke Verminderung der alkalischen Leukozytenphosphatase

■ Differenzialdiagnose
- Abgrenzung von den anderen chronisch myeloproliferativen Erkrankungen
- Leukämoide Reaktionen bei chronischer Sepsis (kein Philadelphia-Chromosom nachweisbar)

■ Therapie – konservativ

 Achtung: Die Therapie sollte möglichst in einem hämatologischen Zentrum durchgeführt werden.

Imatinib (Glivec)
Wirkung/Wirkprinzip
Es besetzt kompetitiv die ATP-Bindungsstelle und hemmt selektiv die Tyrosinkinasen ABL, ARG, PDGF-R-α und -β und c-kit.
Dosierung/Anwendung
Initial: 400 mg/d p.o. in chronischer Phase und 600 mg/d p.o. in fortgeschrittenen Phasen
Nebenwirkung
Gastrointestinale Symptome, Flüssigkeitsretention, Muskelkrämpfe, Exantheme, Leukopenie, Thrombopenie, Anämie, Erythem, Pruritus
Wechselwirkung
- Konzentrationserhöhung von Makroliden
- Konzentrationsverringerung von Phenobarbital und Rifampicin

Interferon-α
Wirkung/Wirkprinzip
Antiproliferative, antivirale und antiparasitäre Wirkung durch Modulation der B-Zell-Funktion, Aktivierung des Monozyten-Makrophagen-Systems. In 55 % der Fälle kommt es zu einer hämatologischen Remission
Dosierung/Anwendung
Initial: 3 Mio. IE/d s.c.. Schrittweise Auftitrierung bis zu 9 Mio. IE/d. Meist in Kombination mit Hydroxyurea bei CML

Hydroxyurea (Litalir)
Wirkung/Wirkprinzip
- Hemmung der Ribonukleotidreduktase, Bildung von Desoxynukleosidtriphosphaten, Störung der DNA-Synthese
- Zytoreduktive Therapie

Dosierung/Anwendung
15–30 mg/kg KG oder 500–1000 mg/m² KOF/d. Dosistitration in Abhängigkeit von Leukozytenzahlen

Nebenwirkung
Leukozytopenie, Thrombozytopenie (dosisbegrenzend), Übelkeit, Diarrhöen, Obstipation, Transaminasenerhöhung, Haut- und Schleimhautschäden, Störung der Nierenfunktion, Müdigkeit, Miktionsbeschwerden, Fieber, Schüttelfrost

Wechselwirkung
Toxizitätserhöhung von Strahlentherapien

Kontraindikationen
Schwere Knochenmarkdepression, Kindesalter

Knochenmarktransplantationen
Einzige kurative Therapieform. Sollte frühzeitig geplant und durchgeführt werden. Der Patient muss jünger als 55 Jahre für eine allogene Transplantation sein und einen HLA-kompatiblem Spender haben. Für eine autologe Transplantation muss der Patient jünger als 65 Jahre sein. Die Frühmortalität liegt bei 30 %.

■ Prognose

Natürlicher Verlauf
- Prognoseabschätzung nach dem CML-Score (Tab. 8.15) Er berechnet sich folgendermaßen:
  - 0,6666 × Alter [0 wenn Alter <50; sonst 1]
  - + 0,0420 × Milzgröße (cm unter dem Rippenbogen)
  - + 0,0584 × Blasten [%]
  - + 0,0413 × Eosinophile [%]
  - + 0,2039 × Basophile [0 wenn Basophile <3 %; sonst 1]
  - + 1,0956 × Plättchenzahl [0 wenn <1500 x 10⁹/l; sonst 1]
  - ×1000
- Unter Imatinib-Therapie 5-Jahres-Überlebensrate ca. 90 %

Risiko	CML-Score
Niedrig	<780
Intermediär	780–1480
Hoch	>1480

Tab. 8.15 Prognose der CML anhand des CML-Score.

Komplikationen
Infekte, Blutungen, Blastenkrise

8.10.2 Polycythaemia vera

■ Grundlagen

Synonyme
PV

Definition
Klonaler Stammzelldefekt der Hämatopoese mit irreversibler, progredienter Erhöhung der Erythrozytenproduktion. Meist besteht auch eine Proliferation der Granulopoese und der Megakaryopoese mit Leukozytose und Thrombozythämie. Häufig Auftreten von embolischen Komplikationen

Epidemiologie
Erkrankungsgipfel zwischen 50. und 60. Lebensjahr

Ätiologie
Unbekannt

Genetik
Aktivierung der JAK2-Tyrosinkinase durch Mutation V617F

Assoziierte Erkrankungen
Thrombembolische Komplikationen

Pathophysiologie
Bei Hämatokrit >55 % kommt es zu einem kritischen Anstieg der Blutviskosität mit Absinken des O_2-Transports. Erhöhte Gefahr für thrombembolische Komplikationen

Einteilung/Klassifikation
- Initiale, proliferative Phase: erhöhte Erythrozytenmasse
- Spä-Phase: zunehmende Zytopenie, Knochenmarkfibrose, extramedulläre Hämatopoese und zunehmende Splenomegalie

 Achtung: Übergang von der Spent-Phase in eine AML möglich!

■ Klinik

Anamnese
Schwindel, Kopfschmerzen Ohrensausen, Müdigkeit, Nasenbluten, Sehstörungen, Hypertonie, Raynaud-Symptomatik

 Achtung: Ausschluss einer sekundären Polyglobulie. Herz-/Lungenbefund, Sonographie des Abdomens, molekulargenetische Untersuchung.

Körperliche Untersuchung
- Inspektion: Rötung von Gesicht und Extremitäten, Erythomegalie, Akrozyanose, Fundus polycythaemicus, Thrombose- und Blutungsneigung
- Palpation: Splenomegalie, Hepatomegalie

■ Diagnostik

Diagnosestellung nach WHO-Kriterien

Kriterium	Bedingungen
A1	Hämatokrit >25 % des mittleren Normwerts oder Hb >18,5 g/dl bei Männern und >16,5 g/dl bei Frauen
A2	Keine sekundäre Erythrozytose: Keine familiäre Polyglobulie, keine Erhöhung der Erythropoetinwertes durch Hypoxie, gesteigerte O_2-Affinität des Hämogolbins, Anomalie des Erythropoetinrezeptors, gesteigerte Erythropoetinbildung durch einen Tumor
A3	Splenomegalie
A4	Klonale genetische Anomalie in den Zellen des Knochenmarks außer Philadelphia-Chromosom oder BCR-ABL-Fusionsgen

Tab. 8.16 Diagnosestellung der Polycythaemia vera nach WHO-Kriterien.

Kriterium	Bedingungen
A5	Endogene erythroide Koloniebildung in vitro
B1	Thrombozytenzahl >400.000µl
B2	Leukozytenzahl >12000/µl
B3	Panmyelose des Knochenmarks mit Prominenz der erythropoetischen und megakaryozytären Proliferation.
B4	Niedriger Serumerythropoetinspiegel

Tab. 8.16 Diagnosestellung der Polycythaemia vera nach WHO-Kriterien (Fortsetzung).

Labor
Blutbild mit Differenzialblutbild, Hämatokrit und Retikulozyten, ALP-Index, Blutgasanalyse, Bestimmung der Erythrozytenmasse
Mutationsstatus des JAK2-Gens

Technische Diagnostik
Röntgen-Thorax, EKG, Sonographie des Abdomens zur Beurteilung der Milz- und Lebergröße

Biopsie
Knochenmarkpunktion: Zytologie und Histologie mit Eisenfärbung

Histologie
Proliferation aller 3 Blutzellreihen mit Überwiegen der Erythropoese, ausgeprägte Eisenverarmung des Knochenmarks.

 Tipp: Immer Zweitbeurteilung durch ein Referenzzentrum.

■ Differenzialdiagnose
- Stresserythrozytose besonders bei starken Rauchern
- Hypoxiefolge bei chronischen Herz- und Lungenerkrankungen
- Erythropoetinproduzierende Tumoren

■ Therapie – konservativ
Keine kurative Therapiemöglichkeit! Ziel der Therapie: Vermeidung von Komplikationen

Aderlasstherapie
Normalisierung von Blutvolumen und Hyperviskosität. Ziel: Hämatokrit <45 %. Durchführung: Aderlässe (ca. 500 ml) in 2- bis 3-tägigen Abständen.

 Achtung: Kein Ausgleich des Eisenmangels nach Aderlass, da sonst die Erythropoese stimuliert wird.

Hydroxyurea (Litalir)
Wirkung/Wirkprinzip
Hemmung der Ribonukleotidreduktase, Bildung von Desoxynukleosidtriphosphaten, Störung der DNA-Synthese

Dosierung/Anwendung
15–30 mg/kg KG oder 500–1000 mg/m² KOF/d. Dosistitration in Abhängigkeit von Leukozytenzahlen

Nebenwirkung
Leukozytopenie, Thrombozytopenie (dosisbegrenzend), Übelkeit, Diarrhöen, Obstipation, Transaminasenerhöhung, Haut- und Schleimhautschäden, Störung der Nierenfunktion, Müdigkeit, Miktionsbeschwerden, Fieber, Schüttelfrost

Wechselwirkung
Toxizitätserhöhung von Strahlentherapien

Kontraindikationen
Schwere Knochenmarkdepression, Kindesalter

■ Prognose

Natürlicher Verlauf
Mittlere Überlebenszeit mit Therapie 10–15 Jahre, ohne Therapie 2 Jahre

Komplikationen
10 % Übergang in eine AML, 40 % thrombembolische Komplikationen

8.10.3 Essenzielle Thrombozythämie (D47.3)

■ Grundlagen

Synonyme
ET

Definition
Myeloproliferative Erkrankung mit Schwerpunkt auf der megakaryozytären Zellreihe. Die periphere Thrombozytenzahl ist erhöht bis 1.000.000/µl

Epidemiologie
Betrifft Patienten mittleren Lebensalters, 0,9/100.000/Jahr

Ätiologie
Unbekannt

Genetik
Häufig mit einer Mutation von V6117F des JAK2-Gens

Einteilung/Klassifikation

Kriterien	Befund
Positivkriterien	Dauerhafte Erhöhung der Thrombozytenzahl auf >600.000/µl
	Steigerung der Megakaryopoese im Knochenmark mit Vermehrung von abnorm großen, ausgereiften Megakaryozyten
Ausschlusskriterien	Kein Nachweis einer PV
	Kein Nachweis einer CML
	Kein Nachweis einer OMF
	Kein Nachweis eines MDS
	Kein Nachweis einer reaktiven Thrombozytose aufgrund Entzündungen, malignen Erkrankungen oder Splenektomie

Tab. 8.17 WHO-Diagnosekriterien der essenziellen Thrombozythämie.

Klinik

Anamnese
- Zu Beginn der Erkrankung häufig symptomfrei
- Mikrozirkulationsstörung und funktionelle Beschwerden
- Thrombembolische Komplikationen
- Blutungsereignisse

Körperliche Untersuchung
- Inspektion: Erythromegalie
- Palpation: Hepato-/Splenomegalie

Diagnostik

Labor
Blutbild, Differenzialblutbild, Retikulozytenzahl, ALP-Index

Technische Diagnostik
- Röntgen-Thorax
- Sonographie Abdomen

Biopsie
Knochenmarkpunktion: Zytologie, Histologie, Eisenfärbung

Histologie
- Chromosomenanalyse: bei Verdacht auf CML
- Molekulargenetische Untersuchung: Ausschluss der BCL-ABL-Translokation, Mutationsdiagnostik des JAK2-Gens

Differenzialdiagnose
- Hyperplastische Frühformen der Osteomyelofibrose oder Polycythaemia vera
- Formen der CML mit hoher Thrombozytenzahl
- Reaktive Thrombozytose bei chronisch-entzündlichen Erkrankungen, chronischen Infektionen, Malignomen, Eisenmangel nach Splenektomie

Therapie – konservativ
- Hochrisikopatienten: Alter >60 Jahre mit thrombembolischen Blutungskomplikationen oder Plättchenzahlen >1 500 000/µl, Indikation zur zytoreduktiven Behandlung
- Niedrigrisikopatienten: Alter <60 Jahre und Plättchenzahl von <1 500 000/µl, nur Mikrozirkulationsstörungen, Risiko für thrombembolische Komplikationen gering

Hydroxyurea (Litalir)

Wirkung/Wirkprinzip
Hemmung der Ribonukleotidreduktase, Bildung von Desoxynukleosidtriphosphaten, Störung der DNA-Synthese. Zytoreduktive Therapie

Dosierung/Anwendung
15–30 mg/kg KG oder 500–1000 mg/m² KOF/d. Dosistitration in Abhängigkeit von Leukozytenzahlen

Nebenwirkung
Leukozytopenie, Thrombozytopenie (dosisbegrenzend), Übelkeit, Diarrhöen, Obstipation, Transaminasenerhöhung, Haut- und Schleimhautschäden, Störung der Nierenfunktion, Müdigkeit, Miktionsbeschwerden, Fieber, Schüttelfrost

Wechselwirkung
Toxizitätserhöhung von Strahlentherapien

Kontraindikationen
Schwere Knochenmarkdepression, Kindesalter

Interferon-α

Wirkung/Wirkprinzip
Antiproliferative, antivirale und antiparasitäre Wirkung durch Modulation der B-Zell-Funktion, Aktivierung des Monozyten-Makrophagen-Systems. In 55 % der Fälle kommt es zu einer hämatologischen Remission

Dosierung/Anwendung
Initial: 3 Mio. IE/d s.c. Schrittweise Auftitrierung bis zu 9 Mio. IE/d. Meist in Kombination mit Hydroxyurea bei CML

Anagrelid (Xagrid)

Wirkung/Wirkprinzip
Hemmung der zyklischen AMP-Phosphodiesterase III

Dosierung/Anwendung
Anfangsdosis Anagrelid beträgt 1 mg/Tag und muss in zwei verteilten Dosen (0,5 mg/Dosis) oral verabreicht werden. Die Anfangsdosis muss mindestens eine Woche lang aufrechterhalten werden und kann dann auftitriert werden.

Nebenwirkung
Müdigkeit, Ausschläge, Übelkeit, Erbrechen, Diarrhöen, Palpitationen, Tachykardien, Kopfschmerzen

Wechselwirkung
Eine gleichzeitige Anwendung von Anagrelid und anderen PDE-III-Hemmern wie Milrinon, Amrinon, Enoximon, Olprinon und Cilostazol wird nicht empfohlen. Die potenziellen Risiken und Nutzen der begleitenden Anwendung von Anagrelid mit Azetylsalizylsäure bei Patienten mit einer Thrombozytenzahl größer 1500×10^9/l und/oder Hämorrhagie in der Anamnese müssen vor Beginn der Behandlung abgewogen werden.

■ Prognose

Natürlicher Verlauf
Mediane Überlebenszeit 10–15 Jahre; in 10 % Transformation in eine AML

Komplikationen
Transformation in eine AML, thrombembolische Komplikationen

8.10.4 Osteomyelofibrose (D75.8)

■ Grundlagen

Synonyme
Chronische idiopathische Myelofibrose, Osteomyelosklerose

Definition
Klonale Stammzellerkrankung mit hochgradiger Markfibrose, extramedullärer Hämatopoese, Splenomegalie

Epidemiologie
Mittleres Erkrankungsalter 60–65 Jahre, Inzidenz 0,5/100.000/Jahr

Ätiologie
Aktivierung der Tyrosinkinase JAK2 durch homo- oder heterozygote Mutation V 617F

■ Klinik

Anamnese
- Gewichtsabnahme, Leistungsminderung
- Oberbauchschmerzen durch Splenomegalie

Körperliche Untersuchung
- Inspektion: Blässe von Haut und Schleimhäuten
- Palpation: Splenomegalie

■ Diagnostik

Labor
- Blutbild: Anämie, Vermehrung von Normoblasten, Linksverschiebung der Granulopoese bis hin zu Myeloblasten, Poikilozytose, Anisozytose, Dakryozyten
- ALP-Index normal bis erhöht
- Harnsäure und LDH erhöht

Technische Diagnostik
- Sonographie des Abdomens zur Beurteilung von Leber und Milz.
- Röntgen-Thorax

Biopsie
Knochenmarkpunktion mit Zytologie und Histologie

> Merke: Meist Punctio sicca, daher Zytologie nicht möglich.

Histologie
Im Frühstadium Hyperplasie von Megakaryopoese und Granulopoese. Später Knochenmarkfibrose, atypische Megakaryozyten.
Molekulargenetische Untersuchung: Fehlen von Philadelphia Chromosom oder BCR-ABL-Rearrangierung.

■ Differenzialdiagnose
- Andere chronisch myeloproliferative Erkrankungen.
- Knochenmarkfibrose bei anderen malignen und entzündlichen Erkrankungen.
- Haarzellleukämie
- MDS

■ Therapie – konservativ
Keine kurative Therapie bekannt.
- Erythrozytensubstitution bei relevanter Anämie
- Bei Thrombozytose und Thrombosegefahr Therapie mit ASS (100 mg/d)
- Splenektomie nur bei massiven Verdrängungsmechanismen

Hydroxyurea (Litalir)

Wirkung/Wirkprinzip
Hemmung der Ribonukleotidreduktase, Bildung von Desoxynukleosidtriphosphaten, Störung der DNA-Synthese. Zytoreduktive Therapie

Dosierung/Anwendung
15–30 mg/kg KG oder 500–1000 mg/m^2 KOF/d. Dosistitration in Abhängigkeit von Leukozytenzahlen

Nebenwirkung
Leukozytopenie, Thrombozytopenie (dosisbegrenzend), Übelkeit, Diarrhöen, Obstipation, Transaminasenerhöhung, Haut- und Schleimhautschäden, Störung der Nierenfunktion, Müdigkeit, Miktionsbeschwerden, Fieber, Schüttelfrost

Wechselwirkung
Toxizitätserhöhung von Strahlentherapien

Kontraindikationen
Schwere Knochenmarkdepression, Kindesalter

Interferon-α

Wirkung/Wirkprinzip
Antiproliferative, antivirale und antiparasitäre Wirkung durch Modulation der B-Zell-Funktion, Aktivierung des Monozyten-Makrophagen-Systems

Lenalidomid (Revlimid)

Wirkung/Wirkprinzip
Thalidomidanaloga, immunmodulatorische/angiogeneseinhibitorisch bei 5q-Anomalie. In 2/3 der Fälle zytogenetische und hämatologische Remission

Nebenwirkung
Selten im Vergleich zu Thalidomid, Zytopenien

■ Prognose

Natürlicher Verlauf
Mittlere Überlebenszeit ca. 5 Jahre. Ungünstige Prognose: Hämoglobin <10 g/dl, Blasen im peripheren Blut

Komplikationen
Bei bis zu 10 % der Fälle Transformation in eine AML oder MDS

8.11 Myelodysplastische Syndrome

8.11.1 Myelodysplastisches Syndrom (D46.9)

■ Grundlagen

Synonyme
Präleukämie, refraktäre Anämie, Panzytopenie mit zellreichem Knochenmark

Definition
Inhomogene Gruppe von Knochenmarkserkrankungen mit Zytopenie bei zellreichem Knochenmark. Aufgrund einer Differenzierungsstörung ineffektive Hämatopoese

Epidemiologie
Inzidenz: 3–5/100.000/Jahr; bei über 70-Jährigen 40/100.000; m:w 1,5:1. In den letzten Jahren Zunahme der sekundären MDS nach Knochenmarkschädigung

Ätiologie
- **Primäres MDS**: Ursache unbekannt (Erkrankungen wie Fanconi-Anämie, Trisomie 21 haben ein höheres Risiko)
- **Sekundäres MDS**: infolge Zytostatikabehandlung (besonders Alkylanzien), Radiatio, Umweltgifte (z. B. Benzol)

Lokalisation
Knochenmark

Genetik
- RAS-Mutationen, FMS-Mutationen
- Deletionen Chromosomen 5, 7, 20
- Monosomie 7
- Trisomie 8

Pathologischer Befund

Erythropoese	Granulopoese	Megakaryopoese
Kernanomalien, megalolastoide Formen, Mehrkernigkeit, Vakuolenbildung im Zytoplasma	Hypogranulation, hyposegmentierte Formen, bizarr segmentierte Kerne	Mikromegakaryozyten, kleine Einzelkerne, hypolobulierte Formen

Tab. 8.18 Dysplasiezeichen im Knochenmark.

Pathophysiologie
Sequenz genetischer Transformationen – gestörte Proliferation und Ausreifung Stammzellen – erhöhte Apoptoserate reifer Knochenmarkszellen – Hemmung der normalen Stammzellen – Ausbildung Anämie, Neutropenie, Thrombozytopenie

Risikofaktoren
Zytostatikatherapie, Radiatio

Einteilung/Klassifikation

Subtyp	Medullärer Blastenanteil	Peripherer Blastenanteil	Andere Kriterien
RA	<5 %	<1 %	
RARS	<5 %	<1 %	>15 % Ringsideroblasten
RAEB	5–19 %	<5 %	
RAEB-T	20–29 %	>5 %	Auerstäbchen
CMML	<20 %	<5 %	>1000 Monozyten/ml im Blut

RA = refraktäre Anämie; RARS = refraktäre Anämie mit Ringsideroblasten; RAEB = refraktäre Anämie mit Blastenüberschuss; RAEB-T = RAEB in Transformation; CMML = chronische myelomonozytäre Leukämie

Tab. 8.19 FAB-Klassifikation myelodysplastischer Syndrome.

Subtyp	Medullärer Blastenanteil	Peripherer Blastenanteil	Andere Kriterien
RA ohne multilineare Dysplasien	<5 %	<1 %	
RA mit multilinearen Dysplasien (RCMD)	<5 %	<1 %	
RARS ohne multilineare Dysplasien (PSA)	<5 %	<1 %	>15 % Ringsideroblasten
RARS mit multilineare Dysplasien (RSCMD)	<5 %	<1 %	>15 % Ringsideroblasten
RAEB I	5–19 %	<5 %	
RAEB II	11–19 %	<20 %	
5q-Anomalie	<20 %	<20 %	

CMML mit Leukozyten <13 000/μl werden den anderen Gruppen entsprechend dem medullären Blastenanteil zugeordnet.
RA = refraktäre Anämie; PSA = reine sideroblastische; RARS = refraktäre Anämie mit Ringsideroblasten; RSCMD = sideroblastische Anämie mit multilineären Dysplasien; RAEB = refraktäre Anämie mit Blastenüberschuss

Tab. 8.20 WHO-Vorschläge zur Klassifizierung myelodysplastischer Syndrome.

■ Klinik

Anamnese
Häufig keine. Folgen der Zytopenie: Müdigkeit, Tachykardie, Dyspnoe, Epistaxis, Petechien, Hämatome, erhöhte Infektanfälligkeit

Körperliche Untersuchung

 Achtung: Ausschluss von Differenzialdiagnosen!

■ Diagnostik

Labor
Blutbild, Differenzialblutbild mit Ausstrichen, Retikulozytenzahl, Eisen, Ferritin, Vitamin B_{12}, Folsäure, LDH

Technische Diagnostik
Knochenmarkpunktion: Zytologie, Histologie, Zytogenetik

Biopsie
Meist Beckenkammbiopsie mit Jamshidi-Nadel

 Achtung: Bei Thrombopenie <10 G/l wird nur mittels Sternalpunktion eine Zytologie gewonnen. Einblutungsgefahr!

Histologie
- Abschätzung der Zellularität, Nachweis von Fibrose
- Zytogenetische Untersuchung: in mehr als 50 % der Fälle Vorliegen von Chromosomenaberrationen; wichtig für die therapeutische und prognostische Aussagekraft.
- Zytologie: Ringsideroblasten, megaloblastäre Transformation, Kernfragmentierung, Mehrkernigkeit, Kernrundungen, Vermehrung von Blasten, Monozytenvermehrung, Pseudo-Pelgerzellen, Promyelozytenvermehrung, hypersegmentierte Neutrophile

■ Differenzialdiagnose

- Infektionen mit CMV, Parvovirus B19, HIV, EBV
- Intoxikationen mit Medikamenten, Blei, Arsen, Benzol
- Aplastische Anämie, PNH, Vitamin-B_{12}-/Folsäure-Mangel, Fanconi-Anämie, Trisomie 21, Lupus erythematodes, Vaskulitis

■ Therapie – konservativ

Supportive Therapie
Transfusionen von Blutbestandteilen (am besten HLA-typisiert), frühe Infektbehandlung

Deferoxamin (Desferal)

Wirkung/Wirkprinzip
Bei drohender oder schon manifester sekundärer Siderose (Kardiomyopathie!)

Dosierung/Anwendung
Deferoxiamin: 25–50 mg/kg KG s.c. kontinuierlich über 24 h oder als Bolus-Gabe 2-mal/d an mindestens 5 Tagen in der Woche. Alternativ: Defersirox (Exjade) oraler Chelator

Wachstumsfaktoren der Hämatopoese

Wirkung/Wirkprinzip
Erythropoetin und G-CSF mit gutem Ansprechen (bis zu 60 %)

Chemotherapie
- Palliativ bei Organomegalien, Pleuraerguss, Hautinfiltraten, Hyperleukozytose besonders bei CMML. Medikamente: Melphalan, Hydroxycarbamid
- Intensive Polychemotherapie: Hochrisikopatienten Alter <70 Jahre, Blastenanteil sehr hoch. Medikamente: Induktionstherapieprotokolle wie bei AML

Imatinib mesylat (Glivec)

Wirkung/Wirkprinzip
Wirkt bei CMML (EOS), sonst bei Philadelphia-Chromosom-positiver CML in der Blastenkrise, in der akzelerierten Phase oder nach Versagen einer Interferon-α-Therapie in der chronischen Phase. Hemmung der spezifischen Tyrosinkinase der bcr-abl-Fusionsgens ->Proliferationshemmung, Apoptoseinduktion

Dosierung/Anwendung
400–60 mg/d p.o. Hohe orale Bioverfügbarkeit, HWZ 18 h, Zytochrom-P450-abhängige Metabolisierung

Nebenwirkung
- Leukopenie, Thrombopenie, Anämie
- Diarrhöen, Übelkeit, Emesis, Bauchschmerzen, Hepatotoxizität, Erhöhung der Leberenzyme
- Pruritus, Erythem
- Asthenie, Kopfschmerzen
- Fieber, Ödeme

Wechselwirkung
- Konzentrationserhöhung von Makroliden
- Konzentrationsverringerung von Phenobarbital, Rifampicin

Transplantation
Allogene Stammzelltransplantation

 Merke: Zurzeit einziges kuratives Therapiekonzept! Wichtig ist das Vorliegen eines HLA-identischen Spenders und ein Patient <55 Jahre bei gutem Ansprechen nach Induktionschemotherapie.

Lenalidomid (Revlimid)

Wirkung/Wirkprinzip
Thalidomidanaloga, immunmodulatorisch/angiogeneseinhibitorisch bei 5q-Anomalie. In 2/3 der Fälle zytogenetische und hämatologische Remission

Nebenwirkung
Selten im Vergleich zu Thalidomid, Zytopenien

■ Prophylaxe

Infektionen – rasche, gezielte Antibiotikaprophylaxe
Kardiopulomonale Erkrankungen: rechtzeitige Transfusion

■ Prognose

Natürlicher Verlauf
Internationaler Prognose-Index. Ungünstige Prognoseparameter sind: hoher Blastenanteil (>5 %), komplexe Chromosomenaberrationen, hohes Alter, schlechter Allgemeinzustand

8.12 Krankheiten des Gerinnungssystems

8.12.1 Hämorrhagische Diathesen (D69.9)

■ Grundlagen

Synonyme

Definition
Über das normale Maß hinausgehende Blutungsneigung

Ätiologie
Fehlende Aktivierbarkeit eines oder mehrer Gerinnungsfaktoren, die für den Ablauf der Gerinnungskaskade notwendig sind. Verantwortlich sind Afibrinogenämie, Hypofibrinogenämie, Dysfibrinogenämie. Unterschieden werden angeborene und erworbene Ursachen. Angeborene Ursachen sind z. B. Hämophilie A und B. Zu den erworbenen Ursachen zählen die Verbrauchskoagulopathie und der Vitamin-K-Mangel.

Genetik
- X-chromosomal-rezessiv: Hämophilie A und B
- Autosomal-dominant: von-Willebrand-Jürgens-Syndrom, Dysfibrinogenämie
- Autosomal-rezessiv: Mangel an Faktor I, II, V, VII, X, XI, XII und XIII

Pathogenese
Störungen der Gefäße, Thrombozyten oder Plasmafaktoren. Häufigste Ursache sind Störungen der Thrombozytenfunktion.
Die Gerinnungsfaktoren oder deren Vorstufen werden überwiegend in der Leber synthetisiert (Faktor VIII wird zusätzlich in Gefäßendothelien gebildet)

 Merke: Die Gerinnungsfaktoren liegen im Plasma in hochkonzentrierter Form vor. Erst nach Abfall der Konzentration auf wenige Prozent treten klinische Symptome auf.

Pathophysiologie
Primäre Blutstillung: Vasokonstriktion: Drosselung der Blutzufuhr nach Gefäßverletzung. Dies geschieht reflektorisch durch Vasokonstriktion und durch die von den Blutplättchen abgegebenen Mediatoren Serotonin, ADP und Thromboxan A2.

 Merke: ASS verhindert die Bildung von Thromboxan A2 durch Hemmung der Cyclooxygenase.

Thrombusbildung (weißer Thrombus): provisorische Abdichtung der Gefäßwand. Adhäsion der Thrombozyten an der Gefäßwand durch Vermittlung der Intermediärmoleküle (z. B. von-Willebrand-Faktor). Es erfolgt die Aktivierung der Blutplättchen und dadurch die Plättchendegranulierung (Freigabe der Speicherstoffe: ADP, Serotonin, von-Willebrand-Faktor, platelet derived growth factor und Faktor V). Es erfolgt die Plättchenaggregation (Vernetzung der Blutplättchen durch Fibrinogen).

Sekundäre Blutstillung: Aktivierung der plasmatischen Gerinnungsfaktoren: Bildung von Thrombin, welches die unlösliche Fibrin-Untereinheit Fibrinogen in das unlösliche Fibrin überführt. Es entsteht ein Thrombozyten-Fibrin-Gerinnsel (roter Thrombus). Faktor XIII verhindert eine vorzeitige Thrombolyse.

Einteilung/Klassifikation

Gerinnungsfaktoren	Bezeichnung
Faktor I	Fibrinogen
Faktor II	Prothrombin
Faktor III	Gewebsthrombokinase, Startpunkt des exogenen Gerinnungssystems
Faktor IV	Kalzium
Faktor V	Proaccelerin
Faktor VI	Aktivierter Faktor V
Faktor VII	Prokonvertin
Faktor VIII	Hämophilie-A-Faktor, 2 Untereinheiten: Faktor VIII:C koagulatorische Wirkung, von-Willebrand-Faktor (vWF)
Faktor IX	Hämophilie-B-Faktor
Faktor X	Stuart-Prower-Faktor
Faktor XI	Rosenthal-Faktor
Faktor XII	Hageman-Faktor
Faktor XIII	Fibrinstabilisierender Faktor

Tab. 8.21 Übersicht über die Gerinnungsfaktoren.

Intrinsisches System: Bei Schädigung des Gefäßendothels beginnt die Gerinnung durch Umwandlung von Faktor XII in seine aktive Form. Die Kaskade ist länger aber auch empfindlicher als das extrinsische Gerinnungssystem. Es führt ebenfalls zur Aktivierung des Faktor X.

Extrinsisches System: Aktivierung von Faktor III nach größeren, äußeren Verletzungen mit Einblutung in das umliegende Gewebe. Faktor III aktiviert Faktor VII, der durch Kalzium Faktor X in seine aktive Form umsetzt. Die Aktivierung erfolgt innerhalb von Sekunden.

Inhibitoren des Gerinnungssystems: Wichtig ist eine Balance zwischen gerinnungsfördernden und gerinnungshemmenden Substanzen. Fällt ein Inhibitor aus, besteht ein erhöhtes Thromboserisiko.

Antithrombin III: verhindert durch Bildung eines Thrombin-ATIII-Komplexes eine überschießende Thrombinaktivierung. ATIII greift an zahlreichen Stellen der Gerinnungskaskade ein (Inaktivierung von Thrombin, und Faktor Xa, Hemmung von Faktor XIIa, XIa und IXa
- Angeborener Mangel: autosomal-dominanter Erbgang (sehr selten)
- Erworbener Mangel: verminderte Synthese bei Leberzirrhose oder oralen Kontrazeptiva; erhöhter Verbrauch bei Verbrauchskoagulopathie; erhöhter Verlust bei nephrotischem Syndrom, exsudative Enteropathie

! Achtung: Die Wirkung von ATIII wird durch Heparin verstärkt. Bei Mangel an ATII ist die Wirkung von Heparin deutlich vermindert.

Protein C und S: Vitamin-K-abhängige Inhibitoren; werden durch Thrombin aktiviert, das die Gerinnungsfaktoren Faktor VIII und Faktor V und die Regulation der Fibrinolyse

(PAI) inhibiert. Es fördert die Freisetzung von tPA (tissue Plasminogen-Aktivator). Die Wirkung von Protein C wird durch die Komplexbildung mit Protein S verstärkt. Ursache eines Mangels: angeboren oder erworben durch Therapie mit Cumarinen, autoimmunologisch (SLE), schwere Infektionen.

Zuordnung der wichtigsten Gerinnungstests zu den Gerinnungsfaktoren:
- Intrinsisches System: Faktor XII, XI, IX, VIII: PTT
- Extrinsisches System: Faktor VII: Quicktest

Fibrinolyse: Limitierung der Gerinnselbildung und Abbau der funktionslosen Blutgerinnsel
- **Extrinsische Fibrinolyse:** Aktivierung durch tPA und Urokinase. Daraus folgt die Umsetzung von Plasminogen in Plasmin, die an Fibrin bindet und die Proteolyse von Fibrinmonomeren in kleinere Fragmente (Fibrinspaltprodukte) bewirkt. Diese werden von Makrophagen phagozytiert und der Fibrinthrombus dadurch aufgelöst.
- **Intrinsische Fibrinolyse:** Aktivierung erfolgt durch die gleichen Faktoren, wir die intrinsische Gerinnung.

■ Klinik

Anamnese
- Wann treten Blutungen auf? Wie stark sind die Blutungen z. B. nach Zahnextraktion, Trauma, Geburt?
- Sind die Blutungen transfusionspflichtig?
- Medikamentenanamnese (z. B. ASS, NSAR)
- Familienanamnese

 Merke: 50% der Patienten mit Hämophilie haben eine negative Familienanamnese.

Körperliche Untersuchung
Blutungstypen:
- Petechien: spontan auftretende, flohstichartige Blutpunkte, die sich nicht wegdrücken lassen. Häufigste Ursache Autoimmunthrombozytopenie
- Purpura: polymorphes Exanthem, bestehend aus Petechien und kleinflächigen Blutungen (Ekchymosen). Purpura weißt auf eine vaskuläre Blutung hin.
- Hämatom: Störungen der plasmatischen Gerinnung; treten häufig im frühen Kindesalter besonders bei Jungen nach geringer Belastung auf. Bei retroperitonealen Hämatomen oder Gelenkblutungen ist eine Hämophilie A oder B wahrscheinlich. Bei älteren Menschen ist an einen Vitamin-K-Mangel zu denken. Ursache hierfür ist meistens eine Resorptionsstörung fettlöslicher Vitamine bei Verschlussikterus, Einnahme von Vitamin-K-Antagonisten oder Lebersynthesestörungen.
- Menorrhagien, Epistaxis, Schleimhautblutungen: können Anzeichen für ein von-Willebrand-Jürgens-Syndrom sein.

Achtung: Eine Kombination von petechialen und großflächigen Blutungen weist auf eine kombinierte Gerinnungsstörung hin (z. B. Verbrauchskoagulopathie).

Rumple-Leede-Test: Blutstauung am Oberarm für 5 min auf einen Druck, der 10 mmHg über dem diastolischen Blutdruck liegt. Bei Nachweis von mehr als 5 Petechien in der Ellenbeuge besteht der Hinweis auf eine erhöhte Kapillarfragilität oder Thrombozytopenie.

■ Diagnostik
Gerinnungstests:
- Thrombozytenanzahl
- Blutungszeit

- Quick, PTT, Fibrinogen
- Spezifische Tests: Fibrin/Fibrinspaltprodukte; Test der Thrombozytenfunktion, Bestimmung der Einzelfaktorenaktivität

■ Differenzialdiagnose

	Erkrankungen	Weiterführende Diagnostik
Isoliert-pathologischer Quickwert	Mangel an Faktor VII, akuter Vitamin-K-Mangel, Lebererkrankungen	Einzelfaktoranalyse
Isoliert-verlängerte PTT	Hämophilie A	Verminderte Aktivität von Faktor VIII
	Hämophilie B	Verminderte Aktivität von Faktor IX
	Von-Willebrand-Jürgens-Syndrom	vWF-Ag und FVIII:vWF erniedrigt
	Lupus-Antikoagulans	Lupus-Antikoagulans-Test, Antikardiolipin-Antikörperbestimmung
Kombinierte Störung von Quick und PTT	Vitamin-K-Mangel	Faktor II, VII, IX, X, Protein C, Protein S
	Therapie mit Vitamin-K-Antagonisten	Keine weiterführende Diagnostik
	Überheparinisierung	Thrombinzeit >100 s, PTT >100 s

Tab. 8.22 Differenzialdiagnosen pathologischer Gerinnungstests.

8.12.1.1 Hämophilie (D66)

■ Grundlagen

Definition
X-chromosomal-rezessiv vererbtes Blutungsleiden mit Verminderung der Faktor-VIII:C-Gerinnungsaktivität (Hämophilie A) bzw. Faktor-IX-Aktivität (Hämophilie B)

Epidemiologie
Zweithäufigste hereditäre Koagulopathie
- Hämophilie A: 1 von 5000 männlichen Neugeborenen
- Hämophilie B: 1 von 15000 männlichen Neugeborenen

Ätiologie
- Hämophilie A⁻: Fehlen von Faktor VIII:C (90% der Fälle)
- Hämophilie A⁺: Inaktivität von F VIII:C (10% der Fälle)
- Hämophilie B: Fehlen oder Inaktivität von Faktor IX

Genetik
In 30% der Fälle Spontanmutation (negative Familienanamnese). In 50% der Fälle liegt eine Inversion des Intron 21 auf dem X-Chromosom vor.

Einteilung/Klassifikation
Schweregrad der Hämophilie in Abhängigkeit von der Restriktivität der Gerinnungsfaktoren:
- Aktivität <1 %: schwere Hämophilie
- Aktivität 1–5 %: mittelschwere Hämophilie
- Aktivität 5–15 %: leichte Hämophilie
- Aktivität 15–50 %: Subhämophilie

Bei heterozygoten Frauen liegt die Aktivität der Gerinnungsfaktoren meistens bei >50% und hat damit selten Krankheitswert.

■ Klinik
Häufig Blutungen, die im Missverhältnis zum auslösenden Trauma stehen. Einblutung in große Gelenke, Einblutungen in die Muskulatur, abdominelle Blutungen, langanhaltende Hämaturie, intrakranielle Blutungen.

■ Diagnostik

Labor
Isolierte verlängerte PTT bei normaler Blutungszeit und Quickwert
Zur Sicherung der Diagnose und Differenzierung zwischen Hämophilie A und B soll eine Bestimmung der Gerinnungsaktivität der Faktoren VIII und IX erfolgen.

 Achtung: Beim von-Willebrand-Jürgens-Syndrom ist die Blutungszeit verlängert.

■ Differenzialdiagnose
Von-Willebrand-Jürgens-Syndrom, Blutungen durch hereditären Mangel anderer Faktoren

■ Therapie – konservativ
Substitution von Gerinnungsfaktoren in Abhängigkeit vom Schweregrad der Erkrankung

 Merke: Therapierisiken sind Virusinfektionen (CMV, HIV), Unverträglichkeitsreaktionen, Induktion von Hemmkörpern gegen fehlende Gerinnungsfaktoren (Hemmkörperhämophilie).

- Prophylaxe von Blutungen: keine Gabe von Medikamenten, die die Thrombozytenfunktion hemmen (z. B. ASS), keine i.m. Injektionen
- Sorgfältige Blutstillung
- Bei akuten Blutungen: Gabe von aktivierten Prothrombinkomplexen, rekombinante F. VIIa-Präparate, Schweine-AHG

8.12.1.2 Von-Willebrand-Jürgens-Syndrom (D68.0)

■ Grundlagen

Synonyme
vWS

Definition
Verminderung des vWF (gerinnungsunterstützendes Glykoprotein mit Vorkommen im Plasma, Endothelzellen, Basalmembranen der Gefäße)

Epidemiologie
Prävalenz 1 %; häufigste angeborene Gerinnungsstörung

Ätiologie
Überwiegend autosomal-dominant vererbte Blutungsneigung. Erworbene Formen bestehen im Rahmen anderer Grunderkrankungen: monoklonale Gammopathie, maligne Lymphome, Valproinsäure-Therapie.

Pathophysiologie
Der vWF stabilisiert an Faktor VIII gebunden die Faktor-VIII-Aktivität und vermittelt Faktor-VIII-unabhängig die Plättchenaggregation und -adhäsion. Bei Mangel von Faktor VIII besteht eine gestörte Thrombozytenadhäsion sowie eine gestörte plasmatische Gerinnung.

Einteilung/Klassifikation

Typ I	Häufigste Form (80 %); Verminderung der Faktor-VIII:C- und von-Willebrand-Aktivität mit leichter oder mäßiger Blutungsneigung; Vererbung autosomal-dominant
Typ II	Selten (15 %): unterschiedliche Defektkonstellationen durch Fehlen von Multimeren; Thrombozytopenie möglich
Typ III	Sehr selten (<5 %): Faktor-VIII-Komplex fehlt völlig; meist schwere hämorrhagische Diathese mit Schleimhautblutungen; autosomal-rezessive Vererbung

Tab. 8.23 Einteilung des angeborenen von-Willebrand-Syndroms.

■ Klinik
Keine oder nur diskrete Blutungszeichen. Kombination aus hämophilem und petechialem Blutungstyp. Häufig Schleimhautblutungen (Epistaxis, Gingivablutungen, Ekchymosen) und Menorrhagien.

 Achtung: Klinik und Schweregrad der Erkrankung können sich im Verlauf des Lebens ändern.

■ Diagnostik

Labor
- PTT und Blutungszeit in schweren Fällen verlängert
- Faktor-VIII-Aktivität meist erniedrigt
- Plättchenaggregation stark vermindert
- vWF-Antigen in Abhängigkeit vom Typ normal bis vermindert
- Multimeranalyse zur Unterscheidung der Subtypen

 Achtung: Die vWF-Plasmakonzentration ist abhängig von Blutgruppe, systemischer Entzündungsaktivität, Schwangerschaft und anderen Begleiterkrankungen (vWF ist ein Akute-Phase-Protein).

■ Therapie – konservativ
Medikamentöse Therapie (Desmopressin; Faktor-VIII-/vWF-Konzentrat) bei akuten Blutungen und zur Prophylaxe vor Operationen
Sorgfältige Blutstillung

8.12.2 Idiopathische thrombozytopenische Purpura (D69.3)

■ Grundlagen

Synonyme
M. Werlhof, ITP

Ätiologie
- Akute Form: meist bei Kindern nach bakteriellem oder viralem Infekt (w:m = 1:1)
- Chronische Form: überwiegend Erwachsene (w:m = 3:1) (häufig mit H. pylori assoziiert)

Pathogenese
Mit dem Plättchenoberflächenantigen kreuzreagierenden Autoantikörper führen zu einem vermehrten Plättchenabbau im Monozyten-Makrophagen-System (Nachweis der IgG-Antikörper in 80% der Fälle).

Pathologischer Befund
Reaktiv gesteigerte Megakaryopoese im Knochenmark

■ Klinik
Petechiale Blutungen an Haut und Schleimhäuten (meist bei Thrombozytenanzahl <10/nl); Nasenbluten, Menorrhagien, zerebralen Blutungen

 Merke: Lymphadenopathie oder Splenomegalie gehören nicht zur ITP, sondern weisen auf eine andere maligne Erkrankung z. B. CML hin.

■ Diagnostik
Labor
Isolierte Thrombopenie: Plättchenüberlebenszeit deutliche verkürzt

Histologie
Knochenmark: Megakaryozytenanteil erhöht und nach links verschoben mit Vorliegen von überwiegend jungen Megakaryozyten

■ Differenzialdiagnose
Sekundäre Thrombozytopenien (z. B. SLE, HIV, maligne Lymphome), medikamentöse Thrombozytopenie, Verbrauchskoagulopathie (zusätzliche Verminderung von plasmatischen Gerinnungsfaktoren), Knochenmarkinsuffizienz, Splenomegalie mit Panzytopenie, Evans-Syndrom (AIHA mit Immunthrombozytopenie)

■ Therapie – konservativ
Eine Therapieindikation besteht nur bei einer Thrombozytenanzahl <20 G/l und lebensbedrohlichen Blutungskomplikationen (Spontanremissionen relativ häufig).
- Steroide: hemmen den vermehrten Thrombozytenabbau
- Immunglobuline: schnellere Wirksamkeit als Steroide; hemmen die Sequestration der Thrombozyten ins Monozyten-Makrophagen-System
- CD20-Antikörper (Rituximab): führt bei einem Teil der Patienten zur Besserung
- Splenektomie: bei chronischer ITP, die über 6 Monate behandelt wurde (Rezidivhäufigkeit ca. 20 %)

■ Prognose
Natürlicher Verlauf
In 70% der Fälle partielle oder komplette Remission bei chronischer ITP. Bei der akuten Form tritt in 90% der Fälle nach 2–6 Wochen eine Spontanremission ein.

Komplikationen
4 % Letalität, meist durch intrazerebrale Blutungen

8.12.3 Arzneimittelinduzierte thrombozytopenische Purpura (D69.1)

■ Grundlagen
Synonyme
Erworbene Thrombozytopenie

Ätiologie
Bildung von Fremdoberflächen an der Thrombozytenmembran durch Anlagerung von Medikamenten oder Veränderung der Oberflächenstruktur von Plättchen durch Medikamenten- oder Metaboliteneinwirkung mit Folge eines verstärkten Thrombozytenabbaus.
Auslösende Medikamente: Heparin, Chinidin, Chinin, Cotrimoxazol, Rifampizin, Paracetamol, Diclofenac, ASS, Carbamazepin, Furosemid, Ranitidin, Procainamid

Einteilung/Klassifikation

Sonderform: heparininduzierte Thrombozytopenie (HIT)
- HIT I: milde Form; beginnt früh und führt zu keinen weiteren Blutungskomplikationen, spontane Besserung; Thrombozytopenie mit 100/nl 2–4 Tage nach Beginn einer Therapie mit unfraktioniertem Heparin; die Therapie sollte mit niedermolekularem Heparin fortgesetzt werden.
- HIT II: schwere Form; beginnt spät und geht mit arteriellen und venösen Thrombosen einher, Blutungen sind selten; Thrombozytenanzahl <100/nl nach 6–14 Tagen Therapie mit unfraktioniertem Heparin; Heparin absetzten, Thrombozytenfunktionstest; wenn Antikoagulation weiter notwendig ist, sollte auf Danaparoid (Orgaran) umgestellt werden; Letalität 25%.

■ Klinik
Selten Spontanblutungen. Meist Blutstillungsprobleme bei Verletzungen oder Operationen.

■ Diagnostik
Labor
Verlängerte Blutungszeit bei normaler Thrombozytenanzahl

■ Therapie – konservativ
Absetzen der potenziell auslosenden Medikamente, Blutstillung

8.12.4 Störung des Fibrinolysesystems (D65)

■ Grundlagen
Synonyme
Verbrauchskoagulopathie, DIC

Definition
Erworbene Gerinnungsstörung mit intravasaler Aktivierung des Gerinnungssystems durch verschiedene Grunderkrankungen. Es kommt zu einem Verbrauch von Thrombozyten, Fibrinogen und plasmatischen Gerinnungsfaktoren. Es entstehen Mikrothromben in den Endstrombahnen wodurch eine sekundäre Fibrinolyse aktiviert wird und somit durch Hypofibrinogenämie eine hämorrhagische Diathese provoziert wird. Es entsteht im chronischen Verlauf eine Organperfusionsstörung sowie eine erhöhte Blutungsneigung.

Ätiologie
Selten primär nach großen Operationen durch Freisetzung von Thrombokinase

 Merke: 4-P-Regel der aktivtorreichen Organe: Pulmo, Pankreas, Prostata, Plazenta

Sekundär als Folge einer überschießender Gerinnungsaktivität durch unterschiedliche Auslöser (z. B. geburtshilfliche Komplikationen, Sepsis, Schock, hämolytische Syndrome, akute Organnekrose, postoperativ, metastasierte Karzinome)

Einteilung/Klassifikation

DIC	Diagnostik	Therapie
Initiale Phase	Thrombozyten ↓, PTT ↓	Heparin prophylaktisch
Frühe Verbrauchsphase	Fibrinogen ↓, Thrombozyten ↓, Gerinnungsfaktoren ↓, PTT ↑, ATIII ↓, FSP ↑, Organversagen	ATIII-Ersatz durch FFP oder ATIII Konzentrat Heparin umstritten
Späte Verbrauchsphase	Fibrinogen <0,5 g/l, Thrombozyten <30/nl, FSP erhöht	Kein Heparin, Substitution mit FFP, PBSP, ATIII

Tab. 8.24 Einteilung der Verbrauchskoagulopathie.

Klinik
Petechien, Schleimhautblutungen, Blutungen aus Stichkanälen (thrombozytärer Blutungstyp); Ekchymosen, nekrotisierende Hämorrhagien an Akren und Druckstellen (plasmatischer Blutungstyp)

Diagnostik
Labor
- Thrombozytenanzahl (Thrombopenie ist der empfindlichste Parameter)
- Quick, PTT zu Beginn meist normal
- Fibrinogen stark erniedrigt
- Fibrinogenspaltprodukte (D-Dimere) erhöht
- ATIII vermindert
- Gerinnungsfaktoren fallen ab

Therapie – konservativ
- Behandlung der Ursache!
- Behandlung der Komplikationen (z. B. Dialyse)
- Substitution von Plasmafaktoren und Blutplättchen zur Vermeidung von Blutungskomplikationen
- Prophylaktische Gabe von Heparin je nach Stadium der Erkrankung

 Merke: Wichtig ist die Auflösung der multiplen Fibrinthromben durch sekundäre Hyperfibrinolyse, daher sind Antifibrinolytika in der Regel kontraindiziert.

Weiterführende Informationen
Literatur
Possinger K, Regierer AC: Facharzt Hämatologie, Onkologie. München: Elsevier; 2006
Herold G: Innere Medizin 2009. Eigenverlag
Oertel J, Oertel B: Hämatologische Diagnostik im Blutausstrich. Stuttgart: Thieme; 2005

Links
http://www.ghsg.org
http://www.kompetenznetz-leukaemie.de
http://www.uni-duesseldorf.de/awmf

Fachgesellschaften
Deutsche Gesellschaft für Hämatologie und Onkologie (DGHO); www.dgho.de

9 Infektiologie

M.C. Wilms

9.1 Anatomie der Bakterien

Bakterien sind 0,3–5 μm große einzellige Mikroorganismen. Morphologisch unterscheidet man:
- **Kokken**: rund, häufig charakteristische Zusammenlagerung (Haufen, Ketten, Pärchen)
- **Stäbchen**: gerade, gekrümmt, spiralig oder schraubenförmig

Als Prokaryonten besitzen sie keinen Zellkern. Wichtige Grundstrukturen sind:
- Zellwand: Murein als Hauptbaustein, bei grampositiven Keimen sehr dicke Mureinschicht, bei gramnegativen Keimen dünne Mureinschicht
- Zytoplasmamembran: Phospholipiddoppelschicht mit verschiedenen Membranproteinen
- Zytoplasma: enthält gelöste Proteine, RNA, Ribosomen, Nukleoid und Plasmide
- Nukleoid: frei im Zytoplasma enthaltener stark verknäulter DNA-Doppelstrang
- Plasmide: zirkuläre DNA, getrennte Expression, nicht-essenzielle Genprodukte, austauschbar

Zusätzliche Strukturen, die für die Pathogenität entscheidend sind:
- Kapsel: meist aus Polysacchariden, bewahrt vor Phagozytose
- Geißeln: dienen der Fortbewegung, Merkmal zur Unterscheidung verschiedener Serotypen (H-Antigene)
- Fimbrien und Pili
- Sporen: gegen äußere Einflüsse resistente Dauerformen (Gattung: Clostridium und Bacillus)

9.2 Taxonomie der Bakterien

Gruppe	Bakterium	Typische Erkrankungen
Staphylokokken	Staphylococcus aureus	<ul><li>Lokale Infektionen (häufig nosokomial): Abszesse, Furunkel, Wundinfektionen, Osteomyelitis, Pneumonie</li><li>Toxinbedingt: Lebensmittelintoxikation, Dermatitis exfoliativa, Staphylokokken-toxisches-Schock-Syndrom</li><li>Invasiv: Endokarditis, Sepsis</li></ul>
	Staphylococcus epidermidis	<ul><li>Häufig nosokomial: Fremdkörperinfektionen</li></ul>
	Staphylococcus saprophyticus	<ul><li>Harnwegsinfektionen: bei jungen Frauen („Honeymoon-Zystitis"), Urethritis bei Männern</li></ul>

Tab. 9.1 Wichtige humanpathogene grampositive Kokken und durch sie verursachte Erkrankungen.

Taxonomie der Bakterien 623

Gruppe	Bakterium	Typische Erkrankungen
Streptokokken	Streptococcus pyogenes (A-Streptokokken)	• Lokal: Haut und Subkutis, Tonsillitis • Toxinvermittelt: Scharlach • Invasiv: Sepsis
	Streptococcus pneumoniae (Pneumokokken)	• Atemwegsinfektionen, Sepsis, Meningitis
	Streptococcus agalactiae (B-Streptokokken	• Meningitis und Sepsis bei Neugeborenen
	Streptococcus bovis	• Selten: Sepsis
	Orale Streptokokken (Viridans-Streptokokken)	• Karies, Paradontose • Endokarditis
Enterokokken	Enterococcus faecalis und faecium	• Lokal: Harnwegsinfektionen, Wundinfektionen • Invasiv: Endokarditis, Sepsis

Tab. 9.1 Wichtige humanpathogene grampositive Kokken und durch sie verursachte Erkrankungen (Fortsetzung).

Gruppe	Bakterium	Typische Erkrankung
Bacillaceae	Bacillus anthracis	• Milzbrand (Anthrax): je nach Eintritt der Sporen Hautmilzbrand, Lungenmilzbrand oder Darmmilzbrand • Sepsis
Clostridien	Clostridium perfringens	Wundinfektion bei offenen Wunden: • Anaerobe Zellulitis: auf Faszienloge beschränkt • Gasbrand: Infektion der Muskulatur mit Myonekrose und Toxinämie
	Clostridium tetani	• Tetanus (s. Kap. 9.7.17)
	Clostridium botulinum	• Botulismus (s. Kap. 9.7.14)
	Clostridium difficile	• Antibiotika-assoziierte pseudomembranöse Kolitis
Listerien	Listeria monocytogenes	• Listeriose (s. Kap. 9.7.4)
Bifidobakterien	Gardnerella vaginales	• Vulvovaginitis
Corynebakterien	Corynebacterium diphtheriae und weitere Arten	• Diphtherie (s. Kap. 9.7.16) • Wundinfektionen • Endokarditis
Aktinomyzeten	Verschiedene Aktinomyceten	• Abszendierende endogene Infektionen: zervikofazial, thorakal, abdominal, genital

Tab. 9.2 Wichtige grampositive Stäbchen und durch sie verursachte Erkrankungen.

Gruppe	Bakterium	Typische Erkrankung
Neisserien	Neisseria gonorrhoeae (Gonokokken)	Gonorrhö (s. Kap. 9.7.8)
	Neisseria meningitidis (Meningokokken)	Meningitis, Sepsis, Waterhouse-Friderichsen-Syndrom
	Eikenella corrodens (HACEK-Gruppe)	Endokarditis
	Kingella kingae (HACEK-Gruppe)	Endokarditis
Moraxella	Moraxella catarrhalis	Sinusitis, Otitis media, Bronchitis

Tab. 9.3 Wichtige gramnegative Kokken und durch sie verursachte Erkrankungen.

Gruppe	Bakterium	Typische Erkrankung
Enterobakterien	Escherichia coli	Diarrhö durch pathogene Stämme
	Salmonella-Spezies	Enteritis, Typhus, Paratyphus (s. Kap. 9.7.10)
	Shigella-Spezies.	Bakterielle Ruhr (Dysenterie)
	Klebsiella-Spezies	Harnwegsinfekte, Wundinfektionen, schwere Pneumonien bei Immunsuppression, Sepsis
	Enterobacter	Harnwegsinfekte, Wundinfektionen, Sepsis
	Proteus	Harnwegsinfekte, Wundinfektionen, Sepsis
	Yersinia pestis	Pest (heute sehr selten)
	Yersinia enterocolitica, pseudotuberculosis	Yersiniose
Cardiobacteriaceae	Caridobacterium hominis (HACEK-Gruppe)	Endokarditis
Pasteurellaceae	Haemophilus influenza	Infektionen der Atemwege (v. a. Epiglottitis), Meningitis (s. Kap. 9.7.6)
	Haemophilus aphrophilus (HACEK-Gruppe)	Endokarditis
	Actinobacillus actinomycetemcomitans (HACEK-Gruppe)	Normalflora des Oropharynx, Endokarditis, Begleitkeim ber zervikofazialer Aktinomykose

Tab. 9.4 Wichtige gramnegative Stäbchen und durch sie verursachte Erkrankungen.

Gruppe	Bakterium	Typische Erkrankung
Vibrionen	Vibrio cholerae	Cholera (s. Kap. 9.7.13)
	Bordetella pertussis	Pertussis (Keuchhusten)
Bartonellaceae	Bartonella bacilliformis	Oroya-Fieber, Verruga peruana
	Bartonella henselae	Katzen-Kratz-Krankheit, Endokarditis
	Bartonella quintana	Fünf-Tage-Fieber, selten Endokarditis
Brucellacea	Brucella spezies	Brucellose (s. Kap. 9.7.2)
Burkholderiaceae	Burkholderia cepacia und weitere Arten	Multiresistente Krankenhauskeime mit lokalen und invasiven Infektionen
Legionellaceae	Legionella pneumophila	Legionellose (= Legionellen-Pneumonie), Pontiac-Fieber
Pseudomonadaceae	Pseudomonas aeruginosa und viele weitere Arten	Pneumonien bei zystischer Fibrose, Ventilator-assoziierte Pneumonie, Wundinfektionen, chronische Pyelonephritis, Endokarditis

Tab. 9.4 Wichtige gramnegative Stäbchen und durch sie verursachte Erkrankungen (Fortsetzung).

Gruppe	Bakterium	Erkrankung
Campylobacteriaceae	Campylobacter jejuni	Gastroenteritis (s. Kap. 9.7.12)
	Campylobacter fetus	Selten: Endokarditis, Sepsis
Helicobacteriaceae	Helicobacter pylori	Gastritis-Typ B, gastroduodenale Ulzera, Magenkarzinom
Spirochaetaceae	Treponema pallidum, Subspezies pallidum	Lues = Syphillis (s. Kap. 9.7.7)
	Treponema pallidum, Subspezies Endemicum	Nicht venerische Syphillis
	Treponema pallidum, Subspezies Pertenue	Frambiösie
	Treponema carateum	Pinta
	Borrelia spezies	Borreliose, endemisches Rückfallfieber
Leptospiraceae	Leptospira interrogans	Leptospirose (s. Kap. 9.7.3)

Tab. 9.5 Wichtige gramnegative spiral gewundene Stäbchen und durch sie verursachte Erkrankungen

Gruppe	Bakterium	Erkrankung
Chlamydien	Chlamydia trachomatis	Trachom, Konjunktivitis, Lymphgranuloma inguinale, urogenitale Infektionen
	Chlamydia psittaci	Psittakose (= Ornithose)
	Chlamydia pneumoniae	Infektionen der Atemwege
Coxiellien	Coxiella burnetii	Q-Fieber (s. Kap. 9.7.5)
Rickettsien	Fleckfiebergruppe	Fleckfieber: Übertragung durch Kleiderläuse
	Zeckenbissfiebergruppe	Übertragung durch Zecken
Mykoplasmen	Mycoplasma pneumoniae	Pneumonie (v. a. Kinder und Jugendliche)

Tab. 9.6 Wichtige obligat intrazelluläre Bakterien und durch sie verursachte Erkrankungen

Gruppe	Bakterium	Erkrankung
Myco-bacteriaceae	Mycobacterium tuberculosis	• Tuberkulose
	Mycobacterium leprae	• Tuberkuloide oder lepromatöse Lepra
	Nichttuberkulöse Mykobakterien	• Infektionen unterschiedlicher Organe bei Immunsuppression

Tab. 9.7 Säurefeste Stäbchen und durch sie verursachte Erkrankungen

9.3 Physiologie der Bakterien

Stoffwechsel: Energiegewinnung erfolgt durch den Abbau organischer Nährstoffe. Dies kann erfolgen durch:
- Oxidation: bei Anwesenheit von Sauerstoff
- Fermentation: unter Ausschluss von Sauerstoff

Nach Verhalten gegenüber der Anwesenheit von Sauerstoff werden Bakterien eingeteilt in:
- Fakultative Anaerobier
- Obligate Aerobier
- Obligate Anaerobier
- Weitere Stoffwechselmerkmale dienen der Differenzierung der Bakterien, z. B. in der bunten Reihe oder bei der Anzucht auf Nährmedien: Zuckerverwertung (Laktose, Glukose oder Galaktose), Aminosäureverwertung, Ureaseaktivität etc.

9.4 Basisdiagnostik bei bakteriellen Erkrankungen

Direkter Erregernachweis:
- Mikroskopisch: Beurteilung der Morphologie, der Zusammenlagerung, des Vorhandensein einer Kapsel, des Gramverhaltens, intrazelluläres oder extrazelluläres Vorkommen, der Beweglichkeit
- Kulturell: Anzucht auf Nährboden, je nach Regenerationszeit kann dies 2–21 Tage dauern

Indirekter Erregernachweis: Antikörpernachweis

9.5 Basistherapie bei bakteriellen Erkrankungen

9.5.1 Antibakterielle Antiinfektiva

Auch als Antibiotika bezeichnet (Antibiotika im engeren Sinne: nur durch Pilze oder Bakterien produzierte Naturstoffe)
- **Gezielte Antibiotikatherapie**: Einsatz von Antiinfektiva nach Identifizierung des Erregers und bekanntem Antibiogramm
- **Kalkulierte Antibiotikatherapie**: Bei nicht identifiziertem Erreger Auswahl des Antiinfektivums nach Erregerhäufigkeit für die jeweilige Infektion und Resistenzlage

Antibiotika wirken spezifisch auf bakterielle Strukturen oder Enzyme.
- **Bakteriostatisch**: Hemmung des Wachstums und der Teilung der Bakterien, vollständige Eliminierung der Erreger nur zusammen mit Immunabwehr des Menschen
- **Bakterizid**: Wirkung auch auf alle Bakterien, vollständige Eliminierung möglich

 Achtung: Bei Infektionen in Gewebe mit schlechter Immunabwehr müssen bakterizide Substanzen eingesetzt werden (z. B. Endokarditis).

Resistenzentwicklung:
- Enzymatische Inaktivierung
- Veränderung der Zielmoleküle
- Permeabilitätsmechanismen

Penicilline

Wirkung/Wirkprinzip
- β-Laktamantibiotikum: Hemmung der Zellwandsynthese
- Bakterizid
- Schmal- oder Breitspektrumantibiotikum

Dosierung/Anwendung

Wirkstoff	Handelsname	Spektrum	Indikation
Penicillin G	Penicillin G, Penicillin Grünenthal	• Grampositiv: Kokken, Stäbchen, Spirochäten • Gramnegativ: Kokken	• Streptokokken: Phlegmone, Erysipel, Angina, Scharlach, rheumatisches Fieber, Pneumonie, Meningitis, Endokarditis • Meningokokken: Meningitis, Sepsis • Gonokokken: Gonorrhö • Corynebakterien: Diphtherie • Treponemen: Syphilis • Borrellien: Borreliose • Leptospiren: Leptospirose
Benzylpenicillin-Benzathin	Pendysin, Tardocillin		
Benzylpenicillin-Procain	Bipensaar		
Azidocillin	Infectovicilln H		
Penicillin V	Arcasin, Infectocillin, Isocillin, Megacillin, Penhexal, Penicillin V ratiopharm		
Propicillin	Baycillin		

Tab. 9.8 Schmalspektrumpenicilline und ihre Indikationen.

Infektiologie

Wirkstoff	Handelsname	Spektrum	Indikation
Dicloxacillin	Infectostaph	Wie Penicillin G, zusätzlich Penicillinase-bildende Staphylokokken	Leichte Infektionen mit Penicillinase-bildenden Staphylokokken
Flucloxacillin	Flucloxacillin Inno Pharm, Staphylex		
Oxacillin	Infectostaph		

Tab. 9.9 Staphylokokkenpenicilline und ihre Indikationen.

Wirkstoff	Handelsname	Spektrum	Indikation
Amoxicillin	Amoxicillin ratiopharm, Amoxihexal, Amoxypen, Clamoxyl, Infectomox	• Wie Penicillin G • Zusätzlich einige gram-negative Keime • Piperacillin: Pseudomonas-Wirksamkeit	• Haemophilus influenzae: Bronchopneumonie, Meningitis, Epiglottitis, Otitis media • Enterobakterien: Endokarditis, Osteomyelitis, bakterielle Ruhr, Harnwegsinfektionen
Ampicillin	Ampicillin ratiopharm, Ampicillin STADA, Binotal		
Mezlocillin	Baypen		
Piperacillin	Piperacillin Fresenius, Piperacillin Hexal, Piperacillin ratiopharm		

Tab. 9.10 Breitbandpenicilline und ihre Indikationen.

Wirkstoff	Handelsname	Spektrum	Indikation
Ampicillin + Sulbactam	Unacid	Wie Breitbandpenicilline, zusätzliche β-Laktamase-bildende Stämme	Infektion durch β-Laktamase-bildende Keime
Amoxicillin + Clavulansäure	Amoclav plus, Amoxidura plus, Augmentan		
Piperacillin + Tazobactam	Tazobac		

Tab. 9.11 Kombinationen aus Bretibandpenicillinen und β-Laktamaseinhibitoren und ihre Indikationen.

Nebenwirkung
Allergische Reaktionen (Hautreaktionen, Lyell-Syndrom, anaphylaktischer Schock)

Kontraindikationen
Strenge Indikationsstellung in Schwangerschaft und Stillzeit

Cephalosporine

Wirkung/Wirkprinzip
- β-Laktamantibiotika: Hemmung der Zellwandsynthese
- Bakterizid

Dosierung/Anwendung

Wirkstoff	Handelsname	Spektrum	Indikation
Cefazolin (Gruppe 1)	Basocef, Cefazolin Hexal, Cefazolin Saar, Cephazolin Fresenius, Elzogram	Enterobakterien (ohne Pseudomonas), Staphylokokken, Streptokokken	Ambulant erworbene Pneumonien, Wundinfektionen, perioperative Prophylaxe, MRSA
Cefotiam (Gruppe 2)	Spizef	Enterobakterien (ohne Pseudomonas), Staphylokokken, Streptokokken	Nosokomiale Pneumonie, Haemophilusinfektionen, schwere Weichteilinfektionen, Mischinfektionen
Cefuroxim (Gruppe 2)	Cefuroxim Fresenius, Cefuroxim Hexal, Cefuroxim ratiopharm, Zinacef		
Cefotaxim (Gruppe 3a)	Cefotaxim Hexal, Cefotaxim ratiopharm, Claforan	Enterobakterien schwache Pseudomonas-Aktivität	Lebensbedrohliche Infektionen: Sepsis, Meningitis, Wund- und Gewebsinfektionen
Ceftriaxon (Gruppe 3a)	Cefotrix, Ceftriaxon Curamed, Ceftriaxon Hexal, Ceftriaxon ratiopharm, Rocephin		
Cefepim (Gruppe 3b)	Maxipime	Enterobakterien, gute Pseudomonas-Aktivität	Sepsis, schwere Pneumonie, schwere Harnwegs- oder Gallenwegsinfektionen
Ceftazidim (Gruppe 3b)	Fortum		
Cefoxitin (Gruppe 5)	Mefoxitin		

Tab. 9.12 Parenterale Cephalosporine (alle Gruppen) und ihre Indikationen.

Wirkstoff	Handelsname	Spektrum	Indikation
Cefaclor (Gruppe 1)	CEC, Cefaclor ratiopharm, Infectocef, Panoral	Enterobakterien (ohne Pseudomonas), Staphylokokken, Streptokokken	Leichte Harnwegs-, Atemwegs- und Weichteilinfektion
Cefadroxil (Gruppe 1)	Cedrox, Cefadroxil Azu, Grüncef		
Cefalexin (Gruppe 1)	Cephalex ct, Cephalexin ratiopharm, Ceporexin		
Cefuroxim-Axetil (Gruppe 2)	Cefudura, Cefuhexal, Cefuroxim ratiopharm, Elobact, Zinnat	Stärkere Aktivität gegen Enterobakterien (ohne Pseudomonas), Staphylokokken, Streptokokken	Leichte Harnwegs-, Atemwegs- und Weichteilinfektion, Sinusitis, Otitis media
Loracarbef (Gruppe 2)	Lorafem		
Cefixim (Gruppe 3)	Cefixdura, Cefixim ratiopharm, Ceftoral, Cephoral, Suprax	Enterobakterien schwache Pseudomonas-Aktivität	Leichte Harnwegs-, Atemwegs- und Weichteilinfektion
Cefpodoxim-Proxetil (Gruppe2)	Orelox, Podomexef		
Ceftibuten (Gruppe 3)	Cedax, Keimax		

Tab. 9.13 Orale Cephalosporine (alle Gruppen) und ihre Indikationen.

Nebenwirkung
Allergische Reaktionen bis zur Anaphylaxie (in 10 % Kreuzallergie mit Penicillin), gastrointestinale Beschwerden, Gerinnungsstörungen, Alkoholunverträglichkeit

Wechselwirkung
- Erhöhte Blutspiegel des Cephalosporins: Probenecid
- Blutgerinnungsstörungen: Antikoagulanzien
- Erhöhte Nephrotoxizität: Aminoglykoside, schnell wirkende Diuretika

Kontraindikationen
Strenge Indikationsstellung in Schwangerschaft und Stillzeit, bekannte Überempfindlichkeit, relativ bei bekannter Penicillinüberempfindlichkeit

Carbapeneme
Wirkung/Wirkprinzip
- β-Laktamantibiotika: Hemmung der Zellwandsynthese
- Bakterizid

Dosierung/Anwendung

Wirkstoff	Handelsname	Spektrum	Indikation
Ertapenem	Invanz	Breitspektrumantibiose, viele grampositive, viele gramnegative und einige Anaerobier	Schwere Infektionen, bei Immunsuppression
Imipenem + Cilastatin	Zienam		
Meropenem	Meronem		

Tab. 9.14 Carbapeneme und ihre Indikationen.

Nebenwirkung
Allergische Reaktionen, Erbrechen, Diarrhö, Sekundärinfektionen (Candida), Krampfanfälle

Wechselwirkung
- Erhöhte Blutspiegel des Carbapenems: Probenecid
- Generalisierte Krampfanfälle bei gleichzeitiger Einnahme von Ganciclovir

Kontraindikationen
- Imipenem: Schwangerschaft und Stillzeit
- Meropenem, Ertapenem: strenge Indikationsstellung in Schwangerschaft und Stillzeit

Monobactame
Wirkung/Wirkprinzip
- β-Laktamantibiotika: Hemmung der Zellwandsynthese
- Bakterizid
- Reserveantibiotikum

Dosierung/Anwendung

Wirkstoff	Handelsname	Spektrum	Indikation
Aztreonam	Azactam	Viele gramnegative Keime (keine grampositiven)	Harnwegs-, abdominellen oder gynäkologischen Infektionen

Tab. 9.15 Monobactame und ihre Indikationen.

Nebenwirkung
Allergische Reaktionen, Candidiasis, Hypotension, gastrointestinale Störungen, Leber- und Niereninsuffizienz

Kontraindikationen
Schwangerschaft und Stillzeit

Aminoglykoside

Wirkung/Wirkprinzip
- Hemmung der Zytoplasmasynthese
- Bakterizid
- Breitspektrum-Antibiotikum

Dosierung/Anwendung

Wirkstoff	Handelsname	Spektrum	Indikation
Amikacin	Amikacin Fresenius, Biklin	• Enterobakterien, mit Pseudomonas-Aktivität • Staphylokokken	Schwere Infektionen: Harnwegsinfektion, Pneumonie, Endokarditis, Sepsis Meist in Kombination mit Penicillinen oder Cephalosporinen
Gentamicin	Genta ct, Gentamicin Hexal, Gentamicin ratiopharm, Refobacin		
Netilmicin	Certomycin		
Tobramycin	Brulamycin, Gernebcin, Tobi, Tobra-cell		
Paromomycin	Humatin		Wegen hoher Toxizität nur lokale Anwendung: Haut- und Schleimhaut, Darmdekontamination

Tab. 9.16 Aminoglykoside und ihre Indikationen.

Nebenwirkung
Nephrotoxizität, Ototoxizität (Hörstörungen, Gleichgewichtsstörungen, Nystagmus), Neurotoxizität (Lähmungen), allergische Reaktionen, Knochenmarkssuppression

Wechselwirkung
Erhöhte Nephrotoxizität: Amphotericin B, Colistin, Ciclosporin A, Cisplatin, Vancomycin, Schleifendiuretika
Erhöhtes Risiko für Lähmungen: Halothan, nicht depolarisierenden Muskelrelaxanzien

Kontraindikationen
Schwere Niereninsuffizienz, Innenohrschäden, Myastenia gravis, Schwangerschaft und Stillzeit

Makrolide, Ketolide

Wirkung/Wirkprinzip
- Hemmung der bakteriellen Proteinbiosynthese
- Bakteriostatisch

Dosierung/Anwendung

Wirkstoff	Handelsname	Spektrum	Indikation
Azithromycin	Ultreon, Zithromax	• Gramnegativ: Bordetellen, Legionellen, Haemophilus • Grampositiv: Streptokokken, Listerien, Clostridien • Mykoplasmen, Chlamydien, Ureaplasmen	• Alternativ bei Penicillinallergie • Ambulante Atemwegsinfektionen • Atypische Pneumonien • Urogenitale Infektionen • Hautinfektionen
Clarithromycin	Biaxin HP, Cyllind, Klacid, Mavid		
Erythromycin	Eryhexal, Erythrocin, Erythromycin ratiopharm, Infectomycin, Monomycin		
Roxithromycin	Infectoroxit, Roxibeta, Roxigrün, Roxihexal, Rulid		
Telithromycin	Ketek		

Tab. 9.17 Markolide und ihre Indikationen.

Nebenwirkung
Allgemein gute Verträglichkeit, gastrointestinale Störungen, Hepatotoxizität, reversible Hörstörungen, Venenreizung bei i.v. Applikation

Wechselwirkung
Viele Interaktionen durch Inhibition des Zytochrom-P450

Kontraindikationen
Lebererkrankungen, strenge Indikationsstellung in Schwangerschaft und Stillzeit. Telithromycin kontraindiziert in Schwangerschaft und Stillzeit

Tetrazykline

Wirkung/Wirkprinzip
- Hemmung der Proteinbiosynthese
- Bakteriostatisch
- Breitspektrumantibiotikum

Dosierung/Anwendung

Wirkstoff	Handelsname	Spektrum	Indikation
Doxycyclin	Antodox, Doxakne, Doxycyclin ratiopharm, Doxyhexal, Mespafin, Supracyclin, Vibramycin	Neisserien, Enterobakterien, Streptokokken, Rickettsien, Chlamydien, Mykoplasmen	Atypische Pneumonie, Atemwegsinfektionen, Haut- und Weichteilinfektionen
Minocyclin	Klinomycin, Minakne, Minocyclin ratiopharm, Skid, Udima		
Tetracyclin	Achromycin, Tefilin, Tetracyclin Heyl, Tetracyclin Wolff		

Tab. 9.18 Tetrazykline und ihre Indikationen.

Nebenwirkung
Allergische Hautreaktionen, Phototoxizität, bei Kindern <8 Jahren Knochenwachstumsstörungen und Zahnschmelzschäden, intrakranielle Drucksteigerung, Blutbildveränderungen

Wechselwirkung
- Verstärkte Wirkung: orale Antidiabetika, orale Antikoagulanzien, Digoxin, Ciclosporin A
- Erhöhte Toxizität von Methotrexat, Lithium

Kontraindikationen
Bekannte Überempfindlichkeit, schwere Leber- oder Niereninsuffizienz, Kinder <8 Jahren, Schwangerschaft und Stillzeit

Chinolone (Gyrasehemmer)

Wirkung/Wirkprinzip
Hemmung der bakteriellen DNA-Gyrase (Topoisomerase)
Bakterizid

Dosierung/Anwendung

Wirkstoff	Handelsname	Spektrum	Indikation
Norfloxacin (Gruppe 1)	Bactracid, Barazan, Firin, Norflohexal, Norflosal, Norfloxacin ratiopharm	Gramnegative Stäbchen, Pseudomonas	Harnwegsinfektionen
Ciprofloxacin (Gruppe 2)	Baycip, Ciprobay, Ciprobeta, Ciprohexal, Ciprofloxacin ratiopharm, Gyracip, Gyrastop	• Enterobakterien, Haemophilus influenzae • Atypische Erreger: Chlamydien, Legionellen, Mykoplasmen	• Atemwegsinfektionen, Harnwegsinfektionen, Haut-, Weichteil-, Knocheninfektionen • Bakterielle Gastroenteritis • Sepsis
Enoxacin (Gruppe 2)	Enoxor		
Ofloxacin (Gruppe 2)	Gyroflox, Oflohexal, Oflox ct, Ofloxacin ratiopharm, Surnox, Tarivid		
Levofloxacin (Gruppe 3)	Tavanic	Wie Gruppe 2, verbessert gegen grampositive Erreger	Atemwegsinfektionen, komplizierte Harnwegsinfekte
Moxifloxacin (Gruppe 4)	Avalox	Wie Gruppe 3, zusätzlich Anaerobier	Atemwegsinfektionen, komplizierte Harnwegsinfekte

Tab. 9.19 Chinolone und ihre Indikationen.

Nebenwirkung
Allergische Reaktionen, gastrointestinale Beschwerden, Neurotoxizität (Kopfschmerz, Schwindel, Psychosen, Krampfanfälle)

Wechselwirkung
Verstärkte Wirkung von Theophyllin, Koffein, Ciclosporin A, orale Antikoagulanzien, Sulfonylharnstoff

Kontraindikationen
Schwangerschaft und Stillzeit, Wachstumsalter, Epilepsie, schwere Niereninsuffizienz

Glykopeptide

Wirkung/Wirkprinzip
- Hemmung der bakteriellen Zellwandsynthese
- Bakterizid
- Reserveantibiotikum

Dosierung/Anwendung

Wirkstoff	Handelsname	Spektrum	Indikation
Teicoplanin	Targocid	Grampositive Erreger: Streptokokken, Staphylokokken (auch MRSA), Clostridien, Corynebakterien	Schwere Infektionen: Endokarditis, Sepsis, Osteomyelitis, Antibiotika-assoziierte Enterokolitis
Vancomycin	Vanco Cell, Vancomycin Abbott, Vancomycin Lilly, Vancomycin ratioph.		

Tab. 9.20 Glykopeptide und ihre Indikationen.

Nebenwirkung
Allergische Reaktionen, Ototoxizität, Nephrotoxizität

Wechselwirkung
- Erhöhte Oto- und Nephrotoxizität durch Aminoglykoside
- Verstärkte Muskelrelaxation bei Gabe von Muskelrelaxanzien

Kontraindikationen
Schwangerschaft und Stillzeit, strenge Indikationsstellung und Dosisanpassung bei Niereninsuffizienz, Schwerhörigkeit

Lincosamine

Wirkung/Wirkprinzip
- Hemmung der bakteriellen Proteinbiosynthese
- Bakteriostatisch

Dosierung/Anwendung

Wirkstoff	Handelsname	Spektrum	Indikation
Clindamycin	Aclinda, Clindahexal, Clindamycin ratioph., Clin Sanorania, Sobelin	• Grampositive Erreger: Streptokokken, Staphylokokken, Corynebakterien, Bacillus-Spezies • Anaerobier • Toxoplasma gondii	• Schwere intraabdominelle oder gynäkologische Anaerobierinfektionen • MRSA-Infektionen: Osteomyelitis, Abszesse • ZNS-Toxoplasmose
Lincomycin	Albiotic		

Tab. 9.21 Lincosamine und ihre Indikationen.

Nebenwirkung
Gastrointestinale Beschwerden (Diarrhö, Übelkeit, Antibiotika-assoziierte Enterokolitis), allergische Reaktionen, Hepatotoxizität

Wechselwirkung
- Gegenseitige Wirkungsminderung bei Makroliden
- Verminderte kontrazeptive Wirkung oraler Kontrazeptiva

Kontraindikationen
Bekannte Überempfindlichkeit, schwere Leberinsuffizienz, <2. Lebensjahr

Nitroimidazole

Wirkung/Wirkprinzip
- Hemmung der Nukleinsäuresynthese
- Bakterizid

Dosierung/Anwendung

Wirkstoff	Handelsname	Spektrum	Indikation
Metronidazol	Arilin, Clont, Flagyl, Fossyol, Metronidazol ratioph., Metront, Vagimid	• Alle obligaten Anaerobier • Gardnerella vaginalis • Protozoen: Entamoeba histolytika, Trichomonas vaginalis, Giardia lamblia	• Anaerobierinfektionen: intraabdominelle oder gynäkologische Infektionen • Amöbenruhr • Trichomonadeninfektion • Lambliasis
Nimorazol	Esclama		
Tinidazol	Simplotan		

Tab. 9.22 Nitroimidazole und ihre Indikationen.

Nebenwirkung
Gastrointestinale Beschwerden, Alkoholintoleranz, Schwindel, Kopfschmerzen, Ataxie, Neuropathie

Wechselwirkung
- Verminderte Blutspiegel der Nitroimidazole durch Barbiturate, Phenytoin
- Erhöhte Wirkung von oralen Antikoagulanzien mit Blutungsgefahr
- Erhöhte Lithiumspiegel

Kontraindikationen
Erkrankungen des ZNS oder Knochenmarks, schwere Leberinsuffizienz, Schwangerschaft und Stillzeit

Chloramphenicol

Wirkung/Wirkprinzip
- Hemmung der Proteinsynthese
- Bakteriostatisch
- Reserveantibiotikum

Dosierung/Anwendung

Wirkstoff	Handelsname	Spektrum	Indikation
Chloramphenicol	Paraxin	Neisserien, Enterobakterien, Streptokokken, Rickettsien, Chlamydien, Mykoplasmen	Salmonellensepsis, Haemophilus-Meningitis, Rickettsiosen

Tab. 9.23 Chloramphenicol und seine Indikationen.

Nebenwirkung
Selten: irreversible Knochenmarksschädigung (dosisabhängig, regelmäßige Blutbildkontrollen), Grey-Syndrom mit letalem Ausgang

Wechselwirkung
Wirkungsverstärkung von orale Antikoagulanzien, Sulfonylharnstoffe, Methotrexat

Kontraindikationen
Schwere Leberinsuffizienz, Erkrankungen des Knochenmarks, Schwangerschaft und Stillzeit, akute Porphyrie

Fosfomycin

Wirkung/Wirkprinzip
- Hemmung der Zellwandsynthese
- Bakterizid
- Breitspektrumantibiotikum als Reserve

Dosierung/Anwendung

Wirkstoff	Handelsname	Spektrum	Indikation
Fosfomycin	Infectofos, Monuril	Staphylokokken, Streptokokken, Enterobakterien	Atemwegs-, Harnwegs-, Gallen-, Knochen-, Haut-, Weichteilinfektionen, Meningitis, Sepsis, Endokarditis

Tab. 9.24 Fosfomycin und seine Indikationen.

Nebenwirkung
Allergische Reaktionen, gastrointestinale Beschwerden, Kopfschmerzen, Leberschäden

Kontraindikationen
Schwangerschaft und Stillzeit, Dosisanpassung bei Niereninsuffizienz

Fusidinsäure

Wirkung/Wirkprinzip
- Hemmung der Proteinbiosynthese
- Bakteriostatisch
- Reserveantibiotikum

Dosierung/Anwendung

Wirkstoff	Handelsname	Spektrum	Indikation
Fusidinsäure	Fucidine, Fucicort	Gramnegative: Neisserien Grampositive: Staphylokokken, Streptokokken, Clostridien, Corynebakterien	MRSA-Infektionen: Osteomyelitis, Pneumonie, Haut- und Weichteilinfektionen, Sepsis

Tab. 9.25 Fusidinsäure und ihre Indikationen.

Nebenwirkung
Gastrointestinale Beschwerden, leichte Immunsuppression

Wechselwirkung
Verminderung der Reißfestigkeit von Latexkondomen

Kontraindikationen
Schwangerschaft, Kinder <2 Jahre

Diaminopyrimidine und Sulfonamide

Wirkung/Wirkprinzip
- Hemmung der mikrobiellen Folsäuresynthese
- Bakteriostatisch

Dosierung/Anwendung

 Achtung: Wegen der schnellen Resistenzentwicklung immer Kombination einsetzten!

Wirkstoff	Handelsname	Spektrum	Indikation
Pyrimethamin	Daraprim	Toxoplasmen, Plasmodium falciparum	Toxoplasmose
Trimethoprim	Infectotrimet, TMP-ratiopharm	In Kombination mit Sulfonamiden	In Kombination mit Sulfonamiden
Sufadiazin	Sufadiazin-Heyl	In Kombination mit Diaminopyrimidinen	In Kombination mit Diaminopyrimidinen
Trimethoprim + Sulfamethoxazol = Cotrimoxazol	Bactrim, Eusaprim, Drylin, Cotrimstada, Bactoreduct	Pneumocystis carinii, fast alle aeroben Bakterien	Pneumocystis-carinii-Pneumonie, verschiedene bakterielle Erkrankungen (s. dort)
Trimethoprim + Sulfamerazin	Berlocombin		HNO-, Atemwegs-, Harnwegsinfektionen
Tetroxoprim + Sulfadiazin	Sterinor	Toxoplasmen	Atemwegs-, Harnwegsinfektionen

Tab. 9.26 Diaminopyrimidine und Sulfonamide und ihre Indikationen.

Nebenwirkung
Gastrointestinale Störungen, allergische Reaktionen, Nephrotoxizität des Sulfonamid-Anteils

Wechselwirkung
- Folsäure-Inhibitoren, myelosuppressive Substanzen: Absenken des Folsäuremetabolismus
- Lorazepam: Lebertoxizität
- Malariamittel: Krampfanfälle
- Chinin, Warfarin: erhöhte Plasmaspiegel dieser Substanzen

Kontraindikationen
Schwere Blutbildveränderungen (megaloblastäre Anämie), Stillzeit, strenge Indikationsstellung in der Schwangerschaft

9.6 Leitsymptome bakterieller Erkrankungen

Fieber (R50.9)
Definition: Erhöhung der Körpertemperatur (Normwerte (rektal): 36,3–37,4°C):
- Subfebril: bis 38,0 C
- Mäßiges Fieber: bis 39,0 C
- Hohes Fieber: über 39,0°C

Je nach Ort der Messung weichen die Werte von der rektalen Temperatur ab und sind unzuverlässiger:
- Oral: ca. 0,3–0,5°C niedriger
- Axillär: ca. 0,5–1,0 C niedriger
- Aurikulär: wie rektal

Allgemeinreaktion des Körpers mit verschiedenen Ursachen:
- Infektionen: Wundinfektionen, Pneumonien, Harnwegsinfekte u. a.
- Neoplasien
- Autoimmunerkrankungen
- Metabolische Störungen, z. B. Diabetes insipidus
- Endokrine Störungen, z. B. Hyperthyreose
- Medikamente („drug fever")
- Drogen (MDMA)
- Physikalische Ursachen (exogene Überwärmung)
- Vorgetäuschtes Fieber (Münchhausen-Syndrom)
- Hereditäre Fiebersyndrome: familiäres Mittelmeerfieber, Hyper-IgD-Syndrom, TNF-Rezeptor-assoziiertes periodisches Syndrom
- Fieber unklarer Genese (FUG): über mindestens 3 Wochen anhaltend, ohne dass bei mehrfacher ärztlicher Untersuchung eine Ursache festgestellt wird

Nach Fieberverlauf:
- Kontinua: Tagesschwankungen bis 1°C
- Remittierend: Tagesschwankungen von 1–2°C
- Intermittierend: Tagesschwankungen >2°C
- Septisches Fieber: intermittierende Schübe hohen Fiebers

Diarrhö
Siehe Kap. 3.17

9.7 Bakterielle Erkrankungen

9.7.1 Scharlach (A38) und weitere Streptococcus-pyogenes-Infektionen

■ **Grundlagen**

Synonyme
A-Streptokokkeninfektionen

Definition
Infektion durch die grampositiven β-hämolysierenden A-Streptokokken Streptococcus pyogenes

Vorkommen
Häufung in Wintermonaten
- Tonsillopharyngitis: weltweit, gehören zu den häufigsten bakteriellen Erkrankungen im Kindesalter, in Deutschland ca. 1–1,5 Mio. Erkrankungen pro Jahr
- Haut- und Weichteilinfektionen: meist tropische und subtropische Klimaregionen, v. a. im Kleinkindesalter, Prävalenz abhängig vom ökonomischen Status und persönlicher Hygiene
- Scharlach: Inzidenz ca. 60:100.000 Einwohner pro Jahr, v. a. Kinder

Erregerreservoir
- Mensch, bis zu 20 % der Bevölkerung asymptomatische Träger

Erreger
- β-hämolysierende Streptokokken der Lancefield Gruppe A mit 80 verschiedenen Serotypen
- Scharlach sowie STSS („streptococcal toxic shock syndrome"): nur bei Bakteriophagen-infizierten Stämmen mit Bildung der Exotoxine Typ A und C

Infektionswege
- Tröpfcheninfektion, selten kontaminierte Lebensmittel und Wasser
- Kontakt- bzw. Schmierinfektion bei Pyodermien

Inkubationszeit
2–4 Tage

Pathologischer Befund
- Akute eitrige Entzündung der jeweiligen Lokalisation mit Hyperämie, Ödem, Epitheldesquamation und leukozytärem Infiltrat
- Nekrotische Fasziitis und Myositis: grünlich zerfließende Kolliquationsnekrose der Faszie, Thrombosen kleinerer Gefäße, bräunlichlehmige Muskelnekrose
- Histologischer Nachweis von Streptococcus pyogenes im Gewebe

Manifestation
- Lokale Infektion durch verschiedene Pathogenitätsfaktoren begünstigt:
  - M-Protein: 80 unterschiedliche Antigenausprägungen (Serotypisierung), Fähigkeit eines Stammes, sich der Phagozytose in frischem menschlichen Blut zu widersetzen, immunogen
  - Hyaluronsäure: Kapselpolysaccharid schützt vor Aufnahme und Killing durch Phagozyten, nicht immunogen
  - Streptolysin S und O, Toxine: Schädigung der Zellmembran und Hämolyse
- Systemische Infektion durch Exotoxine und Superantigene begünstigt:
  - Pyrogene Exotoxine Typ A, B und C: verursachen das makulöse Exanthem bei Scharlach, Superantigen bei STSS
  - Weitere Superantigene als Auslöser des STSS: Streptokinase, Hyaluronidase, DNAsen, Proteasen

Risikofaktoren
- Kinder
- Berufliche Exposition (Erzieher/innen u. a.)
- Haut- und Weichteilinfektionen: schlechter Hygienestandard

■ Klinik

Anamnese
Erkrankung von Kontaktpersonen. Bei allen Manifestationen akuter Beginn mit reduziertem Allgemeinzustand

Körperliche Untersuchung
Verschiedene Krankheitsbilder:
- **Tonsillopharyngitis**:
  - Hohes Fieber, Schüttelfrost, schlechtes Allgemeinbefinden
  - Halsschmerzen, bei Kindern häufig Bauchschmerzen und Erbrechen
  - Gerötete geschwollene Tonsillen mit weißlichen stippchenförmige Beläge und eitrigem Exsudat
  - Eventuell Sinusitis, Otitis media oder Pneumonie
- **Haut- und Weichteilinfektionen**:
  - Impetigo contagiosa (ansteckende Borkenflechte, Pyodermie): oberflächliche Hautinfektion, häufig im Gesicht (insbesondere um Mund und Nase) und an den Beinen mit pustulösen Effloreszenzen, die aufbrechen und verkrusten, kein Fieber
  - Erysipel: phlegmonöse Entzündungen des Subkutangewebes, gerötete indurierte Hautverdickungen, meist von geringgradigen Hautläsionen ausgehend, innerhalb von Stunden explosionsartig ausbreitend, Fieber und Schmerzen
  - Nekrotisierende Fasziitis (Fasciitis necroticans, flesh eating disease): Entzündung der oberflächlichen und/oder tiefer gelegenen Muskelfaszien
  - Myositis: Entzündung des Muskelgewebes

- **Scharlach**:
  - Tonsillopharyngitis
  - Zusätzlich Enanthem am weichen Gaumen
  - Himbeerzunge
  - Feinfleckiges Exanthem (1.–2. Erkrankungstag am Thorax beginnend, den ganzen Körper überziehend, Aussparung der Mundpartie „blasses Dreieck")
  - Ab 10. Erkrankungstag groblamelläre Schuppung v. a. palmar und plantar
- S.-pyogenes-Sepsis mit der Sonderform Puerperalsepsis besonders in Entwicklungsländern
- STSS („streptococcal toxic shock syndrome"): hohes Fieber, Hypotonie, Schock, diffuse makulöse Erythrodermie nach 1–2 Wochen Schuppung, Beteiligung verschiedener Organe:
  - Lunge: ARDS
  - Leber: Erhöhung der Transaminasen oder Bilrubin
  - Gastroinstetinaltrakt: Erbrechen oder Durchfall
  - Herz: Rhythmusstörungen, Myokarditis
  - Niere: Oligurie, Retention harnpflichtiger Substanzen, Leukozyturie
  - ZNS: Bewußtseinsstörungen
  - Muskulatur: Myalgien
  - Blut: Thrombozytopenie

! Achtung: Bei STSS frühzeitige Diagnosestellung wegen des raschen und potenziell tödlichen Verlaufes entscheidend!

Diagnostik

Labor
- Streptokokken-Schnelltest aus Rachenabstrichen:
  - Nachweis des C-Peptids in der Zellwand der Streptokokken
  - bei positivem Ausfall Einleitung der Antibiotikatherapie
  - bei negativem Ausfall zusätzlich Anlegen einer bakteriologischen Kultur
- Bakteriologische Kultur aus Tonsillen- oder Wundabstrichen, Punktaten oder Blutkulturen (Goldstandard)
- Antikörpernachweise bei Verdacht auf Streptokokken-Folgeerkrankung:
  - Anti-Streptolysin-O-Antikörpern
  - Anti-DNase-B-Antikörpern
  - Selektiv erhöhte Anti-DNase-B-Werte bei vorangegangener Hautinfektion

Technische Diagnostik
- **Kompartmentdruck-Messung**: bei Fasziitis und Myositis erhöhte Kompartmentdrücke
- **MRT**: Notfallmäßig bei Verdacht auf nekrotisierende Fasziitis oder Myositis
- **Röntgen-Thorax**: bei Verdacht auf Pneumonie

Biopsie
Probeinzision bei Verdacht auf Fasziitis und Myositis

Differenzialdiagnose
- Impetigo contagiosa:
  - Staphylogene Impetigo contagiosa
  - Mikrobielle Ekzeme
  - Herpes-simplex-Infektionen
  - Pemphigus foliaceus

- Erysipel:
  - Thrombophlebitis
  - Erythema nodosum
  - Akute Kontaktdermatitis
  - Erysipelas carcinomatosa
  - Beginnende Phlegmone
- Nekrotisierende Fasziitis:
  - Nekrotisiserende Fasziitis durch andere Erreger, insbesondere Clostridien oder Enterobakterien
- Scharlach:
  - Virale exanthematische Infektionen: Röteln, Masern, Erythema infectiosum, Adenovirus-Infektion, EBV-Infektion
- STSS:
  - Staphylokokken-toxisches Schock-Syndrom
  - Kawasaki-Syndrom

■ Therapie – konservativ

 Tipp: Ziel der Therapie ist die Prophylaxe von Folgeerkrankungen und die Minderung der klinischen Symptomatik.

Antibiose:
- Scharlach, Tonsillopharyngitis, lokalisierte Hautinfektionen:
  - Orales Penicillin (Penicillin V oder Propenicillin): 100.000 IE/kg KG/d (maximal 2,4 Mio. IE/d) in 2–3 Einzelgaben über 10 Tage
  - Alternativ oder bei Therapieversagen: orale Cephalosporine, Erythromycin
- Sepsis, Peritonitis, Meningitis, STSS, Fasciitis necroticans:
  - i.v. Penicillin (Penicillin G) 250.000–500.000 IE/kg KG/d
  - Eventuell zusätzlich Clindamycin
- Rheumatisches Fieber: Reinfektionsprophylaxe mit Penicillin V 2×200.000 IE/d p.o. oder Benzathin-Penicillin G 1,2 Mio. IE i.m. alle 4 Wochen

Achtung: Nekrotisierende Fasziitis, Myositis oder STSS bedürfen intensivmedizinischer Betreuung:
- Flüssigkeits- und Elektrolytausgleich
- Kreislaufkontrolle
- Ggf. hyperbare Sauerstofftherapie (umstritten)

■ Therapie – operativ

Debridément

Beschreibung
Ggf. wiederholtes radikales Abtragen infizierter Faszien- bzw Muskelanteile

Indikation
- Nekrotisierende Fasziitis
- Myositis

Kontraindikation
Keine (lebensrettende Notfallmaßnahme)

Prophylaxe
- Verbesserung der Hygiene und des Lebensstandards in tropischen und subtropischen Ländern
- Frühzeitige Einleiten einer Antibiotikatherapie (verkürzt die Zeit der Kontagiosität und reduziert die Wahrscheinlichkeit einer Folgeerkrankung)
- Scharlach: Wiederzulassung zu Gemeinschaftseinrichtungen unter Antibiotikatherapie und bei Fehlen von Krankheitszeichen ab dem 2. Tag möglich

Prognose

Natürlicher Verlauf
- Nekrotisierende Fasziitis: Letalität >30 %
- Scharlach: Bei adäquater Therapie nach 24–48 h beschwerdefrei
- STSS: Letalitätsrate 30 % durch Schock und Multiorganversagen

Immunität gegen das Toxin und den Serotyp, jedoch wegen verschiedener Toxine und Serotypen mehrfach Erkrankungen an Scharlach sowie anderen Streptococcus pyogenes Infektionen möglich

Komplikationen
- Peritonsillarabszess
- Spätfolgen:
  - Akutes rheumatisches Fieber: nur nach Racheninfektionen (nicht nach Hautinfektionen), durchschnittliche Latenzzeit 18 Tage
  - Akute Glomerulonephritis: durchschnittliche Latenzzeit nach Racheninfektionen 10 Tage, nach Hautinfektionen ca. 3 Wochen
- Organbeteiligung bei STSS (s. Klinik)

9.7.2 Brucellose (A23.9)

Grundlagen

> Merke: Meldepflicht bei direktem und indirektem Erregernachweis!

Definition
Zoonose durch Infektion mit gramnegativen, intrazellulären Bakterien der Gattung Brucella

Vorkommen
Weltweit verbreitet bei Haus- und Nutztieren mit regionalen Unterschieden. Endemiegebiete: Mittelmeerraum, arabische Halbinsel, Afrika, Asien, Mittel- und Südamerika. Offiziell kein Vorkommen bei Deutschen Viehbeständen, in Deutschland 25–35 importierte Fälle pro Jahr

Erregerreservoir
Haus- und Nutztieren

Erreger
Humanpathogen sind:
- B. melitensis (= Maltafieber): überwiegend Ziegen und Schafen, am häufigsten
- B. abortus (= Morbus Bang): Rinder
- B. suis: Schweine, selten
- B. canis: Hunde, selten

Lokalisation
Variabler Organbefall: Leber, Milz, ZNS, Bewegungsapparat, Urogenitalsystem

Infektionswege
- Perorale Infektion durch Verzehr kontaminierter Lebensmittel (unpasteurisierte Milch, Milchprodukte)
- Aufnahme über Schleimhäute oder verletzte Haut bei Kontakt zu infizierten Tieren oder im Labor
- Aerogen (erregerhaltige Aerosole, Staubpartikel)
- Direkte Übertragung von Mensch zu Mensch sehr selten (Stillen, Knochenmarktransplantationen, Bluttransfusionen)

Inkubationszeit
5–60 Tage

Pathologischer Befund
Epitheloidzellgranulome in den betroffenen Organen

Manifestation
- Aufnahme der Bakterien durch Zellen des Monozyten-Makrophagen-Systems
- Transport in Lymphknoten und Blutbahn
- Hämatogene Streuung mit Manifestation in verschiedenen Organen, häufig lymphoretikuläre Organe wie Milz, Leber und Knochenmark
- Ausbildung entzündlicher Granulome durch Aktivierung spezifischer T-Zellen

Risikofaktoren
- Exponierte Berufsgruppen (meldepflichtige Berufskrankheit, z. B. Schäfer, Landwirte, Tierärzte, das Personal von Molkereien)
- Konsum unpasteurisierter Milch und Milchprodukten von nicht-kontrollierten Viehbeständen

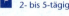
Klinik

Anamnese
Berufliche Exposition, Reiseanamnese, Ernährungsgewohnheiten, Tierkontakte. Bis zu 90 % aller Infektionen verlaufen asymptomatisch.

Körperliche Untersuchung
Bei symptomatischer Erkrankung:
- Akuter Verlauf (häufiger bei B. melitensis): unter 3 Monate
- Subakuter Verlauf (häufig bei B. abortus): über 3 Monate
- Allgemeinsymptomen: Übelkeit, Müdigkeit, Kopf- und Gliederschmerzen (insbesondere Rückenschmerzen)
- Nachtschweiß, hohes Fieber, Schüttelfrost

> Merke: Typisch ist ein undulierender Fieberverlauf: Fieber über 7–21 Tage anschließend 2- bis 5-tägige fieberfreie Intervalle.

- Hepatosplenomegalie
- Lymphknotenschwellung
- Bradykardie, Hypotonie
- Exantheme
- Nasen- und Zahnfleischbluten
- Sakroilitis, Spondylitis mit Lumbalgie

■ Diagnostik

Labor
- Blutbild: geringe BSG-Beschleunigung, geringe Leukozytose, relative Lymphozytose, Bilirubin und Transaminasen erhöht, bei Knochenmarksbefall Panzytopenie
- Kultureller Nachweis des Erregers: wiederholte Blutkulturen bei Fieberschüben, Proben je nach Fokus: Gelenkflüssigkeit, Knochenmark, Liquor, Urin

> ! Achtung: Verdachtsdiagnose an das Labor melden, da Brucellen hohe Ansprüche an das Nährmedium stellen. Frühester Nachweis nach 2–4 Tagen, gelegentlich bis 3 Wochen!

- Antikörpernachweis aus dem Serum:
  - Agglutinierende Antikörper (Widal-Reaktion): 1–2 Wochen nach Erkrankung, eventuell über Jahre persistierend, falsch positiv durch Kreuzreaktion mit Yersinia, Francisella, Salmonella
  - Komplementbindungsreaktion (KBR): hohen Spezifität, Bestätigungstest
  - ELISA: Differenzierung nach IgG und IgM Antikörpern möglich
- Nukleinsäurenachweis mittels PCR

Biopsie
Ggf. Punktion von Knochenmark, Gelenken oder Liquor

■ Differenzialdiagnose
- Undulierendes Fieber anderer Genese: Lymphome, Malaria
- Hepatosplenomegalie anderer Genese: z. B. virale Hepatitiden, Hämoblastosen
- Lumbalgie anderer Genese
- Tuberkulose
- Borreliose

■ Therapie – konservativ
Antibiose:
- Unkomplizierte Brucellose: Doxyzyclin 200 mg/d + Rifampicin 600 mg/d p.o. über 6–12 Wochen
- Bei Neurobrucellose oder Endokarditis: Doxyzyklin 200 mg/d + Rifampicin: 600 mg/d initial i.v., nach 1–2 Wochen p.o., sowie Streptomycin 1 g/d i.m. in den ersten 2 Wochen. Gesamtdauer: mindestens 45 Tage, in vielen Fällen länger, bis zu 6 Monaten (Kultur- und Serologie-Kontrollen)
- Alternativ (Kinder, Schwangere): Rifampicin plus Cotrimoxazol

■ Prophylaxe
- Bekämpfung der Brucellose bei Nutztieren
- Pasteurisieren von Milch und Milchprodukten
- Direkten Kontakt zu potenziell infizierten Tieren meiden
- Sicherheitsvorkehrungen nach Risikogruppe 3 gemäß Biostoffverordnung in Laboratorien

■ Prognose

Natürlicher Verlauf
Spontane Ausheilung möglich. Chronische Erkrankung mit rezidivierenden Fieberepisoden in 5 % (häufiger bei Immunsuppression), Letalität ca. 2 %

Komplikationen
Je nach Organmanifestation:
- Knochenmark: Anämie, Leukopenie, Thrombopenie
- Interstitiellen Pneumonie
- Leber: Granulome, Abszesse
- Arthritis, Bursitis

- Meningoenzephalitis
- Endokarditis
- Epididymo-Orchitis
- Seltenen: Cholezystitis, Pankreatitis oder Peritonitis

9.7.3 Leptospirose (A27.9)

■ **Grundlagen**

 Merke: Meldepflicht: direkter und indirekter Erregernachweis, Erkrankung und Tod!

Definition
Zoonose, durch Infektion mit beweglichen, intrazellulären Bakterien der Gattung Leptospira (L.) interrogans

Vorkommen
Weltweit, v. a. in tropischen und subtropischen Ländern, in Deutschland ca. 50 Erkrankungen pro Jahr

Erregerreservoir
Ratten, Mäuse, v. a. in feuchtem Milieu auch Hunde, Schweine, Rinder, Füchse, Igel, Schafe, Pferden

Erreger
24 Serogruppen mit >200 Serovaren bekannt. Die häufigsten sind:
- L. icterohaemorrhagiae führt zum Morbus Weil (= hämorrhagisches Fieber), schwerste, meist ikterische Verlaufsform
- L. canicola führt zum Canicolafieber mittelschwer
- L. bataviae führt zum Erntefieber, benigne, meist anikterisch
- L. pomona führt zur Schweinehüterkrankheit

Lokalisation
Variable Organmanifestation: Gefäße, Niere, Leber, ZNS, Myokard

 Tipp: Kombination aus Nierenschaden (Oligurie/Anurie), Leberschaden (Ikterus) und Gefäßschäden (Hämorrhagien)!

Infektionswege
- Direkter oder indirekter Kontakt mit dem Urin erkrankter Tiere (z. B. auf feuchten Böden bei Ernte oder Überschwemmungen)
- Im Regelfall keine Ansteckung von Mensch-zu-Mensch

Inkubationszeit
- 2–20 Tage

Pathologischer Befund
- Niere: Tubulusnekrosen
- Leber: nekrotisierende Hepatitis, Gallenthromben
- Gefäße: disseminierte vaskulitische Läsionen

Manifestation
- Aufnahme durch Haut oder Schleimhaut
- Hämatogene Streuung mit Allgemeinsymptomen (leptospirämische Phase)
- Später Organmanifestation, z. B. Morbus Weil: Manifestation in den Endothelien mit Blutungen (hämorrhagisches Fieber), Organfunktionsstörungen bis hin zum Multiorganversagen

Risikofaktoren
- Berufliche Exposition: Kanalarbeiter, Laborpersonal, in Landwirtschaft und Veterinärwesen tätige
- Reisende in tropische und subtropische Länder
- Überschwemmungsgebiete

Einteilung/Klassifikation
Klinische Unterscheidung:
- Anikterische Leptospirose: milder Verlauf ohne wesentlichen Organbefall
- Ikterische Leptospirose (Morbus Weil): schwerer Verlauf mit Organbefall

■ Klinik

Anamnese
Berufsanamnese, Reiseanamnese

Körperliche Untersuchung
Meist biphasischer Verlauf. Leptospirämische Phase mit akutem Beginn:
- Hohes Fieber, Schüttelfrost
- Kopfschmerzen, Myalgien der unteren Extremitäten, stammbetontes makulopapulöses Exanthem
- Rötung der Konjunktiven bei intensiver Konjunktivitis
- Bradykardie

Organmanifestation:
- Erneutes Fieber
- Generalisierte Haut- und Schleimhautblutungen
- Ikterus bei Hepatitis
- Zeichen des akuten Nierenversagens (s. Kap. 5.61) mit Oligurie/Anurie bei Leptospirennephritis
- Bewusstseinseintrübung und Meningismus bei Meningitis/Enzephalitis
- Arrhythmien bei Myokarditis

■ Diagnostik

Labor
- Blutbild: kaum Erhöhung der Leukozyten, Anämie, Thrombozytopenie, Transaminasenerhöhung (bei Hepatitis)
- Direkter mikroskopischer Erregernachweis aus Blut (kein Citrat!), Urin und Liquor möglich in der leptospirämische Phase
- Anzüchtung auf speziellen Nährmedien über 3–4 Wochen
- Antikörpernachweis ab 2 Wochen nach Infektion möglich
- Bei Nierenfunktionsstörung Urindiagnostik: Hämaturie, Leukozyturie

Technische Diagnostik
- EKG: bei Verdacht auf Myokarditis
- Röntgen-Thorax: bei Verdacht auf Blutungen in der Lunge

■ Differenzialdiagnose
- Hepatitis anderer Genese, z. B. virale Hepatitis
- Akutes Nierenversagen anderer Genese, z. B. Hantavirusinfektion, Sepsis
- Meningoenzephalitis anderer Genese: abakterielle Meningitis, japanische Enzephalitis
- Hämorrhagisches Fieber anderer Genese: Gelbfieber, Denguefieber
- Typhus
- Malaria

■ Therapie – konservativ
Bei Morbus Weil intensivmedizinische Betreuung: Kreislaufkontrolle, ggf. Dialyse, Transfusionen
Antibiose über 7 Tage:
- Penicillin 6×3–4 Mio. IE/d i.v.
- Alternativ Ceftriaxon 1–2 g alle 24 h
- Alternativ: Doxycyclin 2×100 mg/d

■ Prophylaxe
- Bekämpfung von Ratten und Mäusen
- Aktive Immunisierung: Impfstoff in Deutschland nicht zugelassen

■ Prognose
Natürlicher Verlauf
Je früher die Antibiotikagabe desto milder der Verlauf. Bei schweren Verläufen Letalität bis zu 20 %

Komplikationen
Myokarditis, ikterische Hepatitis, Gerinnungsstörungen, Meningitis, akutes Nierenversagen

9.7.4 Listeriose (A32.9)

■ Grundlagen

 Merke: Meldepflicht bei direktem Nachweis aus Blut, Liquor oder anderen normalerweise sterilen Substraten sowie aus Abstrichen von Neugeborenen.

Synonyme
Granulomatosis infantiseptica

Definition
Zoonose durch Infektion mit dem fakultativ pathogenen grampositiven Bakterium Listeria monocytogenes

Vorkommen
Weltweit, in Deutschland ca. 220 Fälle pro Jahr, davon ca. 30–40 neonatale Infektionen

Erregerreservoir
ubiquitär in der Umwelt (Kompost, Abwässern, Erde, auf Pflanzen) und infizierte Nutztiere

Erreger
7 verschiedene Listeria-Spezies bekannt, von humanpathogener Bedeutung:
- Listeria monocytogenes
- Apathogene Spezies tragen zur Immunität gegen Listeria monocytogenes bei

Lokalisation
Verschiedene Organmanifestation: ZNS, Herz, Leber

Infektionswege
- Verzehr roher Produkte infizierter Tiere (Milch, Käse) oder kontaminierter pflanzlicher Lebensmittel (Salat)
- Kontakt mit Urin, Kot, Blut infizierter Tiere oder Personen (auch gesunde Träger)
- Transplazentare, perinatale oder postnatale Übertragung auf das Neugeborene bei Infektion während der Schwangerschaft

Inkubationszeit
- Lebensmittelinfektion 3–70 Tage
- Neonatale Infektion: 7–15 Tage

Pathologischer Befund
Granulomatöse Entzündung des befallenen Gewebes

Manifestation
- Orale Aufnahme
- Lokalinfektion des Gastrointestinaltrakts meist asymptomatisch
- Streuung in andere Organe bei Risikopatienten möglich (opportunistische Infektion)

Risikofaktoren
- Immunsupprimierte (als nosokomiale Infektion relevant)
- Neugeborene
- Hohes Lebensalter
- Schwangere

■ Klinik

Anamnese
Immunsuppression, Schwangerschaft (Infektion in der Schwangerschaft meist unbemerkt)

Körperliche Untersuchung
Bei Immunkompetenten: grippaler Infekt
Bei Immunsupprimierten:
- Plötzlicher Beginn
- Meningoenzephalitis: Fieber, starke Kopfschmerzen, Nackensteifigkeit, Übelkeit, Erbrechen, Ataxie und Bewusstseinsstörung (bei Rhombenzephalitis), epileptische Anfälle
- Weitere Organmanifestationen: Endokarditis, Hepatitis, Sepsis

Neonatale Listeriose:
- Frühinfektion (ab der ersten Lebenswoche): Früh- oder Todgeburt, Sepsis, Atemnotsyndrom, Hautläsionen
- Spätinfektion (ab der zweiten Lebenswoche): häufig Meningitis und Hautläsionen

■ Diagnostik

Labor
- Blutbild: Monozytenzahlen erhöht
- Erregernachweis aus Blut, Liquor, Eiter, Vaginalsekret, Stuhl, Mekonium oder autoptischem Material:
  – Kultur und anschließender Differenzierung zur Abgrenzung anderer Listeria-Spezies
  – PCR mit spezifischen Gensonden für L. monocytogenes

■ Differenzialdiagnose
Bei Neugeborenen Amnioninfektionssyndrom anderer Genese, z. B. Streptokokken-B-Infektion

■ Therapie – konservativ
Antibiose über mindestens 14 Tage:
- Amoxicillin 4×2 g/d plus Aminoglykosid, z. B. Gentamicin 80–160 mg/d
- Alternativ: Cotrimoxazol, Chloramphenicol, Makrolide und Vancomycin

■ Prophylaxe
- Hygienemaßnahmen bei der Herstellung und Verarbeitung von Lebensmitteln
- Schwangere und abwehrgeschwächte Personen sollten auf den Verzehr von Räucherfisch und Rohmilchkäse verzichten

Prognose

Natürlicher Verlauf
- Letalität der manifesten Listeriose ca. 30 % bei Erwachsenen
- Neonatale Listeriose ca. 30–50 %

Komplikationen
- Sepsis
- Eitrige Meningoenzephalitis
- Hirnabszess

9.7.5 Q-Fieber (A78)

Grundlagen

Synonyme
Query-Fieber, Coxiella-burnetii-Infektion

Definition
Zoonose durch Infektion mit dem obligat intrazellulären Bakterium Coxiella burnetii

Vorkommen
Weltweit, in Deutschland ca. 200–300 Fälle pro Jahr

Erregerreservoir
- Ubiquitär in Staub, Wolle, Rinder, Schafe, Ziegen, Nagetiere, Vögel
- Zecken und Flöhe dienen als Übertrager zwischen den Tieren (nicht auf den Menschen)

Erreger
Coxiella burnetii aus der Familie der Rickettsien

Lokalisation
Organmanifestation häufig an Lunge und Herz

Infektionswege
- Inhalation infektiöser Stäube
- Direkter Kontakt zu infizierten Tieren (meist asymptomatisch)
- Kontaminierte Tierhäute, Milch, Urin, Exkremente und andere Sekrete
- Durch Reaktivierung in der Schwangerschaft sind Geburtsprodukte und das Neugeborene potenziell infektiös
- Diaplazentar
- Sehr selten von Mensch zu Mensch bei infizierten gebärenden Frauen, Bluttransfusionen, Knochenmarktransplantationen oder Autopsie

Inkubationszeit
2–3 Wochen, abhängig von der Infektionsdosis

Pathologischer Befund
- Pneumonie: interstitielles entzündliches Infiltrat, eventuell mit Riesenzellen
- Endokarditis: Destruktion besonders im Bereich der Herzklappen
- Hepatitis: fibrinöse Granulome mit Fettvakuolen

Manifestation
Persistenz der Erreger in Makrophagen möglich, mit Reaktivierung unter Immunsuppression

Risikofaktoren
- Berufliche Exposition: Landwirte, Schäfer, Schlachter, Tierärzte, Geburtshelfer
- Patienten mit Herzklappenvitien oder Klappenprothesen sind besonders gefährdet, eine Q-Fieber-Endokarditis zu entwickeln

Klinik

Anamnese
Berufsanamnese, Ernährungsgewohnheiten. Ca. 50 % aller Infektionen asymptomatisch oder milde grippeähnlichen Symptome

Körperliche Untersuchung
Akutes Q-Fieber:
- Hohes Fieber: vier- bis fünftägige Kontinua, dann intermittierendes Fieber, Schüttelfrost
- Muskelschmerzen
- Bradykardie
- Interstitielle Pneumonie (in 50 %): trockener Reizhusten, Brustschmerzen

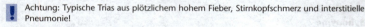
Achtung: Typische Trias aus plötzlichem hohem Fieber, Stirnkopfschmerz und interstitielle Pneumonie!

Chronisches Q-Fieber (s. Komplikationen)

Diagnostik

Labor
- Differenzialblutbild: Leukozyten im Normbereich, jedoch Linksverschiebung, Transaminasen leicht erhöht, Hyperbilirubinämie
- Antikörpernachweis: akute Infektion mit IgM-Antikörper oder 4-facher Titeranstieg
- Erregernachweis: Nukleinsäurenachweis mittels PCR; Anzucht wegen intrazellulärem Wachstum von Hühnerembryonen, in Versuchstieren oder Zellkulturen

Technische Diagnostik
Röntgen-Thorax: atypischen Pneumonie (nach 2–3 Tagen): unscharf begrenzte multiple Infiltrate mit ausgeprägter Hilusbeteiligung.

Differenzialdiagnose
- Atypische Pneumonie anderer Genese
- Virale Meningoenzephalitis
- Chronisches Q-Fieber: Endokarditis anderer Genese

Therapie – konservativ
Antibiose:
- Q-Fieber-Pneumonie: Doxycyclin 200 mg/Tag über 7–10 Tage, alternativ: Clarithromycin
- Q-Fieber-Endokarditis: Doxycyclin 200 mg/d und Hydroxychloroquin 600 mg/d (alternativ: Cotrimoxazol oder Rifampicin) über mindestens zwölf Monaten

Prophylaxe
- Aktive Immunisierung möglich (in Deutschland jedoch nicht zugelassen)
- Schutzkleidung bei beruflicher Exposition

Prognose

Natürlicher Verlauf
Meist spontane Ausheilung. Bei chronischen Verläufen Therapie schwierig und oft fortschreitende Zerstörung der Herzklappen mit schlechter Prognose. Nach Ausheilung lang andauernde zelluläre und humorale Immunität

Komplikationen
- Interstitielle Pneumonie
- Q-Fieber-Endokarditis bei Chronifizierung (bis 10 Jahre nach Primärinfekt möglich)

- Hepatitis
- Myokarditis bzw. Perikarditis
- Meningoenzephalitis
- Orchitis, Epididymitis
- Erkrankungen in der Schwangerschaft: Abort oder Frühgeburt (insbesondere Primärinfektion im 1. Trimenon)

9.7.6 Bakterielle Meningitis (G03.9)

■ Grundlagen

 Merke: Meldepflicht bei Verdacht, Erkrankung sowie Tod an Meningokokkenmeningitis, Nachweis einer akuten Infektion von Haemophilus influenzae, Listeria monocytogenes.

Synonyme
Akute, eitrige Meningitis, Hirnhautentzündung

Definition
Bakterielle Entzündung der Meningen:
- Im engeren Sinne akute eitrige Meningitis
- Ausnahme: Bei M. tuberculosis oder Treponema pallidum verläuft die Erkrankung subakut und nicht-eitrig

Vorkommen
Weltweit, in Deutschland Inzidenz ca. 3:100.000 Einwohner pro Jahr. Überwiegend Streptococcus pneumoniae und Neisseria meningitidis (Serotyp B ca. 68 %). Manifestationsgipfel im Kinder- und Jugendalter. Epidemisches Auftreten der Meningokokkenmeningitis (v. a. Serotyp A) in Saudiarabien, West- und Zentralafrika („Meningitisgürtel")

Erregerreservoir
Mensch: erkrankte oder gesunde Träger (Keime meist im Nasopharynx)

Erreger
Ambulant erworben:
- Streptococcus pneumoniae
- Neisseria meningitidis: Unterscheidung von 12 Serotypen anhand der Kapselpolysaccharide, ca. 10 % der Bevölkerung gesunde Träger von Meningokokken im Nasenrachenraum
- Haemophilus influenzae (1–3 %): seit Einführung der Impfung selten, früher häufigste Ursache bei Kindern

Nosokomial:
- Listerien (5 %)
- Staphylokokken (1–9 %)
- Gramnegative Enterobakterien inklusive Pseudomonas aeruginosa (10 %)

Bei Neugeborenen: Streptococcus agalactiae, Listerien (5 %)
Subakute-nichteitrige Meningitis: Mycobacterium tuberculosis, Neuroborreliose (s. Kap. 9.7.15)

Lokalisation
Pia mater und Arachnoidea mater, als Meningoenzephalitis auch auf das Hirnparenchym übergreifend
- Eitrige Meningitis: meist über den Großhirnhemispheren („Haubenmeningitis")
- Tuberkulöse Meningitis: bevorzugt an der Hirnbasis

Infektionswege
- Hämatogen: über den Plexus choroideus bei Schädigung der Bluthirnschranke, z. B. bei Pneumokokkenpneumonie oder Meningokokkeninfektion
- Lokale Invasion über einen parameningealen Fokus, z. B. bei Otitis media
- Direkte Invasion bei Schädelhirntrauma, infizierte Ventrikeldrainagen

Inkubationszeit
- Abhängig von dem auslösenden Keim, meist 2–14 Tage

Pathologischer Befund
Eitrige Meningitis:
- Makroskopie: getrübte, verklebte Leptomeningen, eitriges Infiltrat in den Sulci
- Histologie: leukozytäres Infiltrat im Subarachnoidalraum

Tuberkulöse Meningitis:
- Makroskopie: getrübte, spinnenwebenartige Meningen, kein eitriges Infiltrat
- Histologie: Epitheloidzellgranulome mit zentral verkäsenden Nekrosen, Ausbreitung auf Gefäße und Hirnparenchym

Manifestation
Nach Eindringen in das ZNS schnelle Ausbreitung möglich durch mangelnde Immunreaktion

Risikofaktoren
- Abwehrschwäche: z. B. Diabetes mellitus, Alkoholismus, Zustand nach Splenektomie, Immunsuppression jeglicher Genese
- Infektionen: Pneumonie, Sinusitis, Otitis, Endokarditis
- Verletzung der Hirnschranke: Schädel-Hirn-Trauma, Liquorrhö, neurochirurgische Eingriffe, implantiertes Fremdmaterial, z. B. Ventrikeldrainagen

■ Klinik

Anamnese
Kontakt zu infizierten Personen, Zeckenbiss, Impfstatus, Grunderkrankungen (Sinusitis, Otitis media, Endokarditis, Pneumonie, Immundefekte)

Körperliche Untersuchung
- Übelkeit, Erbrechen
- Lichtscheu
- Verwirrtheitssyndrom, Vigilanzstörung
- Epileptische Anfälle

 Merke: Leitsymptome der bakteriellen Meningoenzephalitis sind Kopfschmerzen, Meningismus und hohes Fieber

- Hirnnervenstörungen (10 %)
- Hörstörungen als Folge einer eitrigen Labyrinthitis (10–20 %)

■ Diagnostik

Labor
- Blutbild: CRP, BSG, Leukozyten erhöht
- Blutkulturen: Entnahme vor Beginn der Antibiotikatherapie (in 50 % positiv)
- Liquordiagnostik (nach Ausschluss erhöhten Hirndrucks): Tab. 9.27

 Achtung: Je schneller die Symptome aufgetreten sind, desto eher ist die Indikation einer Liquorpunktion zu stellen!

Kriterium	Akut-eitrige Meningitis	Virale Meningitis	Tuberkulöse Meningitis
Aussehen der Meningen	Eitrig-trüb	Klar	Spinnenwebenartig
Zellzahl	>1000/μl*	50–500	50–1000
Zelltyp	Granulozytär	Mononukleär	Initial granulozytär, später mononukleär
Liquor-Serum-Glukosequotient	<0,5	>0,5	<0,4
Eiweiß	>100 mg/dl	<100 mg/dl	>100 mg/dl
Laktat	>3,5 mmol/l	<3,5 mmol/l	>3,5 mmol/l

Tab. 9.27 Kriterien der Labordiagnostik zur Differenzierung der Ursache einer infektiösen Meningitis. *Liquorzellzahlen < 1000 Zellen/μl sehr früh im Krankheitsverlauf, bei antibiotisch anbehandelten oder immunsupprimierten Patienten möglich.

- Erregernachweis im Liquor (70–90 % positiv):
  - Mikroskopisch mittels Gramfärbung
  - Bakteriologisch mittels Kultur
  - Bakterieller Antigene im Liquor mittels Latexagglutinationsteste (z. B. Neisseria meningitidis, Streptococcus pneumoniae, Haemophilus influenzae und Streptococcus agalactiae)
  - Nukleinsäurenachweis mittels PCR

Technische Diagnostik
- Bewertung von Funktionsstörungen im Verlauf: Audiometrie, akustisch evozierte Hirnstammpotenziale
- Elektronystagmographie mit Kalorik
- Schädel-CT: Hirndruckzeichen (wichtig vor Lumbalpunktion), Sinus-/Venenthrombose, Hydrozephalus, Infarkte, Hirnphlegmone, Ventrikelempyem, Hirnabszess, subdurales Empyem, parameningealer Fokus, z. B. Sinusitis, Mastoiditis
- Transkranielle Doppler-Sonographie
- MRT

■ Differenzialdiagnose
- Virale Meningitis
- Epilepsie
- Hirntumoren
- Apoplex
- Kopfschmerz anderer Genese

■ Therapie – konservativ
Allgemeine Maßnahmen:
- Intensivmedizinische Betreuung
- Regulation des Wasser- und Elektrolythaushalts

Kalkulierte Antibiotikatherapie (ohne Erregernachweis) sofort nach Lumbalpunktion und Abnahme der Blutkulturen:
- Neugeborene: Cefotaxim plus Ampicillin
- Kleinkinder und Kinder: Cephalosporin der 3. Generation

- Erwachsene:
  - Ambulant erworben: Cephalosporin der 3. Generation plus Ampicillin
  - Nosokomial: Vancomycin plus Meropenem oder Vancomycin plus Ceftazidim

Nach Keimidentifikation:
- Neisseria meningitidis: Penicillin G, Ampicillin, Ceftriaxon (oder Cefotaxim), Rifampicin
- Streptococcus pneumoniae: Penicillin G, Ceftriaxon (oder Cefotaxim), Meropenem, Cefepim, Cefotaxim (oder Ceftriaxon) + Vancomycin oder Cefotaxim (oder Ceftriaxon) + Rifampicin
- Haemophilus influenzae: Ceftriaxon (oder Cefotaxim), Ampicillin
- Gruppe-B-Streptokokken (Streptococcus agalactiae): Penicillin G (+ Gentamicin2), Ceftriaxon, Ampicillin (+ Gentamicin), Vancomycin
- Gramnegative Enterobacteriaceae (z. B. Klebsiella, E. coli, Proteus): Ceftriaxon (oder Cefotaxim); Meropenem
- Pseudomonas aeruginosa: Ceftazidim + Aminoglykosid, Meropenem + Aminoglykosid, Cefepim + Aminoglykosid, Ciprofloxacin
- Staphylokokken: Cefazolin, Fosfomycin, Rifampicin, Vancomycin, Linezolid (oder Flucloxacillin)
- Listeria monocytogenes: Ampicillin + Gentamicin, Trimethoprim-Sulfamethoxazol, Meropenem

Prophylaxe
Meningokokken:
- Aktive Immunisierung: Polysaccharid-Todimpfstoff (Serotypen A, C, Y, W135) als Indikationsimpfung (Immunität über 3–5 Jahre, keine Standardimpfung)
- Chemoprophylaxe der Meningokokkenmeningitis bis 10 Tage nach Exposition:
  - Rifampicin 2×600 mg 2 Tage p.o.
  - Alternativ: Ciprofloxacin 2×500 mg
  - Schwangere: Ceftriaxon 500 mg p.o., 250 mg i.m.

Pneumokokken: aktive Immunisierung: Polysaccharid-Todimpfstoff

Prognose
Natürlicher Verlauf
Früher Beginn der Antibiotikatherapie entscheidend:
- Letalität: bei Pneumokokken- und Listerienmeningitis 20–40 %, bei Meningokokkenmeningitis 3–10 %
- Neurologischen Residuen (insbesondere Hörstörungen, neuropsychologische Auffälligkeiten, Hemiparese, epileptische Anfälle) 20–40 %

Komplikationen
Kranielle Komplikationen:
- Hirnödem mit der Gefahr der Einklemmung (10–15 %)
- Zerebrale arterielle Gefäßkomplikationen: Arteriitis, Vasospasmus, fokale kortikale Hyperperfusion, zerebrale Autoregulationsstörung
- Septische Sinusthrombosen, kortikale Venenthrombosen (15–20 %)
- Hydrozephalus 10–15 %
- Vestibulokochleäre Beteiligung (Hörstörungen, Vestibulopathie) (10–20 %)
- Hirnnervenparesen ca. 10 %
- Zerebritis (Hirnphlegmone) ca. 10 %
- Selten: Hirnabszess, subdurales Empyem

Extrakranielle Komplikationen:
- Sepsis, Waterhouse-Friderichson-Syndrom: fulminante Sepsis mit Multiorganversagen und Nebennierennekrose in 10 % der Meningokokkeninfektionen mit einer Letalität von bis zu 85 %
- Verbrauchskoagulopathie
- ARDS (adult respiratory distress syndrome)
- Arthritis (septisch und reaktiv)
- Elektrolytstörungen wie Hyponatriämie
- Rhabdomyolyse
- Pankreatitis
- Septische Endophthalmitis
- Blindheit als Folge einer Vaskulitis und spinale Komplikationen

9.7.7 Lues (A53.9)

■ Grundlagen

 Merke: Meldepflicht nicht namentlich! Aber: namentliche Meldepflicht, falls der Patient die Therapie verweigert!

Synonyme
Syphilis

Definition
Chronisch verlaufende, meist sexuell übertragene Infektion durch die gramnegativen spiralförmigen Spirochäten Treponema pallidum supspecies pallidum

Vorkommen
Inzidenz in Deutschland ca. 3:100.000 Einwohner im Jahr, Zunahme v. a. bei homosexuellen Männern, m:w = 9:1. Erkrankungsgipfel 3.–4. Lebensjahrzehnt

Erregerreservoir
Mensch: Erkrankte oder asymptomatische Träger

Erreger
- Treponema pallidum subspecies pallidum: Erreger der venerischen Syphilis
- Abzugrenzen von anderen Subspecies der Gattung Treponema:
  - T. pallidum ssp. pallidum: Erreger der nichtvenerischen Treponematosen
  - T. pallidum ssp. endemicum: Erreger der endemische Syphilis oder Bejel (Nordafrika, Mittlerer Osten)
  - T. pallidum ssp. pertenue: Erreger der Frambösie (Afrika, Lateinamerika, Asien)
  - Treponema carateum: Erreger der Pinta (Zentral- und Südamerika)

Assoziierte Erkrankungen
Syphilis häufig als Koinfektion bei HIV-Infizierten: syphilitische Ulzera begünstigen die Übertragung des HIV

Infektionswege
- Am häufigsten: sexuell durch Mikroläsionen der Schleimhaut oder Haut, aber auch intakte Haut (Geschlechtsverkehr mit einem infizierten Partner führt in etwa 30 % zu einer Infektion)
- Seltener: kontaminierte Nadeln oder andere Gegenstände
- Diaplazentare Übertragung: Die Übertragungsrate ist umso höher, je kürzer die Infektion der Mutter zurückliegt. Bei Infektion der Mutter während der Schwangerschaft beträgt die Übertragungsrate 100 %.

- Infektiosität je nach Stadium:
  - Stadium I: hochinfektiös
  - Stadium II: infektiös
  - Stadium III und IV: keine Infektiosität

Inkubationszeit
Durchschnittlich 14–24 Tage, selten 10–90 Tage bis Auftreten des Primäraffekts

Pathologischer Befund
Lues gummosa:
- Histologisch: granulomatöse Einschmelzungen mit Nekrosen in verschiedenen Organen, später Fibrosierung

Neurosyphilis:
- Makroskopisch: chronische Meningitis mit Verdickung der Leptomeningen v. a. der frontalen Großhirnrinde
- Histologisch: lymphozytäres Infiltrat, Mikrogliaproliferation. Bei Tabes dorsalis degenerative Schrumpfung der Hinterstränge mit Axonschäden

Manifestation
- Lues I: lymphogene Aussaat mit generalisiertem Lymphknotenbefall
- Lues II: hämatogene Aussaat mit Befall aller Organe möglich
- Lues III: Reaktivierung und Organmanifestation nach über Jahre bestehender latenter Infektion
- Lues IV: Manifestation am ZNS

Risikofaktoren
- Ungeschützter Geschlechtsverkehr
- Promiskuität
- i.v. Drogenabusus

Einteilung/Klassifikation
Stadieneinteilung s. Klinik

■ Klinik

Anamnese
Sozialanamnese, ungeschützter Geschlechtsverkehr, Daten einer möglichen Exposition, Angaben zu früheren Krankheitssymptomen (z. B. Exanthem, Ulkus durum). In 50 % asymptomatisch

Körperliche Untersuchung
Frühsyphilis:
- Primäre Syphilis (Lues I): Heilt nach 4–6 Wochen spontan ab.
  - Primäraffekt (= Ulcus durum): schmerzarmes Ulkus meist an Glans penis oder Labien aber auch extragenital an Mund und Anus
  - Lymphadenopathie: schmerzarm und ohne weiter Entzündungszeichen
- Sekundäre Syphilis (Lues II): 4–10 Wochen post infectionem (Lues latens seropositiva):
  - Unspezifische Symptome: Fieber, Müdigkeit, Kopf-, Gelenk- oder Muskelschmerzen, harte Lymphknotenschwellung (Polyskleradenitis)
  - Syphilide: masernähnliches Exanthem, serpiginöse Formen, Lichen syphiliticus, Hauterscheinungen klingen nach 2 Jahren ab
  - Kopf: mottenfraßartiger Haarausfall (Alopecia specifica areolaris), Papillome (frambösiformes Syphilid)
  - Hals: postinflammatorische Depigmentierungen („Halsband der Venus")
  - Mundhöhle: Plaquebildung (düsterrote Plaques muqueuses, derbe weißliche Leukoplakia oris) und „Angina specifica"
  - Hohlhand, Fußsohlen: Palmoplantarsyphilide, Hornhautbildung (Clavi syphilitici), derbe Papeln (Condylomata lata)

Spätsyphilis:
- Tertiäre Syphilis (Lues III): 5 bis 50 Jahre post infectionem
  - Lues gummosa: ulzerierende granulomatöse Einschmelzungen, sog. Gummen (an jedem Organ möglich)
  - Kardiovaskuläre Veränderungen: Mesaortitis luetica, Aneurysmen mit Gefahr der Spontanruptur
  - Haut: tuberoulzeroserpiginöse Syphilide als subkutane schmerzlose Tumoren
- Neurosyphilis (quartäre Syphilis, Lues IV): Manifestationen der Spätsyphilis am ZNS (häufig bei HIV-Koinfektion), je nach betroffenen Abschnitten des ZNS:
  - Asymptomatische Neurosyphilis
  - Tabes dorsalis: Degeneration der Hinterstränge des Rückenmarks, mit in Unterbauch und Beine einschießende Schmerzen sowie Sensibilitätsverluste
  - Syphilitische Meningitis: aseptische Meningitis, Hirnnervenparesen, intrakranieller Drucksteigerung. Bei Chronifizierung: meningovaskuläre Syphilis des Spinalkanals mit Parästhesien und Paraplegie oder vaskuläre Syphilis mit Hemiparesen/-plegie, Aphasie, Krampfanfälle
  - Parenchymatöse Syphilis: progressive Paralyse mit zahlreichen neurologischen und psychiatrischen Auffälligkeiten, z. B. Argyll-Robertson-Phänomen (Beeinträchtigung der Lichtreaktion bei erhaltener Konvergenzreaktion)

Sonderform: Lues connata (bei vertikaler Übertragung): evtl. Abort, Totgeburt, Frühgeburt, etwa 50–60 % der infizierten Kinder jedoch bei Geburt unauffällig
- Lues connata praecox (Neugeborene und Säuglingsalter):
  - Frühe Symptome: Atemnotsyndrom des Neugeborenen, Ödeme, Hydrops, Hepatosplenomegalie, Hauteffloreszenzen, geblähtes Abdomen, Anämie, Ikterus
  - Ab der 3.–10. Lebenswoche: Fieber, Petechien, Fissuren, Rhinitis, Trinkschwäche, Schleimhautulzera, Pseudoparalyse, Lymphknotenschwellung, Condyloma lata, Enteritis, Laryngitis
  - Ab 3.–6. Lebensmonat: ZNS Beteiligung als Meningitis oder Hydrozephalus mit Hirnnervenausfälle oder Krampfanfälle
- Lues connata tarda: ab dem 3. Lebensjahr, Symptome an verschiedenen Organen: Uveitis, interstitielle Keratitis, sog. Tonnenzähne, Schwellung der Kniegelenke, Veränderungen an Tibia, Gaumen, Stirn, Nase („Sattelnase"), Taubheit, Rhagaden (perioral, perinasal, perianal), Hydrozephalus mit Hirnnervenausfällen oder Krampfanfällen

■ Diagnostik

Labor
- Serologie:
  - Treponema pallidum-Hämagglutinationstest = TPHA-Suchtest: ab 2–3 Wochen nach Infektion lebenslang positiv
  - Fluoreszenz-Treponema-Antikörper-Absorptionstest = FTA-Abs-Bestätigungstest: ab 3–4 Wochen nach Infektion lebenslang positiv
  - Veneral disease research laboratory = VDRL-Test: Therapiekontrolle, relative unspezifisch, 4–6 Wochen nach Infektion positive, Titerabfall bei Therapieerfolg
- Liquordiagnostik bei Verdacht auf Neurosyphilis mittels FTA-Abs-Test für Antikörpertiter im Serum und im Liquor
- Direkter Erregernachweis (aus Sektret von Primäraffekten):
  - Dunkelfeldmikroskopie
  - Floureszenzmikroskopie

■ Differenzialdiagnose
Frühsyphilis:
- Herpes genitalis
- Tumoren

- Urethritis bei Clamydia trachomatis
- Pityriasis rosea
- Psoriasis
- Arzneimittelexanthem
- Akutes Virusexanthem
- HIV-Infektion

Spätsyphilis:
- Lupus vulgaris
- Sarkoidose
- Mycosis fungoides
- Tumoren
- Tuberkulose
- Meningitis anderer Genese

■ Therapie – konservativ

Antibiotika:
- Benzathinpenicillin G (Depotpenicillin):
  - Lues 1 und 2: 1×2,4 Mio. IE i.m.
  - Lues 3: 2,4 Mio. IE i.m. an den Tagen 1, 8, 15
  - Lues 4: 5 Mio. IE Penicillin G i.v. alle 4 h über 14 Tage
- Alternativ bei Penicillinallergie:
  - Doxycyclin 2×100 mg p.o. für 14–28 Tage
  - Erythromycin: 4×500 mg p.o. für 14–28 Tage

■ Prophylaxe
- Benutzung von Kondomen
- Meiden von Promiskuität
- Kein gemeinsames Benutzen von Nadel bei i.v. Drogenabusus
- Schwangerenscreening

■ Prognose

Natürlicher Verlauf
Bei etwa 30 % der unbehandelten Syphilisfälle Spontanheilung, bei 30 % der unbehandelten Patienten kommt es zur Spätsyphilis eventuell mit Neurosyphilis. Bei Therapie im Frühstadium meist folgenlose Ausheilung

Komplikationen
Gefahr der Herxheimer-Reaktion bei Therapiebeginn

9.7.8 Gonorrhö (A54.9)

■ Grundlagen

Synonyme
Tripper, GO

Definition
Sexuell übertragbare Erkrankung (STD) durch die gramnegativen Diplokokken Neisseria gonorrhoeae

Vorkommen
In Deutschland ca. 5000 Fälle pro Jahr erfasst, jedoch hohe Dunkelziffer!

Erregerreservoir
Mensch (v. a. asymptomatisch Infizierte)

Erreger
Neisseria gonorrhoe

Assoziierte Erkrankungen
Eventuell gemeinsam mit anderen STD Chlamydieninfektion (Co-Infektionsrate 10–30 %), Syphilis und/oder HIV

Infektionswege
- Fast ausschließlich durch ungeschützten Geschlechtsverkehr (Erreger gegenüber äußeren Einflüssen sehr empfindlich)
- Bei Kontakt erregerhaltiger Substanzen mit der intakten Haut in der Regel keine Infektion

Inkubationszeit
3–10 Tage

Pathologischer Befund
Entzündliches Infiltrat und Nachweis intrazellulärer Diplokokken in befallener Schleimhaut

Manifestation
- Eindringen des Erregers über Schleimhäute mit lokaler Entzündungsreaktion:
  - Frau: Urethritis gonorrhoica, Bartholinitis gonorrhoica, Cervicitis gonorrhoica
  - Mann: Urethritis gonorrhoica anterior acuta
- In 25 % der Fälle aufsteigenden Infektion mit entzündlicher Beteiligung der inneren Geschlechtsorgane:
  - Frau: Salpingitis, Oophoritis, Endometritis, Peritonitis
  - Mann: Urethritis gonorrhoica posterior acuta, Prostatitis gonorrhoica, Spermatocystitis gonorrhoica, Funiculitis und Epididymitis gonorrhoica
  - Bei Kindern, Graviden, Wöchnerinnen und Greisinnen: auch Vulvovaginitis gonorrhoica
- Extragenitale Infektionen: Pharyngitis, Proktitis
- Gonorrhö des Neugeborenen: Infektion während des Durchtritts durch den Geburtskanal mit Gonokokken-Konjunktivitis (Gonoblenorrhö)
- Hämatogene Aussaat (1 % der Fälle): bei bestimmten Stämmen von N. gonorrhoeae und Immunsuppression

Risikofaktoren
Promiskuität

■ Klinik

Anamnese
Sexualanamnese, Erkrankung des Partners. Häufig asymptomatisch (Frauen 70 %, Männer 50 %). Symptome: gelb-grünlicher Ausfluss, nach 4–6 Wochen in chronisches Stadium mit schleimigem Ausfluss übergehend, Pollakisurie, Algurie, terminale Hämaturie am Ende der Miktion

Körperliche Untersuchung
- Öffnung der Urethra meistens gerötet
- Generalisierte Gonorrhö: Fieberschübe, Vaskulitis der Akren (v. a. blutige Pusteln), Arthritis

 Achtung: Auch bei asymptomatisch verlaufenden Infektionen kann es zur Sterilität kommen.

Diagnostik

Labor
- Mikroskopischer Erregernachweis aus Abstrichen von Urethra, Zervix, ggf. Pharynx und Rektum: Gram-Färbung oder Methylenblau-Nativpräparat, gramnegative Diplokokken in Granulozyten
- Kultur (gesetzlich vorgeschrieben)
- PCR aus Abstrichmaterial möglich
- Beim Mann 2-Gläserprobe: Bei Urethritis gonorrhoica posterior ist durch Rückfluss des Sekrets in die Blase auch die 2. Urinportion getrübt

Differenzialdiagnose

Nicht-gonorrhoische Urethritis:
- Chlamydia trachomatis (Serotypen D–K) 30–50 %
- Ureaplasma urealyticum und Mycoplasma hominis/genitalium (10–20 %)
- Trichomonas vaginalis

Therapie – konservativ

 Achtung: Mitbehandlung des Sexualpartners!

Antibiose:
- Unkomplizierte Gonorrhö
  - Cephalosporine der 2. und 3. Generation als Einmalgabe, z. B. Ceftriaxon 250 mg i.m. oder Cefixim 400 mg p.o.
  - Alternativ: Chinolone als Einmalgabe (jedoch häufig Resistenzen), z. B. Ciprofloxacin 500 mg p.o. oder Levofloxacin 1×500 mg p.o.
- Ophthalmoblenorrhö: Ceftriaxon 50 mg/kg KG
- Bei Chlamydien Co-Infektion: Einzeldosis Azithromycin 1 g p.o. oder Doxycyclin 2×100 mg/d p.o. 7 Tage

Prophylaxe
- Mitbehandlung des Partners
- Kontrolluntersuchung 3–7 Tage nach Therapie
- Keine Sexualkontakte vor erfolgreicher Therapiebeendigung
- Durchführung einer Syphilis- und HIV-Serologie: sofort sowie 6 Wochen nach Behandlungsabschluss
- Bei Neugeborenen bei Bedarf Credé-Prophylaxe (Augentropfen mit Erythromycin oder 1 %-Silbernitratlösung)

Prognose

Natürlicher Verlauf
Schnelle Heilung unter Antibiotikatherapie

Komplikationen
- Frau: Tubensterilität, extrauterine Schwangerschaft nach Tubenschädigung
- Mann: Infertilität durch Verschluss der Samenkanälchen des Nebenhodens
- Monoarthritis gonorrhoica mit schweren Gelenkschäden
- Selten: Gonokokkensepsis

9.7.9 Infektionen durch pathogene Escherichia coli

■ Grundlagen

 Merke: Meldepflicht bei Verdacht und Erkrankung, wenn die Person im Lebensmittelbereich tätig ist oder Erkrankungen in einem epidemischen Zusammenhang auftreten; außerdem bei Verdacht, Erkrankung, Tod des enteropathischem hämolytisch-urämischem Syndrom (HUS).

Definition
Infektion durch pathogene Varianten des normalerweise zur Darmflora gehörenden gramnegativen Stäbchens Escherichia coli

Vorkommen
Weltweit, meist sporadisch auftretend, epidemisch im Rahmen von Lebensmittelinfektionen
- **EPEC** (enteropathogenic E coli): in den Industriestaaten rückläufig, v. a. Säuglinge und Kleinkinder
- **ETEC** (enterotoxicogenic E coli): Erreger der Reisediarrhö in ca. 40 % der Fälle, alle Altersgruppen
- **EIEC** (enteroinvasive E coli): alle Altersgruppen
- **EHEC** (enterohemorrhagic E coli): in Deutschland ca. 1 000 Erkrankungen pro Jahr, v. a. Kinder <3 Jahre, häufigste Serotyp O:157:H7
- **EAEC** (enteroadherent E coli): kindlicher Durchfallerkrankungen und Reisediarrhö in Nordafrika und Mittelamerika
- **EAggEC** (enteroaggregative E coli): häufiger Erreger kindlicher Diarrhöen in Entwicklungsländern

Erregerreservoir
Mensch, bei EHEC auch Nutz- und Wildtiere (Rinder, Schafe, Ziegen)

Erreger
6 enteropathogene Varianten von Escherichia coli: s. Vorkommen

Lokalisation
Befall von Dünn- oder Dickdarm

Infektionswege
Fäkal-oral
- Kontakt zu infizierten Tieren
- Verzehr kontaminierter Lebensmittel und Wasser
- Direkte Übertragung von Mensch zu Mensch
- Baden in kontaminierten Gewässern
- Ansteckungsfähigkeit: solange Bakterien im Stuhl nachgewiesen werden (sehr variabel, Tage bis Wochen)

Inkubationszeit
1–10 Tage

Manifestation
- Toxinbildung (Enterotoxin, Verotoxin, Hämolysin, Shiga-like-Toxin): ETEC, EHEC
- Kapselbildung
- Bildung von Adhäsinen (Pili/Fimbrien, Kolonisationsfaktoren): EPEC, EAEC
- Invasion: EIEC

Risikofaktoren
- Kinder
- Niedriger Hygienestandard
- Warmes Klima

Klinik

Anamnese
Reiseanamnese, Stuhlanamnese

Körperliche Untersuchung
Asymptomatische Verläufe möglich!
- EPEC: wässrige Diarrhö und Dyspepsie, Dauer 10–14 Tage
- ETEC: massive wässrige Diarrhö, bei immunkompetenten Erwachsenen selbstlimitierend, bei Säuglingen bedrohliche Verläufe durch Dehydratation
- EIEC: choleraähnliche Erkrankung mit wässrigen Stühlen, Dauer 1–15 Tage
- EHEC: zunächst wässrige dann blutige Diarrhö, Übelkeit, Erbrechen, Abdominalschmerzen, seltener Fieber, s. Komplikationen!
- EAggEC: persistierende Durchfälle bei Kleinkindern, Dauer >14 Tage

Diagnostik

Labor
- Erregernachweis durch Kultur (Stuhl, Urin, Eiter, Wundsekret, Venenblut, Liquor) mit biochemische Differenzierung
- Serotypisierung
- Schnelltestdiagnostik durch Nachweis des Shiga-like-Toxin mittels ELISA oder PCR direkt aus dem Stuhl oder Kulturen (sensitiver)
- Bei Verdacht auf hämolytisch-urämisches-Syndrom (HUS) Serumuntersuchung auf LPS-Antikörper gegen E. coli O:157 (häufigster EHEC-Serotyp)

Differenzialdiagnose
- Akute Enteritiden anderer Ätiologie: viral, Campylobacter-Enterokolitis, Amöbenruhr, Typhus/Paratyphus, Cholera, Shigellose, Yersiniose, Salmonellose, Staphylokokken-Enteritis und andere Lebensmittelvergiftungen
- Colitis ulcerosa
- Fieber anderer Ätiologie: bei positiver Reiseanamnese Malaria und andere Tropenerkrankungen

Therapie – konservativ

Supportive Therapie: Flüssigkeits- und Elektrolytsubstitution
Antibiose:
- Routinmäßige nicht empfohlen
- Bei Immunsupprimierten Therapie nach Antibiogramm, empirische Kombination: β-Laktam-Antibiotikum + Aminoglykosid

> Achtung: Bei enterohämorrhagischen E. coli (EHEC) auf keinen Fall Antibiotika geben, da sonst akutes Nierenversagen droht! Antibiotika können die Toxinproduktion von EHEC erhöhen.

Prophylaxe
- Cotrimoxazol zur Prävention von ETEC-Infektionen bei Reisen in Endemiegebiete („Reisediarrhö")
- In Endemiegebieten Wasser nur aus verschlossenen Flaschen, keine rohen Speisen, keine Eiswürfel
- Elektrolytkonzentrat im Reisegepäck (insbesondere, wenn Kinder mitreisen)

 Tipp: Boil it, cook it, peel it or forget it!

Prognose

Natürlicher Verlauf
Meist selbstlimitierend, bei Kindern und Immunsupprimierten eventuell extreme Dehydratation

Komplikationen
- Wasser- und Elektrolytverluste mit Bewusstseinsstörungen bis Koma
- EHEC:
  - Hämorrhagische Kolitis (10–20 %): krampfartige Abdominalschmerzen, blutiger Stuhl, Fieber
  - Hämolytisches-urämisches-Syndrom (HUS) (5–10 %): Trias aus hämolytische Anämie, Thrombozytopenie und Nierenversagen (häufigste Grund für akutes Nierenversagen im Kindesalter)
  - Thrombotisch-thrombozytopenische Purpura (Moschcowitz-Syndrom)

9.7.10 Salmonellose (A02.9)

Grundlagen

> Meldepflicht: Verdacht, Erkrankung, Tod (bei Enteritis nur wenn die Person im Lebensmittelbereich tätig ist oder ein epidemischer Zusammenhang wahrscheinlich ist)

Synonyme
Typhus: „Nebel"

Definition
Infektionen durch die gramnegativen Enterobakterien der Typhus-Paratyphus-Enteritis-Gruppe

Vorkommen
- Typhus: Weltweit, v. a. in Asien, in Deutschland ca. 100 Fälle pro Jahr, meist importiert
- Paratyphus: in Deutschland ca. 70 Fälle pro Jahr meist importiert (Indien, Pakistan, Türkei)
- Enteritis: weltweit, in Deutschland ca. 80000 Fälle pro Jahr, 5–10 % der Fälle Erreger der Reisediarrhö

Erreger
2400 Serovare bekannt, Einteilung aufgrund der Struktur ihrer Körper(O)- und Geißel(H)-Antigene nach dem Kauffmann-White-Schema
Verschiedene Krankheitsbilder:
- Typhus (A01.0): S. typhi
- Parathypus: S. parathypi A, B, C
- Salmonellen-Enteritis (A02.0): ca. 25 verschiedene Serovare, am häufigsten S. enteritidis und S. typhimurium

Lokalisation
Befall von Dünn- und Dickdarmmukosa

Infektionswege
- Typhus- und Parathypuserreger:
  - Mensch als einziges Reservoir (insbesondere asymptomatische Dauerausscheider), fäkal-orale Infektion
  - Kontaminiertes Trinkwasser und Lebensmittel

- Enteritiserreger:
  - Verzehr kontaminierter Lebensmittel
  - Sehr selten: Übertragung von Tier zu Mensch oder Mensch zu Mensch durch direkten Kontakt

Inkubationszeit
Abhängig von der Infektionsdosis
- Typhus: 3–60 Tage
- Paratyphus: 1–10 Tagen
- Enteritis: 6 – 72 h
- Ansteckungsfähigkeit: solange der Erreger im Stuhl nachweisbar ist (meist ca. 3–6 Wochen, eventuell Dauerausscheider)

Pathologischer Befund
- Makroskopie: Entzündliche Vergrößerung des MALT
- Histologie: Typhusknoten (Lymphgranulome mit Makrophagen und Hämophagozyten)

Manifestation
- Exsudativ entzündliche Diarrhö: Schädigung der Darmmukosa durch Enterotoxine
- Bei Typhus und Paratyphus lymphogene Streuung in alle Organe möglich

Risikofaktoren
- Reisen in Risikogebiete
- Konsum unzureichend erhitzter tierischer Lebensmittel

Einteilung/Klassifikation
Typischer 4-wöchiger Verlauf von verschiedenen Stadien bei Typhus und Paratyphus:
- Stadium incrementi: meist 1. Woche post infectionem
- Stadium acmes: 2.–3. Woche post infectionem
- Stadium decrementi: 4. Woche post infectionem

■ Klinik

Anamnese
Reiseanamnese, Erkrankungen anderer Kontaktpersonen, Konsum von rohen tierischen Produkten

Körperliche Untersuchung
Typhus:
- Stadium incrementi: langsamer Beginn mit Fieber, Kopfschmerzen, Husten, Benommenheit, Obstipation
- Stadium acmes: septische Fieberkontinua (>40°C), Diarrhö, belegte Zunge, Splenomegalie, Roseolen der Bauchhaut, Bradykardie
- Stadium decrementi: Abheilung

Paratyphus: Verlauf ähnlich des Typhus jedoch milder, seltener Fieberkontinua und Roseolen überwiegend Gastroenteritis

Enteritis: plötzlicher Beginn mit wässrigen Durchfällen (selten blutig), Fieber, Übelkeit, Erbrechen, Kopfschmerzen. Bei etwa 5 % höheres Fieber, Kollaps, typhoider Verlauf möglich

■ Diagnostik

Labor
- **Typhus, Paratyphus**:
  - Blutbild: Linksverschiebung, Leukopenie, absolute Eosinopenie, BSG und CRP erhöht, Transaminasen leicht erhöht

- Erregernachweis: Blut (ab Erkrankungsbeginn, vor Antibiotikatherapie), Stuhl (ca. 2 Wochen nach Erkrankungsbeginn), eventuell auch Urin
- Serologie: Typhus-Antikörpernachweis positiv bei Titer >1:2000 oder 4-facher Titeranstieg

Tipp: Resistenzbestimmung bei Antibiotikatherapie erforderlich!

- **Enteritis**: Erregernachweis aus Stuhl, Rektalabstrichen, Erbrochenem, verdächtigen Lebensmitteln, bei typhoidem Verlauf Blutkulturen

■ Differenzialdiagnose
- Akute Enteritiden anderer Ätiologie: viral, Campylobacter-Enterokolitis, Amöbenruhr, Cholera, pathogene E.-coli-Infektionen, Yersiniose, Shigellose, Staphylokokken-Enteritis und andere Lebensmittelvergiftungen
- Colitis ulcerosa
- Fieber anderer Ätiologie: bei positiver Reiseanamnese Malaria und andere Tropenerkrankungen

■ Therapie – konservativ
- Enteritis:
  - Keine Antibiose (nur bei Immunsupprimierten)
  - Flüssigkeits- und Elektrolytverluste ausgleichen
- Typhoide Verläufe, Typhus, Paratyphus:
  - Cotrimoxazol (Erwachsene 2×160+800 mg/d p. o.) oder Ampicillin (Erwachsene täglich 3–4 g, Kinder 100 mg/kg KG/d), in Endemiegebieten häufig Resistenzen
  - Alternativ: Fluorochinolone z. B. Ofloxacin (2×0,4 g/d) oder Ciprofloxacin (2×500 mg/d)
  - Sanierung von Dauerausscheidern: Ciprofloxacin über 4 Wochen oder Ceftriaxon über 2 Wochen

■ Prophylaxe
- **Hygienemaßnahmen:**
  - Händewaschen
  - Verhütung der Übertragung in Gemeinschaftseinrichtungen und der Lebensmittelverarbeitung durch Arbeitsverbot von Erkrankten
  - Lagerung von potenziell kontaminierten Speisen <10°C und/oder ausreichendes Abkochen
- **Aktive Immunisierung:**
  - Oraler Lebendimpfstoff (Typhoral L, Vivotif): eine Kapsel an den Tagen 1, 3, 5, Abschluss spätestens 10 Tage vor Reiseantritt. Schutzdauer ca. 1 Jahr
  - Parenteraler Totimpfstoff (Typhim Vi, Typherix): Einmalige Injektion i.m. oder s.c. Schutzdauer ca. 3 Jahre

Achtung: Nur bei ca. 60 % der Geimpften entsteht eine ausreichende Immunität.

■ Prognose

Natürlicher Verlauf
- Typhus, Paratyphus: unbehandelt verlängerte Phase der Rekonvaleszenz, Letalität >20 %, Rezidive möglich, bei Kindern unter 1 Jahr verläuft die Erkrankung schwerer, bei Therapie <1 % Letalität
- Enteritis: Letalität bei <0,1 % (ältere sowie abwehrgeschwächte Personen)

Komplikationen
- Wasser- und Elektrolytverluste mit Kollaps
- Typhus, seltener bei Paratyphus: Darmblutungen/-perforationen, Peritonitis, nekrotisierende Cholezystitis, Thromboembolien, Osteomyelitis, Endokarditis, Meningitis
- Enteritis: insgesamt selten, bei typhoidem Verlauf Perikarditis, neurologische Erkrankungen, reaktive Arthritis, Spondylitis, Osteomyelitis

9.7.11 Shigellose (A03.9)

■ Grundlagen

 Merke: Meldepflicht bei Verdacht und Erkrankung, wenn der Betroffene im Lebensmittelbereich tätig ist oder bei endemischem Auftreten.

Synonyme
Shigellenruhr, bakterielle Ruhr

Definition
Darminfektion durch unbewegliche gramnegative Stäbchen der Gattung Shigella

Vorkommen
Weltweit, v. a. warme Länder mit niedrigem Hygienestandard (bis 10 % aller Durchfallserkrankungen, 650000 Todesfälle jährlich). In Deutschland ca. 1000 Erkrankungen pro Jahr hauptsächlich importierte Fälle aus Ägypten, Tunesien, Dominikanischen Republik, Türkei

Erregerreservoir
Mensch: symptomatisch und asymptomatisch Infizierte

Erreger
Einteilung nach biochemischen Merkmalen und spezifischen O-Antigenen in folgende Serogruppen:
- Gruppe A: Shigella dysenteriae (13 Serovare)
- Gruppe B (10–20 % der Fälle): Shigella flexneri (8 Serovare)
- Gruppe C: Shigella boydii (18 Serovare)
- Gruppe D (70–80 % der Fälle): Shigella sonnei (2 Serovare)

Infektionswege
- Direkter Kontakt von Mensch zu Mensch
- Infektionen durch kontaminiertes Trinkwasser oder Lebensmittel
- Fliegen als mechanische Vektoren
- Ansteckungsfähigkeit: solange der Erreger mit dem Stuhl ausgeschieden wird (bis 4 Wochen nach Erkrankung)

Inkubationszeit
Maximal 12–96 h

Pathologischer Befund
Rötung der Darmschleimhaut, eventuell pseudomembranös-nekrotisierende Entzündung oder tiefe Ulzerationen

Manifestation
Exsudativ entzündliche Diarrhö: Schädigung der Darmmukosa durch Enterotoxine und Invasion. Shigella dysenteriae Typ 1 bildet zusätzlich ein Exotoxin (Shiga-Toxin 1), das zum hämolytisch-urämisches Syndrom (HUS) führen kann.

Risikofaktoren
- Alter <10 Jahre
- Überpopulation

- Schlechte sanitäre Verhältnisse
- Ausbrüche in Militärcamps, Gefängnissen und Kinderheimen

■ Klinik

Anamnese
Reiseanamnese, Erkrankungen bei Kontaktpersonen

Körperliche Untersuchung
- Leichter Verlauf: geringe, wässrige Diarrhö
- Schwerer Verlauf (Ruhr): Fieber, blutige, eitriger Diarrhö, Koliken, Tenesmen, Zeichen der Dehydratation und des Proteinverlustes

■ Diagnostik

Labor
- Blutbild: flüchtige Leukopenie oder Leukozytose
- Erregernachweis: aus Stuhl oder Rektalabstrichen (ggf. Bestimmung der Serogruppe und des Serovars)

 Tipp: Resistenzbestimmung bei Antibiotikatherapie erforderlich!

■ Differenzialdiagnose
- Akute Enteritiden anderer Ätiologie: viral, Campylobacter-Enterokolitis, Amöbenruhr, Typhus/Paratyphus, Cholera, pathogene E. coli Infektionen, Yersiniose, Salmonellose, Staphylokokken-Enteritis und andere Lebensmittelvergiftungen
- Colitis ulcerosa
- Fieber anderer Ätiologie: bei positiver Reiseanamnese Malaria und andere Tropenerkrankungen

■ Therapie – konservativ
- Korrektur des Wasser- und Elektrolytverlustes
- Antibiose:
  - Grundsätzlich nach Antibiogramm
  - Geeignete Antibiotika: Chinolone, Trimethoprim-Sulfamethoxazol, Azithromycin, Tetracyclin, Doxycyclin, Ampicillin (v. a. zur Langzeitbehandlung von Ausscheidern)

■ Prophylaxe
Hygienemaßnahmen: Händewaschen; Verhütung der Übertragung in Gemeinschaftseinrichtungen und der Lebenmittelverarbeitung durch Arbeitsverbot während der Erkrankung

■ Prognose

Natürlicher Verlauf
Unter Therapie schnelle Heilung, letale Verläufe bei Shigella dysenteriae möglich

Komplikationen
- Wasser- und Elektrolytverluste mit Kollaps
- Infektarthritiden, Reiter-Syndrom
- Fokale Ulzerationen, vorwiegend im distalen Kolon
- Kolondilatation, Kolonperforation

9.7.12 Campylobacter-Enterokolitis (A04.5)

■ Grundlagen

 Merke: Meldepflicht bei Verdacht und Erkrankung, wenn der Betroffene im Lebensmittelbereich tätig ist oder bei endemischem Auftreten.

Definition
Infektion durch die gramnegativen spiralförmigen Stäbchen der Gattung Campylobacter

Vorkommen
Weltweit, in der warmen Jahreszeit vermehrt, v. a. Kinder <6 Jahren, bei Infektionen durch C. jejuni und C. coli weitere Häufung 20.–29. Lebensjahr. In Deutschland ca 30.000 Erkrankungen pro Jahr (zweithäufigsten bakteriellen Enteritiserreger)

Erregerreservoir
Enterale Kommensalen von Wild-, Haus- und Nutztieren, können lange in der Umwelt oder in Lebensmitteln überleben, sich dort aber nicht vermehren.

Erreger
20 Spezies identifiziert, die wichtigsten humanpathogenen:
- C. jejuni
- C. coli
- C. lari

Lokalisation
Dünn- und Dickdarm

Infektionswege
- Meist kontaminierte Lebensmittel (Geflügelprodukte, unpasteurisierte Milch) und Wasser
- Direkte Übertragung von Mensch zu Mensch
- Infektionen beim Baden in kontaminierten Oberflächengewässern
- Ansteckungsfähigkeit: solange Erreger im Stuhl ausgeschieden werden (ca. 2–4 Wochen, Immunsupprimierte meist Dauerausscheidung)

Inkubationszeit
2–5 Tage

Pathologischer Befund
- Makroskopie: Ödematöse Entzündung der Darmschleimhaut
- Histologie: neutrophiles Infiltrat

Manifestation
Schädigung der Darmmukosa durch Toxinproduktion:
- Enterotoxine: Cholera-like toxins
- Zytotoxine: cytolethal distending toxin (CLDT), hämolytische Toxine und Shiga-like-Toxin

Risikofaktoren
Kinder, schlechter Hygienestandard

■ Klinik

Anamnese
Häufig asymptomatisch
Symptomatischer Verlauf:
- Prodromi mit Fieber (38–40 °C), Kopfschmerzen, Myalgien, Arthralgien und Müdigkeit
- Akute Enteritis mit blutiger, wässriger Diarrhö, Abdominalschmerzen bzw. -krämpfe

Körperliche Untersuchung
Eventuell gespanntes, druckschmerzhaftes Abdomen

■ Diagnostik

Labor
- Direkter Erregernachweis: aus frischem Stuhl
- Antigennachweis: für C. jejuni und C. coli aus Stuhl (ELISA oder PCR)

■ Differenzialdiagnose
- Akute Enteritiden anderer Ätiologie: viral, pathogene E.-coli-Infektionen, Amöbenruhr, Typhus/Paratyphus, Cholera, Shigellose, Yersiniose, Salmonellose, Staphylokokken-Enteritis und andere Lebensmittelvergiftungen
- Colitis ulcerosa
- Fieber anderer Ätiologie: bei positiver Reiseanamnese Malaria und andere Tropenerkrankungen

■ Therapie – konservativ
- Symptomatische Therapie meist ausreichend: Volumen- und Elektrolytsubstitution
- Antibiose (bei hohem Fieber, Verdacht auf septische Streuung, prolongierten Verläufen und/oder Immunsupprimierten):
  - Erythromycin
  - Alternativ: Chinolone (zunehmende Resistenzentwicklung)

■ Prophylaxe
Allgemeine Hygienemaßnahmen

■ Prognose

Natürlicher Verlauf
Ausheilung nach ca. 1 Woche, protrahierte oder chronische Verläufe bei Immunsupprimierten, Rezidive bei 5–10 % der unbehandelten Patienten

Komplikationen
- Wasser- und Elektrolytverluste mit Kollaps
- Guillain-Barré-Syndrom
- Reaktive Arthritiden

9.7.13 Cholera (A00.9)

■ Grundlagen

 Merke: Meldepflicht bei Verdacht, Erkrankung, Tod, sowie direkter und indirekten Erregernachweis.

Synonyme
Gallebrechdurchfall

Definition
Infektion durch das gramnegative, kommaförmige, stark bewegliche aerobe Stäbchen Vibrio cholerae

Vorkommen
Weltweit ca. 6 Millionen Fälle pro Jahr, v. a. in Indien (Gangesdelta), Südamerika, Südostasien (Indonesien), West- und Zentralafrika. In Deutschland seit 2001 insgesamt 6 importierte Cholerafälle

Erregerreservoir
Mensch: insbesondere asymptomatische Erregerausscheidung, seltener Dauerausscheider

Erreger
Vibrio cholerae:
- Biovar cholerae 01
- Biovar cholerae 0139 (Bengal)
- Biovar el Tor

Lokalisation
Infektion des Gastrointestinaltrakts

Infektionswege
Fäkal-oral
- Über kontaminiertes Trinkwasser oder Nahrungsmittel
- Von Mensch zu Mensch durch Erkrankte oder gesunde Ausscheider
- Ansteckungsfähigkeit: solange Erreger im Stuhl ausgeschieden werden (bis 2–3 Wochen nach Infektion)

Inkubationszeit
Stunden bis ca. 5 Tage

Pathologischer Befund
- Unspezifische ödematose Entzündung der Darmschleimhaut
- Organmanifestation: Fleckförmige Einblutungen in Milz, Muskulatur, Nieren

Manifestation
Sekretorische Diarrhö durch Anlagerung eines Exotoxins an die Darmzelle mit Aktivierung der Adenylatzyklase und Störung des Elektolytaustausches

 Achtung: Starker Flüssigkeitsverlust ohne Epithelschaden oder Invasion durch die Vibrionen! Durch hypovolämischen Schock kommt es zu Parenchymschäden bis hin zum Multiorganversagen

Risikofaktoren
- Niedrieger Hygienestandard
- Kinder
- Unterernährung
- Immunschwäche

  Tipp: Für Touristen ist das Erkrankungsrisiko gering.

■ Klinik

Anamnese
Reiseanamnese, Erkrankungen bei Kontaktpersonen, Sozialanamnese, Endemiegebiete, Epidemien
85 % asymptomatisch, stark variable Ausprägung der Symptome: Plötzlicher Beginn mit Bauchschmerzen, Erbrechen, Wadenkrämpfe

Körperliche Untersuchung
- Massive wässrige Diarrhö („Reiswasserstühle", Flüssigkeitsverluste bis 20 l/Tag)
- Bewusstseinseintrübung, Zeichen der Exsikkose, Unterkühlung
- Anurie

■ Diagnostik

Labor
- Direkter Erregernachweis aus Stuhl, Rektalabstrichen oder Erbrochenem mittels Dunkelfeld- oder Phasenkontrastmikroskopie
- Kultur in Selektivmedium
- Ggf. Serotypisierung zur epidemiologische Klärung bei Ausbrüchen

■ Differenzialdiagnose
akute Enteritiden anderer Ätiologie: viral, pathogene E. coli- Infektionen, Amöbenruhr, Typhus/Paratyphus, Campylobacter-Enterokolitis, Shigellose, Yersiniose, Salmonellose, Staphylokokken-Enteritis und andere Lebensmittelvergiftungen

■ Therapie – konservativ
Ausgleich des Elektrolyt- und Flüssigkeitshaushaltes (Glukose und Elektrolyte), ggf. Behandlung von Azidose und Hypoglykämie.

Tipp: Die Gabe von Antibiotika spielt eine untergeordnete Rolle!

■ Prophylaxe
- Nahrungsmittel- und Trinkwasserhygiene
- Quarantäne von Erkrankten
- Aktive Schutzimpfung: oraler Cholera-Impfstoff zur Eindämmung von Ausbrüchen (Krisenregionen, Flüchtlingslager)

Merke: Impfstoff wegen relativ kurzanhaltenden Immunität nicht zur Prävention von Ausbrüchen geeignet

■ Prognose

Natürlicher Verlauf
Unbehandelt Letalität bis zu 60 %. Schwere Dehydratation mit Tod innerhalb einiger Stunden möglich. Bei rechtzeitiger Flüssigkeits- und Elektrolytsubstitution gute Prognose

Komplikationen
- Wasser- und Elektrolytverluste mit Kollaps
- Metabolische Azidose
- Hypovolämischer Schock
- Akutes Nierenversagen
- Multiorganversagen

9.7.14 Lebensmittelvergiftungen (A05.9)

■ Grundlagen

Meldepflicht bei Verdacht und Erkrankung, wenn der Betroffene im Lebensmittelbereich tätig ist oder bei endemischem Auftreten; Botulismusverdacht, -erkrankung, -tod.

Synonyme
Lebensmittelintoxikation

Definition
Vergiftung, durch die Aufnahme von bakteriellen Toxinen in kontaminierten Lebensmitteln. Die Toxine können auch nach Absterben der Bakterien wirksam bleiben.

Vorkommen
- Staphylococcus-aureus-Vergiftung: häufig, hohe Dunkelziffer
- Bacillus-cereus-, Clostridium-perfringens-Vergiftung: in Deutschland durch strikte Lebensmittelhygiene selten
- Botulismus: in Deutschland <10 Fälle pro Jahr

Erregerreservoir
- Staphylococcus aureus: Komensale auf Haut und Schleimhäuten
- Clostridien: ubiquitär, im Erdboden und Gastrointestinaltrakt von Menschen und Tieren. Toxinbildung unter anaeroben Bedingungen

Erreger
- Staphylococcus-aureus-Enterotoxine Typ A-I: hitzestabil, meist in vorbereiteten Speisen auch nach Abkochen
- Bacillus-cereus-Enterotoxine: hitzelabil, v. a. in Reis und Milchprodukten
- Clostridium-perfringens-Enterotoxine Typ A und F
- Clostridium-botulinum-Neurotoxin: hitzelabil, 7 verschiedene Neurotoxine, in anaeroben proteinhaltigen Medien, durch gasbildende Sporenbakterien, daher kontaminierten Konserven eventuell balloniert, potentestes bekanntes bakterielles Toxin

> **!** Achtung: Gewölbten Konserven nicht öffnen, verdächtige Lebensmittel nicht abschmecken, da geringste Mengen (auch Inhalation) tödlich sein können!

Infektionswege
Orale Aufnahme durch Konsum kontaminierter Lebensmittel

Inkubationszeit
- 1–16 h (S. aureus, B. cereus, C. perfringens)
- 12–36 h (C. botulinum)

Pathologischer Befund
Keine morphologischen Veränderungen des Gastrointestinaltrakts

Manifestation
- Staphylococcus-aureus, Bacillus-cereus, Clostridium-perfringens: exsudativ entzündliche Diarrhö bei Schädigung der Darmmukosa durch Enterotoxine
- Clostridium-botulinum-Toxin: Irreversible Hemmung der Acetylcholinfreisetzung der motorischen Endplatte

Risikofaktoren
Konsum vorbereiteter Speisen und Konserven

■ Klinik

Anamnese
Verzehr potenziell verdorbener Nahrungsmittel (v. a. Milch- und Eiprodukte, Fleisch, Konserven) innerhalb der letzten 24 h, mehrere Erkrankungsfälle bei Konsum gleicher Lebensmittel

Körperliche Untersuchung
- Staphylococcus aureus, Bacillus cereus, Clostridium perfringens:
  - Abrupter Beginn mit Übelkeit, Erbrechen
  - Krampfartige Bauchschmerzen, Diarrhö
  - Kein Fieber
  - Meist nach 1–2 Tagen überstanden
- Botulismus:
  - Zunächst Übelkeit, Erbrechen
  - Zunehmende Paresen (v. a. Hirnnerven) mit Ptosis, Doppelsehen
  - Dysarthrie, Dysphagie, Mundtrockenheit

- Obstipation
- Anurie
- Eventuell kaudal fortschreitende Paresen mit Gefahr der Atemlähmung

■ Diagnostik

Labor

 Tipp: Allgemein geringe Aussagekraft, daher v. a. Klinik und Anamnese beachten!

- Staphylococcus-aureus, Bacillus-cereus, Clostridium-perfringens: eventuell Enterotoxinnachweis in verdächtigen Lebensmitteln, Erregernachweis in der Kultur
- Botulismus: Toxinnachweis aus verdächtigen Lebensmitteln, Erbrochenem, Stuhl oder Serum im Tierversuch (Dauer 1–2 Tage)

■ Differenzialdiagnose

- Akute Enteritiden anderer Ätiologie: viral, pathogene E. coli- Infektionen, Amöbenruhr, Typhus/Paratyphus, Campylobacter-Enterokolitis, Shigellose, Yersiniose, Salmonellose
- Botulismus: Myasthenia gravis, Diphtherie, Poliomyelitis, Atropinvergiftung, Schlaganfall

■ Therapie – konservativ

- Symptomatisch: Ausgleich des Elektrolyt- und Flüssigkeitsdefizits
- Botulismus:
  - Forcierte Magen-Darm-Entleerung (Magenspühlung, Abführen)
  - Frühestmögliche Antitoxingabe
  - Assistierte Beatmung bei Atemlähmung

■ Prophylaxe

Allgemeine Lebensmittelhygiene!
- Staphylococcus-aureus-Enterotoxine: sofortiges Konsumieren frischer Speisen
- Bacillus-cereus-, Clostridium-perfringens-, Clostridium-botulinum-Enterotoxine: 15-minütiges Erhitzen auf 100°C

■ Prognose

Natürlicher Verlauf
- Staphylococcus-aureus, Bacillus-cereus, Clostridium-perfringens: selbstlimitierend, meist nach 24 h überstanden
- Botulismus: Letalität ohne frühzeitige Therapie und intensivmedizinische Betreuung 70 %

Komplikationen
- Wasser- und Elektrolytverluste mit Kollaps
- Clostridium-perfringens-Toxin Typ F: selten nekrotisierender Kolitis mit rapider Verschlechterung des Allgemeinzustandes bis zum Schock
- Botulismus: Tod durch Atemlähmung

9.7.15 Borreliose (A68.9)

■ Grundlagen

Synonyme
Lyme-Krankheit, Lyme-Borreliose

Definition
Durch Zecken übertragene Infektion mit Spirochäten der Gattung Borrelia

Vorkommen
Gesamte nördliche Erdhalbkugel, je nach Region 5–35 % der Zecken infiziert. Häufigste durch Zecken übertragenen Erkrankung in Europa, Inzidenz 50–100:100.000 Einwohnern pro Jahr, jahreszeitliche Häufung Juni-August

Erregerreservoir
Mensch, Nagetiere, Vögel, Rehe, Hirsche und andere Tiere. Schildzecke (Ixodes ricinus) als Vektor

Erreger
Borrelia-burgdorferi-sensu lato-Komplex:
- B. burgdorferi sensu stricto
- B. garinii
- B. afzelii
- B. spielmanii

Infektionswege
Stich der Zecke mit Übertragung der Borrelien durch den Stichkanal, Erkrankungsrisiko steigt deutlich mit der Dauer des Saugaktes.

Inkubationszeit
Je nach Erstmanifestation:
- Tage bis Wochen bis Stadium I
- Monate bis Stadium II
- Jahre bis Stadium III

Manifestation
- Lokale Vermehrung des Erregers an der Einstichstelle
- Lymphogene Streuung in die regionalen Lymphknoten
- Später hämatogene Streuung

Risikofaktoren
Berufliche Exposition, z. B. Waldarbeiter, Bauern, Jäger

Einteilung/Klassifikation
Ohne Therapie typischer klinischer Verlauf in 3 Stadien (s. Klinik):
- Stadium I: Hauptmanifestation Erythema migrans
- Stadium II: Hauptmanifestation Meningoradikulitis Bannwarth
- Stadium III: Hauptmanifestation Lyme-Arthritis

> Tipp: Die Einteilung in 3 Stadien ist artifiziell, klinisch wird oft nur zwischen Frühmanifestationen und Spätmanifestationen unterschieden.

■ Klinik (Symptome)

Anamnese
Zeckenbiss in der Anamnese, Berufsanamnese, Reiseanamnese

Körperliche Untersuchung
Stadium I:
- Erythema migrans (in 89% der Fälle): von der Einstichstelle ausgehende Rötung der Haut mit zentraler Aufhellung
- Eventuell Allgemeinsymptome: Fieber, Konjunktivitis, Kopfschmerzen, Myalgien, Arthralgien und Lymphknotenschwellungen

Stadium II:
- Meningoradikulitis: brennende radikuläre Schmerzen
- Asymmetrisch verteilte schlaffe Lähmungen verschiedener Muskelgruppen: in 60 % Hirnnerven betroffen, meist Fazialisparese
- Eventuell Myo- oder Perikarditis: Arrythmien, Herzinsuffizienz, Synkopen
- Lymphozytom (in ca. 3 % der Fälle)

Stadium III:
- Lyme-Arthritis: Mono- oder Oligoarthritis vor allem der Knie- und Sprunggelenke
- Acrodermatitis chronica atrophicans Herxheimer: Atrophie der Haut mit lividen Verfärbungen führt, vor allem an den Akren und Streckseiten der Extremitäten
- Polyneuropathie an den Extremitäten

■ Diagnostik

Labor
- Antikörpernachweis durch Serologie:
  - Screeningtest: ELISA oder Immunfluoreszenztest
  - Bestätigungstest: Immunoblot
- Diagnostik der Neuroborreliose: Antikörpernachweis in Liquor/Serum-Paaren vom gleichen Tag mit Bestimmung des Liquor/Serum-Index

 Tipp: Ein positiver Antikörperbefund spricht nur zusammen mit der Klinik für eine Lyme-Borreliose!

- Direktnachweis, Anzüchtung und PCR für die Routinediagnostik nicht relevant

Technische Diagnostik
EKG: bei Herzbeteiligung im Stadium II AV-Überleitungsstörungen, Veränderungen des ST-T-Segments, Vorhofflimmern, ventrikuläre Extrasystolen, Tachykardien

■ Differenzialdiagnose
- Andere durch Zecken übertragene Erkrankungen:
  - Humane granulozytäre Ehrlichiose (HGE)
  - Frühsommermeningoenzephalitis
- Polyneuropathie anderer Genese
- Meningitis anderer Genese
- Arthritis anderer Genese
- Multiple Sklerose

■ Therapie – konservativ
- Antibiose Stadium I: Tetrazykline, z. B. Doxicyclin 2×100 mg/d über 14 Tage; alternativ bei Kindern <9 Jahre oder Schwangeren: Amoxicillin
- Antibiose Stadium II und III: Ceftriaxon 1×50 mg/kg KG/d i.v. über 3–4 Wochen

■ Prophylaxe (Überwachung)
- Vermeidung von Zeckenstichen durch lange Kleidung und Repellents
- Inspektion der Haut nach möglicher Expostition
- Sofortige Zeckenentfernung mit einer Pinzetten
- Prophylaktische Antibiotikabehandlung nach Zeckenstichen nicht indiziert
- Aktive Schutzimpfung gegen B. burgdorferi in Entwicklung

Prognose

Natürlicher Verlauf
Bei Therapie vor Spätmanifestationen folgenloses Ausheilen. Bei Spätmanifestationen häufig Therapieresistenzen. Nach durchgemachter Infektion besteht keine Immunität

Komplikationen
- Kompletter AV-Block
- Chronische Polyneuropathie
- Chronische Enzephalomyelitis mit Para- und Tetraparesen

9.7.16 Diphtherie (A36.9)

Grundlagen

 Merke: Meldepflicht bei Verdacht, Erkrankung und Tod!

Definition
Infektion durch toxinbildene Stämme des grampositiven schlanken Stäbchens Corynebacterium diphtheriea

Vorkommen
Weltweit, im Rahmen von Epidemien, sonst nur sporadische Fälle. Durch Schutzimpfung in Deutschland sehr selten, letzte Epidemie in den 50er Jahren, Morbiditätsgipfel Herbst und Winter. Endemisch in Russland, Afghanistan, Indien, Indonesien, Philippinen

Erregerreservoir
Mensch: Erkrankte und gesunde Keimträger (bis zu 7 % der Bevölkerung)

Erreger
- Toxinbildene Corynebacterium diphtheriae Stämme (Bakteriophagen-kodiertes Diphtherietoxin A und B)
- Gelegentlich Bakteriophagen-infizierte C. ulcerans und C. pseudotuberculosis Stämme, die das Diphtherietoxin produzieren
- Nichttoxigene C. diphtheriae: selten lokale Läsionen, infektiöse Endokarditis

Lokalisation
- Lokalisiert: Nasen-Rachenraum, Wunden
- Systemisch mit Befall von Herz, Leber, Niere, Nebenniere, motorischem peripheren Nervensystem

Infektionswege
Übertragung durch Erkrankte wahrscheinlicher als durch asymptomatische Träger (Kontagionsindex 0,1–0,2):
- Bei pharygealem Befall durch Tröpfcheninfektion
- Bei Hautdiphtherie durch direkten Kontakt
- Ansteckungsfähigkeit: solange der Erreger in Sekreten und Wunden nachweisbar ist, unbehandelt meist 2 Wochen, bei antibakterieller Behandlung nur 2–4 Tage

Inkubationszeit
- 1–5 Tage, selten bis zu 8 Tage

Pathologischer Befund
- Lokalisiert: Gefäßläsionen mit Blutungen, Schleimhautschäden mit pseudomembranöser nekrotisierender Pharyngotonsillitis
- Systemisch: Degeneration und Nekrosen in den betroffenen Organen

Manifestation
- Eindringen der Erreger über Schleimhäute und Wunden
- Lokale Vermehrung mit Toxinproduktion
- Zytotoxische Wirkung auf Schleimhaut und Gefäße
- Systemische Intoxikation durch hämatogene Streuung mit Parenchymdegeneration verschiedener Organe

Risikofaktoren
Leben in Endemiegebieten

■ Klinik

Anamnese
Epidemie, Reiseanamnese, allmählicher Beginn mit Halsschmerzen, Fieber

Körperliche Untersuchung
Lokalisierte Diphtherie:
- Rachendiphtherie: Heiserkeit, Angina tonsillaris mit weißlichen Belägen die beim Abstreifen bluten (Pseudomembranen), süßlicher Foetor ex ore
- Kehlkopf: „Krupp" = „Croup" (Inspiratorischer Stridor, bellender Husten mit Erstickungsgefahr)
- Nasendiphtherie: Schnupfen, Blutungen
- Haut- und Wunddiphtherie: meist in Tropen, Bild einer sekundären bakteriellen Hautinfektion
- Augendiphtherie

Systemische Diphtherie:
- Lokale Entzündung im Nasopharynx
- Hohes Fieber, Erbrechen, Krupp
- evtl. ödematöse Halsschwellung („Cäserhals")
- Tachykardie, Kreislaufkollaps
- Organbeteiligung s. Komplikationen

■ Diagnostik

Labor
- Mikroskopische Direktnachweis (orientierend): gelb gefärbte Stäbchen mit schwarz gefärbten Polkörperchen in der Neisser-Färbung
- Kultureller Erregernachweis aus Nasen-/Rachenabstrichen vor Therapiebeginn über Anreicherungs- und Selektivmedien (3–4 Tage)
- Nachweis des toxinbildnenden Bakteriophagen über Immunpräzipitation (ELEK-Test) oder genetisch mittels PCR

Technische Diagnostik
EKG: Kontrollen bis 8 Wochen nach Krankheitsbeginn wegen Gefahr der Myokarditis mit AV-Block

■ Differenzialdiagnose
- Streptokokkenangina
- Infektiöse Mononukleose
- Peritonsillarabszess
- Pseudokrupp
- Epiglottitis
- Angina Plaut-Vincenti (A69.1): geschwürige Angina bei Infektion durch Treponema vincentii und Fusobakterium nucleatum. Meist einseitig, grau-weiße Belage, Nekrosen und Ulzera bei gutem Allgemeinbefinden
- Angina agranulocytotica: Schleimhaut- und Tonsillenulzerationen bei akuter Agranulozytose

Therapie – konservativ
- Diphtherie-Antitoxin: 500–2000 IE/kg KG i.m., bei Krupp 10.000 IE als Gesamtdosis
- Antibiose:
  - Penicillin (600.000 IE/d für 7 Tage)
  - Alternativ: Erythromycin (40–60 mg/kg KG/d für 7–10 Tage), Tetrazykline, Rifampicin und Clindamycin
- Therapie der Komplikationen:
  - Kreislaufstabilisierung
  - Intensivmedizinische Betreuung
  - Intubation bei Atemwegsobstruktion
  - Dialyse

Prophylaxe
- Aktive Immunisierung:
  - Indiziert bei allen Personen ohne ausreichenden Impfschutz (bei fehlender oder unvollständiger Grundimmunisierung oder wenn die letzte Auffrischimpfung länger als 10 Jahre zurückliegt)
  - In Kombination mit Tetanus und Pertussis Vaxine oder bei ausreichendem Tetanus- bzw. Pertussis-Impfschutz monovalente Diphtherieimpfung
  - Nichtgeimpfte Erwachsene: 2 Impfungen im Abstand von 4–8 Wochen und eine 3. Impfung 6–12 Monate nach der 2. Impfung
- Isolierung bei Diphtherieverdacht
- Postexpositionsprophylaxe bei gesunden Kontaktpersonen: prophylaktische Antibiotikatherapie mit Penicillin (alternativ: Erythromycin), aktive Immunisierung bei mangelndem Impfschutz

Prognose
Natürlicher Verlauf
Letalität 5–10 %, bei verzögertem Therapiebeginn bis zu 25 %

Komplikationen
- Myokarditis häufig mit AV-Block
- Polyneuropathie: Hirnnervenlähmung mit v. a. Gaumensegellähmung, Lähmung der Parynxmuskulatur, Akkomodationsstörungen
- Atemwegsobstuktion mit Erstickungsgefahr bei schwerem Croup
- Kreislaufschock
- Akute Niereninsuffizienz

9.7.17 Tetanus (A33, A34, A35)

Grundlagen

 Merke: Keine Meldepflicht.

Synonyme
Wundstarrkrampf

Definition
Toxi-Infektion durch das Exotoxin-bildende, grampositive, Sporen-bildende Stäbchenbakterium Clostridium tetani

Epidemiologie
Weltweit, >1 Mio. Todesfälle pro Jahr. Neonataler Tetanus: insbesondere in Entwicklungsländern, ca. 25 % der Ursachen für Kindersterblichkeit. In Deutschland < 15 Erkrankungen pro Jahr

Erregerreservoir
- Sporen ubiquitär in Staub, tierischen Exkrementen und kontaminierten Gegenständen (widerstandsfähig gegen Hitze und Desinfektionsmittel)
- Clostridium tetani Teil der menschlichen und tierischen Darmflora

Erreger
Exotoxin-bildende Stämme von Clostridium tetani (Plasmid-kodiert)

Infektionsweg
- Eindringen von Sporen durch verunreinigte Wunden (z. B. durch Holzsplitter, Nägel, Dornen)

 Achtung: Auch kaum sichtbare Bagatellverletzungen können gefährlich sein!

Inkubationszeit
3 Tage bis 3 Wochen, abhängig von der produzierten Toxinmenge

Manifestation
- **Tetanospasmin**:
  - Bindet an Rezeptorganglioside der Neuronen
  - Hemmung der Ausschüttung inhibitorischer Neurotransmitter im Bereich des α-Motorneurons mit motorischen und vegetativen Störungen
  - Wandert etwa 5 mm/h entlang der peripheren Nerven zum Zentralnervensystem (zuerst Hirnstamm mit Hirnnervenkernen betroffen)
- **Tetanolysin**: hämolytische und kardiotoxische Wirkung

Risikofaktoren
- Mangelnder Impfschutz
- Schlechter medizinischer Versorgung
- Penetrierende Verletzungen
- Abgestorbenes Gewebe mit lokaler Ischämie
- Neonataler Tetanus: unzureichend immunisierten Mütter, unhygienische Behandlung des Nabels

■ Klinik

Anamnese
Impfanamnese (bei vollständiger Grundimmunisierung und Auffrischung Erkrankung unwahrscheinlich), Trauma

Körperliche Untersuchung
- Lokal (selten, meist bei Teilimmunität): tonische Spasmen der Muskeln um die Eintrittspforte
- Generalisiert:
  - Subfebrile Temperaturen
  - Tonische Spasmen der Skelettmuskulatur, schmerzhafte Krämpfe, Extremitäten meist unbeteiligt, opisthotone Körperhaltung
  - Charakteristischer Gesichtsausdruck ähnlich des Risus sardonicus, Kieferklemme, Trismus, Dysphagie, Laryngospasmus
  - Blutdruckschwankungen, periphere Durchblutungsstörungen und Schweißausbrüche (Beteiligung des sympathischen Nervensystems)
- Neonatal: in den ersten 2 Lebenswochen als generalisierte Form mit Rigidität, Trinkschwäche und Krämpfen

■ Diagnostik

Labor
- Toxinnachweis: aus Wundmaterial oder Serum mittels Neutralisatonstest im Tierversuch (Maus)
- Antikörper: Prüfung auf ausreichenden Impfschutz: Tetanus-Antitoxintiter ≥ 0,01 IE/ml im Serum-Neutralisationstest bzw. ≥ 0,1 IE/ml im ELISA

■ Differenzialdiagnose
- Hyperventilationstetanie
- Kalziummangel
- Zerebrale Krämpfe bei Meningitis, Enzephalitis
- Malignes Neuroleptisches Syndrom
- Kiefersperre durch Abszess
- Tollwut

■ Therapie – konservativ
- Anti-Tetanustoxin-Gabe (Tetagam): Neutralisation von nicht gebundenem Toxin (HTIG, bis 10.000 IE i.m.)
- Antibiose: Metronidazol: Abtöten des Erregers (nur supportiv)
- Intensivtherapie:
  - Erhaltung der vitalen Funktionen
  - Relaxierung der Muskulatur
  - Freihalten der Atemwege (notfalls Tracheotomie und künstliche Beatmung)
  - Abschotten des Patienten vor mechanischen, optischen und akustischen Reizen

■ Therapie – operativ

Chirurgische Wundexzision
Beseitigung des infizierten Gewebes

■ Prophylaxe
- Wundhygiene
- Aktive Immunisierung: Grundimmunisierung, Auffrischimpfung alle 10 Jahre oder als aktive-passive Simultanimpfung bei mangeldem Impfung und Verletzungen

■ Prognose

Natürlicher Verlauf
Kürzere Inkubationszeit bedeutet ungünstigere Prognose, Letalität bei Intensivtherapie 10–20 %, ohne Therapie erheblich höher

Komplikationen
- Respiratorisch:
  - Obstruktion der Atemwege durch Spasmen der Schlundmuskulatur
  - Sekretstau, Pneumonien
  - Atelektasen mit Ateminsuffizienz
- Spasmen der Flexoren und Extensoren mit Frakturen der Wirbelsäule

9.8 Anatomie der Viren

Viren bestehen aus folgenden Strukturen:
- Genom: DNA oder RNA
- Kapsid: aus viralen Proteinen bestehend, helikal oder kubisch angeordnet
- Hülle: nur bei behüllten Viren, von zellulären Lipidmembranen abstammend, mit viralen Hüllproteinen

9.9 Physiologie der Viren

Virusfamilie	Virus	Erkrankung
Herpesviren	Herpes-simplex-Virus 1 und 2	Gingivostomatitis, Herpes genitalis, Herpesenzephalitis, herpetische Keratokonjunktivitis, Herpes neonatorum
	Varizellen-Zoster-Virus, HHV-3	Varizellen (Erstinfektion), Herpes Zoster (endogene Reaktivierung)
	Zytomegalie-Virus, HHV-4	• Gelegentlich Mononukleose-ähnliches Bild • Bei Immunsupprimierten: interstitielle Pneumonie, Ösophagitis, Enterokolitis, Hepatitis, Retinitis • Kongenitales CMV-Syndrom
	Epstein-Barr-Virus, HHV-5	Infektiöse Mononukleose
	Humanes Herpesvirus 6, HHV-6	Exanthema subitum (= Dreitagefieber, Roseola infantum)
	Humanes Herpesvirus 7, HHV-7	Exanthema subitum
	Humanes Herpesvirus 8, HHV-8	Karposi-Sarkom
Hepadnaviren	Hepatitis-B-Virus	Akute oder chronische Hepatitis
Poxviren	Variolavirus	Pocken: • Weltweit eradiziert • Schmier- oder Tröpfcheninfektion • Befall des Respirationstrakts • Später typisches Pockenexanthem an Haut und Schleimhaut
Adenoviren	Humane Adenoviren	• Respirationstrakt: grippale Infekte • Auge: Konjunktivitis • Gastrointestinaltrakt: Gastroenteritis
Papillomaviren	Humane Papillomaviren	Warzen auf Haut und Schleimhäuten
Polyomaviren	JC-Virus	Progressive multifokale Leukenzephalopathie
	BK-Virus	Tubulo-interstitielle Nephritis
Parvoviren	Parvovirus B19	Ringelröteln, Hydrops fetalis bei Infektionen in der Schwangerschaft

Tab. 9.28 Die wichtigsten humanpathogenen DNA-Viren und ihre Erkrankungen.

Virusfamilie	Virus	Erkrankung
Togaviren	Rötelnvirus	Röteln
	Sindbisvirus	Arthritis mit hohem Fieber
Flavivirus	Gelbfiebervirus	Gelbfieber
	Denguevirus	Denguefieber
	West-Nil-Virus	Übertragung durch Stechmücken, durch Blutaustausch von Mensch zu Mensch, grippeähnliche Erkrankung, bei Immunschwäche Meningoenzephalitis
	FSME-Virus	Frühsommer-Meningo-Enzephalitis (A84.1): • Übertragung durch Stich der Zecke Ixodes ricinus • Endemisch in Süddeutschland, Osteuropa, Russland • 90 % der Infektionen asymptomatisch, in 10 % Meningitis oder Meningoenzephalitis • Letalität 1 %
	Hepatitis-C-Virus	Akute oder chronische Hepatitis
Calcivirus	Norwalkvirus	Akute virale Gastroenteritis
	Sapovirus	Akute virale Gastroenteritis
Paramyxoviren	Parainfluenzavirus	Grippe-ähnliche Erkrankung, jedoch mildere Verläufe
	Mumpsvirus	Mumps
	Masernvirus	Masern
Pneumoviren	Respiratory-Syncytial-Virus	Atemwegserkrankungen, Bonchiolitis
Rhabdoviren	Rabiesvirus	Tollwut, bei Erkrankung 100 % letal
Filoviren	Marburgvirus	Zoonose in Afrika, hämorrhagisches Fieber
	Ebolavirus	
Orthomyxoviren	Influenza A-C	Grippe (s. Kap. 9.13.9)
Bunyaviren	Hantaanvirus	Übertragung durch Brandmaus, hämorrhagisches Fieber mit renalem Syndrom
	Puumalavirus	Übertragung durch Rötelmaus, Nephropathia epidemica
	Sin-Nombre-Virus	Übertragung durch Hirschmaus, Hantavirusbedingtes pulmonales Syndrom
Reoviren	Rotavirus	Akute Gastroenteritis
Retroviren	Humanes T-Zell-Leukämievirus Typ 1 und 2	Übertragung durch Blut (meist sexuell), T-Zell-Leukämie als Spätkomplikation
	Humanes Immundefizienzvirus Typ 1 und 2	Verschiedene Stadien der HIV-Infektion bis zum Vollbild AIDS
Nicht klassifiziert	Hepatitis-E-Virus	Akute Hepatitis
	Hepatitis-D-Virus	Koinfektion bei Hepatitis B Infektion

Tab. 9.29 Die wichtigsten humanpathogenen RNA-Viren und ihre Erkrankungen.

9.10 Basisdiagnostik der viralen Erkrankungen

Labordiagnostik s. jeweilige Erkrankung

9.11 Basistherapie

9.11.1 Antivirale Chemotherapie

Virostatika gegen Herpesviren

Wirkung/Wirkprinzip
Selektive Wirkung auf virusinfizierte Zellen wegen Aktivierung durch virale Thymidinkinase:
- Kettenabbruch durch Einbau als Nukleosidanalogon
- Hemmung der viralen DNA-Polymerase

Dosierung/Anwendung

Wirkstoff	Handelsname	Spektrum	Indikation
Aciclovir	Acic, Aciclostad, Aciclovir ratiopharm, Mapox, Supraviran, Virzin, Zovirax	Herpes simplex Virus Typ 1 und 2, Varizellen-Zoster-Virus	• Herpes-simplex-Enzephalitis, Herpes genitalis, Herpes neonatorum • Herpes Zoster, Zoster oticus
Brivudin	Zostex		
Famciclovir	Famvir		
Valaciclovir	Valtrex		

Tab. 9.30 Virostatika gegen Herpesviren.

Nebenwirkung
Gute Verträglichkeit, eventuell Kopfschmerzen, Übelkeit, Erbrechen, Diarrhö, Exanthem, Blutbildveränderungen

Wechselwirkung
- Aciclovir: verminderte renale Elimination durch Cimetidin, Probenecid, Mycophenolat
- Additive Nephrotoxizität bei nephrotoxischen Substanzen

Kontraindikationen
- Schwangerschaft und Stillzeit
- Valaciclovir, Brivudin, Famciclovir bei Kindern

Virostatika gegen das Zytomegalievirus

Wirkung/Wirkprinzip
- Ganciclovir, Cidofovir: unspezifische Wirkung durch Aktivierung viraler und zellulärer Kinasen: Hemmung der viralen DNA-Polymerase

 Tipp: Foscarnet hemmt die virale DNA-Polymerase direkt und ist eine Alternative bei Aciclovir/Ganciclovir-Resistenz.

- Fomivirsen: Hemmung der viralen Proteinbiosynthese und Virusreplikation durch Bindung an die virale mRNA („Antisense")

Dosierung/Anwendung

Wirkstoff	Handelsname	Spektrum	Indikation
Ganciclovir	Cymeven	Zytomegalievirus, andere Herpesviren	CMV-Infektionen bei Immunsupprimierten
Cidofovir	Vistide		
Foscarnet	Foscavir		
Fomivirsen	Vitravene		

Tab. 9.31 Virostatika gegen das Zytomegalievirus.

Nebenwirkung
Schlechte Verträglichkeit, Knochenmarksuppression mit Leukopenie und Thrombozytopenie, Übelkeit, Erbrechen, Diarrhö

Kontraindikationen
Schwangerschaft und Stillzeit

Virostatika gegen das Influenzavirus

Wirkung/Wirkprinzip
- Amantadin: Verhinderung des Uncoating (= Nukleinsäurefreisetzung) des Virus in der Wirtszelle
- Zanamivir, Oseltamivir: Hemmung der Virusreplikation durch Hemmung der Neuraminidase

Dosierung/Anwendung

Wirkstoff	Handelsname	Spektrum	Indikation
Amantadin	Grippin-Merz	Influenza-A-Virus	Postexpositionsprophylaxe innerhalb von 72 h
Zanamivir	Relenza	Influenza-A- und -B-Virus	Influenzainfektion zur Verkürzung der Krankheitsdauer und Milderung der Symptomatik
Oseltamivir	Tamiflu		

Tab. 9.32 Virostatika gegen das Influenzavirus.

Nebenwirkung
- Amantadin: schlechte Verträglichkeit, gastrointestinale Beschwerden, Reizbarkeit, Krampfanfälle
- Zanamivir, Oseltamivir: sehr gute Verträglichkeit

Wechselwirkung
Amantadin: Verstärkung cholinerger Pharmaka

Kontraindikationen
Schwangerschaft und Stillzeit

Virostatika gegen Hepatitisviren

Wirkung/Wirkprinzip
Hemmung der viralen Polymerase

Dosierung/Anwendung

Wirkstoff	Handelsname	Spektrum	Indikation
Ribavirin	Copegus, Rebetol	HBV, HCV, Lamivudin auch HIV	Chronische Hepatitis B und C
Lamivudin	Zeffix		

Tab 9.33 Virostatika gegen Hepatitisviren.

Nebenwirkung
Gastrointestinale Beschwerden, Kopfschmerzen, hämolytische Anämie, selten Pankreatitis

Wechselwirkung
Ribavirin: Gefahr der Laktatazidose in Kombination mit Nukleosidanaloga

Virostatika gegen das HI-Virus
Siehe Kap. 9.13.8

9.12 Leitsymptome viraler Erkrankungen

Fieber
Siehe Kap. 9.6

Exantheme
Typische exathematische Viruserkrankungen mit makulopapulösem Exanthem:
- Röteln
- Masern
- Parvovirus B19

Lymphknotenschwellung
Virale Ursachen: EBV, CMV oder HSV; HIV, Masern-, Rötelnvirus (auch nach Impfungen); reaktiv bei anderen Virusinfektionen (z. B. der oberen Luftwege)
Hinweis auf infektiöse Ursache:
- Lokale Eintrittspforten (Tonsillen, Kratzspuren bei allergischem Exanthem, andere offene Hautstellen)
- Schmerzen
- Lokales Erythem
- Serologie

 Achtung: Bei EBV-Infektion ist die Lymphknotenschwellung schmerzlos, eine maligne Ursache muss ausgeschlossen werden!

Kriterium	Benigne	Maligne
Lokalisation	Inguinal, zervikal: ventral des M. sternocleidomastoideus	Supraklavikulär, axillär, zervkal: dorsal des M. sternocleidomastoideus
Größe	Meist <1 cm (1,5–2 cm im Kieferwinkel)	>2 cm (2,5 cm im Kieferwinkel)
Konsistenz	Weich	Unterschiedlich, oft Derb
Schmerzhaft	Ja	Nein
Verschieblich	Ja	Unterschiedlich, meist schlecht

Tab. 9.34 Klinische Kriterien zur Differenzierung einer benignen oder malignen Lymphknotenschwellung.

9.13 Virale Erkrankungen

9.13.1 Röteln (B06.9)

■ **Grundlagen**

 Merke: Meldepflicht nicht namentlich bei Infektion!

Synonyme
Rubella, Rubeola

Definition
Exanthematische Tröpfcheninfektion durch das RNA Rubellavirus der Gattung Rubiviren aus der Familie der Togaviren, insbesondere bei Kindern

Vorkommen
Weltweit verbreitet, vor Impfära 80–90 % Durchseuchung vor dem 10. Lebensjahr. In Deutschland Impfrate ca. 85 %, endemische Ausbrüche möglich, 4–10 % aller geschlechtsreifen Frauen ohne ausreichenden Antikörpertiter, ca. 5 konnatale Rötelinfektionen pro Jahr

Erregerreservoir
Mensch

Erreger
Postnatal: Erstinfektion mit dem Rötelvirus; sehr selten auch Reinfektion nach lange zurückliegender Infektion oder Impfung mit niedrigem Antikörpertiter (<1:32)
Rötelnembryopathie: Rötelninfektion während der 3.–20. EW mit Beeinträchtigung der Organogenese

Assoziierte Erkrankungen
Wegen der üblichen Dreifachimpfung Masern-Mumps-Röteln sollte bei Rötelninfektion der Impfschutz gegen Masern und Mumps überprüft werden.

Infektionsweg
- Tröpfcheninfektion (Kontagiositätsindex 0,5)
- Infektiosität besteht 1 Woche vor bis eine Woche nach Ausbruch des Exanthems
- Diaplazentar

Inkubationszeit
14–23 Tage

Pathologischer Befund
Rötelnembryopathie: typische Veränderungen an Herz und Auge, prinzipiell aber Schäden aller Organe möglich

Manifestation
- Vermehrung in Schleimhäuten des oberen Respirationstrakts
- Befall des lymphatischen Systems mit Lymphknotenschwellung ca. 5–6 Tage post infectionem
- Virämie ca. 8 Tage post infectionem (diaplazentare Übertragung möglich)
- Ausscheidung über Urin, Stuhl, Nasopharynx

Rötelnembryopathie: vorübergehende Wachstumshemmung der infizierten fetalen Zellen
- 1.–2. EW: entweder Absterben des Keims oder keine Organschäden
- 3.–9. EW: höchstes Risiko für Organschäden in der vulnerablen Phase der Organogenese von Herz, Gehirn, Auge, Ohr und Extremitäten
- >20. EW: keine Schädigung mehr

Risikofaktoren
Mangelnder Impfschutz

■ Klinik
Anamnese
Impfanamnese
Postnatale Rötelninfektion:
- In 50 % asymptomatischer Verlauf
- langsamer Beginn mit geringem Krankheitsgefühl: eventuell Kopfschmerzen Konjunktivitis, Fieber, Übelkeit
- typische Ausbreitung des Rötelnexanthem (ca. 3 Tage persistierend): erst hinter den Ohren, Gesicht, über den Hals auf Rumpf ausbreitend, später Extremitäten
- Schwangerschaft
- Rötelninfektion bei Kontaktpersonen

> Achtung: Bei Kontakt von Schwangeren mit Rötelninfizierten sofortige Prophylaxe (s. dort) bevor Virämie eintritt, ohne Abwarten des Ergebnisses der serologischen Untersuchung!

- Infektion der Schwangeren im 1. Trimenon (Risiko für Fehlbildungen 90 %) oder im 2. Trimenon (Risiko für Fehlbildungen 25 %), ggf. nur retrospektiv als leichtes Exanthem bemerkt

Körperliche Untersuchung
Postnatal:
- Makulopapulöses Exanthem: kleine, nicht konfluierende hellroten Flecken („größer als Scharlach, kleiner als Masern"):
- Lymphknotenschwellungen (retroaurikulär, okzipital)
- Hepatosplenomegalie (50 %)

Rötelnembryopathie (= Gregg-Syndrom, congenital rubella syndrome):
- Ohr: Taubheit
- Herz: Fallot-Tetralogie, offener Ductus Botalli, Septumdefekte, Pulmonalstenose
- Auge: Retinopathie, Katarakt, selten Glaukom
- ZNS: geistige Retardierung
- Wachstumsstörungen, vermindertes Geburtsgewicht

> Tipp: „OHA!" (Rötelnembryopathie mit Schäden an **O**hr, **H**erz und **A**uge)

■ Diagnostik
Labor
- Blutbild: Leukopenie, Lymphozytose
- Antikörpernachweis:
  - Frische Infektion: Gesamtantikörper Titer: vierfacher Titeranstieg im Abstand von 10 Tagen im Hämagglutinationshemmtest (HAHT); IgM-ELISA positiv (Höhepunkt nach 7–10 Tagen, persistierend bis zu 4 Wochen nach dem Exanthem)
  - Immunität bei Impfung oder abgelaufener Infektion: Gesamtantikörpertiter >1:32, IgG-ELISA-positiv, IgM-ELISA-negativ
  - Konnatale Infektion: IgM-ELISA aus Nabelvenenblut (20.–24. SSW)
  - Postnatale Diagnostik des Neugeborenen: IgM-ELISA-positiv
- Virus-Direktnachweis (PCR mit anschließender Southern-Blot-Hybridisierung und Virusanzucht):
  - Konnatale Infektion: aus Chorionzotten (8.–16. SSW), aus Fruchtwasser (ab 23. SSW)
  - Postnatale Diagnostik des Neugeborenen

Differenzialdiagnose

Makulopapulöses Exanthem anderer Genese: z. B. Masern, Scharlach, Parvovirus B19

Therapie – konservativ

Symptomatisch. Bei Komplikationen oder bei seronegativen Schwangeren nach Exposition: Röteln-Immunglobuline

Prophylaxe

- Aktive Schutzimpfung: zweimalige Impfung mit MMR-Kombinationsimpfstoff mit 11–14 Monaten und bis zum Ende des 2. Lebensjahres (frühestens 4 Wochen nach der ersten Impfung)
- Postexpositionsprophylaxe bei Schwangeren: Röteln-Immunglobulin innerhalb von 72 h (immer aus forensischen Gründen, kein sicherer Schutz, nach Ausbruch des Exanthems sinnlos)
- Serologische Kontrolle in der 18. SSW bei initial seronegativen Schwangeren mit Verdacht auf Infektion

Prognose

Natürlicher Verlauf
- Postnatal: meist komplikationslose Ausheilung
- Konnatal: 1. Trimenon Risiko für Fehlbildungen 90 %, 2. Trimenon Risiko für Fehlbildungen 25 %

Komplikationen
Postnatale Rötelninfektion:
- Arthritis (ca. 30 %, meist Frauen)
- Thrombozytopenische Purpura (1:3000)
- Postinfektiöse Enzephalitis

9.13.2 Parvovirus-B19-Infektion (B08.3)

Grundlagen

Synonyme
Erythema infectiosum, Ringelröteln, Erythema infantum febrile, Exanthema variegatum

Definition
Erythematöse Tröpfcheninfektion durch das unbehüllte einsträngige DNA-Virus der Familie der Parvoviren, mit Gefährdung bei Erstinfektion während der Schwangerschaft durch Hydrops fetalis und intrauterinen Fruchttod

Vorkommen
Weltweit, vor allem Kinder zwischen 6. und 15. Lebensjahr, Durchseuchung im gebärfähigen Alter ca. 50 %, 3–7 % der Schwangeren werden infiziert

Erregerreservoir
Mensch

Erreger
Parvovirus B19

Infektionsweg
- Tröpfcheninfektion
- Direkter Kontakt mit Speichel, Blut, Urin
- Erhalten von Blutprodukten 1:1000–2000 Konserven infiziert
- Infektiosität besteht bis zum Ausheilen des Exanthems, Kontagiositätsindex 0,5

Inkubationszeit
6–18 Tage

Pathologischer Befund
Hydrops fetalis: massive subkutane und plazentare Ödeme, Ergüsse in Körperhöhlen, Zeichen der hämolytischen Anämie (Eisenablagerung in der Leber), vermehrt kernhaltige Zellen mit rubinroten Einschlüssen (vor allem Lunge und Plazenta)

Manifestation
- Eindringen über respiratorisches Epithel
- Virämie mit hoher Viruslast (bis zu 10^{13} Partikel/ml)
- Infektion erythropoetischer Vorläuferzellen mit transienter hämolytischer Anämie
- Seltener Infektion von Lymphozyten, Makrophagen, Epithelzellen, Endothelzellen, Synoviazellen und Parenchymzellen in Herz und Leber
- Persistenz von viraler DNA nach Ausheilung möglich

Risikofaktoren
Seronegative Schwangere, beruflich exponierte Personen (in Kindertagestätten, Schulen usw.)

■ Klinik

Anamnese
Schwangerschaft, Kontakt von Schwangeren zu Infizierten
- 20 % asymptomatisch
- Eventuell grippale Symptome, Pseudoappendizitis, Enteritis

Körperliche Untersuchung
- Erythema infectiosum: ring- und girlandenförmige Muster, wechselnde Form und Farbe, Beginn im Gesicht beidseits der Nase unter Aussparung der Mundpartie, dann Streckseiten der Extremitäten, nach 7–10 Tagen folgenlose Ausheilung
- Arthritis: Arthralgien (besonders bei Frauen)

■ Diagnostik

Labor
- Frische Infektion: IgM-ELISA-positiv (>17 U/l)
- Immunität: IgG-ELISA-positiv (>45 U/l), IgM-ELISA-negativ
- Bei Schwangeren: bei Verdacht auf Infektion oder erhöhtem Infektionsrisiko durch anamnestischen Kontakt PCR aus mütterlichem oder kindlichem Blut
- Bei sonographischen Anzeichen eines Hydrops fetalis: IgM-ELISA, PCR und Hb-Bestimmung aus Fruchtwasser, Aszites und fetalem Blut

Technische Diagnostik
Sonographie: regelmäßige Kontrolle nach Infektion in der Schwangerschaft auf Anzeichen eines Hydrops fetalis

■ Differenzialdiagnose
- Typische exanthematische Kinderkrankheiten: Masern, Varizellen, Röteln, Scharlach
- Hydrops fetalis anderer Genese, z. B. Blutgruppeninkompatibilität, andere intrauterine Infektionen (Lues, Toxoplasmose, CMV), Chromosomendefekte

■ Therapie – konservativ
- Meist keine spezifische Therapie notwendig
- Bei Immunsupprimierten: 7S-Immunglobuline, Substitution mit Erythrozytenkonzentraten
- Bei Schwangeren: intrauterine Austauschinfusionen

Prophylaxe
Keine!!

Prognose

Natürlicher Verlauf
Meist komplikationsloses Ausheilen. Die durchgemachte Infektion führt zu lebenslanger Immunität.

Komplikationen
- Hydrops fetalis: Parvovirus-B19-Infektion im 1. und 2. Trimenon bei 25 % der Infektionen, davon 70 % intrauterine Fruchttode
- Aplastische Krise (insbesondere bei Patienten mit chronisch hämolytischen Anämie)
- Bei Immunsupprimierten: aplastische Anämie, Thrombozytopenie, Granulozytopenie, Myokarditis, Hepatitis

9.13.3 Masern (B05.9)

Grundlagen

 Merke: Meldepflicht bei Verdacht, Erkrankung, Tod!

Synonyme
Morbilli-Virus-Infektion

Definition
Exanthematische Tröpfeninfektion durch das Negativ-Strang-RNA-Virus der Familie der Paramyxoviren mit transienter Immunsuppression

Vorkommen
Weltweit >1 Mio. Todesfälle pro Jahr, in Deutschland seit Impfprogrammen ca. 200 Erkrankungen pro Jahr mit endemischem Auftreten

Erregerreservoir
Mensch

Erreger
Mobillivirus mit 23 verschiedenen Genotypen aber nur einem Serotyp (lebenslange Immunität nach überstandener Infektion)

Assoziierte Erkrankungen
Wegen der üblichen Dreifachimpfung Masern-Mumps-Röteln sollte bei Maserninfektion der Impfschutz gegen Röteln und Mumps überprüft werden.

Infektionswege
- Tröpfcheninfektion
- Kontakt mit infektiösen Sekreten aus Nase oder Rachen
- Infektiosität: 5 Tage vor bis 7 Tage nach dem Exanthem, Kontagiositätsindex fast 1, Manifestationsindex 0,95

Inkubationszeit
8–10 Tage

Manifestation
- Infektion der Schleimhäute des Nasopharynx
- Generalisierte Infektion mit Virämie
- Befall CD150 tragender Zellen (Lymphozyten, Makrophagen u. a.) führt zur Immunsuppression
- Immunreaktion gegen Virusbestandteile in den Endothelzellen mit Immunvaskulitis führt zum Exanthem

Risikofaktoren

Mangelnder Impfschutz, beruflich exponierte Personen (in Kindertagestätten, Schulen usw.)

■ Klinik

Anamnese

Impfanamnese, erkrankte Kontaktpersonen

Körperliche Untersuchung

Zweigipfliger Verlauf:
- Prodromalstadium (8–10 Tage post infectionem):
  - Fieber (bis 39°C), Konjunktivitis, Schnupfen, Husten
  - Koplik-Flecken (weiße Flecken an der Wangenschleimhaut)
  - Pharyngitis, Tracheitis, Bronchitis, selten Masernpneumonie
- Exanthemstadium (14 Tage post infectionem):
  - Großflächig, konfluierendes makulopapulöses Exanthem
  - Hinter den Ohren beginnend, kraniokaudale Ausbreitung, später feine Schuppung
  - Zervikale Lymphknotenschwellung
  - 2. Fieberschub (>41°C)

 Tipp: Typisches Maserngesicht „verrotzt, verheult, verschwollen"!

Meist Ausheilung nach mehreren Tagen, anhaltende Immunsuppression über 6 Wochen

■ Diagnostik

Labor
- Blutbild: Leukozytopenie, Lymphozytopenie, Eosinopenie, passagere Thrombozytopenie
- Frische Infektion: IgM-ELISA-positiv (Serokonversion innerhalb von 10–30 Tagen)
- Immunität (abgelaufene Infektion oder Impfung): IgG-ELISA >0,20 U/ml, IgM-ELISA-negativ

Technische Diagnostik

Röntgen-Thorax: bei pulmonalen Komplikationen

■ Differenzialdiagnose
- Typische exanthematische Kinderkrankheiten: Parvovirus B19, Varizellen, Röteln, Scharlach
- Arzneimittelexantheme

■ Therapie – konservativ

Keine spezifische Therapie. Antibiotika bei bakteriellen Superinfektionen

■ Prophylaxe
- Aktive Immunisierung: attenuierter Lebendimpfstoff, zweimalig im Kindesalter (11.–14. Monat und 15.–23. Monat), meist als Kombinationsimpfstoff mit Röteln und Mumps (z. B. M-M-R-Vax)
- Passive Immunisierung: bei Immunsupprimierten mit humanen Immunglobulin innerhalb von 3 Tagen nach Exposition
- Zulassung zu Gemeinschaftseinrichtungen 1 Woche nach Exanthemausbruch, bei Kontaktpersonen 14 Tage nach Kontakt

■ Prognose

Natürlicher Verlauf
Bei Immunkompetenten meist folgenlose Ausheilung, jedoch hohe Morbidität (schweres Krankheitsgefühl) und Letalität bei Auftreten von Komplikationen. Bei Erwachsenen meist gravierender Verlauf

Komplikationen
- Masernpneumonie: durch Masernvirus selbst oder bakterielle Superinfektion
- Otitis media (ca. 10 %), Laryngitis (Krupp-Syndrom) bei bakterieller Superinfektion
- Masernenzephalitis:
  - Akute postinfektiöse Enzephalitis: 1:2000 Erkrankungen, ca. 1–2 Wochen nach dem Exanthem, Autoimmunreaktion gegen Myelinscheiden, Letalität 10–20 %
  - Akute progressive infektiöse Enzephalitis (Einschlusskörperchen-Enzephalitis): bei Immunsupprimierten, ca. 6–10 Monate nach dem Exanthem, Virusvermehrung in Neuronen und Gliazellen, Letalität 100 %
  - Subakute sklerosierende Panenzephalitis: 1:100.000, 4–10 Jahre nach überstandener Erstinfektion, genetisch veränderte Viren im ZNS, Letalität 100 %

9.13.4 Varizellen-Zoster-Virusinfektion

■ Grundlagen

Synonyme
Humanes Herpesvirus-3-Infektion

Definition
Infektion durch das Varizellen-Zoster-Virus (humanes Herpes-Virus 3), das zu zwei verschiedenen klinischen Erscheinungsbildern führt:
- Bei Erstinfektion: Varizellen (= Windpocken) (B01.9)
- Bei endogener Reaktivierung: Herpes Zoster (= Gürtelrose) (B02.9)

Vorkommen
- **Varizellen**: weltweit verbreitet, in Deutschland vor Einführung der Impfung etwa 750.000 Erkrankungen pro Jahr, jetzt stark abnehmend, Durchseuchung im Erwachsenenalter 95 %, 3–5 % der Schwangeren besitzen keine Immunität
- **Herpes Zoster**: Lebenszeitinzidenz ca. 20 % der Bevölkerung, Erkrankungsalter meist >50 Jahre aber auch jüngere, Immunsupprimierte jedes Alters

Erregerreservoir
- Mensch

Erreger
- **Varizellen**: Exposition zum Varizellen-Zoster-Virus
- **Herpes Zoster**: endogene Reaktivierung bei älteren Patienten oder Immunsuppression bei Malignomen, hämatologischen Erkrankungen, AIDS, immunsuppressiver Therapie

Lokalisation
- **Varizellen**: generalisiertes Exanthem
- **Herpes Zoster:** meist unilateral auf ein Dermatom beschränkt: Thorakalsegmente (48 %), Zervikalsegmente (18 %), N. trigeminus (15 %) und Lumbosakralsegmente (8 %), bei Immunsupprimierten generalisierte Verläufe möglich

Infektionsweg
- Tröpfcheninfektion
- Direkter Kontakt zu Bläschenflüssigkeit (einziger Infektionsweg bei Herpes Zoster!)
- Infektiosität 2–3 Tage vor bis 5–7 Tage nach dem Exanthem, Kontagiositätsindex 0,95

- Diaplazentar: selten, mit fetalem Varizellensyndrom bei Erkrankung zwischen der 5. und 24. SSW
- Perinatal: bei mütterlicher Erkrankung 5 Tage vor bis 2 Tage nach der Geburt

Inkubationszeit
12–23 Tage (Varizellen)

Pathologischer Befund
Herpes Zoster: gruppierte Bläschen auf erythematösem Untergrund mit einer Ganglionitis einhergehend

Manifestation
- Erstinfektion:
  - Eintritt über Schleimhäute des Nasopharynx und Konjunktiven
  - Virämie über infizierte Blutzellen
  - Schubartiger Befall der epidermalen Zellen und zytopathische Schädigung mit Exanthem
  - Retrograde Infektion der sensorischen Ganglien über die sensiblen Nerven mit Persistenz der Viren (latente Infektion)
- Endogene Reaktivierung:
  - Wanderung der Viren aus infizierten Ganglienzellen entlang der Axone in das zugehörige Dermatom mit neuropathischen Schmerzen
  - Infektion der Epithelzellen mit Exanthem

Risikofaktoren
- Varizellen: Kinder, mangelnder Impfschutz, seronegative Erwachsene (insbesondere Schwangere)
- Herpes Zoster: Alter, Immunsuppression

■ Klinik

Anamnese
- Impfanamnese
- Durchgemachte Varizelleninfektion (lebenslange Immunität gegen Varizelleninfektion, Voraussetzung für die Erkrankung an Herpes Zoster)
- Schwangerschaft
- Kontakt zu Infizierten
- Varizellen: Fieber, Halsschmerzen, Unwohlsein, Arthralgien, im exanthematischen Stadium starker Juckreiz
- Herpes Zoster: lokalisierten Schmerzen des betroffenen Dermatoms

Körperliche Untersuchung
Varizellen:
- Exanthem:
  - Polymorphe, linsengroße Maculae werden zu Papeln und Bläschen mit klarem Inhalt
  - Beginn an Gesicht und Rumpf, zentripetal ausbreitend
  - Bläschen in verschiedenen Stadien („Heubner-Sternkarte") DD: „echte" Pocken alle im gleichen Stadium
  - Abheilen nach ca. 8 Tagen ohne Narben
- Kratzeffloreszenzen
- Schmerzhafte Erosionen an den Schleimhäuten

Herpes Zoster:
- Beginn mit Erythem, danach Gruppierung von Bläschen
- Regionale Lymphadenopathie

■ Diagnostik

Labor
Erstinfektion:
- IgM-ELISA-positiv
- IgG-ELISA-positiv (Anstieg 4–6 Tage nach Varizellen-Exanthem, lebenslange Immunität)

Endogene Reaktivierung:
- IgA-ELISA-positiv, spricht für reaktivierte VZV-Infektionen (Zoster = Gürtelrose)
- Positive KBR: KBR wird nach ein paar Jahre oft negativ, deshalb wird beim Zoster eine KBR-Serokonversion beobachtet, wenn früh genug eine erste Serumprobe untersucht wird

■ Differenzialdiagnose
- Generalisierte Herpes-simplex-Infektion
- Typische exanthematische Kinderkrankheiten: Parvovirus B19, Masern, Röteln, Scharlach
- Pocken
- Rickettsienpocken
- Skabies
- Allergische Exantheme

■ Therapie – konservativ
- Varizellen: Antihistaminika zur Vermeidung von Kratzeffloreszenzen, Superinfektion und Narbenbildung
- Herpes Zoster: ggf. Virostatika (s. unten)
- Postzosterische Neuralgie: trizyklische Antidepressiva, nichtsteroidale Antiphlogistika

Virostatika
Siehe auch Kap. 9.11

Wirkung/Wirkprinzip
Hemmung der viralen DNA-Polymerase

Dosierung/Anwendung

Wirkstoff	Handelsname	Dosierung	Indikation
Aciclovir	Zovirax, Acic, Aciclostad, Mapox, Supraviran, Virzin	3×10 mg/kg KG/d i.v. oder 5×800 mg/d p.o. über 7–10 Tage	- Patienten >50 Jahre - Zoster im Bereich des Kopfes und Halses - Immunsupprimierte - Patienten mit atopischen Ekzem
Famciclovir	Famvir	3×500 mg/d p.o.	
Valaciclovir	Valtrex	3×1000 mg/d p.o. über 7 Tage	

Tab. 9.35 Virostatika gegen das Varizellen-Zoster-Viren.

■ Prophylaxe
- Aktive Immunisierung: Attenuierter Lebendimpfstoff, einmalig im Kindesalter (zeitgleiche Impfung mit der ersten MMR-Impfung sinnvoll) oder ab dem 13. Lebensjahr bei seronegativen zweimalig als Indikationsimpfung. Präparate: Varilrix, Varivax
- Passive Immunisierung: Varizella-Zoster-Immunglobulin (VZIG) innerhalb von 96 h nach Exposition bei Risikopatienten (Neugeborene nach perinataler Infektion, Schwangere, Immunsupprimierte)

- Wiederzulassung zu Gemeinschaftseinrichtungen 1 Woche nach Exanthemausbruch möglich

■ Prognose

Natürlicher Verlauf
- Varizellen: bei Immunkompetenten meist folgenlose Ausheilung
- Herpes Zoster: bei mangelnder Therapie gelegentlich persistierende Neuralgien, häufig Rezidive bei Immunsuppression

Komplikationen
Varizellen:
- bakterielle Superinfektion der Hautläsionen: meist durch Streptococcus pyogenes oder Staphylococcus aureus, eventuell mit Narbenbildung
- Varizellenpneumonie: bis 20 % der Erwachsenen (insbesondere Schwangere), meist 3–5 Tage nach Krankheitsausbruch
- ZNS-Manifestationen:
  – Meningealer Reizung und akuter zerebellärer Ataxie: ca. 0,1 % der Fälle, günstige Prognose
  – Selten: aseptische Meningitis, Enzephalitis, Myelitis transversa, Guillain-Barré-Syndrom, Reye-Syndrom
- Selten: Myokarditis, korneale Läsionen, Nephritis, hämorrhagische Verläufe, Hepatitis
- Fetales Varizellensyndrom: Infektion im 1. und 2. Trimenon mit Fehlbildungen beim Feten in 1–2 % der Fälle: Hautveränderungen (Skarifikationen, Ulzera, Narben), neurologische Erkrankungen (Hirnatrophie, Paresen, Epilepsie), Augenschäden (Mikrophthalmie, Chorioretinitis, Katarakt), Skelettanomalien
- Neonatale Varizellen: wegen des unreifen Immunsystems und des fehlenden Nestschutz schwere Verläufe, Letalität 30 %

Herpes-Zoster:
- Postzosterische Neuralgien

9.13.5 Herpes-simplex-Virusinfektion (B00.9)

■ Grundlagen

Definition
Exanthematische Infektion mit dem DNA-Virus Herpes simplex aus der Familie der Herpesviren

Vorkommen
- HSV-1: Erstinfektion fast immer im Kindesalter, Seroprävalenz ca. 85 % der Erwachsenen
- HSV-2: Erstinfektion meist in der Adoleszenz, Seroprävalenz ca. 15 % der Bevölkerung

Erregerreservoir
Mensch

Erreger
2 verschiedene Serotypen (Doppeltinfektionen möglich):
- HSV Typ 1
- HSV Typ 2

Lokalisation
- HSV 1: 70–80 % im Gesichtsbereich, 20–30 % im Genitalbereich
- HSV 2: 60–70 % im Genitalbereich, 30–40 % im Gesichtsbereich

Assoziierte Erkrankungen
Bei Herpes genitalis: HIV/AIDS, Lues, andere sexuell übertragbare Erkrankungen

Infektionswege
- Oral als Tröpfcheninfektion: bei engem Körperkontakt
- Sexuell als Schmierinfektion bei bestehendem Herpes genitales
- Konnatale oder perinatale HSV-2-Infektion des Neugeborenen
- Infektiosität über Bläscheninhalt ca. 1 Woche

Inkubationszeit
Ca. 1 Woche bis zum Primäraffekt

Pathologischer Befund
- Histologie: intradermale Blasen mit Exsudat, umgebende Entzündungsreaktion
- Zytologie: virusinfizierte Zellen mit Kerneinschlüssen

Manifestation
- Eintritt orofazial bzw. anogenital, Replikation in Haut- und Schleimhautzellen
- Ausbreitung über Ausschleusen neuer Viruspartikel oder durch Fusion infizierter mit uninfizierten Nachbarzellen
- Eindringen in die Nervenzellfortsätze mit retrogradem Transport in die Ganglien (z. B. Ganglion trigeminale bzw. Lumbosakralganglien)

Risikofaktoren
- Promiskuität
- Immunsuppression
- Intravenöser Drogenabusus

■ Klinik

Anamnese
Erstinfektion in 90 % asymptomatisch

Körperliche Untersuchung
HSV 1:
- Symptomatische Erstinfektion:
  - Gingivostomatitis (= Stomatitis aphthosa): Fieber, Exanthem (schmerzhafte Bläschen, rasche Ulzeration und Verkrustung)
- Sekundäre Reaktivierung (in 10–20 % der Infektionen):
  - Herpes labialis: periorales Exanthem wie bei Erstinfektion

HSV 2:
- Symptomatische Erstinfektion: Fieber, regionaler Lymphknotenschwellung, schmerzhafte Bläschen im anogenitalen Bereich (Vulva, Glans, Anus)
- Sekundäre Reaktivierung (in 60 % der Infektionen): Herpes genitalis: perigenitales, peranales Exanthem wie bei Erstinfektion, eventuell Fieber

Herpes neonatorum: Konnatale Herpessepsis

■ Diagnostik
Labor

 Tipp: Meist ist die klinische Diagnose ausreichend!

- Antikörpernachweis: wegen hoher Durchseuchung nur bei Erstinfektion aussagekräftig (IgM-ELISA-positiv)
- Virusnachweis aus Bläscheninhalt: Elektronenmikroskopisch, Zellkultur, PCR

Technische Diagnostik
Schädel-CT/MRT: bei Verdacht auf HSV-Enzephalitis, meist temporal betonte Entzündung

■ Differenzialdiagnose
- Gingivostomatitis: rezidivierende Aphthen, Herpangina bei Coxsackie-Virus-Infektion
- Herpes labialis: Herpes Zoster, Impetigo contagiosa
- Herpes genitalis: andere sexuell übertragbare Erkrankungen: Lues, Gonorrhö, HIV
- Keratokonjunktivitis: andere Genese, z. B. Adenoviren

■ Therapie – konservativ
Lokale und systemische Virostatika

Lokale Virostatika
Präparate:
- Aciclovir: Zovirax-Creme, Zovirax-Augensalbe
- Ganciclovir: Virgan Augengel
- Trifluridin: Triflumann Augentropfen

Wirkung/Wirkprinzip
Hemmung der Virusreplikation durch Hemmung der viralen DNA-Polymerase

Dosierung/Anwendung
Indikation: Herpesbläschen, herpetische Keratitis
- Augensalbe: 5×1 cm langen Salbenstrang pro Tag ins Unterlid
- Salbe: 5×täglich auf betroffene Hautareale auftragen
- Tropfen: 5×1 Tropfen pro Tag

Nebenwirkung
Irritationen am Auge, nach längerer Anwendung vereinzelt Keratitis superficialis punctata, sehr selten Überempfindlichkeitsreaktion vom Soforttyp einschließlich Angioödem

Wechselwirkung
Kontaktlinsen vor der Anwendung entfernen

Kontraindikationen
Bekannte Überempfindlichkeit, strenge Indikationsstellung in der Schwangerschaft

Systemische Virostatika
Präparate:
- Aciclovir: Zovirax, Acic, Aciclostad, Mapox, Supraviran, Virzin
- Famciclovir: Famvir
- Valaciclovir: Valtrex

Wirkung/Wirkprinzip
Hemmung der Virusreplikation durch Hemmung der viralen DNA-Polymerase

Dosierung/Anwendung
Indikation: Immunsuppression, Gingivostomatitis, Keratitis, Herpes genitales, Herpes-Enzephalitis, Herpes neonatorum
- Aciclovir: Herpes-Enzephalitis, Herpes neonatorum: 3×10 mg/kg KG/d i.v., sonst: 5×200 mg/d p.o. über 10 Tage
- Famciclovir: 3×250 mg/d p.o. über 5 Tage
- Valaciclovir: 2×500 mg/d p.o. über 10 Tage

Nebenwirkung
- Überempfindlichkeitsreaktionen
- Schwindel, Verwirrtheitszustände, Halluzinationen, Schläfrigkeit
- Krampfanfälle, Psychosen, Kopfschmerzen, Abgeschlagenheit, Schlaflosigkeit

- Übelkeit, Erbrechen, Durchfall, Abdominalschmerz
- Serumharnstoff-, Kreatinin-Anstieg

Wechselwirkung
Erhöhung der Plasmakonzentration von renal durch aktive tubuläre Sekretion ausgeschiedenen Substanzen

Kontraindikationen
Stillzeit, schwere Leber- und Nierenfunktionsstörungen, strenge Indikationsstellung in Schwangerschaft

■ Prophylaxe
- Herpes genitales: Safer Sex
- Herpes neonatorum: Schnittentbindung bei floridem Herpes-genitalis-Infektion der Mutter
- Immunsupprimierte oder Suppressionsbehandlung bei häufigen Rezidiven: Aciclovir (3×200–400 mg/d p.o.) oder Valaciclovir (1×500 mg/d p.o.)

■ Prognose

Natürlicher Verlauf
- Bei Immunkompetenten meist folgenloses Abheilen der Lokalinfektion, jedoch häufig Rezidive
- Bei Herpes-Enzephalitis Letalität 80 %, früher Therapiebeginn entscheidend
- Bei Immunsupprimierten oft schwere Verläufe mit erhöhter Mortalität

Komplikationen
- Keratokonjunktivitis mit Zerstörung der Kornea
- Eczema herpeticatum: Herpesinfektion bei Säuglingen und Kleinkindern bei atopischen Ekzem
- Herpes-Enzephalitis (häufigste Virusenzephalitis, meist durch HIV 1)
- Disseminierte Herpes-simplex-Infektion mit Pneumonie, Hepatitis, nekrotisierende Haut-/Schleimhautläsionen
- Stevens-Johnson-Syndrom: infektallergische Hauterkrankung mit stark vermindertem Allgemeinzustand, Fieber, schmerzhafte Bläschen der Schleimhäute

9.13.6 Epstein-Barr-Virusinfektion (B27.0)

■ Grundlagen

Synonyme
Pfeiffersches Drüsenfieber, infektiöse Mononukleose, Kuss-Krankheit, Mononucleosis epidemica, HHV-4-Infektion

Definition
Tröpfcheninfektion durch das DNA-Virus Epstein-Barr-Virus der Familie der Herpesviren mit der typischen Trias aus fieberhafter Angina tonsillaris, Lymphknotenschwellung und mononukleären Zellen im Blutbild

Vorkommen
Weltweit, in Deutschland Seroprävalenz 25 % der 15-Jährigen, 90 % der 30-Jährigen. In Ländern mit niedrigem hygienischen Standard hohe Durchseuchung bereits im Kindesalter

Erregerreservoir
- Latent infizierte mit asymptomatischer Reaktivierung, 30 % Dauerausscheider, nach Erstinfektion über Monate infektiös

Erreger
Epstein-Barr-Virus mit 2 verschiedenen Serotypen (klinisch keine Unterscheidung):
- EBV Typ-1
- EBV Typ-2

Genetik
Duncan-Syndrom (X-linked proliferatives Syndrom, XLP): schwerer Verlauf der EBV-Infektion bei Trägern des X-chromosomalen rezessiven Gendefekts

Assoziierte Erkrankungen
Burkitt-Lymphom, Nasopharynxkarzinom, Hodgkin-Lymphome, Non-Hodgkin-Lymphome bei Immunsupprimierten

Infektionswege
- Tröpfcheninfektion bei engem Kontakt
- Seltener: Genitalsekrete, Blutprodukte, Transplantationen

Inkubationszeit
2–6 Wochen

Manifestation
- Vermehrung in den Epithelzellen der Mundschleimhaut
- Infektion der B-Zellen mit starker Proliferation
- Ausbreitung im lymphatischen Gewebe mit Lymphadenopathie
- Befall der Milz und Leber mit Hepatosplenomegalie
- Virusinduzierte Zytolyse
- Viruspersistenz in langlebigen ruhenden B-Gedächtniszellen

Risikofaktoren
Niedriger Hygienestandard

■ Klinik
Anamnese
Im Kindesalter meist asymptomatisch, im Jugendlichen-/Erwachsenenalter häufiger symptomatisch
Prodromi: Unwohlsein, Appetitlosigkeit, Müdigkeit, Abgeschlagenheit

Körperliche Untersuchung
- Fieber: subfebril, intermittierend
- Lymphknotenschwellungen: ab 2. Fieberwoche, generalisiert, schmerzlos, meist zervikal, seltener axillär, inguinal, mesenteral
- Tonsillitis, Pharyngitis: eventuell mit pseudomembranösen Belägen
- Splenomegalie: meist >500 g
- Exanthem: Röteln-ähnlich, kein Juckreiz, flüchtig Enanthem der Gaumenschleimhaut
- Eventuell Diarrhö

Abklingen der akuten Erscheinungen innerhalb 2–3 Wochen, häufig wochen- bis monatelang protrahierte Verläufe mit leichtem Krankheitsgefühl

■ Diagnostik
Labor
Blutbild:
- Zunächst normal oder Granulozytopenie
- Ab 1.–2. Woche >50 % mononukleäre Zellen, Lymphozyten, Monozyten und atypischen Lymphozyten (Pfeiffer-Zellen)

EBV-Serologie:
- EBV-Schnelltest (Paul-Bunnell-Test, Latexagglutinationstest): Nachweis heterophiler IgM-Antikörper, bei 90 % der frühen Infektionen positiv, viele unspezifische positive Ergebnisse durch andere Infektionen, Autoimmunerkrankungen

- EBV-(VCA)-IgM-ELISA: Bei fast allen Primärinfektionen positiv, bei Reaktivierung positiv, persistiert in der Regel 8–10 Wochen
- EBV-(VCA)-IgG-ELISA: im Frühstadium positiv, lebenslange Persistenz, bei Reaktivierung Titeranstieg, bei chronischer Infektion persistierend hohe Titer
- EBV-Immunoblot (kombinierte IgG/IgM Antikörper):
  - VCA (Virus-Kapsid-Antigen): Strukturprotein der Virushülle, meist schon vor klinischen Symptomen nachweisbar, Marker für eine Infektion (frisch/alt/persistierend)
  - EBNA (EBV-spezifisches nukleäres Antigen): Bildung in latent EBV-Infizierten Zellen, 6–10 Wochen nach Primärinfektion positiv, persistiert meist lebenslang in schwachen Titern
  - EA (early antigen): 8–10 Tage nach Primärinfektion bei 80 % der Patienten nachweisbar, meist 3–6 Wochen persistierend, erneutes Auftreten bei Reaktivierung
- Transaminasen: Bei Hepatitis leicht erhöht (<10-facher Normalwert)

Technische Diagnostik
- EKG: Hinweis auf Myokarditis
- Sonographie: Hepatosplenomegalie

■ Differenzialdiagnose
- Streptokokkenangina
- Akutes retrovirales Syndrom
- Plaut-Vincent-Angina
- Rachendiphtherie
- Listeriose (oroglanduläre Form)
- Toxoplasmose
- Brucellose
- Lymphknotentuberkulose
- Akute Leukämie

■ Therapie – konservativ
- Bettruhe während des Fiebers
- Körperliche Schonung über 2 Monate wegen Gefahr der Milzruptur

■ Prophylaxe
Noch kein Impfstoff erhältlich, aktive Immunisierung in klinischer Erprobung

■ Prognose

Natürlicher Verlauf
Bei Immunkompetenten meist komplikationslose Ausheilung. Bei Immunsupprimierten oft schwere Verläufe mit einer Letalität von bis zu 50 % z. B. beim Duncan-Syndrom

Komplikationen
- Hämolyse
- Milzruptur
- Hepatitis (in 5 %)
- Perikarditis, Myokarditis
- Nephritis
- interstitielle Pneumonie
- Konjunktivitis
- Allergisches Hautexanthem bei Antibiotikagabe

9.13.7 Zytomegalievirusinfektion (B25.9)

■ Grundlagen

Synonyme

Humanes-Herpesvirus- (HHV-5)-Infektion, Speicheldrüsenviruskrankheit, Einschlusskörperchenkrankheit

Definition

Infektion durch das DNA-Virus Zytomegalievirus der Familie der Herpesviren, bei Immunsupprimierten von besonderer klinischer Relevanz

Vorkommen

Weltweit, Seroprävalenz im 2. Lebensjahrzehnt in Europa ca. 40–80 %, in Entwicklungsländern >90 %. Konnatale Infektion: 1–4:2000 Neugeborenen, bei 25 % davon Folgeschäden innerhalb der ersten 5 Lebensjahre

Erregerreservoir

Mensch

Erreger

Zytomegalievirus

Lokalisation

Zunächst Speicheldrüsen, später Befall aller Organe möglich, vor allem in Lymphozyten und Granulozyten

Infektionswege

- Tröpfcheninfektion (über Speichel) bei engem Kontakt
- Kontakt zu anderen Körperflüssigkeiten (Urin, Sperma, Vaginalsekret, Muttermilch, Tränenflüssigkeit, Stuhl)
- Parenteral (Blutprodukten, Organtransplantationen)
- Diaplazentar (konnatale Infektion): bei Primärinfektion während der Schwangerschaft werden 40 % der Feten infiziert
- Perinatal: Infektion von 25 % der Neugeborenen

Inkubationszeit

3–9 Wochen

Pathologischer Befund

Histologie: intranukleäre Einschlusskörperchen in virusinfizierten Zellen (Eulenaugenzellen, Riesenzellen) während der replikativen Phase der Infektion in den betroffenen Organen

Manifestation

- Primärinfektion der Speicheldrüsen, eventuell mit Schwellung
- Zellgebundene hämatogene Ausbreitung in fast jedes Organ möglich (Myokard, Nebenniere, Endothelien, Leber, Milz, Knochenmark, Lunge)
- Lebenslange Persistenz
- Ausscheidung über Körperflüssigkeiten bei endogener Reaktivierung

Risikofaktoren

- Niedriger sozialer Status
- Häufiger Kontakt mit Kleinkindern
- Promiskuität
- Bluttransfusionen
- Immunsuppression: Malignome, AIDS, Transplantationspatienten

Klinik

Anamnese
Schwangerschaft, Immunsuppression (Grunderkrankung, medikamentös)

Körperliche Untersuchung
Peri- und postnatale Infektion bei Immunkompetenten:
- >90 % asymptomatisch
- Selten: Fieber und Lymphadenopathie (Mononukleose-ähnliches Krankheitsbild), leichte Hepatitis, leichte Pneumonie, Müdigkeit und Leistungsminderung über 2–6 Wochen, Tonsilitis, Exanthem, Ikterus

Peri- und postnatale Infektion bei Immunsupprimierten:
- Fieber und Lymphadenopathie, Myalgien, Arthralgien (Mononukleose-ähnliches Krankheitsbild)
- Retinitis: häufigste Manifestation bei AIDS
- Infektion der renalen Mesangialzellen der Nieretransplantation: führt zur Transplantatabstoßung
- Hepatitis: vor allem nach Nieren und Lebertransplantation, Fieber, eventuell durch Cholangitis, Papillenstenose und sklerosierende Cholangitis kompliziert
- Enzephalitis
- Interstitielle Pneumonie
- Ösophagitis, Gastritis: Ulzerationen mit Schmerzen, Schluckbeschwerden, Sodbrennen
- Myokarditis

Konnatale Infektion (Primärinfektion im ersten Trimenon der Schwangerschaft):

 Merke: Bei späteren Primärinfektionen oder Reaktivierungen sind keine oder meist nur geringe Schäden zu erwarten!

- Frühgeburt
- Hydrozephalus, Mikrozephalus, Chorioretinitis
- Hepatitis mit Ikterus, Hepatosplenomegalie
- Gastroenteritis
- Hämolyse, Anämie
- Thrombozytopenie
- Bei Geburt häufig asymptomatisch, aber Spätschäden möglich: Hörschäden, verzögerte Sprachentwicklung, Intelligenzdefekte

Diagnostik

Labor
Blutbild: Leukopenie, relative Lymphozytose mit atypischen Lymphozyten, eventuell Thrombozytopenie

Antikörpernachweis:
- CMV-IgG-ELISA (nach Infektion lebenslange Persistenz):
  - Neu auftretende IgG-Antikörper: beweisend für Primärinfektion
  - Ansteigender IgG-Titer: frische Infektion oder Reaktivierung
- CMV-IgM-ELISA (persistiert einige Wochen bis ½ Jahr):
  - Positiv bei Primärinfektion und Reaktivierung
  - Nachweis einer Infektion beim Neugeborenen
  - Pränataldiagnostik: Nachweis in Nabelschnurblut oder Fruchtwasser

Virusnachweis:
- CMV-DNA-Nachweis, pp65-Antigennachweis
  - Aus Urin, Blut, Biopsiematerial: Zeichen einer aktiven Infektion
  - Pränataldiagnostik: Nachweis in Nabelschnurblut oder Fruchtwasser

Technische Diagnostik
Sonographie: Pränataldiagnostik zur Früherkennung von Fehlbildungen

Biopsie
Eventuell bei Transplantatabstoßung unklarer Ursache zur Erfassung einer aktiven CMV-Infektion

■ Differenzialdiagnose
- Epstein-Barr-Virusinfektion
- Akutes retrovirales Syndrom
- Hepatitis anderer Genese
- Pneumonie anderer Genese
- Embryopathie anderer Genese (z. B. Toxoplasmose, Röteln, Syphilis, Mononukleose)

■ Therapie – konservativ
- Keine Therapie beim Immunkompetenten
- Immunsupprimierte:
  - Ganciclovir (s. Kap. 9.11; Dosierung: 2×5 mg/kg/d)
  - CMV-Immunoglobuline
  - Alternativ: Foscarnet, Cidofovir

■ Prophylaxe
- Überwachung von Transplantationspatienten mittels direkter Erregernachweise
- Postexpositionsprophylaxe bei Schwangeren: CMV-Immunglobuline, meistens jedoch unbemerkte Exposition, daher nicht praktikabel
- Medikamentöse Prophylaxe: Ganciclovir, gegebenenfalls auch Hyperimmunglobulin (100 mg/kg KG), in Hochrisikosituation:
  - CMV-negativer Patient erhält CMV-positives Spenderorgan
  - Rezidivprophylaxe bei AIDS-Patienten, z. B. nach Retinitis

■ Prognose

Natürlicher Verlauf
Lebenslange Persistenz des Virus. Bei Immunkompetenten meist asymptomatisch, bei Immunsupprimierten häufig schwere Verläufe mit hoher Letalität

Komplikationen
- Bei Immunkompetenten: selten Guillain-Barré-Syndrom
- Bei Immunsupprimierten: fulminante Hepatitis mit Leberversagen

9.13.8 HIV-Infektion (Z21) und AIDS (B24)

■ Grundlagen

> Merke: Meldepflicht nicht namentlich bei direktem oder indirektem Erregernachweis!

Synonyme
HIV = human immunedeficiency virus, AIDS = acquired immune deficiency syndrome, erworbenes Immundefizienzsyndrom

Definition
Virusinfektion, die durch eine fortschreitende Schwächung des Immunsystems und Auftreten opportunistischer Infektionen sowie Malignome zum Tod führt

Vorkommen
Pandemie, weltweit 33,2 Mio. Menschen infiziert (Ende 2007), ca. 2,1 Mio. Todesfälle im Jahr 2007. In Deutschland ca. 60.000 HIV/AIDS-Patienten

Erregerreservoir
Mensch

Erreger
2 Typen des HIV:
- **HIV 1**: häufigster Typ mit 3 Gruppen
  - Gruppe M (major): häufigste Gruppe, Subtypen A–K
  - Gruppe N
  - Gruppe O
- **HIV 2**: hauptsächlich in Westafrika, Subtypen A–F

Es existieren Rekombinanten aus verschiedenen Subtypen (z. B. HIV-1M:A/B).

Lokalisation
Vor allem Befall der $CD4^+$-T-Helferzellen, aber auch andere antigenpräsentierende Zellen (Makrophagen, Gliazellen des ZNS, Langerhanszellen)

Genetik
Der homozygote Gendefekt des HIV-Korezeptors CCR-5 bietet einen relativen Schutz gegen HIV-1-Infektion.

Assoziierte Erkrankungen
Tuberkulose, Syphilis, Hepatitis B und C, andere sexuell übertragene Erkrankungen

Infektionswege
- Sexuell (ca. 75 % aller HIV-Infektionen)
- Diaplazentar, perinatal oder über die Muttermilch (Risiko in Europa 14%, in Afrika ca. 40%)
- Parenteral: kontaminierte Spritzen bei i.v. Drogenabusus, sehr selten durch infizierte Blutprodukte oder Berufsunfälle (medizinisches Personal)

Inkubationszeit
Bis zum Ausbruch von AIDS 4,5–15 Jahre (Median 8–10 Jahre)

Manifestation
- Bindung des viralen Hüllproteins gp120 an das CD4-Molekül und die Korezeptoren CXCR4 (T-Lymphozyten), CCR5 (Makrophagen)
- Rezeptorvermittelte Endozytose oder
- Fusion von Virushülle und Zellmembran durch das virale Transmembranprotein gp41 (pharmakologische Hemmung durch Fusionsinhibitoren!) oder
- Bindung nicht-infizierter Zellen an infizierte Zellen durch gp120
- Umschreiben der viralen RNA zu DNA im Zytoplasma der Zelle durch die virale reverse Transkriptase (pharmakologische Blockierung der reversen Transkriptase durch NRTI und NNRTI!, s. u.)
- Integration des DNA-Abschnittes in das zelluläre Genom durch die virale Integrase (pharmakologische Hemmung durch Integraseinhibitoren!)
- Transkription viraler DNA durch die Zelle
- Translation viraler (Hüll-)Proteine durch die virale Protease (pharmakologische Hemmung durch Proteaseinhibitoren!)
- Ausschleusen der neu entstandenen HI-Viren (ca. 10^{10}/d, zu 99% aus $CD4^+$-Lymphozyten)
- Kontinuierliche Verminderung der $CD4^+$-Zellen (Abb. 9.1) durch:
  - Zytotoxische Effekte des Virus
  - Zytolyse infizierter Zellen durch das Immunsystem
- Störung der HLA-Klasse-2-vermittelten Antigenpräsentation
- Verminderte T-Zell-vermittelte B-Zell-Hilfe

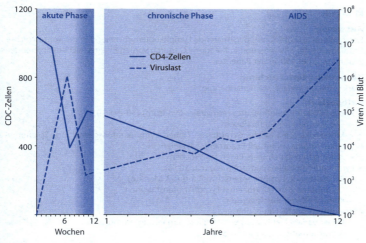

Abb. 9.1 Zeitlicher Verlauf der Viruslast und CD4-Lymphozytenzahlen bei HIV-Infektion ohne Berücksichtigung der HAART.

Risikofaktoren
- Intravenöser Drogenabusus
- Ungeschützter Geschlechtsverkehr
- Promiskuität
- Kinder HIV-infizierter Mütter
- Erhalt von Blutprodukten zwischen 1978–1985, heute Infektionsrisiko durch Bluttransfusionen 1:1–2 Mio.

Einteilung/Klassifikation

	A	B	C
(CD4⁺) T-Helfer-Zell-Kategorie	Asymptomatisch Akute primäre HIV-Infektion Generalisierte Lymphadenopathie	Symptomatisch aber weder A noch C	AIDS-definierende Krankheiten
>500	A1	B1	C1
200–499	A2	B2	C2
<200	A3	B3	C3

Tab. 9.36 CDC-Klassifikation.

■ Klinik

Anamnese
Erfragen von Risikofaktoren, persistierende Lymphknotenschwellung in der Vorgeschichte
Erstdiagnose der HIV-Infektion in Kategorie C (durch Vorliegen einer AIDS-definierenden Erkrankung) bei >50 % der Patienten

Körperliche Untersuchung
Stark variabler Verlauf, stadienabhängig:

Kategorie A:
- Akute HIV-Krankheit (= akutes retrovirales Syndrom) (30–50 %):
  - 3–6 Wochen post infectionem
  - Mononukleose-ähnliche Symptome: Fieber, Lymphknotenschwellung, Splenomegalie, Angina, eventuell Exanthem, Myalgien
  - Abklingen nach einigen Tagen bis Wochen
- Lymphadenopathie-Syndrom (LAS) (ca. 50 %):
  - Persistierende Lymphknotenschwellung (>3 Monate)
  - Mindestens 2 extrainguinalen Lymphknotenstationen
  - Keine weiteren Beschwerden
- Asymptomatische Latenzphase:
  - Dauer variabel, abhängig von Hygiene, Ernährung, Komorbidität
  - Asymptomatisch aber infektiös

Kategorie B: Begünstigung von Erkrankungen durch Immundefizienz, aber noch nicht Kategorie C (früher: „AIDS-related-complex" = ARC):
- Fieber (>38,5°C) oder Diarrhö (>1 Monat)
- Persistierende oder rezidivierende oropharyngeale oder vulvovaginale Candidosen
- Herpes Zoster mit mehreren befallenen Dermatomen
- Idiopathische thrombozytopenische Purpura
- Listeriose
- Bazilläre Angiomatose: durch Rickettsien verursachte Hautinfektion mit papulösen, dolenten, livide bis bräunlichen Hauteffloreszenzen, Fieber und eventuell Befall innerer Organe
- Entzündungen im kleinen Becken (z. B. Tuboovarialabszesses)
- Zervixdysplasien oder Carcinoma in situ (durch HPV-Infektionen)
- Orale Haarleukoplakie: durch das Epstein-Barr-Virus verursachte weißliche, nicht abstreifbare Beläge am Zungenrand
- Periphere Neuropathie

Kategorie C: AIDS-definierende Krankheiten:
- Wasting-Syndrom:
  - Gewichtsverlust von >10 % des ursprünglichen Körpergewichts
  - Diarrhö oder Fieber >4 Wochen
- HIV-assoziierte Enzephalopathie:
  - Infektion der Mikroglia durch das HIV
  - Über Monate zunehmend
  - Kognitive (Demenz, Konzentrationsschwäche), motorische (Gangstörung, Feinmotorik), emotionale (Depression) und vegetative (Inkontinenz) Störungen
- Pilzinfektionen
  - Pneumocystis-jirovecii (= carinii)-Pneumonie, PcP (in 85 %): trockener Reizhusten, Belastungsdyspnoe, Fieber
  - Candidose des Ösophagus, der Bronchien, Trachea oder Lungen: retrosternales Brennen, Dysphagie, Geschmackstörungen, Dyspnoe
  - Kryptokokkose: Meningoenzephalitis oder Pneumonie
  - Andere Pilzinfektionen: Aspergillose, Histoplasmose, Kokzidioidomykose

- Virusinfektionen:
  - Herpes-simplex-Infektionen: persistierende Ulkus auf Haut oder Schleimhäuten, Herpes-Bronchitis, -Pneumonie oder -Ösophagitis
  - Progressive multifokale Leukenzephalopathie (PML): reaktivierung einer bei ca. 80 % der Bevölkerung vorhandenen JC-Virusinfektion, multifokale Demyelinisierung mit kognitiven Störungen und fokalen neurologischen Ausfällen
  - Zytomegalievirusinfektionen: Enteritis, Retinitis (unbehandelt bis Erblindung), Pneumonie, Enzephalitis
- Protozoeninfektionen:
  - Toxoplasmose: ZNS-Toxoplasmose mit intrazerebraler Abszessbildung: Fieber, Kopfschmerz, Verwirrtheit, Krampfanfälle
  - Kryptosporidiose, Isospora-belli-Infektionen: Diarrhö >4 Wochen
- Bakterieninfektionen:
  - Atypische Mykobakteriose: meist Mycobacterium avium/intracellulare, disseminierte Infektionen mit Fieber, Gewichtsverlust, gastrointestinale Beschwerden, Hepatosplenomegalie
  - Tuberkulose: atypische oder generalisierte (miliare) Verläufe, Lungenbefall meist basal
  - Rezidivierende bakterielle Pneumonien (>2/Jahr)
  - Salmonellensepsis
- HIV-assoziierte Neoplasien:
  - Kaposi-Sarkom: generalisierte violette oder braun-bläuliche Makulae und Tumorknoten an Haut und Mundschleimhaut, gastrointestinale Polypen, Befall von Lymphknoten, Lunge und anderen Organen möglich
  - Non-Hodgkin-Lymphome: meist B-Zell-Lymphom im Stadium VI (generalisiert, extranodal)
  - Lymphome des ZNS
  - Zervixkarzinom: HPV-assoziiert, meist invasiv

Kindliche HIV-Infektion:
- Konnatal: Frühgeburt, Dystrophie, kraniofaziale Dysmorphie, ZNS-Schäden, lymphoide interstitielle Pneumonie, opportunistische Infektionen (s. o.)
- Perinatal: 20 % Erkrankung innerhalb des 1. Lebensjahres, 80 % langsamerer Verlauf mit mittleren Inkubationszeit von 4–5 Jahren

■ Diagnostik

Labor

 Achtung: Vor Durchführung eines HIV-Tests immer das Einverständnis des Patienten einholen!

HIV-Antikörpernachweis: Antikörperanstieg innerhalb von 3–12 Wochen post infectionem (spätestens nach 6 Monaten)
- ELISA-Suchtest:
  - negativ: Infektion für den Zeitraum vor der diagnostischen Lücke mit großer Warscheinlichkeit ausgeschlossen
  - positiv: Bestätigungstest durchführen (erneute Blutentnahme zur Sicherung der Identität)

Tipp: Neuere Suchteste messen auch das HIV-p24-Antigen, das früher als der Antikörpernachweis positiv ist.

- Westernblot-Bestätigungstest:
  - Negativ: Infektion für den Zeitraum vor der diagnostischen Lücke mit großer Warscheinlichkeit ausgeschlossen. Probenverwechslung ausschließen
  - Positiv: serologischer Nachweis einer HIV-Infektion, keine Aussage über das Stadium der Erkrankung
  - Nicht eindeutig: PCR oder Wiederholung nach einem Monat

Direktnachweis:
- HIV-PCR-Nachweis und Quantifizierung:
  - Positiv ab ca. 11. Tag post infectionem
  - Indikation: unklarer Westernblot, Beurteilung der Krankheitsprogression, Beurteilung einer antiretroviralen Therapie (erfolgreich bei Absinken der Viruslast 8–12 Wochen nach Therapiestart um ein 5- bis 10-faches)
  - Nachweisgrenzen im Plasma: 40 RNA-Kopien/ml bis 10 Mio. RNA-Kopien/ml
  - Prognostischer Marker ist die Viruskonzentration 6 Monate post infectionem („set point")
  - Untersuchungsintervall: ohne Therapie alle 6–12 Monate, unter Therapie alle 3–6 Monate
- Genotypische HIV-Resistenzbestimmung: bei Versagen der antiretroviralen Therapie
- Virusisolierung: Dauer ca. 6 Wochen, daher keine Routinediagnostik

Allgemeine Untersuchungen nach Diagnosestellung:
- Differenzialblutbild: vor allem CD4$^+$-Lymphozyten (Normwert >1000/μl) und CD4$^+$/CD8$^+$-Verhältnis (Normwert: 1,4–2,0) als prognostischer Marker
- Hepatitis-, CMV-, Toxoplasmose-, Lues-Serologie
- Transaminasen, alkalische Phosphatase, Kreatinin, Elektrophorese, Immunglobuline
- Urinstatus

> Achtung: Antikörpernachweise sind wegen der mangelnden Immunantwort nicht immer aussagekräftig (falsch-negatives Testergebnis)!

- **Diagnostik AIDS-definierender Erkrankungen:**
- Kultureller Erregernachweis aus Sputum oder Bronchiallavage bei Verdacht auf Pneumonie (auf atypische Erreger achten)
- Liquorpunktion bei Verdacht auf HIV-assoziierte Enzephalopathie, sonstige Meningoenzephalitis

Technische Diagnostik
- Röntgen-Thorax: bei Verdacht auf Pneumonie
- Kraniales CT: Verdacht auf Enzephalopathie

Biopsie
Transbronchiale Lungenbiopsie bei Pneumonie unklarer Ursache

■ Differenzialdiagnose
- Initial: Mononukleose, Lymphadenopathie anderer Genese
- Fieber und Gewichtsverlust anderer Genese
- Hereditäre Immundefekte
- Immunsuppression anderer Genese

■ Therapie – konservativ
- Gesunde Lebensführung
- Psychosoziale Betreuung
- Prophylaxe und Therapie opportunistischer Infektionen (siehe jeweilige Infektion)

- Antiretrovirale Therapie in Form der HAART (= hoch-aktive antiretrovirale Therapie) Kombination aus mindestens 3 antiretroviralen Substanzen: größere Reduktion der Viruslast, geringere Resistenzentwicklung
- Empfohlene Kombinationen meist 2 NRTI mit einem PI oder NNRTI, z. B.:
  - Zidovudin + Lamivudin + Lopinavir + Ritonavir
  - Zidovudin + Lamivudin + Evavirenz
  - Zidovudin + Lamivudin + Nevirapin
  - Tenofovir + Lamivudin + Efavirenz

Zur Verbesserung der Compliance bei der Einnahme empfehlen sich in diesen Therapieschemata fixe Medikamentenkombinationen. Zugelassen sind:

- Lamivudin + Zidovudin: Combivir
- Lamivudin + Abacavir: Kivexa
- Lamivudin + Abacavir + Zidovudin: Trizivir
- Emtricitabin + Tenofovir: Truvada
- Lopinavir + Ritonavir: Kaletra

Indikationen zur antiretroviralen Therapie:
- Eindeutig empfohlen:
  - CDC-Kategorien B und C unabhängig von CD4-Lymphozytenzahlen und Viruslast
  - CDC-Kategorie A bei CD4-Lymphozytenzahlen <200/µl
- Ratsam:
  - CD4-Lymphozytenzahlen 200–350/µl auch in CDC-Kategorie A
- Vertretbar:
  - Akute HIV-Krankheit
  - CD4-Lymphozytenzahlen >350/µl

 Merke: Eine begonnene antiretrovirale Therapie wird lebenslang fortgeführt.

Nukleosid-/Nukleotidanaloga-Reverse-Transkriptase-Inhibitoren (NRTI, „Nukes")

Wirkung/Wirkprinzip
DNA-Kettenabbruch bei der Umwandlung von RNA zu DNA durch Reverse Transkriptase durch Einbau eines veränderten Nukleotids/Nukleosids
- Thymidin-Analoga: AZT, D4T
- Cytidin-Analoga: FTC, 3TC
- Inosin-Analogon (Umwandlung in Dideoxyadenosin): DDI
- Guanosin-Analogon: ABC

 Tipp: Kombinationen gleicher Substrate machen keinen Sinn (z. B. AZT mit D4T).

Dosierung/Anwendung

Substanz (Abkürzung)	Handelsname	Übliche Dosis	Nebenwirkungen
Abacavir (ABC)	Ziagen	2×300 mg/d	Hypersensitivität, bei Zweitexposition eventuell tödlich, bei HLA-Typ B5701 in 80 %
Didanosin (DDI)	Videx	2×200 mg/d	Pankreatitis, Polyneuropathie
Emtricitabin (FTC	Emtriva	1×200 mg/d	Kopfschmerzen, Anämie
Lamivudin (3TC)	Epivir	2×150 mg/d	Kopfschmerzen, Polyneuropathie, unwirksam bei Resistenzbildung durch Punktmutation M184V
Stavudin (D4T)	Zerit	2×20–40 mg/d	Pankreatitis, Lipoatrophie, wegen höherer Toxizität 2. Wahl
Tenofovir (TDF)	Viread	1×245 mg/d	Diarrhö, Übelkeit, Niereninsuffizienz
Zidovudin (AZT)	Retrovir	2×250 mg/d	Anämie, Myelotoxizität

Tab. 9.37 Nukleosid/Nukleotidanaloga-Reverse-Transkriptase-Inhibitoren mit üblicher Dosis und Nebenwirkungen.

Nebenwirkung
In den ersten Wochen Müdigkeit, Kopfschmerzen und gastrointestinale Probleme (Übelkeit, Erbrechen Diarrhö)

Wechselwirkung
- Ribavirin senkt intrazelluläre Phosphorylierung von AZT oder D4T
- Anpassung der Dosis bei Niereninsuffizienz

Kontraindikationen
- Schwangerschaft und Stillzeit: ABC, DDI, 3TC, D4T, AZT
- Niereninsuffizienz: TDF
- Leberfunktionsstörungen: ABC

Nicht-Nukleosidanaloga-Reverse-Transkriptase-Inhibitoren (NNRTI)

Wirkung/Wirkprinzip
Blockade der DNA-Polymerase durch direkte Bindung an die Reverse Transkriptase

Dosierung/Anwendung

Substanz (Abkürzung)	Handelsname	Übliche Dosis	Nebenwirkungen
Efavirenz (EFV)	Sustiva	1×600 mg/d	Depression, Schlafstörungen
Nevirapin (NVP)	Viramune	2×200 mg/d	Exanthem, Hepatotoxizität

Tab. 9.38 Nicht-Nukleosidanaloga-Reverse-Transkriptase-Inhibitoren mit üblicher Dosis und Nebenwirkungen.

Nebenwirkung
- Efavirenz: zu Beginn Schwindel, Benommenheit, Alpträume
- Nevirapin: Bei Auftreten von Exanthem und Transaminasenanstieg sollte die Therapie abgebrochen werden (7 % der Fälle)

Kontraindikationen
Efavirenz: Schwangerschaft und Stillzeit, Kinder <3 Jahre

Proteaseinhibitoren (PI)

Wirkung/Wirkprinzip
Hemmung der viralen Proteinsynthese (z. B. der reversen Transkriptase) durch spezifische Hemmung der HIV-Protease

Dosierung/Anwendung

Substanz (Abkürzung)	Handelsname	Übliche Dosis	Nebenwirkungen
Amprenavir (APV) (weitestgehend ersetzt durch Fosamprenavir)	Agenerase	2×1200 mg/d	Exanthem, Diarrhö, Kopfschmerzen
Atazanavir (AZV)	Reyataz	1×400 mg/d	Bilirubinerhöhung, Kopfschmerzen Diarrhö
Fosamprenavir (F-APV)	Telzir	2×1400 mg/d	Übelkeit, Diarrhö
Indinavir (IDV)	Crixivan	3×800 mg/d	Urolithiasis, Bilirubinerhöhung, Exanthem
Nelfinavir (NFV)	Viracept	3×750 mg/d	Diarrhö, Übelkeit, Kopfschmerzen
Ritonavir (RTV)	Norvir	2×600 mg/d	Übelkeit, Hyperlipidämie
Saquinavir (SQV)	Invirase	3×600 mg/d	Diarrhö, Übelkeit

Tab. 9.39 Proteaseinhibitoren mit üblicher Dosis und Nebenwirkungen.

Nebenwirkung
Siehe Tab. 9.39

Wechselwirkung
Booster: gewünschter Effekt durch die kombinierte Gabe von Ritonavir (Inhibitor des Zytochrom-P450-Enzymsystems) mit Steigerung der Maximalkonzentrationen, Talspiegel und Halbwertszeiten der Proteaseinhibitoren (Dosisreduktion möglich)

Fusionsinhibitoren

Wirkung/Wirkprinzip
Hemmung der Fusion des HIV 1 mit zellulären Membranen

Dosierung/Anwendung
Durch hohe Kosten alternative Substanz, wenn die „klassische" HAART nicht angewendet werden kann

Substanz (Abkürzung)	Handelsname	Übliche Dosis	Nebenwirkungen
Enfurvitid (T-20)	Fuzeon	2×100 mg/d	Lokalreaktionen, Schnelle Resistenzentwicklung, gastrointestinale Beschwerden

Tab. 9.40 Fusionsinhibitoren mit üblicher Dosis und Nebenwirkungen.

Nebenwirkung
Siehe Tab. 9.40

Kontraindikationen
Schwere Leber- und Niereninsuffizienz, Kinder <6 Jahre

■ Prophylaxe
Minderung von Risikofaktoren: Meidung von Promiskuität, konsequente Verwendung von Kondomen, kein „needle-sharing" bei i.v. Drogenabusus, strenge Kontrolle von Blutprodukten

Postexpositionsprophylaxe:
- Allgemeinmaßnahmen:
  - Reinigung und Desinfektion der Wunde
  - Blutung fördern
  - Aktive/passive Hepatitis-B-Simultanimpfung bei mangelndem Impfschutz
  - D-Arztverfahren
  - HIV-Test: sofort, nach 6 Wochen, 3 und 6 Monaten
- Medikamentöse Postexpositionsprophylaxe:
  - Indikation: perkutane tiefere Verletzungen, oberflächliche Verletzungen falls hochinfektiös, evtl. bei Kontakt mit Schleimhäuten oder geschädigter Haut
  - Sofortiger Beginn (ideal innerhalb von 2 h) über 4 Wochen fortführen
  - 2 NRTI + 1 PI: z. B. AZT 2×300 mg/d + 3TC 2×150 mg/d + NFV 2×1250 mg/d oder IDV 3×800 mg

Prophylaxe der Pneumocystis-jirovecii-Pneumonie: Cotrimoxazol

■ Prognose
Natürlicher Verlauf
Stark variable Latenzzeit bis zum Vollbild AIDS, unter HAART meist protrahierter Verlauf (bis 15 Jahre)
„Set point" als Prognoseparameter:
- 500–3000 HIV-1-RNA Kopien/ml: Latenzzeit >10 Jahre
- >30.000 HIV-1-RNA Kopien/ml: Latenzzeit durchschnittliche 2,8 Jahre

AIDS verläuft immer tödlich. Durch Armut und mangelnde medizinische Versorgung in der dritten Welt meist schlechte Prognose

Komplikationen
Siehe Klinik

9.13.9 Influenza (J11.1)

■ Grundlagen

 Merke: Meldepflicht mit namentlicher Meldung bei direktem Erregernachweis!

Synonyme
Epidemische Grippe, Virusgrippe

Definition
Respiratorische Infektion durch das Influenza-Virus der Familie der Orthomyxoviren

Vorkommen
Weltweit, jährliche Epidemien in den Wintermonaten, Infizierung von 10–20 % der Bevölkerung, in Deutschland ca. 8000–11 000 Todesfälle pro Jahr. Pandemien fordern innerhalb weniger Monate Millionen Todesfälle.

Erregerreservoir
- **Influenza A**: Mensch und andere Säugetiere (Schwein), Vögel, Wasservögel (erkranken nicht, Reservoir für neue Virus-Reassortanten)
- **Influenza B**: Mensch

Erreger
Es werden 3 Serotypen unterschieden:
- **Typ A**: Influenzaepidemien und -pandemien
- **Typ B**: klinisch wie Typ A, jedoch milderer Verlauf, keine Pandemien
- **Typ C**: für den Menschen nicht relevant

Die klinisch relevantesten Serotypen A und B bestehen aus einem 8-Segment-RNA-Genom, die starken Veränderungen unterliegen. Dabei sind 2 Antigenbereiche von besonderer Bedeutung, die Ziele der menschlichen Immunität sind:
- **Hämagglutinin** (HA): virales Oberflächenprotein, bisher 16 Hämagglutinintypen bekannt
- **Neuraminidase** (NA): virales Oberflächenprotein, bisher 9 Neuraminidasetypen bekannt

Veränderungen in diesen Bereichen führen zu neuen Virus-Reassortanten:
- **Antigendrift**: Akkumulation ständiger Punktmutationen führen zu veränderten HA- und NA-Gensegmenten gegen die der Mensch Teilimmunität besitzt (jährliche Epidemie)
- **Antigenshift**: kompletter Austausch eines HA- oder NA-Gensegments, gegen das der Mensch keine Immunität besitzt (bei Neuauftreten Pandemie, später etablierte Immunität)

Bisher zirkulieren folgende Influenza-A-Virusreassortanten in der menschlichen Bevölkerung:
- **H1N1**: Ursache der spanischen Grippe (1918), erneute Pandemie als Russische Grippe (1977) bei niedriger Immunität in der Bevölkerung
- **H2N2**: Ursache für die asiatische Grippe (1957)
- **H3N2**: Ursache für die Hongkong-Grippe (1968)
- **H5N1**: neu aufgetretene aviäre Influenza, seit Ende 2003 bis Dezember 2007 340 bekannte Erkrankungsfälle (davon zwei Drittel verstorben), in Einzelfällen Übertragung von Mensch zu Mensch bei engem Kontakt

Assoziierte Erkrankungen
Gelegentlich bei Influenzaerkrankungen Exazerbation von Grundkrankheiten: COPD, Asthma, Diabetes, Herzinsuffizienz und Niereninsuffizienz, Psoriasis

Infektionswege
- Tröpfcheninfektion
- Direkter Kontakt mit Speichel und Nasensekret
- Aviäre Influenza: Kontakt zu erkrankten Vögeln
- Dauer der Ansteckungsfähigkeit: kurz vor Auftreten der klinischen Symptomatik bis 3–5 Tage danach (bei kleinen Kindern länger)

Inkubationszeit
1–3 Tage

Pathologischer Befund
Grippelaryngitis/-tracheitis: akute hämorrhagische oder pseudomembranöse Entzündung, ggf. phlegmonöse Entzündung bei bakterieller Superinfektion

Manifestation
- Eindringen über den Respirationstrakt
- Vermehrung im respiratorischen Epithel
- Zellschädigung durch zytopathogenen Effekt der Neuraminidase u. a.
- Schädigung des Epithels mit Möglichkeit für eine bakterielle Superinfektion

Risikofaktoren
- Höheres Lebensalter (>60 Jahre)
- Chronisch Kranke: COPD, Asthma, Diabetes, Herzinsuffizienz und Niereninsuffizienz, Psoriasis
- Beruflich exponierte Personen: medizinisches Personal, umfangreicher Publikumsverkehr, direkter Kontakt zu Geflügel und Wildvögel

■ Klinik
Anamnese
Plötzlicher Beginn mit Fieber (>38,5°C), Schüttelfrost, Abgeschlagenheit, Anorexie, Kopfschmerzen, Muskelschmerzen, Gelenksschmerzen, später Halsschmerzen

Körperliche Untersuchung
- Katarrhalische Rhinitis
- Trockener Husten
- Bei Säuglingen und Kleinkindern: gastrointestinale Beschwerden mit Bauchschmerzen, Übelkeit

Tipp: Während Epidemiezeiten Diagnosestellung anhand der klinischen Symptome (plötzlicher Erkrankungsbeginn mit Fieber (38,5°C), trockener Reizhusten, Muskel- und Kopfschmerzen) möglich.

■ Diagnostik
Labor
- Entzündungsparameter:
  - Serumeisen erniedrigt
  - CRP, BSG und Leukozyten meist normal, bei bakterieller Superinfektion erhöht
- Spezifische Diagnostik:
  - Schnelltest: Antigennachweis mittels Immunfloureszenztest oder ELISA aus Sputum, Nasen-Rachen-Abstrichen oder Bronchiallavage
  - Virusanzucht in der Zellkultur, Genomnachweis mittels PCR oder Antikörpernachweis für epidemiologische Fragestellungen

Tipp: Eine spezifische Diagnostik ist therapeutisch nur bei Schnellnachweis innerhalb von 2 Tagen nach Erkrankungsbeginn relevant.

Technische Diagnostik
Röntgenthorax: eventuell Zeichen einer atypischen Pneumonie

■ Differenzialdiagnose
- „Grippale" Infekte („common cold") z. B. Infektion mit RSV
- Pneumokokken-Pneumonie
- Atypische Pneumonie

■ Therapie – konservativ
- Symptomatisch:
  - Bettruhe
  - Reichlich Flüssigkeitszufuhr
  - Fiebersenkung: z. B. Paracetamol, keine Salizylate!!
  - Antibiotikatherapie bei bakterieller Superinfektion
- Kausal (beginnend innerhalb von 48 h nach Krankheitsbeginn, danach wirkungslos):
  - Zanamivir
  - Oseltamivir

 Achtung: Amantadin wird wegen rascher Resistenzentwicklung und zahlreichen Nebenwirkungen nicht empfohlen.

Neuraminidasehemmer
Siehe Kap. 9.11
- Zanamivir (Relenza): als Aerosol, 2×/d über 5 Tage
- Oseltamivir (Tamiflu): 2×75 mg/d p.o. über 5 Tage

■ Prophylaxe
- Aktive Immunisierung:
  - Todimpfstoff
  - Jährliche Auffrischung im Oktober und November unter Berücksichtigung der aktuellen Subtypen
  - Indikation: bei Vorliegen von Risikofaktoren (s. o.)
- Postexpositionsprophylaxe: mit Zanamivir oder Oseltamivir (s. Therapie)
- Pandemiepläne zur Organisation bei Ausbruch einer Pandemie, erstellt von den jeweiligen Bundesländern

■ Prognose

Natürlicher Verlauf
Meist komplikationslose Ausheilung nach ca. 1 Woche. In 25 % kommt es zu Komplikationen, vor allem bei Vorliegen von Risikofaktoren

Komplikationen
- Pneumonie (viral oder bakterielle Superinektion)
- Akutes Lungenödem (capillary leak syndrome)
- Sinusitis, Otitis media (insbesondere bei Kindern)
- Meningitis, Enzephalitis
- Guillain-Barré-Syndrom
- Reye-Syndrom: bei Kindern nach Gabe von Salizylaten
- Myokarditis, Perikarditis
- Myositis, Rhabdomyolyse

9.13.10 Poliomyelitis (A80.9)

■ Grundlagen

Synonyme
Kinderlähmung

Definition
Infektion durch das RNA-Virus Poliovirus der Familie der Picorna-Viren (Gattung: Enterovirus) mit Hauptmanifestation im zentralen Nervensystem

Vorkommen
Früher weltweit, seit Einführung der oralen Polio-Vakzine (OPV) und des Globale Poliomyelitis-Eradikationsprogrammes 1988 nur noch endemisches Auftreten in wenigen Ländern Afrikas (Ägypten, Nigeria, Niger) und Asiens (Indien, Pakistan, Afghanistan)

Erregerreservoir
Mensch

Erreger
Poliovirus mit 3 Serotypen:
- Typ I: 85 % meist bei Epidemien
- Typ II
- Typ III

Infektionswege
- Fäkal-oral durch Schmierinfektion (Ansteckungsfähigkeit 72 h bis mehrere Wochen post infectionem)
- Kurz nach Infektion auch durch Tröpfcheninfektion (Ansteckungsfähigkeit 36 h bis eine Woche post infectionem)

Inkubationszeit
3–35 Tage

Pathologischer Befund
Histologie: isolierte Entzündung der Vorderhörner der grauen Substanz des Rückenmarks mit leukozytärem Infiltrat, Ödem und Hyperämie, später Gliose und Atrophie

Manifestation
- Orale Aufnahme
- Replikation im Oropharynx, im Intestinaltrakt und im lymphatischen Gewebe
- Hämatogene Streuung
- Befall des ersten bzw. zweiten Neurons im Kortex bzw. Rückenmark
- Zerstörung der befallenen Neurone durch Zytolyse

Risikofaktoren
Mangelnder Impfschutz, Reisende in Endemiegebiete

■ Klinik

Anamnese
Impfanamnese, Reiseanamnese, >95 % asymptomatisch

Körperliche Untersuchung
- **Abortive Poliomyelitis** (4–8 %) nach ca. 6–9 Tagen: unspezifische Symptome: Fieber, Übelkeit, Halsschmerzen, Myalgien und Kopfschmerzen, ohne ZNS-Beteiligung
- **Nichtparalytische Poliomyelitis** (1–2 %), ca. 3–7 Tage nach der abortiven Poliomyelitis: aseptische Meningitis mit Fieber, Nackensteifigkeit, Rückenschmerzen und Muskelspasmen

- **Paralytische Poliomyelitis** (major illness) (0,1–1 %) ca. 1–4 Tage nach nichtparalytischer Poliomyelitis: starke Rücken-, Nacken- und Muskelschmerzen, schnelle oder langsam progrediente Entwicklung schlaffer Paralysen: meist asymmetrisch an Bein (am häufigsten), Arm, Bauch, oder Thorax, seltener Augenmuskeln

■ Diagnostik

Labor
- Spezifische Diagnostik:
  - Virusnachweis: aus Stuhl, Rachenabstrichen, Liquor (bei ZNS-Manifestation) mittels Zellkultur und anschließendem Neutralisationstest mit bekannten Antiseren
  - Antikörpernachweis: mindestens 4-facher Titeranstieg im Abstand von 7–14 Tagen
- Liquordiagnostik: bei ZNS-Befall lymphozytäre Pleozytose, normale Glukosespiegel, normale oder etwas erhöhte Proteinspiegel

■ Differenzialdiagnose
- Fieberhafter Infekt anderer Genese
- Meningitis anderer Genese mit Paralysen: Coxsackie- und Echovirusinfektionen, Frühsommermeningoenzephalitis
- Guillain-Barré-Syndrom: symmetrische Paralysen

■ Therapie – konservativ
Symptomatisch:
- Bettruhe
- Sorgfältige Pflege und Lagerung bei Paralyse
- Bei Atemlähmung Beatmung

■ Prophylaxe
Aktive Immunisierung:
- Impfung nach Sabin:
  - Lebendimpfstoff, oral
  - Gefahr von vorübergehenden Lähmungen bei Impfpolio (1:6,7 Mio. Impfungen) in Deutschland größer als Risiko der Erkrankung, daher obsolet
- Impfung nach Salk:
  - Totimpfstoff, parenteral
  - Grundimmunisierung nach STIKO: dreimalige Impfung ab dem 2. Lebensmonat (2., 4. 11.–14. Lebensmonat)
  - Auffrischung alle 10 Jahre

■ Prognose

Natürlicher Verlauf
Eventuell Zurückbildung der Symptome innerhalb eines Jahres, bei Komplikationen erhebliche Einschränkung der Lebensqualität bis zur Invalidität. Letalität der paralytischen Verlaufsform 2–20 % durch Atemlähmung

Komplikationen
- Persistierende Paralysen und Durchblutungsstörungen
- Gelenkschäden (z. B. Skoliose der Wirbelsäule und Fußdeformitäten)
- Gestörtes Längenwachstum der betroffenen Extremität bei Kindern
- Post-Poliomyelitis-Syndrom:
  - Jahre oder Jahrzehnte nach der Ersterkrankung
  - Symptome: extreme Müdigkeit, Muskelschmerzen, Muskelschwund, Atem- und Schluckbeschwerden

9.13.11 Coxsackie-Virusinfektion (B34.1)

■ Grundlagen

Definition
Heterogene Gruppe von Infektion durch das RNA-Virus Coxsackie-Virus aus der Familie der Picornaviren, Gattung Enterovirus

Vorkommen
Weltweit, gehäuft in gemäßigten Klimazonen im Spätsommer und Herbst

Erregerreservoir
Mensch

Erreger
- Coxsackie-Virus Typ A: Serotypen 1–22 und 24
- Coxsackie-Virus Typ B: Serotypen 1–6

Infektionswege
Fäkal-oral als Schmierinfektion oder über verschmutztes Trinkwasser oder Lebensmittel. Ansteckungsfähigkeit: vor Beginn bis zum Abklingen der Symptome, Ausscheidung über den Stuhl über mehrere Wochen

Inkubationszeit
2–40 Tage (median 3–5)

Pathologischer Befund
Organmanifestation: fokale Parenchymnekrose mit lymphozytärem Randsaum

Manifestation
- Orale Aufnahme
- Replikation in Nasopharynx, regionalen Lymphknoten und lymphatischen Gewebe des Darms
- Hämatogene oder neuronale Ausbreitung in verschieden Zielorgane
- Schädigung des Gewebes durch zytopathogenen Effekt des Virus

Risikofaktoren
Kinder- und Neugeborene

■ Klinik

Anamnese
Erkrankte Kontaktpersonen bei endemischem Auftreten. 90–95 % asymptomatisch. Symptomatische Verläufe mit unterschiedlich starken Allgemeinsymptomen, je nach Krankheitsbild

Körperliche Untersuchung
Coxsackie-Virus Typ-A:
- Herpangina: vor allem Kleinkinder in den Sommermonaten, plötzlich einsetzendes hohes Fieber, gastrointestinale Beschwerden, Kopfschmerz, Muskelschmerz, Pharyngitis mit kleinen Bläschen im hinteren Gaumenbereich, Ausheilung nach 10–14 Tagen
- Hand-Fuß-Mund-Krankheit: durch die Serotypen 4, 5, 9, 10, 16, kombiniertes Hand- und Fußexanthem mit Mundenanthem mit Pusteln und erythematösen Randsaum, nach 2 Wochen narbenlose Abheilung
- Pharyngitis: durch Serotyp 10, feste weißgelbliche Papeln im Rachenraum, lokaler Lymphknotenschwellung, Fieber, Kopfschmerz, Muskelschmerzen
- Infektion der unteren Atemwege: Bronchitis, Pneumonie
- Infektionen des Gastrointestinaltraktes: Diarrhö, Pankreatitis, Hepatitis
- Hämorrhagische Konjunktivitis
- Sommergrippe: grippeähnliche Allgemeinsymptome

Coxsackie-Virus Typ-B:
- Bornholm-Krankheit (Pleurodynie): akuter Beginn mit stechendem Brustschmerz, bewegungsabhängig verstärkt, Fieber, spontane Ausheilung nach 2–4 Tage
- Jugendlicher Diabetes mellitus (in 10 % aller Fälle): mit Nierenversagen, Blindheit, kardiovaskuläre Komplikationen
- Infektion der unteren Atemwege: Bronchitis, Pneumonie
- Sommergrippe: seltener als Coxsackie-Virus Typ A

■ Diagnostik

Labor

 Tipp: Coxsackie-Virus-Infektionen sind klinische Diagnosen, die aufwändige Labordiagnostik ist wegen mangelnder therapeutischer Konsequenz meist überflüssig.

- Virusnachweis: aus Rachenspülwasser- oder Abstrichen mittels Zellkultur oder Direktnachweis
- Antikörpernachweis: mittels Komplement-Bindungsreaktion (KBR), über 4–5 Monate positiv

Technische Diagnostik
- EKG: bei Verdacht auf Myokarditis, Ausschluss kardialer Ursachen bei Bornholm-Krankheit
- Röntgenthorax: bei Verdacht auf Pneumonie

■ Differenzialdiagnose
- Exanthem anderer Genese:
  - Varizellen
  - Maul- und Klauenseuche
- Bei Herpangina:
  - Stomatitis aphthosa bei HSV-Infektion
  - Koplik-Flecken bei Maserninfektion
  - Angina anderer Genese: VCA-IgG/IgM (IFT)
  - Orale Haarleukoplakie bei HIV/EBV-Infektion
- Myokarditis, Perikarditis anderer Genese
- Thoraxschmerzen anderer Genese

■ Therapie – konservativ
- Allgemeinmaßnahmen: körperliche Schonung, Therapie des Fiebers
- Therapie der Komplikationen

■ Prophylaxe
Allgemeine Hygienemaßnahmen: Händewaschen vor jeder Zubereitung von Speisen, Verzehr gekochter Speisen oder geschälten Obstes, Meidung großer Menschenmengen

■ Prognose

Natürlicher Verlauf
Meist spontane Ausheilung, wegen serotypenspezifischer Immunität Rezidive möglich

Komplikationen
Schwere Organmanifestationen:
- Myokarditis, Perikarditis (vor allem Coxsackie-Virus Typ B)
- Lymphozytäre Meningitis, Meningoenzephalitis

9.13.12 Mumps (B26.9)

■ Grundlagen

 Merke: Mumps ist nicht meldepflichtig!

Synonyme
Parotitis epidemica, Ziegenpeter

Definition
Akute Infektion durch das einsträngige RNA-Virus Mumpsvirus der Familie der Paramyxoviridae, vor allem mit Befall der Speicheldrüsen

Vorkommen
Weltweit endemisch, Erkrankungsgipfel 4.–15. Lebensjahr, gehäuft im Winter und Frühjahr, in Deutschland: Erkrankungswellen im Abstand von einigen Jahren, Impfrate ca. 90 %

Erregerreservoir
Mensch

Erreger
Mumpsvirus mit nur einem Serotyp, jedoch verschiedene Stämme mit unterschiedlicher Neurovirulenz

Assoziierte Erkrankungen
Wegen der üblichen Dreifachimpfung Masern-Mumps-Röteln sollte bei Mumps der Impfschutz gegen Masern und Röteln überprüft werden.

Infektionswege
- Tröpfcheninfektion
- Direkter Kontakt kontaminierten Gegenständen (durch Speichel, Urin, Muttermilch)
- Ansteckungsfähigkeit:
  - Kontagiositätsindex 0,4
  - Manifestationsindex 0,5
  - 7 Tage vor bis 9 Tage nach Auftreten der Parotisschwellung
  - Inapparente Infizierte ebenfalls infektiös

Inkubationszeit
12–25 Tage (meist 16–18 Tage)

Pathologischer Befund
Sialadenitis: Nekrose der Azinuszellen, interstitielle lymphoplasmazelluläre Infiltrate, Ektasien der Gänge, eingedicktes Sekret durch abgeschilferte Gangepithelien

Manifestation
- Replikation im respiratorischen Epithel des Nasopharynx
- Virämie mit Befall verschiedener Organe: Ohrspeicheldrüse, Hoden (bei Erwachsenen), Ovarien, Brustdrüsen, Pankreas u. a.

Risikofaktoren
Mangelnder Impfschutz

■ Klinik

Anamnese
Impfanamnese, durchgemachte „Kinderkrankheiten". 30–40 % asymptomatisch. Prodromalstadium (1–2 Tage): Fieber, Abgeschlagenheit, Kopf-, Hals-, Ohrenschmerzen

Körperliche Untersuchung
Sialadenitis:
- Schmerzhafte Schwellung der Glandula parotis (in 75 % beidseitig), teilweise auch Glandula submandibularis oder Glandula sublingualis

- Abstehende Ohren
- Schmerzen beim Kauen

■ Diagnostik
Labor

 Tipp: Mumps ist eine klinische Diagnose, die Labordiagnostik ist nur bei atypischen Verläufen oder schweren Komplikationen erforderlich.

- **Antikörpernachweis:**
  - IgM-ELISA: beweisend für frische Infektion, Serokonversion 3 Tage nach Beginn der Symptomatik, Persistenz über ca. 3 Monaten
  - IgG-ELISA: 6 Tage nach Beginn der Symptomatik, Persistenz über Jahre bis Jahrzehnte, nach Impfung positiv, bei frischer Infektion vierfacher Titeranstieg
- **Virusnachweis:**
  - In Einzelfällen Virusanzucht oder der Virus-RNA-Nachweis mittels PCR aus einem Rachenabstrich, Speichel, Liquor, Urin

Technische Diagnostik
- **Audiogramm**: Nach ausgeheilter Parotitis wegen Gefahr der Innenohrschwerhörigkeit
- **Urologisches Konsil** bei Männern wegen Gefahr der Infertilität bei beidseitiger Orchitis
- **Sonographie** (nicht obligat): Parotisschwellung, Beurteilung der Lymphknoten

■ Differenzialdiagnose
- Sialadenitis durch Zytomegalie-Virusinfektion
- Eitrige Parotitis
- Lymphadenitis
- Sekretstau durch Speichelsteine
- Bei Orchitis, Epididymitis: Hodentorsion, bakterielle Epididymitis

■ Therapie – konservativ
Symptomatisch:
- Bettruhe, breiige Ernährung, Mundhygiene
- Antiphlogistikum, Antipyretikum
- Evtl. Antibiotikum, Analgetikum

■ Prophylaxe
- **Aktive Immunisierung**:
  - Lebendimpfstoff, meist als Kombination mit Masern und Rötelnimpfung
  - Standardimpfung der STIKO
  - Empfehlung: 1. Impfung 12.–15. Monat, 2. Impfung 15.-23. Monat
- **Passive Immunisierung**: Mumps-Immunglobulin bei komplizierten Verläufen oder Neugeborenen von akut erkrankten Müttern

Merke: Wiederzulassung zu Gemeinschaftseinrichtungen frühestens 9 Tage nach Auftreten der Parotisschwellung!

■ Prognose

Natürlicher Verlauf
Im Kindesalter meist folgenlose Ausheilung. Wegen der hohen Komplikationsrate im Erwachsenenalter Impfung dringend empfohlen! Nach durchgemachter Infektion oder zweimaliger Impfung meist lebenslange Immunität, sehr selten Zweiterkrankungen

Komplikationen
Überwiegend bei Mumpsinfektionen nach Beginn der Pubertät:
- Pankreatitis: sehr selten mit Entwicklung eines Diabetes mellitus
- ZNS-Beteiligung:
  - Seröse Meningitis (häufigste Ursache einer abakteriellen Meningitis): meningeale Reizung (bis 50 % der Fälle), Kopfschmerzen (ca. 10 %), typische Zeichen der Meningitis (ca. 1–2 %)
  - Selten Meningoenzephalitis: mit Innenohrschwerhörigkeit (bei 1:10.000 Patienten)
- Orchitis (ca. 30 % der postpubertären Männer): sehr schmerzhafte Schwellung des Hodens, oft beidseitig, aber nicht gleichzeitig, etwa 1/3 der befallenen Hoden atrophieren (häufigste Ursache erworbener Sterilität bei Männern)
- Oophoritis (etwa 5 % der Frauen): folgenlose Ausheilung

9.14 Anatomie der Pilze

Pilze (Fungies) sind Eukaryonten. Morphologisch unterscheiden sich folgende Formen:
- Filamentöse Pilze
  - Hyphe: als Grundelement
  - Myzel: Geflecht aus mehreren Hyphen
- Unizelluläre Pilze
  - Hefe (Blastospore) als Grundelement
  - Pseudomyzel: mehrere Hefezellen kettenförmig aneinandergereiht

Manche Pilzarten können abhängig von den Umweltbedingungen beide Formen annehmen (dimorphe Pilze).

Von >300.000 Pilzarten sind ca. 200 humanpathogen. Nur wenige davon sind für >90 % der Pilzinfektionen ursächlich (s. Kap. 9.19)

Klinisch werden Pilze nach dem **DHS(D)-Schema** nach Rieth eingeteilt (Tab. 9.41). Dies stimmt nicht mit der taxonomischen Einteilung überein, ist aber zum Verständnis von Pilzen als Krankheitserregern hilfreich:

Gruppe	Pilz	Erkrankung
Dermatophyten	Trichophyton	Befall von Haut, Haare und Nägel
	Epidermophyton	Befall von Haut und Nägel
	Microsporon	Befall von Haut und Haare
Hefen	Candida spezies	Lokale oder systemische Mykosen (Candidose)
	Cryptococcus neoformans	Systemische Mykosen (Kryptokokkose)
Schimmelpilze	Aspergillus	Aspergillose
	Mucor-Spezies	Mukormykose = Zygomykose
Dimorphe Pilze	Blastomyces dermatitidis	Blastomykose
	Histoplasma capsulatum	Histoplasmose
	Coccidioides immitis	Kokzidioidomykose
Nicht zugeordnet	Pneumocystis jiroveci (früher: carinii)	Pneumozystiose

Tab. 9.41 Einteilung nach DHS(D)-Schema mit den wichtigsten humanpathogenen Pilzen.

9.15 Physiologie der Pilze

Stoffwechsel: Energiezufuhr durch höhermolekulare organische Substanzen (Heterotrophie)

Fortpflanzung: Je nach Art asexuell oder sexuell, im Rahmen der asexuellen Vermehrung bilden sie Sporen (vegetative Formen) die resistenter gegen Umwelteinflüsse sind und sich leichter verbreiten.

Krankheitsformen durch Pilze:
- Mykose: Schädigung des Organismus bei Pilzinfektion durch zytopathogenen Effekt
- Mykogene Allergie: allergische Reaktion bei andauernder Exposition zu Pilzallergenen ohne Infektion, z. B. Farmer-Lunge, Holzarbeiter-Lunge, Urtikaria, Rhinitis, Sinusitis, Kolitis
- Mykotoxikosen: Schädigung durch Toxine von toxinbildenen Pilzarten (Aflatoxin, Mutterkornalkaloid, Ochratoxin)
- Myzetismus: Vergiftung durch den Genuss giftiger Pilze

9.16 Basisdiagnostik der Pilzerkrankungen

Nativpräparat:
- Durchführung: Abstrichmaterial unter Zusatz von physiologischer Kochsalzlösung oder (bei Belägen und Schuppen) von 15 %iger Kalilauge oder 20 %iger Tetraethylammoniumhydroxidlösung mit oder ohne Farbstoffzusätzen (z. B. Methylenblau) mikroskopieren
- Befund: Nachweis von Pilzelementen (Sprosszellen, Pseudomyzelien, Myzel). Die Untersuchung des Nativpräparates ist orientierend und ersetzt keinesfalls die anzulegende Kultur.

Kultur:
- Durchführung: Anzüchtung auf geeignetem Nährboden (Sabouraud-Glukose-Agar oder vergleichbarer Agar) bei 35–37°C über 3–4 Tage
- Befund: Differenzierung nach Wachstumsmuster und Pigmentbildung

9.17 Basistherapie der Pilzerkrankungen

- Lokale antimykotische Therapie bei kutanen und subkutanen Mykosen, bei Befall der oberen Atemwege
- Systemische antimykotische Therapie bei schweren kutanen und subkutanen Mykosen, systemische Mykosen

Polyene

Wirkung/Wirkprinzip
- Fungistatisch und fungizid
- Erhöhung der Permeabilität der fungealen Zytoplasmamembranen durch Komplexbildung mit Ergosterol (Hauptbaustein der Pilzmembran)

Dosierung/Anwendung

Wirkstoff	Handelsname	Spektrum	Indikation
Amphotericin B	Ampho-Moronal	Candida spezies, Cryptococcus, Aspergillus, Mucor, Histoplasma, Coccidioides, Blasomyces	Schwere systemische Mykosen
Liposomales Amphotericin B	AmBisome		Schwere systemische Mykosen bei Therapieversagen oder zu starke Nebenwirkungen des konservativen Amphotericin B
Nystatin	Moronal		Systemische Mykosen, oral bei Lokalen Magen-Darm-Mykosen

Tab. 9.42 Spektrum und Indikationen der verschiedenen Polyene.

 Tipp: Wirkungslos auf Dermatophyten.

Nebenwirkung
Durch Komplexbildung mit Cholesterin der menschlichen Zellmembranen zahlreiche Nebenwirkungen:
Fieber, Schüttelfrost, Übelkeit, Nephrotoxizität mit Anstieg der Retentionswerte, Neurotoxizität

Wechselwirkung
- Erhöhte Nephrotoxizität durch nephrotoxische Substanzen: Cisplatin Pentamidin, Aminoglykoside, Ciclosporin, Flucytosin, Foscarnet, Ganciclovir
- Erhöhte Hypoglykämiegefahr: Glukokortikoide

Kontraindikationen
Schwere Leber- und Niereninsuffizienz, strenge Indikationsstellung in Schwangerschaft und Stillzeit

Imidazole

Wirkung/Wirkprinzip
- Fungistatisch
- Wachstumshemmung durch Hemmung der Zytochrom-P450-abhängigen Ergosterolsynthese

Dosierung/Anwendung

Wirkstoff	Handelsname	Spektrum	Indikation
Clotrimazol	Canesten	Fast alle humanpathogenen Pilze	Lokale Mykosen, Nicht lebensbedrohliche systemische Mykosen, Dermatomykosen
Bifonazol	Canesten Extra Crème/Spray/Nagelset		
Miconazol	Daktar		
Ketoconazol	Nizoral		

Tab. 9.43 Spektrum und Indikation der verschiedenen Imidazole.

Nebenwirkung
- Lokale Anwendung: Brennen, Juckreiz, Rötung
- Systemische Anwendung (nur Ketoconazol): allergische Hautreaktionen, gastrointestinale Beschwerden, Hepatotoxizität, Hemmung der Steroidsynthese mit endokrinologischen Störungen

Wechselwirkung
Durch Zytochrom-P-Bindung in der Leber (relevant bei systemischer Anwendung):
- Verstärkte Wirkung bei Gabe von CYP-Inhibitoren (Clarithromycin, Erythromycin, Proteaseinhibitoren)
- Verminderte Wirkung bei Gabe von CYP-Induktoren: Rifampicin, Rifabutin, Phenytoin, Carbamazepin, Barbiturate
- Verstärkung der Wirkung von oralen Antikoagulanzien, Kalziumantagonisten, Ciclosporin, Tacrolimus, Sirolimus, Digoxin

Kontraindikationen
Systemische Anwendung: Leberinsuffizienz, Schwangerschaft und Stillzeit

Triazole
Wirkung/Wirkprinzip
- Fungistatisch
- Wachstumshemmung durch Hemmung der Zytochrom-P450-abhängigen Ergosterolsynthese

Dosierung/Anwendung

Wirkstoff	Handelsname	Spektrum	Indikation
Itraconazol	Sempera, Canifug Itracol HEXAL, Itraconazol AL, -Sandoz, -STADA	Fast alle humanpathogenen Pilze	Lokale Mykosen Nicht lebensbedrohliche systemische Mykosen, Dermatomykosen
Fluconazol	Diflucan Derm, Flucobeta Derm, Flucoderm, FlucoLich		
Voriconazol	Vfend		

Tab. 9.44 Spektrum und Indikation der verschiedenen Triazole.

Nebenwirkung
Allergische Hautreaktionen, gastrointestinale Beschwerden, Hepatotoxizität, Hemmung der Steroidsynthese mit endokrinologischen Störungen

Wechselwirkung
Durch Zytochrom-P-Bindung in der Leber:
- Verstärkte Wirkung bei Gabe von CYP-Inhibitoren (Clarithromycin, Erythromycin, Proteaseinhibitoren)
- Verminderte Wirkung bei Gabe von CYP-Induktoren: Rifampicin, Rifabutin, Phenytoin, Carbamazepin, Barbiturate
- Verstärkung der Wirkung von oralen Antikoagulanzien, Kalziumantagonisten, Ciclosporin, Tacrolimus, Sirolimus, Digoxin

Kontraindikationen
- Itraconazol, Voriconazol: Schwangerschaft und Stillzeit
- Fluconazol: strenge Indikationsstellung in Schwangerschaft und Stillzeit

Echinocandine: Caspofungin (Cancidas)

Wirkung/Wirkprinzip
- Fungizid
- Hemmung der Glukansynthese (Bestandteil der fungealen Zellwand)

Dosierung/Anwendung
Systemische Candidose, systemische Aspergillose (2. Wahl)

Nebenwirkung
Fieber, gastrointestinale Störungen, Phlebitis

Wechselwirkung
- Ciclosporin: erhöhte Leberenzyme
- Verminderte Wirkung bei Gabe von CYP-Induktoren: Rifampicin, Phenytoin

Kontraindikationen
Schwangerschaft und Stillzeit

Flucytosin (Ancotil)

Wirkung/Wirkprinzip
- Fungistatisch
- Hemmung der fungealen Nukleinsäursynthese

Dosierung/Anwendung
- Systemische Mykose durch Candida-Spezies und Cryptococcus neoformans
- Nur in Kombination mit Amphotericin B wegen hoher Resistenzentwicklung

Nebenwirkung
Gastrointestinale Beschwerden, Hepatotoxizität, Knochenmarksschädigung

Wechselwirkung
- Verminderte Wirkung bei Gabe von Cytarabin
- Erhöhte Knochenmarksschädigung bei Gabe von Zytostatika

Kontraindikationen
Strenge Indikationsstellung in Schwangerschaft und Stillzeit

Ciclopirox
Präparate: Batrafen Creme/Nagellack, Ciclopirox HEXAL, Ciclopoli

Wirkung/Wirkprinzip
Fungistatisch

Dosierung/Anwendung
- 100 g Creme enthalten 1 g Wirkstoff
- Hautbefall: 2×/d auf die erkrankten Hautbereiche auftragen, Behandlung über 4 Wochen
- Nagelbefall: Auftragen des Nagellacks, im 1. Monat jeden 2. Tag, im 2. Monat mindestens 2-mal wöchentlich, ab 3. Monat 1-mal wöchentlich

Nebenwirkung
Vorübergehendes Brennen, Juckreiz, Rötung

Wechselwirkung
Verminderte Reißfestigkeit von Kondomen

Kontraindikationen
Anwendung am Auge, Schleimhautbereich, offene Wunden

Allylamine
Präparate:
- Naftifin: Exoderil Creme
- Terbinafin: Lamisil Creme, Fungizid-ratiopharm Extra

Wirkung/Wirkprinzip
Fungistatisch durch Blockierung der Squalenepoxidase

Dosierung/Anwendung
1-mal täglich auf die erkrankten Hautstellen auftragen
Die Behandlungszeit:
- T. pedis interdigitalis: 1 Woche
- T. pedis plantaris: 4 Wochen
- T. corporis, T. cruris: 1–2 Wochen
- Candidose der Haut: 2 Wochen

Nebenwirkung
Rötung, Brennen oder Juckreiz der behandelten Hautstelle, selten allergische Reaktion

Wechselwirkung
Verminderte Reißfestigkeit von Kondomen

Kontraindikationen
Stillzeit, Anwendungen an Mund und Auge

9.18 Leitsymptome der Pilzerkrankungen

Siehe unter den entsprechenden Krankheitsbildern

9.19 Pilzerkrankungen

9.19.1 Oberflächliche Mykosen

■ **Grundlagen**

Synonyme
Kutane Mykosen

Definition
Oberflächliche Pilzinfektionen der Haut, Nägel, Haare und Schleimhäute

Vorkommen
Weltweit
- **Dermatomykosen**: alle Altersgruppen jedoch gehäuft ab mittlerem Lebensalter, Fußpilz besonders bei Sportlern durch Nutzung von Gemeinschaftsduschen
- **Candida-Mykosen**: fast ausschließlich bei Säuglingen, alten Patienten oder schwerer Immundefizienz, häufig in Pflegeheimen bei unzureichender Körperhygiene

 Tipp: „Very young, very old, very sick".

Erregerreservoir
Ubiquitär in Erdreich, Stäuben. Candida bei 25 % der Gesunden auf Schleimhäuten nachweisbar

Erreger
- **Dermatomykosen**: durch Dermatophyten (= keratinophile Fadenpilze):
  - Epidermophyton (am häufigsten)
  - Trichophyton
  - Microsporon

- **Candida-Mykosen**: durch fakultativ pathogene Candida-Spezies, am häufigsten Candida albicans

Lokalisation
- **Dermatomykosen**: Haut (vor allem stark verhornte Handflächen palmar, plantar), Haare, Nägel, Schleimhäute
- **Candida-Mykosen**: vor allem Schleimhäute und Hautfalten, selten Nägel

Infektionswege
- **Dermatomykosen**: von Mensch zu Mensch über Hautschuppen (in Teppich, Kleidung, Schwimmbädern, Sporthallen), direkter Kontakt zu Tieren oder Keime aus dem Boden
- **Candida-Mykosen**: meist endogene Infektion bei übermäßiger Besiedlung

Inkubationszeit
Stark variabel

Pathologischer Befund
Dermatomykosen: überschießende Hornbildung (Hyperkeratose)
- Epidermomykosen: Befall der Hornhaut mit leichter chronischer Entzündung
- Trichomykosen: Eindringen der Dermatophyten in die Haarfolikel mit schwerer akuter Entzündung, meist kreisförmige oder girlandenförmige Areale
- Onychomykosen: subunguale Verfärbung der Nägel, krümelige Deformierung

Candida-Mykose:
- Hauttyp: oberflächliche Pusteln auf erythematöser Haut, schnell platzend mit kreisrunden Erosionen und peripherer Nekrose
- Schleimhauttyp: weißliche, leicht wegwischbare Beläge auf erythematöser Haut

Manifestation
- Lokale Infektion an den Kontaktstellen
- Ausbreitung zirkulär oder Entlang von Prädilektionsstellen möglich (Hautfalten, Nagelbett)

Risikofaktoren
Candida-Mykose: Immunsuppression, Säuglinge, hohes Lebensalter, schlechte Körperhygiene, Wunden

Einteilung/Klassifikation
Siehe DHS(D)-Schema (Tab. 9.41)

■ Klinik

Anamnese
Brennen und Jucken an den betroffenen Stellen

Körperliche Untersuchung
Dermatomykosen (Hautmanifestation als Tinea bezeichnet):
- Tinea pedis („Fußpilz")
- Tinea unguis, Onychomykose („Nagelpilz")
- Tinea profunda: Ausbreitung entlang der Haarfollikel, schmerzhafte pustulöse Entzündung
- Tinea capitis: meist Kinder, Infektion der behaarten Kopfhaut, bei schweren Verläufen mit Narbenbildung und nachfolgender Alopezie
- Tinea barbae: Infektion im Bereich des Barts

 Tipp: Einige Pilzarten können typische Hautpigmentierungen hervorrufen. Sie sind insbesondere in den Tropen verbreitet.

Candida-Mykosen:
- Mund-Soor
- Angulus infectiosus (Mundwinkelrhagaden = Faulecken): besonders bei Faltenbildung im Mundwinkel
- Candida-Intertrigo (in Hautfalten): Perianal, perigenital inguinal, submammär
- Erosio interdigitalis candidomycetica („Hausfrauenkrankheit"): weiße Mazeration meist zwischen 3. und 4. Finger

■ Diagnostik

Labor
Direkter Erregernachweis aus Hautschuppen, Haaren, Nagel oder Schleimhautabstrichen:
- Nativmikroskopie: Nachweis von Myzel oder Pseudomyzel, Differenzierung der Pilzart nicht möglich
- Kultur: Differenzierung nach Wachstum möglich (Dauer: 5–14 Tage)

Biopsie
Hautbiopsie bei Verdacht auf Befall tieferer Hautschichten

■ Differenzialdiagnose
- Erythrasma
- Ekzeme
- Psoriasis
- Onychodystrophie
- Bei Säuglingen: Windeldermatitis
- Subkutane Mykosen: nach Eindringen der Erreger über Wunden, die sich auf tiefere Schichten ausbreiten kann.

■ Therapie – konservativ
- Lokale antimykotische Therapie: Bifonazol, Ciclopirox, Allylamine
- Systemische antimykotische Therapie bei schwerem Befall mit Therapieresistenz bei konservativer Therapie: Triazole

Imidazole: Bifonazol
Päparate: Canesten Extra Creme, Spray, Nagelset (s. Kap. 9.17)

Dosierung/Anwendung
- 1× täglich auf die betroffene Hautstelle auftragen. Behandlung über 4–6 Wochen

Ciclopirox
Präaprate: Batrafen Creme/Nagellack, Ciclopirox HEXAL, Ciclopoli (s. Kap. 9.17)

Dosierung/Anwendung
- Hautbefall: 2×/d auf die erkrankten Hautbereiche auftragen, Behandlung über 4 Wochen
- Nagelbefall: Auftragen des Nagellacks, im 1. Monat jeden 2. Tag, im 2. Monat mindestens 2×wöchentlich, ab 3. Monat 1× wöchentlich

Allylamine
Präparate (s. Kap. 9.17):
- Naftifin: Exoderil Creme
- Terbinafin: Lamisil Creme, Fungizid-ratiopharm Extra

Dosierung/Anwendung
1× täglich auf die erkrankten Hautstellen auftragen
Die Behandlungszeit:
- T. pedis interdigitalis: 1 Woche
- T. pedis plantaris: 4 Wochen

- T. corporis, T. cruris: 1–2 Wochen
- Candidose der Haut: 2 Wochen

Triazole
Präparate (s. Kap. 9.17):
- Itraconazol: Sempera, Canifug Itracol HEXAL, Itraconazol AL, -Sandoz, -STADA
- Fluconazol: Diflucan Derm, Flucobeta Derm, Flucoderm, FlucoLich

Dosierung/Anwendung
- Itraconazol: 2×200 mg/d für 7 Tage, 3 Wochen Pause; 3 Zyklen (nicht länger als 3 Monate behandeln)
- Fluconazol: 150 oder 300 mg einmal wöchentlich für 6–12 Monate

■ Prophylaxe
Dermatomykosen:
- Prophylaxe: Vermeidung von direktem Kontakt zum Erreger, Desinfektion von Boden
- Rezidivprophylaxe: neue atmungsaktive Schuhe, Desinfektion der Socken

Candida-Mykosen: adäquate Körperhygiene

■ Prognose
Natürlicher Verlauf
- Dermatomykosen: Therapie sehr langwierig und mit hohem Rezidivrisiko behaftet
- Candida-Mykosen: bei konsequenter Therapie und Behandlung der Grundkrankheit gute Prognose

Komplikationen
Candida-Mykosen: Generalisation (s. Kap. 9.19.2), insbesondere bei Befall der Schleimhäute und bestehender Immunsuppression

9.19.2 Tiefe Mykosen

■ Grundlagen
Synonyme
Invasive Mykosen, systemische Mykosen

Definition
Durch Pilze verursachte Infektion mit Beteiligung eines oder mehrerer innerer Organe, vor allem Lunge, Gastrointestinaltrakt und Urogenitaltrakt

Vorkommen
- **Primäre tiefe Mykosen:**
  - Endemisch in eng begrenzten Gebieten Nordamerikas, Afrikas, Asiens
  - Extrem selten in Europa, nur importierte Fälle (Reiserückkehrer)
  - Erkrankung Immunkompetenter
- **Opportunistische Systemmykosen:**
  - Erkrankung Immunsupprimierter
  - Zunehmend durch steigende Zahl immunsupprimierter Patienten

Erregerreservoir
Ubiquitär als Sporen in Staub und Erdreich, Candida bei ca. 25 % der Gesunden oropharyngeal und anorektal

Erreger
Primäre systemische Mykosen (obligat pathogen):
- Histoplasmose durch Histoplasma capsulatum
- Kokzidiomykose durch Coccidioides immitis

- Nordamerikanische Blastomykose durch Blastomyces dermatitidis
- Parakokzidioidomykose durch Paracoccidioides brasiliensis

Opportunistische systemische Mykosen (bei Immunsupprimierten):
- Candidose durch Candida-Spezies
- Aspergillose durch Aspergillus fumigatus oder Aspergillus flavus
- Kryptokokkose durch Cryptococcus neoformans
- Mukormykose durch Mucor-Spezies
- Pneumocystiose durch Pneumocystis jiroveci (früher: carinii)

Lokalisation
Primärlokalisation meist Lunge oder Darm, später Befall aller Organe möglich

Assoziierte Erkrankungen
- Gestörte spezifische zelluläre Abwehr (T-Lymphozyten, Makrophagen) prädisponierend für Kryptokokkose und Pneumozytiose: Malignome, HIV/AIDS, hereditäre Immundefekte
- Gestörte unspezifische zelluläre Abwehr (neutrophile Granulozyten, Makrophagen) prädisponierend für Aspergillose, Candidose oder Zygomykose

Infektionswege
- Aerogen: Inhalation sporen- oder hyphenhaltiger Stäube
- Candida-Spezies: Schmierinfektion oder endogen bei lymphogener Streuung aus dem Darm

Inkubationszeit
Stark variabel, eventuell langsam progrediente chronische Verläufe

Pathologischer Befund
Septikopyämische Pilzherde, epitheloidzelligen Granulomen, Fibrose und Nekrose des befallenen Organs.

Manifestation
- Inhalation der Sporen mit konsekutiver Lungenmykose
- Hämatogene und lymphogene Streuung in alle Organe möglich, einschließlich Haut
- Candidose: endogene Infektion bei übermäßiger Besiedlung der Schleimhäute oder hämatogener oder lymphogener Streuung
- Zellschädigung durch direkten zytopathogenen Effekt

Risikofaktoren
Primäre Mykosen:
- Reisende in Endemiegebiete
- Schlechte Hygiene

Opportunistische Mykosen:
- Immunsuppression: Chemotherapie, Transplantation, Diabetes, Schwangerschaft, assoziierte Erkrankungen (s. o.)
- Unphysiologische Eintrittspforten: intravenöse Katheter, künstliche Ernährung, chirurgische Eingriffe, Verbrennungen
- Zerstörung der physiologischen Bakterienflora: Breitspektrumantibiotika, begünstigt durch Ovulationshemmer

Einteilung/Klassifikation
Siehe DHS(D)-Schema (Tab. 9.41)

■ Klinik

Anamnese
Reiseanamnese, Grunderkrankungen (bekannte Immundefekte, Medikamentenanamnese (immunsuppressive Therapie), Trauma, Operationen, Schwangerschaft

Körperliche Untersuchung

Histoplasmose:
- Klinik abhängig von der Infektionsdosis
- >90 % asymptomatisch
- Bei Immunkompetenten meist ausschließlich respiratorischer Infekt (Laryngitis, Bronchitis, Pneumonie)
- Bei AIDS-Patienten: disseminierte Histoplasmosen vor allem in Milz und Leber

Kokzidiomykose:
- Ca. 60 % asymptomatisch
- Infekt der oberen Atemwege bis schwerer Pneumonie möglich
- <1 % hämatogene Dissemination mit granulomatösen Läsionen in Haut, Knochen, Gelenken und Meningen.

Nordamerikanische Blastomykose:
- Primär Lungenmykose
- Hämatogene Dissemination häufig
- Unbehandelt fast immer letal

Südamerikanische Blastomykose:
- Primär Lungenmykose
- Hämatogene oder lymphogene Dissemination in Haut, Schleimhäute oder lymphatische Organe häufig
- Langsam voranschreitend, unbehandelt fast immer letal

Candida-Mykosen des Verdauungstraktes:
- Candida-Ösophagitis: Schluckbeschwerden, Sodbrennen

Candida-Mykosen des Genitaltraktes:
- Vulvovaginitis: leichtere Formen mit Fluor, Pruritus, geringem Erythem. Schwerere Formen mit Soorbelägen und Erosionen der Vagina, pustulösen oder ekzemartigen Veränderungen der Vulva und der angrenzenden Oberschenkelpartien
- Candida-Balanitis: disseminierte Pusteln mit gerötetem Hof, Pruritus; Partnerinfektion
- Subakute Urethritis: Pruritus, Algurie; Partnerinfektion

Candida-Mykosen der Atemwege:
- Candida-Laryngitis: Soorbeläge, evtl. Granulome des Kehlkopfes (Laryngoskopie)
- Candida-Tracheitis, Candida-Bronchitis: Soorbeläge (Bronchoskopie)
- Candida-Pneumonie

Selten:
- Candida-Sepsis:
  - Meist endogen bei Intensivpatienten
  - Wie bakterielle Sepsis
  - Fast nie septischer Schock
  - Absiedlung in Nieren (80 %), Herz (50 %), Gehirn (50 %), Leber, Lunge u. a.
- Candida-Endokarditis
- Candida-Enteritis
- Candida-Meningitis

Aspergillose:
- Aspergillus-Pneumonie
- Aspergillom: Pilzknoten in der Lunge mit Dyspnoe und Schmerzen
- Sinunasale Aspergillosen: chronische Rhinitis, Dyspnoe
- Akute invasive Aspergillose: plötzliches hohes Fieber, Abgeschlagenheit, verschiedene Foci:
  - Endophthalmitis mit Visusverlust
  - Zerebrale Aspergillose
  - Endokarditis, Myokarditis
  - Osteomyelitis

Kryptokokkose:
- Lungenkryptokokkose: milder pulmonaler Infekt mit produktivem Husten, eventuell Fieber, häufig nicht bemerkt. Miliare Streuung unter weiterer Immunsuppression
- Generalisierte Kryptokokkose:
  - Meningoenzephalitis: klinisch wie bakterielle Meningitis, häufigste Manifestation, hohe Letalität
  - Haut (in 10–15 %)
  - Skelettsystem (5–10 %)

Mukormykose:
- Rhinozerebrale Mukormykose
- Generalisiert mit kombiniertem Befall von Lunge, Gastrointestinaltrakt und Haut

Pneumozystose:
- Interstitielle Pneumonie bei Frühgeborenen, Säuglingen und Immunsupprimierten (insbesondere AIDS)

Diagnostik

Labor
Erregernachweis:
- Direkter Erregernachweis je nach Befall aus Haut-/und Schleimhautabstrichen, Sputum, Bronchialsekret, Blut-, Urinkulturen, Liquor:
  - Nativmikroskopie
  - Kultur
- Antigennachweis mittels Latextest
- Antikörpernachweis:
  - Candida-Antikörper mittels Hämagglutinationstest oder Immunfluoreszenztest
  - Aspergillus-Antikörper

Technische Diagnostik
- **Ophthalmologische Untersuchung**: Fundoskopie
- **Röntgen-Thorax**: pneumonische Infiltrate
- **MRT**: insbesondere bei Verdacht auf invasive Mykosen
- **Ösophagoskopie**: Soorbeläge bei Candidose, Biopsieentnahme

Biopsie
Lungenbiopsie bei pulmonalem Befall, Ösophagusbiopsie bei Soor mit direktem Erregernachweis

Differenzialdiagnose
Bakterielle oder virale Infektionen

Therapie – konservativ

Candidose:
- Oropharyngeal:
  - Nystatin lokal als Suspension
  - Fluconazol 100–200 mg/d oder Itraconazol 200 mg/d
- Befall innerer Organe:
  - Fluconazol 400–800 mg/d, bei schwerem Verlauf Amphotericin B + Flucytosin
  - Alternative bei Amphotericinresistenz: Caspofungin, Voriconazol

Aspergillose:
- Itraconazol, Caspofugin oder Voriconazol
- Schwere Verläufe: Amphotericin B+ Flucytosin

Kryptokokkose:
- Amphotericin B 0,5–1 mg/kg KG/d + Flucytosin 100 mg
- Alternative: Fluconazol 400 mg/d oder Itraconazol 400 mg/d

Pneumozystose:
- Cotrimoxazol: 20+100 mg/kg KG/d in 4 Einzeldosen i. v. für 21 Tage
- Alternativ: Pentamidin: Inhalation 300–600 mg/d über 21 Tage oder als Infusion 4 mg/kg KG über 14–21 Tage

■ Prophylaxe
Filtrierung der Luft durch HEPA-Filter bei Versorgung von Immunsupprimierten (z. B. nach Knochenmarkstransplantation)

■ Prognose
Natürlicher Verlauf
Schlechte Prognose bei systemischen Mykosen:
- Candida-Sepsis: Letalität ca. 40 %
- Aspergillose: Letalität >45 %

Komplikationen
Sepsis, (Multi-)Organversagen

9.20 Anatomie der Protozoen

Parasitisch oder frei lebende Eukaryonten. Ca. 70 Protozoen parasitieren beim Menschen, davon führen ca. 40 zu Krankheitsbildern.
Unterscheidung der häufigsten humanpathogenen Protozoen nach dem Aufbau:
- Flagellaten (Geißeltierchen): Fortbewegung durch Geißel
  - Trichomonas vaginalis
  - Leishmania tropica
  - Giardia lamblia
- Rhizopoda (Wurzelfüßler): Fortbewegung durch Ausbildung von Pseudopodien
  - Entamoeba
- Sporozoa (Sporentierchen): Gleitende Fortbewegung ohne Geißeln oder Formänderung
  - Isospora belli
  - Plasmodien
  - Toxoplasma gondii

9.21 Basisdiagnostik der Protozoenerkrankungen

Nativpräparat:
- Durchführung: Probenmaterial auf Objektträger aufbringen, eventuell mit Giemsa-Färbung, Beurteilung im Lichtmikroskop.
- Befund: Intrazellulär oder extrazellulär vorliegende Parasiten, Differenzierung anhand der Morphologie

9.22 Basistherapie der Protozoenerkrankungen

Spezifische Antiprotozoika siehe unter den entsprechenden Krankheitsbildern
Häufig verwendete Antibiotika mit antiprotozoider Wirkung:
Nitroimidazole
Siehe auch Kap. 9.5 und Tab. 9.22
Diaminopyrimidine
Siehe auch Kap. 9.5 und Tab. 9.26

Pentamidin (Pentacarinat)

Dosierung/Anwendung
Indikationen: Pneumocystis carinii, Trypanosoma gambiense, T. rhodesiense, Leishmaniose

Nebenwirkung
Exantheme, Anaphylaxie, Nephrotoxizität, Blutdruckabfall (besonders nach rascher i.v. Gabe), Hypo-/Hyperglykämien, Hämatotoxizität, Pankreatitiden

Wechselwirkung
- Dideoxyinosin: erhöhtes Risiko einer Pankreatitis
- Foscarnet, Amphotericin B: schwere Nierenfunktionsstörungen
- Betablocker: Auslösung eines Asthmaanfalls

Kontraindikationen
Bei lebensbedrohlicher Erkrankung keine!
Hypertonie, Hypotonie, Hyperglykämie, Hypoglykämie, Diabetes mellitus, Hypokalzämie, Leukopenie, Thrombozytopenie, Anämie, Leber- oder Niereninsuffizienz

Topische Aminoglykoside: Paromomycin (Humatin)

Wirkung/Wirkprinzip
Lokale Wirkung im Darm, wegen fehlender Resorption aus dem Darm

Dosierung/Anwendung
Nicht invasive Amöbenenteritis: 15–25 mg/kg KG/d p.o. über 5 Tage

Nebenwirkung
Gastrointestinale Beschwerden, Erbrechen, Malabsorptionssyndrom, allergische Hautreaktionen, Urtikaria, Juckreiz

Wechselwirkung
Kreuzresistenz mit Kanamycin, Neomycin, Streptomycin

Kontraindikationen
Myasthenia gravis, Obstipation, Ileus, Vorschädigung des Vestibular- oder Cochleaorgans, Schwangerschaft und Stillzeit

9.23 Leitsymptome der Protozoenerkrankungen

- Diarrhö: s. Kap. 9.6
- Fieber: s. Kap. 9.6
- Hautläsionen

9.24 Erkrankungen durch Protozoen

9.24.1 Toxoplasmose (B58.9)

■ Grundlagen

Definition
Zoonose durch das Protozoon Toxoplasma gondii, das bei Erstinfektion in der Schwangerschaft zu Embryopathien führen kann und bei Immunsuppression durch Reaktivierung schwere Krankheitsbilder verursacht

Vorkommen
Weltweit, hohe Durchseuchung der Bevölkerung mit regionalen und altersabhängigen Unterschieden. In Deutschland knapp 50 % im gebärfähigen Alter. Inzidenz pränataler Infektionen 0,1–2:1000 Schwangerschaften

Erregerreservoir
- Endwirt: Katze
- Zwischenwirt: Mensch, Rind, Schaf, Schwein, Maus

Erreger
Toxoplasma gondii: verschiedene Stämme mit unterschiedlicher Virulenz

Assoziierte Erkrankungen
Immundefizite (s. Risikofaktoren)

Infektionswege
- Aufnahmen von rohem zystenhaltigem Fleisch bzw. Fleischprodukten
- Aufnahme von mit sporulierten Oozysten kontaminierter Nahrung oder Erde
- Diaplazentare Übertragung von Tachyzoiten bei Erstinfektion während der Schwangerschaft (pränatale Infektion)
- Selten: Parasitenübertragung bei Transplantation

Inkubationszeit
2–3 Wochen

Pathologischer Befund
- Persistenz von Gewebezysten in der Muskulatur
- Toxoplasmaenzephalitis:
  - Makroskopie: multiple Abszesse in den Hemisphären und Basalganglien
  - Histologie: Tachyzoiten, Pseudozysten, Nekrosen, wenig Entzündungsinfiltrat

Manifestation
- Aus Oozysten frei werdende Toxoplasmen gelangen über die Lymphe ins Blut
- Vermehrung als intrazelluläre Parasiten (Tachyzoiten) in den Zellen des retikuloendothelialen Systems
- Ausbildung von Zysten in Gehirn, Skelettmuskulatur und Herzen
- Tachyzoiten werden durch spezifische zelluläre Immunantwort eliminiert.
- Zysten sind vor Antikörpern geschützt und persistieren lebenslang
- Bei mangelnder Immunantwort können wieder Tachyzoiten entstehen

Risikofaktoren
- Konsum von rohem Fleisch
- Haltung von Hauskatzen
- Schwere Verläufe: Immunsuppression (AIDS, medikamentös)
- Transplantation

■ Klinik

Anamnese
Schwangerschaft, Grunderkrankung (HIV/AIDS, bekannte Immunsuppression) und Medikamente

Körperliche Untersuchung
Immunkompetente:
- In 80–90 % asymptomatisch
- Selten: grippeähnliches Krankheitsbild mit Fieber und Lymphadenitis (meist zervikal, selten generalisiert)
- Sehr selten: Retinochorioiditis oder Enzephalitis

Immunsupprimierte: schwere Formen meist nach Reaktivierung der latenten Infektion
- Enzephalitis (am häufigsten): fokale neurologische Defizite (Paresen, Sprachprobleme, Sensibilitätsstörungen), fieberhaftes Psychosyndrom mit Verwirrtheit, epileptischer Krampfanfall ohne Begleitsymptome, Kopfschmerzen, meist keine meningitischen Zeichen
- Chorioretinitis: Visusstörungen
- Disseminierte, generalisierte Form: verschiedene Organmanifestationen
- Interstitielle Pneumonie: bei Primärinfektion unter Immunsuppression

Pränatale Infektion:
- Erstes Trimenon: schwere Embryopathien, Abort
- Zweites oder drittes Trimenon (kann sich auch erst nach Monaten oder Jahren manifestieren): klassische Trias aus Chorioretinitis, Hydrozephalus und intrakranielle Verkalkungen, jedoch häufig auch nur einzelne Manifestation

■ Diagnostik

Labor
Antikörpernachweis (bei Immunkompetenten) mittels ELISA oder Immunfluoreszenztest (Tab. 9.45):
- IgG-Antikörper (Suchtest): bei negativem Ergebnis keine weiter Diagnostik notwendig
- IgM-Antikörper: bei positivem oder unklarem Suchtest
- IgG-Avidität: bei positivem IgM-Nachweis

Ergebnis	IgG-Antikörper	IgM-Antikörper	IgG-Avidität
Sehr frühe frische Infektion	Negativ	Positiv	Nicht relevant
Inaktive, latente Infektion	Positiv	Negativ	Nicht relevant
Abklingende oder latente Infektion	Positiv	Positiv	Hoch
Frische aktive Infektion wahrscheinlich	Positiv	Positiv	Niedrig

Tab. 9.45 Antikörpernachweis bei bestimmten Befundkonstellationen.

- Abklärung: quantitative Antikörperbestimmung im Immunoblot, erneute Antikörpertests nach 14 Tagen, IgA-Antikörpernachweis

Antigennachweis (bei Immunsupprimierten, da Antikörpernachweis oft falsch-negativ): positiver Befund beweisend, negativer Befund schließt Infektion nicht sicher aus:
- Aus Blut, Liquor, bronchioalveolärer Lavage je nach Infektionsfokus: PCR, Probeninokulation in Mäuse bzw. Gewebekulturen mit Anzucht und mikroskopischem Nachweis
- Pränatale Infektion: aus Fruchtwasser und Nabelschnurblut, eventuell Amniozentese: PCR

Technische Diagnostik
- Ophthalmologische Untersuchung: bei Verdacht auf Retinopathie
- Kraniales CT/MRT: bei Verdacht auf Hirntoxoplasmose

Biopsie
Lymphknotenbiopsie bei unklarer Lymphknotenschwellung

Differenzialdiagnose
- Mononukleose
- Akute HIV-Infektion
- CMV-Infektion
- CMV-Retinitis bei Chorioretinitis

Therapie – konservativ
Bei asymptomatischen Trägern keine Therapie notwendig!
Antiprotozoide Therapie:
- Indikation: Symptomatische Infektion, Immunsupprimierte (vor allem AIDS), Erstinfektion in der Schwangerschaft
- Kombination aus:
  - Pyrimethamin (s. Kap. 9.22): einmalig 100 mg dann 25–50 mg/d über 4–6 Wochen (bei zerebraler Toxoplasmose oder Chorioretinitis doppelte Dosis und lebenslange Sekundärprophylaxe mit normaler einfacher Dosis)
  - Sufadiazin (s. Kap. 9.22): 4 g/d über 4–6 Wochen
- Bei Erstinfektion in der Schwangerschaft vor der 16. SSW: Spiramycin 4×1,5 Mio. IE/d für 4 Wochen

Prophylaxe
- Seronegative Schwangere: Kontakt mit Katzenkot meiden, nur gründlich erhitztes Fleisch essen (mindestens 20 min)
- Primärprophylaxe bei HIV/AIDS-Patienten mit <100 CD4+-Zellen/µl: Cotrimoxazol (1×480 mg/d), alternativ: Dapson (1×100 mg/d)

Prognose
Natürlicher Verlauf
- Bei Immunkompetenten meist asymptomatisch
- Reaktivierung bei Immunsuppression mit schweren Komplikationen möglich
- Fetales Infektionsrisiko bei Erstinfektion in der Schwangerschaft: Übertragungswahrscheinlichkeit mit Dauer der Schwangerschaft zunehmend: 15 % im ersten Trimester bis auf ca. 60 % im letzten Trimester

Komplikationen
Toxoplasmaenzephalitis, Chorioretinitis

9.24.2 Malaria (B54)

Grundlagen

 Merke: Meldepflicht nicht namentlich bei Infektion!

Synonyme
Wechselfieber

Definition
Tropeninfektion durch das intrazelluläre Protozoon der Gattung Plasmodium (P.), das durch den Stich der Anopheles Mücke auf den Menschen übertragen wird

Vorkommen
Endemisch in Ländern Afrikas, Asiens und Südamerikas: ca. 300–500 Mio. Menschen pro Jahr mit 1,5–2,7 Mio. Todesfällen. In Deutschland ca. 700–900 importierte Fälle pro Jahr (vor allem bei Reiserückkehrern aus Westafrika und Kenia)

Erregerreservoir
- Endwirt: Stechmückenweibchen der Anopheles-Mücke
- Zwischenwirt: Mensch

Erreger
4 humanpathogene Plasmodiumarten die verschiedene Krankheitsbilder verursachen:
- Malaria tropica (maligne Form) durch P. falciparum (ca 75 % der Fälle)
- Malaria tertiana durch P. vivax oder P. ovale
- Malaria quartana durch P. malariae

Genetik
- Folgende angeborene Hämoglobinopathien schützen durch verminderte Erythrozytenresistenz vor massiven Parasitämien und vermindern die Letalität:
  - Glukose-6-Phosphat-Dehydrogenase-Mangel
  - Thalassämie
  - Heterozygotie des Sichelzellgens (Hämoglobin S)
- Fehlendes Duffy-Blutgruppenantigen: Schutz gegen P. vivax

Infektionswege
Übertragung durch Stich der Anopheles-Mücke in Endemiegebieten

Achtung: Sehr selten „Airport-Malaria" durch importierte Anopheles-Mücken in Flugzeugen und Flughäfen außerhalb von Endemiegebieten!

Inkubationszeit
- P. falciparum: 7 bis 15 Tage
- P. vivax und P. ovale: 14 Tage
- P. malariae: 35–37 Tage

Pathologischer Befund
Bei allen Formen der Malaria ähnlich, stärkste Ausprägung bei der Malaria tropica: durch dysmorphe Erythrozyten verstopfte Kapillaren mit umliegenden Hämorrhagien, Nekroseherden und Entzündung (= „Dürcksche Granulome") in verschiedenen Organen, vor allem in Gehirn, Milz, Leber, Herz, Lunge, Nieren

Manifestation
Exoerythrozytäre Phase:
- Inokulation der Sporozoiten durch Stich der weiblichen Anopheles-Mücke
- Hämatogene Streuung in die Leber mit Befall der Hepatozyten (innerhalb 1 h post infectionem)
- Asexuelle Teilung und Freisetzung der Merozoiten
- Persistenz von Ruhestadien als Hypnozoiten in den Hepatozyten über Monate bis Jahre. Spätere Entwicklung zu Merozoiten möglich („Relaps")

Erythrozytäre Phase:
- Merozoiten befallen Erythrozyten
- Bei Malaria tropica führt die veränderte Struktur der befallenen Erythrozyten zu Mikrozirkulationsstörungen mit Ischämien innerer Organe (Gehirn, Lunge, Herz, Niere)
- Entwicklung zu Schizonten mit asexueller Teilung zu Merozoiten
- Freisetzung der Merozoiten durch Zerfall des Erythrozyt, bei Zerfall Fieberattacke
- Entwicklung einiger Merozoiten zu den Geschlechtsformen Makrogameten oder Mikrogameten

Entwicklung in der Anopheles-Mücke:
- Aufnahme der Geschlechtsformen durch Anopheles-Mücke bei erneutem Stich
- sexuelle Vermehrung in der Mücke mit Bildung der Sporozyste (Oozyste)

740 Infektiologie

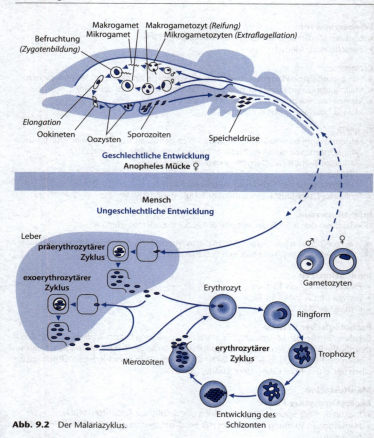

Abb. 9.2 Der Malariazyklus.

Risikofaktoren
- Reisende in Endemiegebiete
- Schwere Verläufe bei Kindern, Immundefekten, Schwangerschaft, Zustand nach Splenektomie

Einteilung/Klassifikation
Malaria tropica:
- Unkomplizierte Malaria: komplikationsloser Verlauf
- Komplizierte Malaria: bei Vorliegen eines der folgenden Kriterien:
  - Hyperparasitämie (>5 % der Erythrozyten befallen oder >100.000 Parasiten/µl)
  - Bewusstseinstrübung, Krampfanfälle, Koma
  - Schwere Anämie (Hb <5 g/dl)
  - Akutes Nierenversagen (Oligurie <400 ml/24 h oder Kreatinin >3 mg/dl)
  - Lungenödem oder ARDS

- Hypoglykämie (<40 mg/dl)
- Schock
- Spontanblutungen
- Azidose
- Hämoglobinurie
- Ikterus (Bilirubin >3 mg/dl)

■ Klinik

Anamnese
Reiseanamnese (90 % aller importierten Fälle im 1. Monat nach Rückkehr, jedoch bis 2 Jahre nach Tropenreise möglich!). Unspezifische Symptome: Fieber, Kopf- und Gliederschmerzen, allgemeines Krankheitsgefühl

Körperliche Untersuchung
Charakteristische Fieberverläufe:
- Malaria tertiana: alle 48 h, falls zwei Parasitenpopulationen sich zeitversetzt entwickeln alle 24 h (Malaria quotidiana)
- Malaria quartana: alle 72 h
- Malaria tropica: kontinuierliches Fieber mit unregelmäßigen Spitzen
  - Begleitet von Malariaanfällen: meist am späten Nachmittag periphere Vasodilatation, Schüttelfrost, Tachykardie, nach 2–6 h Schweißausbruch und Abfiebern. Zwischen den Anfällen fühlt Patient sich besser.
  - Splenomegalie (ca. 26 % der Fälle), Hepatomegalie (ca. 14 % der Fälle), Durchfall

 Achtung: Die ersten Erkrankungstage gehen mit unregelmäßigen Fieberschüben einher.

■ Diagnostik

Labor
- **Blutbild**: Anämie, Thrombozytopenie, renale Insuffizienz
- **Mikroskopischer Erregernachweis** (unabhängig von Fieberschüben möglich): „dicker Tropfen" mit Giemsa-Färbung: Differenzierung der Plasmodiumarten mittels Parasitendichte und Morphologie möglich:
  - Malaria tropica: häufig >20 %, massive Parasitämie, doppelkernige Ringe und Mehrfachbefall von Erythrozyten, bananenförmige Gametozyten im Ausstrich
  - Malaria tertiana und quartana: maximal 2 % der Erythrozyten befallen
- Nachweis plasmodienspezifischer Antigene in Malaria-Schnelltests (z. B. ICT Malaria P.F.-Test, OptiMal-Test), wegen falsch-negativen Befunden nicht als alleinige Diagnostik
- Nachweis plasmodienspezifischer Antikörper: erst nach 6–10 Tagen positiv, für akute Diagnostik nicht geeignet, Nachweis einer inapparenten Infektion
- Malaria-PCR: wegen Dauer von mehreren Stunden für die akute Diagnostik nicht geeignet

■ Differenzialdiagnose
- Grippaler Infekt
- Gastroenteritis
- Anämie anderer Genese
- Leber- und Gallenblasenerkrankungen
- Sepsis
- Typhus
- Rheumatisches Fieber

Therapie – konservativ

Allgemeine Maßnahmen:
- Sofortige Krankenhauseinweisung bei Verdacht
- Fiebersenkung: z. B. Paracetamol
- Flüssigkeitsbilanzierung (ggf. unter Kontrolle des ZVD)
- Ausgleich einer Hypoglykämie (regelmäßige Blutzuckerkontrolle)

Resistenzen:
- P. ovale und P. malariae: keine Resistenzen bekannt!
- P. vivax: Chloroquin-Resistenz in Ozeanien, Südostasien, selten Südamerika
- P. falciparum:
  - Chloroquin: Südamerika, gesamtes Afrika, Asien, Indien, Ozeanien
  - Mefloquin: Südostasien, Westafrika, Südamerika

Tipp: Aktuelle Resistenzlage beachten!

Therapie der unkomplizierten Malaria tropica:
- Atovaquon/Proguanil: 15 mg/kg KG/d (Erwachsenen) bzw. 6 mg/kg KG/d (Kinder) über 3 Tage
- Alternativ: Mefloquin: 750 mg, nach 6 h 500 mg und nach 12 h 250 mg
- Alternativ: Artemether + Lumefantrin: feste Kombination, Gabe in 6 Dosen nach 0 h, 8 h, 24 h, 36 h, 48 h, 60 h
- Alternativ: Artesunat (in Deutschland nicht zugelassen): 14 mg/kg KG/d über 3 Tage

Therapie der komplizierten Malaria tropica:
- Chinin: 20 mg/kg KG als Bolus, dann 10 mg/kg KG alle 8 h in 5 % Glukose langsam (jeweils über 4 h) i.v. über 3–7 Tage
- Alternativ: Artesunat (in Deutschland nicht zugelassen): 4 mg/kg KG/d i.v. über 3–7 Tage

Therapie der Malaria während der Schwangerschaft:
Chloroquin und Chinin (im 2. und 3. Trimenon) gelten als relativ sicher, strenge Risiko-Nutzen-Abwägung bei Mefloquin:
- Chloroquin über 3 Tage: 1. Tag: 10 mg/kg, 2. Tag: 10 mg/kg, 3. Tag: 5 mg/kg
- Chinin: 20 mg/kg als Bolus, dann 10 mg/kg alle 8 h in 5 % Glukose langsam (jeweils über 4 h) i.v. über 7 Tage

Therapie der Malaria tertiana und Malaria quartana:

Merke: Wegen der Bildung von Ruheformen in der Leber bei Malaria tertiana und quartana immer Kombination mit dem hypnozoitozid-wirkenden Primaquin!

- Chloroquin über 3 Tage (1. Tag 10 mg/kg, 2. Tag: 10 mg/kg, 3. Tag: 5 mg/kg)
- Primaquin 0,25 mg/kg KG/d über 14 Tage
- Chloroquin-resistente P. vivax:
  - Atovaquon/Proguanil 15 mg/kg KG/d (bei Erwachsenen) 6 mg/kg KG/d bei Kindern über 3 Tage und Primaquin 0,25 mg/kg KG/Tag über 14 Tage
  - Mefloquin: 750 mg, nach 6 h 500 mg und nach 12 h 250 mg und Primaquin 0,25 mg/kg KG/Tag über 14 Tage

Achtung: Vor Primaquin-Gabe Glukose-6-Phosphat-Dehydrogenase-Mangel ausschließen!

Antimalariamittel
Unterscheidung nach Wirkung auf das jeweilige Stadium:
- Blutschizontozid: Wirkung auf die erythrozytären Formen
- Gewebeschizontozid: Wirkung auf die Schizonten in der Leber

Erkrankungen durch Protozoen **743**

- Hypnozoitozid: Wirkung auf die Ruheformen in der Leber
- Gametozid: Wirkung auf die Geschlechtsformen mit Hemmung der Übertragung auf die Mücke

Mefloquin (Lariam)

Wirkung/Wirkprinzip
Blutschizontozid

Dosierung/Anwendung
Therapie der Chloroquin-resistenten Malaria tropica und der Malaria tertiana und quartana: 750 mg, nach 6 h 500 mg und nach 12 h 250 mg
Prophylaxe: 1×250 mg/pro Woche, 1 Woche vor bis 4 Wochen nach Aufenthalt

Nebenwirkung
Gastrointestinale Beschwerden, Psychosen, Krampfanfälle, Hautreaktionen

Wechselwirkung
- Additive Hepatotoxizität bei Kombination mit anderen leberschädigenden Substanzen
- Additive Verlängerung des QT-Intervalls in Kombination mit Antiarrhythmika der Klassen IA und III, Neuroleptika, Antidepressiva, Makrolide, Fluorochinolone; Imidazol- und Triazol-Antimykotika, Terfenadin, Astemizol, Cisaprid
- Verstärkte Toxizität bei Gabe von Chinin

Kontraindikationen
Stillzeit, Leberinsuffizienz, Epilepsie, relativ bei psychiatrischer Vorgeschichte

Chloroquin

Präparate: Chloroquin, Resochin, Weimerquin

Wirkung/Wirkprinzip
Blutschizontozid durch Bindung an Intermediärprodukte des parasitären Hämoglobinabbaus

Dosierung/Anwendung
Mittel der Wahl bei Chloroquin-sensibler Malaria: über 3 Tage: 1. Tag: 10 mg/kg, 2. Tag: 10 mg/kg, 3. Tag: 5 mg/kg)

Nebenwirkung
Gastrointestinale Beschwerden, allergische und phototoxische Hautreaktionen, Thrombopenie, Leukopenie, Kopfschmerzen, Schwindel, Parästhesien

Wechselwirkung
Additive Hepatotoxizität bei Kombination mit anderen leberschädigenden Substanzen

Kontraindikationen
Chloroquinallergien, Glukose-6-Phosphatdehydrogenase-Mangel, Retinopathie

Proguanil (Paludrine)

Wirkung/Wirkprinzip
Hemmung der Dihydrofolatreduktase

Dosierung/Anwendung
Prophylaxe in Kombination mit Chloroquin: 200 mg/d oral, 24 h vor bis 4 Wochen nach Aufenthalt
Therapie der Chloroquin-resistenten Malaria tropica und der Malaria tertiana und quartana in Kombination mit Atovaquon (s. u.)

Nebenwirkung
Gut verträglich, gastrointestinale Beschwerden, Schwindel, Mundulzera

Infektiologie

Kontraindikationen
Relativ in Schwangerschaft

Proguanil plus Atovaquon (Malarone)

Wirkung/Wirkprinzip
Blutschizontozid, gewebeschizontozid

Dosierung/Anwendung
Therapie der Chloroquin-resistenten Malaria tropica und der Malaria tertiana und quartana. 15 mg/kg KG/d (Erwachsenen) bzw. 6 mg/kg KG/d (Kinder) über 3 Tage

Nebenwirkung
Gastrointestinale Beschwerden, Kopfschmerzen, Anorexie, selten: allergische Reaktionen, Schlafstörungen, Anämie, Neutropenie, Panzytopenie

Wechselwirkung
Reduktion der Atovaquon-Plasmakonzentration bei gleichzeitiger Gabe von Metoclopramid, Tetracyclin, Rifampicin, Rifabutin

Kontraindikationen
Schwere Niereninsuffizienz (Kreatinin-Clearance <30 ml/min)

Artemether plus Lumefantrin (Riamet)

Wirkung/Wirkprinzip
Absterben der Nahrungsvakuole von Plasmodium falciparum

Dosierung/Anwendung
Therapie der unkomplizierten Malaria tropica: feste Kombination (Artemether 20 mg, Lumefantrin 120 mg): Gabe in 6 Dosen nach 0 h, 8 h, 24 h, 36 h, 48 h, 60 h

Nebenwirkung
Kopfschmerzen, Schwindel, Übelkeit, Erbrechen

Wechselwirkung
Additive Verlängerung des QT-Intervalls in Kombination mit Antiarrhythmika der Klassen IA und III, Neuroleptika, Antidepressiva, Makrolide, Fluorochinolone; Imidazol- und Triazol-Antimykotika, Terfenadin, Astemizol, Cisaprid.

Kontraindikationen
Komplizierte Malaria, Herzrhythmusstörungen mit QT-Verlängerung

Chinin

Präparate: Chininum dihydrochloricum, Chininum hydrochloricum, Limptar

Wirkung/Wirkprinzip
Blutschizontozid

Dosierung/Anwendung
Therapie der komplizierten Malaria: 20 mg/kg KG als Bolus, dann 10 mg/kg KG alle 8 h in 5 % Glukose langsam (jeweils über 4 h) i.v. über 3–7 Tage

Nebenwirkung
Pruritus, Exantheme, Anaphylaxie, Leukopenie, Thrombopenie, Blutdruckabfall, Herzrhythmusstörungen, Hypoglykämien, Nausea, Erbrechen, Tinnitus, Gerinnungsstörungen

Wechselwirkung
- Verstärkte Toxizität bei Gabe von Mefloquin
- Verringerung der renalen Clearance von Digoxin

 Achtung: Nach Prophylaxe oder Therapiebeginn mit Mefloquin sollte Chinin gemieden werden!

Kontraindikationen
Hypokaliämie, Bradykardie und andere Herzrhythmusstörungen

Primaquin
(Internationale Apotheke)

Wirkung/Wirkprinzip
Hypnozoitozid

Dosierung/Anwendung
Therapie der Malaria tertiana und quartana in Kombination mit Chloroquin: 0,25 mg/kg KG/d über 14 Tage

Nebenwirkung
Gastrointestinale Beschwerden, Methämoglobinbildung

Kontraindikationen
Glukose-6-Phosphatdehydrogenase-Mangel

■ Prophylaxe

- Expositionsprophylaxe: Repellenzien, Moskitonetz, Insektizide
- Chemoprophylaxe:
  - Chloroquin: 1×300–450 mg/pro Woche, 1 Woche vor bis 4 Wochen nach Aufenthalt
  - bei Gebieten mit Chloroquin-Resistenzen: Mefloquin: 1×250 mg/pro Woche, 1 Woche vor bis 4 Wochen nach Aufenthalt
  - Alternativ: Atovaquon/Proguanil: 250 mg/d, 1 bis 2 Tage vor bis 7 Tage nach Aufenthalt
  - Alternativ: Doxycyclin 100 mg/d

■ Prognose

Natürlicher Verlauf
- Malaria tertiana und quartana: meist komplikationsloses Abklingen der Symptome, unbehandelt nach 3–24 Wochen, eventuell auch länger. Häufig Rezidive (auch noch nach Jahren möglich)
- Malaria tropica: häufig Komplikationen, unbehandelt Letalität >20 %, Ausheilen der unkomplizierten Malaria tropica meist innerhalb von 3 Wochen. Selten Rezidive, meist innerhalb eines Jahres

Komplikationen
Malaria tropica:
- Zerebrale Malaria: Meningismus, Krampfanfällen, Bewusstseinstrübungen bis zum Koma
- Akutes Nierenversagen
- Lungenödem, ARDS: Atemnot
- Kreislaufkollaps
- Hämolytische Anämie
- Disseminierte intravasale Koagulopathien

Malaria quartana: nephrotisches Syndrom (insbesondere bei Kindern)

9.24.3 Amöbiasis (A06)

■ Grundlagen

Synonyme
Amöbose, Entamöbose

Definition
Infektion durch das Protozoon Entamoeba (E.) histolytica mit zwei hauptsächlichen Manifestationen:
- Amöbenruhr (A06.0)
- Amöbenabszess (A06.4)

Vorkommen
Weltweite, endemisch in Tropen und Subtropen. Jährlich 50. Mio. invasive Erkrankung, ca. 100.000 Todesfälle. Prävalenz in Europa ca. 4 % asymptomatische Träger

Erregerreservoir
Mensch

Erreger
E. histolytica mit 2 Spezies, die mikroskopisch nicht zu unterscheiden sind:
- E. dispar (90 %): apathogene Komensalen
- E. histolytica sensu stricto (10 %): humanpathogen, kann auch asymptomatisch den Darm besiedeln

Infektionswege
- Fäkal-oral von Mensch zu Mensch oder Aufnahme kontaminierter Lebensmittel
- Ansteckungsfähigkeit: solange Zysten über den Stuhl ausgeschieden werden

Inkubationszeit
Sehr variabel
- Amöbenruhr: meist 1–4 Wochen
- Amöbenabszess: Monate bis Jahre

Pathologischer Befund
Makroskopie:
- Kolon: Schleimhautulzerationen mit nekrotischem Rand
- Leberabszesse: einschmelzende Nekroseherde

Histologie: lokaler Nachweis der PAS-positiven Amöben

Manifestation
- Perorale Aufnahme der reifen 4-zelligen Zyste
- Befall der Schleimhaut des terminalen Ileums und Dünndarms
- Invasion der Mukosa mit Zelluntergang und konsekutiver Entzündungsreaktion
- Bildung von 8-zelligen Trophozoiten und Teilung zu Zysten
- Hämatogene Streuung in innere Organe möglich (am häufigsten Leber, seltener Milz und Gehirn) mit Abszessbildung
- Ausscheidung von Zysten oder Trophozoiten über den Fäzes

Risikofaktoren
- In Entwicklungsländern: kontaminiertes Wasser, mangelnde sanitäre Einrichtungen
- Risikogruppen in den Industriestaaten: Homosexuelle, institutionalisierte Patienten, Immigranten aus Endemiegebiete

■ Klinik

Anamnese
Reiseanamnese, Stuhlanamnese (blutige Diarrhö). 80 % der Infektionen verlaufen asymptomatisch oder mit milden Durchfällen

Körperliche Untersuchung
Invasive Erkrankung:
- Amöbenruhr:
  - Krampfartige abdominelle Schmerzen
  - Blutig-schleimige Durchfälle
  - Fieber

- Amöbenabszess:
  - Schwäche, Abgeschlagenheit, Gewichtsverlust, Nachtschweiß
  - Hohes Fieber
  - Atemabhängige Schmerzen im rechten Oberbauch
  - Hepatomegalie
  - Zwerchfellhochstand
  - Rechtsseitiger Pleuraerguss
  - Eventuell Ikterus (prognostisch ungünstig)
- Andere Organe (selten):
  - Gehirn
  - Milz

Diagnostik

Labor
Erregernachweis:
- Stuhluntersuchung: mikroskopischer Nachweis von Zysten oder Trophozoiten bei Amöbenruhr, bei Amöbenabszess nur in 30 % der Fälle
- PCR zur Differenzierung zwischen E. dispar und E. histolytica sensu stricto

Antikörpernachweis:
- ELISA oder Immunfluoreszenztest: bei invasiver Form, insbesondere bei Amöbenabszess von Bedeutung

Technische Diagnostik
Abdomen-Sonographie/-CT/-MRT: Nachweis des Leberabszesses (zumeist rechter Lappen, oberes posteriores Segment)

Biopsie
Punktion des Leberabszesses: im Aspirat oft kein Erregernachweis, da Erreger in der Abszesswand lebt

Differenzialdiagnose

Amöbenruhr:
- Akute Enteritiden anderer Ätiologie: viral, Campylobacter-Enterokolitis, Typhus/Paratyphus, Cholera, pathogene E. coli Infektionen, Yersiniose, Shigellose, Staphylokokken-Enteritis und andere Lebensmittelvergiftungen
- Malaria
- M. Crohn/Colitis ulcerosa
- Divertikulitis

Amöbenabszess:
- Hepatom
- Bakterieller Leberabszess
- Echinokokkose
- Cholezystitis

Therapie – konservativ

- Invasive Amöbiose: Imidazolderivate:
  - Metronidazol (3×750 bzw. 500 mg/d i.v. oder oral über 5–10 Tage)
  - Alternativ: Ornidazol, Tinidazol
- Asymptomatische Zystenausscheider, Nachbehandlung der symptomatischen intestinalen Form zur Rezidivprophylaxe: Kontaktamöbiozide:
  - Paromomycin 3×500 mg/d p.o. über 7 Tage)
  - Diloxanidfuroat (3×500 mg/d p.o. über 10 Tage)

Minimalinvasive Chirurgie (MIC)

Leberabszess >12 cm: Perkutane Drainage

■ Prophylaxe
- Lebensmittelhygiene in Endemiegebieten: Trinkwasser abkochen oder filtrieren (Chlorbehandlung hilft nicht), Vorsicht bei Genuss von Gemüse und Obst
- Keine Chemoprophylaxe
- Labortechnische Kontrollen: E. histolytica sollten nach Abschluss der Therapie im Stuhl nicht mehr nachweisbar sein

■ Prognose

Natürlicher Verlauf
Gute Prognose bei frühzeitiger Therapie. Unbehandelt hohe Letalität insbesondere bei Leberabszess. Immunität: keine lebenslange Immunität, Reinfektionen sind möglich.

Komplikationen
- Amöbenruhr:
  - Toxisches Megacolon
  - Entwicklung von Amöbomen (granulomatöse Entzündung) bei chronisch-rezidivierendem Verlauf
- Amöbenabszess:
  - Ruptur mit Peritonitis oder Empyem
  - Leberinsuffizienz

9.24.4 Lambliasis (A07.1)

■ Grundlagen

 Merke: Meldepflicht bei direktem oder indirektem Erregernachweis bei akuter Infektion!

Synonyme
Lambliose, Giardiasis

Definition
Darminfektion durch das Protozoon Giardia lamblia (syn: Giardia intestinalis, Giardia duodenalis)

Vorkommen
Weltweit, Prävalenz in Industriestaaten 2–5 %, in Entwicklungsländern >50 % der Bevölkerung

Erregerreservoir
Mensch, Wild- und Zuchttiere (vor allem Rinder)

Erreger
Giardia lamblia mit verschiedenen Genotypen

Lokalisation
Befall des Gastrointestinaltrakts, vor allem Duodenum

Infektionswege
- Fäkal-oral von Mensch zu Mensch oder Aufnahme kontaminierter Lebensmittel
- Eventuell auch Übertragung von Tier zu Mensch (Zoonose)
- Ansteckungsfähigkeit: solange Zysten im Stuhl ausgeschieden werden

Inkubationszeit
Ca. 2 Wochen

Pathologischer Befund
Duodenalbiopsie: Giardia lamblia auf der Duodenalschleimhaut

Manifestation
- Perorale Aufnahme
- Befall der Darmmukosa, Gallenblase, Gallengänge und Pankreas
- Abflachung der Mikrovilli in dem Schleimhautepithel mit Malabsorptionssyndrom

Risikofaktoren
- Mangelnde Hygiene (insbesondere Trinkwasser und Lebensmittelhygiene)
- Hohe Bevölkerungsdichte
- Schwerere Manifestation bei IgA-Mangelsyndrom

Klinik

Anamnese
Reiseanamnese (aber auch in Europa verbreitet!), Stuhlanamnese (breiig-flüssig, ohne Blut- oder Schleimauflagerungen), häufig asymptomatische Verläufe

Körperliche Untersuchung
Diarrhö, abdominelle Beschwerden, Malabsorptionssyndrom (s. dort), vor allem mit:
- Laktoseintoleranz mit Meteorismus, Flatulenz
- Mangel an Vitamin B_{12}, Vitamin B_1, Folsäure
- Hypoproteinämie mit Ödemen
- Hypogammaglobulinämie mit Infektneigung

Diagnostik

Labor
Stuhluntersuchung: mikroskopischer Nachweis von Zysten oder Trophozoiten (häufig negativ), Antigennachweis mittels Immunfluoreszenztest oder ELISA

Technische Diagnostik
Endoskopie: bei unklarem Stuhlbefund

Biopsie
Nachweis des Erregers in endoskopisch gewonnenem Duodenalsaft oder Biopsien. Durchführung bei dringendem Verdacht trotz negativen Befundes in der Stuhluntersuchung

Differenzialdiagnose

- Akute Enteritiden anderer Ätiologie: viral, Campylobacter-Enterokolitis, Typhus/Paratyphus, Cholera, pathogene E. coli Infektionen, Yersiniose, Shigellose, Staphylokokken-Enteritis und andere Lebensmittelvergiftungen
- Malaria
- Zöliakie
- M. Crohn/Colitis ulcerosa
- Divertikulitis

Therapie – konservativ

Nur bei symptomatische Verläufen:
- Metronidazol: 3×400 mg/d p.o. über 5 Tage
- Alternativ: Tinidazol 1 g/d für 5 Tage oder 2 g/d für 2 Tage
- Alternativ: Albendazol, Nitazoxanid

Prophylaxe

- Reisende in Endemiegebieten: Trinkwasser abkochen oder filtrieren, Vorsicht bei Genuss von Gemüse und Obst
- Chemoprophylaxe nicht möglich

Prognose

Natürlicher Verlauf
Selbstlimitierende Erkrankung mit guter Prognose

Komplikationen
Starke Dehydrierung, Mangelerscheinungen durch Malabsorption

9.24.5 Leishmaniose (B55.9)

Grundlagen

Definition
Durch Schmetterlingsmücken übertragene Infektion mit dem Protozoon der Gattung Leishmania, deren verschiedene Arten unterschiedliche klinische Erscheinungsbilder hervorruft

Vorkommen
In den warmen Regionen Asiens und Europas (Mittelmeerraum), Afrika und Lateinamerika. Teilweise eng umgrenzte spezifische Region der jeweiligen Art

Erregerreservoir
Menschen, Nagetiere, Hunde, Wölfe, Füchse. Vektor: Schmetterlingsmücke (Gattung: Phlebotomos oder Lutzomyia)

Erreger
Leishmanien mit verschiedenen Arten:
- **Kutane Leishmaniose:**
  - L. major: Nordafrika, mittlerer Osten, Sahelzone, Westasien
  - L. tropica: Mittelmeerraum, Südwest-Asien bis Indien
- **Mukokutane Leishmaniose:**
  - L. mexicana-Komplex: südliche USA, Zentralamerika, nördliches Südamerika
  - L. brasiliensis-Komplex: Zentral- und Südamerika
  - L. peruviana: Peru
- **Viszerale Leishmaniose:**
  - L. donovani: Indien, Bangladesh, südliches Nepal, Ostafrika
  - L. infantum: Mittelmeerraum
  - L. chagasi: Südamerika

Assoziierte Erkrankungen
Schwerere Verläufe und häufigere Rezidive der Leishmaniose bei HIV-Infektion

Infektionswege
Stich durch Schmetterlingsmücken

Inkubationszeit
Wenige Tage bis mehrere Jahre

Pathologischer Befund
Lichtmikroskopischer Nachweis nach Giemsafärbung: intrazytoplasmatisch vorliegende Leishmanien in Zellen des RES (bei viszeraler Leishmaniose vor allem in Leber, Milz und Knochenmark)

Manifestation
- Infektion von Makrophagen
- Einschluss und Vermehrung in einem Phagolysosom
- Freisetzung neuer Parasiten, lymphogene Streuung, Infektion weiterer Zellen

Risikofaktoren
Leben in Endemiegebieten, Immunsuppression

Einteilung/Klassifikation
Siehe Erreger

■ Klinik

Anamnese
Reiseanamnese, Mückenstich mit auffälliger Hautreaktion

Körperliche Untersuchung
Kutane Leishmaniose (Orientbeule): alleiniger Hautbefall
- Umschriebenen Rötung und Schwellung an der Einstichstelle, eventuell Papelbildung
- Entwicklung zu einem schmerzlosen, flachen Ulkus mit erhabenem Randwall, krustig bedeckt, meist solitär, multiple Ulzera möglich
- Selten diffuser, generalisierter Befall der Haut

Mukokutane Leishmaniose: Haut- und Schleimhautbefall
- Beginnend wie kutane Leishmaniose
- Nach Abheilung bei einem Teil der Infizierten Befall der Schleimhäute des Nasenrachenraums mit behinderter Nasenatmung, Nasenbluten, ggf. Perforation des Nasenseptums („Tapirnase")
- Eventuell Befall von Mundhöhle, Rachen und Kehlkopf Luftröhre oder Genitalschleimhaut

Viszerale Leishmaniose (Kala-Azar): Lymphknoten-, Milz-, Leber- und Knochenmarksbefall
- Beginnend wie kutanen Leishmaniose
- Schleichender Krankheitsverlauf mit Bauchschmerzen, Appetitlosigkeit, Durchfälle, Gewichtsverlust, Schwächegefühl und Fieber (intermittierend oder typischerweise remittierend mit zwei Fieberzacken pro Tag)
- Nach einigen Wochen:
  - Lymphknotenschwellungen
  - Hepatosplenomegalie
  - Zeichen einer Anämien
  - Erhöhte Infektneigung durch Leukopenie
  - Blutungsneigung durch Thrombozytopenie
- Immunkomplexnephritis
- Ulzerationen im Darm: Blutige Durchfälle

■ Diagnostik

Labor
- Kutane und mukokutane Leishmaniose: Erregernachweis aus einer Gewebeprobe aus dem Ulkusrand
- Viszerale Leishmaniose:
  - Erregernachweis im Knochenmark mittels Mikroskopie oder PCR
  - Mikroskopischer Nachweis im Blut (häufig falsch-negativ)
  - Antikörpernachweis im IFT, ELISA
- Weitere Befunde: viszeraler Leishmaniose: Hypergammaglobulinämie mit zirkulierenden Immunkomplexen

Technische Diagnostik
Sonographie: ausgeprägte Hepatosplenomegalie

Biopsie
Ggf. Haut-, Lymphknoten- oder Knochenmarksbiopsie

■ Differenzialdiagnose
- Kutane Leishmaniose: Hauttuberkulose, Syphilis, Lepra, Mykosen, Hautneoplasien
- Mukokutane Leishmaniose: Mykosen, Syphilis, Histoplasmose, Sarkoidose, Neoplasien der Haut und des lymphatischen Systems
- Viszerale Leishmaniose: Malaria, Typhus, Bilharziose, Miliartuberkulose, Mononukleose, Brucellose, Histoplasmose, Hämoblastosen

■ Therapie – konservativ
Bei leichter kutaner Leishmaniose ggf. keine Therapie notwendig.
Antiparasitäre Therapie:
- Antimonverbindungen:
  - Unterspritzung der Hautläsion bei kutaner Leishmaniose
  - Systemisch bei mukokutaner oder viszeraler Leishmaniose
- Alternativ bei Resistenzen: Amphotericin B, Pentamidin, Miltefosine

Antimonverbindung
Präparate:
- Natrium-Stiboglukonat :Pentostam
- Megluminantimonat :Glucantime

Dosierung/Anwendung
20 mg/kg/d i.m. über 4–6 Wochen

Nebenwirkung
Schmerzhafte Injektion, Übelkeit und Erbrechen, Gewichtsverlust, Hypotonie, Hyperglykämie, Leber-, Herz- und Pankreasschäden

Kontraindikationen
Lebensbedrohliche toxische Nebenwirkungen

 Achtung: Hohe Toxizität häufig therapielimitierend!

Pentamidin (Pentacarinat)
Siehe Kap. 9.22

Dosierung/Anwendung
3–4 mg/kg KG pro Behandlungstag:
- Viszeral: i.m. Injektion an jedem 2. Tag (10 Anwendungen)
- Kutan: i.m. Injektion 1- bis 2-mal wöchentlich bis zur Ausheilung

Miltefosine/Impavido

Wirkung/Wirkprinzip
Unklar

Dosierung/Anwendung
1,5–2,5 mg/kg KG/d p.o. über 28 Tage

Nebenwirkung
Gastrointestinale Störungen, Erbrechen, Durchfall und Erhöhung der Leberenzyme und des Serumkreatinins

Kontraindikationen
Bekannte Überempfindlichkeit, Leber- oder Niereninsuffizienz, Sjögren-Larsson-Syndrom, Schwangerschaft und Stillzeit

■ Prophylaxe
- Bekämpfung der Schmetterlingsmücken
- Schutz vor Mückenstichen durch Repellents, Moskitonetze und lange helle Kleidung

Erkrankungen durch Protozoen **753**

■ Prognose

Natürlicher Verlauf
- Kutane Leishmaniose: Läsionen können einige Zeit bestehen bleiben und heilen nach mehreren Monaten unter Narbenbildung ab.
- Viszerale Leishmaniose: unbehandelt Letalität 90 %, bei frühzeitiger Therapie gute Prognose mit Ausheilung in 90 % der Fälle

Komplikationen
- Mukokutane Leishmaniose:
  - Begünstigung von Infektionen durch Gewebszerstörung
  - Aspirationspneumonien
- Viszerale Leishmaniose:
  - Hämorrhagien
  - Schwere Anämie mit Hypoxie
  - Immunschwäche mit Sekundärinfektionen (Pneumonie, Sepsis)
  - Bei Kindern: Wachstumsretardierung
  - Hypopigmentierte Hautflecken (Post-Kala-Azar-Hautleishmaniose)

9.24.6 Trypanosomiasis (B56, B57)

■ Grundlagen

Synonyme
- Afrikanische Trypanosomiasis: Schlafkrankheit
- Amerikanische Trypanosomiasis: Chagas-Krankheit

Definition
Infektionen durch das begeißelte Protozoen der Familie Trypanosoma (T.) mit unterschiedlichen klinischen Manifestationen als:
- Afrikanische Trypanosomiasis übertragen durch Stich der Tsetsefliege
- Amerikanische Trypanosomiasis durch den Fäzes der Raubwanzen

Vorkommen
- Afrikanische Trypanosomiasis: Vorkommen im tropischen Afrika. Zunahme vor allem in Bürgerkriegsregionen, schätzungsweise 300.000–500.000 Menschen infiziert
  - Westafrika: hauptsächlich T. brucei gambiense
  - Ostafrika: hauptsächlich T. brucei rhodesiense
- Amerikanische Trypanosomiasis: Vorkommen in Mexiko, Mittel- und Südamerika, ca. 12 Mio. Menschen infiziert

Erregerreservoir
- T. brucei gambiense: Mensch
- T. brucei rhodesiense: Mensch Antilopen, Rinder (letal)
- T. cruzi: Mensch, >100 Haus- und Nutztiere

Erreger
- Afrikanische Trypanosomiasis: T. brucei gambiense, T. brucei rhodesiense
- Amerikanische Trypanosomiasis: T. cruzi

Infektionswege
- Afrikanische Trypanosomiasis: Biss durch die Tse-Tse-Fliege
- Amerikanische Trypanosomiasis:
  - Kontakt zwischen infizierten Exkrementen verschiedener Wanzenarten und Schleimhaut oder verletzter Haut
  - Blut- oder Blutprodukte von asymptomatischen Spendern
  - Diaplazentare Infektion

Inkubationszeit:
- T. gambiense: variabel (Wochen bis Jahre)
- T. rhodesiense: 3–21 Tage
- T. cruzi: 5–14 Tage, nach Bluttransfusion 30–40 Tage

Pathologischer Befund
- Chagas-Krankheit: Vergrößerung von Herz und Gastrointestinaltrakt („Megaorgane")

Manifestation
- Befall der Makrophagen in der Kutis und Subkutis der Einstichstelle
- Vermehrung und hämatogene Streuung der frei werdenden Trypanosomen
- Befall von Makrophagen in verschieden Organen möglich
- Später Befall von Herz- und Skelettmuskulatur und Gliazellen

Risikofaktoren
- Leben in Endemiegebieten
- Ausbruch einer latenten Trypanosomen-Infektion unter Immunsuppression (medikamentös, HIV/AIDS)

Einteilung/Klassifikation
Klinische Stadien der afrikanischen Trypanosomiasis:
- Primäraffekt: lokale Reaktion an der Einstichstelle
- Stadium 1: hämatolymphatische Ausbreitung mit Befall viszeraler Organe
- Stadium 2: neuronale Ausbreitung mit Befall des ZNS

■ Klinik

Anamnese
Reiseanamnese (ggf. Jahre zurückliegend), Grunderkrankungen mit Immunsuppression. Schleichender Beginn bei T. brucei gambiense, akuter Beginn bei T. brucei rhodesiense

Körperliche Untersuchung
Afrikanische Trypanosomiasis:
- Primäraffekt:
  - Ulkus (Schanker) an der Einstichstelle
  - Regionäre Lymphknotenvergrößerung
- Stadium 1:
  - Intermittierende Fieberschübe
  - Kopfschmerzen
  - Muskel- und Gelenkschmerzen
  - Flächenhaftes Hautexanthem
  - Juckreiz
  - Passagere Schwellungen von Gesicht, Knöchel oder Handgelenken
  - Kardiale Symptome: Tachykardie, Zeichen der Herzinsuffizienz
- Stadium 2:
  - Meningoenzephalitis
  - Persönlichkeitsstörungen
  - Störungen des Schlafrhythmus mit zunehmender Apathie
  - Schlafbedürfnis auch tagsüber
  - Zunehmende neurologische Ausfälle bis zum Koma
  - Extrapyramidale Störungen bis zu einem Parkinson-ähnlichen Krankheitsbild

Amerikanische Trypanosomiasis:
- Akute Krankheitsphase (in 30–40 % der Fälle, meist Kinder):
  - Lokale Rötung und Schwellung (Chagom) an der Einstickstelle, kann bis zu 8 Wochen persistieren
  - Einseitige Konjunktivitis mit Lidödem (Romaña-Zeichen)

- Allgemeinsymptome: Fieber, Übelkeit, Durchfälle, Schwindel, Blässe
- Lymphknotenschwellungen
- Hepatosplenomegalie
- Teigige, stamm- und gesichtsbetonte Ödeme, erythematöse oder urtikarielle Hauterscheinungen
• Latenzphase: langandauernde asymptomatische Phase
• Chronische Krankheitsphase (ca. 10–20 % der Fälle): Fortschreitende Organveränderungen:
  - Herz: Ischämiebeschwerden, Reizbildungs- oder -leitungsstörungen, plötzliche Herztod
  - Thrombembolien
  - Gastrointestinal: Vergrößerungen der Speiseröhre (Megaösophagus) mit Achalasieähnlichen Beschwerden oder des Darms (Megaduodenum, Megakolon) mit chronischer Obstipation, abdominellen Schmerzen
  - Zentralnervöse Symptome

■ Diagnostik
Labor
• Mikroskopischer Erregernachweis mittels dicker Tropfen, Konzentrationsverfahren oder PCR aus Hautproben des Ulkusrand, Lymphknotenpunktat, Blut, ggf. Liquor
• ZNS-Befall: Liquorpleozytose, Erhöhung des Liquoreiweißes

Technische Diagnostik
• EKG: Veränderungen insbesondere bei T. brucei rhodesiense oder T. cruzi bei Befall der Herzmuskulatur
• Röntgen-Breischluck: Nachweis eines Megaösophagus/-kolon

Biopsie
Probeentnahme aus Haut, Lymphknoten

■ Differenzialdiagnose
• Malaria
• Viszerale Leishmaniose
• Typhus
• Leptospirose
• Meningoenzephalitis anderer Genese
• Parkinson-Syndrom anderer Genese
• Lymphome

■ Therapie – konservativ
• Afrikanische Trypanosomiasis:
  - Stadium I: Suramin oder Pentamidin
  - Stadium II: Melarsoprol
• Amerikanische Trypanosomiasis:
  - Akute Phase: Nifurtimox und Benznidazol
  - Chronische Phase: nur noch symptomatische Therapie der Komplikationen

Suramin
Präparate: Antrypol, Belganyl, Fourneau 309, Germanin Moranyl, Naganol, Naginin

Melarsoprol
Präparate: Mel B oder Arsobal

Pentamidin (Pentacarinat)
Siehe Kap. 9.22

Dosierung/Anwendung
4 mg/kg KG pro Behandlungstag (7–10 Anwendungen i.m. alle 2 Tage)

Benznidazol (Rochagan, Radonil)
(Internationale Apotheke)

Wirkung/Wirkprinzip
Hemmung der Protein- und RNA-Synthese durch freie Radikale

Dosierung/Anwendung
5 mg/kg KG/d p.o. über 60 Tage

Nebenwirkung
Photoallergische Exantheme, diffuse Erytheme, selten: exfoliative Dermatitis, gastrointestinale Störungen, periphere Neuropathien, thrombozytopenische Purpura, Agranulozytose

Kontraindikationen
Sofortige Therapiebeendigung bei Auftreten einer thrombozytopenischen Purpura oder Agranulozytose

■ Prophylaxe
- Bekämpfung der Vektoren
- Vermeidung von Tsetsefliegenstichen durch Tragen heller Kleidung und Benutzung von Repellents
- Chemoprophylaxe: aufgrund der Resistenzentwicklung und der möglichen Toxizität umstritten.

■ Prognose

Natürlicher Verlauf
- Afrikanische Trypanosomiasis: ohne Therapie
  - T. brucei gambiense: innerhalb von 9 Monaten bis wenigen Jahren letal
  - T. brucei rhodesiense: innerhalb von 3–9 Monaten letal
- Amerikanische Trypanosomiasis: Letalität 5–10 % in akuter Krankheitsphase

Komplikationen
- Afrikanische Trypanosomiasis: plötzlicher Herztod
- Amerikanische Trypanosomiasis: plötzlicher Herztod, toxisches Megakolon, Darmperforation mit nachfolgender eitriger Peritonitis, Aspirationspneumonie bei Megaösophagus

9.25 Anatomie der Helminthen

Parasitisch lebende mehrzellige Lebewesen. In ihrem Lebenszyklus durchlaufen sie folgende Stadien:
- Adulte Würmer: morphologische Unterscheidung zwischen Platt- und Rundwürmern, Größe: wenige mm bis mehrere cm
- Eier: nach geschlechtlicher oder ungeschlechtlicher Fortpflanzung Ablegen der Eier (Größe: 30–150 μm)

 Tipp: Die Zeit bis zum Auftreten von Eiern mit Möglichkeit zum Nachweis im Stuhl wird als Präpatenzzeit bezeichnet und ist für jede Wurmspezies spezifisch (wichtig: ungleich Inkubationszeit).

- Larven: können in Gewebe persistieren und durch Aufnahme, z. B. bei Verzehr infektiös sein

9.26 Taxonomie der Helminthen

Klasse	Gattung	Vorkommen	Erkrankung
Trematoden (Saugwürmer)	Schistosoma	(s. unten)	Schistosomiasis (s. u.)
	Fasciola	Weltweit, besonders in Schafzuchtgebieten	Fascioliasis: perorale Aufnahme durch Verzehr von Wasserpflanzen (z. B. Brunnenkresse), gastrointestinale Symptome, Cholestase
	Echinostoma	Südostasien	Echinostomiasis: Genuss von Süßwasserschnecken und -muscheln, meist asymptomatisch, eventuell Leibschmerzen, Durchfälle, toxische Anämie
	Dicocoelium	Europa (Häufung in Süddeutschland und der Schweiz), Westasien, Afrika.	Dicrocoeliasis: perorale Aufnahme von infizierte Ameisen, Befall der Gallenblase mit gastrointestinalen Störungen
	Paragonimus (Lungenegel)	Südostasien, Afrika, amerikanischer Kontinent	Paragonimiasis: orale Aufnahme durch Verzehr infizierter roher Krustentiere, Bronchiektasien, Lungenabszesse oder entzündlicher Pleuraerguss
	Opisthorchis bzw. Clonorchis, Katzenleberegel bzw. chinesische Leberegel	Asien, Osteuropa	Opisthorchiasis, Clonorchiasis: Aufnahme durch Verzehr von rohem Fisch, Entzündung und Stenosen der Gallenwege mit Symptomen der Cholestase
Cestoden (Bandwürmer)	Diphyllobothrium	Seenreiche Regionen in subtropischen, gemäßigten und subarktischen Regionen (Alaska, Kanada)	Diphyllobothriasis: perorale Aufnahme durch ungekochten Süßwasserfisch, meist asymptomatisch, Verlegung des Gallengangs oder Darms möglich
	Taenia: • Taenia saginata • Taenia solium	Weltweit	• Taeniose: Befall des Darm durch adulte Würmer mit Übelkeit, Erbrechen, Durchfall, Obstipation, Hungergefühl • Zystizerkose (nur bei Taenia solium): Ablagerung von Finnen in ZNS, Muskulatur, Augen und Haut mit schwerem Krankheitsbild
	Echinococcus	(s. u.)	Echinokokkose (siehe unten)

Tab. 9.46 Wichtige humanpathogene Würmer, ihr Vorkommen und die durch sie verursachten Erkrankungen.

Klasse	Gattung	Vorkommen	Erkrankung
Nematoden (Rund- oder Fadenwürmer)	Strongyloides (Zwergfadenwurm)	Afrika	Strongyloidiasis: perkutane Infektion durch freilebende Larven, pulmonaler und gastrointestinaler Befall
	Ancylostoma und Necator americanus (Hakenwürmer)	Tropen und Subtropen, USA	Ankylostomatidose: perkutane Infektion mit zunächst pulmonalem, dann gastrointestinalem Befall
	Ascaris: Ascaris lumbricoides	Weltweit, vor allem Südostasien, Afrika, Lateinamerika	Askariose: perorale Aufnahme der Eier, Schlüpfen der Larven im Darm, hämatogene Streuung in Lunge, retrograd über Bronchien und Pharynx in den Darm, Heranreifen der adulten Würmer im Darm. Symptome: Hämorrhagien und Entzündung der Lunge, abdominelle Beschwerden, Fieber, schlechter Allgemeinzustand
	Wuchereria, Burgia	Zentral- und Südamerika, Afrika und Südostasien	Lymphatische Filariose (Elephantiasis): Übertragung durch Stich verschiedener Mückenarten, Verlegung der Lymphgefäße mit chronischen Lymphangitiden und Lymphödemen vor allem der Extremitäten
	Loa	Zentral- und Westafrika	Loiasis: Übertragung durch Bremsen, allergische Reaktionen, Durchwanderung der Bindehaut des Auges möglich
	Onchocerca	Mittel- und Südamerika, tropisches Afrika, Saudi-Arabien, Jemen	Onchozerkose (Flussblindheit): Übertragung durch Kribbelmücken, Bildung subkutaner Onchozerkome
	Trichuris: Trichuris trichiura (Peitschenwurm)	Weltweit verbreitet, vor allem in Tropen und Subtropen	Trichuriose: perorale Aufnahme der Eier, Schlüpfen und Heranreifen der Würmer im Darm, Befall der Dickdarmschleimhaut mit hämorrhagischer Kolitis (starker Blutverlust) und schlechtem Allgemeinzustand.
	Trichinella	Weltweit verbreitet	Trichinellose: Aufnahme durch rohes oder ungenügend erhitztes Fleisch, gastrointestinale Symptome, Myokarditis, Enzephalitis, Bronchopneumonie, Sepsis, Kreislaufversagen, Nebenniereninsuffizienz

Tab. 9.46 Wichtige humanpathogene Würmer, ihr Vorkommen und die durch sie verursachten Erkrankungen (Fortsetzung).

9.27 Basisdiagnostik der Wurmerkrankungen

- **Nativpräparat**:
  - Durchführung: Probenmaterial (Stuhl, Erbrochenes, Vaginalsekret, Biopsiematerial) auf Objektträger aufbringen, Beurteilung im Lichtmikroskop
  - Befund: Nachweis von vollständigen Würmern, Teilen (Gliedern), Larven oder Eiern. Morphologische Differenzierung möglich
- **Antikörpernachweis**: hohe Sensitivität und Spezifität, jedoch nicht bei allen Spezies möglich

9.28 Basistherapie der Wurmerkrankungen

Wirkstoff	Handelsname	Spektrum	Nebenwirkungen
Albendazol	Eskazole	Ascaris, Trichuris, Ancylostoma, Echinococcus	Blutbildveränderungen, allergische Reaktionen, gastrointestinale Beschwerden, reversible Leberfunktionsstörungen
Mebendazol	Surfont, Vermox		
Pyrantel	Helmex	Enterobius, Ascaris	Gastrointestinale Beschwerden, Kopfschmerzen, Schwindel, Müdigkeit, Schlaflosigkeit
Pyrvinium	Molevac, Pyrcon	Enterobius	Gastrointestinale Beschwerden, allergische Reaktionen
Praziquantel	Biltricide, Cesol, Cysticide	Alle Trematoden, Taenia, Diphyllobothrium, Hymenolepis	Gastrointestinale Beschwerden, Kopfschmerz, Schwindel, Schwäche, Benommenheit, Myalgie, Urtikaria
Niclosamid	Yomesan	Taenia, Diphyllobothrium	Gastrointestinale Beschwerden, allergische Reaktionen

Tab. 9.47 Die wichtigsten Anthelminthika und ihr Spektrum und Nebenwirkungen.

9.29 Leitsymptome der Wurmerkrankungen

- Starker Gewichtsverlust, häufig trotz gesteigertem Hungergefühl und vermehrter Nahrungsaufnahme
- Diarrhö

9.30 Erkrankungen durch Helminthen

9.30.1 Schistosomiasis (B65.9)

■ **Grundlagen**

Synonyme
Bilharziose, Schistosomose

Definition
In den Tropen häufige Infestation durch verschiedene Arten des Pärchenegels Schistosoma, die sich vor allem durch einen chronischen Befall der Blase und des Darms manifestiert.

Vorkommen
In tropischen und subtropischen Ländern, verschiedene Arten in unterschiedlichen Regionen:
- S. haematobium: Afrika, Naher Osten
- S. mansoni: Afrika, Arabische Halbinsel, Südamerika, vereinzelt Karibik
- S. intercalatum: Westafrika
- S. japonicum: China, Philippinen, Indonesien, vereinzelt Japan
- S. mekongi: Laos, Kambodscha, Thailand
- Insgesamt etwa 200 Mio. Menschen infiziert. In Deutschland ca. 50–100 importierte Fälle pro Jahr

Erregerreservoir
- Mensch (Wirt), Süßwasserschnecke (Zwischenwirt)

Erreger
5 verschiedene Arten:
- S. haematobium
- S. mansoni
- S. intercalatum
- S. japonicum
- S. mekongi

Lokalisation
Grundsätzlich können die verschiedenen Arten alle Manifestationen zeigen, sie haben jedoch bevorzugte Lokalisationen:
- Blase: S. haematobium
- Darm: S. mansoni, S. intercalatum, S. japonicum, S. mekongi
- Hepatolienal: S. japonicum
- Lunge: S. mansoni
- Zerebral, spinal: alle

Infektionswege
Eindringen der Schistosoma-Zerkarien durch die intakte Haut bei Kontakt mit Süßwasser (Gewässern) in denen Infizierte Süßwasserschnecken leben

Inkubationszeit
- Zerkariendermatitis: 6–48 h
- Akute Schistosomiasis: 2–8 Wochen
- Chronische Schistosomiasis: Jahre

Pathologischer Befund
Makroskopie:
- Blase: Erosionen, Nekrose, Fibrose und Granulome der Blasenwand
- Darm: Ulzera, Nekrose, Fibrose, Granulome und Papillome („Bilharziome") der Darmschleimhaut
- Leber, ZNS: Granulombildung um Eier mit Abbau und Fibrosierung der Eier
- Gefäße: Obstruktion und Fibrosierung kleiner Gefäße aber auch der Vena porta durch Eier

Manifestation
- Eindringen der Zerkarien durch die Haut
- Umwandlung zu Schistosomula bei Durchwanderung der Subkutis
- Eindringen in venöse Kapillaren und Lymphgefäße → starke systemische Entzündungsreaktion
- Wanderung über Venen in Herz, Lunge und Leber
- Reifung zu adulten Würmern und Pärchenbildung in der Leber
- Retrograde Wanderung der Paare in die Mesenterialvenen und Beckenvenen

- Ablegen von Eier (enthalten Mirazidium) in Darm und Blasenvenen mit Penetration des Epithels → Bildung von Granulomen mit Lumeneinengung
- Ausscheidung der Eier über Stuhl oder Urin
- Schlüpfen der Mirazidien und Befall der Süßwasserschnecke, in der sie sich zu Zerkarien entwickeln

Risikofaktoren
Reisende in Endemiegebiete bei:
- Baden und Waschen in Gewässern in Endemiegebieten
- Trinken des unbehandelten Wassers in Endemiegebieten

■ Klinik

Anamnese
Reiseanamnese, Kontakt mit Binnengewässern, Hauterscheinungen

Körperliche Untersuchung
- Zerkariendermatitis: Juckreiz
- Akute Schistosomiasis (Katayama-Fieber):
  - Hohes Fieber mit Schüttelfrost
  - Kopfschmerzen und Husten
  - Hepatosplenomegalie,
  - Lymphadenopathien
  - Eventuell Glomerulonephritis
- Chronischen Schistosomiasis:
  - Befall des Urogenitaltrakts: Schmerzen beim Wasserlassen, Hämaturie, gehäuft aufsteigende Harnwegsinfektionen (wegen Ureterdilatation)
  - Befall der Eileiter (insbesondere S. haematobium): erhöhte Neigung zu extrauterinen Schwangerschaften oder Infertilität
  - Befall des Darms: abdominellen Schmerzen, intermittierenden Durchfällen, Müdigkeit und Anämie durch kleinere Blutverluste, gehäufte bakterielle Gastroenteritiden Infektionen, u. a. Salmonellen, dienen. Befall des Pfortadersystems: präsinusoidaler Block mit Pfortaderhochdruck, Hepatomegalie, Ösophagusvarizen, fortschreitenden Leberinsuffizienz
  - Selten Befall von Lunge und ZNS

■ Diagnostik

Labor
- Blutbild: ausgeprägte Eosinophilie bei akuter Schistosomiasis
- Nachweis der Eier (Differenzierung der Schistosomiasis-Arten anhand der Morphologie möglich), frühestens nach 4–10 Wochen:
  - In Urin oder Stuhl
  - Schleimhautbiopsien aus Blase oder Darm
- Nachweis spezifischer Antikörper mittels ELISA bei untypischen Lokalisationen

Technische Diagnostik
- Sonographie: Veränderungen des Urogenitaltrakts und der Leber
- CT oder i.v. Pyelogramm: zur Beurteilung der Ureteren und zum Ausschluss eines Blasenkarzinoms bei Nachweis von S. haematobium

Biopsie
Schleimhautbiopsien aus Blase oder Darm bei Verdacht auf Blasen- bzw. Darmschistosomiasis ohne Einachweis im Stuhl

■ Differenzialdiagnose
- Zerkariendermatitis: Allergien, Insektenstiche
- Akute Schistosomiasis: Typhus abdominalis, Malaria, Brucellosen, Lymphome
- Chronische Schistosomiasis: Blasen-, Darm- oder Lebererkrankungen anderer Genese

■ Therapie – konservativ
Anthelminthische Therapie: Praziquantel

Praziquantel (Biltricide, Cesol)

Wirkung/Wirkprinzip
Nicht bekannt

Dosierung/Anwendung
1-tägige Behandlung:
- S. haematobium, S. mansoni, S. intercalatum: 1×40 mg/kg KG
- S. japonicum, S. mekongi: 2×30 mg/kg KG

Nebenwirkung

 Tipp: Wegen der guten Verträglichkeit ist auch eine Therapie auf Verdacht möglich.

Leibschmerzen, Inappetenz, Übelkeit, Erbrechen, Kopfschmerz, Schwindel, Schwäche, Benommenheit, Müdigkeit, Myalgie, Urtikaria, hepatisches Koma bei fortgeschrittenem Stadium der Erkrankung

Wechselwirkung
Verminderte Serumkonzentration von Praziquantel bei Gabe von Dexamethason und Zytochrom-P450-Induktoren

Kontraindikationen
Okuläre Zystizerkose, gleichzeitige Gabe von Rifampicin, Stillzeit

■ Prophylaxe
- In Endemiegebieten Kontakt mit Süßwasser/Gewässern vermeiden
- Behandlung infizierter Personen in der akuten Phase
- Bekämpfung der Süßwasserschnecken

■ Prognose
Natürlicher Verlauf
Unter Therapie >80 % Heilung

Komplikationen
Erhöhtes Karzinomrisiko für Blase, Leber, Kolon, portale Hypertension, ZNS-Befall

9.30.2 Echinokokkose (B67.9)

■ Grundlagen

 Merke: Meldepflicht nicht namentlich bei direktem oder indirektem Erregernachweis!

Definition
Häufige Infestation durch Cestoden der Gattung Echinococcus (E.) mit Hauptmanifestation in Leber und Lunge

Vorkommen
- E. granulosus: weltweit, Häufung in Europa
- E. multilocularis: nur auf der nördlichen Hemisphäre
- E. vogeli, E. oligarthrus: Zentral- und Südamerika

Erregerreservoir
- Zwischenwirt: Mensch, Ziegen, Rinder, Schweine und Pferde
- Endwirt:
  - E. granulosus: Hund
  - E. multilocularis: Fuchs, Wolf, Hunde, Katzen

Erreger
Echinococcus-Spezies mit 4 Arten:
- E. granulosus: Erreger der zystischen Echinokokkose (B67.9)
- E. multilocularis: Erreger der alveolären Echinokokkose (B67.5)
- E. vogeli, E. oligarthrus: selten, polyzystische Echinokokkose

Lokalisation
- E. granulosus: Leber (60 %), Lunge (20 %)
- E. multilocularis: Leber (98 %), Streuung in umliegende Organe, z. B. Milz
- E. vogeli-Zysten: hauptsächlich in Leber und Lunge

Infektionswege
Orale Aufnahme durch Kontakt mit Kot infizierter Tiere

Inkubationszeit
Stark variabel, Monate bis Jahre

Pathologischer Befund
- **Zystische Echinokokkose** (Hydatidose): solitäre ein- oder mehrkammrige Zysten v. a. im Lebergewebe von einer festen Bindegewebskapsel umgeben, mit massig Wurmlarven gefüllt, bis zu 30 cm Durchmesser
- **Alveoläre Echinokokkose**: multiple kleine Zysten in der Leber, mit tumorartigem, organinfiltrativem Wachstum

Manifestation
- Orale Aufnahme der Wurmeier
- Freisetzung der Larven im Dünndarm
- Invasion der Darmwand und hämatogen Streuung in Leber, Lunge oder andere Organe
- Entwicklung finnenhaltiger Zysten
- Zystische Echinokokkose: Kompression umliegender Strukturen (Vena porta, Gallengänge)
- Alveoläre Echinokokkose: Destruktion umliegender Strukturen durch Infiltration

Risikofaktoren
- Kontakt zu Hunden
- Verzehr von Waldbeeren

■ Klinik

Anamnese
Lange Zeit asymptomatisch. Symptome: Oberbauchschmerzen, im Spätstadium Zeichen der Leberinsuffizienz

Körperliche Untersuchung
- Leberechinokokkose: Ikterus, häufig erst bei sehr großen Zysten durch Kompression der Gallenwege; Hepatomegalie
- Lungenechinokokkose: Husten, Hämoptyse, Dyspnoe

Diagnostik

Labor
Antikörpernachweis (hoch-sensitiv):
- IFT
- ELISA: Differenzierung zwischen E. granulosus und E. multilocularis möglich

Abfall des Titers nach erfolgreicher Therapie oder Absterben von Echinococcus nach etwa einem Jahr

Technische Diagnostik
Sonographie (Screening), CT:
- Zystische Echinokokkose: solitäre ggf. mehrkammerige echoarme bis echofreie Raumforderung der Leber
- Alveoläre Echinokokkose: multiple unscharf begrenzte echoarme Raumforderungen der Leber

 Tipp: Nach Absterben von Echinococcus kann die Zyste verkalken. Daher kann bei negativer Serologie ein sonographischer oder röntgenologischer Befund bestehen bleiben.

Differenzialdiagnose
- Zystische Leberveränderungen anderer Genese:
  - Solitäre Leberzyste als asymptomatischer Zufallsbefund
  - Leberabszess (bakteriell, Amöbenabszess)
  - Leberhämatom
- Neoplasie des betroffenen Organs

Therapie – konservativ

 Achtung: Therapie in einem ausgewiesenen Zentrum!

Anthelminthische Therapie nur supportiv zur chirurgischen oder minimalinvasiven Therapie:
- **Zystischen Echinokokkose**:
  - Mebendazol: 40 mg/kg KG/d über 4–12 Wochen (regelmäßige Kontrolle des Mebendazolspiegels)
  - Albendazol: 2×400 mg/d über 28 Tage
  - Bei Bedarf Wiederholung nach 2 und 6 Wochen
- **Alveoläre Echinokokkose**: Mebendazol, Albendazol als Langzeittherapie über mehr als 2 Jahre

Benzoimidazolderivate
Präparate:
- Mebendazol: Vermox
- Albendazol: Eskazole

Wirkung/Wirkprinzip
Antihelminthisch

Dosierung/Anwendung
- Mebendazol: 1.–3. Tag 2×1 Tablette/d, 4.–6. Tag 3×1 Tablette/d, anschließend 3×2–3 Tabletten/d
  - Zystische Echinokokkose: 4–6 Wochen
  - Alveoläre Echinokokkose: bis zu 2 Jahre

- Albendazol: 2–3 Behandlungszyklen aus 2×1 Tablette/d über 14 Tage, danach 14 Tage Pause

Nebenwirkung
Neutropenie, Granulozytopenie, Anämie, allergische Reaktionen, gastrointestinale Beschwerden, reversible Leberfunktionsstörungen, Haarausfall, Fieberschübe, sehr selten: Konvulsionen bei Kleinkindern, Glomerulonephritis

Wechselwirkung
- Mebendazol: Senkung des Insulinbedarfs bei Diabetikern
- Albendazol: erhöhte Plasmakonzentration von Albendazol bei Gabe von Cimetidin, Praziquantel oder Dexamethason

Kontraindikationen
Schwangerschaft, Stillzeit, Leberinsuffizienz

■ Therapie – operativ

Zystenresektion

Beschreibung
Kurative Resektion des befallenen Leberparenchyms

Indikation
Therapie der Wahl, bei großen oder multiplen Zysten eventuell Leberteilresektion

Vorbereitung
Medikamentöse Therapie mit Benzoimidazolen

Komplikationen
Peritoneale Aussaat

■ Minimalinvasive Chirurgie (MIC)

Punktion-Aspiration-Injektion-Reaspiration (PAIR)

Beschreibung
Perkutane Drainage unter Albendazol-Injektionstherapie

Indikation
Bei Inoperabilität

■ Prophylaxe
Gründliches Händewaschen nach Kontakt zu Tieren oder Wald- und Gartenarbeit
- E. granulosus: Untersuchungen und Behandlung infizierter Haustiere mit Praziquantel
- E. multilocularis: Verzicht auf Verzehr bodennaher Waldfrüchte in Risikogebieten

■ Prognose

Natürlicher Verlauf
Ohne Therapie innerhalb von 10–15 Jahren in 90 % letal
- Zystische Echinokokkose: Heilung durch chirurgische Entfernung der Echinokokkenzysten bzw. Aspirationsbehandlung der Zysten
- Alveoläre Echinokokkose: Heilung wegen infiltrativen Wachstums der Finne von E. multilocularis schwierig, da Radikaloperation nur selten möglich.

Komplikationen
- Neurologische Herdsymptome bei ZNS-Befall
- Zystenruptur mit Streuung der Finnen: Peritonitis, allergische Reaktionen bis zum Schock, eventuell Spontanheilung
- Kompressionssymptome: Cholestase, portale Hypertension

Weiterführende Informationen

Literatur

Brandis M, Karch H, Zimmerhackl LB, Verweyen H, Gerber A: Das hämolytisch-urämische Syndrom. Dtsch Arztebl 2002; 99(4): A-196/B-157/C-153

Burchard G, Lunzen van D, Tannich E:. Amöbenruhr und Amöbenleberabszeß. Dtsch Arztebl 1996; 93(51-52): A-3410/B-2874/C-2670

Groß U: Toxoplasmose in der Schwangerschaft. Dtsch Arztebl 2001; 98(49): A-3293/B-2778/C-2579

Harms-Zwingenberger G, Bienzle U: Nach Deutschland importierte Leishmaniosen. Leishmaniasis in Germany. Dtsch Arztebl 2007; 104(45): A-3108/B-2732/C-2639

Püschel K, Lockemann U, Dietrich M: Malaria – Immer wieder Todesfälle infolge verspäteter Diagnose. Dtsch Arztebl 1998; 95(43): A-2697/B-2299/C-2163

Links

www.akh-consilium.at
www.gfmer.ch
www.who.int
www.infektionsnetz.at
www.hiv.net
www.rki.de
www.dtg.org
www.uni-duesseldorf.de/awmf
www.aerzte-ohne-grenzen.de

Fachgesellschaften

Deutsche AIDS-Gesellschaft (DAIG)
Deutsche Gesellschaft für Neurologie
Deutsche Gesellschaft für pädiatrische Infektiologie (DGPI)
Deutsche Gesellschaft für Tropenmedizin und Internationale Gesundheit (DTG)
Deutsche Gesellschaft für Hygiene und Mikrobiologie (DGHM)
Deutschsprachige Mykologie Gesellschaft; www.dmykg.de
Gesellschaft für Pädiatrische Gastroenterologie und Ernährung (GPGE)
Deutsche Gesellschaft für Tropenmedizin und Internationale Gesundheit; www.dtg.org

Anhang: Laborwerte

W.G. Guder

Nachfolgend sind einige Begriffe zur Definition und Interpretation der Referenzintervalle (Normalbereiche) erklärt.

Referenzintervall
Das Referenzintervall stellt den Bereich dar, in dem die Ergebnisse von 95 % der Probanden eines Referenzkollektivs liegen. Diese Personen unterscheiden sich im Idealfall nicht von den untersuchten Patienten, mit Ausnahme der Krankheit, für deren Diagnose bzw. Ausschluss der Labortest eingesetzt wird.
Falls eine untere und eine obere Grenze angegeben ist, stellt diese das 2,5- und das 97,5-Perzentil dar. Bei Normalverteilung der Werte im Sinne der Gaußschen Verteilung ist dies identisch mit dem 2-s-Bereich, d. h. zwei Standardabweichungen oberhalb und unterhalb des Mittelwerts der Werte des Referenzkollektivs. Ist eine untere Grenze nicht angegeben, stellt die Obergrenze das 95. Perzentil dar. Dies heißt, dass schon per Definition 5 % der Laborwerte von „Normalen" außerhalb des angegebenen Referenzintervalls liegen. Ebenso können kranke Patienten Werte innerhalb des Referenzintervalls zeigen.
In einigen Fällen (z. B. bei Cholesterin) wird mit der Laboratoriumsuntersuchung versucht, ein zukünftiges Risiko abzuschätzen. Dann werden **Entscheidungsgrenzen** für geringes, mittleres oder hohes Risiko anstatt der Referenzintervalle eingesetzt.
Desgleichen sind **therapeutische Bereiche** anzuwenden, wenn eine exogene Substanz im Plasma/Serum gemessen wird (z. B. ein Medikament). In diesem Fall werden Erwartungswerte von Maximalwerten und möglicherweise Grenzen zu toxischen Nebenwirkungen definiert. Diese Bedingungen werden noch erschwert durch Einfluss- und Störgrößen, die unabhängig von Krankheiten Laborwerte verändern können.
So ist abzusichern, dass **Einflüsse** wie Alter und Geschlecht beim Vergleich berücksichtigt werden. Bei Erwachsenen werden besondere Altersstufen unterschieden, wenn ihre diagnostische Relevanz gegeben ist (z. B. Triglyzeride). Andere Einflüsse sind die Körperlage, die Tageszeit, Nahrung und körperliche Aktivität. Die angegebenen Bereiche wurden bei Normalpersonen ermittelt, die nüchtern waren und deren Proben vormittags zwischen 7 und 10 Uhr gewonnen wurden. Einen Einfluss hat zuweilen auch, ob Plasma oder Serum als Probe gewonnen wurde oder ob die Untersuchung im Vollblut oder Plasma, in venösem oder kapillärem Blut gemacht wird. Hinweise finden Sie bei der Beschreibung der Probe, die zur Ermittlung der Referenzintervalle verwendet wurde. Darüber hinaus ist zu beachten, ob eine Probe für die gewünschte Untersuchung ausreichend stabil ist, um Vollblut, Plasma oder Serum bis zum Zeitpunkt der Untersuchung unverändert zu halten. Hier sind im Internet dargestellte Daten zur Stabilität relevant, die alle Analyten in Blut, Urin und Liquor beschreiben (siehe Links).
Störgrößen sind per Definition Stoffe, die methodenabhängig die Bestimmung des angeforderten Analyten stören und dadurch das Ergebnis verändern. Sie sind vom Analyten in ihrer Struktur verschieden. So wird die Kreatininbestimmung nach Jaffé, nicht jedoch die enzymatische Bestimmung des Kreatinins durch eine Erhöhung von Ketonkörpern im Blut gestört (erhöhte Werte). Dies ist zu unterscheiden von der nephrotoxischen Wirkung, z. B. von Phenacetin, das aufgrund seiner nephrotoxischen Wirkung Kreatinin erhöht und daher als Einflussgröße zu bezeichnen ist.
Ein Referenzintervall besteht aus einem Analyten, der in einer Matrix, d. h. einem Untersuchungsmaterial, untersucht wird und dessen Konzentration oder Aktivität in definierten Einheiten angegeben wird. Da sich die empfohlenen Einheiten in den letzten Jahren weltweit geändert haben, sollen sie kurz dargestellt und ihre Abkürzungen definiert werden.

Einheiten

Aufgrund einer weltweiten Empfehlung der Fachgesellschaften gemeinsam mit der WHO sollen alle labormedizinischen Ergebnisse in allgemeingültigen Einheiten mit internationcal gleichen Abkürzungen angegeben werden. Das als Système international d'unités (SI; Internationales Einheitenwesen) bezeichnete System gibt alle definierten Moleküle in Mol oder deren Subeinheiten an, die heterogenen oder nicht genau definierten in Kilogramm oder deren Subeinheiten pro Liter untersuchter Matrix (z. B. Plasma oder Urin). Dabei werden die in der Tabelle angegebenen Einheiten und Abkürzungen verwendet.

Gleichzeitig bestehen in Deutschland (und in den USA) vielerorts noch die alten Einheiten, hier konventionelle Einheiten genannt, bekannte Moleküle in mg/dL anzugeben. Soweit noch verwendet, wurden diese parallel aufgeführt, um die Umstellung zu erleichtern und ältere Arztberichte verständlich zu machen. Zu den alten und weiter verwendeten Einheiten gehört auch die Enzymeinheit U, die als µmol/min Substratumsatz definiert ist. Enzyme wurden nur noch in U/L bei 37°C angegeben, nach dem diese Messtemperatur seit April 2003 in Deutschland verbindlich ist. Um diese Einheit von anderen internationalen und anderweitig definierten Einheiten zu unterscheiden, wurden in der vorliegenden Tabelle alle nicht als Enzymeinheit definierten Einheiten mit E abgekürzt. Wenn bekannt, wurden internationale Einheiten mit E, Inhibitor-Einheiten mit IE abgekürzt.

Anwendung der Referenzintervalle

Um die diagnostische Relevanz einer Laboruntersuchung zu kennen, müssen die **diagnostische Spezifität** (Wahrscheinlichkeit des negativen Ergebnisses für die Bedingung „nicht krank") sowie die **diagnostische Empfindlichkeit (Sensitivität)** (Wahrscheinlichkeit eines positiven Testergebnisses für die Bedingung „krank") bekannt sein. Dies ist nur im jeweils untersuchten Patientenkollektiv zu ermitteln. Daraus ergibt sich der positive und negative Voraussagewert (prädiktiver Wert) eines Laboratoriumsergebnisses (Wahrscheinlichkeit des Vorhandenseins der Erkrankung bei positivem Testergebnis oder des Ausschlusses der Erkrankung bei negativem Testergebnis). Dies ist Gegenstand aktueller klinischer Studien und sollte aus dem jeweiligen Kapitel entnommen werden.

Beispiel für die Bedeutung der individuellen Werte gegenüber den Referenzintervallen: Ein CEA-Wert, der 1,5-fach oberhalb des angegebenen Bereichs liegt, ist bei einem Raucher nicht für sich tumorverdächtig. Ein Anstieg auf das Doppelte innerhalb des Normalbereichs und innerhalb von 4 Monaten kann hingegen als dringend verdächtig gelten.

Bei der Auswahl der angegebenen Bereiche wurden aus der Fülle beschriebener Normalbereiche die derzeit gültigen und neuesten Ergebnisse nach bestem Wissensstand ausgewählt. Dabei waren besonders die jüngst erschienenen Werke hilfreich, in denen sowohl die Quellen zitiert und/oder die Glaubwürdigkeit durch die Kompetenz der Autoren auf ihrem Gebiet hinreichend belegt ist (siehe Literatur). Besonders danken möchte der Autor auch Prof. Dr. E. Schleicher und Prof. Dr. W. Hofmann für die Überlassung der derzeit gültigen Referenzintervalle der Universität Tübingen und des Klinikums München. In jedem Fall ist bei Anwendung der Entscheidungsgrenzen zu sichern, dass das den aktuellen Laborwert ermittelnde Labor die gleiche Methode unter den gleichen Bedingungen angewendet hat.

■ Weiterführende Informationen

Literatur

Heil W, Ehrhardt V: Reference Ranges for Adults and Children. Mannheim: Roche Diagnostics GmbH 2008

Guder WG, Nolte J: Das Laborbuch für Klinik und Praxis, München: Elsevier; 2009

Links

http://www.diagnosticsample.com

Relevante SI - Einheiten für das medizinische Labor und ihre Abkürzungen.

Grundeinheiten	Name	Abkürzung
Stoffmenge	Mol	mol
Länge	Meter	m
Masse	Kilogramm	kg
Zeit	Sekunde	s
Vielfache von		
10 (Zehn)	deka	da
10^2 (Hundert)	hekto	h
10^3 (Tausend)	kilo-	k
10^6 (Million)	mega	M
10^9 (Milliarde)	giga	G
10^{12} (Billion)	tera	T
Teile von		
10^{-1} (zehntel)	dezi	d
10^{-2} (hundertstel)	zenti	c
10^{-3} (tausendstel)	milli	m
10^{-6} (millionstel)	mikro	µ
10^{-9} (milliardstel)	nano	n
10^{-12} (billionstel)	pico	p
10^{-15} (billiardstel)	femto	f
10^{-18} (trillionstel)	atto	a
Sonstige Abkürzungen		
Enzymaktivität	Katal = Mol pro Sekunde (mol/s)	kat
Flüssig-Volumen	Liter	L
Zellen	Partikel	pt
Zeit	Sekunde	s
	Minute	min
	Stunde (hora)	h
	Jahr (annus)	a
Enzymaktivität in µmol/min	Einheit (unit)	U
Einheiten mit internationaler Standardisierung	Internationale Einheit	E, (IE)
Hemmaktivitäts-Einheiten	Inhibitor-Einheit	IE
Probenentnahmeorte, anatomisch	Arteriell	art
	Kapillär	kap
	Venös	ven

Referenzbereiche häufiger Blut-, Urin- und Liquorwerte in den je-

Analyt	Geltungsbereich	Untersuchungsmaterial	Referenzbereiche: männlich (♂)/ weiblich (♀) SI-Einheiten
Azetazetat	Erwachsene	Heparin-Blut, enteiweißt	20–40 µmol/L
Adrenokortikotropes Hormon (ACTH)			
Aktivierte partielle Thromboplastinzeit (aPTT)			
Alanin-Aminotransferase (ALT) (früher GPT)	Erwachsene IFCC 37°C	Serum, Heparinat- und EDTA-Plasma	♀ <0,6 µkat/L ♂ <0,85 µkat/L
Albumin	Erwachsene Kolorimetrisch Nephelometrisch	Serum, Heparinat- und EDTA-Plasma	528–785 µmol/L 35–52 g/L
Albumin	Erwachsene	Spontanurin am Vormittag, Sammelurin	<34,14 µmol/mol Kreat <2,26 g/mol Kreatinin <0,5 µmol/d
Albumin Liquor/Serum-Plasma-Quotient	Erwachsene	Liquor cerebrospinalis	110–350 mg/L <5 bis <8×10^{-3}
Aldosteron	Liegend	Serum, Heparinat- und EDTA-Plasma	70–420 pmol/L
	Bewegt, belastet		120–840 pmol/L
		24-h-Urin	5,4–27,2 nmol/d
Alkalische Phosphatase (AP)	Erwachsene ab 20 Jahre IFCC-Methode	Heparinat-Plasma	♀ <1,75 µkat/L ♂ <2,15 µkat/L
Aluminium	Erwachsene	Spezielles aluminiumfreies Röhrchen	<0,11 µmol/L
δ-Aminolävulinsäure	Erwachsene	24-h-Sammelurin pH 2–3	<49 µmol/d
Ammoniak	Erwachsene	EDTA-Plasma mit Serin/Borat	♀ <51 µmol/L ♂ <60 µmol/L

weils empfohlenen und häufig verwendeten Einheiten.

Referenzbereiche: männlich (♂)/ weiblich (♀)	Medizinische Indikationen, Verdacht auf, Abklärung von	Einflussgrößen, Störgrößen
Konventionelle Einheiten	Erwartete Werte ⇔ normal, ⬈ erhöht, ⬊ vermindert	Verweise, Bemerkungen
0,2–0,4 mg/dL	Ketose, chronisches Erbrechen ⬈⬈	
		→ Kortikotropin
		→ Gerinnungfunktionstests
♀ <10–35 U/L ♂ <10–50 U/L	Leberschädigung ⬈–⬈⬈	
3,5–5,2 g/dL	Leberschäden ⬊, Ödeme ⬊, Eiweißverlust ⬊	Kann in Heparinplasma höhere Werte ergeben, wenn bichromatisch kolorimetrisch bestimmt.
<20 mg/g Kreatinin <30 mg/24 h	Früherkennung der diabetischen Nephropathie, der Nephrosklerose und glomerulärer Filtrationsschäden ⬈–⬈⬈	Bei Bezug auf Kreatinin im Urin sinkt die biologische Streuung und die Ergebnisse des 2. Morgenurins sind gleich denen im 24 h Sammelurin
110–350 mg/L <5 bis <8 × 10⁻³	Erkennung von Schrankenstörungen der Blut-Liquor-Schranke ⬈	
28–150 ng/L 43–300 ng/L 1,94–9,8 µg/24 h	Im Rahmen des Funktionstests des Renin-Angiotensin-Aldosteron-Systems, bei Hypertonie zum Ausschluss von Conn-Syndrom ⬈–⬈⬈	Stark abhängig von Körperlage, Konzentration steigt mit körperlicher Tätigkeit. Instabil in Serum und Heparinplasma, 1 d im EDTA-Vollblut stabil
♀ <104 U/L ♂ <130 U/L	Hepatobiliäre Störungen ⬈, Knochenmetastasen ⬈, Vitamin-D-Mangel ⬈	Kann im Serum höher sein als im Plasma (durch Thrombozytenenzym)
<3 µg/L	Verdacht auf hämatogene Intoxikation, z. B. bei Hämodialyse ⬈	Kontamination durch Al aus Röhrchenstopfen und Umgebung (Luft, Wasser) möglich
<6,4 mg/24 h	Akute Porphyrien ⬈, Bleivergiftung ⬈, alkoholinduzierte Leberzirrhose ⬈	Urin lichtgeschützt und kühl sammeln
♀ <87 µg/dL ♂ <102 µg/dL	Verdacht auf enterohepatischen Shunt bei Leberzirrhose ⬈–⬈⬈	Vermeide Ammoniumheparinat, Schweiß kann kontaminieren, nur 15 min stabil in EDTA-Blut, besser in Serin-Borat-Stabilisator

Anhang: Laborwerte

Analyt	Geltungsbereich	Untersuchungs-material	Referenzbereiche: männlich (♂)/ weiblich (♀) SI-Einheiten
α-Amylase Pankreas-Amylase	Erwachsene IFCC-Methode	Heparinat- und EDTA-Plasma, Serum	<1,84 µkat/L <0,90 µkat/L
Amyloid A	Erwachsene	Heparinat-Plasma, Serum	0,8–9,7 mg/L
Angiotensin Converting Enzyme (ACE)	Erwachsene	Heparinat-Plasma, Serum	133–867 nkat/L
Anionenlücke	Erwachsene	Gepuffertes Heparinat-Blut	8–16 mmol/L
Anti-DNAse	Erwachsene	Serum	<480 kE/L
α$_2$-Antiplasmin als PAP-Komplex	Erwachsene	Zitrat-Plasma	60–100 mg/L 90–365 µg/L
Antistreptolysin O	Erwachsene	Serum, Heparinat- und EDTA-Plasma	<200 kIE/L
Anti-Thyreoglobulin-Autoantikörper (Anti-TG)	Erwachsene (Roche)	Serum, Heparinat-Plasma	<115 kIE/L
Anti-Thyroideaperoxidase-Autoantikörper (Anti-TPO)	Erwachsene <50 Jahre >50 Jahre	Serum oder Heparinat-Plasma	<34 kIE/L <100 kIE/L
Antithrombin			
α$_1$-Antitrypsin	Erwachsene	Serum und Heparinat-Plasma	16,6–36,8 µmol/L
Antikörper gegen Thyreotropin (TSH) -Rezeptoren (TRAK)	Erwachsene	Serum	
Anti- (z. B.DNA)			
Apolipoprotein A1	Erwachsene	EDTA- und Heparinat-Plasma	♀ 37,5–73,2 µmol/L ♂ 37,5–62,5 µmol/L
Apolipoprotein B	Erwachsene	EDTA- und Heparinat-Plasma	♀ 1,17–2,53 µmol/L ♂ 1,17–2,73 µmol/L
Apolipoprotein E	Erwachsene	Serum oder EDTA-Plasma	50–100 mg/L

Referenzbereiche: männlich (♂)/ weiblich (♀)	Medizinische Indikationen, Verdacht auf, Abklärung von	Einflussgrößen, Störgrößen
Konventionelle Einheiten	**Erwartete Werte** ⇔normal, ⌕ erhöht, ⌕ vermindert	**Verweise, Bemerkungen**
28–110 U/L <53 U/L	Verdacht auf Pankreatitis ⌕–⌕⌕	Gesamtamylase durch Speichel ⌕, diese wird durch Hemmstoff bei P-Amylase gehemmt
	Amyloidose ⌕	
8–52 U/L	Granulomatöse Lungenerkrankungen ⌕–⌕⌕	
	Im Rahmen der Blutgasanalyse, bei Azidose ⌕	Nur in kapillärem und arteriellem Blut sinnvoll
<480 E/mL	Autoimmunerkrankungen	
0,68–1,36 kU/L	Fibrinolysestörungen ⌕, ⌕	Als Plasmin-Antiplasmin-Komplex (PAP-Komplex) gemessen
<200 IE/mL	Nachweis und Verlaufskontrolle von Infektionen mit Streptokokken der Gruppe A und deren Folgekrankheiten (Glomerulonephritis, rheumatisches Fieber) ⌕	
<115 IE/mL	Hashimoto-Thyreoiditis ⌕	Keine Primärdiagnostik
<34 IE/mL <100 IE/mL	Polyglanduläre Autoimmunerkrankung, unklare Hypo- oder Hyperthyreose ⇔, ⌕–⌕⌕	Keine Primärdiagnostik
		→ Gerinnungsfunktionstests
90–200 mg/dL	Lungenemphysem, obstruktive Lungenerkrankungen ⌕ – 0 (bei genetischem Mangel)	
<1,5 IE/L	Differenzialdiagnose einer Hyperthyreose, endokriner Orbitopathie Morbus Basedow) besonders in der Schwangerschaft ⌕	Keine Primärdiagnostik, im Alter häufiger erhöht ohne Symptomatik.
		→ Antigen (z. B. DNA-Antikörper)
♀ 1,05–2,05 g/L ♂ 1,05–1,75 g/L	Basisuntersuchung der Lipoproteine (Schweiz) ⇔–⌕,⌕	Gemeinsam mit Apo B zur Differenzierung der Hypercholesterinämie geeignet statt LDL/HDL-Cholesterin
♀ 0,6–1,3 g/L ♂ 0,6–1,4 g/L	Abklärung von Dyslipoproteinämien ⇔, ⌕–⌕⌕,⌕	Gemeinsam mit Apo A1 zur Differenzierung der Hypercholesterinämie geeignet statt LDL/HDL-Cholesterin
5–10 mg/dL	Hyperlipoproteinämie Typ III hat Apo $E_{2/2}$ ⇔–⌕,⌕	Genotypisierung in Apo E_{1-4} zu empfehlen, z. B. bei Alzheimerverdacht und Typ-III-Hyperlipoproteinämie.

Analyt	Geltungsbereich	Untersuchungs-material	Referenzbereiche: männlich (♂)/ weiblich (♀) SI-Einheiten
Aspartataminotransfe-rase (AST; früher GOT)	Erwachsene	Serum (♂) Heparinat-Plasma	♀ <0,6 µkat/L ♂ <0,85 µkat/L
Bilirubin gesamt	Erwachsene	Serum, Heparinat- oder EDTA-Plasma	<17 µmol/L
Bilirubin direkt (konjugiert)	Erwachsene	Serum, Heparinat- oder EDTA-Plasma	<3,4 µmol/L
Biotin (Vitamin H)	Erwachsene	Heparinat-Plasma	0,8–3,3 nmol/L
		-Vollblut	3,4–11,0 nmol/L
Blei	Erwachsene <60 Jahre >60 Jahre	Spurenfreies Röhr-chen Heparin-Blut	<1,2 µmol/L <1,54 µmol/L
Blutbild	Erwachsene	EDTA-Blut	
Erythrozyten		EDTA-Blut	♀ 4,1–5,1 Tpt/L ♂ 4,5–5,9 Tpt/L
Hämoglobin		EDTA-Blut	♀ 7,4–9,9 mmol/L ♂ 8,4–10,9 mmol/L
Hämatokrit		EDTA-Blut	♀ 0,35–0,47 ♂ 0,4–0,52
MCV		EDTA-Blut	♀♂ 80–96 fL
MCH		EDTA-Blut	♀♂ 1,7–2,0 fmol/Zelle
MCHC		EDTA-Blut	♀♂ 20–22 mmol/L
Leukozyten		EDTA-Blut	♀♂ 4,4–11,3 Gpt/L
Leukozyten		Urin	
		Liquor	<5 Mpt/L
Thrombozyten	21–60 Jahre	EDTA-Blut	♀ 170–400 Gpt/L ♂ 140–400 Gpt/L
	>60 Jahre		♀♂ 140–400 Gpt/L

Referenzbereiche: männlich (♂)/ weiblich (♀)	Medizinische Indikationen, Verdacht auf, Abklärung von	Einflussgrößen, Störgrößen
Konventionelle Einheiten	**Erwartete Werte** ⇔ normal, ↗ erhöht, ↘ vermindert	**Verweise, Bemerkungen**
♀ <35 U/L ♂ <50 U/L	Früher bei Leber-, Muskel- und Herzerkrankungen, nicht mehr indiziert ↗–↗↗	Hämolyse ↗ Auf AST kann in der Diagnostik verzichtet werden
<1,0 g/L	Ikterus ↗–↗↗ Cholestase ↗–↗↗ Hämolytische Erkrankungen ↗–↗↗	Bei Neugeborenen auch aus Kapillarblut mit POCT-Methode, direkte Sonnen- und UV-Licht-Bestrahlung vermeiden, da senkend. Im Vollblut instabil, im Serum-Plasma 1 d bei Lichtschutz stabil.
<0,2 mg/dL	Differenzierung eines Ikterus, auch bei erblichen Hyperbilirubinämien ↗, ↘, ⇔	Direkte Sonnen- und UV-Licht-Bestrahlung vermeiden, da senkend. Im Vollblut instabil, im Serum-Plasma 1 d bei Lichtschutz stabil
20–80 ng/dL 82–270 ng/dL	Fehlernährung z. B. mit rohen Eiern, nach Antibiotikatherapie, künstliche Ernährung, Störung der Darmflora ↘	Heparinvollblut empfohlen
<250 µg/L <320 µg/L	Verdacht auf Bleivergiftung ↗ ⇔, ↗	Spurenfreies Röhrchen verwenden, Vollblut
	Basisuntersuchung	→ Differenzialblutbild und Lymphozytendifferenzierung
♀ 4,1–5,1 x 10⁶/µL ♂ 4,5–5,9 x 10⁶/µL	Anämie ⇔, ↘–↘↘, ↗	
♀ 12–16 g/dL ♂ 13,5–17,5 g/dL	Anämie-Differenzierung ⇔, ↘–↘↘, ↗	
♀ 35–47 % ♂ 40–52 %	Anämie-Differenzierung ⇔, ↘–↘↘, ↗	
♀♂ 80–96 µm³	Anämie-Differenzierung ⇔, ↘, ↗	
♀♂ 28–33 pg/Zelle	Anämie-Differenzierung ⇔, ↘, ↗	
♀♂ 33–36 g/dL	Anämie-Differenzierung ⇔, ↘, ↗	
♀♂ 4 400–11 300/µL	Leukozytose ↗ Leukämie ↗–↗↗ Leukopenie ↘	Ausstrich für Differenzialblutbild innerhalb von 3 h anfertigen
		→ Harnsediment
<5/µL	Basisdiagnostik Liquor ↗–↗↗	Innerhalb 1–2 h analysieren
♀ 170–400 x 10³/µL ♂ 140–400 x 10³/µL ♀♂ 140–400 x 10³/µL	Thrombozytose ↗, Thrombopenie ↘–↘↘	Pseudothrombozytopenie durch EDTA möglich, wird verhindert durch Aminoglykoside im Blutröhrchen. Thrombozytose Teil der Akut-Phase-Reaktion

Analyt	Geltungsbereich	Untersuchungsmaterial	Referenzbereiche: männlich (♂)/ weiblich (♀) SI-Einheiten
Blutgase			
Blutkörperchensenkungsgeschwindigkeit (BSG, BKS)	Erwachsene <50 Jahre Erwachsene >50 Jahre	Zitratblut 4 + 1 Vol. 3,8 % Natrium-Zitrat	1-h-Wert
Blutungszeit	Erwachsene	Kapillarblut in situ	<7 min
B-Typ-(Brain)-natriuretisches Peptid (BNP)	Erwachsene	Serum, Heparinat- und EDTA-plasma	1,5–9 pmol/L
BNP-Vorläufer: n-terminales Propeptid (NT-proBNP)	Erwachsene <45 Jahre 45–54 Jahre 55–64 Jahre 65–74 Jahre >75 Jahre	Serum, Heparinat- und EDTA-plasma	♀ <21,0 pmol/L ♂ <10,9 pmol/L ♀ <22,7 pmol/L ♂ <16,2 pmol/L ♀ <26,6 pmol/L ♂ <20,9 pmol/L ♀ <41,6 pmol/L ♂ <27,0 pmol/L ♀ <73,6 pmol/L ♂ <100,0 pmol/L
Cadmium	Erwachsene Nichtraucher Erwachsene Raucher	EDTA-Vollblut Urin	<24 nmol/L <18 nmol/L (<13,3 nmol/g Kreatinin)
Calcitonin			
Cancer Antigen (CA 125)	Erwachsene	Serum, Heparinat- oder EDTA-Plasma	<35 kE/L
Cancer Antigen (CA 15-3)	Erwachsene	Serum, Heparinat- oder EDTA-Plasma	<25 kE/L
Cancer Antigen (CA 19-9)	Erwachsene	Serum, Heparinat- oder EDTA-Plasma	<27 kE/L
Cancer Antigen (CA 72-4)	Erwachsene	Serum, Heparinat- oder EDTA-Plasma	<6,9 kE/L
C3c-Komplement	Erwachsene	Serum, Heparinat- oder EDTA-Plasma	0,9–1,8 g/L
C4-Komplement	Erwachsene	Serum, Heparinat- oder EDTA-Plasma	0,1–0,4 g/L

Referenzbereiche: männlich (♂)/ weiblich (♀)	Medizinische Indikationen, Verdacht auf, Abklärung von	Einflussgrößen, Störgrößen
Konventionelle Einheiten	**Erwartete Werte** ⇔ normal, ⬈ erhöht, ⬊ vermindert	**Verweise, Bemerkungen**
		→ Säure-Basen-Status und Blutgase
♀ <20 mm/h ♂ <15 mm/h ♀ <30 mm/h ♂ <20 mm/h	Basisuntersuchung auf Entzündung und Tumoren ⇔, ⬈-⬈⬈, (⬊)	Eigenes Röhrchen mit 1 Teil Zitrat + 4 Teilen Blut, weitgehend durch Akut-Phase-Marker CRP verdrängt
<7 min	Ausschluss vaskulärer und thrombozytärer Blutungsneigung ⬈	Von erfahrener Person mit Sicherheitslanzette am Ohr durchzuführen
5,3–31,5 ng/L	⇔, ⬈-⬈⬈	Da nur 3–4 h im EDTA-Vollblut und Plasma stabil, ist BNP weitgehend durch stabileres Pro-BNP (stabil über 3 d) abgelöst
♀ <178 ng/L ♂ <92,6 ng/L ♀ <192 ng/L ♂ <138 ng/L ♀ <226 ng/L ♂ <177 ng/L ♀ <353 ng/L ♂ <229 ng/L ♀ <624 ng/L ♂ <852 ng/L	Erkennung (Cut-off) und Typisierung der Herzinsuffizienz ⇔, ⬈-⬈⬈ Empfohlener Cut-off: <75 Jahre: 14,8 pmol/L >75 Jahre: 53,1 pmol/L	EDTA-Plasma, Serum und Heparin-Plasma ergibt gleiche Ergebnisse. Kein EDTA-Plasma beim Test Siemens Advia Centaur
<2,7 µg/L <1 µg/L <8 µg/L <2 µg/L (<1,5 µg/g Kreatinin)	Verdacht auf Cadmiumintoxikation ⇔,⬈	Spurenfreies Röhrchen, gemeinsam mit Urinmessung bewerten
		→ Kalzitonin
<35 E/mL	Prätherapeutisch und Verlaufskontrolle von Ovarialkarzinom ⇔,⬈	Individuelle Werte ohne Tumor bis 100 kE/L möglich
<25 E/mL	Prätherapeutisch und Verlaufskontrolle von Mammakarzinom ⇔,⬈ (gemeinsam mit CEA)	Nie zum Screening verwenden
<27 E/mL	Prätherapeutisch und Verlaufskontrolle von Pankreas-, Magen- und Gallenwegskarzinoms ⇔,⬈	Nie zum Screening verwenden
<6,9 E/mL	Prätherapeutisch und Verlaufskontrolle von Magen- und muzinösem Ovarialkarzinom ⇔,⬈	Nie zum Screening verwenden
90–180 mg/dL	⬊,⬈	C_{3c}-Tests stabiler (2d) als C_3-Tests (1d)
10–40 mg/dL	⬊,⬈	C_{4c}-Konzentration sinkt, C_4- steigt bei Lagerung nach 1 d

Anhang: Laborwerte

Analyt	Geltungsbereich	Untersuchungsmaterial	Referenzbereiche: männlich (♂)/ weiblich (♀) SI-Einheiten
Carnitin, freies	Erwachsene	Serum Sammelurin	♀ 18–46 µmol/L ♂ 25–51 µmol/L 60–600 µmol/d
CEA			
Chlorid	Coulometrie, ISE indirekt ISE direkt Erwachsene	Serum, Heparinat-Plasma	98–107 mmol/L 101–110 mmol/L
Cholesterin gesamt	Zielwert Prüfwürdig Risikobelastete Erwachsene 20–70 Jahre	Serum, Heparinat-Plasma	3,4– 5,2 mmol/L 5,2–6,2 mmol/L >6,2 mmol/L
Cholesterin HDL	Kein Risiko Leichtes Risiko Hohes Risiko	Serum, Heparinat- oder EDTA-Plasma	♀ >1,68 mmol/L ♂ >1,45 mmol/L ♀ 1,15–1,68 mmol/L ♂ 0,9–1,45 mmol/L ♀ <1,15 mmol/L ♂ <0,9 mmol/L
Cholesterin LDL	Kein Risiko Leichtes Risiko Hohes Risiko	Serum, Heparinat- oder EDTA-Plasma	<2,6 mmol/L <3,5 mmol/L >4,9 mmol/L
Cholinesterase (ChE)	Erwachsene	Serum, Heparinat- oder EDTA-Plasma	♀ 71–188 µkat/L ♂ 89–215 µkat/L
Chrom	Erwachsene	Plasma Vollblut Urin	<9,616 nmol/L <13,46 nmol/L <5–20 nmol/L
CK, CK-MB			
Coeruloplasmin	Erwachsene CRM-470-Standard	Serum, Heparinat- oder EDTA-Plasma	1,49–4,4 µmol/
C-Peptid des Proinsulins	Erwachsene nüchtern	Serum, Heparinat- oder EDTA-Plasma	0,2–1,47 nmol/L
Cortisol			
C-reaktives Protein (CRP)	Erwachsene Risikogrenze	Serum, Heparinat- oder EDTA-Plasma	<47,6 nmol/L >39 nmol/L
Creatinin			
β-Cross-Labs			

Referenzbereiche: männlich (♂)/ weiblich (♀)	Medizinische Indikationen, Verdacht auf, Abklärung von	Einflussgrößen, Störgrößen
Konventionelle Einheiten	**Erwartete Werte** ⇔ normal, ↗ erhöht, ↘ vermindert	**Verweise, Bemerkungen**
♀ 0,85–2,16 mg/dL ♂ 1,18–2,4 mg/dL	Myopathien, mitochondriale Gendefekte ⇔, ↘, ↗	Nur nach Absprache mit Speziallabor abnehmen
		→ Karzinoembryonales Antigen
	Diagnostik und Differenzierung von Hypo- und Hypernatriämien, Berechnung der Anionenlücke ⇔, ↘, ↗	Methodenabhängige Proben und Normalbereiche
130–200 mg/dL 200–239 mg/dL >240 mg/dL	Risikoabschätzung und Verlaufskontrolle des Lipidstoffwechsels ⇔, ↗	Klassifizierung nach NCEP Adult Treatment Pannel (ATP) III 2002 Abhängig von Körperlage (15 % niedriger nach 15 min Liegen als nach Sitzen bei vorheriger Bewegung) Effekt verstärkt bei Herzinsuffizienz
♀ >65 mg/dL ♂ >55 mg/dL ♀ 45–65 mg/dL ♂ 35–55 mg/dL ♀ <45 mg/dL ♂ <35 mg/dL	Risikoabschätzung von Cholesterinerhöhung >5,2 mmol/ (200 mg/dL) ⇔, ↘, ↗	Europäische Leitlinien
<100 mg/dL <135 mg/dL >160 mg/dL	Risikoabschätzung von Cholesterinerhöhung >5,2 mmol/ (200 mg/dL) ⇔, ↗	Grenzwerte und Zielwerte nach ATP III 2002
♀ 4,26–11,25 kU/L ♂ 5,32–12,92 kU/L	Erfassung der Syntheseleistung der Leber, Verdacht auf Intoxikation mit organischen Phosphorderivaten (z. B. E 605) ↘, ⇔	Vermindert durch generelle Stresssituation und extrahepatische Erkrankungen, daher nur noch selten indiziert
<500 ng/L <700 ng/L <260–1040 ng/L	Verdacht auf Chromvergiftung ↗	Spurenfreie Röhrchen verwenden
		→ Kreatinkinase
20–60 mg/dL	M. Wilson ↘	
0,7–2,0 µg/L	Insulinom im Rahmen eines Hungerversuchs ↗–↗↗	Instabiler in Serum und Heparinplasma als in EDTA-Plasma (6h im Vollblut)
		→ Kortisol
<0,5 mg/dL >0,4 mg/dL	Entzündungsmarker und Risikofaktor für kardiales Risiko ↗–↗↗	CRM-470 Standard als Kalibrator, Sensitivität vom Testverfahren abhängig, daher Risikofaktor-Indikation nur bei sensitivem Test sinnvoll (Nachweisgrenze <4 mg/L)
		→ Kreatinin
		→ C-terminale Crosslinks (CTX)

Analyt	Geltungsbereich	Untersuchungsmaterial	Referenzbereiche: männlich (♂)/ weiblich (♀) SI-Einheiten
C-terminale Crosslinks (CTX)	Erwachsene	Serum, EDTA-Plasma nüchtern	0,1–0,6 µg/L
Cyfra 21-1	Erwachsene	Serum, Heparinat- oder EDTA-Plasma	<1,3–<3,3 µg/L (methodenabhängig)
Cystatin C	Erwachsene <50 Jahre >50 Jahre	Serum, Heparinat- oder EDTA-Plasma	0,5–1,15 mg/L 0,63–1,44 mg/L
D-Dimer(e)	Erwachsene	Zitrat- oder Heparinat-Plasma	<0,5 mg/L
Dehydroepiandosteron-Sulfat (DHEA-S)	<30 Jahre <45 Jahre <60 Jahre >75 Jahre	Serum, Heparinat- oder EDTA-Plasma	♀ <10 µmol/L ♂ <13 µmol/L ♀ <7 µmol/L ♂ <9 µmol/L ♀ <6 µmol/L ♂ <8 µmol/L ♀ <4 µmol/L ♂ <3,5 µmol/L
Deoxypyridonilin gesamt Deoxypyridonilin freies		Erster Morgenurin	5–17 µmol/mol Kreatinin 1,6–4,3 µmol/mol Kreatinin
Differenzialblutbild		EDTA-Blut	
Basophile Granulozyten	Erwachsene	EDTA-Blut	Relativ: <0,01 Absolut: <0,1 Gpt/L
Eosinophile Granulozyten	Erwachsene	EDTA-Blut	Relativ: <0,04 Absolut: 0,08–0,4 Gpt/L
Lymphozyten	Erwachsene	EDTA-Blut	Relativ: 0,25–0,4 Absolut: 1–4 Gpt/L
Monozyten	Erwachsene	EDTA-Blut	Relativ: 0,01–0,11 Absolut: 0,08–1 Gpt/L
Retikulozyten	Erwachsene	EDTA-Blut	Relativ: $5-25 \times 10^{-3}$ Absolut: 30–100 Gpt/L
Segmentkernige Granulozyten	Erwachsene	EDTA-Blut	Relativ: 0,5–0,7 Absolut: 2–5 Gpt/L
Stabkernige Granulozyten	Erwachsene	EDTA-Blut	Relativ: 0,03–0,05 Absolut: 0,1–0,5 Gpt/L
Osmotische Resistenz der Erythrozyten	Erwachsene Keine Hämolyse Komplette Hämolyse	EDTA-Blut	>0,005 NaCl <0,003 NaCl

Referenzbereiche: männlich (♂)/ weiblich (♀)	Medizinische Indikationen, Verdacht auf, Abklärung von	Einflussgrößen, Störgrößen
Konventionelle Einheiten	**Erwartete Werte** ⇔ **normal,** ⟰ **erhöht,** ⟱ **vermindert**	**Verweise, Bemerkungen**
	Feststellung eines gesteigerten Knochenabbaus ⟰–⟰⟰	
	Prätherapeutisch und Verlaufskontrolle von Bronchial-, HNO- und ggf. Blasenkarzinom ⟰–⟰⟰	Nie zum Screening verwenden
	Screening der glomerulären Filtrationsrate (GFR) ⇔–⟰	Altersunabhängig ab 1. Lebensjahr, gegenüber Kreatinin bessere Aussage über GFR wegen geringerer extrarenaler Einflüsse
	Screening des Thromboserisikos ⇔–⟰ und der Thrombose ⟰–⟰⟰	
♀ <368 µg/dL ♂ <490 µg/dL ♀ <258 µg/dL ♂ <335 µg/dL ♀ <200 µg/dL ♂ <292 µg/dL ♀ <150 µg/dL ♂ <125 µg/dL	Diagnostik und Differenzierung androgener Nebennieren, Ovarfunktion und Tumoren ⇔–⟰	
19–64 µg/g Kreatinin 6–35 µg/g Kreatinin	Feststellung des gesteigerten Knochenabbaus bei Tumorpatienten und in der Postmenopause ⟰–⟰⟰	
	Basisdiagnostik und Differenzierung veränderter Werte im kleinen Blutbild ⟰, ⟱, ⇔	Ausstrich innerhalb 3 h nach Probennahme anfertigen. EDTA-Blut nicht im Kühlschrank lagern
<1 rel %	⟰, ⟱	Nur 2 h (bis 2 d) stabil im EDTA-Blut
2–4 rel %	⟰, ⟱	12 h–6 d stabil im EDTA-Blut
25–40 rel %	⟰, ⟱	3 h–7 d stabil im EDTA-Blut
1–11 rel %	⟰, ⟱	2–12 h stabil im EDTA-Blut
0,5–2,5 rel %	⟰, ⟱	1–3 d stabil im EDTA-Blut
50–70 rel %	⟰, ⟱	3–12 h stabil im EDTA-Blut
3–5 rel %	⟰, ⟱	2–12 h stabil im EDTA-Blut
0,5 % NaCl 0,3 % NaCl	⟰, ⟱, ⇔	

Analyt	Geltungsbereich	Untersuchungs-material	Referenzbereiche: männlich (♂)/ weiblich (♀) SI-Einheiten
Retikulozyten-Hämo-globin-Äquivalent	Erwachsene	EDTA-Blut	28,2–35,7 pg
CO-Hämoglobin	Nichtraucher Raucher	EDTA-Blut	<0,022 <0,105
Methämoglobin	Erwachsene	EDTA-Blut	<0,012
Eisen	Erwachsene	Serum oder Heparinat-Plasma	7–29 µmol/L
		Urin	<1,8 µmol/d
Eisenbindungskapazität gesamt Eisenbindungskapazität frei	Erwachsene	Serum oder Heparinat-Plasma	41–77 µmol/L
Eiweiß, gesamt	Erwachsene	Serum (Plasma höher)	64–83 g/L
		Liquor	150–450 mg/L
		Spontan-Urin Sammelurin	<150 mg/L <150 mg/d
Eiweiß-Elektrophorese Albumin	Erwachsene	Serum	35,2–50,4 g/L 0,55–0,69 g/g
α_1-Globulin			1,3–3,9 g/L 0,02–0,06 g/g
α_2-Globulin			5,4–9,3 g/L 0,06–0,11 g/g
β-Globulin			5,9–11,1 g/L 0,08–0,14 g/g
γ-Globulin			5,8–15,2 g/L 0,11–0,18 g/g
Elastase	Erwachsene	EDTA-Plasma	<160 µg/L
Erythropoetin	Erwachsene	Serum, Heparinat- oder EDTA-Plasma	
Erythrozyten			
Estradiol (E2)	Frauen Follikelphase Ovulation Lutealphase Postmenopause Schwangere 1. Trimenon Männer	Serum, Heparinat- oder EDTA-Plasma	50–600 pmol/L 315–1830 pmol/L 160–775 pmol/L 20–200 pmol/L 789–>16000 pmol/L 30–150 pmol/L

Referenzbereiche: männlich (♂)/ weiblich (♀)	Medizinische Indikationen, Verdacht auf, Abklärung von	Einflussgrößen, Störgrößen
Konventionelle Einheiten	**Erwartete Werte** ⇔normal, ⬈ erhöht, ⬊ vermindert	**Verweise, Bemerkungen**
	⬈,⬊	1 d stabil im EDTA-Blut
<2,2 % <10,5 %	Rauchvergiftung, Abgase ⬈	
<1,2 %	⬈	
45–160 µg/dL <98 µg/24 h	Nicht mehr empfohlen, → Transferrin(-sättigung), Ferritin nur gemeinsam mit anderen Markern ⇔–⬊,⬈	Starke zyklische und tagesrhythmische Schwankungen
228–428 µg/dL	Nicht mehr indiziert	→ Transferrinsättigung
6,4–8,3 g/dL	Basis zur Quantifizierung der Ergebnisse der Elektrophorese ⇔–⬊,⬈	Im Plasma höher durch Fibrinogen
15–45 mg/dL	Basisuntersuchung im Liquor ⬈–⬈⬈	1 d stabil bei Raumtemperatur
<15 mg/dL <150 mg/24 h	Ausgangsdiagnostik Proteinurie ⬈–⬈⬈	Methodenabhängige Normalbereiche
55–69 % 1,6–5,8 % 5,9–11,1 % 8–12 % 11–18 %	Übersicht über die Proteinverteilung im Serum; traditionelle Untersuchung auf entzündliche Reaktionen, Leberzirrhose, Myelome und nephrotisches Syndrom. Alle Fraktionen können ⇔, ⬊ oder ⬈ sein	Bei Verwendung von Plasma (oder Serum von antikoagulierten Patienten) erscheint Fibrinogen als spitze Bande zwischen β- und γ-Bande; Plasma nur nach Fällung des Fibrinogens auswertbar
	Sepsis ⬈,⇔, weitgehend abgelöst durch neuere Untersuchungen (z. B. Pro-Calcitonin)	
5–25 E/L	⬈,⬊,⇔	Nach 2. IRP B.-Standard
		→ Blutbild
15–160 ng/L 86–500 ng/L 44–210 ng/L 5–55 ng/L 215–>4300 ng/L 7,6–43 ng/L	Beurteilung der ovariellen Funktion ⬊,⬈,⇔, Sterilitätsbehandlung ⬊, Gynäkomastie beim Mann ⬈–⬈⬈	Plasma nicht mit jedem Test anwendbar

Analyt	Geltungsbereich	Untersuchungs-material	Referenzbereiche: männlich (♂)/ weiblich (♀) SI-Einheiten
Estriol (E3)	Frauen Schwangerschaft 28.–30. SSW 31.–32. SSW 33.–36. SSW 37.–40. SSW	Serum, Heparinat- oder EDTA-Plasma	132–486 mmol/L 121–1145 mmol/L 167–1215 mmol/L 330–1596 mmol/L
Faktor I–XIII			
Ferritin	Erwachsene	Serum, Heparinat-Plasma	♀ 9–140 µg/L ♂ 18–360 µg/L
α_1-Fetoprotein (AFP)	Erwachsene Schwangerschaft 15. SSW 20. SSW	Serum, Heparinat- oder EDTA-Plasma	<172 nmol/L, <15 µg/L 24–60 µg/L 40–180 µg/L
Fettsäuren, freie	Erwachsene	Serum, Heparinat-Plasma aktiviert	<0,7 mmol/L
Fibrinogen			
Fluorid	Erwachsene	Heparinat-Plasma	<5,9 µmol/L
Folat Plasma, Serum Folat Erythrozyten	Erwachsene	Serum, Heparinat- oder EDTA-Plasma Hämolysat mit Ascorbat	9–45 nmol/L >500 nmol/L
Follitropin = Follikel-stimulierendes Hormon (FSH)	Erwachsene Frauen Follikelphase Ovulation Lutealphase Postmenopausal Männer	Serum, Heparinat- oder EDTA-Plasma	1–10 IE/L 6–17 IE/L 1–9 IE/L 19–100 IE/L 1,7–8,4 IE/L
Fructosamin	Erwachsene	Serum, Heparinat- oder EDTA-Plasma	205–285 µmol/L
Fruktose	Erwachsene	Serum, Heparinat- oder EDTA-Plasma 24-h-Urin	<0,03 mmol/L <3 mmol/d
Galaktose	Erwachsene	Serum, Heparinat- oder EDTA-Plasma 24-h-Urin	<0,3 mmol/L <0,1 mmol/d
Gastrin	Erwachsene basal Nach Stimulation (Sekretin)	Serum, Heparinat- oder EDTA-Plasma	<45 pmol/L <90 pmol/L

Referenzbereiche: männlich (♂)/ weiblich (♀)	Medizinische Indikationen, Verdacht auf, Abklärung von	Einflussgrößen, Störgrößen
Konventionelle Einheiten	**Erwartete Werte** ⇔ normal, ↗ erhöht, ↘ vermindert	**Verweise, Bemerkungen**
38–140 µg/L 35–330 µg/L 48–350 µg/L 95–460 µg/L	Überwachung der Plazentafunktion während der Schwangerschaft ↘,⇔	Plasma nicht mit jedem Test anwendbar
		→ Gerinnungsfunktionstests
	Differenzierung von Eisenmangelanämie ↘, Eisenüberladung (z. B. Hämochromatose) ↗, Therapiekontrolle, „Thomas Blott" ⇔,↗,↘	Plasma nicht mit jedem Test anwendbar
<10 kE/L 17–42 kE/L 28–126 kE/L	Hepatozelluläres Karzinom ↗, Keimzelltumoren, incl. Therapiekontrolle ↗–↘, Down-Syndrom, Neuralrohrdefekte pränatal ↗	Im Vollblut 7 d stabil
<20 mg/dL	Stoffwechselstatus, Ernährungsüberwachung ⇔, ↗; wegen hoher Zahl von Einflüssen nicht empfohlen	Steigt ab 20–30 min im Blut an, im Serum/Plasma 30 min stabil, Lipase steigert
		→ Gerinnungsfunktionstests
<112 µg/L	↗,↘,⇔	
4–20 µg/L >220 µg/L	Fehlernährung, Schwangerschaft- und Stillzeit, Alter, Hämodialyse ↘	Hämolysat wird hergestellt aus 0,5 ml Blut + 4,5 ml Ascorbinsäure(2 g/L)
	Beurteilung von Zyklusstörungen ↗,⇔ Diagnostik bei Sterilität ↘,↗ Hypophysenfunktion ↘,↗,⇔	
	Überwachung der Therapie des Diabetes mellitus ↗,⇔	
<0,6 mg/dL <60 mg/24 h	Fruktoseintoleranz ↗	Bei Neugeborenen im Screeningprogramm
<5 mg/dL <14 mg/24 h	Galaktoseintoleranz ↗	Bei Neugeborenen im Screeningprogramm
<90 ng/L <200 ng/L	Differenzierung von Gastrinom und Gastritis ↗	2 h stabil im Vollblut, stabilisiert mit Aprotinin 2000 KIE/mL Blut Probe nach Sekretinstimulation 2, 5, 10, 15 und 30 min

Anhang: Laborwerte

Analyt	Geltungsbereich	Untersuchungsmaterial	Referenzbereiche: männlich (♂)/ weiblich (♀) SI-Einheiten
Gerinnungsfunktionstests		Zitratplasma	
Aktivierte partielle Thromboplastinzeit (aPTT)	Erwachsene	Zitratplasma	24–33 s
Aktiviertes-Protein-C-Sensitivitätstest (APC-Ratio)	Erwachsene		2–4 s/s
Antithrombin	Erwachsene	Zitratplasma	0,75–1,25 Ratio ± Plasma
Batroxobinzeit	Erwachsene	Zitratplasma	16–20 s
Blutungszeit ex vivo	Erwachsene	Kapillarblut	<7 min
Faktor II	Erwachsene	Zitratplasma	>0,7 Ratio ± Plasma
Faktor V	Erwachsene	Zitratplasma	>0,55–1,7 Ratio ± Plasma
Faktor VII	Erwachsene	Zitratplasma	0,6–1,5 Ratio ± Plasma
Faktor VIII	Erwachsene	Zitratplasma	0,5–1,5 Ratio ± Plasma
Faktor IX	Erwachsene	Zitratplasma	0,7–1,2 Ratio ± Plasma
Faktor X	Erwachsene	Zitratplasma	0,7–1,3 Ratio ± Plasma
Faktor XI	Erwachsene	Zitratplasma	0,7–1,2 Ratio ± Plasma
Faktor XII	Erwachsene	Zitratplasma	0,7 -1,5 Ratio ± Plasma
Faktor XIII	Erwachsene	Zitratplasma	0,7–1,4 Ratio ± Plasma

Referenzbereiche: männlich (♂)/ weiblich (♀)	Medizinische Indikationen, Verdacht auf, Abklärung von	Einflussgrößen, Störgrößen
Konventionelle Einheiten	**Erwartete Werte** ⇔ **normal,** ⌀ **erhöht,** ↘ **vermindert**	**Verweise, Bemerkungen**
		Zitratblutprobe möglichst als zweite Probe entnehmen nach Stau <1 min Probe mehrmals durch Kippen (nicht schütteln) mischen, ungekühlt nach maximal 3–4 h analysieren aus Plasma
	Basistest zum Ausschluss und zur Überwachung des intrinsischen (endogenen) Gerinnungssystems ⌀	
	Abklärung einer Thromboseneigung ⌀,⇔	
75–125 % des Normalplasmas	Abklärung einer Thromboseneigung ⇔,↘,(⌀)	
	Suchtest zur Auffindung von Fibrinpolymerisationsstörungen, Überwachung der Fibrinolysetherapie ⇔,⌀	
	Abklärung vaskulärer und thrombozytärer Blutungsursachen ⌀	
>70% des Normalplasmas	Klärung eines erniedrigten Quick-Wertes und/oder Blutungsneigung ↘	
55–170% des Normalplasmas	Klärung eines erniedrigten Quick-Wertes und/oder Blutungsneigung ↘	
60–150% des Normalplasmas	Klärung eines erniedrigten Quick-Wertes und/oder Blutungsneigung ↘	
50–150% des Normalplasmas	Klärung verlängerter aPTT und/oder Blutungsneigung, Hämophilie A ↘↘↘, Therapieüberwachung	
70–120% des Normalplasmas	Klärung verlängerter aPTT und/oder Blutungsneigung, Familienuntersuchung und Therapieüberwachung bei Hämophilie B ↘↘↘	
70–130% des Normalplasmas	Klärung eines erniedrigten Quick-Wertes und/oder Blurungsneigung ↘	
70–120% des Normalplasmas	Klärung verlängerter aPTT ohne Ursache im Faktor II–X ↘	
70–150% des Normalplasmas	Thromboseneigung und verlängerte aPTT ohne Klärung mit Faktor I–XI ↘	
70–140% des Normalplasmas	Abklärung von Blutungen z. B. postoperativ bei normaler Thrombozytenzahl und Quick/aPTT ↘	

Anhang: Laborwerte

Analyt	Geltungsbereich	Untersuchungsmaterial	Referenzbereiche: männlich (♂)/ weiblich (♀) SI-Einheiten
Fibrinogen	Erwachsene	Zitratplasma	2–4,5 g/L
Fibrin(ogen)-Spaltprodukte	Erwachsene	Zitratplasma	<10 mg/L
Plasminogen	Erwachsene	Zitratplasma	>0,7 Ratio s/s
Protein C	Erwachsene	Zitratplasma	0,7–1,4 Ratio Plasma/Normalplasma
Protein S	Erwachsene	Zitratplasma	0,65–1,4 Ratio Plasma/Normalplasma
Prothrombinzeit nach Quick (Thromboplastinzeit)	Erwachsene Therapieziel INR	Zitratplasma	0,8–1,3 Ratio Plasma/Normalplasma 0,1–0,2 Ratio Istwert/Interner Standard 2–3 (–4,5)
Reptilase-/Thrombinkoagulasezeit		Zitratplasma	
Thrombinzeit	Erwachsene	Zitratplasma	15–25 s
Von-Willebrand-Faktor	Erwachsene	Zitratplasma	0,5–1,5
Gesamteiweiß			
Glomeruläre Filtrationsrate	Erwachsene <40 Jahre 40–49 Jahre 50–59 Jahre 60–70 Jahre >70 Jahre	Serum, Heparinat-Plasma	
Glukagon	Erwachsene	Heparinat- oder EDTA-Plasma	14–43 pmol/L
Glukose		Liquor	2,22–3,81 mmol/L
		Urin	<1,1 mmol/L

Referenzbereiche: männlich (♂)/ weiblich (♀)	Medizinische Indikationen, Verdacht auf, Abklärung von	Einflussgrößen, Störgrößen
Konventionelle Einheiten	**Erwartete Werte** ⇔ **normal,** ↗ **erhöht,** ↘ **vermindert**	**Verweise, Bemerkungen**
200–450 mg/dL	Abklärung von Blutungs- und Thromboseneigung, Diagnose und Überwachung der intravasalen gerinnungaktivierung ↗,↘, Therapieüberwachung	
	↘,↗	→ D-Dimer
2,5–4,25 kE/L	↘,↗	
70–140 %	Thromboseneigung ↘, Therapieüberwachung mit Protein-C-Konzentrat ⇔,↗	
65–140 %	Thromboseneigung, bei Familienanamnese ↘	
80–130 % 10–20 %	Suchtest zur Erfassung im intrinsischen (endogenen) Gerinnungssystem ↗,↘,⇔ Therapieüberwachung der Antikoagulation mit Vitamin-K-Antagonisten ↘,↗	
		→ Batroxobinzeit
	Suchtest zur Erfassung einer Störung der Fibrinpolymerisation mit Blutungsneigung ↘,⇔,(↗) Abklärung einer Thromboseneigung und unklarer pathologischer Quick-, aPTT-Werte ↘,⇔,(↗)	
50–150 %	Blutungsneigung und familiäre Belastung ↘	
		→ Eiweiß, gesamt
95–160 ml/min >68 ml/min >58 ml/min >50 ml/min >48 ml/min	Beurteilung der Nierenfunktion ↘,⇔	Berechnung aus Plasma-Werten nach MDRD-Formel oder Cystatin-C-Formel Urinsammeln nicht mehr notwendig
50–150 ng/L	Glukagonom ↗–↗↗	Stabilisieren mit Aprotinin 500–2000 kIE/mL
40–70 mg/dL 50–60 % der Plasma-Glukose	Basisuntersuchung des Liquors bei Verdacht auf Meningitis, Enzephalitis ↘,⇔	4–5 h stabil
<200 mg/L	Teil des Screenings mit Teststreifen auf Diabetes und Renale Glukosurie ↗,⇔	1–2 h stabil bei gesunden Patienten. Teststreifen >2 mmol/L (>350 mg/L) positiv

Analyt	Geltungsbereich	Untersuchungsmaterial	Referenzbereiche: männlich (♂)/ weiblich (♀) SI-Einheiten
Glukose im Blut	Erwachsene kapillär Erwachsene nüchtern Erwachsene postprandial	Vollblut (patientennahes Verfahren), Hämolysat (nicht mehr empfohlen)	3,5–5,5 mmol/L 3,6–6,4 mmol/L
Glukose im Plasma	Venös Nüchtern Postprandial Kapillär nüchtern 2 h postprandial	Blut mit Glykolysehemmer/Antikoagulanz	4,4–5,5 mmol/L 3,9–5,6 mmol/L 4,5–6,0 mmol/L <6,7 mmol/L <7,8 mmol/L
Glukosebelastungstest	Kapillär Nüchtern 2 h nach Belastung		4,5–6,0 mmol/L <7,8 mmol/L
Glutamatdehydrogenase (GLDH)	Erwachsene Optimiert 37 °C	Serum, Heparinat- oder EDTA-Plasma	♀ <80 nkat/L ♂ <120 nkat/L
γ-Glutamyltransferase (γGT)	Erwachsene IFCC 37 °C	Serum, Heparinat- oder EDTA-Plasma	0,17–1,0 μkat/L
Glyzerin freies	Erwachsene	Serum	60–180 μmol/L
GPT (ALT), GOT (AST)			
Hämatokrit, Hämoglobin			
Hämoglobin, freies im Plasma	Erwachsene	EDTA-Plasma	<60 mg/L
Hämoglobin A$_{1C}$ (HbA$_{1C}$)	Erwachsene IFCC-Standard	EDTA- oder Heparinvollblut → Hämolysat	0,048–0,059 Ratio (Massenverhältnis) 0,029–0,039 Ratio
Hämoglobin A$_2$	Erwachsene	EDTA-Plasma	0,014–0,03 Ratio
Hämoglobin F	Erwachsene	EDTA-Plasma	0,003–0,01 Ratio
Hämopexin	Erwachsene	Serum	♀ 0,58–1,31 g/L ♂ 0,56–1,11 g/L
Haptoglobin	Erwachsene CRM 470-Standard	Serum, Heparinat- oder EDTA-Plasma	3–20 μmol/L 0,3–2,0 g/L
Harnproteine: gesamt			

Referenzbereiche: männlich (♂)/ weiblich (♀)	Medizinische Indikationen, Verdacht auf, Abklärung von	Einflussgrößen, Störgrößen
Konventionelle Einheiten	**Erwartete Werte** ⇔ **normal,** ⬈ **erhöht,** ⬊ **vermindert**	**Verweise, Bemerkungen**
65–100 mg/dL 69–115 mg/dL	Diagnose und Überwachung eines Diabetes mellitus ⬈,⬊,⇔	Entscheidungsgrenzen für Kapillarblut, Plasma und venöses Blut verschieden. Serum nicht geeignet wegen geringer Stabilität
80–100 mg/dL 70–100 mg/dL 74–109 mg/dL <120 mg/dL <140 mg/dL	Diagnose und Überwachung eines Diabetes mellitus ⬈,⬊,⇔	Glukose im Blut nur wenige Minuten stabil, auch Fluorid nicht ausreichend zur Stabilisierung
74–109 mg/dL <140 mg/dL	Diagnose und Überwachung eines Diabetes mellitus ⬈,⇔	75 g Glukose oral als Standard
♀ <5 U/L ♂ <7 U/L	Lebermarker für, mitochondriale (perivenöse) Schäden (z. B. Stauungsleber) ⬈,⇔	Durch kurze Halbwertszeit (18 h) nur wenige Tage erhöht bei akutem Leberschaden
10–60 U/L	Basisuntersuchung zum Ausschluss, zur Differentialdiagnose und zur Überwachung von hepatobiliären Erkrankungen und Alkoholikern ⬈	Induziert durch Medikamente (z. B. Phenytoin, Rifampicin, Phenylbutazon)
0,5–1,6 mg/dL	Abklärung erhöhter Triglyzeridwerte ohne Trübung ⬈,⇔	
		→ Alanin-(ALT) und Aspartataminotransferase
		→ Blutbild
<6 mg/dL	Ausschluss einer Hämolyse (siehe auch Haptoglobin) ⬈	
4,8–5,9 Hb/Hb % 2,9–3,9 Hb/Hb %	Überwachung der Einstellung des Stoffwechsels bei Diabetes mellitus ⬈,⇔	Durch weltweit einheitlichen IFCC-Standard niedrigere Normalbereiche
1,4–3 %	Ausschluss und Diagnostik einer Hämogobinopathie, Thalassämie ⬈,⇔	Nur gemeinsam mit Charakterisierung des Hb-Typs (HbS, HbC, HbE usw.)
0,3–1 %	Ausschluss und Diagnostik einer Hämogobinopathie, Thalassämie ⬈,⇔	Nur gemeinsam mit Charakterisierung des Hb-Typs (HbS, HbC, HbE usw.)
♀ 58–131 mg/dL ♂ 56–111 mg/dL	Hämolyseabklärung bei Akutphase-Reaktion, die Haptoglobin steigert ⬊	
30–200 mg/dL	Diagnose ⬊ und Verlaufskontrolle von hämolytischen Erkrankungen	CRM 470 kalibriert
		→ Gesamteiweiß, Urin

Analyt	Geltungsbereich	Untersuchungs-material	Referenzbereiche: männlich (♂)/ weiblich (♀) SI-Einheiten
Harnproteine:, Albumin			
Harnproteine: Immunglobulin G			
Harnproteine: α_2-Makroglobulin			
Harnproteine: α_1-Mikroglobulin	Erwachsene	Spontanurin am Vormittag Sammelurin	<1,58 mg/mol Kreatin r <20 mg/d
Harnsäure	Erwachsene	Serum, Heparinat- oder EDTA-Plasma	♀ 143–340 µmol/L ♂ 180–420 µmol/L
		Urin Sammelurin	2,2–5,5 mmol/L <12 mmol/d
Harnsediment	Erwachsene	Erster Morgenurin	
Erythrozyten	Erwachsene	Erster Morgenurin	<5 Mpt/L
Leukozyten	Erwachsene	Erster Morgenurin	<10 Mpt/L
Plattenepithelien	Erwachsene	Erster Morgenurin	<10 Mpt/L
Bakterien	Erwachsene	Erster Morgenurin	<75 Mpt/L
Harnstoff	Erwachsene <60 Jahre >65 Jahre	Serum, Heparinat- oder EDTA-Plasma	3–8,3 mmol/L <12 mmol/L
Harnvolumen	Erwachsene	24 h Sammelurin	1–1,5 L/d
Homocystein	Erwachsene	Serum, Heparinat- oder EDTA-Plasma	♀ 3–13 µmol/L ♂ 5–15 µmol/L
Humanes Chorion-Gonadotropin (hCG)	Frauen prämeno-pausal Frauen postmeno-pausal Männer	Serum, Heparinat- oder EDTA-Plasma	

Referenzbereiche: männlich (♂)/ weiblich (♀)	Medizinische Indikationen, Verdacht auf, Abklärung von	Einflussgrößen, Störgrößen
Konventionelle Einheiten	**Erwartete Werte** ⇔ normal, ⟋ erhöht, ⟍ vermindert	**Verweise, Bemerkungen**
		→ Albumin, Urin
		→ Immunglobulin G, Urin
		→ α_2-Makroglobulin,
<14 mg/g Kreatinin <12 mg/L	Erkennung und Differenzierung einer tubulären Proteinurie ⟋	Gemeinsam mit Albumin im Urin zur Differenzierung tubulärer und glomerulärer Ursachen der Proteinurie geeignet
♀ 2,4–5,7 mg/dL ♂ und ♀ nach Menopause 3,4–7,0 mg/dL	Screening auf Gichtrisiko, Therapieüberwachung der Hyperurikämie ⇔, ⟋	
367–920 mg/L <2 g/24 h	Abklärung einer Hyperurikämie ⟋, ⟍, ⇔	Stark diätabhängig
	Abklärung eines Teststreifenbefundes oder eines klinischen Symptoms	Urin nach mindestens 8 h ohne Blasenentleerung erhöht diagnostische Aussagekraft
0–1/Gesichtsfeld	Hämaturie ⟋–⟋⟋	Kontamination verhindern; mikroskopische Differenzierung im Phasenkontrastmikroskop empfohlen
1–4/Gesichtsfeld	Leukozyturie, Infektion der Harnwege, ⟋–⟋⟋	Kontamination vermeiden
1–4/Gesichtsfeld	Sauberkeit der Probe ⇔, ⟋	Zeichen der Kontamination des Urins
<10^5/µl, 5–15/Gesichtsfeld	Infektion ⟋–⟋⟋	Verdopplung in 20 min bei Raumtemperatur
20–50 mg/dL <72 mg/dL	Abschätzung der Nierenfunktion bei normaler Leberfunktion ⟋, ⟍, ⇔ Störungen der Harnstoffsynthese ⟍–⟍⟍	Vermeide Ammonium-Heparinat als Antikoagulanz
1–1,5 L/24 h	Basisuntersuchung der Nierenfunktion und des Trinkverhaltens ⇔, ⟍, ⟋	
♀ 0,5–1,8 mg/L ♂ 0,7–2,1 mg/L	Risikofaktor für Arteriosklerose, Homozysteinurie, Vitamin-B$_{12}$-Mangel, chronischen Alkoholabusus ⟋	Im Serum höher als im Plasma durch Freisetzung aus Zellen. Im EDTA-Blut 1 h stabil, gekühlt (2–4°C) 6 h
<5 IE/L <10 IE/L <3 IE/L	Diagnose und Therapiekontrolle von Keimzelltumoren ⟋–⟋⟋, Frühdiagnose der Schwangerschaft ⟋, Spontanabort ⟍, ⇔	

Analyt	Geltungsbereich	Untersuchungs-material	Referenzbereiche: männlich (♂)/ weiblich (♀) SI-Einheiten
3-Hydroxybutyrat	Erwachsene Nüchtern	Heparinblut ent-eiweißt	30–120 µmol/L 20–270 µmol/L
β-Hydroxybutyratde-hydrogenase (HBDH)	Erwachsene)	Serum, Heparinat- oder EDTA-Plasma	<3,03 µkat/L
17-Hydroxy-progesteron	Frauen Männer Anstieg nach Stimula-tion im ACTH-Kurz-test	Serum, Heparin oder EDTA-Plasma	♀ 0,6–10,3 nmol/L ♂ 3–7,3 nmol/L ♂♀ <7,5 nmol/L
5-Hydroxyindolessig-säure (5-HIES)	Erwachsene	24-h-Urin, pH 2–4	<41 µmol/d
Immunglobulin A (IgA)	Erwachsene	Serum, Heparinat- oder EDTA-Plasma	4,38–25 µmol/L 0,7–4,0 g/L
		Liquor	3,1–37,5 nmol/L 0,5–6 mg/L
Immunglobulin D (IgD)	Erwachsene	Serum, Heparinat- oder EDTA-Plasma	3–140 mg/L
Immunglobulin E (IgE)	Erwachsene	Serum, Heparinat- oder EDTA-Plasma	<240 µg/L
Immunglobulin G (IgG)	Erwachsene	Serum, Heparinat- oder EDTA-Plasma	7–16 g/L
		Liquor	7–200 nmol/L 10–30 mg/L
		Spontanurin am Vormittag	<1 g/mol Kreatinin
Immunglobulin M (IgM)	Erwachsene	Serum, Heparinat- oder EDTA-Plasma	0,4–2,4 µmol/L 0,4–2,3 g/L

Referenzbereiche: männlich (♂)/ weiblich (♀)	Medizinische Indikationen, Verdacht auf, Abklärung von	Einflussgrößen, Störgrößen
Konventionelle Einheiten	**Erwartete Werte** ⇔ normal, ⬀ erhöht, ⬃ vermindert	**Verweise, Bemerkungen**
0,3–1,2 mg/dL 0,21–2,81 mg/dL	Ketose durch Diabetes, Stoffwechselkrankheit oder Erbrechen ⬀–⬀⬀	Durch Enteiweißung stabilisieren. Im Vollblut 4 h stabil
<182 U/L	Kaum noch indiziert zur Differenzierung der erhöhten LDH ⬀–⬀⬀	1 und 2 Isoenzym der LDH (→ Laktatdehydrogenase)
♀ 0,2 -3,4 µg/L ♂ 1–2,4 µg/L ♀♂ <2,5 µg/L	Ausschluss ⇔, Nachweis ⬃ und Differenzierung Nebennierenrindeninsuffizienz oder adrenogenitales Syndrom ⬀–⬀⬀	
<8 mg/24 h	Ausschluss ⇔ und Diagnostik eines Karzinoidsyndroms (Dünndarmtumors) ⬀	Stabilisiert durch Ansäuern des Urins
70–400 mg/dL	Abklärung einer atypischen Globulinbande in der Elektrophorese ⬀, Immunsystem bei chronischen Entzündungen und Immunschwäche ⬃, ⇔	
0,5–6 mg/L	Differenzierung einer entzündlichen Erhöhung des Liquoreiweiß mit dem Göttinger Quotientendiagramm ⬀, ⇔	
0,3–14 mg/dL	Abklärung einer atypischen Globulinbande in der Elektrophorese ⬀, ⬃, ⇔, Immunsystem bei chronischen Entzündungen und Immunschwäche ⬀, ⇔, ⬃	
<100 IE/L	Basistest bei Allergiestatus vor Typisierung und Immundefekt ⇔, ⬀, ⬃	
700–1600 mg/dL	Abklärung einer atypischen Globulinbande in der Elektrophorese ⬀, ⬃, ⇔, Immunsystem bei chronischen Entzündungen ⬀ und Immunschwäche ⬃	
10–30 mg/L	Differenzierung einer entzündlichen Erhöhung des Liquoreiweiß mit dem Göttinger Quotientendiagramm ⬀, ⇔	
<9 mg/g Kreatinin	Differenzierung selektiver ⇔ von unselektiven ⬀ Proteinurien	So genannter 2. Morgenurin ausreichend bei Bezug auf Urin-Kreatinin
40–230 mg/dL	Abklärung einer atypischen Globulinbande in der Elektrophorese ⬃, ⬀, ⇔, Immunsystem bei chronischen Entzündungen ⬀ und Immunschwäche ⬃	

Analyt	Geltungsbereich	Untersuchungs-material	Referenzbereiche: männlich (♂)/ weiblich (♀) SI-Einheiten
Immunglobulin M (IgM)	Erwachsene	Liquor	0,05–0,8 nmol/L
Immunglobulin-Leichtketten, freie	Erwachsene κ (kappa) λ (lambda) κ/λ-Quotient	Serum, Heparinat- oder EDTA- Plasma	3,6–20,3 mg/L 5,7–26 mg/L 0,31–1,2 mg/mg
	Erwachsene κ (kappa) λ (lambda) κ/λ-Quotient	Urin	0,39–15,1 mg/L 0,81–10,1 mg/L 0,7–4,5 mg/mg
Immuntypisierung von Lymphozyten		EDTA- oder heparinisiertes Vollblut	Absolut
Gesamt T-Zellen	Erwachsene		♂ 521–1772 Mpt/L ♀ 595–1861 Mpt/L
CD4+-T-Zellen	Erwachsene		♂ 336–1126 Mpt/L ♀ 314–1270 Mpt/L
CD8+-T-Zellen	Erwachsene		♂ 125–780 Mpt/L ♀ 147–836 Mpt/L
CD4/CD8-Quotient	Erwachsene		♂ 0,6–6,0 Mpt/L/Mpt/L ♀ 1–4,9 Mpt/L/Mpt/L
B-Zellen	Erwachsene		♂ 67–516 Mpt/L ♀ 107–271 Mpt/L
Natürliche Killer (NK)-Zellen	Erwachsene		♂ 70–523 Mpt/L ♀ 77–321 Mpt/L
Insulin	Erwachsene nüchtern	Heparin oder EDTA-Plasma	6–150 pmol/L
Kalium	Erwachsene	Heparinat-Plasma oder (Serum)	3,3–4,5 mmol/L 3,6–5,0 mmol/L
		24-h-Urin	25–125 mmol/d

Referenzbereiche: männlich (♂)/ weiblich (♀)	Medizinische Indikationen, Verdacht auf, Abklärung von	Einflussgrößen, Störgrößen
Konventionelle Einheiten	**Erwartete Werte** ⇔normal, ⌐ erhöht, ⌐ vermindert	**Verweise, Bemerkungen**
0,05–0,8 mg/L	Differenzierung einer entzündlichen Erhöhung des Liquoreiweiß mit dem Göttinger Quotientendiagramm ⌐,⇔	
	Abklärung einer atypischen Globulinbande in der Elektrophorese ⌐ oder ⌐, Erstuntersuchung bei Verdacht auf Myelom ⌐–⌐⌐,	
	Abklärung einer Bence-Jones-Proteinurie, Leichtketten-Proteinurie (Bence-Jones-Proteinurie) ⌐ oder ⌐	Bence-Jones-Probe obsolet. Serum/Plasma-Analyse hat höhere diagnostische Aussagekraft als Urinanalyse
Relativ	Differenzierung und Therapieüberwachung von Lymphozyten bei Immundefizienz (z. B. HIV, Immunsuppression bei Transplantation), angeborene Immunschwäche	Durchflusszytometrisch, Stabilität ca. 24 h, Stabilisierung bis zu 7 d mit Polyethylenglykol, Formaldehyd Donator und EDTA-Gemisch (z. B. Cyto-Chex)
♂ 52–85 % ♀ 61–83 %	⌐,⌐	
♂ 33–62 % ♀ 31–63 %	⌐,⌐	
♂ 10–41 % ♀ 12–37 %	⌐,⌐	
	⌐,⌐	
♂ 4,4–19,4 % ♀ 7,9–19,6 %	⌐,⌐	
♂ 5,2–32,9 % ♀ 5,3–20,3 %	⌐,⌐	
0,21–1,0 µg/L 2,6–25 mE/L	Wissenschaftliche Studien, Insulinomverdacht bei Hungerversuch ⌐–⌐⌐	Im Serum erniedrigt, daher nicht empfohlen, im Plasma-Vollblut 15 min, im Plasma 1 d stabil bei Raumtemperatur. → C-Peptid und Proinsulin
3,3–4,5 mEq/L 3,6–5,0 mEq/L	Basisuntersuchung bei akuten Erkrankungen, Therapieüberwachung von Kaliuretikabehandung und Kaliumzufuhr ⌐,⌐	Im Serum Thrombozytenzahl-abhängig erhöht
25–125 mEq/L	Kaliumbilanzierung,⇔,⌐,⌐, Therapieüberwachung einer Hyperkaliämie unter Therapie ⇔,⌐	

Analyt	Geltungsbereich	Untersuchungsmaterial	Referenzbereiche: männlich (♂)/ weiblich (♀) SI-Einheiten
Kalzitonin	Erwachsene, nüchtern	EDTA-Plasma	♀ <2 pmol/L ♂ <3 pmol/L
Kalzium gesamt	Erwachsene	Serum, Heparinat-Plasma	2,2–2,6 mmol/L
		24-h-Urin	2,5–8 mmol/d 1,7–5,3 mmol/L
Kalzium, freies, ionisiertes	Erwachsene	Heparinat-Vollblut, „gepuffert"	1,1–1,29 mmol/L
Karzinoembryonales Antigen (CEA)	Erwachsene Nichtraucher Raucher	Serum, Heparinat- oder EDTA-Plasma	<5 µg/L <10 µg/L
Katecholamine	Erwachsene nach 30 min Ruhe liegend	Heparinat-Plasma	
Adrenalin		Heparinat-Plasma	55–1070 pmol/L
		24-h-Urin, pH 2–4	22–109 nmol/d
Noradrenalin		Heparinat-Plasma	460–3080 pmol/L
		24 h-Urin, pH 2–4	136–620 nmol/d
Dopamin		Heparinat-Plasma	200–550 pmol/L
		24-h-Urin, pH 2–4	1,26–2,98 µmol/d
Metanephrin		Heparinat-Plasma	<455 pmol/L
Normetanephrin		Heparinat-Plasma	<1089 pmol/L
Kortikotropin (ACTH)	Erwachsene	EDTA- oder Heparinat-Plasma	2–15 pmol/L
Kortisol	Erwachsene 7–10 Uhr 16–20 Uhr	Serum, Heparinat- oder EDTA-Plasma	138–635 nmol/L 70–380 nmol/L

Referenzbereiche: männlich (♂)/ weiblich (♀)	Medizinische Indikationen, Verdacht auf, Abklärung von	Einflussgrößen, Störgrößen
Konventionelle Einheiten	**Erwartete Werte** ⇔ normal, ↗ erhöht, ↘ vermindert	**Verweise, Bemerkungen**
♀ <7 ng/L ♂ <10 ng/L	Verdacht auf kalzitoninbildende Tumoren ↗	
8,8–10,2 mg/dL	Basisuntersuchung zur Erkennung einer Hyper- oder Hypokalzämie, z. B. durch Hyperparathyreoidismus ↗, Therapieüberwachung ⇔,↗,↘	pH-abhängig, 15 min stabil, durch sog. Kalzium-titriertes Heparin stabilisiert bis zu 24 h im verschlossenen Gelröhrchen
100–321 mg/24 h 68–213 mg/L	Kalziumbilanzierung bei Hyper- und Hypokalziämie ↗,↘,⇔ Intensivüberwachung zur Überwachung des Kalziumhaushalts und der Ionisierung bei Alkalose und Zitratzufuhr (z. B. durch Bluttransfusionen) ↘,⇔,↗	
4,4–5,17 mg/dL		
<5 ng/mL <10 ng/mL	Prätherapeutisch und Verlaufskontrolle von kolorektale-, Mamma-, Bronchial-, Uterus-, HNO- und C-Zell-Karzinome ⇔,↗	Nicht zum Screening verwenden
	Verdacht auf Phäochromozytom bei Hypertonie unklarer Genese oder anfallsweiser hypertoner Krise ↗–↗↗, Rhythmusstörungen im Rahmen eines Kipptischversuchs ⇔,↗	Abnahmebedingungen nach 15–30 min Ruhe, Probe 10 min nach Einlegen der Nadel abnehmen, in EGTA stabiler als in EDTA, Plasma innerhalb 15 min abtrennen
10–195 ng/L		
4–20 µg/24 h		
78–524 ng/L		
23–105 µg/24 h		
30–85 ng/L 190–450 µg/24 h	Neuroblastom- oder Ganglioneuromverdacht ↗–↗↗	
<90 ng/L		
<200 ng/L		
10–60 ng/L	Differenzierung von Hyper- (↘) und Hypokortizismus ↗ sowie Hypophysentumoren ↗	Zirkadianer und Sekretionsrhythmus; abends <2,2 pmol/L (<10 ng/L
5–23 µg/dL 2,5–12,5 µg/dL	Abklärung einer Nebennierenunter- oder -überfunktion ↗,↘,⇔ sowie gestörter Tagesrhythmik ⇔,↗,↘	

Analyt	Geltungsbereich	Untersuchungsmaterial	Referenzbereiche: männlich (♂)/ weiblich (♀) SI-Einheiten
Kortisol, freies	Erwachsene	Urin	100–379 nmol/d
Kreatinin	Erwachsene	Serum, Heparinat- oder EDTA-Plasma	♀ <80 µmol/L ♂ <97 µmol/L
		Urin	♀ 6,6–13,9 mmol/d ♂ 9,2–20,7 mmol/d
Kreatinkinase	Erwachsene IFCC 37°C	Serum, Heparinat- oder EDTA-Plasma	♂ <3,2 µkat/L ♀ <2,84 µkat/L
Kreatinkinase MB	Enzymatisch Immunologisch	Serum, Heparinat- oder EDTA-Plasma	<0,42 µkat/L ♀ <2,9 µg/L ♂ <4,9 µg/L
Kupfer	Erwachsene	Serum, Heparinat-Plasma	12–20 µmol/L
		Urin	0,16–0,94 µmol/d
Laktat	Erwachsene	Venöses (ven.), arterielles (art.) Plasma mit Glykolysehemmer oder kapilläres (kap.) Vollblut	(ven.) 0,5–2,2 mmol/L (art.,kap.) <1,8 mmol/L
		Liquor	<50 Jahre: 1,2–2,1 mmo >50 Jahre: 1,7–2,8 mmo
Laktat-Dehydrogenase	Erwachsene IFCC 37 °C	Serum (S), Heparinat-Plasma (P)	♀ P <2,88 µkat/L ♀ S <3,2 µkat/L ♂ P <3,45 µkat/L ♂ S <3,6 µkat/L
Laktose-Toleranztest (Glukoseanstieg nach oraler Laktosegabe)	Erwachsene	Serum, Vollblut Kapillarblut	>1,1 mmol/L >1,39 mmol/L
Leukozyten			
Lipase	Erwachsene kolorimetrisch	Serum, Heparinat- oder EDTA-Plasma	<1 µkat/L
Lipoprotein (a) (Lp(a))	Erwachsene	Serum, Heparinat- oder EDTA-Plasma	<300 mg/L

Referenzbereiche: männlich (♂)/ weiblich (♀)	Medizinische Indikationen, Verdacht auf, Abklärung von	Einflussgrößen, Störgrößen
Konventionelle Einheiten	**Erwartete Werte** ⇔ **normal,** ⬈ **erhöht,** ⬊ **vermindert**	**Verweise, Bemerkungen**
36–137 µg/24 h	Abklärung eine Nebennierenunter- ⬊,⇔ oder -überfunktion ⬈–⬈⬈	→ Dexamethason-Hemmtest und ACTH-Kurztest
♀ <0,9 mg/dL ♂ <1,1 mg/dL	Suchtest auf Störung der glomerulären Filtration ⬈ Indikation zur Hämodialyse ⬈⬈	Abhängig von Muskelmasse, erhöht durch „Pseudokreatinine" bei Verwendung der Jaffé-Methode, erhöht durch Bilirubin. → Cystatin C
♀ 0,74–1,57 g/24 h ♂ 1,04–2,35 g/24 h	Ermittlung der Kreatinin-Clearance und als Bezugsgröße ⬈,⬊,⇔	Abhängig von Muskelmasse, Fleischnahrung (gekocht) und Medikamenten (bei Jaffé-Reaktion als Methode)
♂ <190 U/L ♀ <170 U/L	Muskelerkrankungen, Herzinfarkt (→ CK-MB) ⬈–⬈⬈	Vermeide direktes Sonnenlicht beim Transport
<25 U/L	Instabile Angina, Herzinfarkt ⬈	
75–125 µg/dL	Nur noch wenig indiziert, da für Kupfermangel ⬊, ⇔ zu unempfindlich und bei Kupferspeicherung nur im 24-h-Urin aussagekräftig ⬈–⬈⬈	Spurenfreies Röhrchen zur Vermeidung der Kontamination
10–60 µg/24 h		
(ven.) 4,5–20 mg/dL (art.,kap.) <16 mg/dL	Abklärung einer Azidose, Erfassung einer Hypoxie z. B. bei Intensivbehandlung, Beatmung ⬈–⬈⬈	Stabilität im Vollblut <5 min. Anstieg durch längeres Stauen, zu starkes „Pumpen" und mangelnde Hemmung der Glykolyse
10,8–19 mg/dL 15,3–23,4 mg/dL	Basisdiagnostik bei Liquoruntersuchung ⬈–⬈⬈	
♀ P <180 U/L ♀ S <200 U/L ♂ P <215 U/L ♂ S <225 U/L	Unspezifischer Marker von Entzündungen, Hämolyse, Gewebsschäden und Tumoren ⬈, nicht mehr empfohlen	Im Serum von der Thrombozytenzahl abhängig erhöht gegenüber Plasma, nur 1 h stabil im Vollblut, 7 d im Plasma/Serum
>20 mg/dL >25 mg/dL	Verdacht auf Laktoseintoleranz ⬊,⇔	→ Glukose
		→ Blutbild
<60 U/L	Pankreatitis, alternativ zur P-Amylase ⬈–⬈⬈	Methodenabhängige Referenzintervalle (Normalbereiche)
<30 mg/dL	Beurteilung des Arterioskleroserisikos ⬈	Stark genetisch bedingt, kaum beeinflussbar

Anhang: Laborwerte

Analyt	Geltungsbereich	Untersuchungsmaterial	Referenzbereiche: männlich (♂)/ weiblich (♀) SI-Einheiten
Lutropin, Luteinisierendes Hormon (LH)	Frauen Folikelphase Ovulationsphase Lutealphase Postmenopausal Männer	Serum, Heparinat- oder EDTA-Plasma	
Lysozym	Erwachsene	Serum	3–9 mg/L
		Urin	<3,6 mg/d
α_2-Makroglobulin	Erwachsene	Serum, Heparinat- oder EDTA-Plasma	1,3–3,0 g/L
		2. Morgenurin	<10 mg/L
Magnesium gesamt	Erwachsene	Serum, Heparinat-Plasma	0,75–1,05 mmol/L
Magnesium, ionisiert	Erwachsene	Gepuffertes Heparin-Blut	0,46–0,6 mmol/L
α_1-Mikroglobulin		Urin	
β_2-Mikroglobulin	Erwachsene	Serum, Heparinat- oder EDTA-Plasma	<1,7 mg/L
Myoglobin	Erwachsene	Serum, Heparinat- oder EDTA-Plasma	♀ 1,1–2,9 nmol/L ♂ 1,3–4,1 nmol/L
		Urin	<0,4 nmol/L
Natrium	Erwachsene	Serum oder Heparinat-Plasma	132–146 mmol/L
Neuronen-spezifische Enolase (NSE)	Erwachsene	Heparin- oder EDTA-Plasma	<16,3 µg/L
N-terminales Propeptid von BNP (NT-proBNP)			
N-terminales Prokollagen-Typ-I-Propeptid (PINP)	Erwachsene	Serum, Heparinat- oder EDTA-Plasma	15–59 µg/L
Osmolalität	Erwachsene	Serum oder Heparinat-Plasma	275–300 mmol/kg
		Urin	400–800 mmol/kg
Osteocalcin	Erwachsene	Serum, Heparinat- oder EDTA-Plasma	♀ 14–46 µg/L ♂ 30–50 Jahre 14–42 µg/L ♂ >50 Jahre 14–46 µg/L

Referenzbereiche: männlich (♂)/ weiblich (♀)	Medizinische Indikationen, Verdacht auf, Abklärung von	Einflussgrößen, Störgrößen
Konventionelle Einheiten	**Erwartete Werte** ⇔ normal, ↗ erhöht, ↘ vermindert	**Verweise, Bemerkungen**
0,5–15 IE/L 14–96 IE/L 1–11,4 IE/L 8–59 IE/L 1,7–8,6 IE/L	Beurteilung von Zyklusstörungen ⇔, ↗, ↘, Sterilitätsdiagnostik ↗, Hypophysenfunktion ⇔, ↗, ↘	
	Marker der Granulozytenaktion bei bakterieller Infektion ↗ Im Urin historischer Marker der Tubulusfunktion ↗, ⇔	
130–300 mg/dL	Akutphase-Reaktant ↗, ⇔, nicht mehr diagnostisch verwendet, jedoch im Urin als Marker der postrenalen Hämaturie ↗, ⇔	Urinbestimmung nur gemeinsam mit Albumin und α_1-Mikroglobulin im Urin sinnvoll zur Abklärung einer Hämaturie
<10 mg/g Kreatinin		
1,8–2,6 mg/dL	Ermittlung des Plasma-Mg-Status ↗, ↘, ⇔ Muskuläre Spasmen ↘	
1,12–1,46 mg/dL	Im Rahmen der Intensivüberwachung ↗, ↘, ⇔	Elektrolytbilanziertes Heparin verwenden zur Stabilisierung
		→ Harnproteine, α_1-Mikroglobulin
<170 µg/dL	Tumoraktivitätsmarker ↗, ⇔	Nur bei Verlaufskontrollen indiziert, im Urin wegen Instabilität bei physiol. pH weniger aussgaekräftig als α_1-Mikroglobulin
♀ 19–51 µg/L ♂ 23–72 µg/L	Marker der Myolyse (gemeinsam mit CK) ↗, ⇔	Im Blut 1 h stabil, instabil im sauren Urin
<7 µg/L	Im Urin bei Nachweis von Myoglobinurie ↗	
132–146 mEq/L	Basisuntersuchung: „Elektrolytstatus" ↗, ↘, ⇔	
	Neurale Tumoren und Hirnschäden ↗	Serumwerte höher durch NSE aus Thrombozyten
		→ B-Typ natriuretisches Peptid
	Osteopathie bei Niereninsuffizienz und bei Osteoporose ↗	
275–300 mosmol/kg	Ödeme ↘, Exsikkose ↗	Im Urin nicht ersetzbar durch Teststreifen spezifisches Gewicht
400–800 mosmol/kg		
	Knochenumbau, Osteoporose ↗	Nur wenige min stabil im Blut, Aprotinin 2500 KIE/mL in EDTA stabilisiert bis 2 d

Analyt	Geltungsbereich	Untersuchungs-material	Referenzbereiche: männlich (♂)/ weiblich (♀) SI-Einheiten
Parathyrin = Parathormon (PTH), intakt	Erwachsene	Serum, Heparinat- oder EDTA-Plasma	1,2–4,5 pmol/L
Phosphat, anorganisch	Erwachsene	(Serum), Heparinat- oder EDTA-Plasma	♂ 0,8–1,45 mmol/L ♀ 0,9–1,4 mmol/L
Phosphohexoseisomerase	Erwachsene	Serum, Heparinat-Plasma	0,35–1,5 µkat/L
PINP			
Porphyrine	Erwachsene		
Gesamt		24-h-Urin	<120 nmol/d
Koproporphyrin		Plasma Erythrozyten Urin Stuhl	<3 nmol/L 5–30 nmol/L Hämolysat 21–113 nmol/d 3–24 nmol/g
Porphobilinogen		24-h-Urin	0,5–0,75 µmol/d
Protoporphyrin		Plasma Erythrozyten Stuhl	2–15 nmol/L 0,5–1,8 µmol/L Hämolysat 21–151 nmol/g
Uroporphyrin		Plasma Urin Stuhl	<1 nmol/L <29 nmol/d 1–4 nmol/g
Präalbumin			
Progesteron	Erwachsene Frauen Follikelphase Ovulation Lutealphase Postmenopause Männer	Serum, Heparinat- oder EDTA-Plasma	0,6–4,7 nmol/L 2,4–9,4 nmol/L 5,3–86 nmol/L 0,3–2,5 nmol/L 0,7–4,3 nmol/L
Prokollagen-Typ-I-N-terminales Propeptid (PINP)	Erwachsene	Serum, Heparinat- oder EDTA-Plasma	15–58 µg/L
Prokalzitonin	Erwachsene	Serum, Heparinat- oder EDTA-Plasma	<0,5 µg/L
Prolaktin	Erwachsene	Serum, Heparinat- oder EDTA-Plasma	♀ 6–29,9 µg/L ♂ 4,6–21,4 µg/L

Referenzbereiche: männlich (♂)/ weiblich (♀)	Medizinische Indikationen, Verdacht auf, Abklärung von	Einflussgrößen, Störgrößen
Konventionelle Einheiten	**Erwartete Werte** ⇔ normal, ⇗ erhöht, ⇘ vermindert	**Verweise, Bemerkungen**
11–43 ng/L	Abklärung einer Hyperkalzämie ⇔, ⇗, Verdacht auf parathyreoidealen Tumor ⇗–⇗⇗; nephroptotische Osteopathie ⇗⇗	15 % niedrigere Werte im Serum wie im EDTA-Plasma. 2–3 h im EDTA-Blut, 6 h im EDTA-Plasma stabil
♂ 2,5–4,5 mg/dL ♀ 2,8–4,3 mg/dL	⇗, ⇘	Im Serum Thrombozytenzahl-abhängig erhöht
20–90 U/L	Anämie durch hereditären Mangel ⇘, allgemeine Hämolyse ⇔, ⇘	
		→ N-terminales Prokollagen-Typ-I-Propeptid
	Porphyrien und deren Differenzierung	
<100 μg/24 h	Akute Porphyrien ⇗	
14–78 μg/24 h	Porphyrien und deren Differenzierung ⇗	Urin stabilisiert durch 0,3 % Natriumbikarbonat, Urin pH 6–7 und Vermeidung von Lichteinfall; Analyse durch HPLC
	Porphyrie?	
	Porphyrien und deren Differenzierung ⇗	
<24 μg/24 h	Porphyrien und deren Differenzierung ⇗	Urin stabilisiert durch 0,3 % Natriumbikarbonat, Urin pH 6–7 und Vermeidung von Lichteinfall; Analyse durch HPLC
		→ Transthyretin
0,2–1,5 μg/L 0,8–3,0 μg/L 1,7–27 μg/L 0,1–0,8 μg/L 9,2–1,4 μg/L	Infertilitätsdiagnostik ⇘	
	Osteoporose ⇗, Knochenumbaudifferenzierung	
	Sepsis ⇗	
♀ 127–637 mE/L ♂ 98–456 mE/L	Prolaktinom-Verdacht ⇗	Methodenabhängig, hoher intraindividuelle Streuung

Anhang: Laborwerte

Analyt	Geltungsbereich	Untersuchungsmaterial	Referenzbereiche: männlich (♂)/ weiblich (♀) SI-Einheiten
Prostataspezifisches Antigen (PSA)	Erwachsene Männer <40 Jahre <50 Jahre 51–60 Jahre 61–70 Jahre >70 Jahre	Serum, Heparinat- oder EDTA-Plasma	<1,4 µg/L <2,0 µg/L <3,1 µg/L <4,1 µg/L <4,4 µg/L
Freies/gesamt-PSA	<50 Jahre >60 Jahre		>0,25 >0,15
Protein C Protein S			
Pyridinoline gesamt	Erwachsene	1. Morgenurin	42–74 µmol/mol Kreatinin
		Urin 11–13 Uhr oder	24–68 µmol/mol Kreatinin
Pyridinoline frei		24-h-Sammelurin	10–42 µmol/mol Kreatinin
Pyruvat	Erwachsene	Enteiweißtes Vollblut	41–67 µmol/L
Quecksilber	Erwachsene	EDTA-Vollblut Urin	<36 nmol/L <130 nmol/L
Quick-Wert			
Renin-Aktivität Renin-Masse	Erwachsene Ruhewert Orthostase Belastung	EDTA-Plasma	2,9–28 ng/L 4,1–45 ng/L +50–200%
Retikulozyten			
Rheumafaktoren	Erwachsene	Serum	
α_1-saures Glykoprotein	Erwachsene		0,5–1,2 g/L
Säure-Basen-Status und Blutgase	Erwachsene	Arterielles (art.) oder gemischt venöses (kap.) (kapilläres) Vollblut mit gepuffertem Heparinat	
pH–Wert			art. 7,36–7,45 kap. 7,34–7,43
pO_2			art. 9,5–13,3 kPa kap. 4,8–5,9 kPa
sO_2			
pCO_2			art. 4,7–6,1 kPa kap. 4,9–6,7 kPa
Standardbikarbonat			art. 21–26 mmol/L kap. 20–25 mmol/L
Basenabweichung			art. –2,5 bis +3 mmol/L kap. –3 bis +2 mmol/L

Referenzbereiche: männlich (♂)/ weiblich (♀)	Medizinische Indikationen, Verdacht auf, Abklärung von	Einflussgrößen, Störgrößen
Konventionelle Einheiten	**Erwartete Werte** ⇔ normal, ⬈ erhöht, ⬊ vermindert	**Verweise, Bemerkungen**
>25 % >15 %	Vorsorge ⇔,⬈,⬊, Diagnose ⬈–⬈⬈ und Verlaufskontrolle des Prostatakarzinoms ⇔,⬈,⬊	Vermeide mechanische (z. B. durch Radfahren, rektale Untersuchung) Freisetzung von PSA vor Probenname. Freies PSA weniger stabil als PSA im Vollblut und Plasma/Serum
		→ Gerinnungsfunktionstests
160–280 µg/g Kreatinin 103–260 µg/g Kreatinin 40–159 µg/g Kreatinin	Gesteigerter Knochenabbau z. B. bei Tumoren mit Metastasen ⬈ und bei Knorpelabbau (Arthritis, Arthrose) ⇔,⬈	
0,36–0,59 mg/dL		
<7,2 µg/L <26 µg/L	Quecksilbervergiftung ⬈	Grenzwert 20 µg/L
		→ Gerinnungsfunktionstests
Ruhewert: 5–34 mU/L Orthostase: 8–48 mU/L	Abklärung eines Hypertonus im Rahmen des Funktionstests des Renin-Angiotensin-Aldosteron-Systems ⇔,⬈,⬊	Sanofi Renin III
		→ Differenzialblutbild
14 KIE/L	Akute und chronische rheumatoide Erkrankungen ⬈	
50–120 mg/dL		
	Diagnostik und Überwachung des Säure-Basen-Status, der Atmungsleistung/Beatmung und Differenzierung einer Azidose	Arterielles oder kapilläres Blut heparinisiert in geschlossenen gasdichten Röhrchen oder Kapillaren <15 min stabil, auf Eis gekühlt <30–60 min
7,36–7,45 7,34–7,43	⬈ (Alkalose), ⬊ (Azidose)	
71–100 mmHg 36–44 mmHg	⬊	
art. 94–97 % kap. 65–82 %	(⬈),⬊	
35–45 mmHg 37–50 mmHg	⬈,(⬊)	
	⬈,⬊	
	⬈,⬊	

Analyt	Geltungsbereich	Untersuchungs-material	Referenzbereiche: männlich (♂)/ weiblich (♀) SI-Einheiten
Saure Phosphatase	Erwachsene Männer		0,110 µkat/L
Selen	Erwachsene	Serum, Heparinat-Plasma Vollblut Urin	0,8–1 µmol/L 0,9–1,8 µmol/L 0,05–0,2 µmol/L
Serum-Amyloid A (SAA)			
Somatotropin = somatotropes Hormon (STH) = Wachstums-hormon (hGH)	Erwachsene	Serum, Heparinat- oder EDTA-Plasma	<233 pmol/L
Squamous Cell Carcinoma Antigen (SCCA)	Erwachsene	Serum, Heparinat- oder EDTA-Plasma	<20 µg/L
Sorbit	Erwachsene	Plasma, enteiweißt	27–49 µmol/L
Testosteron	Erwachsene	Serum, Heparinat- oder EDTA-Plasma	♀ 0,22–2,9 nmol/L ♂ 9,9–27,8 nmol/L
Thrombozyten			
Thyreoglobulin	Erwachsene	Serum, Heparinat- oder EDTA-Plasma	1,4–7,8 µg/L
Thyreoidea-stimulierendes Hormon (TSH)	Erwachsene	Serum, Heparinat- oder EDTA-Plasma	
Thyreotropin-Rezeptor-Antikörper (TRAK)	Erwachsene	Serum, Heparinat- oder EDTA-Plasma	
Thyroxin (T_4) gesamt T_4, frei (fT_4)	Erwachsene	Serum, Heparinat- oder EDTA-Plasma	T_4: 71–142 nmol/L fT_4: 10–25 pmol/L
Transferrin	Erwachsene	Serum, Heparinat- oder EDTA-Plasma	16–45 µmol/L
Transferrin, kohlenhydratfreies (CDT)	Erwachsene	Serum, Heparinat- oder EDTA-Plasma	
Transferrinrezeptor, löslicher	Erwachsene	Serum, Heparinat- oder EDTA-Plasma	♀ Roche:22–52 nmol/L ♀ TOSOH:0,9–2,43 mg/L ♂ Roche: 26–59 nmol/L ♂ TOSOH:1,0–2,51 mg/L
Transferrinsättigung	Erwachsene	Serum, Heparinat- oder EDTA-Plasma	
Transthyretin (Präalbumin)	Erwachsene	Serum, Heparinat- oder EDTA-Plasma	0,2–0,4 g/L

Referenzbereiche: männlich (♂)/ weiblich (♀)	Medizinische Indikationen, Verdacht auf, Abklärung von	Einflussgrößen, Störgrößen
Konventionelle Einheiten	**Erwartete Werte** ⇔normal, ↗ erhöht, ↘ vermindert	**Verweise, Bemerkungen**
<6,6 U/L	Historischer Marker für Prostatakarzinom ⇔,↗	Ist nicht mehr indiziert
6,3–7,9 µg/dL 7,1–14,2 µg/dL 4–16 µg/L	Mangel durch Veganerernährung, Verlust bei Proteinurie und selenfreie Böden (Zentralchina, Finnland, Neuseeland)	Spezielle Röhrchen, selenfrei
		→ Amyloid A
	Wachstumsstörungen ↘,⇔ und Verdacht auf Hypophysentumor ↗	EDTA stabilisiert 1 d im Vollblut, 3 d im Plasma
	Verlaufskontrolle und Stadieneinteilung von Bronchialkarzinomen Zervix- und HNO-Tumoren ⇔,↗	Kontamination durch Haut, daher nie als erstes Röhrchen abnehmen, Röhrchen verschlossen halten, Arbeit mit Serum/Plasma ohne Hautkontakt
0,5–0,9 mg/dL	↗, ↘,⇔	
♀ 0,06–0,82 µg/L ♂ 2,8–8 µg/L	Virilisierung bei der Frau ↗, Hodenfunktion ↘, ⇔ und -Tumoren beim Mann ↗	
		→ Blutbild
1,4–78 µg/L	Schilddrüsenkarzinom ↗, Nachsorge bei Thyreodektomie ↗,↘	
0,4–2,5 mE/L	Erstuntersuchung der Schilddrüsenfunktion ↗,↘,⇔	Beim Neugeborenenscreening Blutstropfen auf Filterpapier
<1,5 IE/L	Differentialdiagnose Hyperthyreose ↗,⇔	
55–110 µg/L 8–20 ng/L	Differenzierung und Therapiekontrolle der verminderten ↗ oder erhöhten TSH-Konzentration ↘ (Hypo- und Hyperthyreose)	Gesamt-T_4 weitgehend durch fT4 abgelöst, da durch TBG-Veränderungen schwerer interpretierbar
130–360 mg/dL	Traditionell zur Abklärung und Überwachung eines Eisenmangels, Bezugsgröße für CDT ↗,↘,⇔	Zur Berechnung der Eisenbindungskapazität abgelöst durch Ferritin
<3 % des Transferrins	Chronischer Alkoholabusus ↗	
♀ 1,9–4,4 mg/L (Roche) ♂ 2,2–5,0 mg/L (Roche)	Abklärung und Differenzierung eines Eisenmangels ↗,↘,⇔	Methodenabhängige Ergebnisse
16–45 %	Abklärung und Überwachung eines Eisenmangels ↘,⇔	Zur Berechnung der Eisenbindungskapazität abgelöst durch Ferritin
20–40 mg/dL	↗,⇔	

Analyt	Geltungsbereich	Untersuchungs-material	Referenzbereiche: männlich (♂)/ weiblich (♀) SI-Einheiten
Triglyzeride	Erwachsene	Serum, Heparinat- oder EDTA-Plasma	<65 a: <2,3 mmol/L >65 a: <3,7 mmol/L
Trijodthyronin (T_3) gesamt T_3, frei (fT_3)	Erwachsene	Serum (T_3), Heparinat- oder EDTA-Plasma (fT_3)	T_3: 1,3–3,1 nmol/L fT_3: 3–9 pmol/L
Troponin I	Erwachsene	Serum, Heparinat- oder EDTA-Plasma	<0,16 µg/L
Troponin T	Erwachsene	Serum, Heparinat- oder EDTA-Plasma	<0,03 µg/L
Urin-Sedimente			
Vanillinmandelsäure	Erwachsene	24 h-Urin	18–33 µmol/d
Vitamin A (Retinol)	Erwachsene	Serum, Heparinat- oder EDTA-Plasma	1,1–2,5 µmol/L
Vitamin B_1 (Thiamin)	Erwachsene	Serum, Heparinat- oder EDTA-Plasma Vollblut	1,9–28 nmol/L 26,5–106 nmol/L
Vitamin B_2 (Riboflavin)	Erwachsene	Serum, Heparinat- oder EDTA-Plasma Vollblut-Hämolysat	106–638 nmol/L 266–1330 nmol/L
Vitamin B_6 (Pyridoxal-phosphat)	Erwachsene	Serum, Heparinat- oder EDTA-Plasma Vollblut	20–36 nmol/L 24–88 nmol/L
Vitamin B_{12}	Erwachsene	Serum, Heparinat- oder EDTA-Plasma	145–637 pmol/L
Vitamin C	Erwachsene	Serum, Heparinat- oder EDTA-Plasma	28–84 µmol/L
Vitamin D Calcidiol: 25-Hydroxy-Cholecalciferol Calcitriol: 1,25-Dihy-droxy-Cholecalciferol	Erwachsene	Serum, Heparinat- oder EDTA-Plasma	50–175 nmol/L 75–200 pmol/L
Vitamin E (α-Tocopherol)	Erwachsene	Serum, EDTA-Plasma	17–25 µmol/L
Vitamin K (Transphyllo-chinon)	Erwachsene	Serum oder EDTA-Plasma	0,3–2,6 nmol/L
von-Willebrand-Faktor			

Referenzbereiche: männlich (♂)/ weiblich (♀)	Medizinische Indikationen, Verdacht auf, Abklärung von	Einflussgrößen, Störgrößen
Konventionelle Einheiten	**Erwartete Werte** ⇔ normal, ↗ erhöht, ↘ vermindert	**Verweise, Bemerkungen**
<200 mg/dL <325 mg/dL	Diagnostik und Differenzierung von Hyperlipidämien ↗,↘,⇔, Abschätzung des kardialen Risikos	Nüchtern, 12 h nach Infusion von Lipidinfusionen
0,8–2,0 µg/L 2–6 ng/L	Differenzierung eines erniedrigten TSH-Werts (T$_3$-Hyperthyreose) ↗,⇔	T$_3$ weitgehend durch fT$_3$ abgelöst
	Diagnostik und Klassifizierung von instabiler Angina pectoris und Myocardinfarkt ↗,⇔	Bei Heparinatplasma wurde eine verminderte Konzentration bei einigen Patienten beschrieben
	Diagnostik und Klassifizierung von instabiler Angina pectoris und Myokardinfarkt ↗,⇔	Bei Heparinatplasma wurde eine verminderte Konzentration bei einigen Patienten beschrieben
		→ Harn-Sediment
3,3–6,5 ng/d	→ Katecholamine ↗,⇔	Durch direkte Messung der Katecholamine abgelöst
30–70 µg/dL	Einseitige Nahrung, Zöliakie, Alkoholabusus ↘	1 h im Vollblut stabil, lichtempfindlich
0,5–7,5 µg/L 7–28 µg/L	Fehlernährung mit ausschließlich geschältem Reis und Weisbrot, Hämodialyse, Malabsorption ↘,⇔	
4–24 µg/dL 10–50 µg/dL	Mangelernährung z. B. Veganer, Alkoholiker, Malabsorption ↘,⇔	1 h im Vollblut stabil
400–800 ng/dL 0,5–1,8 µg/dL	Mangelernährung z. B. Alkoholiker, Malabsorption ↘,⇔	30 min stabil, lichtempfindlich
97–866 ng/L	Hyperchrome Anämie, chronisch atrophische Gastritis, Veganer, Bandwurmerkrankung ↘,⇔	15 min stabil im EDTA-Plasma, 1 Tag bei Kühlschranktemperatur
0,5–1,5 mg/L	Fehlernährung z. B. bei Ernährung aus Großküchen oder Kochen in Kupfergeschirr ↘,⇔	3 h bei Kühlschranktemperatur im Kühlschrank stabil
20–70 µg/L 30–80 ng/L	Mangel an Sonnenlicht, Vegetarismus, Magen-Darmerkrankungen, Niereninsuffizienz, angeborene Rachitis ↘,⇔	3 d stabil im Vollblut und Plasma bei Raumtemperatur 3 d stabil im Vollblut und Plasma bei Raumtemperatur
7,4–10,8 mg/L	Vermehrter Fischkonsum und Resorptionsstörungen ↘,⇔	8 h stabil in EDTA-Blut
13–120 ng/dL	Einnahme von Antiepileptika, Resorptionsstörungen, Gallenblasenverschluss ↘,⇔	Instabil, UV-Licht senkt Konzentration
		→ Gerinnungsfunktionstests

Analyt	Geltungsbereich	Untersuchungs-material	Referenzbereiche: männlich (♂)/ weiblich (♀) SI-Einheiten
Wachstumshormon			
Zink	Erwachsene	Heparinat- oder EDTA-Plasma Vollblut Urin	7–23 µmol/L 65–86 µmol/L 4–13 µmol/L
Zirkulierende Immun-komplexe	Erwachsene	Serum, Heparinat- oder EDTA-Plasma	Negativ
Zitrat	Erwachsene	24 h Urin	<4,2 mmol/d
Zystin	Erwachsene	24 h Urin	<153 µmol/d

Referenzbereiche: männlich (♂)/ weiblich (♀)	Medizinische Indikationen, Verdacht auf, Abklärung von	Einflussgrößen, Störgrößen
Konventionelle Einheiten	**Erwartete Werte** ⇔ normal, ↗ erhöht, ↘ vermindert	**Verweise, Bemerkungen**
		→ Somatotropin
46–150 µg/dL 425–560 µg/dL 260–850 µg/L	Chronische Diarrhoe, parenterale Ernährung, Diurese mit renalem Zinkverlust ↘,⇔	Spezielles Röhrchen zur Vermeidung von Kontaminationen durch Stopfen
	↗,⇔	4 h stabil
<805 mg/24 h	Steinmetaphylaxe ↗,↘,⇔	1 d stabil, wenn angesäuert mit HCl auf pH <1,7
<37 mg/24 h	Verdacht auf Zystinurie oder Harn-Steinbildung ↗,⇔ oder Zystinkristall im Harnsediment ↗	Zystin kristallisiert bei physiologischem Urin-pH, stabilisiert mit HCl 7 d stabil bei Raumtemperatur

Therapeutische und toxische Konzentrationen im Blut sowie Elimi-Dosierung laboratoriumsmedizinisch überwacht werden kann.

Arzneimittel	Geltungsbereich	Untersuchungs-material, -zeitpunkt, -art	Therapeutische Bereiche	
			SI-Einheiten	Konventionelle Einheiten
Amikacin	Kurz vor nächster Dosis (Tal); 1 h nach i.m. Applikation (Peak)	Serum, Heparinat- oder EDTA-Plasma	9–17 µmol/L	5–10 mg/L
Amiodaron		Serum, Heparinat- oder EDTA-Plasma	0,8–3,9 µmol/L	0,5–2,5 mg/
Amitriptylin	Vor nächster (morgens) oder 12 h nach Gabe (Tal)	Serum, Heparinat- oder EDTA-Plasma	250–790 nmol/L	70–220 µg/L
Amphetamine und Derivate (z. B. „Ecstasy")	Nachweisbar 1–3 Tage nach Einnahme im Urin	Neutraler bis saurer Urin		Nachweisbar 1–3 Tage nac Einnahme im Urin
Azetaminophen		Serum, Heparinat- oder EDTA-Plasma	66–199 µmol/L	10–30 mg/L
Azetylsalizylate		Serum, Heparinat- oder EDTA-Plasma	0,36–2,2 mmol/L	50–300 mg/L
Benzodiazepine Bromazepam Diazepam Flunitrazepam		Serum, Heparinat- Plasma		0,08–0,15 mg 0,125–1,5 mg 0,005–0,015 r
Carbamazepin	6–18 h nach letzter Einnahme, vor Einnahme der nächsten Dosis	Serum, Heparinat- oder EDTA-Plasma	17–42,3 µmol/L	4–10 mg/L
Chinidin		Serum, Heparinat- oder EDTA-Plasma	4,6–15 µmol/L	1,5–5 mg/L
Chloramphenicol	Kurz vor nächster Dosis (Tal); 2–3 h nach letzter Gabe	Serum, Heparinat- oder EDTA-Plasma	31–77 µmol/L	10–25 mg/L
Ciclosporin	Vor nächster Gabe (Tal) und 2 h nach nächster Gabe (Peak)	Vollblut	66–208 nmol/L	Erhaltungs-dosis: 80–250 µg/L
Desipramin	Vor nächster (morgens) oder 12 h nach Gabe (Tal)	Serum, Heparinat- oder EDTA-Plasma		115–250 µg/L
Digitoxin	Vor Einnahme der nächsten Dosis (Steady State)	Serum, Heparinat- oder EDTA-Plasma	13–39 nmol/L	10–30 µg/L

nationshalbwertszeiten von Arzneimitteln und Drogen, deren

Toxische Bereiche	Messbereiche in der Pharmakokinetik		Eliminations-halbwertszeit	Bemerkungen
	„Tal": Minimale Konzentrationen	„Peak": Maximale Konzentrationen		
	9–13,6 µmol/L <1–4 mg/L (4–8 mg/L)	43–60 µmol/L 25–35 mg/L	1,5–15 h Kinder 0,5–3 h	(…) Konzentrationen bei schweren Infektionen
>3,5 mg/L			20–60 Tage	
>300 µg/L			9–46 h	Konzentrationen incl. Metaboliten
>300 mg/L			0,3 h	
>0,25 mg/L >1,5 mg/L >0,05 mg/L			8–19 h 21–37 h 9–25 h	
>15 mg/L			10–20 h 36 h bei Einzeldosis	Niedrigere Werte bei Kombination mit einem anderen Antikonvulsivum
>7 mg/L			3–15 h	
>50 mg/L	10–25 mg/L			
		200–400 µg/L	6 h (20 h bei Leberzirrhose) Kinder 3–20 h	Dosierungen und empfohlene Konzentrationen abhängig von Art der Transplantation
>300–450 µg/L			12–28 h	
>35 µg/L			4–10 Tage	

Arzneimittel	Geltungsbereich	Untersuchungsmaterial, -zeitpunkt, -art	Therapeutische Bereiche	
			SI-Einheiten	Konventionelle Einheiten
Digoxin	Vor Einnahme der nächsten Dosis (Steady state)	Serum, Heparinat- oder EDTA-Plasma	1,2–2,6 nmol/L	0,9–2 µg/l
Disopyramid	Vor Einnahme der nächsten Dosis	Serum, Heparinat- oder EDTA-Plasma	6–15 µmol/L	2–5 mg/L
Doxepin	Vor nächster (morgens) oder 12 h nach Gabe (Tal)	Serum, Heparinat- oder EDTA-Plasma	540–890 nmol/L	150–250 µg/
Drogensuchanalyse: Amphetamine Barbiturate Benzodiazepine Cannabinoide Kokain Lysergsäurediethylamid (LSD) Opiate	Urin (unter Kontrolle gewonnen)	Serum, Heparinat- oder EDTA-Plasma nachweisbar im Urin 4–12 h (Kokain) bis 1–7 Tage (Benzodiazepine – Barbiturate)	Negativ	Negativ
Ethosuximid	Vor Einnahme der nächsten Dosis	Serum, Heparinat- oder EDTA-Plasma	283–708 µmol/L	40–100 mg/L
Gentamycin	Kurz vor nächster Dosis (Tal); 1 h nach i.m. Applikation	Serum, Heparinat- oder EDTA-Plasma	1–4,2 µmol/L	0,5–2 mg/L
Imipramin	Vor nächster (morgens) oder 12 h nach Gabe (Tal)	Serum, Heparinat- oder EDTA-Plasma	648–1260 nmol/L	180–350 µg/L
Lamotrigin	Vor Einnahme der nächsten Dosis	Serum, Heparinat- oder EDTA-Plasma		2–10 mg/L
Lidocain	Während der Infusion	Serum, Na-Heparinat- oder EDTA-Plasma	6–21 µmol/L	1,5–5 mg/L
Lithium	12 h nach letzter Einnahme	Serum oder Ammonium-Heparinat-Plasma	0,6–1,2 mmol/L	
Methotrexat	24 h nach Infusionsbeginn	Serum, Heparinat- oder EDTA-Plasma	<5 µmol/L, nach 48 h: <0,5–1,0 µmol/L	
Mycophenolat	Vor Einnahme der nächsten Dosis	Serum, Heparinat- oder EDTA-Plasma		2,5–4,0 mg/L
N-azetyl-Procainamid (NAPA)	Vor Einnahme der nächsten Dosis	Serum, Heparinat- oder EDTA-Plasma	18–108 µmol/L	5–30 mg/L

Toxische Bereiche	Messbereiche in der Pharmakokinetik		Eliminations-halbwertszeit	Bemerkungen
	„Tal": Minimale Konzentrationen	„Peak": Maximale Konzentrationen		
>3 µg/L			30–45 h	
>8 mg/L			8–36 h	
>300 µg/L			8–25 h	Konzentrationen incl. Desmethyl-Doxepin
>150 mg/L			30–60 h Kinder: 20–55 h	
>12 mg/L Tal: >2 mg/L	1–4,2 µmol/L <1 mg/L (<2 mg/L)	12,5–16,72 µmol/L 5–8 mg/L (8–12 mg/L)	1,5–15 h Kinder 0,5–3 h	(..) Werte bei schweren Infektionen
>450 µg/L			6–28 h	Konzentrationen incl. Metaboliten
>15–30 mg/L, letal >50 mg/L			14–70 h	Halbwertszeit abhängig von Komedikationen
			0,7–1,8 h 14–33 h	
>1,5 mmol/L		1,2 mmol/L	17–58 h	Kein Li-Heparinat verwenden
>0,01 µmol/L, nach 24 h: >5 µmol/L	72 h nach Infusionsbeginn <0,05–0,1 µmol/L	24 h <5,0 µmol/L	2–4 und 12–24 h (biphasisch)	Infusionsschema und Kalziumfolinatgabe je nach Konzentration verschieden
			2–5 h	

Arzneimittel	Geltungsbereich	Untersuchungs-material, -zeitpunkt, -art	Therapeutische Bereiche	
			SI-Einheiten	Konventionelle Einheiten
Netilmicin	Kurz vor nächster Dosis (Tal); 1 h nach i.m. Applikation	Serum, Heparinat- oder EDTA-Plasma	<6 µmol/L	<3 mg/L
Nortriptylin	Vor nächster (morgens) oder 12 h nach Gabe (Tal)	Serum, Heparinat- oder EDTA-Plasma	190–570 nmol/L	50–150 µg/l
Oxcarbazepin (10-OH-Oxcarbazepin)	Vor Einnahme der nächsten Dosis	Serum, Heparinat- oder EDTA-Plasma	21–128 µmol/L	<3 mg/L (5–30 mg/L)
Opiate, Opioide: Codein Dihydrocodein Morphin Methadon Buprenorphin Fentanyl Propoxyphen Tilidin Tramadol		Serum, Heparinat- oder EDTA-Plasma		30–250 µg/L 30–250 µg/L 10–100 µg/L 50–500 µg/L 0,5–1 µg/L 1–2 µg/L 0,05–0,3 µg/ 0,05–0,12 µg 0,1–1,0 µg/L
Paracetamol	Vor Einnahme der nächten Dosis	Serum, Heparin- oder EDTA- Plasma		20–250 mg/L
Phenobarbital	Vor Einnahme der nächsten Dosis	Serum, Heparinat- oder EDTA-Plasma	65–129 µmol/L	15–30 mg/L
Phenytoin	Vor Einnahme der nächsten Dosis	Serum, Heparinat- oder EDTA-Plasma	40–80 µmol/L, Früh- und Neugeborene: 24–52 µmol/L	10–20 mg/L, Früh- und Neugeborene: 6–14 mg/L
Primidon	Vor Einnahme der nächsten Dosis	Serum, Heparinat- oder EDTA-Plasma	23–83 µmol/L	5–20 mg/L
Procainamid	2 und 24 h nach Beginn der Infusionstherapie	Serum, Heparinat- oder EDTA-Plasma	17–42,3 µmol/L	4–10 mg/L
Salizylate		Serum, Heparinat- oder EDTA-Plasma	0,22–0,72 mmol/L	30–100 mg/L

Toxische Bereiche	Messbereiche in der Pharmakokinetik		Eliminations-halbwertszeit	Bemer-kungen
	„Tal": Minimale Konzentrationen	„Peak": Maximale Konzentrationen		
	6 µmol/L, <3 mg/L	11–25 µmol/L, 5–12 mg/L	1,5–15 h Kinder 0,5–3 h	
>300 µg/L			18–56 h	
			1,3–2,3 h (10 OH-Ox: 9,3 h [Mittelwert])	Starke Wechselwirkungen mit anderen Antiepileptika
500–1000 µg/L 500–1000 µg/L >100 µg/L >200 µg/L >2 µg/L – >1 µg/L – >1 µg/L	Komatös/Letal: >1,8–2,0 mg/L 100–400 µg/L >400 µg/L >1100 µg/L – >1–2 µg/L – >2 µg/L	100–750 µg/L 3–300 µg/L*	1,9–3,9 h – 1,3–6,7 h – 2–7 h – – –	*Diese Konzentrationen werden nur bei künstlicher Beatmung toleriert.
>150 mg/L (Kinder) >300 Erwachsene >400 komatös/Letal			1–3 h	Nomogramm mit „Stunden nach Ingestion" gegen logarithmische Skala „Plasmakonzentration" benutzen
>40 mg/L			Erwachsene: 53–140 h Kinder 37-73 h	
>20 mg/L			7–42 h*	*Konzentrationsabhängig, freies Phenytoin ca. 10 %
>20 mg/L			3,3–19 h	
>16 mg/L			2–5 h	
>300 mg/L Kinder: <150 mg/L			3–20 h	

Arzneimittel,	Geltungsbereich	Untersuchungs-material, -zeitpunkt, -art	Therapeutische Bereiche	
			SI-Einheiten	Konventionelle Einheiten
Tacrolimus	Vor Einnahme der nächsten Dosis	EDTA-Vollblut, hämolysiert.	4–16 µmol/L	5–20 µg/L
Teicoplasmin	2.–3. Tag nach Beginn der Therapie vor nächster Dosis	Serum, Heparinat- oder EDTA-Plasma		Bei Endokarditis >20 mg/L
Theophyllin	Bei i.v. Gabe 4–6 h nach Applikation, bei oraler Gabe nach 5 Halbwertszeiten	Serum, Heparinat- oder EDTA-Plasma	56–111 µmol/L	10–20 mg/L
Tobramycin	Kurz vor nächster Dosis (Tal); 1 h nach i.m. Applikation	Serum, Heparinat- oder EDTA-Plasma	9–21 µmol/L	4–10 mg/L
Valproinate	Vor Einnahme der nächsten Dosis	Serum, Heparinat- oder EDTA-Plasma	347–693 µmol/L	50–100 mg/L
Vancomycin	Kurz vor nächster Dosis (Tal); 1 h nach i.v. Infusion	Serum, Heparinat- oder EDTA-Plasma	3–7 µmol/L	5–10 mg/L

Toxische Bereiche	Messbereiche in der Pharmakokinetik		Eliminationshalbwertszeit	Bemerkungen
	„Tal": Minimale Konzentrationen	„Peak": Maximale Konzentrationen		
>25 µg/L	4–16 µmol/L, 5–20 mg/L		6–21 h	Therapeutischer Bereich abhängig von Transplantationsorgan und Zeitpunkt nach Transplantation
>200 mg/L	>10 mg/L	Bis ca. 100 mg/L	70–100 h	
>20 mg/L postnatal: 6–11 mg/L			7–9 h (Nichtraucher) 4–5 h (Raucher) bei Leberzirrhose 10–56 h	Maximum und Zeitpunkt der Messung von der Galenik und Art der Therapie abhängig
>12 mg/L Tal: >2 mg/L	1,1–2,15 µmol/L (0,5–1 mg/L) (<4,3 µmol/L, <2 mg/L)	12,8–17,12 µmol/L, 5–8 mg/L (17,12–25,68 µmol/L, 8–12 mg/L)	1,5–15 h Kinder 0,5–3 h	(..) Konzentrationen bei schweren Infektionen
>150 mg/L			6–17 h bei Kindern 5–15 h, bei Säuglingen 15–60 h	Verkürzung der Halbwertszeit auf 4–9 h durch Kombination mit anderen Antikonvulsiva
>40 mg/L Tal: >10 mg/L	3,5–7 µmol/L (5–10 mg/L)	14–28 µmol/L (20–40 mg/L)	<30 Jahre: 0,5–3 h, >30 Jahre: 1,5–15 h	

Sachverzeichnis

A

Abdomen, akutes 205
Acarbose 492
ACE-Hemmer 9
Acetylcystein 293
ACR-Kriterien 456, 461, 469
ACTH-Test 539
Addison-Krise 554
Aderlass 502
ADH-Antagonisten 573
Adipositas 477
Adrenalektomie 542, 551, 559
– laparoskopische 551
adrenogenitales Syndrdom 555
Adrenostatika 551
Agranulozytose, allergische 423
AIDS 703
Aktinomyzeten 623
Aldosteronantagonisten 289, 298, 334, 546
Aldosteron-Rezeptor-Antagonisten 9
Algurie 375
Alkalose 363
– metabolische 363
– respiratorische 363
Allen-Test 91
Allergie
– Typ 1 422
– Typ 2 422
– Typ 3 423
– Typ 4 424
allergische Sofortreaktion 131
allergische Spätreaktion 131
Alport-Syndrom 389
Alveolitis 138
– exogen-allergische 144
Aminoglykoside 289, 294, 301, 631
– topische 727
5-Aminosalizylsäure 202, 221, 225
Amöbenruhr 738
Amöbiasis 737
Analkarzinom 238
Anämie 578
– aplastische 579
– hämolytische 423
– refraktäre 610
– renale 381
– sideroblastische 610

ANCA 455
Aneurysma
– dissecans 99
– spurium 99
– verum 99
– arterielles 98
Angiitis, kutane leukozytoklastische 454
Angina pectoris 15
– instabile 17
– stabile 17
Angiographie 92
Angioödem 335
Angioplastie, perkutane transluminale 58, 98
– koronare 18
Angiotensin-II-Rezeptorblocker 9
Anionenaustauscher 484
Anionenaustauscherharze 303, 316
Antazida 171, 179
Antiarrthythmika 11
Anti-Basalmembran-Glomerulonephritis 390
Antibiotikatherapie
– gezielte 627
– kalkulierte 627
Antihistaminika 212
Antihypertensiva 52
Antiinfektiva 627
Antikoagulanzien 93, 113
Antikörper, antinukleäre 425
Antimalariamittel 742
antinukleäre Antikörper 425
Antiphospholipid-Antikörper-Syndrom 443
Antirheumatika, nichtsteroidale 426
Aortenaneurysma 98
Aortenbifurkationsverschluss 95
Aortendissektion 100
Aortenisthmusstenose 50, 58
Aortenklappeninsuffizienz 85
Aortenklappenrekonstruktion 84, 87
Aortenklappenstenose 82
Aphagie 159
Apolipoproteine 475
Arrhythmien s. Herzrhythmusstörungen
Arteriitis 96
– cranialis 466
Arteriosklerose 20, 94

Arthritis
- rheumatoide 431
- seronegative 436
- urica 494
Arthrodese 435
Aspergillose 724
Asthma
- allergisches 422
- bronchiale 130
Aszites 272
- chylöser 272
- hämorrhagischer 272
Aszitespunktion 270, 290
Äthanolinjektion, perkutane 313
Atherosklerose 14, 95
Auskultation 2, 90
Autoimmunhepatitis 454
AV-Block 6, 30, 31
AV-Knoten-Reentry-Tachykardie 38
- mit Präexzitationssyndrom 40
Azidose 360
- metabolische 360
- renale tubuläre 404, 405
- respiratorische 360

B

Bacillaceae 615
Bakterien
- Anatomie 614
- Physiologie 618
- Taxonomie 614
Bakteriurie 371
Barbiturate 293
Barlow-Syndrom 80
Barrett-Schleimhaut 171
Bartonellaceae 617
Bartter-Syndrom 364, 404, 405
Basalinsulin 489
Basophilen-Allergenstimulationstest 211
Bauchspeicheldrüse s. Pankreas
Beinvenenthrombose, tiefe 111
Belastungs-EKG 7
BEPOS-Schema 434
Betablocker 11
Bifidobakteiren 615
Biguanide 490
Bilharziose 751
Bilirubin 267, 370
Bilobektomie 150
Biologicals 427
Bisphosphonate 358, 506
Blastomykose 724

Block
- atrioventrikulärer 30, 31
- intraventrikulärer 30
- sinuatrialer 30
Blue Bloater 127
Blutbild 577
Blutdruckregulation 90
Blut-Harn-Schranke 367
Blutstillung 613
Blutung, obere gastrointestinale 193
Blutzuckerbestimmung 487
B-Lymphozyten 582
BODE-Score 126
Borreliose 673
Botulinumtoxin, intersphinkterische Injektion 162
Botulismus 671
Bowman-Kapsel 367
brain natriuretic peptide 3
Bronchialkarzinom 146
- kleinzelliges 146, 149
- Marburger-Klassifikation 148
- nicht-kleinzelliges 146, 150
- Prognose 151
- Stadieneinteilung 148
- Therapie 149
- TNM-Klassifikation 147
Bronchiektasie 134
Bronchitis
- chronische 125
- nicht-obstruktive 126
- obstruktive 126
Brucellaceae 625
Brucellose 642
Brustschmerz 17
Bulboangiographie 8
Burkholderiaceae 625
Burkitt-Lymphom 594
Bypass-Operation 18, 97
B-Zell-Lymphom 594

C

Campylobacter-Enterokolitis 668
Candida-Mykose 728, 732
Carbapeneme 630
Carbimazol 520
Carboanhydrasehemmer 333
Cardiobacteriaceae 624
Carter-Robbins-Test 570
Cephalosporine 627, 628
Chagas-Krankheit 753
Chelatbildner 309
Chemoembolisation, transarterielle 313

Chemoendoskopie 235
Chinolone 633
Chlamydien 626
Chloramphenicol 635
Chloroquin 427, 501
Cholangio-Pankreatikographie, endoskopisch-retrograde 244, 315
Cholangitis
– primär biliäre 454
– primär sklerosierende 321
Choledocholithiasis 319
Choledochusresektion 326
Cholelithiasis 317
Cholera 669
Cholestase 316
Cholesterin 482
Cholesterinstein 317
Cholesterinsynthesehemmer 483
Cholezystektomie 320
Cholezystitis, akute 319
chronisch-venöse Insuffizienz 114
Churg-Strauss-Syndrom 422, 454, 455
Chylomikronen 475, 482
Claudicatio intermittens 96
Clopidogrel 12
Clostridien 623
Cockroft-Gault-Formel 372
Colitis ulcerosa 223
Coma diabeticum 488, 493
Conn-Adenom 544
Conn-Syndrom 58
COPD 125
Corynebakterien 623
Coxiellien 618
Coxsackie-Viren 718
CREST-Syndrom 450
CRH-Test 539
Cumarine 13
Cushing-Syndrom 58, 549
Cyclophosphamid 428
Cympylobacteriaceae 625

D

Daktylitis 437
Dallas-Klassifikation 66
Darmischämie 227
Darmresektion, partielle 229
Débridement 641
Dehydratation, isotone 337
De-Ritis-Quotient 268, 284
Dermatomykose 728
Dermatomyositis 446

Dexamethasontest 539
Diabetes
– insipidus 569
– – renaler 404, 569
– – zentraler 569
– mellitus 485
– – Diagnostik 487
– – Komplikationen 493
– – Therapie 488
– – Typ 1 485
– – Typ 2 485
Diaminopyrimidine 636
Diarrhö 203
Diathese, hämorrhagische 613
Dickdarm
– Anatomie 198
– Malformation 198
– Physiologie 198
DiGeorge-Syndrom 535
Dilatation, pneumatische 162
Diphtherie 676
Disse-Raum 266
Diurese, gestörte 375
Diuretika 8, 332
– kaliumsparende 334
– osmotische 332
Divertikel 213
– echtes 213
– epiphrenisches 165
Divertikelresektion 167
Divertikulitis 213
DMARD 426
Dopaminagonisten 564
Dünndarm
– Anatomie 197
– Physiologie 198
Duodeno-Pankreatektomie 326
Durstversuch 570
D-Xylose-Test 199
Dyslipoproteinämie 480
Dyspepsie 216
Dysphagie 159, 173
Dysurie 375

E

Echinokokkose 762
Echokardiographie 7
– transösophageale 7
EHEC 661
Eisenchelatoren 306
Eisenmangelanämie 580
Eisensubstitution 581
EKG 3, 16

Elektrolytkonzentrate 339
Embolektomie 229
Endocarditis verrucosa rheumatica 62
Endokarditis
- abakterielle 62
- infektiöse 60
Endoprothese 435
Enteritis 665
Enterobakteiren 624
Enterocolitis regionalis 219
Enterokokken 623
Enterokolitis 668
Enteropathie, glutensensitive 208
Enzephalopathie, hepatische 298
EPEC 661
Epstein-Barr-Virusinfektion 698
ERCP 244, 315
ERD 168
Ernährung
- enterale 200
- parenterale 200
- periphervenöse 200
- zentralvenöse 200
Erregungsleitungsstörungen 30
Erythema
- infectiosum 688
- migrans 674
Erythropoese 575
Erythropoetin 370, 383, 576
Erythrozyten 575, 577
- pathologische 577
Escherichia-coli-Infektion 661
ETEC 661
EURO-Konzept 194
Exanthem 685
- generalisiertes 692
extrakorporale Stoßwellenlithotripsie 410
Extrasystole 30
- supraventrikuläre 6, 47
- ventrikuläre 6, 47
Extremitätenverschluss, akuter 104

F
familiäre adenomatöse Polyposis 230
Fasziitis
- eosinophile 451
- nekrotisierrende 642
Fettleber 283
Fettleberhepatitis 283
Fibrate 483
Fibrinolyse 22, 615

Fibromyalgie 470
Fibrose, zystische 255
Fieber 637
- rheumatisches 429
Filmbildner 179
Flatulenz 205
Foetor
- hepaticus 270
- uraemicus 376
Folsäureantagonisten 426
Forrest-Klassifikation 194
Fosfomycin 636
Frank-Starling-Mechanismus 2
Frühsyphilis 656
Fundophrenikopexie 164
Fundoplikatio nach Nissen 164, 171
Fusidinsäure 636

G
Gallenblase
- Anatomie 314
- Physiologie 314
Gallenblasenkarzinom 323
Gallengangsdrainage, transduodenale endoskopische 326
Gallengangskarzinom 323
Gallenkolik 319
Gallenwege
- Anatomie 314
- Physiologie 314
Gamma-GT 267
Gastritis
- akute 180
- chronische 182
Gastroduodenostomie 179
Gastrojejunostomie 179
Gastroplicatio 171
Gefäßsystem 87
Geh-Test 91
Gelbsucht 271
Gelenkerguss 424
Gelenkpunktion 425, 444
GERD 168
Gerinnungsfaktoren 614
Gestationsdiabetes 486
GH-Rezeptorantagonisten 565
Giardiasis 748
Gitelman-Syndrom 405, 405
GLDH 267
Gleithernie, axiale 162
Glinide 491
Glitazone 492
glomeruläre Filtrationsrate 372

Glomerulonephritis 380, 388
- akute postinfektiöse 389, 391
- chronische 389, 391
- fokal sklerosierende 389, 391
- membranoproliferative 390, 391
- membranöse 390, 391
- rasch-progressive 389, 391
Glomerulum 367, 368
- Aufgabe 369
Glukagontest 487
Glukokortikoide 202, 282, 358, 426, 540
Glukosestoffwechsel 475
Glukosetoleranz, gestörte 247
Glukosetoleranztest, oraler 487
Glukosurie 371
- asymptomatische 405
- renale 404, 405
Glycoprotein-IIb/IIIa-Inhibitoren 12
Glykopeptide 634
Gonorrhö 658
Goodpasture-Syndrom 380
Gorlin-Syndrom 262
GOT 267
GPT 267
Granulomatose, allergische 455
Granulomatosis infantiseptica 647
Granulozyten 582
Grawitz-Tumor 416
Gregg-Syndrom 687
Grippe 713
Guanosinanaloga 281
Gynäkomastie 542
Gyrasehemmer 633

H
H
H_2-Blocker 170, 178
Hageman-Faktor 614
Hamartom 230
Hämatemesis 159, 180
Hämatochezie 205
Hämatokrit 577
Hämatom 612
Hämaturie 371
Hämin 501
Hammen-Rich-Syndrom 138
Hämochromatose 304
Hämodialyse 373
Hämofiltration 373
Hämoglobin 577
Hämophilie 616
hämorrhagische Diathese 621
Hämsynthese 476

Harngeruch, abnormer 375
Harninkontinenz 375
Harnsäurestein 407
Harnsäurestoffwechsel 477
Harnstoff 373
Harnwegsinfekt 396
- akuter 397
- chronisch rezidivierender 397
- komplizierter 397
- persistierender 397
- unkomplizierter 397
Hashimoto-Thyreoiditis 516
HDL 475, 482
Heerfordt-Syndrom 140
Helicobacter-pylori-Diagnostik 178
Helminthen 756, 759
Hemikolektomie 222, 236
Henderson-Hasselbach-Gleichung 330
Henle-Schleife 369
Heparine 12, 93
Hepatektomie 313
Hepatitis
- A 274, 276
- B 274, 277
- - serologische Marker 269
- C 274, 277
- chronische 277
- D 274, 277
- Diagnostik 275
- E 274, 277
- Therapie 275
- virale, akute 273
Hepatomegalie 273
Hepatozyten 265, 266
Hermaphroditismus 543
Hernie, paraösophageale 162
Herpes
- neonatorum 696
- simplex 695
- Zoster 684
Herpesviren 681, 683, 692, 695, 701
Herz
- Anatomie 1
- Physiologie 2
- Reizleitungssystem 1
Herzglykoside 10
Herzinfarkt s. Myokardinfarkt
Herzinsuffizienz 23
- akute 29
- chronische 27
- Diagnostik 27
- Klassifikation 25
- Therapie 27

Herzkatheter 7, 8
Herzklappen 1
Herzklappenersatz 63, 76, 84, 87
Herzklappenfehler 3
- erworbene 74
Herzklappenrekonstruktion 81, 84
Herzkrankheit, koronare 13
Herzrhythmusstörungen 30
- bradykarde 31
- tachykarde 35
- - ventrikuläre 42
- - ventrikuläre 43, 44
Herzschrittmacher 34
Herzstillstand 45
Herztransplantation 29, 66
Hiatoplastik 164
Hiatushernie 162
Hickey-Hare-Test 570
Hirnhautentzündung 643
Hirsutismus 543
Histamin 422
Histiozytose 142
Histoplasmose 732
HIV-Infektion 695
- Diagnostik 707
- kindliche 707
- Klinik 706
- opportunistische Infektionen 706
- Postexpositionsprophylaxe 704
- Risikofaktoren 705
- Therapie 709
Hochfrequenz-Katheterablation 39
Hodgkin-Lymphom 591
Humaninsulin 489
Hydratationsstörungen 337
Hydrops fetalis 689
11-Hydroxylase-Defekt 555, 556
21-Hydroxylase-Defekt 555, 556
Hyperaldosteronismus 544
- primärer 58
Hypercholesterinämie 481
Hyperhydratation, isotone 337
Hyperhydrosis 512
Hyperkaliämie 345
Hyperkalzämie 356, 532, 533
hyperkalzämische Kriste 357
Hyperkalziurie 407
Hyperkortisolismus 549
Hyperlipidämie 480
Hyperlipoproteinämie 480
Hypermagnesiämie 351

Hypernatriämie 340
- akute 342
- chronische 343
Hyperparathyreoidismus 532
Hyperreagibilität, bronchiale 132
Hyperspleniesyndrom 582
Hypertension, portale 294
hypertensive Krise 55
hypertensive Nierenkrankheit 57
hypertensiver Notfall 55
Hyperthyreose 517
Hypertonie
- arterielle 48
- Diagnostik 52
- endokrine 50, 58
- essenzielle 49
- maligne 55
- renale 49, 58
- renovaskuläre 57
- schwangerschaftsinduzierte 50, 58
- sekundäre 49, 58
- Therapie 52
Hypertrizglyzeridämie 481
Hyperurikämie 494
Hyperventilationssyndrom 120
Hypervolämie 337, 340
Hypoalbuminämie 353
Hypoaldosteronismus 546
Hypoglykämie 488, 494
Hypogonadismus 543
Hypokaliämie 343
Hypokalzämie 353, 532
Hypomagnesiämie 348
Hyponatriämie 337
Hypoparathyreoidismus 535
hypophysäres Koma 568
Hypophyse 560
Hypophysenvorderlappenadenom 561
Hypophysenvorderlappeninsuffizienz 566
Hypopituitarismus 566
Hypothalamisch-hypophysäre Achse 560
Hypothalamus 560
Hypothyreose 516
Hypotonie 59
- arterielle 59
- orthostatische 59
- primäre essenzielle 59
Hypovolämie 337, 340
Hypozitraturie 407

I

IDL 475
IgA-Nephropathie 390, 391
Ikterus 270
– cholestatischer 272
– hämolytischer 271
– hepatischer 271
Ileitis regionalis 219
Ileo-Koloskopie 199
Ileostoma 226
Ileozökalresektion 222
Im dazole 716
Immunkomplex-Glomerulonephritis 390
Immunsuppressiva 203, 395, 428
Immunthyreopathie 518
Impetigo contagiosa 639
Indinavir-Stein 407
Infektion, opportunistische 706
Influenza 713
Influenzaviren 676
Insuffizienz, chronisch-venöse 114
Insulin 347, 475
Insulinanaloga 489
Insulin-Hypoglykämietest 539
Insulinpumpe 489
Insulintherapie 488
Interferone 275, 281, 420, 576
Interleukine 576
Itozellen 266

J

Janeway-Läsionen 61
Jodidsubstitution 510

K

Kaliumsubstitution 343
Kallikrein 370
Kalzitonin 359, 508
Kalzitriol 370
Kalziumantagonisten 11, 161
Kalziumglukonat 348, 352
Kalziumstein 407
Kalziumstoffwechsel 531
Kalziumsubstitution 355, 505, 537
Kammerflattern 44
Kammerflimmern 44
Kammertachykardie 42
Kaposi-Sarkom 699
Kardiakarzinom 192
Kardiomyopathie 67
– dilatative 67
– hypertrophische 67
– ischämische 68
– primäre 68
– restriktive 67
– sekundäre 68
Kardioversion
– elektrische 37, 39
– medikamentöse 37
Karzinom
– cholangiozelluläres 323
– follikuläres 528
– hepatozelluläres 310
– kolorektales 233
– papilläres 528
– undifferenziertes 528
Kationenaustauscher 347
Kawasaki-Syndrom 423, 454, 463
Kayser-Fleischer-Korneal-Ring 307
Ketolide 631
Ketonkörper 487
Kinderlähmung 716
Klappenfehler s. Herzklappenfehler
Klick-Syndrom 80
Knochendichtemessung 504
Knochenmarktransplantation 602
Kokzidiomykose 724
Kolektomie, subtotale 226
Kollagenosen 441
Kolon s. Dickdarm
Kolonie-stimulierende Faktoren 576
Kolonkarzinom 233
– Diagnostik 235
– Stadieneinteilung 235
– Therapie 236
– TNM-Klassifikation 234
Kolonpolyp 230
Kolonresektion
– laparoskopische 237
– R0 236
Koma
– hypophysäres 568
– ketoazidotisches 493
Konjunktivitis 422
Kontaktekzem 424
Koproporphyrie, hereditäre 498, 499
Koronarangiographie 8, 21
koronare Herzkrankheit 13
Koronarsyndrom, akutes 17
Kortikoide 202, 221, 222, 225, 226, 394
Krampfader 107
Kreatinin 372
Kreatininclearance 372
Kreatinkinase 3
Kreislaufregulation 90

Kretinismus 517
Krise, hyperkalzämische 357
Kropf 512
Krossektomie 109
Kryglobulinämie, essenzielle 423
Kryptokokkose 733
Kupffer-Zellen 266
Kurzdarmsyndrom 222

L

Lagerungsprobe nach Ratschow 90
Lambliasis 748
Langzeit-EKG 16
Lavage, bronchoalveoläre 124
Laxanzien
– antiresorptive 201
– hydragoge 201
– osmotische 201, 289, 300
LDL 475, 482
Lebensmittelvergiftung 671
Leber
– Anatomie 265
– Enzyme 267
– Physiologie 267
Leberbiopsie, perkutane 269
Leberersatztherapie, extrakorporale 270, 294
Leberhautzeichen 270, 284
Leberteilresektion 313
Lebertransplantation 270, 282, 289, 313
Lebertumoren
– bösartige 313
– gutartige 312
Leberversagen, akutes 290
Leberzellkarzinom 310
Leberzirrhose 286
Leflunomid 427
Legionellaceae 625
Leishmaniose 750
LEMO-Klassifikation 523
Leptospiraceae 625
Leptospirose 645
Leriche-Syndrom 95
Leukämie 583
– akute lymphatische 583
– akute myeloische 587
– chronische myeloische 600
– chronische myelomonozytäre 610
Leukotriene 422
Leukozyten 577
Leukozyturie 372
Lincosamine 634
Linksherzkatheter 7

Lipidstoffwechsel 475
– Störungen 480
Lipödem 335
Lipoproteine 475
Listerien 623
Listeriose 647
Lobärpneumonie 123
Lobektomie 150
Löfgren-Syndrom 140
L-Thyroxin 507, 510
L-Trijodthyronin 507
Lues 647
– connata 657
Lunge
– Anatomie 117
– Physiologie 117
Lungenembolie 102
Lungenemphysem 129
Lungenfibrose, idiopathische 138
Lungenfunktionsstörungen 118
Lungenkarzinom s. Bronchialkarzinom
Lungenödem, akutes 121
Lungenperfusionsszintigraphie 103
Lungentransplantation 139
Lungenversagen, akutes 121
Lupus erythematodes, systemischer 441
Lupusnephritis 380, 442
Lyme-Krankheit 673
Lymphadenektomie 150
– komplette 175
Lymphknotenschwellung 685
Lymphödem 335
Lymphom 591
Lymphozytopoese 582

M

Magen
– Anatomie 176
– Atresie 176
– Duplikation 176
– Endosonographie 177
– Malrotation 176
– Physiologie 176
– Zelltypen 177
Magen-Darm-Passage 177
Magenresektion
– Billroth 1 179, 188
– Billroth 2 179, 188
Magensäureproduktion, Hemmung 158
Magnesiumsubstitution 350
Magnetresonanz-Cholangiopankreatikographie 315
Makrolide 631

Malabsorptionssyndrom 205
Malaria 738
– Krankheitsverlauf 739
– quartana 742
– tertiana 742
– Therapie 742
– tropica 740
Malassimilationssyndrom 205
Maldigestionssyndrom 205
Malformation, kolorektale 198
Magenkarzinom 189
MALT-Lymphom 594
Manschettenresektion 150
Mantelzell-Lymphom 594
Marburger Klassifikation 148
Marfan-Syndrom 80, 100
Masern 690
Mastzelle 422
Mastzellstabilisatoren 212
MDRD-Formel 372
Meckel-Divertikel 213
Melaena 180, 205
MEN1 262
MEN2a 262
MEN2b 262
Meningitis
– bakterielle 651
– eitrige 651
– subakute nicht-eitrige 651
– tuberkulöse 651
Meningokokken 654
Mennell-Zeichen 439
Menorrhagie 612
Mesenterialvenenthrombose 227
metabolisches Syndrom 478
Meteorismus 205
MIDCAB 19
Mikrozirkulation 89
Miktionsstörungen 375
Miktionszystourethrographie 399
Miktionszystourographie 373
Milch-Alkali-Syndrom 357
Mineralokortikoide 541
Minimal-change-Glomerulonephritis 390, 391
Mischkollagenose 451
Mitralklappenersatz 76
Mitralklappeninsuffizienz 77
Mitralklappenprolaps 80
Mitralklappenstenose 74
Mitralklappenvalvuloplastie 77
Monobactame 630
Mononukleose, infektiöse 698

Monozyten 582
Moraxella 624
Morbus
– Basedow 518
– Bechterew 438
– Behçet 454
– Boeck 140
– Crohn 219, 454
– Hirschsprung 198
– Hodgkin 591
– Kahler 596
– Kawasaki 463
– Raynaud 106
– Wilson 307
Motilitätsstörungen 159
Mukomyotomie, endoluminale 167
Mukormykose 733
Mukoviszidose 255
multiples Myelom 596
Mumps 720
Muskelbiopsie 444
Muskelrelaxanzien 202, 218
Mycobacteriaceae 626
Mycosis fungoides 595
myelodysplastisches Syndrom 609
Myelom, multiples 596
Myelopoese 582
Mykoplasmen 626
Mykose
– kutane 727
– oberflächliche 727
– opportunistische 731
– primäre 731
– systemische 730
Myokardinfarkt 19
Myokarditis 64
– idiopathische 64
– rheumatoide 64
– virale 65
Myokardszintigraphie 16
Myotomie 167
– vordere longitudinale 161
Myxödem 335, 512
Myxödemkoma 517

N

Nahrungsmittelallergie 210
Natriumbikarbonat 347
Nebennieren
– Anatomie 537
– Physiologie 538
Nebennierenrindenhormone 538

Nebennierenrindeninsuffizienz 552
Nebenschilddrüse
– Anatomie 531
– Physiologie 531
Neisserien 624
Nephrektomie 400
– radikale 420
Nephritis
– abakterielle interstitielle 401
– akute 402
– chronische 402
nephritisches Syndrom 391
Nephrokalzinose 405
Nephrolithotomie, perkutane 410
Nephron 367
Nephropathie, diabetische 385, 493
nephrotisches Syndrom 391
NERD 168
NET 262
Neuraminidase 713
Neuraminidasehemmer 715
neuroendokrine Tumoren 262
Neuropathie, diabetische 493
Neurosyphilis 657
Nicht-ST-Hebungsinfarkt 20
Niere
– Anatomie 367
– Hormone 370
– Physiologie 368
Nierenbiopsie, perkutane 444
Nierenersatztherapie 373, 379, 384, 415
Niereninsuffizienz
– akute 376
– chronische 380
– terminale 382
Nierenkrankheit, hypertensive 57
Nierenteilresektion 420
Nierentransplantation 373, 384, 395
Nierentransplantation, mit Pankreastransplantation 388
Nierentumoren
– benigne 419
– maligne 419
Nierenversagen
– akutes 376
– chronisches 416
Nierenzellkarzinom 416
Nierenzyste 411
Nierenzystenabtragung, laparoskopische 415
Nierenzystensklerosierung, perkutane 415

Nitrate 10
Nitroimidazole 635
Non-Hodgkin-Lymphom 594
NSTEMI 20
Nukleosidanaloga 281
Nykturie 375

O
Obstipation 204
Ödem 115, 335
Odynophagie 159
Opioide 246
Orbitopathie, endokrine 522
Orthostaseteset 545
Osler-Knötchen 61
Ösophagektomie
– endoskopische 175
– subtotale 175
Ösophago-Gastro-Duodenoskopie 158, 177, 296
Ösophagus
– Achalasie 159
– Anatomie 157
– Manometrie 158
– Motilitätsstörungen 159
– pH-Metrie 158
– Physiologie 157
Ösophagus-Breischluck 158
Ösophagusdivertikel 165
Ösophaguskarzinom 172
– Stadieneinteilung 173
– Therapie 174
– TNM-Klassifikation 173
Ösophagusvarize 296
Osteomyelofibrose 607
Osteopathie 532
Osteoporose 503

P
PACAB 19
PAIR 757
Panarteriitis
– nodosa 454, 461
– mikroskopische 454
Pankreas
– Anatomie 242
– endokrines 243
– Enzyme 242, 249
– Funktionstests 243, 253
– Hormone 243
– Physiologie 242
– Resektion 255
Pankreasenzymsubstitution 244

Pankreaskarzinom 258
- Diagnostik 260
- Stadieneinteilung 260
- Therapie 261
- TNM-Klassifikation 259
Pankreaskopfresektion 261
Pankreaspseudozyste 251
Pankreasschwanz
- Linksresektion 261
- Rechtsresektion 261
Pankreastransplantation 388, 492
Pankreatitis
- akute 247
- chronische 251
Papillotomie 320
- endoskopische 250
Paragangliom 557
Parathormon 353, 506, 531
Paratyphus 656
Parotitis epidemica 720
Parvovirus-B19-Infektion 688
Pasteurellaceae 624
pAVK 94
Penicilline 627
Perchlorat 520
Perikardektomie 73
Perikarderguss 72
Perikardfensterung 74
Perikarditis 69
- chronisch-konstriktive 74
Perikardpunktion 72
Perikardreiben 71
Perikardtamponade 74
periphere arterielle Verschlusskrankheit 94
Perthes-Test 92
Petechie 612
Pfeiffersches Drüsenfieber 698
Pfortaderhochdruck 294
Phäochromozytom 58, 557
Phlebographie 108
Phlegmasia coerulia dolens 111
Phosphatase, alkalische 267
Phosphatbinder 384
Phosphatdiabetes 404, 405
Phosphatstoffwechsel 531
pH-Wert, Regulatin 330
Pigmentstein 317
Pilze
- Anatomie 722
- Einteilung 722
- Physiologie 723
Pink Puffer 127

Pistolenschussphänomen 86
Pit-Zellen 266
Plasmapherese 463
Plasmozytom 596
Plethysmographie 92
Pleuraerguss 154
Pleurodese 153, 155
Plummer-Vinson-Syndrom 581
Pneumocystis-jirovecii-Pneumonie 706
Pneumokokken 654
Pneumonektomie 150
Pneumonie 122
- alveoläre 123
- atypische 124
- desquamative intersititielle 138
- interstitielle 123, 138
- opportunistische 706
- primäre 123
- sekundäres 123
Pneumothorax 152
Pneumozystose 725
Poliomyelitis 716
Pollakisurie 375
Polyangiitis, mikroskopische 455
Polyarteriitis
- nodosa 423, 461
- mikroskopische 423
Polyarthritis, chronische 431
Polycythaemia vera 602
Polyene 723
Polymyalgia rheumatica 466
Polymyositis 446
Polyneuropathie, diabetische 493
Polypektomie 232
Polyposis, familiäre adenomatöse 230
Polysomnographie 119
Porphobilinogen-Synthase-Defekt 498, 499
Porphyria
- cutanea tarda 501
- variegata 498, 499
Porphyrie 497
- akute hepatische 499
- akute intermittierende 498, 499
- chronische hepatische 498, 499
- kongenitale erythropoetische 498
- kutane 499
portale Hypertension 294
Post-partum-Thyreoiditis 525, 526
Postprimärtuberkulose 136
Pouch, ileoanaler 226
Präadipositas 478
Präexzitation 7

Präexzitationssyndrom 30, 40
Primärtuberkulose 126
progressive systemische Sklerose 449
Proktokolektomie 226
Prolaktinom 561
Propylthiouracil 520
Prostaglandin 370, 422
Prostaglandinanaloga 179
Proteaseinhibitoren 711
Protein C 614
Protein S 614
Proteinurie 370, 444
− benigne 371
Protonenpumpeninhibitoren 170, 178
Protoporphyrie, erythropoetische 498, 501
Protozoen, Anatomie 734
Pseudodivertikel 213
Pseudohermaphroditismus 543
Pseudomonadaceae 625
PTA 58, 98
PTCA 18, 23
Pulsionsdivertikel 165
Purpura 612
− arzneimittelinduzierte thrombozytopenische 619
− idiopathische thrombozytopenische 618
− Schönlein-Henoch 423, 458
Pyelonephritis
− akute 397, 400
− chronische 397, 400
− emphysematöse 397
− xanthogranulomatöse 397

Q
Q-Fieber 641
Quellmittel 201
Quincke-Ödem 422

R
Rachitis, Vitamin-D-resistente 405
Radiofrequenzablation 313
Radiojodtherapie 511, 415, 530
Ranson-Score 248
Rattenbissnekrose 450
Raynaud-Syndrom 106, 429, 451
Reanimation, kardiopulmonale 45
Rechtsherzkatheter 8
Reentry-Tachykardie 40, 41
Refluxkrankheit, gastroösophageale 168
Refluxösophagitis 168
Regurgitation 159

Reiter-Syndrom 436
Reiter-Trias 436Sakroiliitis 437
Reizdarmsyndrom 216
Rekanalisierungstherapie 103
Renin 370
Retikulozyten 577
Retinopathie, diabetische 493
Reverse-Transkriptase-Inhibitoren 709
Rheuma, Anamnese 424
Rheumafaktor 425
Rhinitis, allergische 422
Rhythmusstörungen s. Herzrhythmusstörungen
Rickettsien 626
Riesenzellarteriitis 424
Rosenthal-Faktor 614
Röteln 686
Rötelnembryopathie 686
Ruhr, bakterielle 666
Rumple-Leeds-Test 615

S
SA-Block 30
Saint-Trias 213
Salmonellose 663
Salzverlustsyndrom 555
Sarkoidose 140, 454
− chronische 140
Säure-Basen-Haushalt 330
Scharlach 630
Schaufensterkrankheit 96
Schenkelblock 30
Schilddrüse
− Anatomie 507
− Autoantikörper 508
− Physiologie 507
− Tumormarker 508
Schilddrüsenautonomie, funktionelle 517
Schilddrüsenkarzinom
− folliküläres 528
− papilläres 528
− TNM-Klassifikation 529
− undifferenziertes 528
Schilddrüsenmalignom 528
Schilddrüsenresektion
− subtotale 510, 515
− totale 530
Schilddrüsenüberfunktion 517
Schilddrüsenunterfunktion 516
Schilling-Test 199
Schistosomiasis 759
Schlafapnoe-Syndrom 118
Schlafkrankheit 745

Schleifendiuretika 8, 289, 297, 334, 379
Schluckakt 157
Schmerztherapie 245
- WHO-Stufenschema 245
Schock
- anaphylaktischer 422
- hypoglykämischer 494
- hypovolämischer 194
Schrittmacher s. Herzschrittmacher
Schwartz-Bartter-Syndrom 572
Segmentresektion 137, 150
Sekretintest 178
Sézary-Syndrom 595
Sharp-Syndrom 451
Shigellose 666
Shulman-Syndrom 451
Shunt, transjugulärer intrahepatischer portosystemischer 298
Sicca-Krankheit 451
Sick-Sinus-Syndrom 30, 31
Siderophilie 304
Siderose 304
Sigmaresektion 237
Silibinin 293
Silikose 143
Sinusarrhythmie 30
Sinusknotenerkrankungen 31
Sinusknotensyndrom 7, 31
Sinusoid 266
Sinus-petrosus-Katheter 539, 551
Sipple-Syndrom 262
Sjögren-Syndrom 451
Sklerodermie
- systemische 449
- zirkumskripte 451
Sklerose, progressive systemische 449
Sludge 319
Sodbrennen 159
Somatostatinanaloga 264, 564
Somatotropin, rekombinantes 568
Spannungspneumothorax 152
Spasmolytika 202, 218, 316, 320, 409
Spätsyphilis 657
Spirochaetaceae 625
Spondylarthritis, ankylosierende 438
Spondylitis ancylosans 438
Sprue 208
Sserositis 442
Staphylokokken 622
Statine 483
Stauschlach-Syndrom 106
Steatohepatitis 283
Steatorrhö 205

Steatosis hepatis 283
Steinextraktion, endoskopische 320
STEMI 20
Stentimplantation
- endoskopische 175, 326
- perkutane transhepatische 326
Steroidsynthese 538
ST-Hebungsinfarkt 20
Stimmgabeltest 487
Stoßwellenlithotripsie, extrakorporale 410
Strangurie 375
Streptokokken 623
Stress-Echokardiographie 16
Strikturoplastie 222
Stuart-Prower-Faktor 614
Struma 512
- diffusa 513
- nodosa 513
Struvit-Stein 407
ST-Streckensenkung 16
Subtraktionsangiographie, digitale 92
Sulfasalazin 427
Sulfonamide 636
Sulfonylharnstoffe 490
Sympathomimetika 10, 348
Syndrom
- adrenogenitales 555
- der inadäquaten ADH-Sekretion 572
- metabolisches 478
- myelodysplastisches 609
Synovektomie 435
Synovialitis 424
Syphilis 647
- primäre 656
- sekundäre 648
- tertiäre 657

T
Tachykardie
- paroxysmale 38
- ventrikuläre 42
Takayasu-Arteriitis 424, 468
Tender points 470, 471
Tenesmus 205
Testosteronsubstitution 568
Tetanus 678
Tetrazykline 632
Thermotherapie, laserinduzierte 313
Thiamazol 520
Thiaziddiuretika 333, 571

Thoraxschmerz 17
Thrombektomie 114, 229
Thrombendarteriektomie 97
Thrombolyse 97, 113
Thrombophilie, hereditäre 111
Thrombophlebitis 109
Thrombozyten 577, 582
Thrombozytenaggregationshemmer 12
Thrombozytenfunktionshemmer 93
Thrombozythämie, essenzielle 605
Thrombus 613Thyreoglobulin 508
Thyreoidektomie
– subtotale 510, 515
– totale 530
Thyreoiditis 524
– akute 525, 526
– Amiodaron-induzierte 525
– chronisch-lymphozytäre 525, 526
– de Quervain 525, 526
– invasiv fibrosierende 525, 526
– Riedel 525
– strahleninduzierte 525
– traumatische 525
thyreotoxische Krise 520, 522
TIPSS 298
T-Lymphozyten 582
TNF-Antikörper 203, 222
TNF-Blocker 427
Tonsillopharyngitis 639
Torniquet-Syndrom 106
Torsade-de-pointes-Tachykardie 43
Toxoplasmose 735
Traktionsdivertikel 165
Transplantatabstoßung 424
Transversumresektion 237
Trendelenburg-Test 91
TRH-Test 508
Triazoel 725
Triglyzeride 482
Troponin 3, 20
Trypanosomiasis 753
TSH-Bestimmung, basale 508
Tuberkulose 135
Tuberkulostatika 137
Tumornephrektomie 420
Tumorrnekrosefaktor 576
Typ-1-Allergie 422
Typ-2-Allergie 422
Typ-3-Allergie 423
Typ-4-Allergie 424
Typhus 664
T-Zell-Lymphom 595

U
Übergewicht 478
Ulcus
– duodeni 185
– ventriculi 185
Ulkuskrankheit, gastroduodenale 185
Untergewicht 478
Upside-down-Magen 163
Ureterorenoskopie 410
Urikosurika 496
Urin
– Nitritnachweis 370
– pH-Wert 370
– spezifisches Gewicht 370
Urobilinogen 370
Urodesoxycholsäure 303, 315
Urolithiasis 406
Urtikaria 422
Uveitis anterior 440

V
Vagotomie 180, 188
Vagusreiz 39
Valsalva-Manöver 39
Valvuloplastik, intraluminale 171
Varikose 107
Varize 107
Varizellen 692
Varizensklerosierung 109
Vaskulitis 390, 454
– ANCA-assoziierte 454, 455
– kryoglobulinämische 454, 458
– kutane leukozytoklastische 423
– nekrotisierende 461
– nicht-ANCA-assoziierte 458
– primäre 454
– sekundäre 454
Vasopressinsubstitution 571
Vena-cava-Schirm 114
Veneninsuffizienz, chronische 114
Venenstripping 109
Venenthrombose, tiefe 111
Ventrikulographie 8
Verbrauchskoagulopathie 620
Verschlusskrankheit, periphere arterielle 94
Vibrionen 625
Virchow-Trias 111
Viren
– Anatomie 680
– Physiologie 681
Virilisierung 543
Virostatika 683, 697

Virushepatitis, akute 273
Vitamin-D-Substitution 384, 505, 537
Vitamin-K-Antagonisten 94
VLDL 475, 482
Vogelgrippe 713
Von-Willebrand-Jürgens-Syndrom 617
Vorhofflattern 35
Vorhofflimmern 7, 36
– paroxysmales 36

W

Wasserhaushalt 329
Wegener-Granulomatose 423, 454, 455
Werner-Syndrom 262
Whipple-Operation 261
Wilms-Tumor 419
Wolff-Parkinson-White-Syndrom 40
WPW-Syndrom 40
Wundstarrkrampf 678
Wurmerkrankungen 751

X

Xanthin-Oxidase-Inhibitoren 496
Xanthinstein 407

Y

Y-Gastrojejunostomie 179
Y-Prothese, aorto-bililiakale 101
Y-Roux-Magenresektion 188

Z

Zenker-Divertikel 165
Zirrhose, primär biliäre 301
Zöliakie 208
Zwerchfellbruch 162
Zylinder 372
Zystenniere 380, 411
Zystinurie 404, 405
Zystitis 400
Zytokine 575
Zytomegalieviren 683, 701